# 传染病监测

## Infectious Disease Surveillance

## 第 2 版

主　编　Nkuchia M. M'ikanatha　Ruth Lynfield
　　　　Chris A. Van Beneden　Henriette de Valk
主　译　周祖木
副主译　陈　浩　杨忠诚　邹　艳
审　校　魏承毓

人民卫生出版社

图书在版编目(CIP)数据

传染病监测/(美)库什亚·M. 米卡那沙(Nkuchia M. Mikanatha)主编;周祖木主译. —北京:人民卫生出版社,2017
 ISBN 978-7-117-23970-7

 Ⅰ.①传…　Ⅱ.①库…②周…　Ⅲ.①传染病防治-监测
Ⅳ.①R184

中国版本图书馆 CIP 数据核字(2017)第 012201 号

| 人卫智网 | www.ipmph.com | 医学教育、学术、考试、健康, |
| | | 购书智慧智能综合服务平台 |
| 人卫官网 | www.pmph.com | 人卫官方资讯发布平台 |

图字:01-2015-1234

---

**传染病监测**

主　　译:周祖木
出版发行:人民卫生出版社(中继线 010-59780011)
地　　址:北京市朝阳区潘家园南里 19 号
邮　　编:100021
E – mail:pmph @ pmph.com
购书热线:010-59787592　010-59787584　010-65264830
印　　刷:中国农业出版社印刷厂
经　　销:新华书店
开　　本:787×1092　1/16　印张:42
字　　数:996 千字
版　　次:2017 年 4 月第 1 版　2017 年 4 月第 1 版第 1 次印刷
标准书号:ISBN 978-7-117-23970-7/R·23971
定　　价:176.00 元
打击盗版举报电话:010-59787491　E-mail:WQ @ pmph.com
(凡属印装质量问题请与本社市场营销中心联系退换)

# 传染病监测

# Infectious Disease Surveillance

## 第 2 版

主 编 Nkuchia M. M'ikanatha　Ruth Lynfield
　　　Chris A. Van Beneden　Henriette de Valk

主 译 周祖木

副主译 陈 浩 杨忠诚 邹 艳

审 校 魏承毓

**译 者**（按姓氏笔画排序）

| | | | |
|---|---|---|---|
| 王 欣 | 浙江省温州市疾病预防控制中心 | 陈 浩 | 温州医科大学附属第二医院 |
| 王心怡 | 浙江省疾病预防控制中心 | 陈永弟 | 浙江省疾病预防控制中心 |
| 王芝芳 | 浙江省疾病预防控制中心 | 陈廷瑞 | 浙江省苍南县疾病预防控制中心 |
| 王慎玉 | 浙江省疾病预防控制中心 | 周祖木 | 浙江省温州市疾病预防控制中心 |
| 吕华坤 | 浙江省疾病预防控制中心 | 孟 玲 | 中国疾病预防控制中心 |
| 任江萍 | 浙江省疾病预防控制中心 | 赵 露 | 湖北省宜昌市疾病预防控制中心 |
| 杨忠诚 | 湖北省宜昌市疾病预防控制中心 | 胡 昱 | 浙江省疾病预防控制中心 |
| 杨桂丽 | 浙江省温州市疾病预防控制中心 | 胡蔡松 | 浙江省温州市疾病预防控制中心 |
| 杨晓霞 | 浙江省苍南县疾病预防控制中心 | 侯 娟 | 浙江省疾病预防控制中心 |
| 何寒青 | 浙江省疾病预防控制中心 | 洪志恒 | 中国疾病预防控制中心 |
| 邹 艳 | 浙江省疾病预防控制中心 | 曹 洋 | 中国疾病预防控制中心 |
| 张 兵 | 浙江省疾病预防控制中心 | 富小飞 | 浙江省嘉兴市疾病预防控制中心 |
| 张 皓 | 湖北省宜昌市疾病预防控制中心 | 潘会明 | 湖北省宜昌市疾病预防控制中心 |
| 张 蓉 | 浙江省疾病预防控制中心 | | |

**校对者**（按姓氏笔画排序）

| | | | |
|---|---|---|---|
| 卢 易 | 温州医科大学外国语学院 | 周亦威 | 美国伦斯勒理工学院（Rensselaer Polytechnic Institute） |
| 杨忠诚 | 湖北省宜昌市疾病预防控制中心 | 周祖木 | 浙江省温州市疾病预防控制中心 |
| 吴建波 | 温州医科大学附属第一医院 | 赵 露 | 湖北省宜昌市疾病预防控制中心 |
| 何 凡 | 浙江省疾病预防控制中心 | 潘会明 | 湖北省宜昌市疾病预防控制中心 |
| 金连梅 | 中国疾病预防控制中心 | 魏承毓 | 北京大学公共卫生学院 |

人民卫生出版社

**敬告**

本书的作者、译者及出版者已尽力使书中的知识符合出版当时普遍接受的标准。但医学在不断地发展，随着科学研究的不断探索，各种诊断分析程序和临床治疗方案以及药物使用方法都在不断更新。强烈建议读者在使用本书涉及的诊疗仪器或药物时，认真研读使用说明，尤其对于新的产品更应如此。出版者拒绝对因参照本书任何内容而直接或间接导致的事故与损失负责。

需要特别声明的是，本书中提及的一些产品名称（包括注册的专利产品）仅仅是叙述的需要，并不代表作者推荐或倾向于使用这些产品；而对于那些未提及的产品，也仅仅是因为限于篇幅不能一一列举。

本着忠实于原著的精神，译者在翻译时尽量不对原著内容做删节。然而由于著者所在国与我国的国情不同，因此一些问题的处理原则与方法，尤其是涉及宗教信仰、民族政策、伦理道德或法律法规时，仅供读者了解，不能作为法律依据。读者在遇到实际问题时应根据国内相关法律法规和医疗标准进行适当处理。

# 中 文 版 序

《传染病监测》一书于 2007 年出版发行后，好评如潮，受到医界同仁的热烈欢迎和赞扬。随着时间的推移，在其后数年中，由于传染病自身的发生发展包括各种因素的诸多变化，因此人们在监测实践中发现的新情况、新问题、新经验，以及因特网等科学技术的迅猛发展，都促使原作者于 2013 年又重新加工编写了本书，且在第 1 版原有基础上增添了新的内容，将第 1 版的 6 篇 40 章扩增为 6 篇 46 章，同时扩大了编写队伍，将参与编写的专家人数由第 1 版时约 100 位扩展到第 2 版的138 位[他们分别来自美国、加拿大、英国、法国、德国、瑞典、荷兰、瑞士、芬兰、俄罗斯、澳大利亚、泰国、印度、南非、刚果（布）及南苏丹等 16 个国家]。尽管作者仍以北美和欧洲占绝大多数，但书中所讲的理论和方法同样适用于世界其他各国，而且由于亚非一些发展中国家专家的参与，使本书内容的代表性也更加全面。

早期发现传染病异常是传染病监测的主要目标，可为有效防范和控制其发生发展奠定了基础，其重要性不言而喻。早在 2004年，世界卫生组织（WHO）即提出："高质量的国家监测是传染病预防和控制的基石。"2005 年经世界卫生大会通过并于 2007 年 6月付诸实施的《国际卫生条例》又为各个国家提供了共享监测关键信息的新标准，同时要求各国制定相应标准，提升公共卫生监测水平。中国政府早在 20 世纪 50 年代初建立的法定传染病报告制度即为建立、健全全国性传染病监测体系打下了良好的基础。经过近 60 余年在实践过程中不断的调整与完善，其报告的传染病病种已由当时的 15 种增加到目前的 39 种，且已形成重点疾病专报与突发公共卫生事件报告系统互联互通的现代化监测体系，不仅符合世界卫生组织《国际卫生条例》的要求，而且在传染病监测过程中的理念和技术方法也多与本书的相关内容不谋而合，相得益彰。因此，纵观本书的总体构思和具体内涵，可以认为它是一本集理论与实践于一体，内容丰富新颖、涉及面广、实例多样、可操作性强的大型医学参考佳作，不仅适用于从事传染病监测的相关人员，对公共卫生决策者、医学教育工作者等也同样适用。

"他山之石，可以攻玉"。周祖木主任医师本着"洋为中用"的宗旨，紧盯国际医学发展的前沿，于 2014 年引进此书原著，并组织国内有志于此的医界同仁着手本书的翻译工作，经过严肃认真的辛勤劳动和对文字的反复修饰，本书的中译本终于定稿，并在人民卫生出版社的大力支持下，即将于近期与广大读者见面。这是一个令人鼓舞的好消息，让我们大家一起表示由衷的感谢和热烈祝贺！

北京大学公共卫生学院

**魏承毓**

2016 年 11 月 16 日

# 译　序

传染病仍在全球许多国家流行，时有暴发，在发展中国家更为严重。传染病的发生和流行受多种因素影响，对传染病及其相关因素进行监测甚为重要和必要。传染病监测是传染病预防和控制的信息基础，有助于更好地阐明传染病的发生和流行规律，预防和控制传染病，并据此作出科学的决策。

传染病监测是一个长期和艰巨的任务，面临着许多挑战，如战争、贫困、人口流动、文化差异、伦理学、资源削减，但仍然是预防和控制传染病的一个非常重要的工具。传染病监测承担着收集疫情信息、监测疫情变化趋势、及早发现流行和暴发、评价现有干预项目等多重任务，是国家卫生信息系统的重要组成部分，也是传染病防控工作的基础。唯有良好的传染病监测系统，方能为传染病防控提供有用的信息。

为此，Nkuchia M. M'ikanatha 等组织全球100多位从事传染病监测方面的著名专家，编写了《传染病监测》一书，并于2007年出版。自该书出版以来，受到广大传染病监测工作人员的欢迎。该书出版后，在传染病监测方面取得了重要进展，部分传染病的流行病学模式发生重大改变，一些新的传染病不断出现，一些病原体耐药模式发生变化，以及对恐怖主义担忧的增加而更显示出对大型集会传染病监测的重要性。计算机信息技术的突飞猛进和因特网系统的广泛应用，分子生物学诊断技术的发展，也大大地推动了传染病监测实践。基于上述情况，Nkuchia M. M'ikanatha 等组织130多位经验丰富的专家对该书再次进行修改，并相应增加了上述相关内容，于2013年出版了本书第2版，内容比第1版更加完美。

本书分为6篇共46章，内容包括传染病监测绪论；特定项目的监测系统；基于因特网和无线设备的信息系统在传染病监测中的应用；分子生物学方法、数据分析和监测系统的评价；传染病监测的基本考虑、交流和培训；合作、政策和防范。每个章节后面附有丰富的参考文献，可供读者进一步阅读。书末还附有索引，以便检索。本书从全球角度全面系统介绍了传染病监测方面的进展及其实例，对特定传染病和相关项目进行了深入的介绍；强调多层面、多部门、多学科、各相关机构合作；本书中的许多示例既讲经验，也不回避教训和问题；既讲历史、现状及进展，也着眼于未来。本书内容丰富、实用价值高，理论联系实际，涉及面广泛而深入。贯穿于本书各章节的共同线索向读者展示了为什么、如何、何时、何地实施传染病监测的一些重要原则。

尽管本书重点介绍北美和欧洲的传染病监测系统，但其基本原理和方法同样适合于我国和其他国家，对我国的传染病监测工作必有指导和促进作用，对我国的传染病监测工作有重要的借鉴作用，洋为中用。传染病监测的一些基本原理和方法同样也可用于其他疾病的监测，可作为重要的参考。

本书既是一本可读性好的大型医学参考书，更是一本理想的传染病监测工作及其相关人员的培训教材，可供传染病流行病学工作者、疾病监测人员尤其是传染病监测人员、微生物检验人员、出入境检验检疫人员、临床医师、医院感染控制人员、食品从业和管理人员、动物卫生人员、卫生信息人员和卫生行政人员等使用，也可作为公共卫生学生和应用流行病学和预防医学受训者的教科书，更希望本书作为监测人员和重要伙伴的实用指南。

在翻译本书过程中,承蒙《中华流行病学杂志》原总编辑、顾问、北京大学公共卫生学院魏承毓教授的大力支持和鼓励,且在百忙中为本书审校并作序;承蒙中国疾病预防控制中心金连梅老师等人的大力支持,并在繁忙工作之余抽空翻译和校对部分章节;承蒙温州医科大学外国语学院卢易教授在百忙中审校部分章节,并提出宝贵意见;承蒙本书的各位译者在很短时间内译完各个章节,并

得到所在单位的大力支持;承蒙我的同事张晓铭、胡蔡松对本书的图片进行精心处理;承蒙人民卫生出版社对中译本及时出版的大力支持。在此一并表示衷心的感谢!

由于我们学识和水平有限,难免在译作中出现纰漏,因而诚恳地希望各位读者、专家不吝指正。

周祖木
2016 年 10 月 31 日

# 原著序（第2版）

有效地预防和控制传染病的长期和主要的障碍仍是伴随我们的贫困、战争、政治和文化差异及伦理学的挑战。而且，最近的财政危机已导致美国和欧盟财政预算的大量削减，减薪和裁减人员需要公共卫生当局再次评价诸如疾病监测的核心活动。尽管在这些资源削减的背景下，监测仍是公共卫生实践的基石，是采取干预措施预防和控制传染病的重要工具。因此，需开展有成本-效益的监测来应对由传染病所构成的挑战。同时，通过增加全球合作，信息科学和技术的巨大发展及新的生物科学（如基因组学）的发展，来加强监测实践仍有许多机遇。

《传染病监测》第2版有一个关于传染病监测历史的新章节为读者提供了连续性和变化的背景，另有两个有关疾病根除的新章节介绍了天花根除规划的经验教训。关于监测抗生素使用与耐抗生素病原体感染的第四个新章节显示监测在确立促进抗生素管理的策略及减少耐抗生素病原体出现方面的价值。

自本书第1版出版以来，传染病的流行病学类型已发生变化。新的细菌菌株（如产碳青霉烯酶肠道菌属）不断出现，以前发现的病毒正在其原来地方性流行区以外的地区扩散。虫媒病毒（如基孔肯雅病毒和登革热病毒）随着白纹伊蚊的扩散而发生大流行。2007年，意大利首先发生基孔肯雅热，后来引起社区广泛传播，导致200多人发病。最近，法国发生了基孔肯雅病毒感染的本土病例。法国和克罗地亚，及美国的佛罗里达都发生了登革热病毒的本土传播。除了对第1版章节更新以反映这些疾病的变化之外，还增加了有关输血和移植相关感染、抗生素耐药性、转型国家的人类免疫缺陷病毒/获得性免疫缺陷综合征监测等章节。其他新的章节强调了在国际旅行期间和边境人群的传染病控制。如同其他新章节所述，尤其是对恐怖主义担忧的增加，大型集会期间的监测非常重要。

2009年出现的大流行流感病毒株强调了传染病监测的多重挑战。虽然基于全球事件的监测主要关注亚洲出现的禽流感（H5N1），并可早期发现聚集性病例和及时进行调查以评估人与人之间的传播，但新的猪源性大流行病毒株却在美洲出现。只有在导致广泛的社区传播，并扩散到邻国，且有可能输入到欧洲之后才得到鉴定。对大流行的监测强调了监测该病在全球的传播比较困难，尤其在确定其严重程度时更是如此。调整大流行流感监测，从发现输入病例到监测其在整个社区的传播，其挑战都是巨大的。有一章专门介绍从这个经历中获得的经验教训。

2011年野生型脊髓灰质炎的再次出现导致数百例病例，提示监测工作在可以及时采取预防和控制措施的阶段未能发现其再发。同样，欧洲的麻疹消除仍有挑战，部分原因是地方性流行病例和输入病例不能及时发现。高质量的监测系统在监测和预防疾病（如脊髓灰质炎和麻疹）的传播方面可起到关键作用，稳健的系统有助于采取其他重要的公共卫生干预措施。

修订的国际卫生条例现在可为全球提供传染病监测和控制的框架。此等条例规定，在2012年6月前各国卫生部门要评估和加强其开展传染病监测的能力。然而，尽管传染病监测有很长的传统，但大部分发达国家在发现和应对传染病的能力方面仍有缺陷，尤其在难以接触到的社区中。

信息技术的发展正导致公共卫生实践模式的变化。传染病监测的基础仍是传统的病例报告及对趋势和聚集性（基于指标的监测）的分析。在某些地区，通过因特网进行报告大大地改善了报告的及时性，因为报告可直接传送到中央数据库供分析。美国的卫生信息交换改善了报告的及时性和完整性。此外，基于事件的监测（如2009年沙特阿拉伯朝觐期间实施的移动疾病监测系统）可作为传染病监测的一种辅助方法。虽然原先的工作重点是从流行病学角度进行全面审视，但最近的方法强调信息的整合。有关电子哨点监测和无线设施使用的章节强调了这些现代监测工具。

监测科学一直在变化。关于统计学模型和使用地理信息系统进行空间分析一章强调整合统计学和流行病学与监测实践的重要性。随着社交网络的出现，我们还面临监测科学和实践的另一个挑战。同样，在 Google 输入与流感相关的搜索术语进行监测（monitoring）时，发现与流感暴发趋势有高度相关性（http://www.google.org/flutrends）。然而，了解新技术在突发事件监测中的作用还需要进一步研究。例如，如何将有用的信息与无意义的"流行病学噪声"区分开来。社区在传染病监测和控制中所起的作用比以往任何时候更为积极。社交网络正用于监测特定的突发事件，但今后在疾病监测中可能所起的作用更大。

传染病的公共卫生监测仍是艺术与科学的整合，需要对各种成分进行合理的权衡。本书由全球有经验的公共卫生人员参加编写而成，可为读者提供传染病监测的基础知识和实用工具，并将其成功地转化为公共卫生实践。

美国佐治亚州，亚特兰大
美国疾病预防控制中心
监测、流行病学和实验室服务办公室
*Stephen B. Thacker*

瑞典斯德哥尔摩
欧洲疾病预防控制中心监测和应对支持部
*Denis M. Coulombier*

# 原著序(第1版)

传染病监测概论必须面对不可避免的和不可能的事情。只要人类宿主和微生物处于同一环境中,传染病就会持续发生,并对公共卫生规划及其服务的人群造成真正的挑战,这是不可避免的。与生命统计学追踪人类状况的这些常数(出生和死亡)的传统监测不同,传染病监测解决人群中发生的由变化中的微生物世界引起的各种不同的疾病谱也是不可能的。近年来,传染病监测在追踪媒介的感染方面逐渐架起人类与动物界之间的桥梁,缩小了距离,而这些媒介在新发传染病的发生和传播方面起重要作用。目前,监测系统的任务已扩大到多种宿主物种以更好地监测传染病对人类的威胁。此外,近年来,当局对可以预料还未发生之事的监测系统尤为关注,包括在新的病原体出现之前就能识别,当疾病在大部分人群中出现明显特征之前能侦查出暴露的信号或前驱症状。

幸运的是,传染病监测人员必须致力于似乎不可能的范围和标准,往往与这些挑战相对应的创新和执行相匹配。这部新的传染病监测教科书的特征是精选最佳实践和在地方、州、国家与全球范围的示范监测规划,以应对 21 世纪传染病监测的挑战。本书也包括过去监测所获得的经验教训,尤其是针对全球迄今唯一根除的传染病天花的监测经历。虽然从事传染病监测的公共卫生专业人员和学生的背景不同,但必须承担在开展工作时的各种责任。例如,今天每一个公共卫生专业人员必然成为自己工作领域中的领袖,以防范未来的流感大流行。这本教科书可为传染病监测提供强有力的基础,这对他们的工作十分重要。

病原体:20 世纪主要病原体引起的许多传染病,由于有了有效的疫苗,环境卫生、感染控制、食品卫生和营养得到改善,目前在世界部分地区得到了有效控制,并在另一些地区也有明显改进。在疫苗可预防疾病和肠道病原体的监测方面获得了一些成功,但在疾病复燃前要防止出现自满情绪。然而,过去 30 年出现的大量新的传染病,以及过去诸如结核病等疾病的一些病原体再次以更加严重的耐多药形式出现,使传统的控制规划面临挑战。这些都对监测方法构成一些意想不到的挑战。西尼罗病毒在全球新的地区的出现,导致对昆虫、鸟和马的监测成为州和地方公共卫生的主要工作。细菌、寄生虫和最近病毒中出现的耐药性,以及最近北美和欧洲医院中艰难梭菌的新超毒力株的扩散,都是传染病监测必要性的几个适时的示例,展示了在菌株的实验室特性与疾病类型的流行病学分析相关联时出现的相互依赖性和协同性。对大流行流感的防范需要简单和灵活的实验室监测系统,并可覆盖全球和发现新的变异株。传染病监测规划相关病原体的数量正在增加,直至基因编码层面的详细病原体信息的可获得性和可用性也已增加。

人:除了微生物世界的动力学特性外,传染病监测必须应对正在变化的人群。全球化,人口寿命延长,免疫抑制患者(诸如 HIV 等病原体感染、癌症和器官移植等疾病的治疗)人群的大量增加,导致大量易感者有更多的机会遇到对其有害的微生物。将这些因素加入往往令人吃惊的人类行为类型中,人们发现监测的需求可包括个人的、私密的和有时甚至是政治的内容。将监测的社会学、伦理学和法律方面纳入传染病监测教科书的核心内容是清楚地认识到实际情况,即 21 世纪所谓的"监测"含义已逐渐有微细的差别。

地点：不断变化的环境及其与传染病病原体、动物和人的相互关系，在疾病传播和新发传染病方面所起的作用逐渐被人们所认识。人们生活、旅行、工作和娱乐的地方具有的条件差别较大，从而会对各个层面如何实施监测产生影响。监测气候对传染病的影响、对几种传染病（如登革热、西尼罗病毒或基孔肯雅病毒）媒介范围扩大的监测，都是监测和公共卫生响应的许多新的环境挑战的一部分。卫生保健机构环境一直是传染病传播的温床，需要引起所有国家包括资源有限国家的关注。2003 年，严重急性呼吸综合征（SARS）的流行特征就是新发现的 SARS 冠状病毒在医疗保健机构的大量扩增。敏感和及时的监测对全球的 SARS 控制至关重要，可采取有针对性的有效的传统策略，如感染控制、检疫、社会隔离，以阻断传播。

信息处理：面对更快、更精细的和越加复杂的信息需求，监测方面创新的领域迅速增长，这与共享公共卫生信息所需的技术处理密切相关。从驿马快信制度到信息高速公路，从电报到手机短信，技术有转化传染病监测的潜能。然而，令人失望的是，许诺往往很多，而我们目前能实现的则少。目前，世界大多数人生活在每周 7 天每天 24 小时全天候的媒体界，监测数据甚至可更新到发布时。在不断变化的社会环境中确保科学的准确性和公共卫生相关性对传染病监测一直至关重要，并将仍然重要，但不断增加的高期望值可能越来越难以满足地方、州和国家的公共卫生当局的要求。尽管技术的进步可为加强传染病监测提供机会，但公共卫生数据的信息共享往往有政治的约束，因这些数据可被认为对旅游、经济或政治利益构成威胁。然而，根据 2005 年世界卫生大会上 192 个国家赞成通过的世界卫生组织的《国际卫生条例（2005）》，加强突发公共卫生事件信息向世界卫生组织和在国家之间通报的法律框架发生了重大变化，该条例计划在 2007 年 6 月实施。这些条例强调通报全球所选定的突发公共卫生事件时要透明和及时，并提供全球共享关键监测信息的新标准。然而，这个新标准表明，每个国家应制定公共卫生监测和应对能力关键水平，以应对新条例的挑战。

原则：考虑到与传染病监测相关的病原体、人、地方和方法的动态特性，编写一本有关这个广泛主题的教科书可被认为是不可能的任务。幸运的是，基于传染病监测的原则是非常稳固的。贯穿于本书各章节的共同线索将向读者展示为什么、如何、何时、何地实施传染病监测规划的关键原则。这些原则将在可预见的未来为公共卫生专业人员很好地服务。在地方、州、国家和国际层面的各级公共卫生人员从事传染病监测活动时，可借助本书为该领域的新人员提供基本知识，并为一直从事该项工作一个或多个领域的人员扩大知识面。

*Anne Schuchat*，*Jean-Claude Desenclos*

# 原著前言（第2版）

高质量的国家监测是传染病预防和控制的基石。

——世界卫生组织（2004）

生物医学科学的发展使得在传染病预防和控制方面取得了不少成就，包括对某些疾病的发现、追踪、治疗和免疫接种等。然而，传染病病原体一直在变化和适应。最近，国际社会经历了西欧麻疹的复燃、海地发生的霍乱、新德里金属 β-内酰胺酶肺炎克雷伯菌的出现。

世界卫生组织的《国际卫生条例（2005）》要求每个成员国加强开展监测的能力。2009年，在 H1N1 流感大流行期间首次对这些条例进行了重大检验。

近年来，开展监测的基础设施得益于信息技术的创新，包括强大的移动设备和因特网的广泛使用。卫生保健信息系统的不断变化，尤其是使用电子医学记录的增加，为辅助监测系统提供了其他机会。然而，基于因特网系统和大型数据集的实施已导致复杂化，故需要公共卫生专业人员开发新技能。这需要与信息技术专家和生物统计学家密切合作。因流行病学原因这些活动需收集个人私密信息，所以对这些技术用于核心监测活动相关的法律和伦理问题进行评估也是明智的。

实验室和流行病学方法的进展，如用于微生物鉴定的分子生物学诊断试验，已扩大了公共卫生专业人员的监测工具箱和知识基础。卫生保健技术的深入发展使得拯救生命的方法如输血和固体器官移植成为可能。这些积极的变化具有将病原体从供者传播到受者的固有危险性。因此，了解这些新的前沿知识是加强监测系统的必要条件。

受到支持全球监测工作这一共同愿景的鼓舞，我们与 130 多位作者合作编写了本书第 2 版。本书共有 46 章，主要介绍北美和欧洲的监测系统。然而，其原理和方法仍同样适用于其他国家。

我们根据主要议题将本书分为 6 篇 46 章。第一篇为绪论，重点介绍监测在公共卫生方面所起的重要作用，并介绍本书其他章节的概况。随后的章节介绍历史前瞻性，包括 20 世纪 70 年代天花根除运动的经验教训。其他章节描述了国际卫生条例和欧盟的跨国监测。

第二篇描述特定规划的监测系统，如基于人群的细菌性病原体、生物媒介传播疾病和移植相关感染的监测。第三篇介绍了使用信息技术来改进传染病监测。这一部分的章节讨论使用因特网来促进疾病报告、结果发送、实验室监测数据的电子传输和数据管理。此外，还介绍新的监测系统，如使用新推出的移动技术，可根据自动计算方法来帮助侦查电子实验室数据中的病例或侦查时间和空间的聚集性。第四篇介绍监测方法学方面的主题，包括分子流行病学、数据分析、地理信息系统，以及监测系统的评估。

第五篇介绍了在开展传染病公共卫生监测方面比较重要的广泛主题。有两章讨论了在进行监测时的伦理和法律考虑。其他章节介绍了与大众传媒沟通和提供监测相关培训机会的示例。最后，第六篇介绍监测中公私机构合作的基本原理和示例，以及 2009 年大流行流感的经验教训。

我们希望本书可作为监测人员和重要伙伴的实用指南，不仅可为其他从事公共卫生规划的专业人员提供概念性理论,而且也是实用的瑰宝。本书附有说明的示例作为参考,可供进一步阅读。本书也可作为公共卫生学生以及应用流行病学和预防医学受训者的教科书。最后,本书对传染病和医学信息的学术界和产业界研究人员也有重要意义。

最后,我们衷心感谢许多人士在编写本书过程中给予的鼓励和支持。我们特别要感谢各位作者和外审人员的慷慨,家人和朋友的耐心和理解。本书由各位合作者的奉献和知识而成,借此可加强目前的工作促进传染病监测,我们深受这种愿望的鼓舞。

*Nkuchia M. M' ikanatha*
*Ruth Lynfield*
*Chris A. Van Beneden*
*Henriette de Valk*

# 原著前言（第1版）

高质量的国家监测是传染病预防和控制的基石。

——世界卫生组织（2004）

在过去30年间由新发病原体和已有病原体引发全球和国家公共卫生系统的主要挑战表明，有必要对开展的传染病监测进行再评估。在过去10年间由于生物恐怖的威胁和认识到流感大流行的可能性，故迫切需要更好地开展传染病监测。同时，公共卫生信息基础设施方面的变化，尤其是计算机和因特网的广泛使用，导致监测实施的不断改善。此外，实验室和流行病学方法的进步，包括鉴定病原体的分子生物学诊断试验，已扩大了监测工具箱和知识库。

受支持传染病监测方面的地方和国家公共卫生工作的启发，我们协作创建了包括本学科最近进展在内的易于获得的资源。本书共40章，由从事传染病监测工作的100多位有经验的作者编写而成。我们承认本书主要描述北美和欧洲的监测系统，但是如有可能，就会尽量考虑在全球使用的监测系统。

我们根据主题将题材分为四篇。第一篇为绪言，重点描述监测在公共卫生中所起的重要作用和本书其他部分的概况。第二章介绍《国际卫生条例（2005）》，强调国际通报和加强全球监测能力。第一篇的其他章节描述特定疾病和特定项目的监测系统，如食源性疾病监测和生物媒介传播疾病监测。

第二篇探索信息技术在传染病监测发展中的应用。这些章节讨论使用因特网来促进疾病报告和结果的发送、实验室监测数据的电子传输和数据管理。此外，还介绍了新的监测系统，使用计算方法来帮助发现电子实验室数据中的病例或使用自动分析来发现时间和空间的聚集性。第三篇描述监测方法学的内容，包括分子流行病学，数据分析，与媒体和公众沟通，监测系统的评价。

第四篇强调了开展传染病公共卫生监测中重要的广泛主题，内容包括伦理的考虑，开展监测的法律基础，隔离和检疫的法律考虑。此外，还介绍了开展监测相关培训的机会和与私立机构合作的示例。最后，第五篇总结了监测在疾病控制中应用所获得的历史经验教训，如20世纪70年代的天花，2003年的严重急性呼吸综合征（SARS）。我们希望本书能作为监测人员和重要伙伴的实用指南。本书不仅提供概念性理论，而且是其他从事公共卫生规划人员实用的珍宝。

本书还包括用于说明的示例和供进一步阅读的参考文献。本书也可作为公共卫生学生和应用流行病学和预防医学受训者的教科书。最后，本书对传染病学术界和产业界，以及医学信息学也有益处。

最后，我们感谢许多为本书出版成为可能的人士提供的帮助和支持。我们特别感谢作者们和外审人员的慷慨，家人和朋友的耐心和理解。本书由许多合作者奉献专业知识编写而成。希望本书可促进现有的工作，即使以细微的方式来加强传染病监测，我们也会深受鼓舞。

*Nkuchia M. M' ikanatha*
*Ruth Lynfield*
*Chris Van Beneden*
*Henriette de Valk*

# 致　谢

如果没有许多人的共同愿景和工作，则不可能完成此书。为了分享知识，100 多位公共卫生专家参加了本书的编写，并工作到很晚。我们衷心地感谢他们的慷慨。

许多作者在忙于编写自己的章节之外，还花费大量精力来审阅本书的各个部分。我们特别要感谢 Chris Carr, Lars Eisen, David Fleming, Jaclyn Fox, D. A. Henderson, Kathleen Julian, Denise Koo, Stephen Ostroff, Dale Rohn, Carol Sandt, Kay Smith, William K. Reisen 和 David Welliver 审阅本书的部分章节。我们还要感谢 Hellen Shenk, Amanda Perry 和 Deepa Saravana 帮助文件的检索和处理。我们要感谢 Sameh Boktor 作为插图顾问，并对本书的许多张图片作最后定稿。

我们深切缅怀前加拿大全球公共卫生情报网络技术顾问和项目协调员 Michael Blench，他从 1997 年开始担任该职务直至 2011 年逝世。Michael 对本书给予大力支持并亲自撰写了第 31 章：全球公共卫生情报网络，我们以此作为对他的纪念。

我们要感谢 Wiley-Blackwell 出版社同行，尤其是 Maria Khan, Kate Newell 和 Rebecca Huxley 的鼓励和支持。我们要感谢 Lindsey Williams 在本书出版期间提供的非常宝贵的帮助。

最后，我们还要对每位家人、同事和朋友对我们致力于编写本书并能使之出版给予的支持，表示衷心的感谢。

**免责声明**

美国联邦机构（如美国疾病预防控制中心、美国食品药品监督管理局）的作者在本书中提供的结果和结论仅代表作者意见，并不代表联邦机构的观点。

# 目　　录

## 第一篇　传染病监测绪论

## 第二篇　特定项目的监测系统

## 第三篇　基于因特网和无线设备的信息系统在
## 传染病监测中的应用

## 第四篇　分子生物学方法、数据分析和监测系统的评价

## 第五篇　传染病监测的基本考虑、交流和培训

## 第六篇　合作、政策和防范

第一篇

# 传染病监测绪论

# 1

# 第 1 章 传染病监测：预防和控制的基石

Nkuchia M. M' ikanatha[1], Ruth Lynfield[2], Kathleen G. Julian[3],
Chris A. Van Beneden[4], & Henriette de Valk[5]

[1] 美国宾夕法尼亚州，哈里斯堡，宾夕法尼亚州卫生局传染病流行病学部
Division of Infectious Disease Epidemiology, Pennsylvania Department of Health, Harrisburg, PA, USA

[2] 美国明尼苏达州，圣保罗，明尼苏达州卫生局
Minnesota Department of Health, St. Paul, MN, USA

[3] 美国宾夕法尼亚州，赫胥，宾夕法尼亚州立大学医学院
Penn State College of Medicine, Hershey, PA, USA

[4] 美国佐治亚州，亚特兰大，美国疾病预防控制中心呼吸道疾病部
Respiratory Diseases Branch, Centers for Disease Control and Prevention, Atlanta, GA, USA

[5] 法国圣莫里斯，卫生监测研究所传染病部
Infectious Disease Department, Institut deVeille Sanitaire, Saint Maurice, France

> 鉴于全球化快速发展的步伐把世界变成了一个地球村，国际密切合作对发现、预防和控制传染病至关重要。
>
> ——香港卫生防护中心 Leung Pak-yin[1]。

## 引言

在整个人类历史上，随着新的人类行为带来的新风险，旧的病原体发生的变化，新的病原体的出现，传染病作为一支主要力量一直在发生变化。20 世纪后半叶，清洁水的广泛使用、卫生的改善、疫苗和抗生素的应用，导致传染病相关的发病率和死亡率急剧下降。因此，20 世纪 60 年代后期至 70 年代，一些领导人提出了一种错误观点，认为传染病会被征服[2]。在随后几十年，这种乐观的观点被巨大传染病的挑战取而代之。在已知病原体，如耐药结核菌和疟疾再次出现的同时，又出现了新的病原体，如人类免疫缺陷病毒（HIV）。传染病是全球发病和死亡的主要原因，每年全球约有 1100 万人死于传染病[3]。

传染病相关的经济后果是巨大的。2003 年，严重急性呼吸综合征（SARS）导致的全球直接和间接经济损失估计为 800 亿美元[4]。最近，2009 年甲型 H1N1 流感大流行使得全球旅游下降，破坏了脆弱的全球经济。例如，甲型 H1N1 流感大流行对墨西哥经济的影响估计超过 20 亿美元，主要原因是贸易和旅游减少所致。地方性流行病也可导致大量的人力和经济费用[5]。在美国，每年季节性流感的直接和间接损失估计为 871 亿美元（根据 2003 年数据），包括超过 300 万住院人日，41 000 人死亡和 3140 万门诊数[6]。

在本章节和本书中，我们会阐明在面对新发和已知流行的病原体带来威胁时，系统性疾病跟踪系统对指导预防和控制规划是至关重要的。监测在控制传染病中起重要作用。通过仔细监测，完善病例侦查和接触者的免疫接种，天花已经被根除（图 1.1）。2010 年 5 月世界卫生组织（WHO）总干事陈

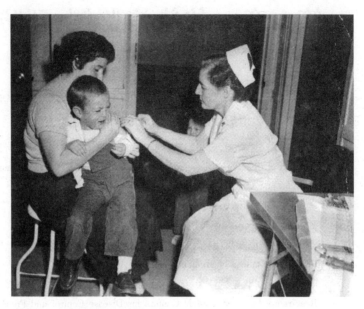

**图1.1**　当地卫生部门的护士对儿童接种疫苗。美国地方卫生部门进行天花疫苗接种,资料来源:美国疾病预防控制中心

冯富珍[7]为雕塑揭幕以纪念根除天花30周年,并将雕像描述为"国际卫生通力合作下取得的非凡成就"之作。在近期对埃塞俄比亚成功根除天花的回顾中,de Quadros[8]将成功归功于监测与创新和坚持相结合的国际支持。

在18世纪的欧洲,鼠疫和天花等疾病能通过慎重的人类行为来预防这一观念已很明显。第2章回顾了追踪和控制传染病工作的主要历史发展,包括其在公共卫生实践中的应用。监测所产生的无可争议的公共卫生利益这一证据在第3章第一节阐述。在根除天花工作的最后阶段,及时报告病例,并采取快速和有针对性的疫苗接种应对工作。

根据监测数据,公共卫生工作已导致各种传染病的负担下降。第3章第二节描述了使用监测数据来报告南苏丹共和国龙线虫病(Dracunculus)的根除工作。龙线虫病根除规划的效果已经超出预期,全球龙线虫病病例减少80%以上,从2006年的20 581例降低到2011年的1060例[9]。对公共卫生目标和区域合作的承诺,加上完善的监测规划,也

导致2002年西半球国家消除了麻疹。尽管最近遭受波折,但只要有政治和社会的承诺,并加强监测,欧洲国家到2015年消除麻疹是可以实现的[10]。传染病的可怕性在第3章第三节阐述。

我们会介绍构成传染病监测基础的原则和方法。为描绘监测系统类型的广度,我们会提供世界各地使用大量监测系统的初步认识。重点考虑实用,包括一直以来加强监测的创新。

## 传染病监测的定义和范围

公共卫生监测的一般原则可用于预防和控制传染病、慢性病和伤害的规划。本书中我们关注传染病监测,主要是因为传染性病原体与人类健康相关,但也关注在相互关联的兽医领域与环境中的病原体[也称为"同一个健康(One Health)"方法]。公共卫生当局或医疗保健机构的预防感染部门主要开展传染病监测工作;然而,传染病监测需要各领域合作伙伴(包括兽医学、信息技术和法律)

的合作。

开展监测工作可以被看作"三脚凳",包括三个主要的综合性活动:①系统地收集重要数据(如特定疾病的病例报告);②对这些数据进行分析;③及时传播结果和指导干预。这三个监测的"脚"包含在 1969 年的原国际卫生条例和目前国际卫生条例(IHR 2005)最新的监测定义中[11]。2005 年国际卫生条例对监测的定义为"出于公共卫生目的系统地不断地收集、核对和分析数据以及及时传播公共卫生信息,以供评估和采取必要的公共卫生应对措施"。这些要素被认为是公共卫生监测系统的核心。

除了世界卫生组织以外,地方、区域和国家机构已将监测作为描述和解决地方性流行病和新发传染病威胁的一个手段。尽管本书中许多例子来自北美和西欧,但传染病监测在全球都有开展,只是程度和形式不同而已。

## 不进行传染病监测,会发生什么?

考虑到监测的价值,问一下"如不进行监测,公共卫生会发生什么?"是有益的。在疾病追踪陷入困境的地区,如同长期武装冲突期间经常出现的情况一样,疾病控制工作取得的进展可能逆转。

例如,2011 年阿富汗报告 80 例脊髓灰质炎野病毒病例是 2010 年的 3 倍。认为全球根除脊髓灰质炎行动在阿富汗遭受波折的主要原因是持续动乱[12]。一个国家出现脊髓灰质炎就破坏了周边国家的消灭工作。

如缺少监测和控制计划,可导致疾病的死灰复燃,如 20 世纪 90 年代刚果民主共和国(DRC)的非洲人类锥虫病[13]。本世纪初取得的成果在战争和社会经济恶化期间会失去——锥虫病的发病数在 1994 年上升到 34 400 例,被忽视的地区报告率为本世纪最高。在过去 10 年报告的锥虫病病例中,有 70% 发生在刚果民主共和国,包括 2010 年的

500 例[14]。在长期遭受暴力动乱和公共部门基础设施遭到破坏的国家,实施临时监测和疾病控制措施是非常困难的。第 23 章提供了在以战争或内乱为特征的复杂紧急情况下对受影响的大量平民百姓进行监测的实际考虑。例子来自阿尔巴尼亚、巴士拉(伊拉克)、达尔富尔地区(苏丹)和海地的经验。

不适当的监测和随之而来的对人群健康状况的缺乏了解导致了 HIV/AIDS(是在人类历史上最严重的流行病之一)失控的全球传播。没有准确的监测数据难以了解人群真实的健康状况,也不能指导有限公共医疗资源的使用,领导人可能被严重误导,如在 HIV/AIDS 的案例中,错过了在病毒侵入前早期预防和控制的机会。羞辱、歧视和边缘化都因无知而引起,同时导致拒绝、自相矛盾而引发 HIV/AIDS 大流行。在发现 HIV/AIDS 的 30 年后,估计全球有 340 万 HIV 存活者和 180 万感染死亡者。2010 年有 270 万新感染者,包括约 39 万儿童感染者(图 1.2)[15]。

监测系统在疾病大规模暴发前可以发现和控制疾病,而自满和资源的转移阻碍了监测系统的维护。在 20 世纪 80 年代,美国对结核病监测和控制的支持及资源减弱,很可能导致结核病的死灰复燃,包括随后耐多药结核病的出现,导致 1991 年治疗结核病的直接费用超过了 7 亿美元[16]。关于监测结核病方法的更详细讨论及欧洲国家使用系统的经验,参见第 15 章。

收集监测数据,包括可能收集私密数据(如年龄、家庭住址、性接触)是合理的,因为这些数据对制订预防和控制措施从而保护公众健康是必需的。但反过来,政府有责任保护数据的安全。同样,公共卫生部门采取隔离检疫措施,尽管侵犯个人自由,但有时为了防止高传染性和高毒力传染病的传播(如 SARS)是必要的。第 35 章讨论了根据可靠的医学和流行病学证据采取基础的公

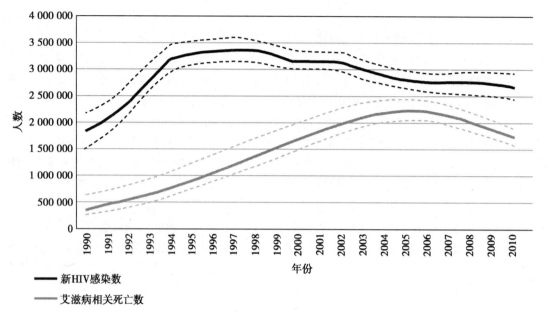

图 1.2 全球 HIV 感染持续增加,直到 1997 年出现新的感染高峰,21 世纪头 10 年的中期出现死亡高峰。2010 年大约有 270 万新 HIV 感染者和 180 万死亡病例[15]。本图经联合国 HIV/AIDS 联合规划署(UNAIDS)许可使用

共卫生行动的重要性。

## 监测的价值

由于收集数据是一项重要的公共卫生行动,因此数据收集过程本身也有影响监测规划的风险。然而,仅收集疾病数据可能影响不大。相反,成功的监测规划需分析和发布数据,为预防和控制措施提供依据。专项规划如本章节的例子和本书其他章节的详细例子,都说明了合适利用设计良好的监测系统数据的价值。

### 指导季节性流感疫苗配方

世界卫生组织全球流感监测网络包括 5个世界卫生组织流感参比和研究合作中心和106 个国家的 136 个实验室,每年对流感的新毒株进行监测(见第 12 章)。这个结果构成了世界卫生组织关于每年南北半球流感病毒疫苗成分建议的基础,使得疫苗的抗原与最近流行的流感病毒相似[17]。

### 指导疫苗接种策略

细菌感染(如侵袭性肺炎球菌病和脑膜炎球菌性疾病)的危险因素特征和循环血清型数据可作为指导疫苗接种的建议。例如,美国免疫实施咨询委员会使用主动实验室和人群监测数据形成指南,指导 2000 年获批的7 价肺炎球菌结合疫苗用于年幼儿童。然后继续进行监测,结果显示 7 价结合疫苗中肺炎球菌血清型导致的疾病快速下降,非疫苗血清型导致的疾病增加[18]。从而导致了2010 年 13 价疫苗(该疫苗包括许多新的血清型)的获批[19]。更多的细节见第 6 章和第10 章。

### 评估疫苗的安全性

成功的疫苗接种建议取决于公众和卫生保健人员对其的认可;可接受的疫苗风险-效益比对获得这种信心至关重要。预防接种后不良反应事件监测使公共卫生当局能调查关切的问题和发现特定疫苗的问题。例如,通

过疫苗不良事件报告系统(VAERS)收集数据,可以发现与 1999 年轮状病毒疫苗相关的肠套叠(有关疫苗不良反应事件报告系统的背景参见 http://vaers.hhs.gov/index/about/index)。由于有证据存在,这种类型的监测对推广具有良好安全记录的疫苗也很重要。疫苗安全性的许可后监测资料见第 11 章。

## 监测与输血和移植相关的不良反应事件

医疗技术的进步使得许多救命方法(如输血、实体器官移植和肌肉骨骼移植)成为可能。然而,这些方法有病原体从供体传播到受体的固有风险。2011 年,纽约市公共卫生当局报告了 HIV 通过活体器官移植导致的传播[20]。对使用人体组织导致的不良反应事件的监测和制定降低风险的策略,需要相关部门如监管机构、私营部门、医疗机构和公共卫生部门之间的合作。世界卫生组织和欧洲专家协会领导的一个全球项目(Project Notify)最近创建了在线数据库,以交换通过医学方法使用来自人类物质(如实体器官和组织)导致的不良反应事件信息(项目报告的详情可见 http://www.notifylibrary.org/)。第 17 章讨论开展综合性监测来提高输血和移植的安全。

## 为抗菌药物管理程序提供依据

抗菌药物耐药性的出现是对全球公共卫生的一个有待解决的威胁。因此,欧洲议会、世界卫生组织和其他机构呼吁建立监测系统来指导干预[21]。以这个工作为例,通过欧洲疾病预防控制中心(ECDC)支持的监测网络收集了 32 个国家抗微生物药物(如抗生素和抗病毒药物)的消耗数据。这些数据可用于指导基于机构的抗微生物药物管理程序和增加欧洲对抗微生物耐药性的认识,详见第 18 章。

## 控制养殖动物中出现的耐药微生物

抗微生物药物在畜牧业的广泛使用增加了从动物和人分离的细菌对抗微生物药物的耐药性[22]。欧洲食品安全局(EFSA)与欧洲疾病预防控制中心(ECDC)及其他合作伙伴合作,对欧洲各地从动物和食品检出的微生物进行抗微生物药物的耐药性监测。2006 年,欧洲食品安全局[23]标准化抗微生物药物耐药性监测,对两种重要的动物源性和食源性病原体(沙门菌和弯曲杆菌)进行耐药性监测。2012 年,欧洲食品安全局和欧洲疾病预防控制中心[24]发布了抗微生物药物耐药性的联合报告,阐明了从人类(从 13 个成员国和冰岛中分离 9728 份菌株,其中 51.6% 耐药)和食物(从 7 个成员国中分离 670 份菌株,其中 50% 耐药)分离的空肠弯曲菌对氟喹诺酮类药物的耐药率高。欧洲食品安全局和欧洲疾病预防控制中心的联合报告促成了欧盟总统抗击耐药性的倡议[25]。第 7 章第三节讨论了国家抗微生物耐药性监测系统的经验。为了美国国内和国外读者的利益,本章节包括抽样方法的细节,药敏试验标准方法的使用和解释,以及优点和缺点。

## 指导疾病预防和治疗规划的资源配置

监测数据可用来指导不同层面控制传染病的资源配置。在美国,Ryan White 联邦规划分配 22 亿美元用于部分基于公共卫生部门报告病例数的 HIV 相关服务[26]。第 20 章提供了监测中吸取的教训,包括将数据链接到医疗基金的影响。联合国 HIV/AIDS 规划署每年对不同国家的 HIV/AIDS 负担进行估计,从而激发了组织的建立(如全球抗击艾滋病、结核病和疟疾基金,比尔和梅林达盖茨基金会),这些组织重点是确保资源在 HIV/AIDS 最严重的国家扩大公共卫生规划[15,27]。

## 识别暴发和指导疾病控制干预措施

实验室方法的进展以及通过连接地理上

分散的病例获得的菌株,增强了监测在暴发侦查中的作用。例如,美国的国家公共卫生和食品监管机构实验室网络 PulseNet[28] 对导致疾病的食源性细菌通过脉冲场凝胶电泳(PFGE)进行标准化的分子学分型(或"指纹图")。将分离菌株的 PFGE 模式与数据库中的其他模式进行比较以识别可能的暴发。1993 年在美国多个州发生大肠埃希菌O157:H7 大规模暴发时,首先使用 PFGE,将病例与在一家连锁餐馆食用的汉堡包相连接(图 1.3)[29]。华盛顿州的公共卫生行动阻止了 25 万多人可能食用被污染的汉堡包,估计有 800 人免患疾病[30]。

监测数据能提供侦查暴发所必需的历史基线,特别是当 PFGE 模式常见时,如 2011年美国多个州引发的海德堡沙门菌暴发(图1.4)。PFGE 结合综合性监测数据,使调查人员考虑到暴发与食用来自某企业的火鸡绞肉有关,结果导致近 16 329 325kg 火鸡绞肉产品被召回,因为这些火鸡绞肉可能被海德堡沙门菌耐药性菌株所污染[31]。使用监测来指导暴发调查的其他例子详见第 7 章第二节。

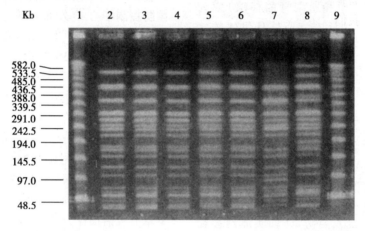

**图 1.3** 与多个州暴发相关的大肠埃希菌 O157:H7 菌株的脉冲场凝胶电泳。泳道 1 和 9,核酸标准分子量(lambda ladder);泳道 2~5,分别从华盛顿州、爱达荷州、内华达州和加利福尼亚州分离的患者菌株;泳道 6,从可疑汉堡肉中分离的菌株;泳道 7 和 8,从与暴发无关的汉堡肉中分离的菌株[29]。本图经美国微生物学会期刊部许可使用

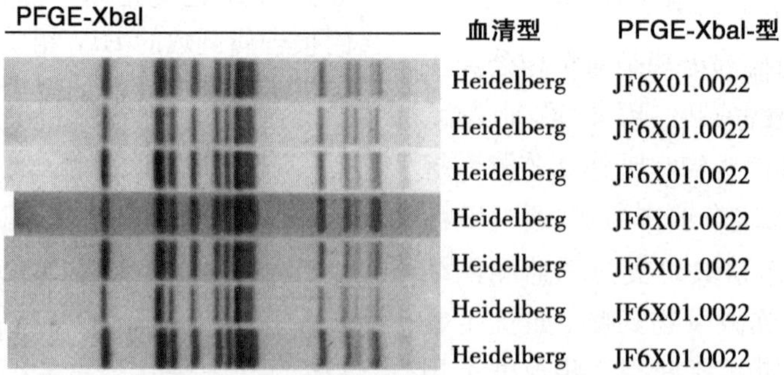

**图 1.4** 与火鸡绞肉有关的 2011 年海德堡沙门菌暴发的脉冲场凝胶电泳(PFGE)模式。持续性监测为发现在本次及其他 PFGE 模式常见情况下的暴发提供了必需的历史基线。本图经宾夕法尼亚卫生局实验室 Carol Sandt 许可使用

公共卫生实验室不断利用新技术来改善暴发侦查。例如,最近使用全基因组序列的分型来调查 3 例患者与移植相关的粗球孢子菌感染的可疑聚集性疫情[32]。关于使用新技术来提高特定病原体监测的详细讨论,参见第 33 章。

## 核心传染病监测和疾病报告系统

学生和开始从事公共卫生事业的人员,可能认为监测类似于强制性卫生保健人员疾病报告系统。尽管疾病报告很重要,但监测还有其他要素。我们以美国和其他国家为例来概述核心疾病报告系统,并介绍用于监测和应对传染病的其他各种创新系统。

### 疾病报告

在大多数国家,强制性疾病报告依靠医师或其他卫生保健人员来诊断疾病并向公共卫生当局报告疾病。辖区内也强制要求其他专业人员报告疑似或确诊的疾病。纽约州注册的临床实验室主任要向州公共卫生当局报告 HIV 相关的检测结果,包括患者的人口学信息和报告人的信息[33]。美国的许多其他辖区,欧洲、澳大利亚和其他国家需要向公共卫生当局报告具体的检测结果。此外,学校、托儿中心、老年之家、监狱和其他机构的负责人通常要向公共卫生官员报告任何聚集性疫情,如可疑食物中毒 2 例或以上。

尽管法律有强制要求,但大部分疾病仍没有报告[34]。不遵循报告要求会导致刑事处罚,然而执法罕见。而且,医师经常不知道哪种疾病需要报告。医师可能不相信监测的效用,可能由于工作繁忙和报告麻烦而没有报告疾病。与临床医师分享数据的一个重要原因是要说明疾病报告的用途。

激励和支持疾病报告者的创新方法也是有用的。直到最近,英格兰的医师向公共卫生当局报告疑似病例可得到适当的财政激励[35]。为了促进 HIV 报告,美国密歇根州社区卫生局与 HIV 治疗专家保持密切的关系,通过电子邮件为其提供有关艾滋病和其他传染病的最新信息(见第 20 章)。监测、预防和控制医疗保健机构相关感染是很多公共卫生人员的新领域。美国的一些辖区,英国和法国已经强制报告医疗保健机构相关感染,随后州和地方卫生部门也要求强制报告。审查是评估医疗保健机构是否遵循报告要求的重要部分(见第 16 章)。

### 基于实验室的监测

临床微生物学和公共卫生实验室是病原体导致人群疾病的丰富的信息来源。与通常分布在多个诊所和急慢性保健机构的个体医疗保健人员相比,临床实验室分布更少而且数据更加统一。临床实验室电子信息系统的适应性为向公共卫生当局发送应报告疾病的新方法创造了机会[36]。在过去十年,实施电子化实验室报告(ELR)已经提高了及时性、完整性,并有利于建立补充的实验室监测系统来监测特定的疾病。目前,美国的许多辖区通过安全的电子化实验室报告系统向公共卫生当局传送特定疾病的检测结果。然而,开展电子化实验室报告需要了解其优缺点和对不断增加的数据进行分析的策略[37]。第 29 章提供了电子化实验室报告的原则和实际的考虑,并讨论了纽约和俄勒冈州的经验。

### 选择所监测的疾病

在大多数欧洲国家,疾病被认为具有公共卫生意义,而且在国家层面要选择确保的系统监测(见第 5 章)。然而,条款规定往往允许一些区域根据情况进行变更。例如,在法国大陆和加勒比海的法国海外省,基孔肯雅热是法定报告传染病,但 2006 年在印度洋的法国海外省留尼汪(in the department La Réunion)则否,当时一起累及 25 万多人的大规模流行压垮了疾病报告体系。在美国,要求疾病报告的权力是分散的,州、领地和独立的地方当局立法要求报告疾病,但因辖区不同而异。例如,球孢子菌病一般仅在真菌呈地方性流行的美国西南部要求报告。

## 病例定义

为了在公共卫生部门内部和部门之间的监测数据标准化,可用特定的临床和实验室标准进行病例定义。在美国,州和领地流行病学家委员会作为代表公共卫生流行病学专家的组织,提出并定期更新病例定义以用于监测全国法定报告传染病[38];在美国疾病预防控制中心(CDC)网站(www.cdc.gov)上有法定报告疾病的列表。病例定义根据支持数据的可获得性分为"疑似病例"和"确认病例"。

在美国,80%以上全国法定传染病的病例定义需要实验室检测阳性来确诊。确定"可能病例"通常需要与实验室确诊病例的流行病学联系[38]。确认"流行病学联系"病例的指南如图1.5的澳大利亚病例定义[39]。有些疾病,如破伤风,监测主要是根据临床标准(如张力亢进急性发作或疼痛性肌肉收缩,通常为下颌和颈部肌肉收缩,全身性肌肉痉挛,而无其他明显的医学原因)。

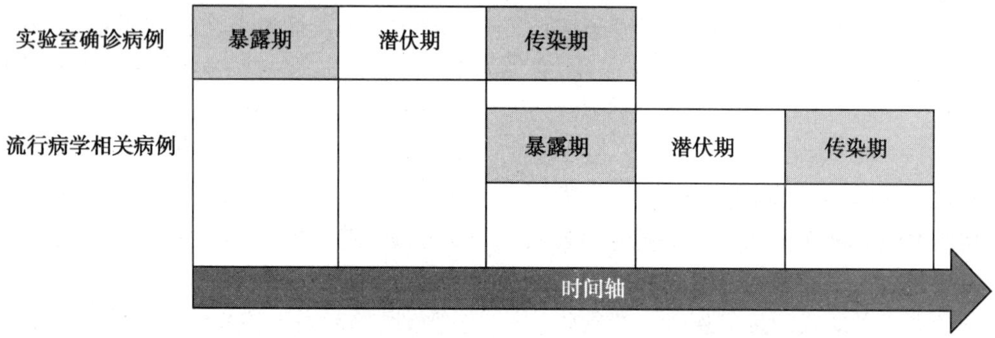

**图1.5** 确定流行病学相关病例的指南。流行病学相关是指两人在某时同时接触可能的传播方式,而且其中一人可能有传染性,和另一人在接触后一个潜伏期内发病。流行病学相关病例(可能有多个病例)的传播链中至少有一个病例需经实验室确诊[34]。本图经澳大利亚健康和老龄人部许可使用

病例定义的敏感度和特异度可受支持临床标准的可靠的实验室诊断方法的可获得性和流行病学因素的影响。在疫情暴发或确证实验室方法没有或不实用的其他情况下,可以选择敏感但不特异的病例定义。例如,如果流行病学上与实验室确诊的沙门菌病例有联系,胃肠道疾病可以被看作沙门菌病。相反,当单个病例有重大公共卫生意义时,病例定义应相当严格,应采用严格的实验室标准,如耐万古霉素的金黄色葡萄球菌或者人感染H5N1病毒。

病例定义随着诊断和治疗的进展而变化。例如,HIV/AIDS的病例定义已经过多次改进[40]。病例定义变化后解释数据需谨慎,因为观察到的变化可能是监测假象(如由于病例定义的变化所致而不是疾病真实发病率的变化所致)。关于美国HIV监测的病例定义是如何随时间而演变,参见第20章。

## 数据流

报告人通过电话、传真、邮件和电子方式向调查病例的地方卫生部门发送病例报告,然后公共卫生官员要确保符合病例定义,并采取适当的干预措施。在美国,要将国家法定报告的病例报告给美国疾病预防控制中心的国家法定传染病监测系统(NNDSS)。在美国向国家系统提交数据是自愿的,然而,所有辖区都有参加。在疾病报告权力集中在国家层面的国家,所有在地区确认的病例应报告到国家监测系统。

## 数据的发布

对监测数据进行整理、分析，并在多个层面呈现。在美国一个突出的发布方式是发病率和死亡率周报（MMWR），该刊物发布法定传染病监测概要，可免费从网站（http://www.cdc.gov/mmwr/）获取，也可从寄给用户的印刷品中获得。在英国，监测数据定期在卫生防护报告中发布，并可从卫生防护署网站（http://www.hpa.org.uk/hpr/）获得，或通过电子邮件获得。美国的州、领地和地方卫生部门有多种方法分享数据，第 26 章讨论网络的使用。因为与卫生保健人员和公众分享数据很重要，公共卫生部门不断利用脸书（Facebook）、YouTube、推特（Twitter）和其他社交媒体工具以达到目标。第 41 章讨论了这个主题，并分为两节：第一节提供了加强公共卫生交流的策略，包括与大众媒体和使用社交网络工具相关的最佳实践；第二节描述了公众意识运动。

## 国际法定报告传染病——国际卫生条例

在大多数国家，公共卫生机构独立运作。因为传染性病原体不分国界，故对一些事件的关注超出了"指示"国界；因此国际公共卫生反应对控制暴发至关重要。最初，在 1969 年由世界卫生大会提出的国际卫生条例（IHR），要求各国向世界卫生组织报告黄热病、鼠疫和霍乱。目前的国际卫生条例（2005 年版）扩大了报告范围，不仅包括已知病原体，还包括迄今尚未确定的新发或再发的疾病，这些疾病可迅速蔓延，对全球公共卫生造成巨大影响。国际卫生条例（2005 年版）还讨论了由非传染病造成的国际突发事件。

目前的国际卫生条例呼吁每个国家应加强开展监测的能力。这种方法将有助于在 24 小时内评估和报告构成国际关注的突发公共事件。这些条例也授权创建一个《国际卫生条例》国家归口单位（focal points）（适用于缔约国）和世界卫生组织《国际卫生条例》联络点（contact points），便于随时有效地交流事件相关信息。到 2007 年，几乎所有的联合国成员国（194 个国家）已经实施《国际卫生条例》并在关键领域取得进展，如建立《国际卫生条例》国家归口单位。关于 2009 年流感大流行期间实施《国际卫生条例》的详情，包括世界卫生组织和成员国采取的步骤详见第 4 章。

## 监测系统的其他类型和新技术

核心疾病报告系统遇到的缺点包括迟报、漏报、缺乏代表性和仅关注人类疾病。核心疾病报告系统的一些缺陷可以通过其他监测方法来解决。

### 主动监测

把监测系统描述为"被动"实为用词不当，因为这提示任何人所做的工作很少。通常把一些监测系统标记为"被动"，而另一些标记为"主动"，旨在区分公共卫生机构在搜索和调查病例的工作强度。强制性疾病报告系统虽然明显地依靠卫生保健人员的干劲，但一般仅干些少量的公共卫生工作就能进行病例报告，因此被描述为"被动"。漏报是这种监测系统的主要缺点。然而，实际上监测系统不是完全"被动"的，即使是从公共卫生机构的观点来看也是这样，因为与卫生保健人员定期交流并反馈信息是确保系统成功所必需的。

相反，"主动"监测意味着需通过大量的公共卫生工作来识别所需的病例，以确定某区域内某疾病的发病率和流行特征。基于人群的监测旨在获取居住在某个地理辖区人群中所诊断的每个病例，因此能更好地描述所监测疾病的流行病学特征和各种指标率。为了更加全面、主动地开展基于人群的监测，有时需对临床实验室提交的分离物进行复查，收集额外的流行病学与临床信息。基于人群的监测对公共卫生的益处是显而易见的；然而，实施这种监测需要额外的资源，从而限制了这种方法的广泛实施。

在美国，新发传染病规划（EIP）支持主动的基于人群的监测，2012 年在有代表性的近 4400 万人或 14% 的人口总数中开展了所选定的病原体监测[41]。这种监测方法涉及分布在美国各地的 10 个新发传染病规划点，这些传染病规划点与州和地方卫生部门、学术机构、临床实验室和卫生保健人员合作开展监测活动。通过主动细菌核心监测（ABCs）追踪选定的侵袭性疾病病原体（如肺炎链球菌，A 群和 B 群链球菌，流感嗜血杆菌，脑膜炎奈瑟菌），是新发传染病规划点开展基于人群监测活动的例子。关于主动细菌核心监测的详细讨论见第 6 章。新发传染病规划点也监测所选定的食源性病原体（如沙门菌、空肠弯曲菌和产志贺毒素大肠杆菌）的发病率。用基于人群的监测来估计特定病原体导致的食源性疾病负担的例子，见第 7 章第一节。

## 哨点监测

开展基于人群的监测所需的大量公共卫生资源往往不易获得，作为一种替代策略，哨点监测主要从"哨点"或从一个较大人群中的亚群收集数据。针对一个小人群子集（small population subset）的策略可以被看作是一种"抽样"。把这些数据推广到更大人群中要保证：①哨点人群的代表性；②哨点数据与监测所选人群的分母信息相链接。更多的讨论见第 19 章。

淋球菌菌株监测项目系统地监测 25～30 个美国哨点城市收集的淋病奈瑟菌对抗菌药物的耐药性。每月对从男性淋球菌性尿道炎患者中分离的前 25 份菌株进行药敏试验，每年检测约 5900 份菌株。监测系统显示

的耐药性上升有助于建议在美国不应再用氟喹诺酮类药物治疗淋球菌感染。由于最近对淋病奈瑟菌对头孢菌素耐药性的担忧，故在监测治疗失败的患者时应保持警戒，如发现对头孢克肟或头孢曲松敏感性下降的菌株（≥0.5μg/ml），立即向公共卫生当局报告[42]，详见第 22 章。

在法国，哨点初级保健医师网络每周报告所选人群的健康事件信息，这些事件在普通诊疗工作中比较常见，如流感样病例、急性胃肠炎、流行性腮腺炎、水痘、带状疱疹、男性尿道炎和莱姆病。数据可外推到区域和国家层面。所谓的哨点系统可描述区域和全国性暴发的发生和进展。关于该系统的细节详见第 27 章。

多种"哨点"监测方法用于估计印度、南非和其他国家的 HIV 感染率。对产前保健的妇女开展 HIV 检测是常见的。然而，解决产前哨点监测数据存在内在偏倚的策略详见第 21 章第三节。

在高危人群中也可开展有针对性的 HIV 哨点监测（如女性性工作者和单身男性移民），见第 21 章第一节。在俄罗斯圣彼得堡街头的青年 HIV 哨点监测，见第 21 章第二节。

## 动物宿主及媒介监测

因为野生动物、家畜和生物媒介（如蜱和蚊子）所起的作用重要，因此只监测人群的疾病就不能充分了解和控制人畜共患病。随着对人畜共患病重要性认识的提高，监测系统已经被设计为监测在人类和非人类宿主循环的病原体。美国布鲁菌病控制获得成功在于把对动物健康的关注作为一种保护人体健康的方式：全面的动物检测、种畜的免疫接种和受累畜群的减少（见第 8 章）。虫媒传染病（如西尼罗病毒、莱姆病和登革热）的监测可采取不同的互补方式。在过去十年间，美国西尼罗病毒监测也发生变化，最近对死

鸟的监测减少,而用昆虫学容量(entomologic capacity)有所增加。然而,将移植作为西尼罗病毒传播的新途径显示需对高危风险加强监测。

## 对环境中病原体的检测

在加拿大不列颠哥伦比亚省,真菌格特隐球菌(*Cryptococcus gattii*)的鉴定显示通过监测可确定本质上与环境相关的新发病原体。以前只知道真菌出现在热带、亚热带气候区域,但约在1999年该菌作为人类、家畜和野生动物的病原体出现在温哥华岛。环境采样可确定树上、土壤、空气样本和水中的真菌,并帮助确定这种新的病原体不断发展的分布范围[43]。在过去十年中,格特隐球菌扩展到美国西北太平洋地区(Pacific Northwest

region of the USA)。患者分离物的研究表明,遗传学相似的格特隐球菌菌株可引起美国西北太平洋地区的暴发,而其他菌株可在更广的地理区域导致疾病[44](图1.6)。北美和东非应用地理信息系统的案例研究见第37章第二节。

## 跨境人口和流动人口的监测

传统的监测系统可能不能完全捕捉跨境人口或流动人口的传染病信息。早期预警传染病监测(EWIDS)是一个跨境监测系统,在美国、加拿大和墨西哥有20个公共卫生部门参加,是通过早期侦查病原体改善公共卫生应对及时性的区域工作的一个示例。早期预警传染病监测合作者开展监测活动的一个示例是通过PulseNet分享分子实验室检测结

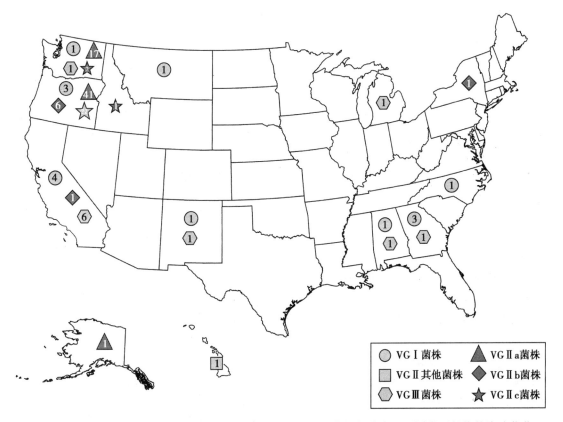

**图1.6** 2011年美国格特隐球菌人类病例暴发菌株和非暴发菌株的分布。不同类型的格特隐球菌菌株导致疾病的临床特征各不相同,格特隐球菌菌株—暴发:VGⅡa、VGⅡb、VGⅡc;非暴发:VGⅠ、VGⅢ和VGⅡ其他菌株。本图获美国疾病预防控制中心许可使用

果[45]和分享生物恐怖相关的生物制剂的数据。美国-墨西哥沿线的边境传染病监测是两个国家公共卫生部门共同协调系统的另一示例(详见第24章)。

与大规模集会相关的传染病监测给传统的监测系统带来了挑战。大规模集会可能有成千上万的固有流动人口参加;在朝圣,如穆斯林一年一度麦加朝圣时,群众集会估计有250万人参加。在H1N1流感大流行期间举行的冬季和夏季奥运会与2009年朝圣采用系统的经验,可为大规模集会期间加强监测提供经验教训[46]。这些经验教训包括对来自因特网系统的新数据进行整合(见第25章)。

## 将健康服务和管理数据用于疾病监测

传染病监测系统有时可对因其他目的而收集的管理性数据和人口统计数据进行整合。为了收取服务费用,美国医疗保健机构将诊断代码分配给接诊人员(如国际疾病分类,第10版)。这对许多疾病的监测活动是一个潜在来源(见第22章)。住院资料也可以用来补充常规监测数据。在德国,国家监测系统从医疗报销数据库提取所监测的某种疾病诊治记录。罗伯特科赫研究所使用的系统示例,见第28章。在英国,住院数据已用于监测以慢性病毒性肝炎作为基本病因的晚期肝病(见第19章)。监测药物使用和药物销售可能是测定疾病活动的一个间接指标。在美国疾病预防控制中心储放"稀罕"药物用于治疗罕见疾病,由于20世纪80年代对喷他脒的需求增加,对肺孢子菌肺炎聚集性疫情进行了调查,结果发现了全球首例艾滋病病例[47]。

作为对基于报告特定疾病的核心监测系统的补充,公共卫生当局使用症状监测数据来监测所选择的指标。症状监测系统通常使用自动的数据提取和分析方法来侦查不同症状与预期水平的偏差。例如,在弗吉尼亚州,使用在急诊科就诊的主诉记录来跟踪流感季节的流感样病例[48]。医药数据库已被用于多个症状监测系统(见第32章)。

在美国,2009年经济和临床医疗卫生信息技术(Health Information Technology for Economic and Clinical Health,HITECH)法案的行动将促进健康记录用于监测目的。这项法律规定激励"有意义地使用"电子健康记录来改善患者的临床结局和公共卫生(www.cms.gov)。例如,经济和临床医疗卫生信息技术提供医疗保健设施和卫生保健人员来激励机构发送特定电子免疫数据。法律还会促进建立全州健康信息交换系统来实现与医疗机构的无缝共享和接收电子免疫信息及其他各种数据。健康信息交换系统的数据在公共卫生机构的使用,到2012年底还在研发的早期阶段。

## 危险因素监测

虽然大多数监测系统关注疾病的发生或导致疾病的病原体的流行,但有些监测系统关注引起特定疾病的危险行为。在美国有两个HIV/AIDS监测相关的例子[49]。全国HIV行为监测系统包括通过对人群样本的面访来评估性行为发生率、药物使用和其他性传播疾病的检测史[50]。通过这个系统的数据可发现开始发生的HIV/AIDS流行,可以指导和评估预防规划。另一个是医疗监测项目,能估计美国全国的HIV/AIDS存活人数。通过面访收集自我报告的行为和选择的临床数据(见第35章)。同样,青少年高危行为调查可通过自我管理并基于学校的调查来测量青少年健康高危行为的发生率。不使用安全套的性行为以及与吸毒和酗酒相关的性行为报告是所收集的数据中的一部分(www.cdc.gov/yrbs)[51];有关详细的讨论见第22章。

## 新兴的移动技术

随着移动技术与因特网的融合,以及便携式无线设备成本下降,从而出现了跟踪新发病原体和地方性流行病原体的新方法。到 2011 年，全球有 85% 以上的人口（59 亿人）使用移动电话，12 亿人使用无线设备上网[52]。使用无线设备系统来监测中国和海地灾后紧急状态下疾病暴发的示例见第 30 章。

### 基于媒体报道和计算机算法的监测

网络信息传播的可获得和传输速度快，也可促进创新电子媒体监控系统的开发。例如，全球公共卫生信息网络（GPHIN）使用自动算法以 7 种语言 24 小时全天实时筛选疾病发生的电子媒体报告。尽管网络收集的信息需要经培训过的人员进一步确认，但 GPHIN 也是加拿大卫生部（Health Canada）、世界卫生组织、美国疾病预防控制中心和其他机构广泛使用暴发信息的早期来源（见第 31 章）。

## 与传统人类公共卫生系统之外的合作伙伴的监测合作

与许多传染病监测系统一样，可以使用不同来源的信息。这些系统的开发依靠人类公共卫生机构和非传统合作伙伴之间的新的合作。例如，人类卫生机构传统上作为与养殖动物和野生动物卫生机构不同的独立机构。当美国出现西尼罗病毒时，通常只关注人类疾病的公共卫生官员开始与昆虫学家、兽医和野生动物监督机构合作[53]。人类卫生机构通常没有这些多元化的专业人才，但是可依靠共同的目标和国家重要议题来促进协作。

如第 14 章所述，法医有权调查突发的、无人在场的和不明原因的死亡。尽管这些研究传统上仅关注故意或意外死亡，但公共卫生机构与法医合作来组织标本采集，并对应报告的、新发的或生物恐怖相关的传染病进行诊断性检测。第 13 章也讨论了与地区毒物控制中心合作来监测可疑的报告。

当前越来越复杂的监测方法需要强大的信息系统和数据管理支持。合理使用基于网络的系统和移动技术也需要与信息技术专家和计算机专家紧密合作。因为某些监测数据需使用移动技术（如智能手机），故对私密性的要求更高，因此需要无线网络系统工程师操作。然而，为了达到监测目标，终端用户参与所有阶段的系统设计和测试对确保这些可能价值数百万美元的系统的可行性是至关重要的（见第 26 章）。

数据分析需要统计学软件（见第 34 章第一节），因此可能需要有强大生物统计背景的人员输入数据，参见第 34 章第二节。本章节介绍常用的分析方法，包括数据的图示和汇总统计。第 37 章第一节详细介绍监测数据的时空分析工具和方法。第 35 章讨论 HIV/AIDS 监测数据分析的方法。有关时间序列分析的介绍，包括特定的示例，见第 36 章。

从伦理角度来看，对公共卫生监测实践审查需求的讨论见第 40 章。HIV 的研究和无关联匿名检测是传染病监测中面临伦理学困境的典型例子。

在美国和其他地区，监测并非完全是政府职能，还涉及与多个私人机构的合作。例如，私立医院的实验室自费向卫生部门传送大量应报告疾病的信息。公共-私营机构合作的另一个例子是美国疫苗不良反应报告系统，详见第 44 章。虽然联邦公共卫生机构设置方案目标并提供技术监督，但以营利为目的的康斯特拉集团公司（Constella Group）也签约支持这个监测系统的数据收集过程[54]。这些混合模型的合作可通过利用私人部门的活力和效率而致力于达到公共卫生目标。

## 传染病监测未来的挑战和前景

通过大力发展监测系统来支持疾病预防和控制是政府对公民的主要责任。而且，为了满足全球社会义务,《国际卫生条例》要求所有国家在 2012 年 6 月前达到核心监测能力。虽然有所改善,但全球监测和疾病控制仍存在持续的挑战。在资源有限的国家仍致力于取得基本医疗服务和控制传染病之间的平衡——满足疾病患者的需求比将资源转移到监测活动可能更有理由。所有国家传染病监测需要政治意愿分配合适的资源来支持正在进行的活动。

疾病控制与预防数据的收集和有效使用之间的裂痕是监测规划所面临的最严峻挑战。公共卫生监测的不幸事实是大量工作致力于收集数据,但大量数据往往不能被及时发布,从而得不到建设性地使用。如果这些数据不能被合理分析、发布和应用,监测将被视为完全无效。正如美国疾病预防控制中心原主任 William Foege[55] 所说:"收集、分析和发布疾病信息的目的是控制疾病。如果不根据信息采取行动,就不应消耗资源来收集和分析信息。"

加强核心监测系统需要公共卫生官员在监测疾病的原则和实用方面接受足够的培训。掌握应用流行病学和数据分析与交流的技能是从事监测活动人员的必要条件。然而,现代的概念和公共卫生监测相对来说还处于初期(见第 2 章)。虽然当新聘人员开始从事公共卫生事业时,可以从工作中学习大部分常规工作,但正式的培训仍有许多优势。

## 公共卫生监测和流行病学培训

关于教诲式的培训与实践经验相结合的两个流行病学培训项目,参见第 42 章。通过正式评估使用中的监测项目,流行病学情报服务官员不仅开始了解现实生活中的监测,也为可能停滞的系统带来新的视角。欧洲的干预流行病学培训项目也与欧洲公共卫生微生物学培训项目进行了联合培训。另一个正式培训项目的示例参见第 43 章。这个项目在纽约州的奥尔巴尼提供教诲式的监测培训

课程,并结合原籍国经验来评估监测系统。美国疾病预防控制中心与一些国家的卫生部合作,提供两个包含监测要素的应用流行病学项目:现场流行病学培训项目和现场流行病学与实验室培训项目(FELTP)(可从美国疾病预防控制中心网站 http://www.cdc.gov/globalhealth/fetp/获取)。有关可开展监测的实用培训也应是公共卫生学院和其他教育领域的重点。

## 评价和提高监测系统

正在进行的评价是现有监测系统的一个核心要素。系统的评价应评估监测系统能否尽可能有效地工作,如果不是,要确定有哪些改变。评价也可以突出成绩并以这种方式向利益相关者显示其价值。例如,美国疾病预防控制中心全球疾病侦查规划最近描述了现场流行病学与实验室培训项目肯尼亚对厄立特里亚儿童细菌性脑膜炎监测系统的评价。这项工作最终导致基于实验室的轮状病毒和细菌性脑膜炎监测系统的建立[56]。正式监测系统评价的介绍见第 38 章。监测系统面临的挑战是跟踪正在变化的目标——随着对疾病流行病学了解的增加,监测策略也必须与之相适应。新发现的病原体进一步增加了复杂性,故需对监测系统进行定期审查,改进和重新注入活力。

公共卫生前沿的技术进步大大地改善了监测系统。除了上述复杂的信息技术设备以外,分子指纹图谱还增进了流行病学对人类病例、暴发管理以及与动物宿主之间联系的了解(见第 33 章)。今后可用地理信息系统(见第 37 章)开展地理、生态和气候信息的多层面分析,将人畜共患病和其他疾病的流行病学与环境条件进行链接。加强传染病监测的新工具仍在不断开发。如何合理地使用旧的和新的监测工具为疾病预防和控制提供依据仍是挑战与机遇并存。

(邹艳 译,周祖木 校)

# 参考文献

1 news-medical.net. *Hong Kong Health Commitment Pledged in Sweden*. Available at: http://www.news-medical.net/?id=5119. Accessed September 5, 2012.

2 Petersdorf RG. The doctors' dilemma. *N Engl J Med* 1978;299:628–34.

3 National Institutes of Health. *Infectious Diseases and Biodefense*. Available at: http://report.nih.gov/biennialreport/ViewSection.aspx?sid=9&cid=2. Accessed September 5, 2012.

4 Knobler S, Mahmoud A, Lemon S, et al. (eds.). *Learning from SARS: Preparing for the Next Disease Outbreak: Workshop Summary*. Washington, DC: National Academies Press, 2004: 11.

5 Food and Agricultural Organization. *Emerging and Transboundary Animal Diseases Funding Requests to Donors*. Available at: http://www.fao.org/avianflu/en/funding.html. Accessed September 5, 2012.

6 Molinari NA, Ortega-Sanchez IR, Messonnier ML, *et al.* The annual impact of seasonal influenza in the US: measuring disease burden and costs. *Vaccine* 2007;25:5086–96.

7 World Health Organization. *Statue Commemorates Smallpox Eradication*. Available at: http://www.who.int/mediacentre/news/notes/2010/smallpox_20100517/en/index.html. Accessed September 5, 2012.

8 de Quadros CA. Experiences with smallpox eradication in Ethiopia. *Vaccine* 2011; 29(Suppl. 4):D30–5.

9 World Health Organization. Dracunculiasis. Available at: http://www.who.int/dracunculiasis/en/. Accessed September 5, 2012.

10 Centers for Disease Control and Prevention. Increased transmission and outbreaks of measles: European Region, 2011. *MMWR Morb Mortal Wkly Rep* 2011;60:1605–10.

11 World Health Organization. *WHA58.3: Revision of the International Health Regulations*. Available at: http://www.who.int/gb/ebwha/pdf_files/WHA58-REC1/english/Resolutions.pdf. Accessed September 5, 2012.

12 The Global Polio Eradication Initiative. Global data and monitoring: polio this week. Available at: http://www.polioeradication.org/Dataandmonitoring/Poliothisweek.aspx. Accessed September 5, 2012.

13 Ekwanzala M, Pepin J, Khonde N, *et al.* In the heart of darkness: sleeping sickness in Zaire. *Lancet* 1996;348(9039):1427–30.

14 World Health Organization. *Human African Trypanosomiasis (Sleeping Sickness)*. Available at: http://www.who.int/mediacentre/factsheets/fs259/en/. Accessed September 5, 2012.

15 Joint United Nations Programme on HIV/AIDS (UNAIDS). *UNAIDS 2011 World AIDS Day Report*. Available at: http://www.unaids.org/en/resources/publications/2011. Accessed September 5, 2012.

16 Berkelman RL, Bryan RT, Osterholm MT, *et al.* Infectious disease surveillance: a crumbling foundation. *Science* 1994;264:368–70.

17 World Health Organization. *Recommended Composition of Influenza Virus Vaccines for Use in the 2012–2013 Northern Hemisphere Influenza Season*. Available at: http://www.who.int/influenza/vaccines/virus/recommendations/2012_13_north/en/index.html. Accessed September 5, 2012.

18 Pilishvili T, Lexau C, Farley MM, *et al.* Sustained reductions in invasive pneumococcal disease in the era of conjugate vaccine. *J Infect Dis* 2010;201:32–41.

19 Centers for Disease Control and Prevention. Licensure of a 13-valent pneumococcal conjugate vaccine (PCV13) and recommendations for use among children: Advisory Committee on Immunization Practices (ACIP). *MMWR Morb Mortal Wkly Rep* 2010;59(9):258–61.

20 Centers for Disease Control and Prevention. HIV transmitted from a living organ donor: New York City, 2009. *MMWR Morb Mortal Wkly Rep* 2011;60:297–301.

21 European Parliament. European Parliament resolution of 27 October 2011 on the public health threat of antimicrobial resistance. Available at: http://www.europarl.europa.eu/sides/getDoc.do?pubRef=-//EP//TEXT＋TA＋P7-TA-2011-0473＋0＋DOC＋XML＋V0//EN. Accessed September 27, 2012.

22 Fey PD, Safranek TJ, Rupp ME, *et al.* Ceftriaxone-resistant salmonella infection acquired by a child from cattle. *N Engl J Med* 2000;342:1242–9.

23 European Food Safety Authority. *Antimicrobial Resistance*. Available at: http://www.efsa.europa.eu/en/topics/topic/amr.htm. Accessed September 5, 2012.

24 European Food Safety Authority. *European Union Summary Report on Antimicrobial Resistance in Zoonotic and Indicator Bacteria from Humans, Animals and Food in 2010*. Available at: http://www.efsa.europa.eu/en/efsajournal/doc/2598.pdf. Accessed September 5, 2012.

25 Danish Presidency of the European Union 2012. *Combating Antimicrobial Resistance: Time for Joint Action*. Available at: http://eu2012.dk/en/Meetings/Conferences/Mar/Bekaempelse-af-antibiotikaresistens—en-faelles-indsats. Accessed September 5, 2012.

26 Department of Health and Human Services. *Health Resources and Services Administration. Ryan White HIV/AIDS Program*. Available at: http://hab.hrsa.gov/abouthab/aboutprogram.htm. Accessed September 27, 2012.

27 The Global Fund to Fight AIDS, Tuberculosis and Malaria. About. Available at: http://www.theglobalfund.org/en/about/. Accessed September 5, 2012.

28 Centers for Disease Control and Prevention. PulseNet. Available at: http://www.cdc.gov/pulsenet/whatis.htm#interlaboratory. Accessed September 5, 2012.

29 Barrett TJ, Lior H, Green JH, *et al.* Laboratory investigation of a multistate food-borne outbreak of Escherichia coli O157:H7 by using pulsed-field gel electrophoresis and phage typing. *J Clin Microbiol* 1994;32:3013–17.

30 Bell BP, Goldoft M, Griffin PM, *et al.* A multistate out-

break of Escherichia coli O157:H7-associated bloody diarrhea and hemolytic uremic syndrome from hamburgers. The Washington experience. *JAMA* 1994;272:1349–53.

31 Centers for Disease Control and Prevention. *Investigation Update: Multistate Outbreak of Human Salmonella Heidelberg Infections Linked to Ground Turkey.* Available at: http://www.cdc.gov/salmonella/heidelberg/index.html. Accessed September 5, 2012.

32 Engelthaler DM, Chiller T, Schupp JA, *et al.* Next-generation sequencing of Coccidioides immitis isolated during cluster investigation. *Emerg Infect Dis* 2011;17(2):227–32.

33 New York State Department of Health. HIV/AIDS reporting. Available at: http://www.health.ny.gov/professionals/reportable_diseases/eclrs/hiv/index.htm. Accessed September 5, 2012.

34 Doyle TJ, Glynn MK, Groseclose SL. Completeness of notifiable infectious disease reporting in the United States: an analytical literature review. *Am J Epidemiol* 2002;155:866–74.

35 Health Protection Agency. *Notifications of Infectious Diseases (NOIDs).* Available at: http://www.hpa.org.uk/Topics/InfectiousDiseases/InfectionsAZ/NotificationsOfInfectiousDiseases/. Accessed September 5, 2012.

36 Centers for Disease Control and Prevention. Case definitions for infectious conditions under public health surveillance. *MMWR Recomm Rep* 1997;46(RR-10):1–55.

37 Nguyen TQ, Thorpe L, Makki HA, Mostashari F. Benefits and barriers to electronic laboratory results reporting for notifiable diseases: the New York City Department of Health and Mental Hygiene experience. *Am J Public Health* 2007;97(Suppl. 1):S142–5.

38 Centers for Disease Control and Prevention. Case definitions for infectious conditions under public health surveillance. *MMWR Recomm Rep* 1997;46(RR-10):1–55.

39 Commonwealth of Australia. *Australian Notifiable Diseases Case Definitions.* Available at: http://www.health.gov.au/internet/main/publishing.nsf/Content/cda-surveil-nndss-casedefs-epilink.htm#epi. Accessed September 5, 2012.

40 Schneider E, Whitmore S, Glynn KM, *et al.* Revised surveillance case definitions for HIV infection among adults, adolescents, and children aged <18 months and for HIV infection and AIDS among children aged 18 months to <13 years: United States, 2008. *MMWR Recomm Rep* 2008;57(RR-10):1–12.

41 Centers for Disease Control and Prevention. *Emerging Infections Programs.* Available at: http://www.cdc.gov/ncezid/dpei/eip/index.html. Accessed September 5, 2012.

42 Centers for Disease Control and Prevention. Cephalosporin susceptibility among Neisseria gonorrhoeae isolates: United States, 2000–2010. *MMWR Morb Mortal Wkly Rep* 2011;60:873–7.

43 MacDougall L, Fyfe M. Emergence of Cryptococcus gattii in a novel environment provides clues to its incubation period. *J Clin Microbiol* 2006;44:1851–2.

44 Harris JR, Lockhart SR, Debess E, *et al.* Cryptococcus gattii in the United States: clinical aspects of infection with an emerging pathogen. *Clin Infect Dis* 2011;53:1188–95.

45 Centers for Disease Control and Prevention. *Early Warning Infectious Disease Surveillance (EWIDS) Program Activities on the Northern and Southern Border States.* Available at: http://www.bt.cdc.gov/surveillance/ewids/. Accessed September 5, 2012.

46 Khan K, McNabb SJ, Memish ZA, *et al.* Infectious disease surveillance and modelling across geographic frontiers and scientific specialties. *Lancet Infect Dis* 2012;12:222–30.

47 Centers for Disease Control and Prevention. Pneumocystis pneumonia: Los Angeles. 1981. *MMWR Morb Mortal Wkly Rep* 1996;45:729–33.

48 Commonwealth of Virginia. *Electronic Health Record Incentive Program ("Meaningful Use").* Available at: http://www.vdh.state.va.us/clinicians/meaningfuluse/index.htm. Accessed September 5, 2012.

49 Centers for Disease Control and Prevention. *Surveillance Brief: Surveillance Systems Supported by the Division of HIV/AIDS Prevention.* Available at: http://www.cdc.gov/hiv/topics/surveillance/resources/factsheets/surveillance.htm. Accessed September 5, 2012.

50 Centers for Disease Control and Prevention. HIV surveillance: United States, 1981–2008. *MMWR Morb Mortal Wkly Rep* 2011;60:689–93.

51 Eaton DK, Kann L, Kinchen S, *et al.* Youth risk behavior surveillance: United States, 2009. *MMWR Surveill Summ* 2010;59:1–142.

52 International Telecommunications Union. Facts and figures. Available at: http://www.itu.int/ITU-D/ict/facts/2011/index.html. Accessed September 5, 2012.

53 Fine A, Layton M. Lessons from the West Nile viral encephalitis outbreak in New York City, 1999: implications for bioterrorism preparedness. *Clin Infect Dis* 2001;32:277–82.

54 Constella Group. *Constella Health Sciences Rewins CDC and FDA's $21 Million Vaccine Adverse Event Reporting System Contract.* Available at: http://phx.corporate-ir.net/phoenix.zhtml?c=131092&p=irol-newsArticle&ID=1149532&highlight=. Accessed September 27, 2012.

55 Foege WH, Hogan RC, Newton LH. Surveillance projects for selected diseases. *Int J Epidemiol* 1976;5:29–37.

56 Centers for Disease Control and Prevention. *Global Disease Detection Program. 2010 Monitoring And Evaluation Report.* Available at: http://www.cdc.gov/globalhealth/GDDER/pdf/mande2010.pdf. Accessed September 27, 2012.

# 2 第 2 章 监测系统的起源和进展

Stephen B. Thacker[1] & Donna F. Stroup[2]

[1] 美国佐治亚州,亚特兰大,美国疾病预防控制中心监测、流行病学和实验室服务办公室
Office of Surveillance, Epidemiology, and Laboratory Services, Centers for Disease Control and Prevention, Atlanta, GA, USA

[2] 美国佐治亚州,迪凯特市,Data for Solutions 公司
Data for Solutions, Inc. , Decatur, GA, USA

控制传染病的第一步是必须掌握每个病例发生的信息。

——美国华盛顿大学医学院 V. Freeman[1]

## 引言

目前,据我们所知公共卫生监测可以追溯到 1962 年,当时传染病中心[即目前美国卫生和人类服务部下属的美国疾病预防控制中心(CDC)](图 2.1)首席流行病学家 Alex-

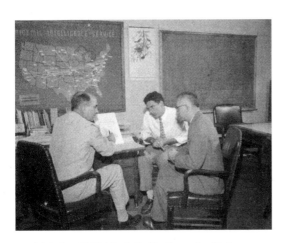

**图 2.1** 1955 年,左边的 Alexander D. Langmuir 博士与同事商讨。作为 1946—1970 年美国疾病预防控制中心(当时称为传染病中心)的首席流行病学家,他完善了传染病监测的概念,并建立了流行病情报服务规划处(见第 42 章)资料来源:公共卫生图像图书馆(Public Health Image Library)(http://phil. cdc. gov)

ander D. Langmuir 在马萨诸塞州医学会第 72 届 Shattuck 报告会上提出该观点。在该报告会上,Langmuir[2] 将监测这一术语的使用限制于资料的收集、分析和发布。20 多年以来,Langmuir 对公共卫生监测做出了至关重要的贡献,最终在全世界确立了公共卫生监测的现代实践[3]。他在流行病情报服务处的创建中也起到关键作用。该服务处从事培训项目,包括亲自实践的监测经验,详见第 42 章。

Langmuir 的工作建立在前人的工作成果之上(表 2.1)。希波克拉底[4]提出了关于观察、记录和收集事实,然后分析事实,并告知合理的行动方向这一观念。然而,第一次与监测相关的具有真正意义的公共卫生行动可能发生在 14 世纪早期的腺鼠疫流行期间。当时公共卫生机构人员登上停泊在威尼斯共和国附近港口的轮船上,阻止鼠疫样患者上岸[5]。在建立大规模有组织的监测系统之前,需要满足两个先决条件。第一,在稳定的政府中必须要有组织严密的卫生保健系统。在西方国家,直到罗马帝国时期才真正做到这一点。第二,必须建立并接受一个疾病分类系统。直到 17 世纪,通过 Thomas Sydenham 的努力,上述系统才开始运作。在此之前,尚无合适的疾病检测方法。

从用于社区疾病预防和控制的公共卫生活动中产生了现代疾病监测的概念。表 2.1 总结了从 14 世纪到 2011 年期间传染病监测

表 2.1 传染病监测历史上主要传染病报告事件和地点的时间轴(timeline)

| 年份 | 事 件 | 地 点 |
|---|---|---|
| 约公元 1300 | 限制鼠疫样疾病患者离船上岸 | 威尼斯 |
| 1676 | 建立疾病分类系统 | 英国 |
| 1680 | 为卫生规划建立卫生理事会进行死亡统计数据分析 | 德国 |
| 1685 | 提出疾病监测的基本原则,包括特定疾病死亡数、死亡率以及疾病模式概念 | 英国 |
| 1741 | 要求酒馆老板上报顾客中的传染病患者,1743 年扩大到天花、黄热病和霍乱 | 美国殖民时期的罗德岛州 |
| 1749 | 各州收集数据时应用"统计学"这一术语 | 德国 |
| 1766 | 在州监测系统中设立警察医学 | 德国 |
| 1839 | 建立人口统计监测 | 英格兰和威尔士 |
| 1850 | 使用监测资料将死亡、母婴死亡率和传染病与生活环境、确立的人口普查和监测标准化术语相联系 | 美国 |
| 1874 | 要求每周进行发病率监测 | 美国马萨诸塞州 |
| 1878 | 授权美国公共卫生署的前身机构来收集发病率资料用于检疫措施 | 美国 |
| 1881 | 开始传染病报告 | 意大利 |
| 1890 | 授权地方卫生机构每周收集特定传染病病例信息 | 美国 |
| 1912 | 联邦政府任命州卫生局流行病学专家向总部每周电报报告病例 | 美国 |
| 1916 | 在 50 个城市建立流感死亡率监测系统 | 美国 |
| 1917 | 故意传播性病被定为犯罪 | 英国 |
| 1925 | 所有 48 个州定期上报发病率资料 | 美国 |
| 1935 | 首次进行全国家庭健康普查 | 美国 |
| 1949 | 全国每周报告出生和死亡统计数据 | 美国 |
| 1951 | 授权州和领地流行病学专家推荐全国监测所需的疾病 | 美国 |
| 1955 | 建立全国监测系统,为应对疫苗相关脊髓灰质炎流行,实行每天报告 | 美国 |
| 1963 | 首次将疾病监测定义为对疾病和卫生事件资料进行收集、分析和发布 | 美国 |
| 1965 | 世界卫生组织在传染病部建立流行病学监测处。监测的概念进一步扩大,包括治疗、流行病学调查和随访 | 全球 |
| 1968 | 第 21 届世界卫生大会关注国家和全球的传染病监测,使用"监测"一词是针对疾病本身而非监察传染病患者 | 全球 |
| 1971 | Alexander Langmuir 将疾病监测与流行病学调查和研究区分开来 | 美国 |

| 年份 | 事　　件 | 地　　点 |
|---|---|---|
| 1984 | 建立基于医师的全国电子疾病报告系统 | 法国 |
| 1990 | 从所有 50 个州收集全国发病率监测电子数据；收集全国实验室监测电子数据 | 美国 |
| 2001— | 症状监测和生物监测的广泛扩展 | 希腊、英格兰和威尔士、日本、新西兰、美国 |
| 2002— | 通过卫生信息交换系统建立基于电子健康记录的分布式数据系统 | 美国 |

进展的重要事件和行动。在中世纪后期，西欧的一些政府对其城镇与城市人群的卫生防护和卫生保健承担了责任[6]。初步的疾病监测系统除了制定尸体埋葬、食品处理和提供某些类型医疗照顾等的建设规划之外，还制定了防止街道和公共用水污染的规划[7]。1766 年 Johann Peter Frank 提出了包括警察医学系统的更为综合的德国公共卫生监测。该系统覆盖学校卫生、伤害预防、妇幼保健、公共用水和污水处理[5]。此外，Frank 还提出了保护公众健康的政府措施。在欧洲，传染病的强制报告在意大利始于 1881 年，在英国始于 1890 年。

作为目前公共卫生的核心功能，传染病监测始于对社区健康中特殊问题的反应。例如，1912 年英国发布了强制性报告命令，要求上报所有符合"肺病患者济贫法（poor law consumptives）"的肺结核患者[8]。在有关该法律的一篇报道中写道："关于强制报告的利弊已无需讨论，现在这已成为法律。显然，我们的责任是不折不扣地、全面地执行这个报告，但是……如果强制报告没有充分的、完全的能力来帮助患者以及保护与患者有关的人免于可能的感染，那我是从来不会支持强制报告的"[8,p.112]。有趣的是，这篇早期报道也包含下述额外的指令："上报应该不仅仅告诉我们患者来自何方，还要告诉我们他将去向何方，并决定他应该在什么时候离

开"[8,p.113]。在 2003 年解决严重急性呼吸综合征（SARS）问题时，追踪人员流动这一功能再次显示其重要性[9]。

这种与收集私密信息相关的早期监测概念在性病（性传播疾病，STD）监测时得到了加强。在 1917 年的一份关于第一次世界大战[10]期间性传播疾病问题的报告中这样写道："我们一致认为报告是不明智的措施。当时，应有足够的时间来考虑这一点。通过对庸医和无资质开药者的立法可为此清除障碍，这些人为患者带来了如此大的伤害，以至于虽然患者的症状和体征消失了，却留下了更具灾难性的远期后果"。不过城市中的诊所对性传播疾病进行了监测。如表 2.2 所示[11]，早期的监测资料包括 21 世纪性传播疾病分析中不可缺少的一些变量，如接受性传播疾病治疗的患者分布和失访患者的比例。此后不久，议会收到了一项关于修订刑法的法案，规定任何人故意将这些疾病传播给他人都是犯罪。在监测人类免疫缺陷病毒（HIV）方面，这一事项仍是 21 世纪我们所面对和关注的[12]。

对监测资料的分析还可以追溯到 17 世纪。在 17 世纪 80 年代，Gottfried Wilhelm von Leibniz 提倡建立卫生理事会，并在死亡统计中的数值分析用于卫生规划[3]。大约在同时，伦敦的 John Graunt 出版了《根据死亡清单做出的自然观察和政治观察》一书。在书

**表 2.2　1920 年伦敦市诊所性传播疾病的监测**

**A. 1920 年期间性病新病例的总数以及不同城市诊所就诊情况**

| 医院名称 | 开业日期 | 新病例数 | 就诊数 | 登记的患者数 | 治愈前停止就诊的患者数 |
|---|---|---|---|---|---|
| 皇家医院（Royal Infirmary） | 1917 年 8 月 1 日 | 2804 | 39 278 | 4562 | 2455[a] |
| 癌症和皮肤病医院（Cancer and Skin） | 1918 年 1 月 31 日 | 1219 | 16604 | 1932 | 603[a] |
| 皇家南部医院（Royal Southern） | 1919 年 9 月 7 日 | 761 | 6366 | 1050 | 263[a] |
| David Lewis 医院（David Lewis） | 1919 年 6 月 23 日 | 846 | 9183 | 1071 | 600[a] |
| 北斯坦利医院（Northern Stanley） | 1919 年 7 月 7 日 | 597 | 6018 | 712 | 184[a] |

**B. 1920 年期间性病新病例的总数和不同城市诊所就诊情况**

| | 新病例数 | | | 治愈前停止就诊的患者数 | | | 总就诊数 | | |
|---|---|---|---|---|---|---|---|---|---|
| | 男 | 女 | 小计 | 男 | 女 | 小计 | 男 | 女 | 小计 |
| 梅毒 | 842 | 209 | 1051 | 975 | 330 | 1305 | 17 765 | 4925 | 22 690 |
| 淋病 | 1120 | 124 | 1244 | 1071 | 78 | 1149 | 14 786 | 803 | 15 589 |
| 软下疳 | 2 | — | 2 | 1 | — | 1 | 14 | — | 14 |
| 疑似病例检查后未发现性病 | 434 | 73 | 507 | — | — | — | 873 | 112 | 985 |
| 合计 | 2398 | 406 | 2804 | 2047 | 408 | 2455 | 33 438 | 5840 | 39 278 |

[a] 因为数据在不同时间段采集，因此无可比性

表 A 和表 B 摘自 Hope 关于性病文章中的表格[11]

中作者试图定义出生率和死亡率的基本法律概念，并提出了某些疾病监测的一些基本原则，包括特定疾病的死亡数、死亡率和疾病模式的概念。在下一个世纪，Achenwall 介绍了"统计"这一概念，并在接下来的几十年时间内，人口统计学资料登记在欧洲变得越来越普遍。

Lemuel Shattuck 和 William Farr 是在提出疾病监测概念方面的著名人物。1850 年，Shattuck 在马萨诸塞州卫生委员会的报告是一个里程碑，该出版物将任何原因所致的死亡、母婴死亡率和传染病与生活条件相关联。Shattuck 推荐每十年一次的普查，标准化的病因和死因术语，并按照年龄、性别、职业、社会经济水平和地点收集健康资料。他将这些概念用于免疫接种、学校卫生、吸烟和酗酒等方面的项目活动，并将相关概念引入到预防医学教学中。

如同 Langmuir 认为的一样，William Farr 是现代监测概念的创始人之一（图 2.2）[13]。作为 1839—1879 年英格兰和威尔士登记总署（Registrar General）办公室的负责人，William Farr 致力于收集人口统计资料，汇编和评估这些资料，并向相关的卫生机构和社区汇报分析结果。

在美国，公共卫生监测在历史上一直关注传染病。1741 年，罗德岛州就明显出现了监测的一些基本要素。当时殖民地通过了一项法案，要求酒馆老板报告顾客的传染病。2 年以后，该殖民地通过了一项覆盖面更广的法律，要求报告天花、黄热病和霍乱[14]。直到 1850 年，美国才开始国家层面的疾病报

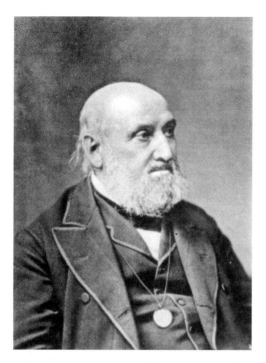

**图 2.2**　William Farr19 世纪中期在英国的生命资料登记办公室工作。他使用资料来深化基于人群的监测概念,包括传播公共卫生干预的结果。后来 AlexanderLangmuir 完善了公共卫生干预概念[12]。资料使用得到英国伦敦 Wellcome 图书馆的允许

告行动,当时联邦政府首次向全国公布了基于死亡登记的统计数据和每十年一次的普查结果[15,16]。美国在 1874 年开始系统报告病例(发病率),当时马萨诸塞州卫生局为医师创立了一个自愿项目,使用标准的明信片报告卡形式每周报告流行的疾病[17]。1878 年,国会授权公共卫生署(PHS)的前身机构来收集发病资料,将其用于预防这些传染病(如霍乱、天花、鼠疫和黄热病等)的检疫措施[18]。

1893 年,密歇根州成为美国第一个对要求报告特定传染病拥有司法权的州[19]。同年,通过了一项法案,要求每周收集美国各州和地方政府的信息[20]。到 1901 年,所有的州和地方法律都强制要求向地方当局报告某些传染病,包括天花、结核病和霍乱。1914 年,PHS 人员被任命为合作流行病学家,为州卫生局服务,并每周向 PHS 总部用电报报告疾病。

然而,在美国直到 1925 年所有的州才开始参与全国性发病率报告。1916 年发生严重的脊髓灰质炎大流行和 1918—1919 年发生流感大流行后,相关的病例报告数急剧上升[21]。尽管 1935 年首次进行美国公民的健康调查,但是开始于 1957 年的美国国家健康访视调查每年进行一次。此后,这项调查成为监测的有用资料来源[22]。1948 年,PHS的一项研究导致发病率报告程序修正后,美国国家人口统计局承担了报告发病率的责任。多年来在公众健康报告中出现的每周统计资料,1949 年开始由美国国家人口统计局出版。1952 年,死亡率资料被加入到出版物中,这就是发病率和死亡率周报(MMWR)的前身。从 1961 年开始,负责这项出版物及其内容的任务移交给了美国疾病预防控制中心(CDC)。

在美国,州立法授权相关机构依法报告病例。在某些州,法律条文列举了执法机构,而在其他州,要求报告疾病的执法机构被指定为州卫生局。还有些州根据法规和卫生部门规章要求依法报告疾病。各州需要报告的疾病有所不同,其他如报告时限、接收报告的机构、报告人和需报告的疾病也有不同[23]。1951 年,州和领地流行病学家委员会(CSTE)接受上级机构(州和领地卫生官员协会)的授权,来决定各州应该向公共卫生署上报哪些疾病,并制定报告程序。1955 年 CSTE 与CDC 正式合并,共同推荐其机构成员适当地调整发病报告和监测,包括哪些病例应报告给 CDC,哪些数据可在 MMWR 上发布。

## 监测概念的提出

在 1950 年之前,监测一词在公共卫生实践中只限于对与严重传染病患者(如天花)接触者的观察,以期早期发现症状以便于及

时采取隔离措施[24]。1955 年在 Francis 现场试验脊髓灰质炎疫苗后才显示了美国基于人口更广泛的监测观察的重要性[25]。在宣布现场试验的成功结果并启动全美国疫苗接种项目后的 2 周内,法定传染病监测系统就报告了 6 例麻痹性脊髓灰质炎病例并进行流行病学调查,结果发现这些患儿都接种了某一制造商生产的同一批疫苗。联邦、州和地方卫生部门的进一步监测和快速流行病学调查证实,在 141 例疫苗相关麻痹性疾病病例中,有 80 例与受种儿童有家庭接触。CDC 每天向所有参与这些调查的人员发送监测报告。这种全国范围的同源性流行最终追溯到某批次被脊髓灰质炎病毒污染的活疫苗。美国公共卫生署总医官(Surgeon General)要求制造商追回所有未使用的该批次疫苗,并命令 CDC 建立一个全国性脊髓灰质炎项目。如果没有监测项目,许多甚至全部的制造商都会停止生产脊髓灰质炎疫苗,这会使疾病预防错失良机[26]。

这种最初构想的监测并不直接承担疾病控制活动的责任。1965 年,世界卫生组织(WHO)总干事在 WHO 的传染病部设立了流行病学监测处[27]。作为该部的领导,Karel Raska 提出的监测定义比 Langmuir 定义的范围更广,包括"将对疾病的流行病学研究作为动态的过程"。实际上,WHO 对疟疾监测的定义除了包括药物治疗、流行病学调查和随访以外[28],还包括病例侦查,血膜收集等。这与目前生物监测定义的概念类似[29]。

1968 年,第 21 届世界卫生大会关注国家和全球的传染病监测,监测一词可用于疾病本身而非用于监视罹患传染病的患者[30]。受 WHO 总干事之邀,Langmuir 与 Raska 商讨并共同起草了工作报告。在 1968 年大会的前一年,他获得全世界同行对报告中提出的概念和实践的评价。这次大会约有 100 个国家的代表参加,这份工作报告得到代表们的赞同。对国家和全球传染性疾病监测进行了讨论,确定了 Langmuir 早在 1963 年提出的监测三大主要特征:①系统性收集有关资料;②有序整合和评估这些资料;③及时将结果发送给需要知晓的人员,尤其是能采取行动的人员。此外,据说流行病学监测一词意味着"……对已经采取的有效行动进行随访监督负有责任"。

## 公共卫生实践的监测

监测已被称为公共卫生实践的基石。对于不熟悉公共卫生实践的人员而言,传染病监测主要与疾病流行的发现相关。尽管疾病流行的发现和控制对公共卫生极为重要,但是公共卫生人员认识到疾病监测有多重用途,并强调其主要功能是预防疾病[31]。这些用途可通过本书的一些特殊例子来展示。

直到 20 世纪 60 年代 WHO 的活动开展后,将修饰语"流行病学的(epidemiologic)"用来修饰监测一词的主要功能是将这一活动与其他形式的监测(如军事或犯罪情报)区分开来,来显示其用途广泛。然而,使用"流行病学的"一词却导致混乱和争论。1971 年,Langmuir 指出,从最广义上看,某些流行病学家倾向于将流行病学与监测相提并论,包括流行病学调查和研究[24]。他发现这在"流行病学和管理方面都欠明智",并支持将监测描述为"流行病学情报"。实际上,区别监测和研究对有效的公共卫生实践是很关键的[32]。

那么,监测实践的范围是什么? 在公共卫生实践情况下,"流行病学的"是监测的一个合适修饰语吗? 为了回答这些问题,我们必须首先检查公共卫生实践的结构。人们可以将公共卫生实践大致分为监测;流行病学、行为学和实验室研究;提供服务,包括项目评估;以及培训。应该使用这些监测信息来确定研究和服务的需求,这反过来可以帮助确定培训的需求。如果这些信息不能被制定政策者和执行项目者获得,则其作用只限于档案和学术研究,因此该资料就相应地被认为是卫生信息,而不是监测信息。但是,监测并不包含流行病学研究或服务。尽管两者有关联,但是独立的公共卫生活动可能并不一定要基于监测。因此,监测实践的范围需要排除实际的研究和开展的服务项目。由于有这种区别,因此我们不能用"流行病学的"来修饰监测[33]。而公共卫生监测这一术语规定了工作范围(监测)并提出了工作内容(公共卫生)。这也避免了需将流行病学监测一词用于该词不能覆盖的一系列例子中。将监测作为公共卫生实践的一个重要内容是正确的和必要的,应继续保持这样的认识。

## 公共卫生的机遇与挑战

在 21 世纪期间,某些行动会继续促进公共卫生监测的发展。首先,廉价计算机的广泛使用将持续改善公共卫生监测的实践。在美国,作为报告特定病原菌的国家电子实验室报告系统 PulseNet 在公共卫生监测领域起到了一种崭新的、令人振奋的实验作用[34]。来自该系统的资料能早期发现大肠埃希菌 O157∶H7、沙门菌和志贺菌引起的点源暴发[35]。到 20 世纪 90 年代早期,国家监测电子通信系统已将各州卫生部门的计算机进行连接,对应报告的健康状况进行常规采集、分析和发布[36]。法国使用的 Minitel 系统在 1989 年已经覆盖了 550 名家庭医师。对于具有公共卫生重要性的多种情况,该系统也显示出基于诊室监测的重要用途。例如,在一次季节性流感流行期间,该系统显示工人由于流感样疾病请病假而产生的额外费用估计达到 8600 万美元[37]。在发展中国家,手持设备(如手机和移动网络设备)的增多为监测实践打开了新的局面[38]。

计算机化监测的一项主要目标是使用标准系统在临床和公共卫生实践部门之间交流信息。使用安全的网络系统能每周 7 天,每天 24 小时全天候做出公共卫生应答,从而提高了政府处理事务及灾害和疾病流行期间的应对能力。公共卫生信息学是一门新兴学科,主要是通过资料分享以及信息科学、工程和技术等迅速发展的领域来促进卫生资料的使用[39]。信息学促进了公共卫生监测多个领域的发展,包括数据标准化,通讯系统和数据转化基础设施建设,也有助于达成数据获得、分享等政策层面的协议,就投入产出而言,减少了负担。连同流行病学、实验科学和统计学一起,信息学已经成为监测实践领域一门关键的学科,预计这门新兴的学科将起到越来越重要的作用[41]。

目前可能比较容易地开发出一个协调、及时、有用的多源公共卫生监测和卫生信息分布式系统。对独立开发的、某种疾病或来源的监测系统的整合是执行这一系统关键的一步。目前也有相似系统用于财经、旅游和零售业领域,但是美国公共卫生实践中还没有常规使用这种系统。虽然拥有技术和所需的大部分资料,但是,我们的社会必须做出有效的承诺来发展和维护这一分布式系统,使这些资料真正发挥作用。必须在社区卫生与个人隐私保密的需求得到认可和接受的情况下强调这一承诺[42]。卫生信息交流(HIE)系统显示,分布式模型在资料收集和使用方面可对公共卫生监测实践产生潜在的巨大影响[43]。例如,美国印第安纳州的卫生信息交流系统连接全州的付款人、医院、实验室、药店、医师诊室、急救中心和公共卫生部门。数据访问协议使所有的参与者都能获得连续分散的数据。这使得公共卫生部门可以通过整个网络迅速获得公共卫生监测相关的资料。卫生部门也可以为整个卫生社区提供监测报告和传递紧急公共卫生信息(Marc Overhage,2010 年印第安纳州卫生信息交流,个人通信)。

与监测活动进展相关的第二个领域是流

行病学和统计学分析方面。分析监测资料的基本方法原则上是简单的。采用时间、地点和人员指标来检查资料。常规收集报告病例的资料不仅可反映病例数、地理分布和受累人口，而且还可反映随着病例数的增加或减少出现时间、地点和人员的变化趋势。

开发计算机的能力会促使人们更有效地使用复杂的工具来发现健康问题模式的变化[44]。20世纪80年代，时间序列分析法和其他技术的应用，可使我们对监测工作期间所收集到的资料做出更有意义的解释[45~47]。更复杂的技术（如地理或空间方法以及空间-时间监测法），一旦被开发出来，就会继续应用于公共卫生实践。例如，有关急诊室就诊数的相关资料已被用于发现周边地区的疾病暴发[48]，即症状监测概念的应用[49]。

直到最近，监测信息仍由政府机构以书面文件形式定期发布。尽管纸质报告仍会继续产生，印刷品的使用还会继续改进，但是公共卫生官员也会使用电子版（如MMWR）发布监测信息（图2.3）[50]。更有效地使用电子传媒以及所有其他通信工具将有利于监测信息在公共卫生实践中的应用。同时，易于获取个人相关的详细信息将继续引起伦理和法律方面的关注，因为伦理和法律可能会限制获取具有潜在公共卫生意义的资料[51]。

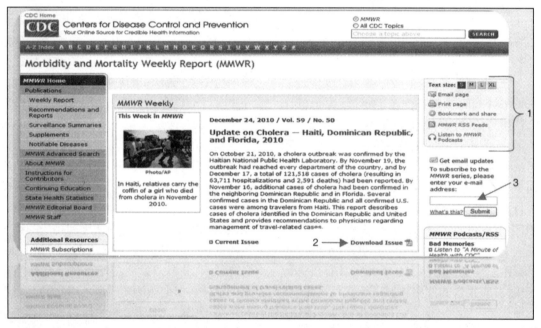

**图2.3**　发病率和死亡率周报（MMWR）网页截图。为了加强交流，美国疾病预防控制中心网站通过多种形式发布MMWR，如可打印网页、播客和可携带式文件格式（如箭1和箭2所示）。读者可预订MMWR更新的电子邮件（箭3）

医学实践组织（如美国出现的管理式医疗）的发展将影响公共卫生实践中资料收集和使用的方式[52]。监测发展中更基本的原则是不断提高人们将公共卫生监测看作科学事业的能力[53]。在监测实践中对高标准需求意识的不断提升将会提高监测项目的质量，因而有利于监测信息的分析和使用。这种更加强有力的监测实践方法将会产生一个重要的结果，即评估监测实践的频率和质量得到提高[54]。

决策者能始终如一和仔细地使用监测，这一点很重要。流行病学家不仅需要提高他们分析、解释和展示用于公共卫生信息的质量，还要倾听有权制定政策者的声音，以了解什么会引起他们的兴趣和行动。反过来,决策者以及公共卫生官员和研究者也应该表达他们对监测信息的需求。这种改进的交流能够使监测信息为需要者量身定做,以最有用的形式在必要的时间内呈现给适当的受众。当我们最大限度地使用"决策资料"这一概念,更好地理解什么对决策过程最为重要时,我们将会把公共卫生监测实践提高到一个新的更重要的水平。

在新世纪,高效的公共卫生监测实践最关键的一点是向历史学习。2009—2010年,H1N1流感大流行显示了公共卫生在监测的各个领域面临着复杂的挑战——确定新的病毒、确认其对人类的风险以及针对新病毒调整监测系统。在检出新病毒的那一周内,就开始进行国际合作。刚开始是美国和墨西哥之间的合作,随后是全球合作。对实验室和流行病学监测资料的分析和解释立即让我们了解了病毒的传播及其范围,随后与公众和政策制定者进行交流。我们必须将1918—1919年流感大流行的历史经验和全世界监测系统每天报告的新发现结合起来,这也是媒体和因特网助推的信息挑战。对于所关心的危险因素(妊娠妇女和肥胖是新确定的危险因素),必须制定、审查政策,并进行有效的沟通;控制医院感染;学校停课;疫苗的生产、可获得和安全性问题;药物敏感性等。发给医师、决策者和公众的信息必须一致,但是可通过不同方式进行交流,这是行之有效的。如同任何流行一样,最大的挑战是根据监测和持续进行的研究所提供的资料为民众提供最好的建议,同时还要管理民众的预期。

传染病监测是疾病预防和控制的基石,可为决策及采取行动提供准确及时的信息。监测是所有公共卫生实践的基础,我们必须长期开发方法学上正确的系统来及时获得高质量和有用的资料,从而作为政策和实践的依据。当我们进一步发展监测科学的时候,新的技术、监测方法的创新、信息学、对重新

设计美国卫生系统的兴趣,以及对应急反应的关注,都迫使我们变得更有创造性和创见性。为达到这个目的,必须继续发展流行病学、统计学和信息学的方法;使用最适宜的计算机技术来有效地收集和分析数据和图形显示;必须有效地解决伦理、政策和法律方面的问题;必须常规评估监测系统的使用;监测的原则必须应用于公共卫生实践的新兴领域。

(陈浩 译,周祖木 校)

## 参考文献

1　Freeman V. Control of infectious disease by local authorities. *J R Inst Public Health* 1952;15:40-9.

2　Langmuir AD. The surveillance of communicable diseases of national importance. *N Engl J Med* 1963; 268:182-92.

3　Thacker SB, Gregg MB. Implementing the concepts of William Farr: the contributions of Alexander D. Langmuir to public health surveillance and communications. *Am J Epidemiol* 1996;144:523-8.

4　Eylenbosch WJ, Noah ND. Historical aspects. In: Eylenbosch WJ, Noah ND (eds.) *Surveillance in Health and Disease.* Oxford, UK: Oxford University Press, 1988: 3-8.

5　Moro ML, McCormick A. Surveillance for communicable disease. In: Eylenbosch WJ, Noah ND (eds.) *Surveillance in Health and Disease.* Oxford, UK: Oxford University Press, 1988: 166-82.

6　Hartgerink MJ. Health surveillance and planning for health care in the Netherlands. *Int J Epidemiol* 1976;5:87-91.

7　Anonymous. Epidemiological surveillance [Editorial]. *Int J Epidemiol* 1976;5:4-6.

8　Raw N. The effect of recent legislation on the control of tuberculosis. *J State Med* 1912;20:112-24.

9　Lam WK, Zhong NS, Tan WC. Overview on SARS in Asia and the world. *Respirology* 2003;8(Suppl.):S2-5.

10　Macalister CJ. The prevention and arrest of venereal disease in men. *J State Med* 1917;25:77-94.

11　Hope EW. The prevention of venereal diseases. *J State Med* 1921;29:333-43.

12　Lambda Legal. *State Criminal Statutes on HIV Exposure.* New York, NY: Lambda Legal, 2009.

13　Langmuir AD. William Farr: founder of modern concepts of surveillance. *Int J Epidemiol* 1976;5:13-18.

14　Hinman AR. Surveillance of communicable diseases. Presented at the 100th annual meeting of the American Public Health Association, Atlantic City, New Jersey, November 15, 1972.

15　US Department of Health, Education, and Welfare, Public Health Service. *Vital Statistics of the United*

*States, 1958*. Vol. II. *Mortality Data*. Washington, DC: National Office of Vital Statistics, 1959. Available at: http://www.cdc.gov/nchs/data/vsus/VSUS_1958_2.pdf. Accessed September 13, 2010.

16 Trask JW. Vital statistics: a discussion of what they are and their uses in public health administration. *Public Health Rep* 1915;(Suppl. 12):30–4.

17 Bowditch HI, Webster DL, Hoadley JC, *et al*. Letter from the Massachusetts State Board of Health to physicians. *Public Health Rep* 1915;12(Suppl.):31.

18 Centers for Disease Control. *Manual of Procedures for National Morbidity Reporting and Public Health Surveillance Activities*. Atlanta, GA: US Department of Health and Human Services, Public Health Service, 1985.

19 Chapin CV. State health organization. *JAMA* 1916; 66:699–703.

20 National Office of Vital Statistics. Reported incidence of selected notifiable disease: United States, each division and state, 1920–50. *Vital Statistics Special Reports (National Summaries)* 1953;37:1180–1.

21 Chorba TL, Berkelman RL, Safford SK, *et al*. The reportable diseases. I. Mandatory reporting of infectious diseases by clinicians. *JAMA* 1989;262:3018–26.

22 Centers for Disease Control and Prevention. *National Health Interview Survey*. Atlanta, GA: US Department of Health and Human Services, CDC, 2010. Available at: http://www.cdc.gov/nchs/nhis.htm. Accessed September 13, 2011.

23 Koo D, Wetterhall SF. History and current status of the National Notifiable Diseases Surveillance System. *J Public Health Manag Pract* 1996;2:4–10.

24 Langmuir AD. Evolution of the concept of surveillance in the United States. *Proc R Soc Med* 1971;64:681–4.

25 Langmuir AD, Nathanson N, Hall WJ. Surveillance of poliomyelitis in the United States in 1955. *Am J Public Health Nations Health* 1956;46:75–88.

26 Nathanson N, Langmuir AD. The Cutter incident: poliomyelitis following formaldehyde-inactivated poliovirus vaccination in the United States during the spring of 1955. I. Background. II. Relationship of poliomyelitis to Cutter vaccine. III. Comparison of the clinical character of vaccinated and contact cases occurring after use of high rate lots of Cutter vaccine. *Am J Hyg* 1963;78:16–81.

27 Raska K. National and international surveillance of communicable diseases. *WHO Chron* 1966;20:315–21.

28 World Health Organization. *Terminology of Malaria and of Malaria Eradication. Report for Drafting Committee*. Geneva, Switzerland: WHO, 1963.

29 Morse SS. Global infectious disease surveillance and health intelligence. *Health Aff (Millwood)* 2007; 26:1069–77.

30 World Health Organization. *National and Global Surveillance of Communicable Disease: Report of the Technical Discussions at the Twenty-First World Health Assembly*. A21/Technical Discussions/5. Geneva, Switzerland: WHO, 1968.

31 Thacker SB. Les principes et la pratique de la surveillance en santé publique: l'utilisation des données en santé publique. *Santé Publique* 1992;4:43–9.

32 Snider DE, Stroup DF. Defining research when it comes to public health. *Public Health Rep* 1997;112: 29–32.

33 Thacker SB, Berkelman RL. Public health surveillance in the United States. *Epidemiol Rev* 1988;10:164–90.

34 Swaminathan B, Barrett TJ, Hunter SB, Tauxe RV; CDC PulseNet Task Force. PulseNet: the molecular subtyping network for foodborne bacterial disease surveillance, United States. *Emerg Infect Dis* 2001:7:382–9.

35 Naimi TS, Wicklund JH, Olsen SJ, *et al*. Concurrent outbreaks of *Shigella sonnei* and enterotoxigenic *Escherichia coli* infections associated with parsley: implications for surveillance and control of foodborne Illness. *J Food Protection* 2003;66:535–41.

36 Centers for Disease Control. Current trends: National Electronic Telecommunications Systems for Surveillance—United States, 1990–1991. *MMWR Morb Mortal Wkly Rep* 1991;40:502–3.

37 Costagliola D, Flahault A, Galinec D, *et al*. A routine tool for detection and assessment of epidemics of influenza-like syndromes in France. *Am J Public Health* 1991;81:91–9.

38 Yu P, de Courten M, Pan E, *et al*. The development and evaluation of a PDA-based method for public health surveillance data collection in developing countries. *Int J Med Inform* 2009;78:532–42.

39 Lombardo JS, Buckeridge DL (eds.). *Disease Surveillance: A Public Health Informatics Approach*. Hoboken, NJ: John Wiley & Sons, 2007.

40 Hogan WR, Wagner MM. Information technology standards in biosurveillance. In: Wagner MM, Moore AW, Aryel RM (eds.) *Handbook of Biosurveillance*. Burlington, MA: Elsevier Academic Press, 2006: 439–52.

41 Reintjes R, Thelen M, Reiche R, Csohán A. Benchmarking national surveillance systems: a new tool for the comparison of communicable disease surveillance and control in Europe. *Eur J Public Health* 2007;17:375–80.

42 Thacker SB, Stroup DF. Future directions for comprehensive public health surveillance and health information systems in the United States. *Am J Epidemiol* 1994;140:383–97.

43 Overhage JM, Evans L, Marchibroda J. Communities' readiness for health information exchange: the national landscape in 2004. *J Am Med Inform Assoc* 2005;12:107–12.

44 Stroup DF, Wharton M, Kafadar K, Dean AG. Evaluation of a method for detecting aberrations in public health surveillance data. *Am J Epidemiol* 1993;137:373–80.

45 Stroup DF, Thacker SB, Herndon JL. Application of multiple time series analysis to the estimation of pneumonia and influenza mortality by age 1962–1983. *Stat Med* 1988;7:1045–59.

46 Stroup DF, Thacker SB. A Bayesian approach to the detection of aberrations in public health surveillance data. *Epidemiology* 1993;4:435–43.

47 Nobre FF, Stroup DF. A monitoring system to detect pattern changes in public health surveillance data. *Int J Epidemiol* 1994;23:408–18.

48 Neill DB. Expectation-based scan statistics for monitoring spatial time series data. *Int J Forecast* 2009;25:498–517.

49 Centers for Disease Control and Prevention. Syndromic surveillance: reports from a national conference, 2004. *MMWR Supplement* 2005:54(Suppl.):1–207.

50 Centers for Disease Control and Prevention. Notice to readers update: availability of electronic *MMWR* on Internet. *MMWR Morb Mortal Wkly Rep* 1995;44: 757–9.

51 Fairchild AL, Bayer R, Colgrove J. *Searching Eyes: Privacy, the State, and Disease Surveillance in America.* Berkeley, CA: University of California Press, 2007.

52 Wartenberg D, Thompson WD. Privacy versus public health: the impact of current confidentiality rules. *Am J Public Health* 2010;100:407–12.

53 Thacker SB, Berkelman RL, Stroup DF. The science of public health surveillance. *J Public Health Policy* 1989;10:187–203.

54 Centers for Disease Control and Prevention. Updated guidelines for evaluating public health surveillance systems. *MMWR Recommend Rep* 2001;50(No. RR-13): 1–35.

# 3.1 第3章 监测在疾病消灭中的应用

## 第一节 监测在消灭天花中的运用及相关概念介绍

D. A. Henderson

美国马里兰州,巴尔的摩,匹兹堡大学生物安全中心
Center for Biosecurity, University of Pittsburgh, Baltimore, MD, USA

## 引言

某种人类疾病的全球消灭意味着该疾病已停止传播,并且在世界各地都没有该病病例的存在。迄今为止,天花是唯一已被消灭的疾病。脊髓灰质炎和龙线虫病的消灭规划正在进行之中,并有支持者要求实施其他疾病规划,麻疹就是主要的候选疾病。监测是每个规划最重要的组成部分。简单来说,它需要建立一种持续的监测系统来识别病例,并且要确定该病如何传播以及在哪些人群中传播,以便能监测进展和持续地调整和改进规划策略。

监测作为公共卫生预防规划重要组成部分的概念,似乎是合理的、简单的和清晰的,但直到最近几十年才得到应用。所有应用的主要成果指标是输入的测量值,如接种疫苗数、观察客户数和发出报告数。然而,虽然一个成功的消灭计划所需的重点不同,但成功的最终指标是"零病例",而与接种多少支疫苗,进行多少次检测或消毒多少间房子无关。

自从20世纪初期以来,已发起四大不同的国际疾病消灭计划,即黄热病、钩虫病、雅司病和疟疾的消灭计划。但还缺乏一个持续的监测规划来评估预防相关疾病是否获得成功。每个规划在15~20年后失败,并最终取消行动。

天花是第一个以监测作为其策略核心的消灭计划。随后,脊髓灰质炎和龙线虫病消灭运动以及全球麻疹控制规划也改进了此种原则和做法,以应对每种疾病的独特挑战。参见第3章第二节龙线虫病消灭的经验教训和第3章第三节资源有限国家的麻疹消灭监测。对每种情况都需要创造性的新方法。除天花示例外,本章节还将介绍监测在麻疹和龙线虫病消灭工作中的应用。

## 天花的消灭

天花消灭的监测控制规划是获得最终成功的必备因素。疾病在何处发生以及如何传播等重要信息数据是通过监测取得的;它提供了年龄、性别和免疫状态等特征信息;也为绘制疾病控制进度图提供帮助。这些数据对提供持续的质量控制和指导规划管理很有价值。战略决策基于这些信息得以出台,如重点做好基础免疫而非疫苗复种的决策,制定接近耐药高危人群的特殊战略,以及城市地区低流行季节期间控制天花疫点的特殊计划。监测提示了非常重要的信息,即天花传播并没有传统医学教科书所说的那么容易和迅速,简单的疫苗接种控制策略可能比预期更容易阻止疾病传播。

持续地收集相关疾病的发病率和死亡率数据是控制疾病进展的最终指标,以及使用

这些数据是指导决策和规划管理的重要指南,这是显而易见的,但天花或其他疾病的控制计划可以无视这样的事实而得到有效实施,令人难以理解。但是,在规划起初阶段,国家领导人乃至一些国际人士能够理解规划并对相关活动给予应有的优先考虑,还是有困难的[1,2]。作为评估疫苗规划进展的方法,大部分依赖于疫苗接种实施情况的报告。

## 疾病监测概念的发展

疾病监测,就如我们现在所想的,是近年来疾病控制规划中一个非常重要的组成部分。这个概念的提出要归功于 Alexander Langmuir 博士,他于 1949 年担任美国传染病中心［现在改为美国疾病预防控制中心(CDC)］流行病学部主任时提出了监测这一概念。根据他的定义,疾病监测规划的内在特征是"通过系统地收集、整理和评价发病和死亡报告以及其他相关数据,以持续地观察疾病分布和发病趋势。其内在实质是定期公布基本数据,并向为此做出贡献者以及其他所有需要了解的人们进行诠释[3~5]"。其内在意义是期望积累手头的监测数据并对其诠释,从而促进负责疾病控制的当局采取适当的行动。因此,监测和控制作为单独运行的实体整合在一起。关于监测系统的起源和发展的讨论见第 2 章。

## 天花监测计划

1961—1965 年,我担任美国疾病预防控制中心监测部主任,1967 年担任新的世界卫生组织(WHO)消灭天花部主任时,就强调监测和控制是全球消灭天花的重要组成部分。事实上,消灭天花的监测重要性本身就隐含在规划目标之中——人类天花"零"病例报告[6]。实现该目标就意味着监测系统对发现所发生的病例要有足够的敏感度。

幸运的是,天花感染的监测比大多数其他传染病的监测更加容易。因为该病没有慢性携带者,并且没有已知的自然宿主[6~8],故某一地区出现天花感染时就会被发现,并且可用人类病例数来衡量其流行率。这些病例的侦查和诊断相对比较简单。在绝大多数病例中出现的独特皮疹很有特征性。虽然已知也有天花感染者不出现皮疹,但这些人不再传播感染,因此对他们的监测没有实际的流行病学意义[8,9]。

在 1967 年加强全球消灭天花计划初期,人们相信要使监测控制行动有效,首先必须将天花发病率控制在<5/10 万[10]。如果可望对 80% 的人群实施系统化疫苗接种规划,可将发病率降到该水平。虽然该疫苗接种规划取得了进展,但仍应花一些时间来建立监测系统。然而,尼日利亚的发现是令人惊讶的,在项目实施的第一年,即使一半或更少的人群因基础免疫而产生瘢痕,结果大面积区域就未发生天花[11]。这一观察结果很快在西非其他国家[12~14]、印度、巴西、印度尼西亚等国得到证实。因此,应将该规划的策略重点转向开展监测控制活动,如有必要,应开展大规模疫苗接种。

天花的流行病学促进了监测-控制方法的成功。由于患者开始出现皮疹后才传播病毒,故早期隔离受到明显感染的个体可有效地减少传播[1]。对于密切接触者,接种高效稳定的疫苗(甚至在感染后 3~4 天接种)事实上也可提供完全的保护作用。由于世代病例间有 2 周的潜伏期间隔,并且患者感染其他人通常不会超过 2~5 人,故及时采取干预措施,隔离患者和对实际的或潜在的密切接触者进行疫苗接种,可非常有效地迅速阻止传播。最后,由于皮疹患者与易感的密切接触者面对面接触才可引起传播,因此易于确定每例病例的感染来源,从而可以易于识别疾病传播链,并且易于发现以往未知的暴发。

## 1967 年常规病例发现和报告状况

《国际卫生条例》要求所有国家应及时向世界卫生组织报告所有天花病例。1967年,世界卫生组织 129 个成员国中,有 44 个国家报告了 131 418 例天花病例。虽然报道并不完整,但通过两项研究明显可见在早期全球规划中这个问题有多么严重。Jacobus Keja[15] 作为世界卫生组织东南亚地区办事处的天花高级顾问,1968 年在印度尼西亚工作期间,推论得出婴儿面部瘢痕患病率可以为得到上一年天花真实发病率的近似值提供基础,这是根据爪哇省(Java)5.6 万儿童的整群抽样调查结果而获得的数据。当年爪哇省当局共收到 10 010 例天花病例的报告。根据调查发现,该病例数小于印度尼西亚总估计病例数的 1%[7]。Foster[16] 发现尼日利亚的情况也很相似。他采用类似的方法,但样本量更大和估计的方法更精确,所计算的结果是报告的病例数在农村为 1% ~ 3%,在城市为 8%。根据该计划的后续经验,印度尼西亚和尼日利亚报告系统的效率可能比地方性流行国家的平均水平要高。

天花病例报告开始在官方疾病通告上进行通报,而这些通告主要出现在政府的医院或医疗中心。在大多数国家,报告系统要求政府卫生机构每月报告 20 ~ 50 例或更多病例。通常对确保持续递交报告的追踪调查比较缺乏。数据很少被用于指导规划运行,而且几乎没有一种从非政府医疗机构获得报告的机制。在暴发现场调查期间发现的病例通常未计入官方数据[17]。

## 采取行动来促进病例发现和报告

### 主要监测系统

完善监测系统的第一步是要逐步提高所有固定的医疗单位如医院、保健中心和药房等报告的完整性和恒常性。虽然发展中国家的形象对许多人来说是一个巨大的、医学上未知的荒凉之地,但所有国家都有大量医疗单位分布在农村,为患者包括天花患者提供某种形式的医疗服务。尽管这些单位只发现一部分天花病例,但正如大家所认为和所证明的一样,这个基础的报告网络能提供有价值的信息,如不同区域的总患病率,病例的年龄和性别分布等。有了这些数据,暴发控制和系统性疫苗接种的数据资源就能得到更有效地利用。

开发该系统的常规程序首先要准备好所有定点医疗单位的名单,并强制、劝说和诱导每个单位每周报告一次,内容包括本周发现的天花病例数及每个病例的姓名、年龄、性别、村居、出疹日期以及接种史等有限数据。如果没有发现任何病例,也要"零"报告。即使没有病例发现(即所谓阴性报告)也应提交报告,建立这一概念的原则被证明比报告已知病例更加困难(图 3.1.1)。然而,很显然最失职的医疗卫生单位是通常不报告病例但同时发现病例最频繁的单位。

合理、有效的主要监测系统的开发通常需要 18 ~ 24 个月。经验表明,最大成功的开发是每 200 万 ~ 500 万人的行政单元应建立一支拥有交通工具的 2 ~ 4 人的监测队伍。除控制暴发的其他职责外,每支队伍还应定期走访各个报告单位,对他们解释并讨论该计划,分发表格(经常还分发疫苗),并督查报告失职的单位。应定期通报全国性监测报告,以帮助推动这些单位的工作。然而,报告的最好促进剂似乎是知道一旦报告病例,调查和控制暴发的监测队伍会迅速进行调查。这种简单的提示表明,每周常规报告是采取公共卫生行动的动因,而非许多政府下达的指令。

可列举许多例子来说明监测数据的使用。这些数据可为国家定期疫苗接种运动提

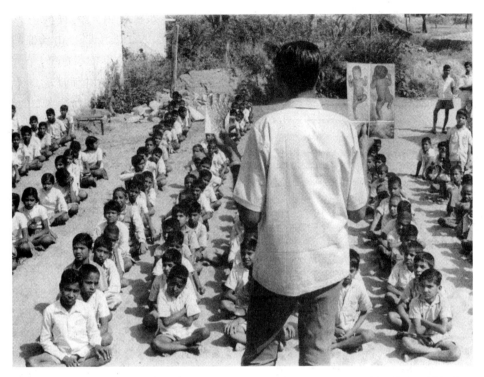

**图 3.1.1** 学生和天花识别卡。正在向学生展示世界卫生组织天花识别卡,并询问他们是否识别天花病例。通常可获得半径 10 千米(6.2 英里)范围内的病例信息。图片经 WHO 许可使用

供指导,首先安排到冲突最严重地区接种。数据显示在夏季低发病季节,大多数病例发生在市区,这是因为在此期间加强了监测和控制。在阿富汗,制订昂贵而费时的尤其针对穿戴面纱妇女的免疫接种计划被放弃。因详细的病例调查表明,在所有报告病例中几乎 90% 是儿童以及极少数妇女[1]。对优先接种疫苗的强调也发生变化。医学教学表明,每隔 5~10 年复种疫苗是必要的,但由于成人病例极少,在地方性流行国家现已很少对成人复种疫苗。据推测,这反映出存在亚临床感染病例,从而起到增强疫苗接种而产生免疫的作用[9]。因此,疫苗接种运动的重点应转移到可获得很大效果的基础免疫上来。

## 辅助监测系统

除主要的常规病例报告网络外,还开发了辅助系统,即所谓的辅助监测系统。负责报告病例调查的监测团队对提高报告的完整性是非常关键的。系统运行的早期阶段,监测团队对每个官方报告的病例进行调查时还会发现 20~50 例病例[18]。随着时间的推移,该比率呈稳步下降,但即使是最好的计划,监测团队对每个报告病例调查时还会发现至少 2 例病例。

可积极要求各种人群(如农业推广人员、地皮开发商、铁路工人、警察和安全部队等)帮助报告。尽管这些人群有时在疫苗接种时获得村民信任并也提供了援助,但对病例报告并没有实质性的贡献。

被最广泛使用并且耗时最少的辅助监测系统就是向教师和学生查询有关可疑病例[19]。天花的特征性皮疹为村民所熟知。对某所学校的短暂访谈可让监测队伍查询位于宽广区域村庄的可能天花病例(图 3.1.2)。

33

使用塑料包装的大张天花彩色图片（世界卫生组织识别卡）和小张的明信片大小的天花图片宣传被证明是非常有价值的。孩子们是其村庄里有关疾病信息的来源。经过监测团队几次访问后，教师负责自查且往往可发挥更大作用。

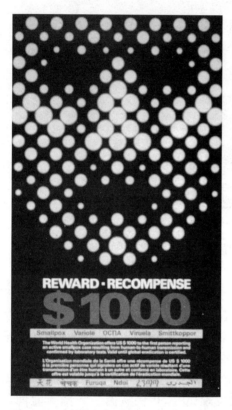

图 3.1.2　消灭天花运动期间，公共卫生官员在所有天花病例周围实行环状接种疫苗。这需要及时报告病例。当报告病例数下降为零时，用现金奖励以鼓励所有居民报告可能的天花病例。图片经 WHO 许可使用

在市场上开展类似学校的查询，所产生的作用似乎与学校相似[19,20]。监测人员带着图片，有时还带着扩音器，数小时内就可获得市场周围半径至少10千米范围内村庄的可能天花病例的有关信息。通过市场调查的实践培训计划，如如何与人群接触（如询问有关天气或食物等中性化开场白）、在何时组织调查（通常在集市日快结束时）、在何地

开展调查（如在茶馆），来提高该方法的效率。在印度，为了便于监督市场监测人员的工作，编写了一本《市场调查书》。要求监测人员询问每个对象所居住的村庄并在该书列表中注明，一旦发现新的村庄，就将这个村添加到列表中。一天结束时，审查该书时可发现本次市场调查所涵盖的地理区域，并且根据每个村庄后面"x"编码数字就可知道某村庄已调查了多少人。

该辅助监测系统在1973年创建于印度并走向成熟，最终演化成系统化的挨家挨户搜查系统[2]，此后不久被广泛地应用于巴基斯坦和孟加拉国。亚洲天花的加速消失与这一方法的使用密切相关[21~25]。该计划的概念是很简单的。在每个行政区域内，许多卫生工作人员每隔4~8周要腾出1周按计划要求逐村（后来逐户）去搜索天花病例。在卫生人员（如南亚一些国家）十分充足的地区，同时又未得到充分的利用，则这样的计划显得特别可行。为确保每个工作人员知道具体做什么，在哪里做和什么时候做，要有必要的计划、组织、培训和激励机制，因此是一项艰巨的任务，但事实证明比原先想象的更容易解决。

为了确定搜索活动的完整性，由区级和更高级别官员组成的独立团队抽取5%~10%的村庄样本进行评估。每月将评估结果编制成册，分发给主管人员并与其进行讨论，同时采取纠正措施和惩戒措施。评估覆盖率上升到80%，然后达到90%以上。

随着天花发病率的下降，及时发现可能仍然存在的病例变得越来越重要，对存在问题的区域（如城市贫民区）专门组织搜索可作为定期专项搜索的补充措施。原先每报告1例病例可获得50卢比（约6.00美元）的奖励，卫生工作者每接受1例病例报告也获得同等奖励，从而进一步提升公众报告病例的兴趣和促进卫生工作人员发现病例的积极性。该奖励措施通过市场里的广播和扩音

器、搜索人员的家访以及房子墙壁上印制的图文资料进行广泛宣传。

在以前还没有我们今天才有的如网站、社交网络服务和移动电话等工具的情况下，世界卫生组织使用创新方法达到了天花消灭规划所规定的监测目标。有关当前沟通方法，如脸书（Facebook）和推特（Twitter）等社交网络服务的讨论参见第 4 章。关于如何将移动设施用于传染病监测的讨论，参见第 30 章。

## 国内信息的传播

国家的每周（有时每两周或每月）监测报告对促进病例的及时报告有很大帮助。各国监测报告特征各有差异，但至少每个报告都包含每个报告单位每周报告的病例数据以及解释性评论。每个报告包括流行病学报告、搜索周时间安排表、标本提交程序、有关计划的其他信息等，但各有不同。通常将包含最新数据的报告油印出来并及时分发，发给许多与本规划有直接或间接关系的人群。在大多数情况下，这只需要项目主任或流行病学家每周几小时的准备，加上一名兼职人员帮助制版、地址书写或邮寄即可。

在一些国家，尤其在国家和州/省级层面，一个棘手的问题是现有的组织系统，统计单位在处理所有数据时通常都没有与卫生机构的其他部门进行有效的沟通。很少有国家统计单位认为其责任是确保从所有报告单位收集报告。许多单位拒绝接受监测队伍现场监测发现的病例报告，只接受政府固定医疗单位提交的病例报告。几乎没有一家统计单位查询过"不寻常"的病例报告，如一年以上从未报告过病例的地区可能在 1 周内有数百例天花病例的报告。在许多国家，上级管理部门往往提供一些误导性的数据。例如，在街道登记了 100 例天花病例，而在区里减少到 70 例，到了国家层面只剩下 25 例。发生

这些问题有时是故意压制病例报告所造成，但更常见的原因是由于繁琐的数据处理所致。要坚持由负责天花消灭计划官员承担天花病例报告的主要责任，同时让他们了解数据的使用及其重要性，大部分困难就会得到解决。

## 国际数据的收集和传播

尽管在规划开始阶段，国家报告的天花病例被认为是远远不够的，然而在改善系统所有层面的规律性和时效性方面是至关重要的，而同时致力于改善系统以获得全球天花病例，虽然不太完整，但仍为"最佳的可获得数据"。

天花消灭规划开始实施时，世界卫生组织总部已有记录数据的两大系统。《国际卫生条例》呼吁所有成员国要及时、定期向世界卫生组织电报报告天花病例。检疫单位根据《国际卫生条例》要求，每周在流行病学周报上公布这些数据。世界卫生组织统计司作为一个完全独立的部门，每年公布第二套数据，这些数据来自各国政府特定统计单位的汇总信息。

统计司每年收集各国政府提供的汇总数据，并在世界卫生统计年报上如实公布。由于缺乏对全球天花态势非常了解的技术人员，因此不会查询奇怪的和异常的报告，导致世界卫生统计年报经常出现许多异常信息。例如，每年从认为无天花病例的国家接到许多天花病例的报告。1967 年后，对这些报告进行了审查，结果发现大部分是笔误。例如，1967 年世界卫生统计年报[26]表明，哥伦比亚有 7 人死于天花，但该国没有发生 1 例天花病例；圣多美和普林西比（Sao Tome and Principe）也有 1 例死于天花，但同样也没有发生天花病例。当年这两个国家都没有发生天花。相反，一些流行国家在 1967 年却没有任何病例报告。

总之,20 世纪 60 年代世界卫生组织公布的天花数据与天花的实际情况只能是大致相似。世界卫生组织的的潜在不足与各国的问题大同小异。没有专门负责的且知识渊博的公共卫生官员,也没有单位积极地运用数据并尽可能确保数据达到最佳质量。1967年后,天花消灭单位全权负责数据体系的监管和统一,并获取各国格式统一的天花报告。

官方压制天花病例报告确有发生,但不太常见。由大学的科学家、大使以及多名国家和国际联络员等组成的非官方天花信息网络可侦查到这种压制情况。当以外交方式对他们解释报告的必要性,以及他们意识到压制报告将有损其规划信誉以及卫生服务声誉这一事实时,大多数国家会改正压制病例的报告。

向国家和国际天花相关工作人员定期分发国际监测报告具有特殊意义,报告包括天花发病状况和趋势、解释性摘要和规划进展信息等。通过修改世界卫生组织流行病学周报的传统格式可达到这种目的,并将此类报告以固定栏目刊出。1968 年 5 月 30 日刊出第 1 份报告,随后每隔 2 ~ 4 周刊出。1975年 9 月 16 日刊出第 120 期报告,并分发给5000 个流行病学周报用户,同时加印 2900份天花监测部分分发给全球各国和国际的现场工作人员。

## 结论

天花消灭规划需要充满想象力的构思和管理完善的监测程序,这可见于天花消灭运动期间,而在消灭脊髓灰质炎、龙线虫病和麻疹的持续工作中的表现更加明显。多年来,通过努力纠正了其中的严重缺陷,依然存在的挑战将在随后的有关龙线虫病和麻疹消灭运动章节中进行讨论。同时,许多国家已经把监测作为有效控制其他疾病的基础,并持续取得令人鼓舞的进展。

需要注意的是,本章节的历史内容主要根据 1976 年刊登在国际流行病学杂志上的天花监测的更全面的文章[27]。关于其他关键性资源的清单,参见文末的参考文献。

(陈廷瑞 译,周祖木 校)

## 参考文献

1 Fenner F, Henderson DA, Arita I, *et al. Smallpox and its Eradication.* Geneva, Switzerland: World Health Organization, 1988.

2 Bhattacharya S. *Expunging Variola: the Control and Eradication of Smallpox in India 1947–1977.* New Delhi, India: Orient Longman Private Limited, 2006.

3 Langmuir AD. Evolution of the concept of surveillance in the United States. *Proc R Soc Med* 1971;64:681–4.

4 Langmuir AD. The surveillance of communicable diseases of national importance. *N Engl J Med* 1963;268:182–92.

5 World Health Organization. *Report of the Technical Discussions at the Twenty-First World Health Assembly.* Geneva, Switzerland: WHO, 1968.

6 Henderson DA. Current status of smallpox in the world. *J Commun Dis* 1975;7:165.

7 World Health Organization. *Expert Committee on Smallpox Eradication.* Geneva, Switzerland: WHO, 1972.

8 Sarkar JK, Mitra AC, Mukherjee MK, De SK. Virus excretion in smallpox. 2. Excretion in the throat of household contacts. *Bull World Health Organ* 1973;48:523–7.

9 Heiner GG, Fatima N, Daniel RW, *et al.* A study of inapparent infection in smallpox. *Am J Epidemiol* 1971;94:252–68.

10 World Health Organization. *Handbook for Smallpox Eradication in Endemic Areas.* Geneva, Switzerland: WHO, 1967.

11 Foege WH, Millar JD, Lane JM. Selective epidemiologic control in smallpox eradication. *Am J Epidemiol* 1971;94:311–15.

12 Foege WH, Millar JD, Henderson DA. Smallpox eradication in West and Central Africa. *Bull World Health Organ* 1975;52:209–22.

13 Hopkins DR, Lane JM, Cummings ED, *et al.* Smallpox in Sierra Leone: the 1968–1969 eradication program. *Am J Trop Med Hyg* 1971;20:697–704.

14 Imperato PJ, Sow O, Benitieni-Fofana. The persistence of smallpox in remote unvaccinated villages during eradication programme activities. *Acta Trop* 1973;30:261–8.

15 Keja J. *Report on a Visit to the Smallpox Program, Indonesia.* Geneva, Switzerland: World Health Organization, 1968.

16 Foster SO. *Persistence of Facial Scars of Smallpox in West African Populations.* Geneva, Switzerland: World Health Organization, 1972.

17 World Health Organization. *First Expert Committee*

on *Smallpox Eradication*. Geneva, Switzerland: WHO, 1964.

18 De Quadros CA, Morris L, Azeredo EA, *et al.* Epidemiology of variola minor in Brazil based on a study of 33 outbreaks. *Bull World Health Organ* 1972;46: 165–71.

19 De Quadros CA, Weithaler KL, Siemon J. Active search operations for smallpox-an Ethiopian experience. *Int J Epidemiol* 1973;2:237–40.

20 Sharma MID, Foege WH, Grassett NC. National smallpox eradication programme in India: progress, problems and prospects. *J Commun Dis* 1974;6:160–70.

21 Sharma MID, Grassett NC. History of achievement of smallpox "Target Zero" in India. *J Commun Dis* 1975;7:171–82.

22 Jha SP, Achari AG. Smallpox eradication programme in Bihar. *J Commun Dis* 1975;7:183–7.

23 Srivastave GP, Agarwal RS. Intensive campaign against smallpox in Uttar Pradesh. *J Commun Dis* 1975;7:188–94.

24 Basu Mallick KC, Mukerjee RN. Progress of national smallpox eradication programmed in West Bengal until the smallpox "Target Zero" was reached. *J Commun Dis* 1975;7:195–8.

25 Singh M. Intensified campaign against smallpox in the Eastern States of India. *J Commun Dis* 1975;7:198–202.

26 World Health Organization. *World Health Statistics Annual (1967)*. Geneva, Switzerland: WHO, 1970.

27 Henderson DA. Surveillance of smallpox. *Int J Epidemiol* 1976;5:19–28.

# 其他资源

- A more complete treatment of the subject with many specific details pertaining to key national programs appears in *Smallpox and its Eradication* (Fenner F, Henderson DA, Arita I, *et al. Smallpox and its Eradication*. Geneva, Switzerland: World Health Organization, 1988).

- A detailed account of smallpox eradication based on the author's first-hand experience is in *Smallpox: The Death of a Disease* (Henderson DA. *Smallpox: The Death of a Disease*. Amherst, NY: Prometheus Books, 2009).

- The World Health Organization's *Archives of the Smallpox Eradication Programme* includes photographs and official documents. Available at: http://www.who.int/archives/fonds_collections/ bytitle/fonds_6/en/index.html. Accessed September 30, 2012.

# 3.2

# 第3章　监测在疾病消灭中的应用

## 第二节　龙线虫病根除的经验和教训

Samuel Makoy[1], Steven R. Becknell[2], Alexander H. Jones[3],
Gabriel Waat[3], Ernesto Ruiz-tiben[3], & Donald R. Hopkins[3]

[1] 苏丹朱巴,南苏丹共和国卫生部,公共卫生理事会南苏丹龙线虫病根除项目部
Southern Sudan Guinea Worm Eradication Program, Directorate of Public Health, Ministry of Health—Republic of South Sudan, Juba, Sudan

[2] 美国佐治亚州,亚特兰大,美国疾病预防控制中心全球健康中心,公共卫生体系和人力发展部
Division of Public Health Systems and Workforce Development, Center for Global Health, Centers for Disease Control and Prevention, Atlanta, GA, USA

[3] 美国佐治亚州,亚特兰大,卡特中心健康项目
The Carter Center—Health Programs, Atlanta, GA, USA

## 引言

2005年1月签署的和平协议结束了南部人民解放军与苏丹政府间的长期内战,从而建立了半自治的南苏丹政府(GOSS)。尽管发生战争冲突,但南部10个州龙线虫病(GWD)的报告病例数下降了95%,从1996年的118 587例下降到2005年的5585例(图3.2.1)。尽管病例数大幅度下降,但截

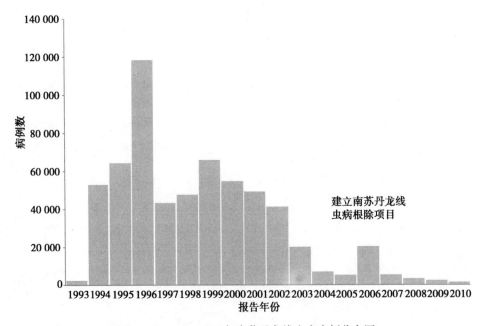

**图3.2.1**　1993—2010年南苏丹龙线虫病病例分布图

至 2006 年,南苏丹报告的龙线虫病例数仍占全世界报告数的 45% 以上[1]。因此,新组建的南苏丹卫生部制定了南苏丹龙线虫病根除项目(SSGWEP),其目标是到 2009 年阻断其传播[2]。该项目已使该地区病例数减少了 92%,从 2006 年的 20 581 例减少到 2010 年的 1698 例[3]。但到 2010 年底,南苏丹的龙线虫病负担仍占全球龙线虫病负担的 94%(全球共报告 1797 例,其中南苏丹报告 1698 例);因此南苏丹龙线虫病仍是国际根除运动的最大挑战。2010 年,马里、乍得、埃塞俄比亚和尼日尔是仍有病例报告的几个国家[4]。

南苏丹建立了基于社区的主动监测系统,从而使南苏丹龙线虫病根除项目在消除 1996—2005 年内战期间产生的关键性障碍方面(这些障碍在其他根除运动中也经常遇到)取得了进展。

- 包括虚假报告、未根据病例定义报告、报告审核不到位和数据管理错误在内的诸多因素造成过度报告。
- 在一些已知传播的地区,由于监管确认的薄弱和完全缺乏项目支持造成的漏报。
- 缺乏严谨的病例调查而将村庄误认为呈地方性流行。
- 不恰当的病例控制与管理。
- 程序规范执行不当。

本章节介绍对南苏丹龙线虫病根除项目的成功起重要作用的三个部分。首先,在设计监测系统和项目方向时,应详细考虑寄生虫生物学的复杂性和全球根除项目的国际规范。其次,考虑到南苏丹独特的自然和文化景观,该项目根据建立的可操作性的"立足点",采用"疫区"策略,对已知存在的疾病作斗争并基于在新发地区发现病例来扩大系统。最后,南苏丹龙线虫病根除项目建立了基于社区的主动监测系统,同时加强监管和提供后勤保障,以满足项目环境的需求。关于天花根除的经验教训,见第 3 章第一节;资源有限国家的麻疹消灭监测,见第 3 章第三节。

## 寄生虫病和国际规范

根除龙线虫病从技术上说是可以实现的,该病仅通过饮用水(主要在有限高峰的传播季节)传播,而无寄生虫的动物储存宿主存在。该病具有独特的临床表现,发现的敏感度和特异度高,并且经证明可使用费用低和灵活的干预措施。然而,即使在最理想的环境下,阻断龙线虫病传播的任务实际上是非常艰巨的,这是因为:

- 龙线虫病大多发生在边远定居点无法获得卫生设施的人群中,从而使病例识别、控制和报告变得复杂化。
- 虽然不安全公用水源会释放成千上万的幼虫,但仅有单条龙线虫就可以感染(或再次感染)整个人群[5]。因此,需要快速发现并控制每条龙线虫。
- 最后,受影响的人群既是宿主又是主要媒介。因潜伏期较长(1 年),导致人处于感染的携带状态。

因此,为了发现和预防所有来自某个患者的新发蠕虫的传播,根除工作需要每天开展基于社区的主动监测和病例控制。国家根除项目利用村里的志愿者,要求其每天彻底检查住户以发现龙线虫病例。其病例定义为"有一处或多处皮损并可见一条或多条龙线虫的个体"[6]。一个人一年内发病仅作为一例报告;然而,在该年度应记录出现的每条龙线虫并跟踪其控制状态。该病例定义非常简单和特异,外行人也能准确地发现和报告病例。然而,为了确保监测有足够的敏感度以便捕获到所有病例,同时还需有足够的特异度以避免假阳性,因此需对应用过程加强监督。

为确保每个感染者能得到发现,感染者的龙线虫可得到控制,因此病例控制战略应包括四个关键部分。

1. 及时发现 必须在蠕虫初次出现之前或之后 24 小时内发现病例。

2. 病例管理 必须在 24 小时内进行包扎并持续到所有蠕虫被清除。

3. 隔离或检疫 病例不能进入水源直至所有蠕虫被清除。

4. 积极监督 监督者要在发现后 7 天内肉眼确定该病例是龙线虫病,预防患者传播的过程(上述步骤 1 ~ 3)已符合项目标准并已取得成功。

另外还有三个补充干预策略:①使用管道过滤器(个人)和滤布(供用户)过滤所有饮用水;②对受感染的静水池塘施予杀幼虫剂,控制中间宿主甲壳类动物;③安全水源的开发。社区所有制和行为改变是病例控制战略和其他干预措施的基础。每个社区成员都是有关病例信息的潜在来源。民意领袖、宗教领袖、妇女团体、教师和传统治疗师都可以并应该参与和支持监测、实施控制和干预措施以及行为改变。

## 疫区策略

强降雨、相关的季节性迁移放牧(人类及其牲畜的季节性迁移)以及受累社区的居住模式给病例发现和控制带来特殊的挑战。鉴于这些考虑以及通过监测和控制病例以阻断传播的要求,制订可实施的策略,建立可操作性的南苏丹龙线虫病根除项目。

## 水和受累人群

在南苏丹,传播季节与雨季/农忙季节相对应(图 3.2.2),即大致为 4 ~ 8 月份,此时沼泽地的洪水将农牧人群驱赶至海拔更高的地区。在这个季节,作物更易于在永久性/半永久性定居点生长,而牛也喜欢在此处吃草。暴雨期间许多村庄交通不便,村民饮用水来自小型静水水池。相反,南苏丹存在严重干旱,且有时时间很长,迫使大批人群聚集在几个供水点周围,从而增加了感染龙线虫的风险。降雨量决定了采购、监测、干预和其他项目的考虑(表 3.2.1)。严重干旱也可能成为部落和(或)宗族间冲突的导火索,可因水源和牧场的稀缺产生更激烈的冲突。在判定患者何时何地被感染时,需要理解每个民族重

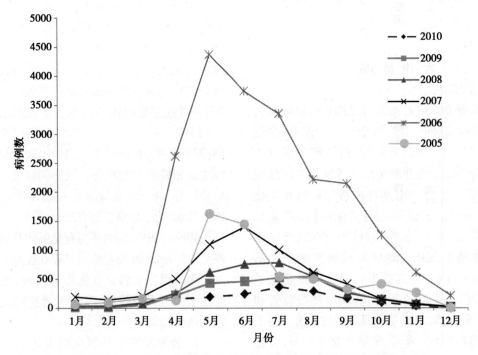

图 3.2.2 2005—2010 年龙线虫病病例数按月分布(南苏丹龙线虫病根除项目)

表 3.2.1　南苏丹每月降水、传播、社区和规划情况

| | 1 月 | 2 月 | 3 月 | 4 月 | 5 月 | 6 月 | 7 月 | 8 月 | 9 月 | 10 月 | 11 月 | 12 月 |
|---|---|---|---|---|---|---|---|---|---|---|---|---|
| 降水情况 | 干旱 | 干旱 | 干旱 | 开始下雨 | 雨季 | 雨季 | 雨季 | 雨季加洪水 | 雨季结束 | 洪水区域开始干旱 | 干旱 | 干旱 |
| 龙线虫病状况 | 很少或没有病例 | | 开始传播的季节 | | 传播高峰季节 | | | 病例逐步减少 | | | 很少或没有病例 | |
| 社区活动 | 牛群扎营在常年河畔;采集野生食物 | | 准备收场牧场和种植,把牛群营地从河边迁移到雨季(农场)安置点 | | 除草(饥荒期) | | 收割,庆祝、婚礼,为旱季做准备 | | | 牛群营地迁移到常年河畔;修建或建设新家园 | 垂钓 | |
| 现场活动 | 监测,规划,绘制地图,培训监督者 | | | 监测,社区培训,加强健康教育,为初始降雨和第一轮减缓活动做准备 | 强化监管,监测,病例控制和落实干预措施 | | | | 监测,规划和绘制地图 | | 监测,规划,绘制地图,培训监督者,每年召开反馈会议 | |
| 后勤活动 | 完成到中心站的运输并分发到分局和辅助仓库;开始人员训练和确定存储位置为传播季节做好准备 | | 为首次降雨做准备并加强干预,监管和病例控制散化,以防洪水导致的传播中断 | | | 制订精细计划为传播季节做好准备 | | 完成监测和健康教育制作工具;做好物资和设备的批量定购 | 完成采购和从内罗比(Nairobi)和坎帕拉(Kampala)运到苏丹 | | 建设新的办公场所、储存点和完成物资运输 | |

41

要的季节性活动、特定的文化社会事件和可能产生流离失所人群的安全事件。

在战争期间，以及在 2006 年建立南苏丹龙线虫病根除项目后，龙线虫感染主要发生在六个不同族群（Dinka、Toposa、Nuer、Bari、Mundari 和 Luo）。每个族群有其自己独特的语言，对龙线虫病的信念、松散的领导结构、不同的活动/居住模式以及季节性节日/庆祝活动。例如，Toposa 族人紧密地聚集在用合欢树围栏围起来的定居点里，而 Dinka 和 Nuer 经常居住在两家之间距离很远的村庄，有时会引起这样的结果——监督访问时穿过一个大村庄需要步行数小时。不同的居住模式也影响传播动力学。例如，Toposa 社区发生单一传播事件而导致的病例数一般比 Dinka 和 Nuer 社区多。同时，对 Dinka 和 Nuer 的村庄散在居住户进行挨家挨户的监测和动员比 Toposa 的村庄更具挑战性。由于每个 Dinka 社区的宅基地可能存在积水，故龙线虫传播会集中在特定村庄的特定住户。

所有这些主要族群把自己划分成氏族、亚氏族和家庭，通常越低层级的忠诚度和亲缘关系通常会更强。了解社区动态、领导结构及决策成为确定监测结构、选择志愿者和监督员、设计行为改变策略和提供干预措施的关键。用于其他方面的策略实例参见第 23 章。

## 寻找起点：疫区策略

在战争期间，非政府组织所支持的根除疾病工作是在极端不安全环境中开展的，因此是支离破碎的、不稳定的和协调不充分的。尽管一些国家的阻断传播工作取得明显进展，但来自更不稳定国家的报告存在不确定性。

南苏丹龙线虫病根除项目寻求在南苏丹建立可发挥作用的规划，并仍然坚持以建立根除龙线虫病的全球规范，目标如下：

- 明确具体受累社区/定居点和相关水源。
- 在这些社区开展主动监测。
- 通过健康教育、水源过滤、病例控制、媒介控制和提供安全饮用水（2008 年增加使用感染病例检疫隔离和治疗中心）来阻断传播。
- 根据需要，在输入病例调查的基础上开展病例搜索来扩大监测。
- 根据监测数据，改善干预手段、改进媒介控制和病例控制措施。
- 监控、改进监测和干预措施。

实现这些目标最重要的是依靠对地方性流行村庄的识别和干预，地方性流行村庄的定义为：过去和（或）当前日历年期间发生一例或多例活动性本地病例的村庄[6]。本地病例是指在同一地点的传播事件（如饮用受污染的水）后 10～14 个月内发生的病例。其他国家龙线虫病根除经验为南苏丹国家根除项目的进展提供了思路：

- 全国范围的病例搜索对于阐明疾病的严重程度和分布是必不可少的。对于确定过去 12 个月内有病例的所有村庄非常重要，而病例的实际数量并没那么重要。这些病例搜索需要训练有素的并接受监督的专业人员和重要的后勤保障支持。
- 执行以村为基础的监测和干预措施。
- 强化病例控制战略。
- 确保阻止传播的特别监测措施，如传闻登记和奖励制度[7]。

但是，为南苏丹找到一个切实可行的方法对项目来说仍具有挑战性。如果没有任何运转能力的支持，全国性病例搜索不仅成本昂贵，而且也可能因为陆地宽广和有资质管理者缺乏而造成质量低劣。此外，这种方法未考虑到内战期间的一些重要经验教训：传播在时间和空间方面是可预测的，并且这些信息可以重点用于监测与控制工作。

- 雨季期间发生的传播通常在海拔相对较高的地方，因牛群在雨季时一般扎营在这些地方，同时也是人们种植/收割的地方。
- 大批报告病例往往来自四个疫区：瓦拉布（Warrap）、中赤道/湖泊州（lakes states）、琼加利(Jonglei)和东赤道。

基于这种认识,加上在南苏丹进行大规模病例搜索对后勤保障带来的挑战,以及相关的机会成本,都迫使南苏丹龙线虫病根除项目做出以下决定,即迅速采取行动对这 4 个疫区建立后勤保障能力,并直接实施基于村的监测、采取干预措施和积极的病例控制战略。调查人员应对不直接近水区域的地方进行调查。

迄今仍未能确定这些疫区的特征。虽然县(区)层面的汇总报告(但往往不完整)持续提示重大传播发生在这 4 个主要疫区,但来自1996—2005 年的报告显示病例和村庄的具体信息是不完整的。实际的水源和许多流行性村庄的真实位置仍然未知,每个疫区达数千平方千米。此外,很难确定高危村庄,须有下列两个或两个以上的风险因素才能给予确定。

- 以前有龙线虫病地方性流行的历史。

- 与地方性流行的村庄邻近。

- 有不安全的饮用水水源,特别是与相邻地方性流行的村庄共用水源。

- 确定与地方性流行村庄或地方人群联系或流动的程度[6]。

鉴于存在大量地方性流行的村庄和社区之间的大量流动、季节性迁移放牧和日常性访视,故高危社区数非常多。因此,聚集在已知地方性流行区周围的主动监测"光晕"起初很大,但随着监测的进展而逐渐收缩。这个过程共花了 4 年多时间,目前仍在进行之中。然而,2010 年报告 1 例或以上病例的村庄仍然分布在这 4 个相同的疫区内,而琼加利(Jonglei)疫区已接近消除。同时,通过机构的日常报告和传播季期间采取主动病例搜索,南苏丹龙线虫病根除项目已经确定了这些疫区以外的地区不存在本土传播(图 3.2.3)。

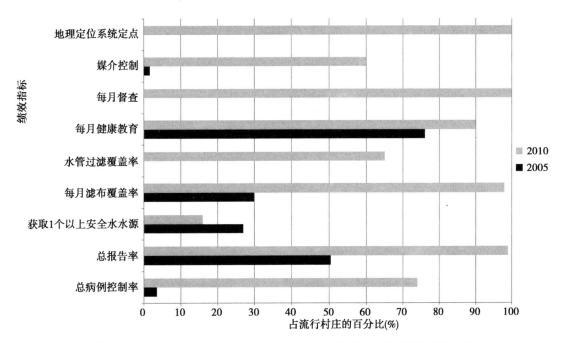

**图 3.2.3**　2005 年(n=1085)与 2010 年(n=676)流行村庄关键绩效指标比较

## 南苏丹基于社区的监测

南苏丹龙线虫病根除项目在疫区内集中力量建立基于社区的监测与干预系统,获取时间、地点和人群的监测数据,提供干预措施和监测规划的绩效指标(图 3.2.3)。这需要:

- 建立分部。

- 利用地理定位系统、社区层面的地图以及描绘除草、播种、收割、婚礼、宗教节日和庆典等重要时间特征的季节性日历,描绘流行病学地图。
- 为制订监测计划和实施干预措施提供有关人口、家庭以及安全与不安全水源的社区背景信息。

- 根据来自社区与管理单位的原始数据划分监督覆盖范围,并根据监测数据进行细化,再绘制地图。
- 监督有关监测、控制和干预指标的进展,并改进项目结构(图 3.2.3)。

在行政管理方面,南苏丹政府卫生部(MOH 政府卫生部)基于朱巴,10 个州、县

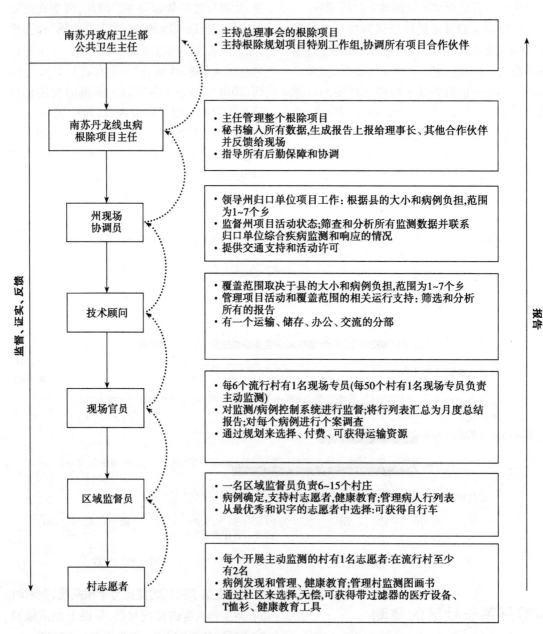

**图 3.2.4** 南苏丹龙线虫病根除项目监督和报告系统。该流程确保卫生部的技术信息通过各个级别发送到地方。数据报告从地方开始通过各个级别到达卫生部[8]。本图经南苏丹政府准许使用

(区)卫生部门(作为县的下级机构)和街道初级卫生保健中心组建了医疗卫生服务机构。2006 年这些县在承担实施和决策的任务时,其能力还十分脆弱,没有专职的现场工作人员实施该项目。因此,南苏丹龙线虫病根除项目实际上必须几乎从零开始开展侦查、控制、监督和干预等能力建设。这需要四个疫区都建立运作中心,与社区和地方领导建立好关系,确定监测单位(如负责对村、区域的监督),招聘、培训志愿者和监督人员并监督其执行情况,新建立的县卫生服务机构最终还要吸收这些监督员作为健康拓展人员。南苏丹龙线虫病根除项目的监控和报告系统如图 3.2.4 所示。

## 设计

作为该系统的病例发现和控制的最前线,村志愿者每天进行家访、健康教育和过滤器的分发/更换。社区参与对选择志愿者、病例报告和病例隔离至关重要。志愿者利用村级监测记录本(可供文盲志愿者使用的图案记录本)来报告病例。监督员使用相同的记录本记载背景资料、病例和相关龙线虫数据,并记录监督访视和干预措施。

在社区层面以上,南苏丹龙线虫病根除项目建立了四个层级的监管机构:区域监督员、现场官员、技术顾问/项目官员以及州现场协调员。虽然监测系统基于村级不识字普通群众,但仍要求该系统监管层不断提高文化水平和基本算术能力。在村里走访期间,所有监督员使用图案化村监测记录本来追踪当前和近期病例(图 3.2.5)。

通过比较该登记表与背后的患者一览表,然后比较每月向国家上报的汇总表中村

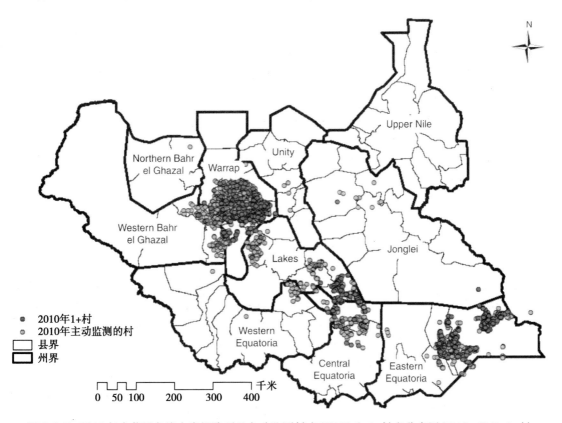

**图 3.2.5**　2010 年南苏丹龙线虫病根除项目主动监测村庄(VAS)和 1+村庄分布图(VAS=6049;1+村庄=732)。注:1+村庄指在给定的年份里任何报告一例或多例输入或本土病例的村庄

数据与已登记的患者一览表,来评估内部效度。监督员通过访视随机抽样家庭和约谈有关龙线虫病例的关键信息员(如教师、意见领袖、儿童、牛饲养员)来监督社区内部的灵敏度。病例确诊包括龙线虫病例的身体检查、患者访谈、村里登记本的准确记录、适当的病例管理和填写患者一览表,以及详细的病例调查表。如发现从其他项目地区输入的病例,要求相关监督员相互通知负责疑似传播区域的监督员和(或)输入病例在发现前可能已污染水源的区域监督员。同时,确认或调查后需采取一些行动,包括干预措施、邻近社区的病例搜索和报告上级监督员。

## 报告流程

在每个月的月底,区监督员从村监测记录本摘取患者的详细信息输入到由村里报告的患者一览表中。现场官员把这些报告汇总成每个监管区的单一报告。技术顾问筛选、清理、分析社区报告和病例报告,然后每半个月通过电话将临时性结果报告给州和朱巴秘书处。同时,将多份纸质表格(一式五份上报给各级监督系统)通过航空或陆路寄送到朱巴,并按地址、月份进行筛选、整理并录入数据库。该数据库包括病例、控制、村庄背景信息以及干预措施;病例数据,包括详细的个案调查,应有单独的数据库。这些数据库可按月查询和分析,并按时间、地点、人群的监测数据以及病例控制的监测、报告率和其他干预措施产生表格、地图和图表。

## 监测作为管理的首要工具

由于分析报告可反馈给现场,故监测可成为主要的项目管理工具,并可作为以下几个方面的基础:优化有限资源并采取有效干预措施;取得监管的大力支持;划分监管区域;确定如何在后勤方面支持该项目。这些动态过程反过来促进项目持续改进,提高发现病例的敏感度与特异度,以及对地方性流行村庄的专注。强化监测可改善项目监督和管理,反过来又增强了监测本身。

除了对每个所监测的村内和村外(农场、放牧地等)使用的不安全水源进行全球定位坐标之外,该项目旨在收集准确的人口、家庭、现有设施可用性以及姓名等背景信息。该项目把这个背景信息和月度报告纳入以往和当前年报告病例排名优先村庄的"预报清单"中。这些清单提供以下服务:

- 指导监督员进行资源配置、预测干预和实施监督访视。
- 提供地图以确定村庄聚集性以及地方性流行社区和高危社区之间的距离。
- 为社区提供优先考虑事项。例如,为促进行为改变和媒介控制,可利用病例数据来重点关注特定住户和水源。

获得大量监督员是提高监测数据质量的关键。从2006年到2010年,项目投入巨资用于雇用、培训和支持全职监督者,包括现场官员、技术顾问、项目官员和州现场协调员(表3.2.2)。以协同的方式改善监管和监测数据质量,允许项目把重点放在本土传播区域,从而为将四个重点地区的资源集中于真正的"热点区域"提供依据,同时也为村庄从主动监测过渡到被动报告提供充分的依据。

为便于管理,监管者可重新调整地理覆盖范围(区域划分)进行监测报告。这种合适的划分区域监管能力可随着报告质量以及病例侦查的敏感度及特异度的提高而得到改善。区域划分是基于社区数量、规模、定居类型和流行情况来确定的。由于加强了病例诊断和报告进程,加上7天内龙线虫往往被清除(或破坏),因此适当的监管分区对监管者迅速确定新出现的龙线虫非常重要。监管者的任务是将每个病例与感染来源(水源)联系起来,并确保干预措施及时落实到位(水源过滤和媒介控制),因为干预措施的效果取决于从第一阶段的幼虫排出到感染性第三阶段(10~14天后)幼虫蜕皮期间病例的及时发现和措施的完全落实。在每年传播减少到少数几个小片区(fewer pockets)时,围绕最后几个病例的区域划分和确定重点监督区块

的方法变得更为重要。有关全球定位工具在监测中应用的讨论,参见第 37 章第一节和第二节。

表 3.2.2　南苏丹龙线虫病根除项目监测/控制、人员和基础设施

| 指　　　标 | 2005 | 2006 | 2007 | 2008 | 2009 | 2010 |
|---|---|---|---|---|---|---|
| 总监测村庄数 | 9834 | 19 152 | 22 434 | 15 382 | 10 539 | 6049 |
| 地方性流行村庄 | 1085 | 3137 | 1765 | 947 | 574 | 676 |
| 高危但不流行的监测村庄 | 8749 | 16 015 | 20 669 | 14 435 | 9965 | 5373 |
| 龙线虫病病例数 | 5569 | 20 581 | 5815 | 3618 | 2733 | 1698 |
| 病例控制百分比 | 4% | 45% | 49% | 49% | 78% | 74% |
| 地方性流行村庄报告率 | 50% | 63% | 70% | 87% | 94% | 99% |
| 志愿者村庄工作人员 | 1000 | 10 745 | 18 169 | 17 427 | 12 377 | 7262 |
| 志愿者地区监督员 | 150 | 896 | 2152 | 1420 | 1230 | 846 |
| 现场官员 | 6 | 87 | 138 | 151 | 138 | 148 |
| 州龙线虫病协调员 | 0 | 6 | 6 | 6 | 4 | 7 |
| 国际技术顾问 | 7 | 16 | 14 | 16 | 20 | 21 |
| 国家规划官员 | 0 | 0 | 10 | 14 | 21 | 23 |
| 储存的机构(专用) | 0 | 43 | 43 | 43 | 52 | 53 |
| 办事处分部 | 0 | 14 | 14 | 14 | 32 | 34 |

正在进行的监测发现(包括数据收集过程中所遇到的困难)也有助于明确或细化南苏丹根除龙线虫病规划中庞大的后勤需求。在 2006 年传播季节中期,该规划基于收集的报告(以及收集这些信息面临的挑战)认识到对现场活动支持的需求是十分广泛的,除朱巴的秘书处外,还要在尼罗河的卡波埃塔(Kapoeta)(东部)和伦拜克(Rumbek)(西部)建立管理中心。朱巴已有通信、住宿、办公室、仓库、车间和培训场所。朱巴、卡波埃塔和伦拜克参照关键性绩效指标(表 3.2.2)建立了多个办事处,并支持改进这三个中心每个办事处的现场监管区域划分和项目执行。34 个办事处和三个中心的建立可对受影响地区实施更严格的监管,从而提高病例侦查、调查、控制和其他干预措施的质量。

## 经验教训

2006 年以来,南苏丹龙线虫病根除项目(SSGWEP)一直能够维持龙线虫病病例和流行乡村数量的持续下降,同时把关键的报告、控制和干预指标的整个改进过程记录下来(图 3.2.3 和表 3.2.2)。在此期间,该项目也获得许多经验教训,包括以下方面:

- 主动监测的地理范围和村庄数必须把南苏丹复杂的传播动力学考虑进去,并且确保发现病例(以及据此来确定的病例控制和龙线虫病根除)要有足够的灵敏度。对于已知地方性流行村庄来说,大量村庄首次感染或再次感染很好地说明了灵敏度和特异度之间的矛盾(图 3.2.6)。因此,

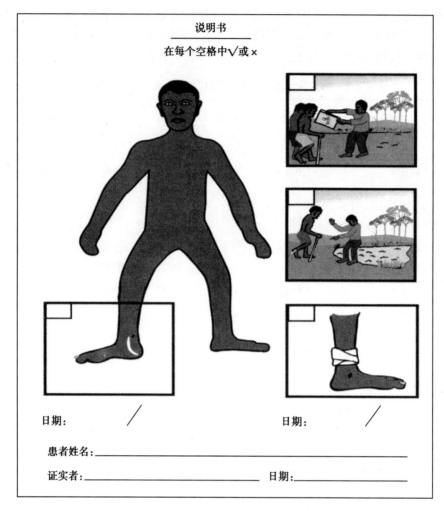

**图3.2.6　记录社区龙线虫病病例的图案登记本样张**

要确定已对所有村庄进行监测,按地理位置和风险程度进行绘图,监督覆盖区域的正确划分,这些都是必不可少的步骤,需要大量时间和财力的投入。

- 社区是关键的驱动者和利益相关者。他们对早期发现(发生前期)和控制必须保持灵敏性。与运动性策略不同,根除龙线虫病需要每天的主动监测,但这种动态过程可引起规划执行者的疲劳。因此,社区的支持并主动参与病例侦查和控制至关重要。该项目之所以取得这样的成就,是因为项目在启动时就首先进入社区;建立这种关系需取得信任、花费时间、保持耐

心并持之以恒。

- 基于社区的监测有其局限性,因为病例定义是特定的,而其应用却无法统一,并且确认的要求又非常高。此外,村志愿者和区域监督员出现高度缩减,因他们为无偿劳动,缺乏积极性,有时对社区不负责任。这就需要强化监管机构,尤其是现场官员、项目官员和技术顾问——这是一种涉及重大的财政、后勤和训练有素的人力资源的方法(表3.2.2)。

- 监督人员的不作为可导致项目失败,由于没有发现和控制一些病例而导致下一年暴发的发生。未能记录已知病例和报告

的未确诊"病例"不符合病例定义,都需要立即采取管理措施。需主动持续地鼓励社区要取代这些不作为的志愿者。

- 在被视为无疾病的区域仍保持一定程度监测的同时,从主动监测过渡到被动监测的区域对发现输入病例和防止传播再次发生是必需的。基于卫生机构的综合疾病监测和反应系统(IDSR)随着选择被动监测机制的出现而慢慢产生;因此,必须加强卫生机构的病例强制性报告以及该项目与综合疾病监测和反应系统的结合。尽管如此,综合疾病监测和反应系统的设计仅针对确诊病例,而不针对传闻报告;这需要项目及其合作伙伴建立一个创造性的传闻报告系统,以适应南苏丹面临的挑战,并充分利用社区的资源。
- 最后,也是最重要的是,卫生部的主动领导对确保根除运动成功和保持监测系统活力不管在过去和现在都是非常重要的。

## 结论

　　尽管存在着多重挑战,南苏丹龙线虫病根除项目的实施是一个不断发展的成功故事,这通过病例数与地方性流行村庄的连续大幅度减少得到印证。随着持续不断的改善,该规划可确保南苏丹龙线虫病传播完全中断,防止安全遭到严重破坏。此外,对于预防接种服务,控制被忽视的热带疾病实施的大规模预防性服药,以及分发用杀虫剂浸泡的蚊帐等其他社区项目,卫生部可建立这些监测和干预措施的制度化。然而,在南苏丹龙线虫病根除项目基础设施中的其他项目投资也是至关重要的,他们可作为收集健康信息和干预措施的系统,而不会导致南苏丹龙线虫病根除项目本身工作的终结,在不损害根除目标快速实现的同时与该系统进行相互操作。

## 致谢

　　作者衷心致谢项目合作伙伴的巨大贡献,尤其是南苏丹政府卫生部、卡特中心、世界卫生组织、联合国儿童基金、比尔及梅林达·盖茨基金会和其他捐助者,也感谢参与南苏丹龙线虫病根除项目的无数乡村志愿者及其监督员的努力。

（陈廷瑞　译,周祖木　校）

## 参考文献

1 Hopkins DR, Ruiz-tiben E, Downs P, *et al.* Dracunculiasis eradication: the final inch. *Am J Trop Med Hyg* 2005;73:669–75.

2 Hopkins DR, Ruiz-tiben E, Eberhard ML, *et al.* Progress toward global eradication of dracunculiasis, January 2005 – May 2007. *MMWR Morb Mortal Wkly Rep* 2008;56:813–17.

3 Ministry of Health, Government of Southern Sudan. Official SSGWEP database, 2006–2010.

4 US Centers for Disease Control and Prevention. *Guinea Worm Wrap-up*, issue 202. Geneva, Switzerland: WHO Collaborating Center for Research, Training and Eradication of Dracunculiasis, 2011.

5 Hopkins DR, Ruiz-tiben E. Surveillance for dracunculiasis, 1981–1991. *MMWR Surveill Summ* 1992;41:1–13.

6 Anonymous. Dracunculiasis eradication: case definition, surveillance and performance indicators. *Wkly Epidemiol Rec* 2003;78:321–8.

7 Hopkins DR, Ruiz-tiben E. Strategies for dracunculiasis eradication. *Bull World Health Organ* 1991;69:533–40.

8 Jones A, Makoy SY, Ruiz-tiben E, et al. *Management and Technical Guidelines: Southern Sudan Guinea Worm Eradication Programme.* Juba, Republic of Southern Sudan: Directorate of Preventive Medicine, Ministry of Health–Government of Southern Sudan, 2010: 1–88.

3.3

# 第3章　监测在疾病消灭中的应用

## 第三节　资源有限国家的麻疹消灭监测

Mark Grabowsky[1] , Mac Otten[2] , & Balcha Masresha[3]

[1] 美国华盛顿哥伦比亚特区,美国卫生和人类服务部国家疫苗规划办公室
National Vaccine Program Office, Department of Health and Human Services, Washington, DC, USA

[2] 瑞士日内瓦,世界卫生组织疟疾控制项目
Malaria Control Program, World Health Organization, Geneva, Switzerland

[3] 刚果布拉采维尔,世界卫生组织非洲办事处
World Health Organization Office for Africa, Brazzaville, Congo

## 引言

消灭麻疹的关键特征是只有达到监测终点即零麻疹病例才确定为成功[1]。证明这个阴性结果是穷举法的一种方式——如果对每一起麻疹传播的疫点有充分的时间进行详细的调查,但仍没有发现任何病例,则我们可得出麻疹已被消灭的结论。在理论上,穷举法需要完善的监测。实际上,如果给定麻疹传播特征的某些假设,虽然监测不太完善,仍可获得高度的疾病消灭确定性。全球麻疹消灭定义也包括了以监测为中心的内容:"在证实运行良好的监测系统下全球阻断麻疹传播[2]"。在这一章节,我们将描述麻疹消灭监测及其基本原理、进展、目前实施和未来展望。

重要的是要认识到麻疹消灭是与正在进行消灭脊髓灰质炎规划的年代同时开展的。这两者的关系对资源有限国家的麻疹监测是有利的。麻疹监测的许多基础设施和方法都是基于脊髓灰质炎的监测。因此,在定义、实验室工具和管理方法方面都有很多的重叠。而且,世界卫生组织(WHO)在标准、培训和质量控制方面都使用相似的方法同时管理脊髓灰质炎和麻疹的实验室网络。详见第3章第一节(监测在消灭天花中的运用及相关概念介绍)和第3章第二节(龙线虫病根除的经验和教训)。

## 麻疹监测的发展

麻疹监测与越来越宏大的麻疹控制目标协同发展。1989年前,在资源有限国家,麻疹控制目标只关注疫苗接种覆盖率,而疾病监测的作用是有限的。在此期间,在资源有限国家麻疹监测数据通常来自临床记录,并作为汇总数据来报告。许多发达国家则使用实验室确诊的病例[3],而资源有限国家很少做到这一点。

全球消灭脊髓灰质炎规划改变了资源有限国家的监测模式,第一次给这些国家包括每个非洲国家带来系统而完整的病例监测。从麻疹的汇总数据报告转为病例报告相对比较容易,因为临床学家和公共卫生工作者对脊髓灰质炎规划期间使用的病例报告方法较为熟悉。在开始病例监测前,监测的质量,包括灵敏性、特异性和完整性,通常并不测量和

管理,故漏报程度较高[4]。

1989 年,世界卫生大会提出了第一个全球麻疹控制目标,要求比未接种疫苗时期减少 90% 的病例和降低 95% 的死亡率[5]。2000 年采用麻疹疫苗接种的"第二次机会",即在资源有限国家开展周期性大规模活动,从而导致麻疹发病率的大幅下降以及随后对特异性病例定义的需求[6]。所使用的这种方法被泛美卫生组织(PAHO)简称为"初始强化免疫(catch-up)、继续常规免疫(keep-up)和后续强化免疫(follow-up)":最初对年龄范围广的对象接种,随后开展常规首剂接种运动,最后对所有 5 周岁以下儿童进行定期后续强化接种运动[7]。

建立疾病控制目标和达到该目标的方式需要对进程进行精确地测量。2001 年世界卫生组织发布的麻疹监测标准已使这一需求大大提前[8,9]。这些标准被证明是稳健的,并可用于从控制到消灭的大多数麻疹控制目标,并在此后得到不断地完善。

## 病例报告和病例定义

麻疹监测的基础是病例报告。麻疹病例报告所需收集的关键信息相对较少,用标准化病例调查表很容易收集相关信息[10,11]。收集年龄、免疫史等信息和观察"暴发"(包括仅实验室确诊的病例)的地理位置和规模等被证明是强有力的管理工具。例如,收集病例的年龄资料可完整地描述人群的免疫状态。同样,确定旅行史可有助于区分输入性病例与本土病例。

这些信息可以让项目管理者确定疫苗接种率低的区域。因为麻疹具有传染性,并且麻疹病毒是疫苗接种水平的优秀"调查员"——可以通过发现病例暴发来识别接种率低的地区、省和国家。免疫失败是罕见

的,因此病例多发的地区疫苗覆盖率肯定不高。非洲和美洲的经验表明,每百万人口确诊病例发病率与疫苗接种覆盖率之间存在密切的关系。"暴发疫情"的规模也为管理者提供不少信息。De Serre 及其同事对过去十年非洲和美洲进行过现场调查的暴发规模建立了数学模型[12]。结果发现当仅发生 1 例病例(假设不存在假阳性)时,当地人群免疫力可足够维持清除当地病例。当发生 3 例聚集性确诊病例时,群体免疫力虽比仅发生 1 例病例时的免疫力弱,但仍可足够消除病例。当发生 3 例以上暴发病例时,就开始显示出疫苗接种覆盖率低和人群免疫力薄弱。因此,这种大规模暴发说明指示病例"输入"可造成中等规模的二代传播。

检测发现和实验室确诊的疑似麻疹病例百分比也是一种有用的管理工具。当百分比接近 1% ,则麻疹控制得良好,并且表明接种疫苗导致的群体免疫水平高。当百分比在 3% ~5% 时,麻疹控制得仍然不错,但表明人口免疫水平较低。当百分比接近 10% 时,虽然大部分地区已消除麻疹,但人群免疫水平仍较低,容易发生局部传染。当百分比达到 20% 时,伴有小规模或中等规模暴发的麻疹病毒周期性循环变得更加常见,表明需要提高疫苗接种率以防止即将发生的大规模暴发。对这种实验室结果进行系统化的使用可为规划管理提供依据,说明了麻疹病例监测的推动力。关于疫苗可预防疾病一般监测的讨论,参见第 10 章。

## 病例定义

根据控制规划不同阶段的特异性和灵敏性变化的需求,病例报告要使用一系列的病例定义(表 3.3.1)。

表 3.3.1 世界卫生组织关于麻疹病例定义标准[6]

| 术 语 | 定 义 |
|---|---|
| 临床病例 | 临床医师怀疑麻疹感染,或出现发热、斑丘疹(如非疱疹)和咳嗽、鼻炎(如流涕)或结膜炎(如红眼睛)的任何个体 |
| 实验室确诊病例 | 符合临床病例定义并经实验室确诊的病例 |
| 流行病学确诊病例 | 符合临床病例定义并且与实验室确诊病例有关联的病例 |
| 临床确诊病例 | 符合临床病例定义但未采集到合适血标本的病例 |
| 排除病例 | 不符合实验室确诊(实验室检测阴性)的疑似病例 |

## 临床病例定义

世界卫生组织的临床病例定义灵敏性高(几乎包括所有的麻疹病例),但特异性低,因为麻疹仅根据临床表现无法与许多其他出疹性疾病区别开来[12]。如果没有实验室确诊,全部的暴发可能会错误地归类为麻疹。通常与麻疹临床病例表现相似的疾病包括人类疱疹病毒 6 型、细小病毒 B19 型、风疹和登革热等疾病。包括在使用风疹疫苗的国家,通过麻疹病例监测也已发现了多起风疹暴发。疫苗接种后皮疹也类似于麻疹,因此在使用临床病例定义时会带来另一种不确定性。在发病率低的地区,这些出疹性发热疾病提示临床病例定义的阳性预测值下降。

## 实验室确诊

由于采取了控制措施,麻疹发病率迅速下降,临床病例定义的预测值也随之下降。实验室确诊提供了单独使用临床病例定义所缺乏的特异性。

当开展麻疹监测时,应从每个散在和(或)暴发的疑似病例采集尿液、鼻咽或淋巴细胞标本。可仅对最初的 5~10 例病例进行血清学检测来确认疑似麻疹暴发。应该从每组流行病学相关病例中采集大约 10 份标本以确定病毒循环和输入类型的特征[8]。

孟加拉国麻疹控制的案例说明了在有效控制年代实验室确诊的必要性(图 3.3.1)。开始病例监测后,报告的病例数增加,这一特

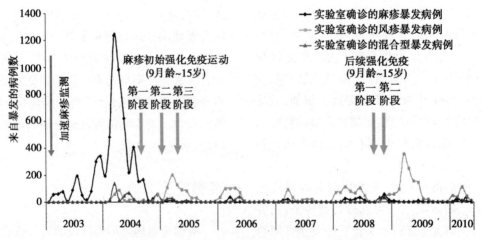

图 3.3.1 2003 年 1 月到 2010 年 5 月孟加拉国麻疹和风疹暴发的病例监测。摘自:Centers for Disease Control and Prevention. Recommendations from an ad hoc Meeting of the WHO Measles and Rubella Laboratory Network (LabNet) on use of alternative diagnostic samples for measles and rubella surveillance. *MMWR Morb Mortal Wkly Rep* 2008;57;657-60

征与监测的改进相一致。在大规模疫苗接种后,报告病例数下降,然后又出现周期性上升。然而,实验室能够排除疑似麻疹病例而诊断为风疹(风疹疫苗未列入孟加拉国公共疫苗接种规划)。持续报告确诊风疹病例证实,病例报告系统可利用实验室确诊来确定灵敏度和特异度。在缺乏实验室诊断时,很可能把地方流行性风疹误报为麻疹。在孟加拉国示例中,对经实验室确认麻疹传播已中断至少2年一事给予高度肯定。

**麻疹诊断的实验室方法**

卫生工作人员可使用多种方法开展麻疹实验室确诊。检测血清中麻疹或风疹特异性免疫球蛋白 M(IgM)的标准方法是 IgM 酶联免疫吸附试验(ELISA)。这是一种快

速、相对价廉、高度特异和应用广泛的检测方法。图3.3.2 显示不同方法的灵敏度。IgM 可在早期检测到,甚至病例在临床诊断之前就可检出,并且可持续至少1个月。在血清、干血标本、唾液中均可检出该抗体。也可同时作麻疹/风疹确诊时试验。IgM ELISA 的多种用途是现场调查的一个重要优势,急性期使用 IgM ELISA,而在恢复期则应使用 IgG 检测。通过反转录聚合酶链反应(RT-PCR)直接检测麻疹和风疹的方法已变得越来越常见。尽管目前已建立并广泛使用 RT-PCR 来检测麻疹,但尚未确定一种标准的检测方法。为保证这些实验室方法能用于不同层面的监测系统,世界卫生组织现已建立并协调全球麻疹实验室网络(表3.3.2)。

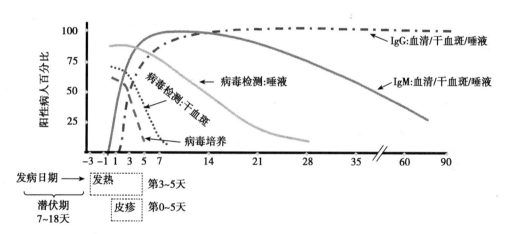

**图 3.3.2** 麻疹病毒感染免疫反应过程和替代标本及检测方法的灵敏度。摘自:Centers for Disease Control and Prevention. Recommendations from anad hoc Meeting of the WHO Measles and Rubella Laboratory Network (LabNet) on use of alternative diagnostic samples for measles and rubella surveillance. *MMWR Morb Mortal Wkly Rep* 2008;57;657-60

**表 3.3.2　2010 年全球麻疹和风疹实验室网络特征**

| 实验室(N) | 作　用 |
|---|---|
| 次国家实验室(~500) | 病例确诊:使用 IgM ELISA 检测。把病毒分离样品发送到国家或区域实验室<br>发送:样本送到国家实验室<br>质量控制:实施年度能力考核;将所选标本送到国家实验室进行验证<br>报告给:国家项目管理者 |

| 实验室（N） | 作　用 |
|---|---|
| 国家实验室（～170） | 病例确诊：使用 IgM ELISA 检测。如果可行的话，进行病毒分离。把病毒分离样品发送到区域实验室<br>发送：将病毒株送到指定测序实验室<br>质量控制：对自身和次国家实验室实施年度能力考核<br>报告给：国家项目管理者、次国家实验室和世界卫生组织 |
| 区域性参考实验室（15） | 病例确诊：使用病毒分离法<br>发送：将病毒株发送给测序实验室<br>质量控制：对自身和次国家实验室实施年度能力考核；国家实验室工作人员培训（内部质量控制）<br>报告给：国家项目管理者、国家实验室和世界卫生组织 |
| 全球专业实验室（2） | 病例确诊：根据病毒的基因特征<br>共享：基因库和病毒株库的序列和病毒信息<br>质量控制：制订标准、准备血清和病毒试剂、培训材料、设置分子流行病学标准<br>提供：为区域和国家实验室提供技术咨询；区域实验室能力验证；评估和改进诊断试剂盒 |

ELISA：酶联免疫吸附试验；IgM：免疫球蛋白 M；WHO：世界卫生组织

## 分子流行病学

在麻疹低流行区出现确诊病例会对传播来源提出疑问：是本地病例还是输入病例？对这些可能的结论，规划效果是不同的。如果是输入病例说明规划是成功的，确定该病例说明使用的监测方法恰当。如果是本土病例，则意味着规划失败。

麻疹病毒的分子特征分析提供了一种识别病毒的地理来源和追踪其传播途径的方法，也是一种测量麻疹控制和消除规划有效性的有用工具，并可为证明麻疹地方性流行的传播中止提供信息。

可使用 2007 年世界卫生组织出版的统一专业术语指南来确定麻疹病毒野生株和基因型，同时还提供了基因鉴定的实验室方法指南。可通过麻疹病毒分离物，或直接从临床标本中的 RNA 中直接扩增序列来获得麻疹序列数据，然后将该序列数据与参考序列进行比对。根据这个标准，许多国家能将本土持续传播病例与输入病例区别开来。泛美卫生组织（PAHO）提出 2002 年消灭本土 D9

株，且所有后来发生的病例都可以追踪到输入的来源，来说明分子学监测和病毒株库的价值。有关分子学方法在监测中应用的详细讨论，参见第 33 章。

## 麻疹监测的质量控制

由于麻疹发病率下降，故维持较高的报告质量是最大的挑战。麻疹监测有两个关键质量指标。第一个是敏感度指标。尽管没有发生脊髓灰质炎，但仍可以广泛使用急性弛缓性麻痹发病率作为期望基线，而对于麻疹或风疹的疑似病例则没有类似的基线。美洲管理麻疹监测的经验成为敏感度指标的基础[13]。在美洲未发生麻疹病例时，疑似麻疹发病率为 <1/10 万 ～ 40/10 万。尽管如此，未被临床或实验室确诊的疑似病例比例对比较人口学和地理特征相似的城市之间的监测敏感度是有用的，还可在同一地理区域进行不同时间监测系统敏感度的评估。即使报告的绝对发病率难以解释，但报告最低数量的疑似病例至少可保证系统的充分运行。世界

卫生组织已建议,在一个运作良好的系统中,每个国家每年至少受监测的每 10 万人中有 2 例非麻疹发热出疹疾病会符合临床病例定义[2]。这个指标的分子是血清学检测麻疹 IgM 阴性的疑似麻疹病例数。对于更小人群的行政区域而言,年发病率>1/10 万表明监测系统运转良好。虽然这个指标是对假设的非洲运行良好的系统进行评审后提出,但还没有经过很好地验证,可能会随着更多的现场经验而得到改进。

第二个指标是地理指标,即以“至少报告 1 例有血液样本病例的地区比例”作为操作指标,目标值为≥80% 的地区。地理指标非常重要,因为监测系统的地理传播远比地区监测“水平”重要得多。如果监测系统存在较大的地理空白,即使发生小型暴发,也可能不会被发现。如果实际的监测水平比较低,前几例病例可能会被漏报,但小规模和中等规模的暴发可能会被发现。这些指标可能适用于人口规模相对较小的地区(<10 万)。世界卫生组织非洲区域办事处每月在因特网上发布麻疹监测质量指标报告[14]。

## 消灭麻疹监测的挑战

全球消灭麻疹的主要挑战之一是无麻疹国家保持警戒的监测,直到其余国家也成为无麻疹病例为止。自 2001 年起美国一直未发生麻疹病例,维持消灭麻疹的挑战包括在高旅行率发达国家发生的麻疹大暴发、频繁的国际旅游以及因个人信仰原因而不接种疫苗的美国公民的聚集性[15]。2002 年以来一直无麻疹的泛美卫生组织国家,必须持续开展高水平的监测,直至全球消灭麻疹。虽然在全球,特别在非洲,消灭工作取得了实质性进展,但在印度才刚刚开始[16]。主要挑战是维持报告的灵敏度。麻疹消灭一旦获得成功,则必须注意消灭后的监测规划[17]。在需要平衡持续减少或不再存在的现实方法时,

必须考虑诊断试验的可用性和消灭病毒的资源。提前关注与考虑可确保一旦出现可疑再发疫情,就可快速、正确地进行监测。虽然可以预计随着接种覆盖率的增加,但未到达消灭阈值时,还会不时出现疾病流行,甚至有可能出现暴发[18]。如果早期采取干预措施,可以减轻这些暴发,说明通过疫苗接种减少人群易感性和预警监测的重要性。

另一个挑战是缺乏病例监测或报告的全覆盖。全球性监测和报告存在空白点,可能成为今后疾病输入的潜在来源。尽管某些小国或岛国的一些空白点对于全球消灭疾病并非关键,然而,在印度、冲突地区(如巴基斯坦和阿富汗)和类似关键地区,必须实施高质量的监测,来推进全球疾病消灭工作。利用技术促进交流以及整合完整的国家报告、监测数据和实验室数据,可帮助弥补这方面的不足。快速的报告、侦查和反应有助于采取更主动的疾病控制措施。整合全球定位系统的移动技术在脊髓灰质炎监测工作中已证明其有效性[19]。随着分子流行病学的进展,脊髓灰质炎正打开有益于麻疹监测的创新和技术整合的另一扇大门。随着技术创新的出现,麻疹监测工作必将利用这些创新。

在后麻疹消灭时代,麻疹流行病学提示,如果人群免疫力降低,麻疹暴发可能变成突发性和大规模性,使得诊断方面更容易受到挑战。然而,新技术的利用和当前高质量的全球监测依赖于有限的资源分配。虽然病例确诊在很大程度上依赖于实验室,但目前实验室监测资源严重短缺。随着脊髓灰质炎的消灭,安排资金来源的任务会完全转到麻疹监测规划上。2011—2020 年十年间,仅世界卫生组织非洲区域在麻疹消灭规划期间的麻疹监测费用据估计超过 6.8 亿美元[20]。获得资助这一额外任务可通过麻疹监测数据与宣传工作相结合而得到部分改善,这些监测数据通常并未得到充分利用。对于特别关注结果指标而不是过程指标的捐赠者,显示监

测的质量就可以让他们吃下定心丸。

## 未来展望

　　有人认为控制策略在很大的地理区域内已证明获得成功后才能继续开展全球消灭工作。同样，也有人认为，麻疹监测在这些区域的实施也必须获得成功。在美洲，有效的麻疹消灭策略已变得实用而且获得成功，而且在大多数资源有限的国家，包括非洲大多数国家，也开始使用类似的策略。随着麻疹消灭工作的进展，还需要更多的创新。麻疹控制和消灭的挑战是既要避免处于持续性残局，即在最后几个地区需要长期的努力，又要建立管理系统。在筹集资金、维持卫生工作人员与政府的利益和决定如何进行消灭麻疹的收尾工作将是严重的挑战[21]。能否消灭麻疹还没有得到证实，但是如果已经达到，只有通过监测才可能给予证明。因此，我们投入足够的资源，制订麻疹监测质量最好和最方便的计划是非常必要的。

（杨晓霞　陈廷瑞 译，周祖木 校）

## 参考文献

1 Centers for Disease Control and Prevention. Recommendations of the International Task Force for Disease Eradication. *MMWR Morb Mortal Wkly Rep* 1993;42: 1–25.

2 Anonymous. Monitoring progress towards measles elimination. *Wkly Epidemiol Rec* 2010;85:490–5.

3 Centers for Disease Control and Prevention. *Measles (Rubeola) 2009 Case Definition.* Atlanta, GA: CDC, 2009. Available at: http://www.cdc.gov/ncphi/disss/nndss/casedef/measles_2009.htm. Accessed September 24, 2011.

4 Harpaz, R. Completeness of measles case reporting: review of estimates for the United States. *J Infect Dis* 2004;189(Suppl. 1):S185–90.

5 World Health Assembly. *Executive Summary: Resolution of the 42nd World Health Assembly.* Resolution WHA 42.32. Geneva, Switzerland: World Health Organization, 1989.

6 Centers for Disease Control and Prevention. Notice to readers: recommendations from meeting on strategies for improving global measles control. *MMWR Morb Mortal Wkly Rep* 2000;49:1116–18.

7 Pan American Health Organization. *Measles Elimination: Field Guide,* 2nd edn. Washington, DC: PAHO, 2005.

8 Anonymous. Recommendations for the monitoring of measles eradication in the American region. *Epidemiol Bull* 2003;24:6–10.

9 World Health Organization, Department of Vaccines and Biologicals, Vaccine Assessment and Monitoring Team. *WHO-Recommended Surveillance Standard of Measles Citation.* Geneva, Switzerland: WHO, 2003: 64–8.

10 World Health Organization, Department of Vaccines and Biologicals, Vaccine Assessment and Monitoring Team. *Module on Best Practices for Measles Surveillance.* Geneva, Switzerland: WHO, 2002.

11 Pan American Health Organization. *Suspected Measles Case Investigation Form.* Washington, DC: PAHO, 2007. Available at: http://new.paho.org/hq/index.php?option=com_content&task=view&id=2317&Itemid=735. Accessed September 24, 2012.

12 De Serres G, Gay NJ, Farrington CP. Epidemiology of transmissible diseases after elimination. *Am J Epidemiol* 2000;151:1039–48.

13 de Quadros CA, Olive JM, Hersh BS, *et al.* Measles elimination in the Americas: evolving strategies. *JAMA* 1996;275:224–9.

14 World Health Organization Regional Office for Africa. *Measles Bulletin: Case-Based Surveillance Feedback Tables.* Brazzaville, Congo: WHO, 2009. Available at: http://www.afro.who.int/index.php?itemid=2570. Accessed 25 September 2012.

15 Centers for Disease Control and Prevention. Progress in global measles control and mortality reduction, 2000–2007. *MMWR Morb Mortal Wkly Rep* 2008;57:1303–6.

16 John TJ, Choudhury P. Accelerating measles control in India: opportunity and obligation to act now. *Indian Pediatr* 2009;46:939–43.

17 Heymann DL. Control, elimination, eradication and re-emergence of infectious diseases: getting the message right. *Bull World Health Organ* 2006;84: 82.

18 Ferrari MJ, Grais RF, Bharti N, *et al.* The dynamics of measles in sub-Saharan Africa. *Nature* 2008;451:679–84.

19 Kamadjeu R. Tracking the polio virus down the Congo River: a case study on the use of Google Earth™ in public health planning and mapping. *Int J Health Geogr* 2009;8:4. Available at: http://www.ijhealthgeographics.com/. Accessed September 24, 2012.

20 Masresha B. Measles pre-elimination and the programmatic feasibility of measles elimination in the African Region. Proceedings of the PAHO Global Technical Consultation to Assess the Feasibility of Measles Eradication, Washington, DC, July 28–30, 2010.

21 Pan American Health Organization. 2009 AFP rate reaches lowest level in 10 years. *PAHO Immunization Newsletter* 2010;32:6–7.

# 4

# 第4章　传染病监测和国际卫生条例

Bruce J. Plotkin[1] & Maxwell C. Hardiman[1]

[1] 瑞士日内瓦,世界卫生组织全球能力、预警和响应部,法规和程序司
Regulations and Procedures, Department of Global Capacities, Alert and Response, World
Health Organization, Geneva, Switzerland

## 背景

40多年来,世界卫生组织(WHO)的《国际卫生条例》已成为应对国际传染病传播风险的主要的且具有法律约束力的全球性协议。然而,在2007年前,《国际卫生条例》相当局限,主要涉及少数传染病[1]。为了解决这个问题及其他缺点,1995年世界卫生大会(WHA)启动了为期10年的《国际卫生条例》的修订程序,除了扩大其适用范围外,还要在政策和技术方面跟上步伐,以应对日益增长的全球化贸易运动、交通运输和旅行等相关的公共卫生挑战。2005年5月23日世界卫生大会正式通过了《国际卫生条例(2005年)》修订版[2]。2007年6月15日新版的《国际卫生条例(2005年)》对全球世界卫生组织成员国开始生效(有两个国家由于涉及《国际卫生条例》保留权利程序而在数周后才开始生效)[3]。目前,《国际卫生条例(2005年)》共有195个缔约国,即由193个世界卫生组织成员国、罗马教廷和列支敦士登组成,可有效地覆盖全球[3]。

旧版的《国际卫生条例》中就监测而言,通过的《国际卫生条例(2005年)》对其条款进行了全面的修订和替换,为《国际卫生条例》缔约国和世界卫生组织提供广泛的新的授权和义务。例如,缔约国要向世界卫生组织强制报告和确认重要的公共卫生事件,其覆盖范围已扩大到包括任何可能构成国际关注的突发公共卫生事件(以及报告的某些其

他公共卫生风险)——无论是来自生物性、化学性还是放射性核素。条例第二条新的"目的和范围"是整个条例的基础,《国际卫生条例(2005年)》提出"是以针对公共卫生风险,同时又避免对国际交通和贸易造成不必要干扰的适当方式,预防、抵御和控制疾病的国际传播,并提供公共卫生应对措施。"

自从《国际卫生条例(2005年)》生效和本书第一版公布后的几年里,这些权利和义务的执行已得到广泛地落实,包括在2009—2010年流感大流行和《国际卫生条例(2005年)》主要功能的外审,详见下述[4,5]。

## 世界卫生组织与《国际卫生条例》简史

《国际卫生条例》是从努力应对国际流行病传播面临的威胁演变而来。例如,检疫程序的使用至少可追溯到中世纪。最近的国际卫生协议来自可追溯到19世纪后半叶的《国际公约》和成立于20世纪上半叶的公共卫生机构[6]。这些国际协议和机构(如泛美卫生局、国际公共卫生局[7]和国家卫生组织联盟[8])建立和协调包括有限的报告义务和某些传染病监测的相关功能[9]。

### 世界卫生组织(WHO)

世界卫生组织成立于第二次世界大战之后,旨在统一和加强全球范围的公共卫生工作。世界卫生组织宪章在1946年国际卫生会议上获得通过,并于1948年4月7日正式

生效,从而成功地建立了新的组织[10]。

尽管宪章包含一系列的全球和个人健康的基本条款,其中有些条款是强调世界卫生组织在监测相关行动中的广泛授权。宪章第二条规定,这些功能包括充当"对国际卫生工作指导和协调的授权";协助政府"加强卫生服务";提供"技术援助和紧急情况下的必要援助";建立行政和技术服务机构,如流行病学和统计学服务机构;采取行动"根除流行病、地方性流行病及其他疾病";提出有关国际健康问题的建议;以及提出与《国际卫生条例(2005年)》特别相关的公约、协定和法规。世界卫生组织《宪章》特别授权世界卫生大会采用《国际卫生条例》等法规,并且以罕有条款授权:法规一旦通过,就对世界卫生组织所有成员国有约束作用,除非这些会员国在限定时间内采取断然措施(affirmative steps)决定退出。

## 《国际卫生条例(International Sanitary Regulations)(1951年)》和《国际卫生条例(International Health Regulations)(1969年)》

1951年,第4届世界卫生大会通过了《国际卫生条例》(ISR),这是首个世界卫生组织全球协议。1969年国际卫生条例(IHR)取代了之前的国际卫生条例(ISR),直到2007年以前,国际卫生条例(IHR)主要关注世界卫生组织成员国向世界卫生组织报告一些"应检疫的"人类疾病和相关信息,并有采取公共卫生应对措施的义务;到1981年,这些疾病包括霍乱、鼠疫、黄热病[1](表4.1)。对国际港口、机场以及国际海上和空中旅行也有某些卫生规定,以及数量有限的更加概括性的条款。

表4.1 《国际卫生条例》时间表

| 年份 | 事 件 |
|---|---|
| 1951 | 最初采用国际卫生条例(International Sanitary Regulations,ISR) |
| 1969 | 对《国际卫生条例(ISR)》进行修订,并更名为《国际卫生条例》(International Health Regulations,IHR)(1973年修订版和1981年修订版) |
| 1995 | 世界卫生大会(WHA)正式决定修订和更新《国际卫生条例(IHR)》(WHA48.7) |
| 2003 | 世界卫生大会建立政府间工作组,为修订《国际卫生条例》作准备,并授权世界卫生组织积极应对严重急性呼吸综合征(WHA56.28和56.29) |
| 2004 | 11月:国际卫生条例修订全球性谈判第一次政府间工作组会议 |
| 2005 | 2月/5月:国际卫生条例修订谈判第二次政府间工作组会议<br>5月:世界卫生大会通过《国际卫生条例(2005年)》(WHA58.3) |
| 2006 | 5月:世界卫生大会敦促成员国对禽流感和大流行流感在《国际卫生条例(2005年)》生效前要自愿遵守(WHA59.2)<br>12月15日:为成员国拒绝或保留(有限的例外)通过《国际卫生条例(2005年)》的最后期限(没有任何成员国拒绝国际卫生条例,只有2个国家提交保留意见)[3] |
| 2007 | 6月15日:《国际卫生条例(2005年)》在全球生效 |
| 2009 | 4月25日:世界卫生组织总干事首次发布声明甲型H1N1大流行流感(2009年)为《国际卫生条例(2005年)》规定的国际关注的突发公共卫生事件<br>6月15日:缔约国满足《国际卫生条例(2005年)》最低核心公共卫生能力要求的国家机构和资源能力评估的主要截止日期;所需行动的计划 |
| 2010 | 8月10日:总干事宣布国际关注的突发公共卫生事件终止 |
| 2012 | 缔约国实现核心能力的初始期限,可以推迟到2014/2016年 |

## 《国际卫生条例》的修订

正如世界卫生组织总干事所论述[11]：自从 1951 年以来，世界已经发生了巨大的变化，当时世界卫生组织发布了第一套具有法律约束力的条例，旨在预防疾病的国际性传播……重点仅关注 6 种"应检疫的"疾病，包括霍乱、鼠疫、回归热、天花、斑疹伤寒和黄热病……人们通过船只进行国际旅行，新闻通过电报传送。此后，人类居住在地球的方式发生了翻天覆地的变化。

### 以往《国际卫生条例》有关监测的弱点

如果紧急疾病事件监测报告系统只关注少数疾病，其价值是有限的。另外，即使是这三种疾病的常规报告往往也是不完整的，存在迟报或甚至漏报现象。《国际卫生条例（1969 年）》更大的缺陷是他们未认识到对 WHO 使用来自非政府官方报告的公共卫生事件信息的授权，缺乏世界卫生组织以及国家间就有关公共卫生事件和激励性支持承诺的具体合作机制，以及《国际卫生条例》的法律约束性将被忽视的趋势[12,13]。

### 正在变化的世界：新发与再发的疾病

由于注意到"传染病与病原体本身、与物理和社会环境的改变而更易于传播、与诊疗能力相关，其对公共卫生造成的威胁在持续变化"，所以早在 1995 年，世界卫生大会就要求总干事采取措施着手《国际卫生条例》的修订[14]。在那之前，全球化的人口和商业活动过程中，世界各地出现新发和再发传染病已不再是新鲜的事，微生物病原体以比疾病潜伏期更快的速度从一个国家传播到另一个国家，也变得习以为常[15]。

### 国际旅游与商贸

现代世界的国际旅游程度会继续呈现一个前所未有的国际疾病传播的机会。联合国世界旅游组织指出，长期以来国际旅游人数大幅增长，从 1950 年报告的 2500 万人次增长到 2010 年的 9.4 亿人次，2011 年预期增长 4% ~ 5%。在新兴区域增长迅猛：新兴国家和发展中国家的国际旅游人数比例从 1990 年的 32% 猛增到 2010 年的 47%[16]。

全球商品贸易与各种潜在的食源性疾病或其他商品导致的疾病，如从与水果或蔬菜相关的某些肠道疾病到感染牛海绵状脑病的牛所携带的变异型克-雅病（Creutzfeldt-Jakob disease）病原体，有类似的联系。2009 年食品国际出口额达到 9870 亿美元[17]。一旦急性传染病进入国际贸易网络时，它们的传播会扩大，就像它们对人类和经济的潜在影响会扩大一样[18]。

### 耐药性，环境改变和国内冲突

疾病耐药株的出现和传播是控制和遏制全球重大传染病的主要挑战。根据《国际卫生条例（2005 年）》的要求，在评估某一公共卫生事件是否为"可能构成国际关注的突发公共卫生事件"以及是否向世界卫生组织报告时，抗生素耐药性是考虑的重要因素之一。

与新发和再发过程相关的其他因素包括人类对自然环境的严重侵害，栖息地变化导致病媒孳生地改变、生物多样性减少，特定牲畜和家禽的生产加工方法，以及传染病病原体造成的环境污染[19]。纵观历史，战争、自然灾害及其他动乱也可持续破坏公共卫生基础设施，导致居住在卫生条件恶劣的人群大规模迁移，他们经过短途和长途跋涉，在新的地区或在新的人群中导致疾病的发生和传播。

### 自然、意外和故意引发的事件

2001 年美国"9.11"事件后发生了炭疽的故意传播事件，提示传染病构成的威胁是一个新的重要方向。新发传染病的出现引起了严重关注，因为流行病对现代社会的社会和经济会造成负面影响,包括对国家安全也可构成潜力威胁。生物恐怖主义的现实存在把传染病威胁直接引向了安全与防务界的关注焦点,他们会对通常由公共卫生专业人员处理的问题(如潜伏期、疫苗生产能力和遏制疾病国际传播的国际性措施)更感兴趣。

在此背景下,2002年世界卫生大会通过一项决议,明确承认世界卫生组织主要针对"由生物和化学制剂及核放射材料引起的事件所产生的可能公共卫生后果,不管其特征是自然发生、意外释放,还是故意行为导致"[20]。结合这种广泛的关注,经授权为保护公众健康预防疾病的国际传播,《国际卫生条例(2005年)》有可能解决健康相关的、可能被认为对国家安全有威胁的国际公共卫生风险问题[11]。

## 严重急性呼吸综合征(SARS)及全球应对

对世界卫生组织和国际卫生条例修订的另一个关键进展是严重急性呼吸综合征(SARS)的经验,包括世界卫生组织在控制和遏制该病所做的努力以及在监测中起了重要作用[21]。公共卫生事件引起严重经济和政治后果等相关经验,为2004年晚些时候启动正式的《国际卫生条例》修订谈判提供了重要动力[22]。

### 谈判进程

世界卫生大会通过56.28号决议后,开始启动《国际卫生条例》正式谈判进程计划,并成立一个对世界卫生组织所有成员国开放的政府间工作小组,"审查和建议《国际卫生条例》修订草案,由世界卫生大会根据世界卫生组织《宪章》第21条之规定进行考虑"[22]。世界卫生大会有关SARS的56.29号决议也于当日通过,成员国特别要求总干事"在修订《国际卫生条例》时要考虑SARS响应期间获得的证据、经验、知识和教训"[21]。

在谈判之前或在谈判过程中形成了一些国际卫生条例(1969年)的建议修订稿草案;这些草案,连同成员国和其他部门提交的许多评论以及其他有关修订的文件,都可从世界卫生组织网站获得[23~25]。2004年11月举行第一次政府间工作组会议,有155个注册成员国代表参加;2005年2月和5月举行第二次会议。根据世界卫生大会的要求,总干事要确保资源有限国家参加的优先权。经过紧锣密鼓的谈判,5月14日上午4时20分达成《国际卫生条例》修订稿草案协议。世界卫生大会在9天后通过了《国际卫生条例(2005年)》。

## 《国际卫生条例(2005年)》的实施,大流行及回顾:2007—2011年

《国际卫生条例(2005年)》生效后的5年间,几乎已在所有国家得到实施,从而开展了许多相关疾病、公共卫生事件和风险等所需的公共卫生监测和能力建设。2009年甲型H1N1流感大流行作为真正的全球紧急事件对《国际卫生条例》的这些功能进行了首次重大考验,并且是《国际卫生条例(2005年)》应对"国际关注的突发公共卫生事件"具体应对机制的首次实施,此等事件由世界卫生组织总干事确定并在世界卫生组织网站上有详细描述。

2010年初,由独立的国际专家组成的官方审查委员会根据《国际卫生条例(2005年)》要求召开了会议,完成了对全球应对甲型H1N1流感大流行以及《国际卫生条例(2005年)》功能的详细评估。此次会议强调了《国际卫生条例》在大流行和许多其他公共卫生风险背景下的运行和相关功能,其详细情况请参阅世界卫生组织网站[4],包括审查委员会有关《国际卫生条例(2005年)》运行和2009年甲型H1N1流感大流行的详细报告(审查委员会报告)[5]。为了向世界卫

生大会报告《国际卫生条例(2005年)》生效后5年内的运行审查情况,根据总干事的要求进行了长达一年的审查工作[2,4,5]。

由于篇幅有限不能对这段期间产生的所有成果作详细讨论,但与《国际卫生条例(2005年)》具体功能相关的一些传染病监测关键问题简要描述如下,详细内容可参阅审查委员会报告及世界卫生组织网站。

## 《国际卫生条例(2005年)》中的监测相关条款

### 世界卫生组织事件处置和监测概述

《国际卫生条例(2005)》有几项条款规定,缔约国有向世界卫生组织报告某些潜在的国际公共卫生事件或风险的义务,也就是说世界卫生组织有权进行全球公共卫生监测,并要求已侦查到但并没有作为《国际卫生条例(2005)》主题事件报告的缔约国进行确认。这些关键条款的每一条将在下面逐条描述,并在整个世界卫生组织事件的处理流程背景下加以考虑。如图4.1所示,《国际卫生条例(2005)》规定有关缔约国官方报告的和非官方渠道报告的所谓暴发或其他事件信息,需经过公共卫生事件风险评估以确定可能需要采取管理风险的其他措施,包括援助、公共卫生应对或事件信息的发布等。非官方报告需要初步筛选和请求验证,必要时需进行随访。

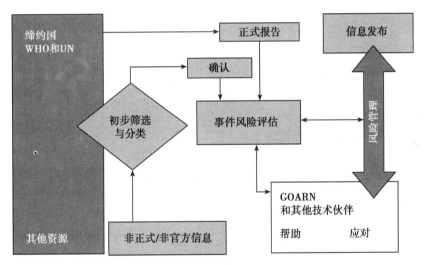

**图4.1**　事件管理流程图。GOARN:全球疫情警报和反应网络;UN:联合国;WHO:世界卫生组织

这个过程的关键支持是由世界卫生组织建立的事件管理系统(EMS),旨在管理由开展监测和其他活动获得的与事件相关的数据。把事件信息录入事件管理系统,然后供事件评估与决策时使用。目前所有世界卫生组织区域办事处和世界卫生组织总部各相关部门以及越来越多的国家办事处使用该系统[5]。例如,2010年10月1日至2011年2月9日期间,有137起事件(包括许多危害/综合征/疾病等事件)被录入事件管理系统并对其进行追踪[26],如表4.2。

另一个关键因素是全球疫情预警和应对网络(GOARN),该网络是与现有机构和网络进行技术合作的结果。其合作者联合人力和技术资源来对国际性重要暴发疫情进行快速识别、确认和应对,如图4.1[27]。

表4.2 WHO事件管理系统选定事件（2010年1月至2011年9月）

| WHO区域 | 事件 |
| --- | --- |
| 非洲 | 急性神经系统综合征(食品安全相关)、霍乱、克里米亚-刚果出血热、流行性感冒、细菌性脑膜炎、猴痘、鼠疫、脊髓灰质炎、裂谷热和黄热病 |
| 美洲 | 急性神经系统综合征、急性胃肠综合征、急性呼吸综合征、急性肝炎、霍乱、登革热、流行性感冒、军团菌病、钩端螺旋体病、疟疾、麻疹、水痘、白喉、人类狂犬病、疑似天花、化学事件、食品安全事件、灾害(洪水、飓风) |
| 东南亚 | 急性呼吸系统综合征、急性出血热综合征、克里米亚-刚果出血热、白喉、流感、军团菌病 |
| 欧洲 | 化学事件、食品安全事件、地震、登革热、西尼罗热、脊髓灰质炎、麻疹、疟疾、急性肝炎、隐孢子虫病、流感 |
| 东地中海 | 急性神经系统综合征和疟疾 |
| 西太平洋 | 基孔肯亚热、霍乱和流感 |

## 国际卫生条例国家归口单位和世界卫生组织国际卫生条例联络点

《国际卫生条例(2005年)》重要的程序性和制度性创新是第4条(以及其他条款)提出的需求,即包括缔约国的报告和其他报告在内的事件紧急沟通及执行情况要通过设在每个缔约国的国际卫生条例国家归口单位报告给世界卫生组织。国际卫生条例国家归口单位的强制性功能包括在任何时候(每周7天,每天24小时全天候)可以与相应的世界卫生组织国际卫生条例联络点(在6个WHO区域办事处的每个地方均有设立)保持紧急沟通;国际卫生条例国家归口单位也需要建立与国内所有相关部门的沟通渠道,便于获取或共享事件和其他执行情况的信息(图4.2)。除了与世界卫生组织沟通外,国际卫生条例国家归口单位还要加强缔约国之间的沟通。

要为缔约国提供有关国际卫生条例国家归口单位建立与运作的广泛指导,包括世界卫生组织网站建设[28],国际卫生条例

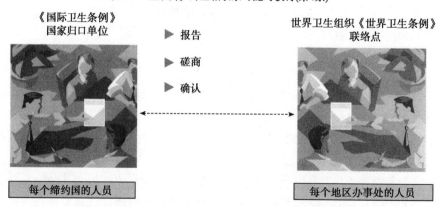

《国际卫生条例》沟通
对《国际卫生条例》的互相联系可随时获得(第4条)

《国际卫生条例》
国家归口单位　　　　　　　　　　　世界卫生组织《世界卫生条例》联络点

▶ 报告
▶ 磋商
▶ 确认

每个缔约国的人员　　　　　　　　　　每个地区办事处的人员

图4.2 《国际卫生条例(2005)》要求国家归口单位可随时与世界卫生组织沟通

国家归口单位法律基础建设[29]以及在线培训和研讨会等。所有缔约国(除1个外)建立了国际卫生条例国家归口单位,并且大多数是设置于卫生部门(通常是卫生部)内[26]。

国际卫生条例审查委员会在审查《国际卫生条例(2005年)》的功能时,建议要求建立国际卫生条例国家归口单位的条款,并经大量分析后指出[5],国际卫生条例国家归口单位的全球网络代表着《国际卫生条例》的早期成功。在区域办事处层面,国际卫生条例国家归口单位与世界卫生组织国际卫生条例联络点一起构建起一个优秀的全球通信系统。在甲型H1N1流感大流行期间,国际卫生条例国家归口单位网络首次在全球范围内启动,虽然不尽完美,但仍是一个有效的、强大的与成员国交流的方式。世界卫生组织几乎与所有国家的国际卫生条例国家归口单位一起建立了可迅速到达政府相应层面的清晰和有效的渠道。

同时,委员会指出有些国家的国际卫生条例国家归口单位缺乏向世界卫生组织及时报告突发公共卫生事件的权力,以及需要额外资源和支持的授权。因此,委员会建议"国际卫生条例国家归口单位应该拥有与其政府所有层级沟通的权力、资源、程序、知识和培训,并且必要时能代表其政府。"同时也建议更新国际卫生条例国家归口单位的功能与运行指南[5]。

国际卫生条例国家归口单位也是国家机构,管理缔约国访问机密的受密码保护的世界卫生组织事件信息网站,该网站负责发布有关正在发生的国际关注的突发公共卫生事件信息,以及缔约国和选定国际组织的其他信息。截至2011年中期,大约94%的缔约国创建了访问网站的账户,世界卫生组织通过该网站发布了200多起事件及信息更新[26]。在甲型H1N1流感大流行期间这种机制作为紧急信息的沟通手段尤其重要,发布了500多条大流行相关事件公告。为促进国际卫生条例国家归口单位间的沟通,除了所有世界卫生组织国际卫生条例联络点的联络信息外,所有国际卫生条例国家归口单位的通信地址和电话号码等联系信息也在这个网站发布。

国际卫生条例国家归口单位的功能和运行是国际卫生条例审查委员会报告的一个重要主题,并已作为具体研究的项目。有关报告的内容和相关功能将在下文进行专门讨论。

## 《国际卫生条例(2005)》关键术语:疾病与事件

与《国际卫生条例(2005)》许多其他条款一样,预警和应对义务的主要构件是术语"疾病"和"事件"。《国际卫生条例(2005)》中的疾病相关范围是非常广泛的,包括可能病原体或传播方式不明的潜在严重事件(详见《国际卫生条例(2005)》第1条;表4.3)。如上所述,也包括所有可能源于某一蓄意或故意行为的事件或可能涉及化学性、放射性核素或传染病病原体的事件[5,11]。

表 4.3　国际卫生条例(2005)中与监测相关的关键条款

| 关键条款 | 详细内容 |
| --- | --- |
| 定义 | 疾病:"对人类构成或可能构成严重危害的任何症状或医疗状况,无论其病因和来源如何"<br>事件:"发生疾病或可能发生疾病的情况"<br>监测:"出于公共卫生目的,系统地连续收集、核对和分析数据以及在必要时及时传播公共卫生信息,以供评估和采取公共卫生应对措施" |

| 关键条款 | 详细内容 |
| --- | --- |
| 缔约国义务 | 开发和维护领土内公共卫生的监测和应对的核心能力<br>下列情况应向世界卫生组织通报：①使用国际卫生条例（2005）附件2决策文件和其他指南来评估所有可能构成国际关注的突发公共卫生事件；②4种疾病的所有病例：天花、野生脊髓灰质炎病毒引起的脊髓灰质炎、新型病毒造成的人类流感和SARS<br>在本领土外通过进口/出口的人间病例、携带感染或污染的媒介和被污染的物品确认有可能引起疾病国际传播的公共卫生风险证据应报告世界卫生组织<br>对要求世界卫生组织验证的公共卫生信息的响应 |
| 世界卫生组织的授权 | 收集和评估可能导致国际疾病传播和可能影响国际交通的潜在事件信息<br>寻求来自缔约国的可能构成国际关注的突发公共卫生事件的验证<br>就有关通知、其他报告、磋商、验证和相关活动与缔约国合作<br>支持监测和应对能力的国家能力建设 |

## 世界卫生组织的作用：监测、缔约国对事件报告的应对、非官方资源的利用和确认

根据《国际卫生条例（2005）》的规定，世界卫生组织是对具有潜在国际影响事件的全球监测中心（图4.1）。世界卫生组织的基本监测职责是"通过其监测活动收集有关事件的信息，并评估事件造成疾病国际传播和国际交通干扰的可能性"（详见第5.4条款）。除了接收和评估缔约国的通知、报告并与其磋商外，《国际卫生条例（2005）》明确地要求世界卫生组织对从非官方资源或报告（如新闻媒体，电子邮件列表或网络，非政府组织）收集的可能构成国际关注的突发公共卫生事件信息，寻求缔约国的确认。反过来，缔约国必须在24小时内对世界卫生组织提出的要求做出初步的答复或确认，并提供相关事件状态的现有公共卫生信息（详见第9.1和第10条款）；他们还必须提供评估此事件所需的详细信息（如病例定义、实验室结果、病例数与死亡数）。虽然不在本章节关于传染病监测的范畴之内，但世界卫生组织仍承担了《国际卫生条例（2005）》所规定的许多其他责任，包括公共卫生应对、相

关的支持和协调活动，以及程序性和制度性功能。

## 缔约国的作用：通知，咨询，输入和输出病例的报告

### 向世界卫生组织报告

#### 可能构成国际关注的突发公共卫生事件

缔约国出于监测目的最关键的义务是按照《国际卫生条例（2005）》的规定报告事件。根据《国际卫生条例（2005）》的规定，缔约国的主要报告义务是第6条的强制性责任，即根据附件2的决定工具（decision instrument）和标准评估对发生在其领土内的"事件"进行评估，然后在24小时内将所有这些"可能构成国际关注的突发公共卫生事件"向世界卫生组织报告。对于缔约国的报告，"可能构成国际关注的突发公共卫生事件"可根据决定工具和附件2（详见附件4.1）的4个标准并与讨论中的事件特定内容结合起来给予有效的定义，这4个标准为：是否有严重的公共卫生影响；是否为不寻常的或意料之外的；是否存在国际传播的风险；对国际交通限制

的风险。如果当事国应用决定工具,显示其境内的某个事件完全符合所列 4 个标准中的 2 个,则这一事件被认为是一起"可能构成"国际性突发事件,成员国必须通过国际卫生条例国家归口单位进行报告。除了这些标准之外,还有 11 个问题和需要进一步表明事实背景的例子来指导决定工具的使用。决定工具符合《国际卫生条例(2005)》广泛的、非特异的范围要求,因此成员国的报告并不需要某事件与某种特定疾病,或某种因子(如生物的、化学的或放射性核素的),或甚至已知的致病因子有关联,也不排除该事件的性质是否为意外的,自然的或故意的。

### 涉及某些疾病并且必须根据决定工具和附件 2 进行分析以确定报告的事件

虽然决定工具和附件 2 要求在缔约国领土内的事件通常按要求进行评估,但《国际卫生条例(2005)》还专门提供了许多特定疾病相关事件,这些事件"已表明能导致严重公共卫生影响并迅速在国际扩散",故必须利用决定工具进行分析(但只有满足上述相同要求时才报告)。这些疾病包括霍乱、肺鼠疫、黄热病、病毒性出血热、西尼罗热和特殊国家或地区关注的其他疾病(如登革热、裂谷热和脑膜炎球菌性疾病)。

### 必须报告的疾病

最后,《国际卫生条例(2005)》确定 4 种疾病(天花、野生型脊髓灰质炎病毒引起的脊髓灰质炎、新亚型引起的人类流感和 SARS)是"不寻常的或意外的,并且可能有严重公共卫生影响",因此总是将其作为可能构成国际关注的突发公共卫生事件的情况。因此,不管具体情况如何,如果这些疾病中仅发生 1 例患者,也必须向世界卫生组织报告。这些疾病中每种疾病的病例定义可从世界卫生组织网站获得,但这只是出于国际卫生条例的报告目的。

## 《国际卫生条例(2005)》相关报告(和监测)的部分进展

在发生诸如甲型 H1N1 流感大流行(由总干事根据《国际卫生条例(2005)》第 12、48、49 条正式确定为国际关注的突发公共卫生事件)等全球突发事件时,世界卫生组织的中心性协调变得更为突出。此授权包括要求总干事必须发布国际卫生条例官方关于采取适当措施的临时建议,建议所有国家对国际紧急事件采取应对措施。例如,在甲型 H1N1 流感大流行期间,总干事一直建议,所有缔约国应该"加强(或后来改为维持)对流感样疾病和严重肺炎的不寻常暴发进行监测"[5]。更广泛地说,随着大流行的进展,世界卫生组织需对国家大流行相关监测指南、有关国际卫生条例的通知以及向世界卫生组织的报告进行更新和修订[5,30~34]。

缔约国应持续报告《国际卫生条例(2005)》所涵盖的多种疾病所引起的事件,除甲型 H1N1 流感大流行外的另一个重要例子是野生型脊髓灰质炎病毒所引起的脊髓灰质炎。国际卫生条例要求报告所有病例是消灭疾病工作的重要组成部分。在脊髓灰质炎消灭后的一段时间,为了迅速发现任何潜在的再次输入或再发并采取相应的应对措施,《国际卫生条例(2005)》的要求特别重要[26]。关于报告所有天花病例也同样重要,这种疾病在 20 世纪 80 年代早期被消灭。

对缔约国进行事件评估和报告程序的支持是世界卫生组织在各个层面的主要中心工作。除项目培训外,还对生物、化学、放射性核素和动物源性疾病等 16 种需要报告的场景进行演示,对广大公众进行指导[35,36]。

在《国际卫生条例(2005)》及其通过的相关决议中[2],成员国还要在《国际卫生条例(2005)》生效后单独对附件 2 和决定工具的运行情况进行评估。就如《国际卫生条例》审查委员会报告所讨论的一样[5],渥太华大学的一项研究试图确认附件2中的国际卫生条例国家归口单位的认知水平,工具的实际应用,使用该工具所开展的活动以及它的感知有用性和用户友好性等。瑞士日内瓦大学医院进行了第二项研究,以探讨《国际卫生条例(2005)》评估和报告方法的信度和效度。作为研究结果的一个示例,总的说来该研究发现"使用《国际卫生条例》附件2的报告评估方法具有高度的敏感性,但只有中等的特异性,这与决定工具的预期目的相一致"(这是根据审查委员会报告中的总结资料[5]。这项研究还认为,可通过扩大现有的指导,提供更具体的普通事件评估标准和更清晰的关键术语(如"国际传播的重大风险")定义,来提高报告评估的信度和效度。

# 向 WHO 报告的其他事项

## 在意外或不寻常公共卫生事件期间的信息共享

如同本章节第一版中的详细讨论一样,第7条规定"缔约国如果有证据表明在其领土内存在可能构成国际关注的突发公共卫生事件的意外或不寻常的公共卫生事件,不论其起源如何,应向世界卫生组织提供所有相关的公共卫生信息。在此情况下,第6条的规定应充分适用。"

## 咨询

作为报告义务的补充,第8条规定缔约国在其领土内发生的但根据第6条要求显然不需报告的事件可"告知世界卫生组织"并就所采取的相应卫生措施咨询世界卫生组织。该条款重点关注"特别是现有的信息不足以填写决定工具的事件。"

## 外来公共卫生风险的报告:输入或输出的病例、病媒和物品

除对其领土内事件报告外,根据条款

9.2规定缔约国有义务"在可行的情况下,缔约国应该在获得本国领土外确认发生有可能引起疾病国际传播的公共卫生风险证据后,如出现以下输出或输入时:人间病例,携带感染或污染的媒介,或受污染的物品,应在24小时内报告世界卫生组织。"

# 进一步监测的相关条款

## 信息的保密与传播

《国际卫生条例(2005)》中规定世界卫生组织的持续性重要功能是将公共卫生信息传播给缔约国,因缔约国需对国际公共卫生危险或事件进行应对,或采取措施以确保不在其领土内发生。例如,第11.1条引用了这个功能。同时,作为激励缔约国向世界卫生组织通知和报告事件的一部分,《国际卫生条例(2005)》第11条也规定,在某些情况下,第6条的信息通报、条款9.2的报告和第8条的咨询通常并不要求其他缔约国实行,但有一些重要例外,例如,有情况表明或证实可引起国际传播(或国际传播的严重风险)(详见第11.2条)。

在具体操作方面,WHO可通过疾病暴发新闻(在世界卫生组织网站)、专业网络(如世界卫生组织/世界粮农组织国际食品安全局网络)、缔约国可登录的受严格限制的世界卫生组织事件信息网站、选定的国际组织以及世界卫生组织总部及其区域办事处和国家办事处的官员等多种渠道,传播这些正在发生的可能引起国际关注的事件的关键信息。

目前,世界卫生组织正在审查事件信息网站;审查委员会建议世界卫生组织加强事件信息网站建设,使之成为"传播可靠的、最新的和易获得的国际流行病信息的权威资源","缔约国应该能够依赖这种资源……作为有关流行病学状况、风险评估、应对措施及其基本原理等信息的主要来源。"该委员会

指出,其他加强措施还可包括使用网络发布指南和信息给国际卫生条例国家归口单位(NFP),发布更多事件和传播事件相关信息,发布所有《国际卫生条例(2005)》的临时和长期建议,以及国家在某种情况下实施的卫生措施和其他信息[5]。个别国家也在使用网络系统进行监测活动。

### 核心监测能力的发展与维持

作为上述国际监测活动的主要基础,《国际卫生条例(2005)》的根本性创新是所有缔约国要强制开发和维护核心公共卫生监测(第 5.1 ~ 5.2 条)和应对能力(第 13.1 ~ 13.2 条),详见国际卫生条例的附件 1A。每

个缔约国通常必须在条例生效后 5 年内构建这些能力(如对所有缔约国来说,截止时间为 2012 年 6 月 15 日或稍迟),在某些情况下可选择两个 2 年延长期。在此期间,每个缔约国要在 2009 年年中以前对现有的监测和应对能力进行评估,并制订和实施行动计划以确保 2012 年前达到相关能力。

国际卫生条例附件 1A 从一个国家的社区、中层和国家层面,详细描述了国内与国际监测和应对的义务(表 4.4)。这些国际卫生条例能力需要覆盖化学和放射性核素风险以及诸如人畜共患病等跨部门的风险,因此扩大《国际卫生条例(2005)》的范围也是很重要的。

**表 4.4 所有缔约国监测相关核心能力要求**

4. 在当地社区层面和(或)基层公共卫生应对层面的能力要求:
 (a) 发现在本国领土的所有地区于特定时间和地点发生的超过预期水平的涉及疾病或死亡的事件
 (b) 立即向相应的卫生保健机构报告所掌握的一切重要信息。在社区层面,应该向当地社区卫生保健机构或合适的卫生人员报告……就本附件而言,重要信息包括:临床描述、实验室结果、风险的来源和类型、患病人数和死亡人数、影响疾病传播的条件和所采取的卫生措施
 (c) * * * *

5. 中层公共卫生应对能力要求:
 (a) 确认所报告事件的状况并支持或采取额外控制措施
 (b) 立即评估报告的事件,如发现情况紧急,则向国家级机构报告所有重要信息。就本附件而言,紧急事件的标准包括严重的公共卫生影响和(或)具有巨大传播潜力的不寻常或出乎预料的特性

6. 国家层面评估和通报的能力要求:
 (a) 在 48 小时内评估所有紧急事件的报告
 (b) 如评估结果表明,根据第六条第一款和附件 2 该事件属应通报事件,则通过《国际卫生条例》国家归口单位立即通报世界卫生组织,以及按第七条和第九条第二款的要求报告世界卫生组织

来源:《国际卫生条例(2005)》附件 1A(响应能力略)

所有国家,尤其是仍面临挑战的发展中国家和经济转型国家,已做了大量工作来构建这些能力。相关重点是一些工具的准备和改进,使这些国家能够评估和监控正在构建的这些能力,并向世界卫生组织报告相关信息[37]。经过分析后,向世界卫生大会报告这些资源的整合信息。目前,从世界卫生组织国际卫生条例网站可获得这些文件和相关文件的草案。总体而言,大约 68% 的缔约国报

告表明,他们已经评估了《国际卫生条例(2005)》实施的公共卫生核心能力,并且58% 的缔约国已制订国家计划来达到相关的国际卫生条例要求[26]。基于早期发给缔约国的调查问卷,有关监测相关核心能力构建的所选综合信息,如表 4.5。

在这种背景下,《国际卫生条例》审查委员会指出:"《国际卫生条例》促进许多国家加强公共卫生风险的监测、风险评估、应对能

表 4.5  所选的缔约国报告的与监测相关的核心公共卫生能力信息类别是根据世界卫生组织秘书处向世界卫生大会所作的报告[a]。国际卫生条例的国家能力监控过程包括八项能力构建，以及在入境口岸和其他相关危害（动物传染病、食品安全、化学性、放射性核素）的能力构建。这张表上的信息来自 2011 年缔约国提供给国际卫生条例的 148 份自我评估调查问卷表。分值用达到特定核心能力属性的数量占所有能力属性数量的百分比来表示。详细信息可参见世界卫生大会的报告[a]

| 国家能力领域 | 全球平均能力得分根据 148 份调查表的百分比来表示 |
| --- | --- |
| 立法、政策和财政 | 62% |
| 协作和与国家归口单位沟通 | 69% |
| 监测 | 75% |
| 人力资源 | 45% |
| 实验室 | 71% |
| 入境口岸 | 59% |

[a] World Health Organization. Implementation of the International Health Regulations (2005): Report by the Director-General. A64/9. Geneva, Switzerland: WHO, 2011. Available at: http://apps. who. int/gb/ebwha/pdf _files/WHA65/A65 _17-en. pdf and http://apps. who. int/gb/ebwha/pdf _files/WHA65/A65_17Corr1-en. pdf. Accessed December 18, 2012.

力和报告程序”，同时还指出：“《国际卫生条例(2005)》所要求的国家和地方核心能力尚未完全达到，现在离及时实现全球化为时尚早”[5]。据此，报告首次建议“加快实施《国际卫生条例》所要求的核心能力”，并特别指出：“世界卫生组织和缔约国应完善和更新实施《国际卫生条例》所要求的能力构建的策略，首先要关注截至 2012 年难于实现核心能力的那些国家”[5]。具体策略包括：动员有关组织为相关国家提供评估技术援助，制定投资《国际卫生条例(2005)》能力建设和相关资源动员的商业案例、专业资源共享（如实验室）以及国际卫生条例国家归口单位运行手册的更新[5]。

## 结论:《国际卫生条例（2005）》实施、经验与未来

缔约国和世界卫生组织一直根据《国际卫生条例（2005）》进行公共卫生监测，现已证明这是有效识别和确认潜在国际公共卫生关注的突发事件的关键因素。然而，《国际卫生条例（2005）》范围和要求的扩大，以及建立所需的公共卫生能力监测和其他相关功能的需求（如同《国际卫生条例》审查委员会所指出的一样），对世界卫生组织和缔约国仍是重大的挑战。

在 2009—2010 年甲型 H1N1 流感大流行的国际应对期间，国际卫生条例的重要性和持续相关性得到广泛认可。《国际卫生条例》审查委员会详细分析了这个事件，确认了《国际卫生条例（2005）》所发挥的作用和应对的成功与不足。在第 64 届世界卫生大会上，成员国欢迎该委员会的报告并形成决议支持其建议的执行[38]。

最后，《国际卫生条例（2005）》对全球卫生安全的贡献在很大程度上将取决于如何有效地促使所有会员国建立可靠和及时应对的监测系统，并且根据需要出具完整和及时的报告。

有效实施《国际卫生条例（2005）》的有利因素为：会员国和世界卫生组织的持续期望和决议可定期向世界卫生大会报告进展情况，持续地感知与禽流感和人流感相关的紧迫感，以及在保护其人群健康方面所有国家都相互依存已越来越成为无可争辩的共识。

（陈廷瑞 译，周祖木 校）

## 参考文献

1 World Health Organization. *International Health Regulations (1969)*, 3rd edn. Geneva, Switzerland: WHO, 1983.

2 World Health Assembly. *Revision of the International*

*Health Regulations*. WHA58.3. Geneva, Switzerland: WHA, 2005. Available at: http://www.who.int/csr/ihr/IHRWHA58_3-en.pdf. Accessed May 23, 2011.

3　World Health Organization. *International Health Regulations (IHR): States Parties to the International Health Regulations (2005)*. Geneva, Switzerland: WHO. Available at: http://www.who.int/ihr/legal_issues/states_parties/en/index.html. Accessed December 29, 2010.

4　World Health Organization. *International Health Regulations (IHR): External Review of Pandemic Response*. Available at: http://www.who.int/ihr/review_committee/en/index.html. Geneva, Switzerland: WHO. Accessed May 23, 2011.

5　World Health Assembly. *Implementation of the International Health Regulations (2005): Report of the Review Committee on the Functioning of the International Health Regulations (2005) in Relation to Pandemic (H1N1) 2009*. WHA64/10. Geneva, Switzerland: WHA, 2011. Available at: http://apps.who.int/gb/ebwha/pdf_files/WHA64/A64_10-en.pdf. Accessed May 23, 2011.

6　Burci GL, Vignes CH. *World Health Organization*. The Hague, The Netherlands: Kluwer Law International. 2004.

7　Office International d'Hygiène Publique. *Vingt-cinq Ans d'Activité de l'Office International d'Hygiène Publique, 1909–1933*. Paris, France: Office International d'Hygiène Publique, 1933. Available at: whqlibdoc.who.int/hist/chronicles/publique_hygiene_1909-1933.pdf. Accessed May 23, 2011.

8　Health Organization. *League of Nations: Health Organization*. Geneva, Switzerland: Health Organization, 1931.

9　Aginam O. International law and communicable diseases. *Bull World Health Organ* 2002;80: 946–51.

10　World Health Organization. Constitution of the World Health Organization, July 22, 1946. In: *Basic Documents*, 47th edn. Geneva, Switzerland: WHO, 2009: 1–18.

11　World Health Organization. *World Health Report 2007. A Safer Future: Global Public Health Security in the 21st Century*. Geneva, Switzerland: WHO, 2007.

12　Plotkin BJ, Kimball AM. Designing an international policy and legal framework for the control of emerging infectious diseases: first steps. *Emerging Infect Dis* 1997;3: 1–9.

13　World Health Organization. *Global Crises – Global Solutions: Managing Public Health Emergencies of International Concern Through the Revised International Health Regulations*. WHO/CDS/CSR/GAR/2002.4. Geneva, Switzerland: WHO, 2002. Available at: http://whqlibdoc.who.int/hq/2002/WHO_CDS_CSR_GAR_2002.4.pdf. Accessed May 23, 2011.

14　World Health Assembly. *Revision and Updating of the International Health Regulations*. WHA48.7. Geneva, Switzerland: WHA, 1995.

15　World Health Organization. *World Health Report 1996: Fighting Disease, Fostering Development*. Geneva, Switzerland: WHO, 1996.

16　World Tourism Organization. *Why Tourism?* Available at: http://unwto.org/en/content/why-tourism. Madrid, Spain: World Tourism Organization. Accessed May 23, 2011.

17　World Trade Organization. *International Trade Statistics 2010: Merchandise Trade by Product*. Geneva, Switzerland: WTO; 2010: Section 2.1, Table II.18. Available at: http://www.wto.org/english/res_e/statis_e/its2010_e/its10_merch_trade_product_e.pdf. Accessed May 23, 2011.

18　Kimball AM, Arima Y, Hodges JR. Trade related infections: farther, faster, quieter. *Global Health* 2005;1:3. Available at: http://www.globalizationandhealth.com/content/1/1/3. Accessed May 23, 2011.

19　Corvalan C, Hales S, McMichael A. Ecosystems and Human Well-being. Health Synthesis: a Report of the Millennium Ecosystem Assessment. Geneva, Switzerland: World Health Organization, 2005. Available at: http://www.who.int/globalchange/ecosystems/ecosys begin.pdf. Accessed May 23, 2011.

20　World Health Assembly. *Global Health Response to Natural Occurrence, Accidental Release or Deliberate Use of Biological and Chemical Agents or Radionuclear Material that Affect Health*. WHA55.16. Geneva, Switzerland: WHA, 2002.

21　World Health Assembly. *Severe Acute Respiratory Syndrome (SARS)*. WHA56.29. Geneva, Switzerland: WHA, 2003.

22　World Health Assembly. *Revision of the International Health Regulations*. WHA56.28. Geneva, Switzerland: WHA, 2003.

23　World Health Organization. *International Health Regulations: Working Paper for Regional Consultations*. Geneva, Switzerland: WHO, 2004. Available at: http://www.who.int/csr/resources/publications/IGWG_IHR_WP12_03-en.pdf. Accessed September 6, 2011.

24　World Health Organization. *Review and Approval of Proposed Amendments to the International Health Regulations: Draft Revision*. Geneva, Switzerland: WHO, 2004. Available at: http://www.who.int/gb/ghs/pdf/A_IHR_IGWG_3-en.pdf. Accessed May 23, 2011.

25　World Health Organization. *Review and Approval of Proposed Amendments to the International Health Regulations: Proposal by the Chair*. Geneva, Switzerland: WHO, 2005. Available at: http://www.who.int/gb/ghs/pdf/IHR_IGWG2_2-en.pdf. Accessed May 23, 2011.

26　World Health Organization. *Implementation of the International Health Regulations (2005): Report by the Director-General*. A64/9. Geneva, Switzerland: WHO, 2011. Available at: http://apps.who.int/gb/ebwha/pdf_files/WHA64/A64_9-en.pdf. Accessed May 28, 2011.

27　World Health Organization. *Global Alert and Response (GAR): Global Outbreak Alert and Response Network*. Geneva, Switzerland: WHO. Available at: http://www.who.int/csr/outbreaknetwork/en/τπ/. Accessed September 7, 2011.

28 World Health Organization. *International Health Regulations (IHR): The Designation or Establishment of National IHR Focal Points.* Geneva, Switzerland: WHO, 2007. Available at: http://www.who.int/ihr/legal_issues/nfp/en/index.html. Accessed May 25, 2011.

29 World Health Organization. *International Health Regulations (2005): Toolkit for Implementation in National Legislation: National IHR Focal Point.* Geneva, Switzerland: WHO, 2009. Available at: http://www.who.int/ihr/NFP_Toolkit.pdf. Accessed May 25, 2011.

30 World Health Organization. *Interim WHO Guidance for the Surveillance of Human Infection with Swine Influenza A(H1N1) Virus.* Geneva, Switzerland: WHO, 2009. Available at: http://www.who.int/csr/disease/swineflu/WHO_case_definitions.pdf. Accessed September 6, 2011.

31 World Health Organization. *Changes in Reporting Requirements for Pandemic (H1N1) 2009 Virus Infection.* 16 July 2009. Available at: http://www.who.int/csr/disease/swineflu/notes/h1n1_surveillance_20090710/en/index.html. Accessed September 6, 2011.

32 World Health Organization. Human Infection with Pandemic (H1N1) 2009 Virus: Updated Interim WHO Guidance on Global Surveillance. Geneva, Switzerland: WHO, 2009. Available at: http://www.who.int/csr/disease/swineflu/guidance/surveillance/WHO_case_definition_swine_flu_2009_04_29.pdf. Accessed September 6, 2011.

33 World Health Organization. *Surveillance Recommendations for Member States in the Post-pandemic Period.* Geneva, Switzerland: WHO, 2010. Available at: http://www.who.int/csr/resources/publications/swineflu/surveillance_post_pandemic_20100812/en/index.html. Accessed September 6, 2011.

34 World Health Organization. *Case Definitions for the Four Diseases Requiring Notification to WHO in All Circumstances Under the IHR (2005).* Geneva, Switzerland: WHO, 2008. Available at: http://www.who.int/ihr/survellance_response/case_definitions/en/index.html. Accessed May 25, 2011.

35 World Health Organization. *WHO Guidance for the Use of Annex 2 of the International Health Regulations (2005): Decision Instrument for the Assessment and Notification of Events that may Constitute a Public Health Emergency of International Concern.* WHO/HSE/IHR/2010.4. Geneva, Switzerland: WHO, 2010. Available at: http://www.who.int/ihr/revised_annex2_guidance.pdf. Accessed September 6, 2011.

36 World Health Organization. *IHR Training Site: Introduction to the Decision Instrument.* Geneva, Switzerland: WHO. Available at: https://extranet.who.int/ihr/training. Accessed September 6, 2011.

37 World Health Organization. *International Health Regulations (IHR). Legal Issues and Monitoring:Monitoring and Evaluation.* Geneva, Switzerland: WHO. Available at: http://www.who.int/ihr/legal_issues/en. Accessed September 6, 2011.

38 World Health Assembly. *Implementation of the International Health Regulations (2005).* WHA64.1. Geneva, Switzerland: WHA, 2011. Available at: http://apps.who.int/gb/ebwha/pdf_files/WHA64/A64_R1-en.pdf. Accessed May 27, 2011.

# 附录　4.1 国际卫生条例(2005 年)附件 2

### 附件 2　评估和通报可能构成国际关注的突发公共卫生事件的决策文件

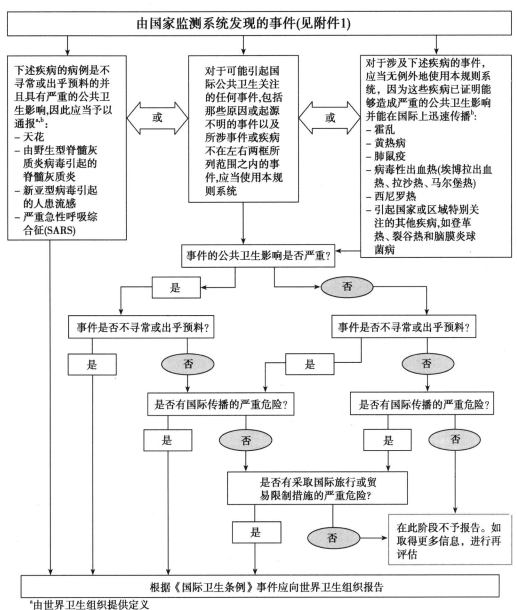

由国家监测系统发现的事件(见附件1)

下述疾病的病例是不寻常或出乎预料的并且具有严重的公共卫生影响,因此应当予以通报[a,b]:
- 天花
- 由野生型脊髓灰质炎病毒引起的脊髓灰质炎
- 新亚型病毒引起的人患流感
- 严重急性呼吸综合征(SARS)

或

对于可能引起国际公共卫生关注的任何事件,包括那些原因或起源不明的事件以及所涉事件或疾病不在左右两框所列范围之内的事件,应当使用本规则系统

或

对于涉及下述疾病的事件,应当无例外地使用本规则系统,因为这些疾病已证明能够造成严重的公共卫生影响并能在国际上迅速传播[b]:
- 霍乱
- 黄热病
- 肺鼠疫
- 病毒性出血热(埃博拉出血热、拉沙热、马尔堡热)
- 西尼罗热
- 引起国家或区域特别关注的其他疾病,如登革热、裂谷热和脑膜炎球菌病

事件的公共卫生影响是否严重?

是　　否

事件是否不寻常或出乎预料?　　　　　　事件是否不寻常或出乎预料?

是　　否　　是　　否

是否有国际传播的严重危险?　　　　是否有国际传播的严重危险?

是　　否　　是　　否

是否有采取国际旅行或贸易限制措施的严重危险?

是　　否

在此阶段不予报告。如取得更多信息,进行再评估

根据《国际卫生条例》事件应向世界卫生组织报告

[a]由世界卫生组织提供定义
[b]疾病清单应仅用于本条例的目的

# 为评估和通报可能构成国际关注的突发公共卫生事件
# 而适用决策文件的实例

**本附件中的实例不具有约束力，系用于指示性的指导目的
以协助解释决策文件的标准**

## 事件是否至少符合以下两个标准？

<table>
<tr><td rowspan="12">事件的公共卫生影响是否严重？</td><td colspan="1">一、事件的公共卫生影响是否严重？</td></tr>
<tr><td>1.　此类事件造成的病例数和（或）死亡数对某地、某时或某人群而言是否众多？</td></tr>
<tr><td>2.　此事件是否有可能产生重大的公共卫生影响？<br>以下是导致重大公共卫生影响的情况实例：<br>√ 由很有可能流行的病原体引起的事件（病原体的传染性、高病死率、多种传播途径或健康携带者）<br>√ 治疗失败（对抗生素新的或正在出现的耐药性、疫苗无效、耐受解毒剂或使之无效）<br>√ 即使人间未发现病例或病例很少，此事件仍构成严重的公共卫生危害<br>√ 在医务人员中报告病例<br>√ 危险人群特别易受伤害（难民、免疫接种水平较低、儿童、老人、免疫力低下者、营养不良者等）<br>√ 有可能妨碍或推迟做出公共卫生反应的伴随因素（自然灾害、武装冲突、不利的气候条件、缔约国国内有多个疫源地）<br>√ 事件发生在人口十分密集的地区<br>√ 自然或非自然发生的有毒、传染性或其他方面有害物质的传播，使居民和（或）大范围的地理区域受到污染或有可能受到污染</td></tr>
<tr><td>3.　是否需要外部援助，以便检测、调查、应对和控制目前发生的事件或防止新病例的出现？<br>以下为可能需要援助的实例：<br>√ 人力、财力、物质或技术资源不足，特别是：<br>　　—— 对事件开展调查的实验室或流行病学能力不足（设备、人员、财政资源）<br>　　—— 解毒剂、药物和（或）疫苗和（或）防护设备、消除污染的设备或辅助性设备不足，难以满足预计的需要<br>　　—— 现有的监测体系薄弱，难以及时发现新病例</td></tr>
<tr><td>事件的公共卫生影响是否严重？<br>如你对以上 1、2 或 3 回答"是"，则表示"严重"</td></tr>
</table>

<table>
<tr><td rowspan="5">事件是否不寻常或出乎预料？</td><td>二、事件是否不寻常或出乎预料？</td></tr>
<tr><td>4.　事件是否不寻常？<br>以下为不寻常事件的实例：<br>√ 事件由未知因素引起，或其来源、载体和传播途径不寻常或不明<br>√ 病例的发展比预期的严重（包括致病率或病死率），或症状罕见<br>√ 事件本身对本地区、本季节或本地居民属于异常</td></tr>
<tr><td>5.　从公共卫生的角度看，事件是否出乎预料？<br>以下为事件出乎预料的实例：<br>√ 引起事件的疾病/因素已经在缔约国消灭或根除，或以前从未报告</td></tr>
<tr><td>事件是否不寻常或出乎预料？<br>如你对以上 4 或 5 回答"是"，则表示"不寻常或出乎预料"</td></tr>
</table>

| | 三、是否有国际传播的严重危险? |
|---|---|
| 是否有国际传播的严重危险? | 6. 是否有证据表明与其他国家的类似事件存在流行病学联系? |
| | 7. 是否存在任何因素,足以提醒我们,此病原、载体或宿主有可能跨越国境?<br>以下为有可能引发国际传播的情况实例:<br>√ 在有当地传播证据的地方,存在指示病例(或其他相关病例)并且在上个月内有下述历史:<br>　— 国际旅行(或相当于潜伏期的时间,如病原体属已知)<br>　— 参加国际集会(朝圣、体育竞赛、会议等)<br>　— 与某位国际旅行者或某个高度流动的人群有密切接触<br>√ 由环境污染引起的事件,有跨越国际边境而蔓延的潜势<br>√ 事件发生在国际交通频繁的地区,而其卫生控制或环境检测或消除污染的能力有限 |
| | **是否有国际传播的严重危险?**<br>**如你对以上 6 或 7 回答"是",则表示"有这种危险"** |

| | 四、是否存在限制国际旅行或贸易的严重危险? |
|---|---|
| 是否存在国际限制的危险? | 8. 过去的类似事件是否导致采取国际贸易和(或)旅行限制? |
| | 9. 事件的来源是否怀疑或已知是有可能受污染的食品、水或任何其他物品,而后者已向其他国家出口或从其他国家进口? |
| | 10. 事件是否与某个国际性集会有联系,或者发生在国际旅游频繁的某个地区? |
| | 11. 事件是否引起或导致外国官员或国际媒体要求更多的信息? |
| | **是否存在限制国际贸易或旅行的严重危险?**<br>**如你对以上 8、9、10 或 11 回答"是",则表示"存在这种危险"** |

对事件是否符合以上四个标准(一至四)中的任何两个标准回答"是"的缔约国应根据《国际卫生条例》第六条通报世界卫生组织。

# 第5章 欧盟的跨国监测

Andrea Ammon[1] & Edward van Straten[1]

[1] 瑞典,斯德哥尔摩,欧洲疾病预防控制中心
European Centre for Disease Prevention and Control, Stockholm, Sweden

## 引言

全球旅行和贸易的快速增长以及生产和物流的扩大,容易导致在多个地区发生传染病暴发。目前,人和货物,特别是食品,都可以在24小时内从世界的任何地方运送到另一个地方,所需的时间比大部分病原体的潜伏期还要短。

探测和有效应对多国疾病暴发的能力需要国际合作。有效应对疾病暴发所需的监测系统可针对国内,也可针对跨经济区域(如欧盟)或跨大陆,甚至全球性。世界卫生组织从1952年建立全球流感监测网络。该监测网络可为可能导致流感大流行的流感病毒的出现提供全球预警机制,同时也使得世界卫生组织可以一年两次提出下一个流感流行季节疫苗组分的建议(见第12章)。同样,21个加勒比海国家与世界卫生组织美洲地区办事处即泛美卫生组织所属的加勒比海流行病学中心(CAREC)开展合作。根据多边协议,CAREC收集、审核、分析来自其成员国国家监测系统的传染病、慢性病和伤害数据,同时提供参比实验室服务(http://new. paho. org/carec/index. php? option = com_content&task = blogsection&id = 29)。

本章节的目的是根据欧盟近15年的经验,提出建立跨国监测系统的框架和建议。在此期间几个欧盟监测网络在侦测国际疾病暴发、监测发病趋势、描述疾病负担等方面具有较高价值。本章节也提出了判断跨国监测系统是否有助于国内监测系统的评价标准。同时,也讨论了跨国监测的目标和方法,以及在实施过程中的挑战和机遇;另外,评估了如何建立欧洲疾病预防控制中心(ECDC)来进一步发展欧盟的监测系统。

## 欧盟跨国监测的基本理由

在多个国家发生的较为分散的暴发往往只能通过国际层面的监测才能发现。由于低水平污染且分布广泛的商品导致的食源性疾病就是这种暴发的典型案例。在大部分地区,虽然病例数有所增加,但与当地背景病例数的差异并不引人注目。此时,在覆盖几个国家的大区域,监测数据特别是实验室分型数据的合并共享,有助于发现这些病例分散的暴发。旅游者回国后发病并与度假型旅游目的地相关的暴发再次说明了对不同国家监测数据进行合并的必要性。例如,2004年9个欧盟国家报告了331例甲型肝炎病例,经国际性调查发现上述病例与一家埃及宾馆提供的橘子汁有流行性学关联[1]。

来自跨国监测的数据也可用于比较不同国家采取不同预防控制措施后的发病趋势,有助于比较评价不同防控措施的效果。例如,在家禽中使用肠炎沙门菌疫苗及其对人类沙门菌病发病率的影响;目前对食品中单核细胞增多性李斯特菌和人类李斯特菌病的零容忍政策;针对不同人群(一般人群和特异性高危人群)的疫苗接种,如甲型肝炎或乙型肝炎疫苗。虽然控制措施主要是成员国的责任,但欧盟的数据可有助于描述一般趋势,同时有助于评价欧盟条例。

# 欧盟建立跨国监测的历史

1998 年欧洲议会和欧洲理事会(The European Council)正式决定建立一个覆盖欧洲各国的流行病学监测和传染病控制网络[2]。成员国的数量从 1998 年的 10 个国家增长到 2011 年的 27 个国家。判断在欧盟层面的跨国监测系统与已经建立的各国监测系统相比是否更有价值的标准也已确定(知识点 5.1)[3]。在委员会决议 2009/96/EC 及其最近的修正案中选定 47 种疾病外加两个健康问题(耐药性和医院感染)作为监测病种(附录 5.1)。欧洲疾病预防控制中心(EC-DC)和成员国将对这些监测病种定期进行修订以确定监测的优先顺序。

为了协调欧盟层面的监测工作,近年来建立了 17 个专病监测网络(DSN)(其中有一个已停止运行),每个监测网络涵盖一种或数种表 5.1[3] 中所列的疾病或健康问题。大部分专病监测网络由其中一个成员国的公共卫生机构来协调,并由欧洲委员会根据阶段性合同共同资助。由于这些监测网络在不同时间建立,因此其规模、任务、组织结构、发展阶段和协调中心的位置都有所不同。经成员国同意后可用这些网络从各国监测系统和各国参比实验室收集相关数据。

---

**知识点 5.1 欧盟流行病学监测覆盖的传染病病种和监测地区的选择标准[3]**

1. 可导致或可能导致欧盟国家大量发病和(或)死亡的疾病,特别是还需要采取国际协调的方法才能预防的疾病
2. 信息交换可对公众健康危害提供早期预警的疾病
3. 罕见和严重的疾病,此类疾病的数据合并可生成更大的数据库,从而有利于产生假设
4. 现有预防措施有效的疾病
5. 成员国的比较有助于评估各国和欧洲疾病防控项目的疾病

---

表 5.1 欧盟的专病监测网络(DSN)

| 专病监测网络 | 网络 | 监测的病种 | 网 站 |
| --- | --- | --- | --- |
| EISS | 欧洲流感监测网络(EISN) | 流行性感冒 | http://ecdc. europa. eu/en/activities/surveil-lance/EISN/Pages/index. aspx |
| EUIBIS | 欧洲侵袭性细菌疾病监测网络(EU-IBD) | 侵袭性细菌感染 | http://ecdc. europa. eu/en/activities/surveil-lance/EU_IBD/Pages/index. aspx |
| EWLGINET | 欧洲军团菌病监测网络(ELDSNET) | 旅行相关的军团菌病 | http://ecdc. europa. eu/en/activities/surveil-lance/ELDSNet/Pages/Index. aspx |
| EuroCJD[a] | | 克-雅病 | http://www. eurocjd. ed. ac. uk/ |
| Enter-net | 食源性和水源性疾病及人畜共患病网络(FWD-Net) | 食源性疾病、水源性疾病及人畜共患病 | http://ecdc. europa. eu/en/activities/diseasepro-grammes/fwd/Pages/about_the_programme. aspx |
| EARSS | 欧洲抗生素耐药性监测网络(EARS-Net) | 抗生素耐药性 | http://ecdc. europa. eu/en/activities/surveil-lance/EARS-Net/Pages/index. aspx |
| ESAC | 欧洲抗生素使用监测网络(ESAC-Net) | 使用抗生素 | http://ecdc. europa. eu/en/activities/surveil-lance/ESACNet/Pages/index. aspx |
| EUCAST[a] | | 抗生素敏感性试验 | http://www. eucast. org/ |
| ENIVD | 欧洲"输入性"病毒疾病诊断网络(ENIVD) | "输入性"病毒疾病 | http://www. enivd. de/index. htm |

| 专病监测网络 | 网络 | 监测的病种 | 网 站 |
|---|---|---|---|
| EuroHIV | 欧洲 HIV/AIDS 监测网络 | HIV/AIDS | http://ecdc. europa. eu/en/activities/surveil-lance/hiv/Pages/index. aspx |
| EuroTB | 欧洲结核病监测网络 | 结核病 | http://ecdc. europa. eu/en/activities/surveil-lance/european_tuberculosis_surveillance_net-work/Pages/index. aspx |
| EUVAC-NET | 欧洲疫苗可预防疾病监测网络(EUVAC-NET) | 疫苗可预防疾病 | http://ecdc. europa. eu/en/activities/surveil-lance/euvac/Pages/index. aspx |
| DIPNET | 欧洲白喉监测网络(EDSN) | 白喉 | http://ecdc. europa. eu/en/activities/surveil-lance/EDSN/Pages/index. aspx |
| IPSE | 医疗机构相关感染监测网络(HAI-Net) | 医疗机构相关感染 | http://ecdc. europa. eu/en/activities/surveil-lance/HAI/Pages/default. aspx |
| ESSTI | 欧洲性传播疾病监测网络 | 性传播疾病 | http://ecdc. europa. eu/en/activities/surveil-lance/sti/Pages/index. aspx |

ᵃ该网络还未纳入欧洲监测系统(TESSy)中。专病监测网络(DSN)为基本监测网络,现作为 TESSy 常规的一部分,而另一个网络(DIVINE 为食源性胃肠道病毒暴发监测网)已停止使用

早期预警和响应系统(EWRS)于 2000 年建立[4]。该系统主要用于处理具有或可能具有公共卫生威胁的相关事件,包括事件本身或与其他类似事件相关的事件。例如:

- 传染病暴发扩散到一个以上欧盟国家。
- 某种疾病在时间或空间上有聚集性,疾病由病原体引起且有可能在欧盟成员国间扩散。
- 在欧盟以外地区某种疾病在时间或空间上有聚集性,疾病由病原体引起且有可能扩散到欧盟国家。
- 需要欧盟及时协调才能控制的新发或复燃的传染病或传染性致病因子。

## 欧洲疾病预防控制中心

欧洲疾病预防控制中心(ECDC)建立于 2005 年,总部设在瑞典的斯德哥尔摩。EC-DC 的一个主要职责是进一步巩固近年来欧洲的监测活动,并将其整合到 ECDC,同时进一步规划发展欧洲监测的愿景[5]。

根据制定的法规[5],ECDC 应:

- 收集、核对和评价有关科学和技术数据。
- 运行专病监测网络。
- 维护流行病学监测数据库。
- 对欧盟层面的预防控制工作开展技术和科学评价。
- 与欧盟国家、欧盟以外的国家、世界卫生组织和其他国际组织等机构紧密合作,收集公共卫生数据。

ECDC 和成员国负责达到上述目标。所有欧盟成员国都要向 ECDC 及时上报可获得的科学和技术数据[5]。因此,成员国要保留上报数据所需的机构;只有各成员国在国家层面有足够的能力产生数据,才能在欧盟层面维持高质量的监测活动。因此,ECDC 要与成员国一起不断加强国家层面的监测能力,包括必要时现代信息和通信技术的运用。另外,要开展适当的培训以促进传播专业知识以及实验室和流行病学监测标准化方法。

ECDC 也协调欧洲干预流行病学培训项目(EPIET),该项目重点关注疾病监测[6]。例如,EPIET 成员国在所在国建立监测系统或对其进行评价,并参与对专病监测网络的评价。关于监测系统评价的培训详情,见第 42 章。

## 欧洲疾病预防控制中心的监测策略(2007—2013)

因为许多目标无法在短期内实现,因此对发展愿景和指引需有长期策略[7]。为了使计划与目前的 7 年欧盟财政框架愿景一致(作为 ECDC 的资金来源),目前 ECDC 的远期策略涵盖 2007—2013 年。该策略规定了监测的定义和范围、目的和目标,以及组织结构上的需求;同时也提出了支持成员国的方式和展示了实施路线图。

欧盟传染病监测有三大支柱:

1. 常规监测是根据委员会决议 2009/96/EC 及其最新修正案(附录 5.1)的规定,对 47 种疾病全面开展基础监测。通过每年收集和报告所有疾病的一系列核心数据来实施本项监测(Annual Epidemiological Report[8])。

2. 加强监测是以更强化和更协调的方式来监测重点疾病(附录 5.1)。收集更多的深层次信息,包括病原体分型、高危行为、治疗、治疗结果、耐药性和潜伏期期间的旅行史。目前加强监测主要针对 ECDC 成立前已建立的专病监测网络的病种,有两种疾病(侵入性肺炎球菌病和艰难梭状芽孢杆菌)目前正在研究中。经外部评价后,现已决定专病监测网络由 ECDC 或者某成员国进行协调。但不管如何,专病监测网络要完全整合到 ECDC 监测策略中。表 5.1 显示了以前专病监测网络与目前监测网络的比较。

3. 通过调查研究或可行性项目对新发传染病提出新的监测要求,或提出一些报告不多的新方法。这些研究应在 ECDC 的协调和资助下由成员国的相关机构负责实施。

## 跨国监测的组成

### 授权用户

由于 ECDC 的监测数据与国家的监测数据一致至关重要,故各成员国应指定国内的机构(有资质机构)从事与 ECDC 相似的监测工作。然后,这些指定的机构任命国家的监测协调员,并授权协调员向 ECDC 提交国家的官方监测数据。这些工作往往再分解给授权的单病种用户(包括流行病学家和微生物学家)以开展日常工作。

### 目标和具体目的

专病疾病监测系统的主要目的取决于该病的流行病学和临床特征以及现有的预防和控制规划。此外,为了达到和超过各国所做工作的目标,跨国监测应致力于知识点 5.2 所列的一个或以上目的。欧盟监测的目的已经 ECDC 和各成员国达成一致[9]。

---

**知识点 5.2 跨国监测的目的**

1. 记录疾病发生或病例特征具有国际重要性的趋势
2. 及时识别具有公共卫生重要性的病例,特别是立即对密切接触者有威胁或可能造成国际传播的疾病(如病毒性出血热的疑似或确诊病例和严重急性呼吸综合征病例)
3. 侦查国际性暴发疫情,报告可能造成国际传播的全国性暴发
4. 支持对可能具有国际影响的一级和二级预防措施进行评价(如免疫接种策略的影响或污染食品的召回)
5. 估计某种疾病在不同国家的发病率和死亡率(如结核病、HIV)
6. 监测国家间不同临床实践的效果(三级预防),包括所用的诊断检测方法和治疗方案(如HIV)
7. 促进支持疾病预防和控制科研工作(如 2006 年近期麻疹暴发增多引发了对高危人群的评估)

---

## 病例定义

常见的监测病例定义是国家层面的监测数据和跨国层面的监测数据报告一致性和数据可比性的先决条件。这些病例定义仅用于监测目的，而非用于诊断和临床处理。现有的欧盟病例定义由 ECDC 与成员国专病监测网络代表、欧洲委员会协商后于 2006 年修订，并于 2008 年发布[10]。各成员国应根据欧盟病例定义上报跨国监测数据，并根据需要对其本国的监测病例定义进行修订。

## 数据收集

在跨国监测系统中，对所收集的所有变量的定义进行标准化非常重要。例如，考虑病例为从国外"输入"，则该病例必定在其病原体相应的潜伏期（平均潜伏期或最长潜伏期）内有外出旅行史。又如，对在出现症状前 10 天内有出国旅行史的军团菌病病例，需要考虑他/她在国外感染了该病。使用标准化的实验室检测方法也是跨国监测的另一个先决条件。这些标准化检测方法的选定应根据其实施所需的可行性和先决条件（如培训和试剂）。各国参比实验室有助于这些可行性研究，然后可促进各国的各临床微生物实验室引入标准检测方法。

随着 2008 年欧洲监测系统（TESSy[11]）作为唯一传染病监测系统的使用，ECDC 不仅统一了用于收集监测数据的工具，而且也尽可能统一所用的定义，以及编码和交换同一类型信息的方式。虽然 TESSy 允许不同的监测病种使用不同的数据集，但 ECDC 尽可能对每个概念使用一个定义和一个编码标准（如输入性或病原体）。

## 数据质量

数据的质量包括准确性和完整性，应在处理数据的各个层面（地方、国家和跨国）对其进行评价。对数据来源的评价和核查越仔细，发现数据质量问题越早，纠正问题也越容易。例如，当患者仍在住院时要求其澄清信息，要比病例初次报告后 1 年更正患者信息要容易得多。从数据来源到跨国监测系统的连续性数据质量核查，对协调各不同层面的数据处理有许多益处。

对准确性、一致性和完整性的数据质量核查最好使用自动质量核查系统进行。自动核查可以保证使用一致性方法对所有数据进行核查，并能处理大量数据。然而，对数据的合理性一般需要人工审核数据。

对于不同成员国的数据质量需要特别关注，特别是漏诊和漏报。不同国家实验室诊断病例的数量差别很大。例如，腹泻病例一般以经验治疗为主，而不进行粪便标本的诊断试验。另外，微生物学检测的可获得性和使用、就医行为和转诊治疗等在不同国家有明显差别。对于临床表现较轻的疾病，如腹泻和急性上呼吸道感染，病例诊断的差别可能较大；另一方面，由于严重疾病（如结核病和细菌性脑膜炎）的病例数少，不同欧盟国家在就医行为和诊断相关的指标方面差别不大。

数据质量的验证在 TESSy 中起关键作用。数据传递过程分为以下几个基本步骤：

- 数据递交（通过 Web 上传文件，人工数据录入或 Web 服务）。
- 数据验证核查（通过自动验证规则）。
- 反馈给数据发送者（通过对发送的数据进行复核和验证结果）。
- 数据发送者明确接受或拒绝数据。
- 数据供分析和在线报告的可用性。

ECDC 用 TESSy 实施尽可能多的自动验证核查。所有发送的数据被系统接受前都需按这些验证规则进行核查。现有的验证规则包括完整性、一致性和合理性。通过从数据开始发送时就进行核查，网络用户可立即获得数据质量的结果反馈。这些验证规则使用从"警告"到"错误"的不同严重程度，如发现

"错误"则可阻止数据被进一步处理。

作为自动验证过程的结果反馈,数据发送者会得到一份发送数据的简要概述和数据验证的结果。根据这个简要概述,数据发送者有机会进行交叉校验。

只有当未发现"错误"时,数据发送者才有可能"接受"数据,才能用于分析和产生在线报告。被系统或者数据发送者拒绝的数据会从系统删除。

在"被接受"的数据用于分析前,将进行第二次数据核查。这次核查为人工检查,包括系统不能自动进行的所有数据质量核查,如寻找一些变量数值的异常分布,确认意外的发病趋势和在时间分布上不太可能发生的病例数。当发现这些情况时,应反馈给数据发送者,要求对数据进行说明和(或)更改。

ECDC 对 TESSy 实行数据质量核查的原则有:

- ECDC 和成员国一起确定数据质量的最低要求。
- 成员国应在数据核查过程中尽早得到数据质量问题的反馈。
- 成员国负责对数据质量验证核查的结果进行解释,并判定数据质量是否合格。
- ECDC 对各成员国发送的数据不进行更改。
- 根据上一条的要求,只有成员国才能对数据质量问题进行更正。

## 数据流

建立跨国监测系统需从国家层面采集监测数据,其采集数据的格式在跨国层面应有技术兼容性。另外,在跨国层面还应建立数据采集机制,尽可能在不同疾病之间建立相同标准,以便更有效地综合利用数据管理资源。

通过使用 TESSy,ECDC 力图提供对不同疾病采用相同标准的中心数据处理。系统设计可重复使用不同疾病的变量定义,同时也可允许使用某病特异的变量。例如,只有

"性别"的定义在所有病种之间共用,而"感染地点"变量则根据病种不同提供了一些不同的标准选项。

跨国水平的数据上报频率根据监测的目的而有所不同。如果疾病的季节性变化是监测的目的之一,则数据迟报应尽量避免,如流感监测在流感流行季应每周上报数据,而旅行相关的军团菌病应在国家层面收到报告并确认后立即上报。对于以趋势分析作为主要监测目的(如 HIV 和结核病)的监测子系统,较低的报告频率也能满足监测要求。

## 数据分析

跨国层面的数据分析并不能代替地方和国家层面的数据分析。由于数据地理分辨率不同,故地方发生的事件可能在中心层面未被发现或发现较晚。同时,监测数据应该在离数据来源最近的机构层面进行分析和解释。因在这个层面,能准确了解所收集数据的质量、代表性和当地情况的变化等可导致监测数据的趋势发生变化的因素。

目前,TESSy 来自各国监测系统的数据并非完全可比,主要原因为病例漏诊和漏报的差异。此外,还有方法的标准化程度不够。ECDC 的最终长远目标是使监测方法标准化和提高欧盟各国的报告水平。同时,只有在进行数据分析和解释时考虑到国家层面监测方法的变化,数据才可用于趋势分析。例如,法国的伤寒确诊病例定义为与伤寒症状相符且血液培养检出伤寒杆菌。为了与欧盟的病例定义一致,法国改变了病例定义,将粪便培养检出伤寒杆菌的患者也包括在内。虽然人群的实际发病率可能没有变化,但报告发病率大约增长了 30%。

虽然实施监测的机构几乎不对上述这些差异产生影响,但可以与相关的科研机构合作进行现场调查,研究影响病例诊断和报告的就医行为和保健系统的相关因素。这些研究有助于了解监测数据与人群真实发病率的

关系,也是解释国家监测数据并对国家间的数据进行比较所必需的。例如,在英国有一项研究确定了报告发病率与社区中感染性肠道疾病(包括所有病例,不管他们是否就医)病原体的关系,并对所有社区病例与实验室报告的病例进行比较。在社区中发病而未被监测记录的病例,其病原体检出率差别很大,从沙门菌的 69% 到小圆结构病毒(如诺如病毒)的 99.99%[12]。

## 获取跨国监测数据

TESSy 的病例数据可供 ECDC 员工、成员国有资质机构和符合条件的研究机构使用。根据 TESSy 的程序和政策,可访问数据的范围从部分数据(如提取的数据子集)到全部数据不等。根据监测数据在监测网络成员间共享的目的,各成员国同意上述数据访问政策。这样每个成员国都可以直接访问所有成员国的数据,但保密的数据限制使用。访问数据时应遵守数据保护和透明监管制度,但访问已发表的汇总数据不受限制。重要的是要强调可以访问数据并不意味着有权发表数据,用于报告和论文的数据需经 ECDC 和数据来源成员国明确同意后才能发表。

## 监测信息反馈和发布

快速和高质量的监测信息反馈,包括简易的跨国数据集访问,是决定成员国使用和接受跨国监测的关键因素。反馈的形式可以是周、月、季度或年度报告,可通过电子邮件发给监测参与者或通过网站发布报告。例如,由欧洲流感监测网络编写的每周流感监测概述(Weekly Influenza Surveillance Overview)就是一份周报[13],该周报在流感流行季节每周更新流感信息,并通过 ECDC 网站发布。也可发布专题报告,如正在调查的暴发进程报告。除公开发布的报告外,跨国层面的机构还会发布一些只供监测网络参与者

获得的保密报告(如放在跨国机构网址的受保护的工作区)。另外,紧急查询和通知也可通过监测网络发布,如发生疾病暴发的国家应将其波及范围告知其他国家。

关于哪些数据和信息可以对外公布,哪些数据应该保密处理,应有明确的规定。同时,跨国协调机构与参与国和参与机构之间应先达成一致意见。例如,食源性疾病暴发可疑传播媒介物尚未确认的信息,对暴发相关国家的病例调查非常重要,但在获得足够的证据证实与媒介物有关之前,应予以保密。提供信息时也应考虑数据所有权、保密和信息自由法案等问题,而信息自由法案在各国各不相同。

ECDC 的公众交流平台是 ECDC 网站(http://www.ecdc.europa.eu),监测报告和部分交互式在线报告也在这个网站发布。欧洲监测(Eurosurveillance)是独立运行的发布科研文章的科研期刊,可通过这个独立的网站(http://www.eurosurveillance.org)免费获取文章。根据需求不同,ECDC 的监测报告发布的频率和格式也不同。如每周流感监测报告(The Weekly Influenza Surveillance Report)只发布电子版,发送对象为流感方面的公共卫生专家。相反,涵盖所有监测病种和针对决策者的流行病学年度报告(Annual Epidemiological Report)有电子版和纸质版两种形式[8]。

保密交流平台通过外联网(extranets)来实施,该网络为协作性网站,仅限于网络成员访问。通过这些外联网,网络成员可以共享保密信息。在外联网上使用的专用工具为流行病情报信息系统。关于最近监测的发展历史以及新信息系统带来的机遇,请参见第 2 章。

## 从监测到行动

监测数据可通过几种方式来作为行动的

基础。从短期来看,发现暴发后需对事件进行确认并做进一步调查。国际性暴发可通过两种方式发现。首先,一个国家发现暴发后通过网络报告,从而使其他成员国发现本国也有类似疫情。例如,2001 年奥拉宁堡(Oranienburg)发生了沙门菌感染暴发,当时受染的德国巧克力导致德国发病 462 例。此外,在奥地利、比利时、丹麦、芬兰、荷兰和瑞典等国还有其他病例发生。加拿大下架了这种巧克力,从而避免了病例的发生[14]。几个 ECDC 监测网络[如食源性和水源性疾病及人畜共患病网络(FWD-Net)和欧洲性传播疾病监测网络(ESSTI)]都具有预警系统,从而有助于以这种行动为导向的信息交换。或者在分析国际监测数据库时,如发现发病率异常升高而发现暴发[15]。一旦国际性暴发得到确认,对其协调调查将遵循监测网络参与者一致认同的原则进行。如欧洲军团菌病监测网络(ELDSNET)对网络中心发现的旅行相关的军团菌病聚集性疫情发出预警,并追踪调查。

除短期行动外,监测数据还可产生假设以便开展有针对性的流行病学研究。长期趋势的时间序列分析可以显示高危人群或地区的变化,从而触发后续的行动。例如,欧洲结核病监测网络报告,前苏联解体后社会政治动荡导致前苏联国家结核病报告发病率急剧上升[16~18]。这些报告也指出,这些国家耐药结核病的发病率较高,部分原因是抗结核药物的不规则使用。关于欧洲结核病监测的详细情况,参见第 15 章。

## 持续质量监测与评价

监测系统在监测范围、目的、方法以及绩效指标(敏感度、阳性预测值、代表性、及时性、简单性、灵活性、可接受性和资源利用效率)等方面各不相同,这些指标对某监测系统重要,而对另一个系统则可能不太重要。

例如,及时性对于李斯特菌和沙门菌等易发生暴发的疾病非常重要,但对于慢性感染(如 HIV 或结核病)重要性则较低。每个监测系统都应该明确那些绩效指标对监测目的最重要。如果强化一些指标,如监测系统发现每起健康事件(敏感度)的能力,则可能会弱化其他一些指标,如简单性或及时性。此外,扩大系统提出的监测目的,可能会减弱与其主要目的相关的监测绩效。

相关的国家参比实验室和未纳入国家质量管理体系的方法也需要建立质量保证计划。监测数据的质量,保证系统的建立需要各成员国的共同参与。

## 经验教训和建议

### 欧盟监测的优势和挑战

ECDC 监测需与各成员国的流行病学家和微生物学家等疾病专家合作。这些数据提供者选择和建立的标准化监测方法、实验室诊断和分型方法,可促进成员国遵行这些方法,也是提高所有参与国间数据可比性的方法进一步标准化的起点。经验表明,跨国监测系统有助于各成员国国家监测系统的建立和强化。

建立有效的跨国监测系统的经验教训如下:

- 当对多个国家的监测数据进行评价时,监测数据的可比性至关重要,因此需采用统一的病例定义。为了进一步增加数据可比性,目前对有关漏报、实验室确诊使用标准的变化、就医行为和转诊等方面的调查正在进行中。
- 列出重要的监测参与国原有国家监测系统的清单并对其进行评价甚为必要。这种调查可评审国家疾病报告系统和数据收集分析过程的实施、各个层面的实验室使用的检测方法和病例的漏诊与漏报情况。在欧盟,对产 Vero 毒素大肠杆菌、弯曲菌和李斯特菌的评估业已完成,并发现在不同国家间有时甚至在国内,对这些微生物的诊断、检测和报告程序均有不同[19~22]。为帮助各参与国对其监测系统进行评估,目前正计划开发评价工具。

- 对现有跨国监测网络的评价,对于关注那些可以满足未来监测需求的机构以及从经验中获得教益是很有必要的。
- 制定跨国监测系统的远景和长期策略是获得成员国认可的重要环节。监测系统的合理依据和清晰目标突出了国家监测系统对数据提供者和用户的附加值作用。
- 合作原则需确定各参与方有关运行过程、数据发布所有权和保密性的权利与义务,这是认可各成员国和跨国监测参与者贡献的基础。

## 展望

今后跨国监测系统的重点工作主要是通过增加数据可比性和提高数据质量来改进监测系统的绩效,尤其是需要进一步调查各成员国影响病例诊断和报告的主要因素。未来需关注的另一个领域就是探索研究现有的欧盟数据库,该数据库不增加成员国的工作量但可丰富监测数据的信息,如死亡数据、出院数据、食品消费数据等。因为 TESSy 受到严格的质量控制,所以保证从外部数据库加入任何数据要符合质量要求甚为重要。

(富小飞 译,周祖木 校)

## 参考文献

1 Frank C, Walter J, Muehlen M, *et al.* Large outbreak of hepatitis A in tourists staying at a hotel in Hurghada, Egypt, 2004: orange juice implicated. *Eurosurveillance Weekly* 2005;10:6.

2 Decision No 2119/98/EC of the European Parliament and of the Council of 24 September 1998 setting up a network for the epidemiological surveillance and control of communicable diseases in the Community. OJ L 268/1; 03.10.1998.

3 Commission Decision of 22 December 1999 (2000/96/EC) on the communicable diseases to be progressively covered by the Community network under Decision No 2119/98/EC of the European Parliament and the Council. *Official Journal of the European Union* L 28, 50–53.

4 Commission Decision of 22 December 1999 (2000/57/EC) on the early warning and response system for the prevention and control of communicable diseases under Decision 2119/98/EC of the European Parliament and of the Council. *Official Journal of the European Union* L 21, 32–35.

5 Regulation (EC) No. 851/2004 of the European Parliament and of the Council of 21 April 2004 establishing a European centre for disease prevention and control. *Official Journal of the European Union* L 142/1–11.

6 European Centre for Disease Prevention and Control. *The European Programme for Intervention Epidemiology Training*. Stockholm, Sweden: ECDC. Available at: http://ecdc.europa.eu/en/epiet/Pages/HomeEpiet.aspx. Accessed October 2, 2012.

7 European Centre for Disease Prevention and Control. *Surveillance of Communicable Diseases in the European Union—a Long-Term Strategy: 2008–2013*. Stockholm, Sweden: ECDC. Available at: http://ecdc.europa.eu/en/aboutus/Key%20Documents/08-13_KD_Surveillance_of_CD.pdf. Accessed October 2, 2012.

8 European Centre for Disease Prevention and Control. *Annual Epidemiologic Report on Communicable Diseases in Europe 2010*. Stockholm, Sweden: ECDC. Available at: http://ecdc.europa.eu/en/publications/publications/1011_SUR_Annual_Epidemiological_Report_on_Communicable_Diseases_in_Europe.pdf. Accessed October 2, 2012.

9 European Centre for Disease Prevention and Control. *Objectives for Strengthening the Surveillance of Communicable Diseases in the European Union*. Stockholm, Sweden: ECDC. Available at: http://ecdc.europa.eu/en/activities/surveillance/strategies_principles/Pages/surveillance_objectives.aspx. Accessed October 2, 2012.

10 European Centre for Disease Prevention and Control. *Case Definitions for Reporting Communicable Diseases to the European Community*. Stockholm, Sweden: ECDC. Available at: http://ecdc.europa.eu/en/healthtopics/spotlight/documents/080428_amending_decision_decision_2002-253-ec_on_case%20definitions.pdf. Accessed October 2, 2012.

11 European Centre for Disease Prevention and Control. *The European Surveillance System (TESSy)*. Stockholm, Sweden: ECDC. Available at: http://ecdc.europa.eu/en/activities/surveillance/TESSy/Pages/TESSy.aspx. Accessed October 2, 2012.

12 Wheeler JG, Sethi D, Cowden JM, *et al.* Study of infectious intestinal disease in England: rates in the community, presenting to general practice, and reported to national surveillance. The Infectious Intestinal Disease Study Executive. *Br Med J* 1999:318(7190):1046–50.

13 European Centre for Disease Prevention and Control. *Weekly Influenza Surveillance Overview*. Available at: http://ecdc.europa.eu/en/healthtopics/influenza/epidemiological_data/Pages/Weekly_Influenza_Surveillance_Overview.aspx. Accessed October 2, 2012.

14 Werber D, Dreesman J, Feil F, *et al*. International outbreak of Salmonella Oranienburg due to German chocolate. *BMC Infect Dis* 2005;5:7.

15 Fisher I, Crowcroft N. Enter-net/EPIET investigation into the multinational cluster of Salmonella Livingstone. *Eurosurveillance Weekly* 1998;2:980115.

16 EuroTb (CESES/KNCV) and the National Coordinators for Tuberculosis Surveillance in the WHO European Region. *Surveillance of Tuberculosis in Europe. Report on Tuberculosis Cases Notified in 1996*. Available at: http://ecdc.europa.eu/en/publications/Publications/Forms/ECDC_DispForm.aspx?ID=649. Accessed December 24, 2012.

17 EuroTb (CESES/KNCV) and the National Coordinators For Tuberculosis Surveillance in the WHO European Region. *Surveillance of Tuberculosis in Europe. Report on Tuberculosis cases Notified in 1997*. September 1999;5.

18 EuroTB (InVS/KNCV) and the National Coordinators for Tuberculosis Surveillance in the WHO European Region. *Surveillance of Tuberculosis in Europe. Report on Tuberculosis Cases Notified in 1998*. Available at: http://ecdc.europa.eu/en/publications/Publications/Forms/ECDC_DispForm.aspx?ID=650. Accessed December 24, 2012.

19 Martin P, Jacquet C, Goulet V, *et al*.; and participants in the PulseNet Europe Feasibility Study. Pulse-field gel electrophoresis of Listeria monocytogenes strains: the PulseNet Europe Feasibility Study. *Foodborne Pathog Dis* 2006;3:303–8.

20 Ammon A; fellows of the European Programme for Intervention Epidemiology Training (EPIET), Members of the National Public Health Institutes and Laboratories. Surveillance of enterohaemorrhagic E. coli (EHEC) infections and haemolytic uraemic syndrome (HUS) in Europe. *Euro Surveill* 1997;2(12):91–6.

21 Takkinen J, Ammon A, Robstad O, Breuer T; and the Campylobacter Working Group. European Survey on Campylobacter surveillance and diagnosis, 2001. *Euro Surveill* 2003;8(11):207–13.

22 de Valk H, Jacquet C, Goulet V, *et al*. Surveillance of Listeria infections in Europe. *Euro Surveill* 2005;10(10):251–5.

### 附录 5.1　社区网络要覆盖的传染病和特殊健康问题[a]

疾病

疫苗可预防的疾病

- 白喉[b]
- 流感嗜血杆菌 b 型感染[b]
- 流行性感冒[b]
- 麻疹[b]
- 流行性腮腺炎[b]
- 百日咳[b]
- 脊髓灰质炎
- 风疹[b]
- 天花
- 破伤风

性传播疾病

- 衣原体感染[b]
- 淋球菌感染[b]
- HIV 感染[b]
- 梅毒[b]

病毒性肝炎

- 甲型肝炎
- 乙型肝炎[b]
- 丙型肝炎[b]

食源性、水源性疾病和环境因素引起的疾病

- 炭疽
- 肉毒中毒
- 弯曲杆菌病[b]
- 隐孢子虫病
- 贾第鞭毛虫病
- 肠出血性大肠埃希菌感染[b]

- 钩端螺旋体病
- 李斯特菌病[b]
- 沙门菌病[b]
- 志贺菌病[b]
- 弓形虫病
- 旋毛虫病
- 耶尔森菌病[b]

非传统病原体传播的疾病

- 传染性海绵状脑病、变异性克-雅病[b]

空气传播性疾病

- 军团菌病[b]
- 脑膜炎球菌性疾病[b]
- 肺炎球菌感染[c]
- 结核病[b]

人畜共患病

- 布鲁菌病
- 棘球蚴病
- 狂犬病
- Q-热
- 土拉菌病

严重输入性疾病

- 霍乱
- 疟疾
- 鼠疫
- 病毒性出血热

特殊健康问题

- 医院感染[b]
- 抗生素耐药性[b]

[a]2003 年 7 月 17 日欧盟委员会关于 2000/96/EC 专病监测网络运行的修订决议（2003/542/EC），见 Official Journal of the European Union L 185/55-8

[b] 2011 年开始实施的加强监测网络所监测的传染病和特殊健康问题

[c] 正在研究中的加强网络监测所监测的传染病

# 第二篇

# 特定项目的监测系统

# 第6章 主动人群传染病监测

Chris A. Van Beneden[1], Melissa Arvay[2], Somsak Thamthiti-wat[3], & Ruth Lynfield[4]

[1]美国佐治亚州,亚特兰大,美国疾病预防控制中心呼吸道疾病部
Respiratory Diseases Branch, Centers for Disease Control and Prevention, Atlanta, GA, USA

[2]美国佐治亚州,亚特兰大,美国疾病预防控制中心,国家新发传染病和人畜共患病中心新发传染病防控部
Division of Preparedness and Emerging Infections, National Center for Emerging and Zoonotic Infectious Diseases, Centers for Disease Control and Prevention, Atlanta, GA, USA

[3]泰国暖武里府,泰国公共卫生部-美国疾病预防控制中心合作部,国际新发传染病项目
International Emerging Infections Program, Thailand Ministry of Public Health-US CDC-Collaboration, Nonthaburi, Thailand

[4]美国明尼苏达州,圣保罗市,明尼苏达州卫生局
Minnesota Department of Health, St. Paul, MN, USA

## 引言

主动人群监测是监测传染病和评价疾病预防策略的强有力监测工具。如同这一章所述,这种强化监测的重要优点是能提供适用于较大人群的全面和准确的疾病发病率数据。我们将描述主动人群监测的关键部分,由两个不同的单位来实施:一个是美国主动细菌核心监测(ABCs),这是美国疾病预防控制中心(CDC)新发传染病项目(EIP)网络的主要组成部分。另一个是美国疾病预防控制中心的类似国际项目,即国际新发传染病项目(IEIP),也是较大全球疾病侦查行动的重要部分,该行动是由10个国家的卫生部与美国CDC组成的协作网络。这两个项目旨在更好地了解新发传染病的负担。

## 新发传染病项目概述

1992年美国医学研究院发布了一篇报告"新发传染病:微生物对美国健康的威胁"[1]。这个报告对新发传染病的定义是:在过去20年里,人类新的、再发的或耐药的传染病发病率增加,或者其发病的威胁在不久的将来会增加。在1994年晚期,美国疾病预防控制中心制定了新发传染病项目(EIP),这是美国疾病预防控制中心与州卫生部门、学术机构以及合作伙伴合作的项目,相关机构和人员包括地方卫生部门、公共卫生和临床实验室,传染病预防专业人员,卫生保健人员及其他联邦机构。新发传染病项目的目的是评估新发传染病对公共卫生的影响以及评价预防控制措施的方法。

## 主动细菌核心监测

主动细菌核心监测是美国新发传染病项目的一个核心部分[2]。新发传染病项目的两个其他核心部分包括食源性疾病监测网和流感监测网,见本书第7章第一节和第12章。美国的主动细菌核心监测始于1995年,现包括10个地理上不同的监测区域:加

利福尼亚州(旧金山港湾区 3 个县),科罗拉多州(丹佛地区 5 个县),纽约州(罗彻斯特和奥尔巴尼地区 15 个县),田纳西州(20 个市县),以及康涅狄格州、佐治亚州、马里兰州、明里苏达州、新墨西哥州和俄勒冈州的全境(图 6.1)。2012 年,所监测的人群

大约 4200 万人,占美国总人口的 13%(见 http://www.cdc.gov/abcs)。主动细菌核心监测包括对 6 种公共卫生重要的侵袭性细菌疾病(肺炎球菌、A 群和 B 群链球菌、流感嗜血杆菌、脑膜炎奈瑟菌和耐甲氧西林金黄色葡萄球菌)进行监测。

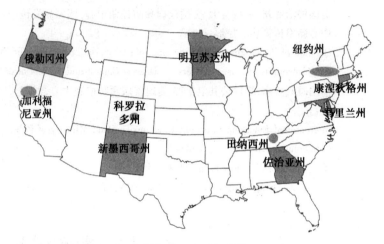

**图 6.1** 2012 年参加美国主动细菌核心监测的地区

通过主动细菌核心监测来测量疾病负担并记录主动细菌核心监测病原体的流行病学,跟踪抗生素耐药性并致力于疫苗研发和疫苗接种的推荐。主动细菌核心监测也是开展应用流行病学研究的基础,包括确定疾病危险因素的病例对照研究,各种疾病预防控制策略的评估,以及评价疫苗许可后接种对疾病的影响。

## 国际新发传染病项目

截至 2012 年,已经建立了 10 个全球疾病侦查(GDD)区域中心,这些中心作为东道国卫生部与美国卫生和人类服务部/美国疾病预防控制中心之间的两国或地区协作项目。全球疾病侦查是美国疾病预防控制中心"发展和加强全球快速侦查,准确识别,迅速

控制新发传染病和发生在全球的生物恐怖威胁的能力"之主要项目(http://www.cdc.gov/globalhealth/gdder/gdd/)。每个全球疾病侦查区域中心可由多达 6 个能力部分所组成,每个区域中心的核心能力部分是国际新发传染病项目(IEIP)。从 1980 年开始泰国公共卫生部与美国 CDC 之间建立了合作,在此基础上于 2001 年后期在泰国启动了第一个国际新发传染病项目[3]。主动人群监测是国际新发传染病项目的关键组成部分。人群监测目前正在 6 个国家(孟加拉国、泰国、肯尼亚、中国、危地马拉和埃及)所选的区域进行(图 6.2)。国际新发传染病项目的人群监测优先工作包括国际上和当地重要的疾病,如肺炎、腹泻、急性发热性疾病以及可用疫苗或其他干预措施预防的脑膜脑炎。

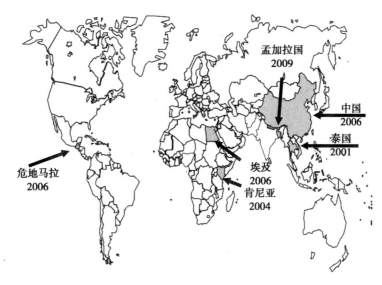

**图 6.2**　国际新发传染病项目开展人群监测的地区和开始日期

## 主动人群监测定义和基本原理

　　一般来说,被动监测是医务人员发起的,依靠医疗卫生服务人员和实验室工作人员向公共卫生机构报告传染病的监测。相反,主动监测则是由地方、州和国家公共卫生机构发起。在主动监测中,公共卫生人员直接从报告者处主动收集疑似或确诊患者的报告或从实验室检出病原体的报告。人群监测是在预先确定的整个人群或代表性人群中进行的监测。

　　由于理论上可捕获已确定人群中 100% 的诊断病例,主动人群监测通常被认为是监测的金标准。主动人群监测收集的健康数据可用于估计所监测人群以及有相似人群特征和流行病学特征的较大地理区域人群的发病和死亡,可计算年龄和性别发病率,监测疾病的长期趋势,以及评价各种公共卫生干预措施的效果。

## 方法学:构建主动人群监测系统

　　在建立主动人群监测系统时,有几个因素需要主动进行处理。这些因素包括选择所监测的特定疾病或病原体,与合作伙伴适当的交流,确保数据质量的方法以及数据分析和发布的方法。此外,保证资料可靠性所必需的部分包括明确的病例定义,同时具备病例(分子)和监测人口(分母),严密监测流行病学和临床资料的采集与管理(如果采集,还应包括引起疾病的病毒或细菌分离物)以及审核报告系统以保证报告完整性的方法。建立高质量主动人群监测的这些关键要素描述如下。

### 监测疾病的选择

　　由于建立或维持任何监测系统所需的资源都是有限的,故应仔细考虑选择应实施监测的传染病。在设计主动人群监测时可能需要特别大量的资源,这一点特别重要。

　　考虑传染病对人群影响的问题,包括:

- 这种疾病的发病率和死亡率高吗?
- 这种疾病传染性强吗?
- 有有效的预防措施吗?
- 预防或治疗消耗大量资源吗?
- 研发疫苗或其他疾病预防措施以及评价

这些预防措施的效果需要监测数据吗?

## 参加监测的伙伴

在建立新的主动人群监测系统早期,参加的潜在合作伙伴对监测需求和潜在资源、人员和政治约束应有全面了解。除了公共卫生机构负责监测的专业人员(如监测专员)之外,监测通常依靠与地方公共卫生人员、传染病预防工作者、实验室人员、临床医师以及政府和学者的广泛协作。国际新发传染病项目协作是东道国卫生部和 CDC 之间的双边或区域协议的一部分,由 CDC 管理全球疾病侦查区域中心职能,而地方研究机构和学术研究机构之间也可签署合作协议。其他的合作伙伴包括世界卫生组织(WHO)和非营利组织。

主动人群监测系统成为功能完善并为决策者提供有用的数据需花费多年时间。因此,持续地来自当地公共卫生官员和临床医师的支持对建立这些系统并将其整合到现有的公共卫生机构和保持长期可持续性都是至关重要的。理解监测潜在的障碍(包括增加工作量,落实新的信息系统所需的培训,以及与合作伙伴持续工作以确定解决方案)也很重要。数据传播和使用计划是合作的另一个重要部分,必须在建立任何监测系统的早期就应考虑到这一点,本章节后部分将讨论这一问题。

## 病例定义

与所有监测一样,主动或被动人群监测系统所针对的疾病病例定义包括人、空间和时间。对于这种类型的监测,需要使用确认疾病的客观方法来维持可测量的标准化病例定义。这些方法要求精确度高,一般适用于诊断符合率高和诊断方法客观的疾病。最理想的病例定义要求所监测疾病的诊断试验使用广泛和易于获得,并具有高敏感度和特异度。因此,许多人群监测系统(包括主动细菌核心监测)依靠实验室,通过培养、核酸检测或可疑微生物的特异性抗体试验来鉴定细菌和病毒。如仅依靠临床判断来诊断传染病,则对传染病进行准确的监测非常困难,如同实验室检测的敏感度和特异度不够高,监测区内不同诊所和实验室的标准化不够一样。

对于相应的实验室检测难以获得或未广泛使用实验室检测的疾病,进行主动人群监测有时也非常重要。在实验室能力较差的国家,这种方法可能也是必要的。在这种情况下,关键是制定标准的临床病例定义,以消除临床判断的主观性。例如,在泰国的国际新发传染病项目的肺炎监测中,采用盲法对临床信息(除年龄和性别外)保密,由放射专家组集体阅读胸片,以提高用于病例定义的临床标准[4]。在先进的微生物学和病毒聚合酶链反应(PCR)易于获得前,这是非常有用的。

对于其他有些疾病,虽然可获得实验室诊断试验,但缺乏检测方法和特异性试验的一致性。例如,美国新发传染病项目协作地区正进行实验室确诊的流感住院病例的人群监测。临床上使用的实验室检测包括敏感度和特异度各异的快速诊断。此外,许多患者未做流感检测,仅接受经验性治疗。因此,流感监测不像培养确诊病原菌的人群监测那样准确。然而,流感监测确实可加深对流感负担的了解以及作为评估特殊亚组人群的疫苗效果的平台[5]。

病例的居住地和地理位置是人群监测病例定义的重要组成部分。困难包括流动人口居住地的分类,如暂时流动工人以及远离家乡上学的大学生等。虽然公共卫生人员建立了处理这些情况的具体规定之相关系统,但关键是应用这些分类规定应有一致性。

### 发病率的计算:分子和分母的重要性

人群监测的主要部分,包括症状监测或实验室监测,无论主动监测或被动监测,都应准确描述监测人群的分子和分母数据相匹配。病例(分子)和潜在的监测人口(分母)都应是同一预先确定的监测区居民。为了发现所有病例,重要的是要了解所监测的人群因病到卫生保健机构就诊,以确保与监测区域治疗患者的医师以及处理这些患者临床标本的实验室联系,以发现潜在的病例。县或州的居民可以到临近区域接受治疗。同样,临床标本可以送到监测区以外的参比实验室进行检测。重要的是通过调查位于监测区以外但与监测区邻近的医院和实验室,来发现和纳入此等病例,并排除监测区内就诊的非本地居民。

确定对公共卫生有重要意义的患者就诊时间和地点的一个工具是卫生服务利用调查。在各个国际新发传染病项目现场,可用此等调查成功确定出现肺炎症状的成人与儿童就诊的频次和地点。结果可用于确定要被列入监测系统的其他医疗机构,也可对开展监测的机构还未测量疾病的比例进行确定,以调整疾病负担的估计值[6~8]。

选择监测人群或监测区域以确定可靠的分母数据也是非常重要的。在美国,为了达到这一目的,最为常见的方法是使用人口普查资料(通常按所监测的县)。另外,对引起新生儿疾病的病原体如 B 群链球菌,可使用出生证明或出生登记本的活产数据作为分母。泰国也有全面的户口普查资料,能准确地确定人口分母。每 10 年开展人口普查的资料可用于估计人口规模。国家人口预测特别工作组将生育率、出生率、死亡率、HIV/AIDS 死亡数、每个年龄的死亡概率(来自生命统计表)以及移民数据(包括影响移民的社会经济学数据)包括在数学模型中用以反映各年龄组的人口规模。

## 病例确定

医务人员或实验室确定某个病例是发现病例和报告病例的关键。在实验室基础设施完善的国家,发现实验室确诊病例最有效的方法是与处理患者标本的实验室保持密切联系。在主动细菌核心监测中,监测人员、传染病预防人员和地方卫生部门工作人员的网络是监测系统的"耳朵和眼睛"。通过对实验室检查结果的检查来发现所有相关病例,他们常规访问或接触这些参加监测的实验室。这个方法费时费力,特别是工作人员必须行走于散布于较大地理区域的实验室。这项工作随着电子数据库使用的增加而变得容易。一旦监测工作人员与能进行电子报告的实验室建立了良好关系,实验室就可常规编写病例摘要并向监测工作人员发送电子信息。

在实验室能力较差的国家,主动人群监测的病例确定是不同的。在泰国农村,大多数医院进行临床常规检查,如化学和血液学试验,但缺乏细菌学和病毒学检测所需的资源。泰国国际新发传染病项目最初纳入人群监测的疾病是 X 线确认的严重肺炎(需要住院治疗)。监测人员使用标准的临床病例定义,在 2 个省的 20 个急救医院(18 个是公共卫生医院,2 个是军队医院)中的一个医院在入院时确定肺炎病例[9]。X 线胸片被数字化,并被送至曼谷由放射医师诊断小组按照WHO 诊断标准指南集体阅片[4]。在临床监测的第二年,肺炎患者被纳入研究组,以确定常规检测难以获得的病原学。在这个监测系统和与其相似的监测系统,如果病例定义需要住院治疗(严重程度的一个指标)以及人群中的患者一定是到已建立监测的医院诊治的严重患者,则医院监测可被考虑为人群监测。在世界许多国家的农村地区,大多数传染病患者没有到医院或其他医疗机构治疗,故社区监测和家庭监测可补充医疗机构监测。肯尼亚的国际新发传染病项目在卫生所开展腹泻、发热性疾病和急性呼吸道疾病监测,但也通过受训的调查人员每 2 周到所选监测区的家庭询问一系列关于最近发病的问题。然后对有症状患者进行体格检查,将其作为病例定义筛查过程的一部分[10]。

## 资料收集

一旦确定病例,应使用标准的调查表格收集人口学和临床信息,如年龄、种族、感染类型、疾病结果(如住院、死亡)以及潜在的并发症(如糖尿病、心脏病、HIV 感染等)。其他可能的变量包括感染危险因素和疫苗接种史(表 6.1)。病例报告表样本可从主动细菌核心监测网站(http://www.cdc.gov/abcs/ methodology/data-collectforms. html)上获得。主动细菌核心监测资料可通过查阅患者医疗记录获得。为了保护患者隐私,身份识别信息如姓名、住址等在国家层面的资料汇总和传送前应被删除。其他策略可包括患者和卫生保健人员的面谈。为了限制在资料收集阶段的个人解释,应制定标准的资料收集工具,书面操作手册以及标准的操作程序或协议,并对工作人员进行培训[11]。

**表 6.1　病例报告表格收集的典型资料数据**

| | |
|---|---|
| 关键数据要素和变量 | 人(唯一识别符号或姓名) |
| | 地点(患者的住址或其他地理位置,如城市、县、省、州) |
| | 年龄(或出生日期) |
| | 性别 |
| | 种族 |
| | 时间(如发病日期、实验室确诊日期) |
| | 临床疾病或疾病表现(如菌血症、肺炎、脑膜炎等)[a] |
| | 转归(如住院、死亡) |
| 可选变量 | 疾病危险因素信息(如有基础性疾病,包括糖尿病,HIV 感染;暴露于疾病动物媒介) |
| | 疫苗接种史(如果适用) |
| | 其他病原学特征[b]:抗生素耐药性试验结果,亚型(如肺炎链球菌的血清型,A 群链球菌的 emm 或 M 型) |

HIV:人类免疫缺陷病毒
a:对于临床疾病监测,这一部分要详细描述,并收集入院的症状和体征信息
b:实验室检验结果可以在患者的病历中发现,但从参比实验室获得更为常见,并最后与病例报告表格资料合并

在实验室监测系统(如主动细菌核心监测),收集细菌分离物并送到参比实验室做微生物学确认和进一步鉴定,如抗生素敏感性或血清型等。与参加监测的临床实验室密切联系(如每月一次)不仅对病例发现非常重要,而且对收集分离物也很重要,因为实验室收集细菌分离物后数天和数周往往会被丢弃。所包含的病例分离物特点大大地提高了监测的价值,如有助于描述耐药趋势以及评价针对某血清型疫苗的效果。在实验室检测未常规开展的国际背景下,可通过研究协议启动标本收集和检测。

## 数据管理

监测数据应保存在普通电子数据库。监测人员可以填写纸质病例报告或将数据直接输入到数据库。使用自动数据录入系统,如表格扫描或手提电脑,可以减少数据输入错误。当建立数据管理系统时,应认真考虑创建数据库的元素,包括个体变量的格式和编码,数据文件的大小和可管理性,以及数据与其他数据来源的兼容性(如人口普查文件)。监测数据的恰当管理很重要,但往往会变得十分复杂。

## 系统监测与评价

由于病例发现的完整性和准确的人口统计学以及临床信息收集是主动人群监测所必需的,故应制定监测和评价监测系统的方法,并将其标准化。系统监测策略始于数据准确性和完整性的评估。应通过自动数据录入校验(寻找内部不符合项),数据双录入或记录工作人员的手工核对,经常进行内部数据检查。这种检查应经常进行。

系统检查有助于确保病例发现的完整性。在主动细菌核心监测中,如果实验室不能通过电子打印输出系统常规报告所监测的所有培养阳性病原菌,应每半年进行一次现场实验室检查,以找出前6个月确诊的任何漏报病例。监测人员检查实验室记录本或检测结果电子表格以发现主动细菌核心监测的病原菌,将结果列表与通过常规主动细菌核心监测报告的列表进行比较,以发现任何遗漏的病例。虽然参加监测的实验室通过电子系统报告所有有关培养的病原体,但主动细菌核心监测的工作人员还应定期检查实验室检测结果,以确保病例侦测的完整性。对通过审查新确定的病例,主动细菌核心监测工作人员应检查医学记录并填写病例报告表,如有必要应获取细菌分离物。

监测人员应常规评估资料的完整性。如果经常发现重要的变量(如年龄、结果)不完整,应评估资料收集方法并加以改进以解决存在的问题。绩效指标是用于量化监测系统目标并反映系统绩效的指标,也可用来激励监测工作人员以改进工作质量,与公共卫生领域的伙伴和决策者交流工作成绩。主动细菌核心监测使用以下绩效指标来表示系统的准确性:常规检测的敏感度≥90%(在实验室检查时确认),报告病例的细菌分离率≥85%。

泰国流行病学部门的工作人员使用绩效指标进行检查以评估报告的完整性,并手工检查住院患者的登记本、病历和出院诊断以评估筛查的覆盖率(表6.2)。从三个层面的检查来避免监测人员审查自己的资料。首先,他们进行地区交叉检查。每个地区的医院分为三个区。监测人员检查其他区域的工作,每3个月1次。第二,由省级新发传染病项目(IEIP)官员进行检查,每6个月1次。第三,如有工作人员和资金时,每年进行外部检查。

表6.2 肺炎监测的检查程序—泰国国际新发传染病项目

| 绩效指标 | 方 法 | 目 标 |
| --- | --- | --- |
| 病例报告完整性 | 检查1个月(30天)的住院患者的登记本<br>确定符合筛查标准的患者(病例)<br>核对当月这些报告的姓名<br>计算报告的完整率(%) | 监测报告的病例数是检查住院患者登记本确定病例数的≥90% |
| 通过筛查发现的病例完整性 | 检查医院1个月(30天)的出院资料<br>确定肺炎出院患者(ICD-10 编码 J12.9 ~ J18.9)<br>检查病历确定社区获得还是院内获得[a]<br>将患者姓名与当月监测报告的患者姓名进行核对<br>确定通过筛查确定的患者之比例(%) | 监测报告的数量是通过检查出入院数据确定病例数的≥90% |

续表

| 绩效指标 | 方　　法 | 目　　标 |
|---|---|---|
| 入院后 48 小时内做胸部 X 线检查的病例 | 临床医师根据胸部 X 线检查的判断通过该系统发现并在入院后 48 小时内胸部 X 线检查确定疑似肺炎病例的百分比 | 监测系统未发现但在入院后 48 小时内胸部 X 线检查发现疑似肺炎的病例数 ≤10% |

ICD-10:国际疾病分类第 10 版

a 社区获得:社区获得性肺炎的定义为:①住院患者有急性感染证据和有呼吸道疾病的症状和体征;②患者在住院前 3 天内未到医院就诊。医院获得:医院获得性肺炎定义为:①患者有急性感染证据和呼吸道症状和体征前住院 ≥3 天;②或患者最近住院前 3 天内入院治疗过

## 时间分析和反馈

除了检查和使用绩效指标以外,定期的数据检查和分析也是必需的,目的是:①最大限度地提高数据质量;②发现重要的疾病趋势;③及时提供反馈信息并激励监测参与者。虽然在实施监测后应对现有监测数据进行严谨、详细和正式的分析,但对所有临时数据进行常规和定期的检查非常重要。定期的数据核查提高了发现疾病暴发的能力,识别所监测疾病可能的流行病学变化(如耐药性增加)以及强调可用于引导疫苗接种建议的趋势(如流感的季节性变化)[11]。有关监测数据分析的更详细讨论,见第 28 ~ 30 章。

在监测资料定期检查和分析中,参与的伙伴对监测项目的持续成功至关重要。这开始于对参与监测的流行病学家以及监测和实验室人员的反馈,这种反馈有多种形式:资料完整性检查,重点描述性变量和完整资料的基础汇总表,参比实验室试验结果汇总,通过简报和其他总结报告共享资料等。在符合作者标准时,参加的伙伴也可合作发表文章。

## 主动人群监测的主要优势及挑战

人群监测的主要益处是,如有适当的分母信息,能计算可靠的某年龄组、种族和性别发病率。这有利于高危人群疾病预防的公共卫生政策制定,而且可以评价疫苗和其他预防措施的效果。如果以实验室为基础,这个系统在规模适当的监测人群中可发现罕见的分离物或血清型。

另一个益处是创建的基础设施可用于评估其他新发的公共卫生问题。例如,在 2003—2004 年流感季节早期,为了应对实验室确诊流感儿童中发生严重病例的报告,美国新发传染病项目迅速组织了现场调查并对这些州的疾病负担进行了评估[5]。结果导致了实验室确诊流感住院儿童监测系统的建立,并通过主动细菌核心监测建立的机构得到顺利实施。

主要不足是资源需求,人群监测在资金和人员方面花费较大。在低收入国家,如没有额外资金投入,则费用难以负担。在这些地区,在监测计划期间就需制定可持续战略规划。由于费用关系,公共卫生人员应定期审核监测系统收集的信息,以决定某种疾病监测的目标是否达到,以便修改或重新调整新发传染病监测方案,这一点非常重要。表 6.3 概括了其优点和缺点。

表 6.3　主动人群监测的优缺点

| 优　　点 | 缺点或挑战 |
|---|---|
| • "金标准"监测系统:计算年龄、性别、种族发病专率<br>• 监测长期疾病趋势<br>• 在获取诊疗服务相似时(不管地理位置),使用同样的病例定义与其他主动人群监测系统比较疾病发病率<br>• 在监测区域代表国家时,利用监测和国家人口普查数据可估计全国发病率和疾病负担<br>• 可测量公共卫生干预措施的效果(如疫苗、抗生素预防)<br>• 有更好地调查暴发和新的公共卫生威胁的相应的基础设施<br>• 可以有进一步研究的平台(如危险因素研究)<br>如果收集细菌或病毒分离物:<br>• 可确定耐药发生率<br>• 利用细菌菌株或病毒株分布类型来帮助研制疫苗<br>• 发现罕见的细菌菌株或分离物(如肺炎球菌血清型) | • 资源密集型:需大量人力和费用,需要培训,如果基于实验室监测,还需实验室物资<br>• 数据不一定及时<br>• 要达到 100% 的病例发现和收集高质量数据,需对系统进行定期的系统评估<br>• 监测区域所有实验室和卫生人员的参与和奉献是必要的<br>• 要求医务人员做出诊断的方法要一致<br>• 需进行审核以确保病例报告完整,并监测报告机构的变化(如为监测人群服务的实验室的变化)<br>• 比简单系统的灵活性更少 |

## 主动人群监测的应用和效果示例

　　如上所述,主动人群监测数据是确定疾病负担的非常有用的工具,并可在采取预防措施的地区测定其效果。监测合作伙伴和监测相关者需定期获取资料,以便根据数据来确定资源配置或决定采取控制措施。当地的疾病信息应该用于当地的资源优先排序并影响当地的政策和实践,国家的数据可用于制定国家政策。主动细菌核心监测和国际新发传染病项目资料应用的示例叙述如下。

### 早发新生儿 B 群链球菌疾病:应用常规的美国主动人群监测资料和辅助监测研究的信息来指导疾病预防

　　侵袭性 B 群链球菌疾病(GBS)是新生儿侵袭性感染的主要原因。1996 年出版了

早发 B 群链球菌疾病预防共识指南,推荐产前医护人员应遵循两种方法中的一种,确定在分娩时使用抗生素预防来防止早发 B 群链球菌感染。基于风险法来确定 B 群链球菌疾病的高危妊娠妇女(如羊膜破裂时间延长);筛查方法要求对妊娠 35～37 周的孕妇做细菌培养以确定是否有 B 群链球菌定居。

　　2000 年,主动细菌核心监测机构对随机选择的 8 个监测区域 1998—1999 年出生的 5144 名儿童分娩出生记录进行了检查。检查包括这些区域所有早发 B 群链球菌感染病例(312 个病例),没有 B 群链球菌筛查记录的出生者被认为暴露于这种风险。筛查确定有细菌定居但无已知危险因素的妇女,其孩子仍有可能患 B 群链球菌疾病。使用常规的筛查方法发生早期 B 群链球菌疾病的相对危险度大约是基于风险方法的 50%[12]。

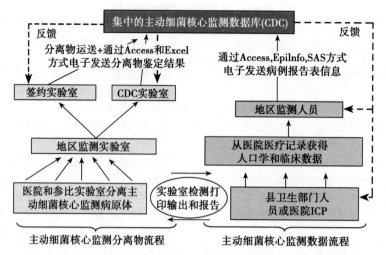

**图6.3** 主动细菌核心监测的数据、分离物和反馈路径。CDC：美国疾病预防控制中心；ICP：感染控制人员

2002 年审查和修订的预防早发 B 群链球菌疾病共识指南推荐使用常规筛检方法[13]。2010 年对共识指南做了进一步修订[14]。主动细菌核心监测数据表明，早发 B 群链球菌感染已下降，从 1997 年预计的国家活产儿年发病率的 0.7‰下降到 2008 年的 0.28‰(图 6.4)。

可对当地数据进行分析、发布，并直接将其用于工作和决策。例如，在明尼苏达州，主动细菌核心监测有关早发 B 群链球菌发病率数据，来自 B 群链球菌疾病实验室和产前医护人员行为规范调查的信息，2000 年规划的明尼苏达州数据，都已通过出版物[15,16]、会议和通信发布，明尼苏达州卫生局网站也发布信息。与 1998 年相比，2003 年进行的产前行为规范调查表明在行为规范方面已有明显变化[17]。

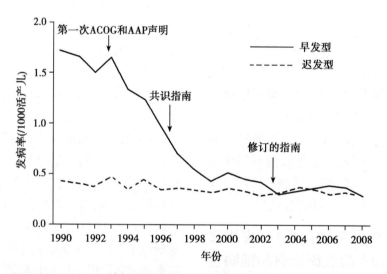

**图6.4** 1990—2008 年美国主动细菌核心监测地区早发和迟发侵袭性 B 群链球菌疾病发病率及预防 GBS 疾病活动。ACOG：美国妇产科学会；AAP：美国儿科学会；由于在出版时分母活产数还没有统计出来，2008 年发病率为初步估算。来源：Centers for Disease Control and Prevention[15]

## 使用 7 价肺炎球菌结合疫苗(PCV7)对侵袭性肺炎球菌病的影响

肺炎球菌是幼儿细菌性脑膜炎、菌血症和中耳炎的主要病因。这种细菌也引起老年人疾病及其并发症。在 7 价肺炎球菌结合疫苗使用前,在美国所有年龄组每年发生由肺炎球菌引起的菌血症 50 000 例,脑膜炎 3000~6000 例和肺炎住院 17 5000 例。

主动细菌核心监测通过收集和分析疫苗使用前后的监测资料,证实 7 价肺炎球菌结合疫苗对侵袭性肺炎球菌性疾病有直接和间接影响。从 1998/1999 年到 2007 年,5 岁以下儿童侵袭性肺炎球菌疾病的发病率下降 76%,疫苗血清型导致的肺炎球菌疾病下降 100%。5 岁以上所有年龄组总体发病率下降,表明存在群体免疫,65 岁以上老年人下降最多[18](图 6.5a)。正在进行的监测对结合疫苗中未包括的血清型(主要为血清型 A19)所引起的肺炎球菌性疾病发病率进行监视也非常重要(图 6.5b,图 6.5c)[18]。还需要继续跟踪覆盖更多血清型的新的 13 价肺炎球菌结合疫苗带来的变化。

## 泰国通过确定季节性流感发病率和费用指导接种疫苗的决定

在热带地区,季节性流感通常被认为是不太重要的轻微疾病,全年发病水平低,昂贵的疫苗很少使用。甲型禽流感(H5N1)暴发重新引起了对季节性流感的兴趣,并认识到东南亚的数据对决策非常必要。利用泰国主动人群肺炎监测数据结合同一个府(province)的门诊流感样病例资料,美国和泰国研究人员确定泰国的流感发病率是被动监测系统所确定发病率的 43 倍[11]。所有年龄组人群住院流感相关肺炎的年发病率可高达 136/10 万,门诊流感发病率达 1420/10 万[11,19]。流感的费用也很高,每年可达 6300 万美元,包括丧失的劳动力。资料也表明,流感有明显的季节分布,每年 6~10 月份为发病高峰。这些发现对每年流感疫苗分配的时限有重要意义。流感肺炎危险因素的其他研究也证实幼儿、老年人和慢性呼吸道疾病患者为严重疾病的高危人群,也是推荐疫苗接种的对象[20]。自 2009 年以来,泰国政府对 65 岁以上老人、6 月龄至 2 岁儿童、妊娠妇女、卫生保健人员和有基础疾病的成人接种流感疫苗。监测数据在制定这些政策方面起了决定性作用。

## 2009 年甲型 H1N1 流感大流行的流行病学:通过常规主动人群监测系统发现、了解和描述大流行流感

在资源匮乏地区建立主动人群监测不仅可确定传染病的发病率和公共卫生干预措施的效果,也可提高监测地区的实验室诊断能力,逐步提高发现暴发的水平。例如,危地马拉从 2008 年开始在两个部门持续开展肺炎的主动人群监测,收集有关季节性流感的发病率和临床表现资料[21]。由于该监测系统和中心参比实验室当时正在进行实时反转录聚合酶链反应(RT-PCR)确诊试验,故在 2009 年大流行早期就能收集到甲型 H1N1 流感的临床和实验室资料。利用这些资料可比较历史上季节性甲型流感和目前甲型 H1N1 流感的流行病学和临床特点。虽然调查者不能发现同时发生的季节性甲型流感和甲型 H1N1 流感有明显的流行病学差别,但他们证实最严重的病例由甲型 H1N1 流感所引起,季节性流感发生在婴儿。这些资料可为高危人群疫苗接种提供政策建议。

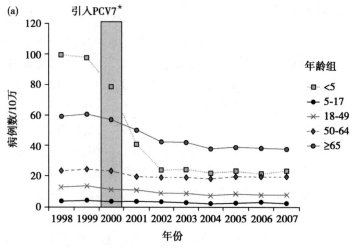

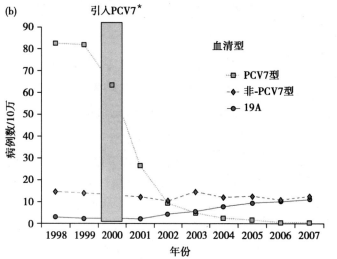

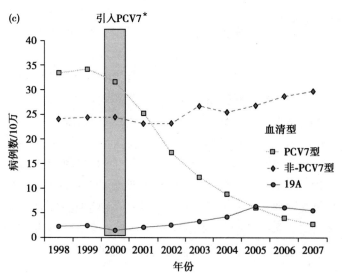

**图 6.5**　（a）1998—2007 年不同年龄组侵袭性肺炎球菌性疾病（IPD）总发病率的变化；（b,c）1998—2007 年<5 岁儿童（b）和≥65 岁成人（c）不同血清型的侵袭性肺炎球菌性疾病发病率的变化。*2000 年下半年 7 价肺炎球菌结合疫苗（PCV7）引入美国,在幼婴儿中常规使用。资料来源：Pilishvili 等[19]

## 小结与建议

　　主动人群监测是监控新发传染病以及获取详细信息的准确和非常有用的工具,这些信息为制定和监测疾病预防策略所必需。正确实施和精心维护这种监测可以确定疾病负担,发现其流行病学变化,可靠地测量公共卫生和医疗卫生人员实施疾病干预措施的效果。但是,这种模式资源消耗大。因此,选择所监测的疾病应提供重要的可行的信息。数据需要与合作伙伴共享,并发送给公共决策者和公众。创建监测系统所建立的基础设施和合作伙伴,通常成为公共卫生准备和实施的有益投资。

（潘会明　译,杨忠诚　校）

## 参考文献

1　Lederberg J, Shope RE, Oaks SCJ. *Emerging Infections: Microbial Threats to Health in the United States*. Washington, DC: National Academy Press, 1992.

2　Schuchat A, Hilger T, Zell E, *et al.* Update from the Active Bacterial Core Surveillance of the Emerging Infections Program Network. *Emerg Infect Dis* 2001;7:92–9.

3　Dowell SF, Chunsuttiwat S, Olsen SJ, *et al.* The International Emerging Infections Program, Thailand: an early report. *Emerg Infect* 2003;6:191–203.

4　Javadi M, Subhannachart P, Levine S, *et al.* Diagnosing pneumonia in rural Thailand: digital cameras versus film digitizers for chest radiograph teleradiology. *Int J Infect Dis* 2006;10(2):129–35.

5　Schrag SJ, Shay DK, Gershman K, *et al.* Multistate surveillance for laboratory-confirmed, influenza-associated hospitalizations in children: 2003–2004. *Pediatr Infect Dis J* 2006;25:395–400.

6　Bigogo G, Audi A, Aura B, *et al.* Health-seeking patterns among participants of population-based morbidity surveillance in rural western Kenya: implications for calculating disease rates. *Int J Infect Dis* 2010;14: e967–73.

7　Jordan HT, Prapasiri P, Areerat P, *et al.* A comparison of population-based pneumonia surveillance and health-seeking behavior in two provinces in rural Thailand. *Int J Infect Dis* 2009;13:355–61.

8　Chamany S, Burapat C, Wannachaiwong Y, *et al.* Assessing the sensitivity of surveillance for pneumonia in rural Thailand. *Southeast Asian J Trop Med Public Health* 2008;39:549–56.

9　Olsen SJ, Laosiritaworn Y, Siasiriwattana S, *et al.* The incidence of pneumonia in rural Thailand. *Int J Infect Dis* 2006;10:439–57.

10　Feikin DR, Olack B, Bigogo GM, *et al.* The burden of common infectious disease syndromes at the clinic and household level from population-based surveillance in rural and urban Kenya. *PLoS One* 2011;6:e16085.

11　Simmerman JM, Lertiendumrong J, Dowell SF, *et al.* The cost of influenza in Thailand. *Vaccine* 2006;24:4417–26.

12　Schrag SJ, Zell ER, Lynfield R, *et al.* A population-based comparison of strategies to prevent early-onset group B streptococcal disease in neonates. *N Engl J Med* 2002;347:233–9.

13　Centers for Disease Control and Prevention. Prevention of perinatal group B streptococcal disease. *MMWR Morb Mortal Wkly Rep* 2002;51(RR-11):1–22.

14　Centers for Disease Control and Prevention. Prevention of perinatal group B streptococcal disease: revised guidelines from CDC, 2010. *MMWR Morb Mortal Wkly Rep* 2010;59(RR-10):1–36.

15　Centers for Disease Control and Prevention. Adoption of perinatal group B streptococcal disease prevention recommendations by prenatal care providers: Connecticut and Minnesota, 1998. *MMWR Morb Mortal Wkly Rep* 2000;49:228–32.

16　Ogunmodede F, Virnig BA, Danila R, Lynfield R. Prevention of perinatal group B streptococcal disease in Minnesota: results from a retrospective cohort study and new prevention guidelines. *Minn Med* 2003;86:40–5.

17　Morin CA, White K, Schuchat A, *et al.* Perinatal group B streptococcal disease prevention, Minnesota. *Emerg Infect Dis* 2005;11:1467–9.

18　Pilishvili T, Lexau C, Farley MM, *et al.* Sustained reductions in invasive pneumococcal disease in the era of conjugate vaccine. *J Infect Dis* 2010;201:32–41.

19　Simmerman JM, Chittaganpitch M, Levy J, *et al.* Incidence, seasonality and mortality associated with influenza pneumonia in Thailand: 2005–2008. *PLoS One* 2009;4:e7776.

20　Katz MA, Tharmaphornpilas P, Chantra S, *et al.* Who gets hospitalized for influenza pneumonia in Thailand? Implications for vaccine policy. *Vaccine* 2007;25: 3827–33.

21　Lindblade KA, Arvelo W, Gray J, *et al.* A comparison of the epidemiology and clinical presentation of seasonal influenza A and 2009 pandemic influenza A (H1N1) in Guatemala. *PLoS One* 2010;5:e15826.

## 其他资源

Active Bacterial Core surveillance: http://www.cdc.gov/abcs/ index.html. Accessed November 7, 2012.

Emerging Infections Programs: http://www.cdc.gov/ncpdcid/ deiss/eip. Accessed November 7, 2012.

FoodNet—Foodborne Diseases Active Surveillance Network: http://www.cdc.gov/foodnet/. Accessed November 7, 2012.

Global Disease Detection/International Emerging Infections Program: http://www.cdc.gov/globalhealth/gdder/gdd/. Accessed November 7, 2012.

# 第7章　食源性疾病监测

## 第一节　食源性疾病监测方法

Elaine Scallan[1], Barbara Mahon[2], & Danilo Lo Fo Wong[3]

[1]美国科罗拉多州,奥罗拉,科罗拉多大学丹佛分校科罗拉多州公共卫生学院
Colorado School of Public Health, University of Colorado Denver, Aurora, CO, USA

[2]美国佐治亚州,亚特兰大,美国疾病预防控制中心国家新发人畜共患传染病中心
National Center for Emerging Zoonotic Infectious Diseases, Centers for Disease Control and Prevention, Atlanta, GA, USA

[3]瑞士日内瓦,世界卫生组织欧洲地区办事处,传染病、健康安全和环境部
Division of Communicable Diseases, Health Security, and Environment, World Health Organization Regional Office for Europe, Geneva, Switzerland

## 引言

有250多种导致食源性疾病的病原体可污染食品。大多数食源性疾病具有感染性,由细菌、病毒或寄生虫所引起(表7.1.1)。其中许多病原体通常会导致腹泻和呕吐,但并没有所有食源性疾病的专门临床综合征。

这些病原体中的大多数也可通过食物以外的其他途径传播,因此对于一个特定的患者,其感染来源是否来自食物往往不得而知。例如,大肠埃希菌 O157:H7 感染可因摄入受污染的食物或水,或直接接触受感染的动物或人而引起。绝大部分食源性疾病监测系统只对所有疾病进行监测,而并没有试图去确定经食物传播的比例。

表7.1.1　引起食源性疾病的常见致病因素

| 致病因子 | 潜伏期 | 临床表现 |
| --- | --- | --- |
| **细菌性** | | |
| 蜡样芽孢杆菌 | | |
| 　呕吐毒素 | 1~6h | 呕吐;有些患者出现腹泻;发热少见 |
| 　腹泻毒素 | 6~24h | 腹泻、腹部绞痛,有些患者有呕吐;发热少见 |
| 布鲁菌 | 数天到数月;通常>30d | 虚弱、发热、头痛、出汗、发冷、关节痛、体重下降、脾大 |
| 弯曲杆菌 | 2~10d,通常2~5d | 腹泻(往往为血性)、腹痛、发热 |
| 肉毒梭状芽孢杆菌 | 2h~8d;通常12~48h | 严重程度不等,常见的症状有复视、视物模糊和延髓肌无力;麻痹,通常呈下行性、双侧,也可能进展迅速 |

| 致病因子 | 潜伏期 | 临 床 表 现 |
|---|---|---|
| 产气荚膜梭状芽孢杆菌 | 6~24h | 腹泻、腹部绞痛;呕吐和发热少见 |
| 大肠埃希菌 | | |
| 　出血性大肠埃希菌（O157:H7 和其他） | 1~10d,通常 3~4d | 腹泻(通常为出血性)、腹部绞痛(通常严重),很少或没有发热 |
| 　产肠毒素大肠埃希菌(ETEC) | 6~48h | 腹泻、腹部绞痛、恶心;呕吐和发热少见 |
| 　肠致病性大肠埃希菌(EPEC) | 不确定 | 腹泻、发热、腹部绞痛 |
| 　侵袭性大肠埃希菌（EIEC） | 不确定 | 腹泻(可能为出血性)、发热、腹部绞痛 |
| 单核细胞增多性李斯特菌 | | |
| 　侵袭性疾病 | 2~6 周 | 脑膜炎、败血症、发热、自然流产或新生儿感染 |
| 　腹泻性疾病 | 不详 | 腹泻、腹部绞痛、发热 |
| 非伤寒沙门菌 | 6h~10d;通常 6~48h | 腹泻,经常伴有发热和腹部绞痛 |
| 伤寒沙门菌 | 3~60d,通常 7~14d | 发热、畏食、全身不适、头痛、肌痛;有时出现腹泻或便秘 |
| 志贺菌属 | 12h~6d,通常 2~4d | 腹泻(通常为出血性),往往伴有发热和腹部绞痛 |
| 金黄色葡萄球菌 | 30min~8h,通常 2~4h | 呕吐、腹泻 |
| A 群链球菌 | 1~4d | 发热、咽炎、猩红热、上呼吸道感染 |
| 霍乱弧菌 | | |
| 　O1 群和 O139 群 | 1~5d | 严重水样腹泻 |
| 　非 O1 群和非 O139 群 | 1~5d | 水样腹泻 |
| 副溶血性弧菌和其他弧菌 | 4~30h | 腹泻 |
| 小肠结肠炎耶尔森菌 | 1~10d,通常 4~6d | 腹泻、腹痛(往往严重) |
| 寄生虫 | | |
| 隐孢子虫 | 2~28d,中位数为 7d | 腹泻、恶心、呕吐、发热 |
| 卡耶塔环孢子虫 | 1~14d,中位数为 7d | 腹泻、恶心、畏食、体重减轻、腹部痉挛、胀气、疲劳、低热;可复发或呈迁延性 |

| 致病因子 | 潜伏期 | 临床表现 |
|---|---|---|
| 肠道贾第虫 | 3～25d,中位数为7d | 腹泻、胀气、腹部痉挛、恶心、疲劳 |
| 刚地弓形虫 | 5～23d | 淋巴结肿大、肌肉酸痛、视网膜炎、脑炎 |
| 旋毛虫属 | 肠道阶段1～2d,全身阶段2～4周 | 发热、肌痛、眶周水肿、嗜酸性粒细胞增多 |
| **病毒** | | |
| 甲型肝炎病毒 | 15～50d,中位数28d | 黄疸、深色尿、疲劳、畏食、恶心 |
| 诺如病毒 | 12～48h,中位数33h | 腹泻、呕吐、恶心、腹部绞痛、低热 |
| 星状病毒 | 12～48h | 腹泻、呕吐、恶心、腹部绞痛,微热 |
| **化学性** | | |
| **海洋性毒素** | | |
| 　雪卡毒素 | 1～48h,通常2～8h | 通常为胃肠道症状,伴有神经系统症状(包括口唇、舌、咽喉或四肢感觉异常)以及冷热感觉颠倒 |
| 　鲭鱼毒素(组胺) | 1min～3h;通常<1h | 面部潮红、头晕、口腔和咽喉烧灼感、头痛、胃肠道症状、荨麻疹、全身瘙痒 |
| 　麻痹性或神经毒素性贝类中毒 | 30min～30h | 口唇、口腔或面部和四肢感觉异常;肠道症状或虚弱,如呼吸困难 |
| 　河豚及河豚毒素 | 10min～3h;通常10～45min | 口唇、舌、面部或四肢感觉异常,通常伴有麻木;本体感受丧失,漂浮感 |
| 重金属(锑、镉、铜、铁、锡、锌) | 5min～8h;通常<1h | 呕吐,往往有金属味 |
| 谷氨酸一钠 | 3min～2h,通常<1h | 胸部、颈部、腹部或四肢有烧灼感;轻盈感和有面部压迫感,或胸闷 |
| **蘑菇毒素** | | |
| 　短效毒素 | 2h | 通常为呕吐和腹泻;其他症状因毒素而异 |
| 　长效毒素(如鹅膏菌) | 6～24h | 腹泻和腹部绞痛持续24h,伴有肝衰竭、肾衰竭 |

食源性疾病是全球重要的公共卫生问题。许多与食物相关的腹泻疾病是年幼儿童死亡的主要原因。虽然腹泻引起的死亡数在发达国家已经下降,但其发病率仍然居高不下。食源性疾病对旅游、贸易和发展也有重要影响。因此,预防食源性疾病仍然具有挑战性,并且是优先考虑的重要的公共卫生问题。监测可为制定与评价旨在预防食源性疾病的干预措施提供关键信息。

本章节的目的是描述不同监测方法和策略用于不同公共卫生情况与目标的优缺点及其相关性。讨论了提高食源性疾病监测能力和促进基础设施建设的机遇。相关主题的详细讨论,参见第7章第二节。

## 食源性疾病监测的目的

监测是评估、控制和预防食源性疾病工作所必需的,如监测和预防的循环图所示(图 7.1.1)[1]。有关发病率、发病趋势和高危人群的信息可为决策者在优先确定、监控和评价预防策略方面提供帮助(知识点 7.1.1)。监测活动也可促进流行病学调查,提高我们对疾病的了解。食源性疾病的暴发及其感染来源的早期发现可导致对突发公共卫生威胁实施控制,如清除市场的受污染产品。流行病学调查也可以帮助识别知识空白,开展应用性研究,确定新的食品安全危害或不安全的食品处理行为。这些发现反过来又可促进新的预防措施的产生。

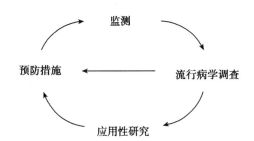

**图 7.1.1**　食源性疾病监测与预防循环图。
资料来源:US Centers for Disease Control and Prevention

知识点 7.1.1　食源性疾病监测的目的
- 确定疾病的发病率
- 监控趋势
- 识别与监控高危人群
- 发现暴发
- 将疾病归因于特定食品、行为或场所
- 优先选择干预措施
- 监控与评价预防策略的效果

## 食源性疾病监测的常用方法

食源性疾病监测系统可根据疾病控制和发现疾病的能力,以及由于系统本身复杂性不断增加而需增加的资源和基础设施进行分类[2]。在监测系统谱系的最简单终端,实际上并非正式的监测系统,只有出现大规模暴发才能被发现。根据复杂性排序,依次为症状监测,随后为实验室监测,最后为食物链综合监测。沿着这条谱系路径,侦查暴发的能力逐步提高。虽然一个国家监测活动可能主要在某一层面开展,但它可能涵盖其他层面的某些元素。

### 症状监测

急性胃肠炎或食物中毒等综合征往往由食源性病原体所引起。接受综合征疾病报告的系统通常缺乏实验室诊断能力的功能。使用标准病例定义和报告格式是重要的。世界卫生组织对腹泻的定义为 24 小时内 3 次或以上稀便,一些国家通常根据这个定义来收集数据。一些要求临床医师报告食物中毒病例的国家,由于缺乏一个明确的病例定义,导致报告困难,因为食物中毒只是一种传播方式而不是一种疾病[3]。虽然症状监测可识别大的局部暴发,但其本身并无特异性,通常建议尽可能使用实验室监测。

### 实验室监测

基于实验室诊断的监测提供的数据质量通常比症状监测更高。实验室监测系统通常包含有关患者信息和病原体的微生物学信息,因为许多食源性病原体可引起类似症状,实验室诊断可以识别病原体以及发现其发病趋势。对数种食源性病原体的监测可确定各种病原体的相对重要性。标准病例定义和统一的病原体实验室鉴定方法是至关重要的。实验室监测既可以确定点源暴发,也可确定蔓延的全国性暴发。有关该监测在美国开展的情况,参见第 29 章。

### 综合性食物链监测

综合性食物链监测的数据收集从人类扩

展到包括动物和食物等方面。通常人类病原特异性病例的发病数是结合有关动物感染率和食物污染等数据进行评估的。综合性食物链监测有助于人类疾病来源的评估以及特定病原体-共病组合引起的食源性疾病负担的估算。因此，综合性食物链监测有助于控制措施必要性的评估和特定食品安全干预措施有效性的评价。

## 食源性疾病监测策略

食源性疾病监测的策略包括：①法定报告疾病的常规监测；②病原体的实验室分型；③哨点监测；④出院记录和死亡登记；⑤食源性疾病的投诉系统；⑥暴发报告。某一策略可能比另一策略更适合某些公共卫生目的。策略可以单独使用或者联合使用（知识点7.1.2）。

---

**知识点 7.1.2　食源性疾病监测策略**

- 法定报告疾病的常规监测
  - 向地方和国家提供发病趋势、高危人群和预防活动影响的信息
  - 向公共卫生当局提出可能暴发的预警（如果及时报告）
- 实验室的病原体分型
  - 侦查常见病原体引起的暴发
  - 根据"零星"病例基础发生率识别小规模或地理分散的暴发（分子分型方法）
- 哨点监测
  - 当全国性覆盖不可行时，可提供有用的信息
  - 为收集更详细的信息提供机会
- 使用死亡登记和出院记录
  - 在某种程度上有助于了解严重疾病，对监测严重疾病的趋势可能是有用的
- 食源性疾病的投诉系统
  - 基于公众的投诉确定食源性疾病的聚集性
- 暴发报告
  - 提供特定病原体和特定食物的关联信息
  - 识别与食源性疾病暴发最相关的食物和危险因素

---

### 法定报告疾病的常规监测

食源性疾病监测是通常要求临床医师或

临床实验室报告法定报告病例给相关公共卫生当局的许多系统中的一部分[4]。通常收集的数据包括诊断、诊断日期以及患者的人口学信息，如年龄、性别和居住地等。对于肉毒中毒等严重的低发生率疾病通常要加强监测，以获取疾病严重程度、症状，以及食物和其他暴露（如旅游）等信息。病例的及时报告可以提醒地方和国家卫生当局潜在的食源性疾病暴发；然而，只有专门的公共卫生机构汇总了该地区多个机构的病例报告后，才能识别散在的暴发。病例报告汇总通常定期发布在国家刊物上［如美国的发病率和死亡率周报（MMWR）］。

法定报告疾病的监测可在就医并接受诊断的人群中捕获感染病例。这些系统高度依赖于当地临床和微生物学的诊断实践，因此通常未被列入常规检测的病原体可能未被发现（如诺如病毒、产气荚膜梭状芽孢杆菌）。报告不及时和漏报是常见的。临床医师或临床实验室必须认识到该疾病是法定报告疾病并主动报告。如果是法律规定要报告的疾病，临床医师报告的可能性更大，对于严重疾病或被认为可能立即构成公共卫生威胁的情况，报告往往更为完整。向临床医师和临床实验室提供法定报告疾病的摘要和所采取的公共卫生行动细节，对提高他们的参与度是很重要的[5]。对于病原体亚型分型很重要的临床分离物应强制上送。关于强制性疾病报告演变的历史展望，请参见第2章。

### 实验室的病原体分型

在出现某种病原体增多时可允许对病原体做进一步分型，这对发现由普通病原体引起的暴发是至关重要的。对食源性感染使用分子学分型方法，可提高小规模的地理上分散的暴发的发现率。病原体分型也可提供有关感染来源和危险因素的重要信息。

### 血清学分型

1962年，美国的临床实验室开始把从人

类分离的沙门菌菌株发送到州公共卫生实验室做血清学分型,然后将检测结果寄送给美国疾病预防控制中心(CDC)[6]。血清型数据已经使多起沙门菌感染暴发得以发现。自1995 年以来,美国疾病预防控制中心为了寻找异常的聚集性感染疫情,通常使用自动统计的暴发侦查计算软件,对当前每种血清型的病例报告数与前 5 年相同地理区域和相同周数的平均病例数进行比较[7]。用沙门菌血清分型来侦查罕见血清型暴发的灵敏度最高,因为与罕见的背景相比略有升高就非常明显。血清型分型作为国际指定的沙门菌分型已得到广泛使用[8]。在其他国家,主要是发达国家,也可见类似的进展。

### 分子分型

现今的新一代分型方法,如脉冲场凝胶电泳(PFGE)、多位点可变数量串联重复序列分析、多位点序列分型和其他方法,可提高发现暴发的特异性和能力[9]。在美国,脉冲场凝胶电泳(PFGE)已作为大肠埃希菌 O157、沙门菌和其他肠道病原体的常规分型方法。通过美国食源性感染 PFGE 网络(PulseNet)实时比较菌株的分子"指纹图",公共卫生官员可以迅速识别地理上散在分布的可能聚集性食源性暴发,否则不会发现或不能将其确定为可能食源性暴发[10]。由于许多食品是规模化生产,并且分布广泛,故对散在分布的暴发识别能力变得越来越重要。在 1996 年PulseNet 启用后,在全国范围内检出的大肠埃希菌 O157:H7 暴发数急剧增加,证明了这种方法的实用性[11]。加拿大、欧洲、亚太地区、拉丁美洲和加勒比地区等已建立了类似网络,从而促进了区域性聚集性疫情的发现。有关新的分子学实验室方法的详细情况,参见第 33 章。

### 抗菌药物敏感性检测

抗菌药物敏感性检测如同监测的亚型分型方法一样可发挥作用。更重要的是,根据监测本身的需要,它被用来帮助监控肠道细菌抗菌药物耐药性的流行情况。目前许多国家监控来自人类、动物、食物的沙门菌、弯曲菌和其他食源性病原体的耐药性流行情况(请参阅第 7 章第三节)。从事高度耐药菌株控制的公共卫生专业人员,提出治疗决策的临床医师,以及负责对动物中所用的或环境中现存的抗生素与人类病原体产生的耐药性之间的关系进行评估的管理机构,都可利用此等信息[12]。

### 哨点监测

选择哨点对食源性疾病、综合征或食源性疾病的并发症进行监测,可提供有关疾病负担与发病趋势的有用信息,尤其是无法获得可靠的国家数据或需要更详细的信息时。应清楚地确定包含哨点或机构之内的所服务区域的人口,以便根据病例数来计算人群发病率。当然,哨点也仅可发现在监测区域内发生的暴发情况。

美国食源性疾病主动监测网络(FoodNet)(www.cdc.gov/foodnet)是哨点监测的示例。2010 年该监测网络覆盖美国人口的15%,以人群为基础,对经食物传播的常见 9种病原体的实验室确诊感染进行主动监测。在美国疾病预防控制中心的发病率和死亡率周报上每年发布上一年度美国食源性疾病主动监测网络监测数据。这份报告可作为国家食品安全报告卡(National Report Card on Food Safety)而闻名,监管机构、企业、消费者团体和公共卫生人员都使用这份报告,来优先考虑和评价食品安全的干预措施,并监控国家卫生目标的进展。

### 出院记录和死亡登记

尽管许多食源性感染病例的症状轻微,但引起住院或死亡的严重感染一般会对患者、家庭和社会造成巨大的负担。对严重结果的监测可提供有关这些感染所造成影响的有用信息。包含疾病诊断、住院时间长短和患者人口学信息等内容的出院数据通常可在许多国家获得。该数据覆盖范围必须只限于有出院信息记录系统的住院患者。食源性疾病出院数据的敏感性可能受到诊断服务的可获得性（如微生物学检测）、临床医师实验室检测预约情况和私人诊所编码实践等影响。为便于进行国际间比较，通常根据国际疾病分类（ICD）对住院原因或死因进行编码（www. who. int/classifications/icd/en/）。一些食源性疾病需用对食源性疾病监测不够特异的普通分类进行编码，如疑似感染性腹泻和胃肠炎（ICD-10 编码 A09）。

死亡登记通常是基于患者死亡时由医师填写的死亡证明。死亡证明通常包括死亡日期、死因以及基本人口学特征（如年龄、性别和住址）。死亡证明数据的覆盖范围仅限于被医学证明已死亡的人群，但其完整性和准确性可能较低。如有多种死因（如患有并发症的老年人），对食源性疾病监测有重要意义的数据可能未被记录。在大多数国家，死亡数据每年由中央生命统计办公室进行汇总。

## 食源性疾病投诉系统

食源性疾病投诉系统收集来自公众的可能食源性疾病的报告。可能会收到一次共同暴露（如某事件或某个场所）后受累人群中发生成批患者的报告。应把这些信息记录在投诉日志本或标准化表格上，内容可包括有关暴露（如可疑食物或地点）和疾病的基本信息。对这些报告的常见模式和趋势进行定期审查，可以识别食源性疾病的聚集性，进行进一步调查以确定暴发是否仍在发生。虽然投诉系统并没有与医务人员或实验室诊断进行接触联系，但有可能比依赖实验室确认的系统更早发现暴发。然而，由

于缺乏详细的暴露信息和特定病原体的诊断，可能限制了该系统与相关病例的链接和发现散在的、小规模暴发的能力。由专门的指定人员来审查投诉会增加发现暴发或聚集性疫情的可能性。

## 暴发的报告

许多国家建立了收集食源性暴发信息和暴发调查结果的国家报告系统（详见第 7 章第二节有关暴发调查的讨论）。这些报告通常包括病原体、暴发规模和严重性（如发病数和住院数、症状类型），以及如可确定时，导致暴发的可疑食品媒介物（food vehicle）和相关因素（如交叉污染）。暴发监测提供了重要的但难以通过其他方式获得的有关与疾病关联最密切的食物、特定病原体与特定食物的相关性以及引起暴发的因素等信息。如果超出了任何监测系统所预定的漏报水平，食源性疾病暴发可能也难以识别，即使疾病一个个被发现（如他们可能被错误地归为"散发病例"），也不会报告。

## 监测数据的其他用途

为了更好地了解食源性疾病的动态及其对人类健康的总体影响，一些国家已把监测作为流行病学研究的平台[13,14]。监测数据可作为评估食源性疾病总负担的基础——包括诊断的和漏诊的病例，报告的和漏报的病例。由食品和其他原因导致的人类疾病估计也依赖于监测数据。

监测系统确定的病例只代表社区总病例数中的一小部分。基于实验室的监测在确定病例时必须经历几个步骤：患者到医疗机构就医、粪便标本必须送检、实验室必须检测和发现病原体，以及实验室或医师必须上报病例到公共卫生当局（图 7.1.2）。一些国家通过对普通人群和临床实验室的横

断面调查,已估算出疾病负担金字塔中每个阶段病例漏报的频率(图 7.1.2),从而从金字塔顶部的实验室确诊病例外推以估计金字塔底部社区疾病的总负担。根据这个评估可总体估计监测系统的敏感性[15,16]。例如,约旦的调查人员估计,如发现一例志贺菌或沙门菌感染实验室确诊病例,则社区约有 273 例感染者[17]。

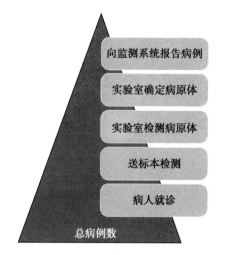

**图 7.1.2**　向监测系统报告的实验室确诊病例必须经历的监测步骤。一般来说,向公共卫生机构报告的病例数仅占所在社区总疾病负担的一小部分。资料来源:US Centers for Disease Control and Prevention

也可通过多种不同的方法,将监测数据用于确定由特定食物导致的特定疾病负担[18,19]。在使用监测数据时,可根据暴发报告将食源性疾病归因于广谱病原体-商品组合[20]。美国和其他国家已使用特定病原体的实验室监测作为病例对照研究的平台,以确定由特定食物或其他暴露因素引起疾病的比例[21]。通过比较常规人类、动物和食物中沙门菌实验室监测,丹麦研究人员已经确定了特定食品动物宿主与登记的人类沙门菌病的比例相关,并评估了针对动物和食物的控制措施[22]。

## 加强国际间监测

2000 年,世界卫生组织发起了世界卫生组织全球沙门菌监测(GSS),现称为全球食源性感染网络(GFN)(http://www.who.int/gfn/en/),以提高从农场到餐桌的国家食源性和其他肠道感染的综合监测能力。网络促进了实验室监测整合,促进微生物学家和流行病学家在人类健康、兽医和食品相关学科之间的跨部门协作和沟通。11 个国际知名机构和监测网络组成全球食源性感染网络的核心,对成员国提供指导和培训(图 7.1.3)。

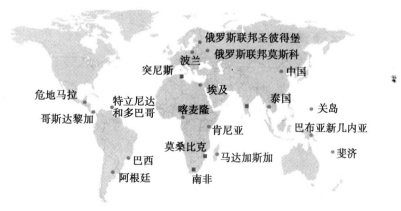

**图 7.1.3**　已开展的和建议的世界卫生组织全球食源性感染网络(GFN)培训网点分布图。有 17 个网点进行培训以改进食源性病原体综合监测,其中 7 个网点被指定为全球食源性感染网络示范中心。本图获世界卫生组织允许使用

全球食源性感染网有五个主要规划部分,即国际培训课程;被动沙门菌监测系统;年度外部质量保证体系(EQAS);区域和国家项目和参比检测服务。启动后十年来,网络已拥有来自179个国家700多个机构中的1600多个成员。全球食源性感染网用中文、英语、法语、葡萄牙语、西班牙语和俄语举办了70多个国际培训班,对120多个国家的1200多名微生物学家和流行病学家进行培训(图7.1.3)。已有80多个国家向国家数据库提供了150多万人类分离物和接近40万非人类来源的分离物,这有助于提供全球沙门菌流行病学概述。全球食源性感染网外部质量保证体系是世界上最大的年度能力测试之一,全球参与的实验室有150多个。全球食源性感染网有30多个项目可帮助资源有限国家的专业人员在国际同行评议杂志上发表文章,可在传统上难以获得信息的领域为科学界提供信息。全球食源性感染网已经制订并可提供诸如沙门菌、弯曲杆菌、志贺菌、大肠埃希菌、肉毒梭状芽孢杆菌、霍乱弧菌等病原体的实验室协议。

全球食源性感染网的战略方向旨在通过构建国家监测和应对的核心能力来协助《国际卫生条例》(2005年)(见第4章)的实施,并使国家全面参与国际食品安全和突发人畜共患病事件的应对,如通过联合国的世界卫生组织(WHO)-世界粮农组织(FAO)协作组织,如国际食品安全当局网(http://www.who.int/foodsafety/fs_management/infosan/en/)、世界卫生组织-世界粮农组织和世界动物卫生组织协作组织,即全球重大动物疾病(包括人畜共患病)早期预警系统(http://www.glews.net/)。

## 食源性疾病监测的建议

至少应该鼓励各国采用集中式报告和收集食源性疾病暴发的信息。改善医务人员、兽医、食品和公共卫生实验室以及部门间的沟通非常重要,因其可以促进报告病例数的增加,并可提高识别食源性疾病暴发的可能性。结果应向政府、业界、公众广泛传播,并可有助于指导预防性干预措施。应该强调公共卫生和对经济的影响(如对贸易和旅游的影响),也应强调成功示例。

虽然症状监测通常特异性不强,不能满足大多数食源性监测的需求,但对资源有限国家建立实验室监测可能是有用的。建立的症状监测应基于该国重要疾病的相关症状。应明确从患者到社区、到国家的数据流程,并且应将病例定义、报表和过程描述传送给公共卫生部门和负责收集这些数据的医疗人员。应定期对收集的数据进行分析、解释和总结,并对结果进行沟通以便采取控制措施。常规数据分析可使调查人员更好地了解基线数据,密切注意趋势,并及时确定暴发。如果通过出院记录审查所收集的数据,或从医院或私人实验室收集的现有实验室数据作为补充,则症状监测数据可能更加有用,因为这些数据可以提供有关常见病原体和已分离亚型株的重要补充信息。如有可能,应鼓励包括更特异的诊断信息以增加症状监测的产出。

正在迈向食源性疾病实验室监测的国家,应通过强调知晓病原体和抗生素耐药性对治愈率带来的益处,鼓励医师进行粪便培养。这个系统可从哨点诊所和部分暴发中开始收集培养物,而不是试图收集所有分离物。用系统化抽样方法获得的数据通常比很随意地使用普通报告更为理想。对最近每年粪便检测数和肠道病原体阳性分离数的调查有助于更好地了解临床实验室的检测实践和能力。应鼓励临床实验室将现有数据集中报告到国家公共卫生实验室。使用最新一代的亚型分型方法,可大大地增强实验室监测。

## 结束语

食品全球性的大规模生产、销售和进口

往往伴随着病原体的快速传播和扩散,同时可对食源性疾病的侦查、调查、控制和预防带来新的挑战。在将来有可能发现新的病原体,新的诊断方法可以发现一些目前经常被漏检或完全未被发现的病原体,以及还会继续报告新的食品媒介物。加强人类食源性疾病的公共卫生监测对识别和调查这些新的挑战至关重要,并在针对预防食源性疾病的控制策略方面提供所需的信息。

公共卫生、兽医公共卫生、农业和食品机构的专业人员相互协作,并共享有关人类、动物、食品的监测数据,以及考虑食品安全的更综合的方法,这是很重要的。有越来越多的数学建模方法来整合这些数据,这有助于更好地了解食品安全问题的复杂性以及各种因素的相互关系。这也意味着,如能及时准确地报告该链条早期时的污染信号,则食品安全系统可从暴发调查与追踪扩大到远期预测,从食品安全事件的控制扩大到预防(图 7.1.1)。所有食品安全主要利益相关者之间定期的、开放性的沟通是所有食品安全工作成功整合和协调所必不可少的。

(陈廷瑞 译,周祖木 校)

## 参考文献

1 Tauxe RV, Doyle MP, Kuchenmüller T, et al. Evolving public health approaches to the global challenge of food-borne infections. *Int J Food Microbiol* 2010;139(Suppl. 1):S16–28.
2 World Health Organization, *Methods for Foodborne Disease Surveillance in Selected Sites: Report on a WHO Consultation 18-21 March 2002 Leipzig, Germany.* Geneva, Switzerland: WHO, 2002.
3 Cowden JM. Food poisoning notification: time for a rethink. *Health Bull (Edinb)* 2000;58:328–31.
4 Roush S, Birkhead G, Koo D, et al. Mandatory reporting of diseases and conditions by health care professionals and laboratories. *JAMA* 1999;282:164–70.
5 Allen CJ, Ferson MJ. Notification of infectious diseases by general practitioners: a quantitative and qualitative study. *Med J Aust* 2000;172:325–8.
6 Thacker S. Historical development. In: Teutsch SM, Churchill RE (eds) *Principles and Practice of Public Health Surveillance*, 2nd edn. New York, NY: Oxford University Press, 2000.
7 Hutwagner LC, Maloney EK, Bean NH, et al. Using laboratory-based surveillance data for prevention: an algorithm for detecting Salmonella outbreaks. *Emerg Infect Dis* 1997;3:395–400.
8 Herikstad H, Motarjemi Y, Tauxe RV. Salmonella surveillance: a global survey of public health serotyping. *Epidemiol Infect* 2002;129:1–8.
9 Tauxe RV. Molecular subtyping and the transformation of public health. *Foodborne Pathog Dis* 2006;3:4–8.
10 Gerner-Smidt P, Hise K, Kincaid J, et al. PulseNet USA: a five-year update. *Foodborne Pathog Dis* 2006;3:9–19.
11 Rangel JM, Sparling PH, Crowe C, et al. Epidemiology of Escherichia coli O157:H7 outbreaks, United States, 1982-2002. *Emerg Infect Dis* 2005;11:603–9.
12 Anderson AD, Nelson JM, Rossiter S, Angulo FJ. Public health consequences of use of antimicrobial agents in food animals in the United States. *Microb Drug Resist* 2003;9:373–9.
13 Flint JA, Van Duynhoven YT, Angulo FJ, et al. Estimating the burden of acute gastroenteritis, food-borne disease, and pathogens commonly transmitted by food: an international review. *Clin Infect Dis* 2005;41:698–704.
14 Roy SL, Scallan E, Beach MJ. The rate of acute gastro-intestinal illness in developed countries. *J Water Health* 2006;4(Suppl. 2):31–69.
15 Scallan E, Hoekstra RM, Angulo FJ, et al. Foodborne illness acquired in the United States: major pathogens. *Emerg Infect Dis* 2011;17:7–15.
16 Hall G, Kirk MD, Becker N, et al.; OzFoodNet Working Group. Estimating foodborne gastroenteritis, Australia. *Emerg Infect Dis* 2005;11:1257–64.
17 Gargouri N, Walke H, Belbeisi A, et al. Estimated burden of human Salmonella, Shigella, and Brucella infections in Jordan, 2003-2004. *Foodborne Pathog Dis* 2009;6:481–6.
18 Batz MB, Doyle MP, Morris G Jr, et al. Linking illness to foods: summary of a workshop on food attribution. *Emerg Infect Dis* 2005;11:993–9.
19 Pires SM, Evers EG, van Pelt W, et al. Attributing the human disease burden of foodborne infections to specific sources. *Foodborne Pathog Dis* 2009;6:417–24.
20 Adak GK, Meakins SM, Yip H, et al. Disease risks from foods, England and Wales, 1996-2000. *Emerg Infect Dis* 2005;11:365–72.
21 Scallan E. Activities, achievements, and lessons learned during the first 10 years of the Foodborne Diseases Active Surveillance Network: 1996-2005. *Clin Infect Dis* 2007;44:718–25.
22 Hald T, Vose D, Wegener HC, Koupeev T. A Bayesian approach to quantify the contribution of animal-food sources to human salmonellosis. *Risk Anal* 2004;24:255–60.

# 其他资源

Annual reports from the Danish Zoonosis Center (http://www.food.dtu.dk/Default.aspx?ID=9606) provide examples of integrated food chain surveillance among humans, animals, and food. Accessed November 7, 2012.

Council to Improve Foodborne Outbreak Response (http://www.cifor.us/toolkit.cfm) provides guidelines and a toolkit for the foodborne disease outbreak response. Accessed November 7, 2012.

Diagnosis and Management of Foodborne Illnesses: A Primer for Physicians (http://www.cdc.gov/mmwr/preview/mmwrhtml/rr5002a1.htm) provides practical and concise information on the diagnosis, treatment, and reporting of foodborne illnesses. Accessed November 7, 2012.

Food- and Waterborne Diseases and Zoonoses Programme at the European Centers of Disease Control (http://www.ecdc.europa.eu/en/activities/diseaseprogrammes/fwd/Pages/index.aspx) has information on surveillance systems and tools for investigating foodborne disease outbreaks. Accessed November 7, 2012.

Framework for Evaluating Public Health Surveillance Systems for Early Detection of Outbreaks (http://www.cdc.gov/mmwr/preview/mmwrhtml/rr5305a1.htm) provides recommendations from the CDC Working Group on evaluating surveillance systems for the early detection of outbreaks. Accessed November 7, 2012.

Updated Guidelines for Evaluating Public Health Surveillance Systems (http://www.cdc.gov/mmwr/preview/mmwrhtml/rr5013a1.htm) provide recommendations from the CDC Working Group evaluating surveillance systems. Accessed November 7, 2012.

US Centers for Disease Control and Prevention (http://www.cdc.gov/foodborneburden/index.html) has summary information and fact sheets on the methods used in the 2011 estimate of the overall burden of foodborne disease in the USA. Accessed November 7, 2012.

US Centers for Disease Control and Prevention (http://www.cdc.gov/foodborneburden/surveillance-systems.html) summarizes surveillance systems for foodborne disease in the USA with links to online reports. Accessed November 7, 2012.

World Health Organization (http://www.who.int/foodborne_disease/en/) has information on foodborne disease surveillance globally. Accessed November 7, 2012.

# 7.2

# 第 7 章　食源性疾病监测

## 第二节　食源性疾病暴发调查

Stephanie D. Meyer[1], Kirk E. Smith[1], & Craig Hedberg[2]

[1]美国明尼苏达州,圣保罗,明尼苏达州卫生局食源性疾病、媒介传播疾病和人畜共患病处
Foodborne, Vectorborne, and Zoonotic Diseases Unit, Minnesota Department of Health, St. Paul, MN, USA

[2]美国明尼苏达州,明尼阿波利斯,明尼苏达大学公共卫生学院,环境卫生科学系
Division of Environmental Health Sciences, School of Public Health, University of Minnesota, Minneapolis, MN, USA

## 引言

食源性暴发调查的主要目的是快速收集足够信息以便采取特异性措施以控制暴发。第二个目的包括确定病原体(如微生物)、传播媒介物(如特定食物)、污染来源(食物如何被微生物污染)以及引起暴发的因素。了解这些暴发特征对识别新的风险、评估现有控制措施的有效性以及制定新的预防措施是至关重要的。正如第 7 章第一节所讨论的一样,暴发监控是有效的国家食品安全系统所必需的。因此,即使无法确定暴发正在发生或暴发在发现时已结束,但进行及时全面的调查具有明确的公共卫生效益。

食源性暴发通常定义为在食用共同食物后出现 2 例或以上类似病例。确定食源性疾病暴发有两种主要方式。大多数暴发是通过暴发中的部分个体而得以识别的[1]。这些人通常共同暴露于某个事件或机构,随后约同时发生类似疾病而被识别。如果这些人群中有一人或多人向地方或州公共卫生机构报告,则有可能启动暴发调查。如果他们到医疗保健机构就诊,医疗保健人员可能会直接向公共卫生机构报告或采集粪便样本,但这种情况通常较为少见。一些公共卫生机构跟踪消费者对商业食品机构或食品制品导致个别疾病的投诉[1]。这就要求该机构将可能表面上显示没有关联的疾病与暴露联系起来。基于投诉的监测可起到一种特殊的症状监测作用,将疾病信息与可能的暴露信息明确联系起来。正如第 7 章第一节所述,可在不考虑国家公共卫生系统发展水平的情况下进行暴发的侦查和调查。此外,无论何种原因,均可对事件和机构暴发进行侦查。而且,这些暴发调查是识别以往不明原因食源性疾病的最好方法,也是记录明确提示由不明病原体引起食源性疾病的最好方法。

另一种侦查暴发的主要方法是通过特定病原体的监测可发现分离株一致的不寻常聚集性疫情。在拥有广泛的临床和公共卫生实验室网络的高度发达国家,这已越来越成为食源性疾病监测的主要关注点[2],更详细的内容请参阅第 29 章。

食源性疾病暴发表示发生了突发公共卫生事件,必须迅速进行调查以确定来源并确保可预防疾病得到预防。目前已有大量有关详细说明食源性疾病调查步骤的资源[3~6]。尽管共同暴露在刚发现暴发时可能不太明显,而确定传播途径和潜在传播媒

介物一直是暴发调查的主要关注点。如果没有这些信息,暴发可能无法得到有效控制。作者强烈推荐最近由美国改进食源性暴发应对委员会(CIFOR)编写的《食源性疾病暴发应对指南》[3]。这些指南包括一些由流行病学家、环境卫生专家、公共卫生实验室和监管食品检测实验室开展的特定调查活动。这些活动是为了达到食源性暴发调查的目的而进行的,现将其归纳到表7.2.1,并在下文进行讨论。

表 7.2.1　食源性暴发调查的目的

| 目的 | 与事件或机构相关的暴发 | 通过特定病原体监测确定的暴发 |
| --- | --- | --- |
| 确定病原体 | 描述临床症状、潜伏期和病程的特征;获取诊断检测的临床标本 | 通过病原体确定暴发 |
| 确定高危人群 | 如有可能,获取参加该事件或机构的人员名单;访谈已知顾客以确定其他用餐者;联系医疗保健人员来确定就医的人员 | 联系临床实验室以确定进行培养的其他标本;提醒卫生保健人员可能的暴发;审查食源性疾病的投诉以确定可能与暴发相关的漏诊病例 |
| 确定传播模式和媒介物 | 访谈暴露人员以确定特定暴露的罹患率和相对危险度;审查食品处理程序,获取和检测可疑食物 | 按人群、地点和时间等三间分布来描述病例,以确定与特定食物或餐次相关的模式;尽快访视相关个体,用标准问卷调查表收集详细的暴露信息;在病例对照研究中访视未发病的社区对照人群以评估详细暴露;对病例对照研究中所评估的商品化食品进行信息追踪 |
| 确定污染源 | 结合流行病学、环境卫生和实验室结果来确定在食品制备时的污染来源,或追踪到被确定的污染事件发生地的污染来源 | 结合流行病学、环境卫生和实验室结果,确定可疑食品,并通过被确定的污染事件发生地的销售情况跟踪食品 |
| 确定归因因素 | 评估环境调查的结果,结合病原体和媒介物,以确定最可能导致暴发的因素 | 评估环境调查的结果,结合病原体和媒介物,以确定最可能导致暴发的因素 |
| 确定持续传播的可能性和控制措施的必要性 | 根据流行曲线评估病原体的特征和流行过程。如果暴发可能仍在发生,应审查采取其他控制措施的必要性 | 根据流行曲线评估病原体的特征和流行过程。如果暴发可能仍在发生,审查采取其他控制措施的必要性 |

摘自:the Council to Improve Foodborne Outbreak Response Guidelines for Foodborne Disease Outbreak Response[3]

## 与某事件或机构相关的暴发

因为大多数与事件(如婚宴)或机构(如餐厅)相关的暴发在受累个体就医前就已报告,所以调查的第一步是建立可能的病例诊断。就这一点而言,需结合潜伏期、疾病症状和病程等进行鉴别。根据暴发的描述性流行病学,易于确定呕吐毒素(包括金黄色葡萄球菌和蜡样芽孢杆菌)、腹泻毒素(主要是产气荚膜梭状芽孢杆菌)、病毒性胃肠炎(主要是诺如病毒)、产肠毒素大肠埃希菌、沙门菌样疾病(包括沙门菌、志贺菌和弯曲菌)导致的各种不同临床症状[7,8]。因此,迅速访视受累个体以确定临床综合征的特征,从而提供一个可能的诊断,以指导暴发调查,方便实验室检测的确认,以及有针对性地进行环境卫生评价和采取干预措施等。因为确认实验室检测可能需要数天，故这显得尤其重要。如直到病原体确认后才开展调查，有可能使更多人员暴露于疾病，并降低了获取关键信息、食物样本和环境标本的可能性。

如果事件组织者有参加某事件的人员名单，则确定高危人群可能比较容易。如果暴发涉及某个机构而不是某特定事件时，则可能需要得到预订名单或信用卡收据来确定其他病例，并且将健康个体作为分析研究的对照组。未患病的就餐者也是合适的对照组。当有一大群暴露人群可以进行访谈时，最好将他们作为队列进行访谈，以便确定特定暴露的罹患率和相对危险度。然而，进行病例对照研究设计时，招募受试者应该基于疾病状态而不是暴露。这些用于访谈的问卷应基于事件或机构清单。美国疾病预防控制中心暴发网可提供调查问卷样张（http://www.cdc.gov/outbreaknet/references_resources/）。

与对顾客的访视一样，也应访视机构的食品工人以记录有关食品处理程序和病史。应根据可能的病原体、食品操作者传播病原体的能力以及食品操作者在制备或提供食品服务中的作用，来采集食品操作者的粪便标本。由于可能存在无症状感染或携带，故不应只限于自我报告的最近疾病史来采集食品操作者标本。在初步环境调查期间，如果流行病学调查有提示，应采集和检测食品和（或）环境样品。

环境卫生专家（如果没有，可用其他调查人员）应该对相关餐次或食物制备的方式进行全面调查，以确定如何被污染，污染在机构里扩散到何种程度以及是否存在导致污染源生存的特定食品操作失误。例如，通过这样的调查可以发现，患病的食物操作者从事生菜沙拉的制备。因为没有进一步消除沙拉食品污染的机会，则该污染事件会成为发生暴发的关键因素。

当确定导致暴发的关键因素时，回顾所有可获得的流行病学、环境卫生和实验室证据等资料是至关重要的。尽管与事件或机构相关的暴发通常被认为是当地的，但调查人员应该警惕当地事件可能是大规模暴发的一部分这一可能性。因此，调查结果应该进行系统地记录，并上报给州和国家公共卫生官员，他们可发现在地方层面看不出来的模式。

例如，1998 年 8 月在明尼苏达州双城（Twin cities）市区报告了两起志贺菌病暴发。因为志贺菌无动物储存宿主，故怀疑患病的食品操作者是这些暴发的可能来源。并在两个餐馆里确认了患病的食品制备人员和食品服务员。然而，病例分离株的脉冲场凝胶电泳（PFGE）模式表明，暴发有一个共同来源。最终，这两起暴发与 6 起跨越美国和加拿大的其他暴发疫情存在关联，并与从墨西哥进口的欧芹有关[9]。虽然最初的污染源是欧芹，但切剁欧芹后放入大盘的做法是在室温下进行，而整个用餐服务过程导致了志贺菌的繁殖扩散。处理或食用欧芹的食品工人受到感染，随后又污染了其他食品。因此，看似简单的局部暴发掩盖了非常复杂的国际性事件，故需在食品系统的多个层面采取干预措施。

## 通过特定病原体监测发现暴发

在特定病原体监测中，通过递交给公共卫生实验室的分离株分子亚型分型，对某些病原体（如大肠埃希菌 O157：H7、肠道沙门菌）的暴发侦查和调查有了很大改变[2]。在美国，可通过 PFGE 的亚型分型和称为 PulseNet 的国家网络（www.cdc.gov/pulsenet）分享结果而达到上述目标。虽然通过特定病原体监测发现的暴发从识别病原体开始，但这些调查的主要重点是确定传播模式和污染来源。有关潜在来源的假设首先是病原体的识别，需要考虑的因素包括病原体的已知生物学，宿主系统，来自病例对照研究的危险因素,以往暴发的关联性以及以往的食品分离株等。已确定病例的描述性流行病学特点(如年龄、性别以及空间和时间分布)也可以提供重要线索。例如,许多新鲜农产品导致的暴发大多发生在 20 ～ 40 岁女性[10],而用微波处理冰冻的食品(如基辅鸡)相关的暴发往往大多发生在 15 ～ 30 岁的年轻男性[11]。与易腐烂食品相关的暴发可能出现病例数急剧增加,但只持续数周[12,13],而耐储存食品引起的暴发可能持续更久[14,15]。

当人口学信息可从最初的病例报告获得时,应该迅速对其进行汇总和审查。若无法获得时,应该将其列入病例调查问卷表中。为收集特定的暴露信息,应使用标准的详细问卷调查表对所有相关人员进行调查。如有可能,调查问卷应包括加工食品的品牌和品名(如加工食物或袋装沙拉产品)以及菜品(如一棵生菜、散装西红柿或碎牛肉)的零售来源。如果相关的大多数人报告有从相同零售食品连锁店购买食品,并且该食品连锁店使用会员卡,应根据相关个体在发病前购买产品的电子交易记录获取信息,这是确定暴发媒介物的一个强有力的工具[16]。

格式化的访谈表格模板可从美国改进食源性暴发应对委员会网址( www. cifor. us/clearinghouse/keywordsearch. cfm)下载。目前可提供两个主要模板。俄勒冈州设计的调查问卷有很长的含有各种食品的清单,可作为核查之用。该表的优点是易于使用和问卷格式化,使调查表的信息容易录入数据库。这种问卷调查表已成功确定了传播媒介物,如基本上只有少部分人食用的生杏仁或袋装菠菜。其主要缺点是对任何特定食物不够详细。如表 7. 2. 2 中所强调的一样,对于经常食用的食品,如鸡肉、花生酱和冰淇淋,最初有必要确定品牌,因商品层面的关联可能不够强,从而不会引起进一步的关注。

表 7.2.2 明尼苏达州 1998 年鸡肉消费和鼠伤寒沙门菌感染的相关性[11]

| 食用任何鸡 | 食用品牌 A(基辅鸡) |
|---|---|
| 15 例病例中有 14 例感染(占 93%) | 15 例病例中有 11 例感染(占 73%) |
| 9 例对照中有 7 例感染(占 78%) | 9 例对照中均无感染(占 0%) |
| 匹配 OR=未确定;P=0.4 | 匹配 OR=未确定;P < 0.001 |
| 分析提示:对照组食用鸡肉的频率高并没有使得调查人员进一步调查以确定特定品牌的鸡肉。暴发的结论是无法确定来源 | 分析提示:强相关可得出暴发来源明确的结论 |

OR:比值比

明尼苏达州设计了另一种调查问卷模式。该问卷调查表包含了旨在重现 5 天饮食史的开放式选项。特定食品清单(比俄勒冈州的清单更短)包含了如何收集特定食品的品牌、品名和来源细节的说明。例如,如果某人报告称吃了鸡肉,访谈人员应询问一系列后续的问题以便确定在家里还是在餐馆食用。如果是在餐馆食用,应收集餐馆的名称、位置以及菜单的类型。如果是在家里食用,要确定购买的产品是原材料还是特定加工的食物。无论哪种方式,都应收集产品品牌、产品类型、购买时间与地点等细节。当将其繁琐地转换为数据库时,这些细节往往是快速识别暴发来源的关键因素。

这两个主要的暴露调查问卷表各有优缺点。俄勒冈州调查问卷表适用于评估人群中只有小部分人食用的食品项目。调查问卷表易于管理并录入数据库。明尼苏达州调查问卷表和访谈方法还需要花费精力进行分析。然而,它能更有效地确定经常食用的食物媒介物。虽然这其中一部分可反映在问卷调查表结构中,但更大的部分反映在访谈的方法上。图7.2.1描绘了动态聚集性疫情调查的过程。因为没有一种问卷能包含所有潜在的食物媒介物，故访谈过程中必须允许发现新的暴露因素。通过这种方法，如果在访谈期间发现可疑食物或有品牌的产品，就将食物名称添加到随后的调查问卷表，对已访视的个体重新进行访视，以便系统地收集有关该暴露的信息。明尼苏达州卫生局使用这种方法，在首次提及暴露后2天内确认了某品牌肉馅饼是跨州沙门菌I 4,5,12:i:-暴发持续发生的来源[15]。该方法也可根据由聚集性病例中最初至少有一人提及的所有特定餐馆名对相关人员进行访视或再访视，以迅速确定餐馆的暴发。

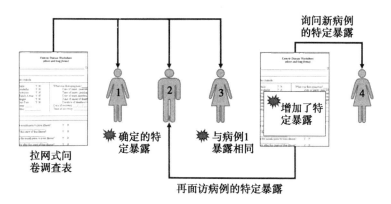

**图7.2.1**　动态聚集性疫情调查的一般示例。摘自 Council to Improve Foodborne Outbreak Response[3]

与用于访谈的工具一样重要，在大多数暴发调查中关键的限制因素是访谈的完整性。美国的地方卫生机构是一个高度分散的网络。涉及多州的暴发调查可能需要几十个不同机构的协作。因为大多数辖区可能只有一例或数例病例，故他们可能没有将其视为突发公共卫生事件进行调查，或者他们可能没有足够的资源来迅速开展访谈。明尼苏达州卫生局为了解决这个问题，专门雇用一支敬业的公共卫生研究生队伍，在总部开展全州的监测和暴发调查。在不考虑地方资源或优先顺序的情况下，在州或国家层面的集中暴发调查资源可提供持续的、及时的响应。俄勒冈州也成功地建立一种模型，由地方卫生部门进行初步访谈，当出现多个辖区暴发且与商业销售的食品相关时，应集中在州层面开展调查。

在一些暴发调查中，大多数病例报告的可疑菜品非常特定或很少有人食用时，很显然该菜品为暴发的媒介物[17,18]。在这些情况下，无需进行分析性研究。然而，对许多暴发来说，分析性研究是暴发调查中有价值的并且是必要的一部分。使用病例对照研究设计时，通常对照组与病例组要在年龄和地理位置[如使用反向地址目录协议（reverse address directory protocol）][16]进行匹配。分析性研究应重点把餐馆的配料而非菜品作为相关变量。例如，在与辣椒有关的大规模全国性圣保罗沙门菌（Salmonella Saintpaul）感染暴发中，餐馆有多个亚聚集人群（subclusters）。因为辣椒通常与其他新鲜配料（如放入沙拉或配菜）一起提供，在分析性研究中的菜品并不意味着足以确定特定的媒介物；只有对特定配料进行分析才能确定辣椒为暴发的原因[19]。

另一个需要强调的关键问题是对调查期间被评估的菜品进行信息追踪的重要性。现在已有许多暴发调查，在调查初期将新鲜农产品作为可能来源。在这些暴发中，经常需要确定许多菜品的销售网络和产品来源，这些产品往往与各种菜品混在一起。例如，生菜和西红柿经常与沙拉或三明治混合在一起。西红柿、辣椒、香菜可以做成沙司（sal-sa）。当这些配料组合在多个不同机构被多个人食用时，对所有这些人同时进行追踪可确定这些配料中的某一种为唯一来源（如农场或加工厂）。这些信息是流行病学调查暴发来源最理想的有时甚至是唯一的途径。因此，这些信息的收集应被认为是标准调查的一部分，而与调查的动机或分析性研究的成功无关。

公共卫生机构最好应对所有分子亚型分型的聚集性疫情进行调查，即使只比较 2 例 PFGE 匹配病例的暴露访谈。然而，大多数公共卫生机构并没有资源来完成这项任务，并须考虑哪些聚集性疫情应优先调查。在明尼苏达州，一起肠道沙门菌 PFGE 亚型聚集性疫情的分析提示，对 4 例或以上病例的聚集性疫情，以及对公共卫生实验室获得聚集性疫情首例分离物后 7 天内收到第 3 个病例分离物的聚集性疫情进行调查，可显著提高调查的成功率[20]。

当公共卫生机构看到他们的调查结果被转化为改善食品安全措施时，提高了他们迅速全面开展这些艰难的食源性暴发调查的积极性。

## 案例研究

一起暴发凸现出通过调查来确定与食品生产相关的持续存在的问题是多么的有用。2009 年 2 月 24 日，内布拉斯加州卫生和人类服务局确认了从 2 月 7 日到 2 月 14 日收集的 6 株圣保罗沙门菌菌株。最初的暴发追踪调查确定了多个不同零售点的豆芽均来自内布拉斯加州奥马哈的同一个豆芽厂（工厂A）。工厂 A 生产的几种类型豆芽销售到半径为 400km 内的地方。2009 年 3 月 3 日该豆芽厂启动自愿召回行动[21]。

4 月中旬，有 10 个州确认了其他 42 例具有相同 PFGE 类型的圣保罗沙门菌病例。尽管个体是在 3 月 15 日后发病，但这些人中至少有 20 人回忆曾吃过豆芽，通过对 3 个州的多个种植厂进行追踪调查，发现这些豆芽也是由布拉斯加州奥马哈的同一个豆芽厂所提供的[21]。5 月 1 日，美国食品与药品监督管理局向豆芽种植者和零售商发出警告，种子供应商自愿从市场召回所有批号的苜蓿种子。

这次调查开始是为了应对在布拉斯加州奥马哈发生的圣保罗沙门菌感染病例增加，随后演变成涉及国际商品贸易的多州暴发调查，并提供了有关当前豆芽管理建议缺乏效果的重要反馈意见[21]。此类暴发的持续发生和报告最终应转化为更有力的监管措施以提高苜蓿芽生产安全。

## 暴发调查的沟通

一旦发现暴发就着手开展调查，应通知所有可能相关的公共卫生机构和监管机构。在多州暴发期间，通过美国国家信息网络（如食源性暴发邮件用户列表服务，Epi-X：流行病信息交换）迅速通知公共卫生机构并请求其参与工作。当医疗卫生专业人士和公众需要了解正在发生的暴发时，可使用健康预警网络、新闻稿、机构网站的信息发布来达到这一目的（图 7.2.2）。

除了显示病例的地理分布外，网络还允许公共卫生官员去链接重要的详细内容，如流行曲线以及症状和体征的摘要；有关内容的进一步讨论，请参阅第 26 章和第 41 章。

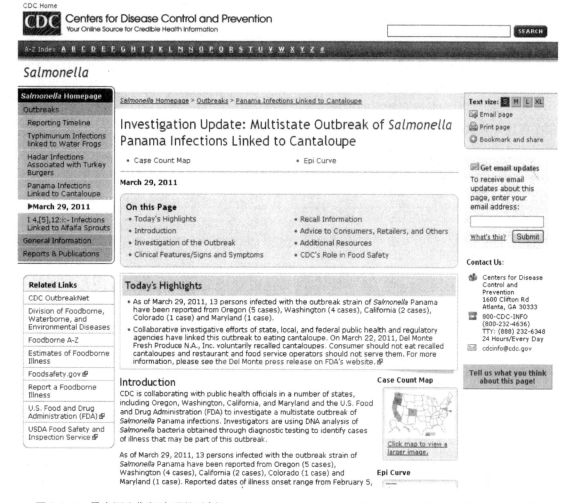

**图 7.2.2** 暴发调查期间沟通的示例(http://www.cdc.gov/salmonella/panama0311/032911/index.html)

## 讨论与总结

食源性疾病暴发的调查面临许多挑战(如政策支持、后勤保障和资源)。在美国经常无法确定暴发的媒介物或病原体(有时两者兼有)[22]。这说明解释暴发监测数据存在局限性,并强调快速和全面调查的迫切需要。

所有暴发调查需流行病学家、环境卫生专家、公共卫生及食品监管实验室之间的密切合作。上述每位专家均应训练有素,明白各自在调查中的作用,并应承诺将其他日常工作职责暂时搁置一边而参与突发公共卫生事件的处置工作。调查的领导力应反映出调查活动的重点并能随机应变。

迅速访视相关个体和收集详细的暴露信息是暴发调查的两个最大需求。标准问卷和集中访谈资源的使用现已成为改善暴发应对的有效策略。如果想控制暴发,防止可避免的食源性疾病,每个公共卫生机构必须有明确的应对突发事件的能力,以便对暴发进行流行病学调查。

鉴于当代食品供应的全球性,即使局部暴发也可能提示为一个更大问题的延伸。因此,所有暴发的发生和来源信息应该向州和国家层面的公共卫生和食品监管官员报告。

例如,在美国食源性暴发应向国家暴发报告系统( www. cdc. gov/outbreaknet/nors)报告。这些报告成为暴发监测的基础,这对于识别新的危害,进行归因研究,评估我们的食品安全体系的有效性是至关重要的。

尽管最近对食源性疾病监测的投入主要集中在建立和改善特定病原体监测方面,但大多数暴发可通过消费者投诉系统来发现,并且该系统可确定暴发与事件或机构的关联。虽然这些暴发的范围和场所各不相同,但快速收集足够信息制定干预措施以控制暴发的目标是一致的。尽管在调查初期可获得的信息对通过不同机制发现的暴发来说是不同的,但为得出结论所需的信息是相同的。食源性暴发代表发生了突发公共卫生事件,必须迅速开展调查以确定暴发来源并确保可预防疾病得到预防。

（陈廷瑞 译,周祖木 校）

# 参考文献

1 Li J, Smith K, Kaehler D, *et al*. Evaluation of a statewide foodborne illness complaint surveillance system, Minnesota, 2000-2006. *J Food Protection* 2010;73:2059–64.

2 Tauxe RV. Molecular subtyping and the transformation of public health. *Foodborne Pathogen Dis* 2006;3:4–8.

3 Council to Improve Foodborne Outbreak Response. *Guidelines for Foodborne Disease Outbreak Response.* Atlanta, GA: Council of State and Territorial Epidemiologists, 2009. Available at: http://www.cifor.us/projgl.cfm. Accessed October 5, 2012.

4 World Health Organization. *Foodborne Disease Outbreaks: Guidelines for Investigation and Control.* Geneva, Switzerland: WHO, 2008. Available at: http://www.who.int/foodsafety/publications/foodborne_disease/outbreak_guidelines.pdf. Accessed October 5, 2012.

5 Centers for Disease Control and Prevention. *Investigating Foodborne Outbreaks.* Atlanta, GA: CDC, 2012. Available at: http://www.cdc.gov/outbreaknet/investigations/investigating.html. Accessed October 5, 2012.

6 Reingold AL. Outbreak investigations—a perspective. *Emerg Infect Dis* 1998;4:21–7.

7 Hall JA, Goulding JS, Bean NH, *et al*. Epidemiologic profiling: evaluating foodborne outbreaks for which no pathogen was isolated by routine laboratory testing: United States, 1982-9. *Epidemiol Infect* 2001;127:381–7.

8 Hedberg CW, Palazzi-Churas KL, Radke VJ, *et al*. The use of clinical profiles in the investigation of foodborne outbreaks in restaurants: United States, 1982-1997. *Epidemiol Infect* 2008;136:65–72.

9 Naimi TS, Wicklund JH, Olsen SJ, *et al*. Concurrent outbreaks of *Shigella sonnei* and enterotoxigenic *Escherichia coli* infections associated with parsley: implications for surveillance and control of foodborne illness. *J Food Prot* 2003;66:535–41.

10 Lynch MF, Tauxe RV, Hedberg CW. The growing burden of foodborne outbreaks due to contaminated fresh produce: risks and opportunities. *Epidemiol Infect* 2009;137:307–15.

11 Smith KE, Medus C, Meyer SD, *et al*. Outbreaks of salmonellosis associated with frozen, microwaveable, breaded, stuffed chicken products, Minnesota, 1998-2006. *J Food Prot* 2008;71:2153–60.

12 Centers for Disease Control and Prevention. Ongoing multistate outbreak of *Escherichia coli* serotype O157:H7 infections associated with consumption of fresh spinach: United States, September 2006. *MMWR Morb Mortal Wkly Rep* 2006;55:1045–6.

13 Hedberg CW, Angulo FJ, White KE, *et al*. Outbreaks of salmonellosis associated with eating uncooked tomatoes: implications for public health. The Investigation Team. *Epidemiol Infect* 1999;122:385–93.

14 Cavallaro E, Date K, Medus C, *et al*. Salmonella Typhimurium infections associated with peanut products. *N Engl J Med* 2011;365:601–10.

15 Centers for Disease Control and Prevention. Multistate outbreak of *Salmonella* infections associated with frozen pot pies: United States, 2007. *MMWR Morb Mortal Wkly Rep* 2008;57:1277–80.

16 Centers for Disease Control and Prevention. *Salmonella* Montevideo infections associated with salami products made with contaminated imported black and red pepper: United States, July 2009–April 2010. *MMWR Morb Mortal Wkly Rep* 2010;59:1647–50.

17 Laine ES, Scheftel JM, Boxrud DJ, *et al*. Outbreak of *Escherichia coli* O157:H7 infections associated with non-intact blade-tenderized frozen steaks sold by door-to-door vendors. *J Food Prot* 2005; 68:1198–202.

18 Sotir MJ, Ewald G, Kimura AC, *et al*. Outbreak of *Salmonella* Wandsworth and Typhimurium infections in infants and toddlers traced to a commercial vegetable-coated snack food. *Pediatr Infect Dis J* 2009;28:1041–6.

19 Barton Behravesh C, Mody R, Jungk J, *et al*. National outbreak of *Salmonella* serotype Saintpaul infections associated with raw produce, United States, 2008. *New Engl J Med* 2011;364:918–27.

20 Rounds JM, Hedberg CW, Meyer S, *et al*. *Salmonella enterica* pulsed-field gel electrophoresis clusters, Minnesota, USA, 2001–2007. *Emerg Infect Dis* 2010;16:1679–85.

21 Centers for Disease Control and Prevention. Outbreak of *Salmonella* serotype Saintpaul infections associated with eating alfalfa sprouts: United States, 2009. *MMWR Morb Mortal Wkly Rep* 2009;58:500–3.

22 Centers for Disease Control and Prevention. Surveillance for foodborne disease outbreaks: United States, 2007. *MMWR Morb Mortal Wkly Rep* 2010;59:973–9.

# 7.3　第 7 章　食源性疾病监测

## 第三节　食源性细菌的抗生素耐药性监测—美国方法

Jean M. Whichard[1], Kathryn Gay[2], Heather Tate[3], & Tom M. Chiller[1]

[1] 美国佐治亚州,亚特兰大,美国疾病预防控制中心食源性、水源性和环境疾病部
Division of Foodborne, Waterborne and Environmental Diseases, Centers for Disease Control and Prevention, Atlanta, GA, USA

[2] 美国宾夕法尼亚州,费城,费城动物福利协会
Philadelphia Animal Welfare Society, Philadelphia, PA, USA

[3] 美国马里兰州,劳雷尔,美国食品药品监督管理局兽医中心
Food and Drug Administration, Center for Veterinary Medicine, Laurel, MD, USA

## 引言

抗菌药物是人类医学与兽医控制各种细菌性传染病的一种主要治疗手段。然而,抗生素的耐药性,尤其是非常重要抗生素的耐药性,现已成为一个主要的问题。由于长期和有时无效的治疗,对抗生素耐药的细菌会引起明显发病率升高并产生巨大的经济影响。对于耐药共生体和环境细菌,即使他们本身并不会引起疾病,但可以成为耐药基因的储存宿主,并可转移到细菌而引起疾病。

抗菌药物使人类和动物健康受益匪浅。在畜牧业,使用抗菌药物可显著提高生产力[1]。在食用动物中,抗菌药物用于治疗、控制和预防传染病,同时也促进动物成长和提高饲养效率。早在 20 世纪 60 年代,食用动物使用抗菌药物被认为是药物耐药性在人畜共患食源性细菌中传播的来源,从而促使公共卫生当局评价抗菌药物在农业中使用导致的人类健康后果[2,3]。当认识到这种潜在健康危害时,世界卫生组织(WHO)、世界粮农组织和世界动物卫生组织建议,各国应实施监控程序来评价动物中抗生素的使用情况以及来自动物,食用动物性产品和人类的细菌出现抗菌药物耐药的情况[4]。随着对动物和人类之间耐药食源性细菌病原体转移的国际关注的增加,促进了全球大量监测系统和网络的发展[5]。一些国家在建立监测系统追踪食源性细菌抗生素耐药性方面已取得显著进步。

本章节根据美国国家抗生素耐药性监测系统(NARMS)的实施情况,描述美国在食源性细菌抗生素耐药性监测的发展和演化。应明确对来自人类、零售肉类和动物的细菌分离株进行抽样和检测的关键观点。也应呈现通过实施美国国家抗生素耐药性监测系统获得的知识以及当前监测工作的优缺点。最后,将提出具体示例来强调与这种监测相关的成绩和持续的挑战。对于食源性疾病监测的详细信息,参见第 7 章第一节;有关用于调查食源性疾病暴发的方法实例,参见第 7 章第二节。

食源性细菌抗生素耐药性监测的终极目

的是维持抗菌药物用于治疗人类和动物疾病的临床疗效。达到这一目的的具体目标是：

- 对于从农场，家畜，动物屠宰场和食品加工厂，零售肉，健康和患病人群分离的食源性细菌，应收集其抗生素敏感程度和时间趋势的描述性数据。
- 进行应用性研究以更好地了解抗生素耐药性在食源性细菌中的发生、转移和维持。
- 为医师、公共卫生当局、兽医和其他利益相关者提供有关抗生素耐药性的信息以便及时采取行动，保护公众健康。

## 美国抗生素耐药性食源性细菌监测的重要合作伙伴

在美国，食品生产商、美国农业部（US-DA）以及美国食品药品监督管理局（FDA）负责国家食品供应的安全。美国疾病预防控制中心（CDC）与州和领地卫生部门紧密合作，负责人类健康监测，并受州邀请来调查人类疾病。由于抗生素耐药性可在动物和食品生产的不同阶段通过复杂的交互作用发生传播，故抗生素耐药性食源性细菌监测需要这些机构的共同合作。例如，与鸡蛋相关的人肠炎沙门菌感染的暴发促使鸡蛋行业实施鸡蛋质量保证程序。通过与州和联邦机构的共同合作，这些程序已经减少鸡蛋相关沙门菌病的发病率[6]。尽管这些项目最初并未解决抗生素耐药性问题，且存在着分歧，但这种合作关系却建立了把利益相关者联合起来的重要先例。如果从患者分离的耐喹诺酮肠炎沙门菌流行率增加，可为这些机构共同工作提供新的机会，以控制和减少耐药性的公共卫生影响。

为更全面地了解抗生素耐药性的特征，美国国家抗生素耐药性监测系统除收集抗生素敏感性数据外，还对选定的菌株进行亚类分型和分子研究。例如，血清学分型对沙门

菌监测是至关重要的，有助于把抗生素耐药性模式与相应的亚型分型相结合[7]。同样，准确的菌种鉴定对了解弯曲菌抗生素耐药性的动力学非常重要。美国疾病预防控制中心国家肠道病参比实验室可为州和国家的抗生素耐药性监测系统伙伴机构提供有关这些领域的专业知识和业务培训。更深入的分子学特征可能包括通过脉冲场凝胶电泳（PFGE）获得的全基因组菌株类型。可使用这些数据和耐药信息来评估菌株相关性，菌株的可能来源，菌株传播和来源，以及亚型传播的模式。报送给 PulseNet、美国国家食源性疾病分子学分型网络以及 VetNet、PulseNet 兽医等效网的美国国家抗生素耐药性监测系统菌株的脉冲场凝胶电泳数据越来越多[8]。

美国于 1996 年同时成立了国家食源性细菌抗生素耐药性监测与美国国家抗生素耐药性监测系统[9]。国家食源性细菌抗生素耐药性监测由美国疾病预防控制中心协同美国食品药品监督管理局兽医中心（FDA-CVM）而创立，旨在对人类和兽医重要的抗菌药物敏感性的变化进行前瞻性监测[10]。美国国家抗生素耐药性监测系统是于 1994年由食品和药品监督管理局联合兽医和抗感染药物咨询委员会提出建立的，当时召开该委员会会议是考虑首个氟喹诺酮类药品用于美国食用动物的建议获得通过。委员会建议应建立国家监测系统来监控来自人类和动物的食源性细菌的耐药趋势。如今，美国疾病预防控制中心、美国食品和药品监督管理局和美国农业部分别实施美国国家抗生素耐药性监测系统的人类、零售肉和动物部分的监测。多年来，美国国家抗生素耐药性监测系统根据需求的变化，增加了所监测的细菌种类，调整了所评估的抗菌药物（图 7.3.1）。

美国国家抗生素耐药性监测系统的科学家在 3 个中心实验室进行抗菌药物敏感性检测，其主要原因有两个。首先，由于对纳入到美国国家抗生素耐药性监测系统的细菌，临

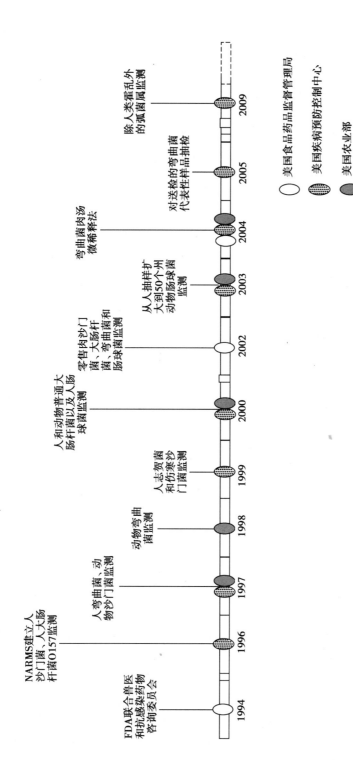

图 7.3.1 美国国家抗生素耐药性监测系统项目进展的重要事件。NARMS：美国国家抗生素耐药性监测系统

床实验室不进行常规检测,故不能提供所监测细菌的抗生素敏感性数据。其次,执行相同标准、实施质量控制的药物敏感性试验的少数中心实验室可以更有效地收集到可重复数据(reproducible data)。人间分离株由位于佐治亚州亚特兰大的美国疾病预防控制中心检测;零售肉分离株由位于马里兰州劳雷尔的食品和药品监督管理局检测;食品动物分离株由位于佐治亚州阿森斯市的美国农业部检测。从人类食源性感染重要媒介物的来源收集细菌分离株,并针对特定细菌开展监测和进行采样。用于制订采样方法的重要考虑包括可获得的分离株数量和代表性,以及在分离和运送至中心实验室进行敏感性检测时涉及的费用和工作量。上送给美国国家抗生素耐药性监测系统的大多数分离株是通过现有的监测或监控程序获得。图 7.3.2 显示了参与监测的网点。目前已对以下分离株进行检测(如下所述)。

## 人间分离株,美国疾病预防控制中心(佐治亚州亚特兰大),全国性监测

作为常规监测的一部分,临床实验室需将沙门菌、志贺菌和大肠埃希菌 O157 分离株运送到州公共卫生实验室。在美国 50 个州(图 7.3.2a),每个州公共卫生实验室要把这些细菌分离株中的一部分菌株运送给美国疾病预防控制中心进行敏感性检测。

- 对于非伤寒沙门菌、志贺菌、大肠埃希菌 O157 分离株,每 20 株中抽取 1 株进行检测。
- 每株伤寒沙门菌的伤寒血清型、甲型副伤寒、丙型副伤寒血清型菌株,都要送检。注意在标本增菌做伤寒血清型检测时不包括乙型副伤寒,因为可用于区分乙型副伤寒血清型与乙型副伤寒血清型 L-酒石酸盐(+)变异株的酒石酸盐检测通常出现假阴性结果。因为许多作为乙型副伤寒送检的分离株最后经确认检测证明是乙型副伤寒 L-酒石酸盐(+)变异株,同时因为乙型副伤寒变异株 L(+)酒石酸(+)

频率较高,所以这两种血清型菌株仍按非伤寒血清型的 1∶20 抽样方法进行。
- 在 10 个食源性疾病主动监测网(Food-Net)网点,均由州公共卫生实验室接受按比例抽取的弯曲菌分离株[11]。
- 共生菌耐药性研究:少数州提交的共生菌(肠球菌和普通大肠埃希菌)是从门诊患者或健康志愿者的粪便标本中分离而得。

## 零售肉分离株,美国食品药品监督管理局(马里兰州,劳雷尔)

- FoodNet 零售肉研究:每月从可获得的商店名单中选择 5 个杂货店,并以随机抽样方法购买 40 份零售肉样品。从每个商店分别购买鸡胸肉、火鸡绞肉、碎牛肉、猪排等样品,每种 2 份。对每份肉类样品的清洗液进行培养以确定沙门菌的存在。在监测早期的年份,由于牛肉和猪排的弯曲菌检出率低,故目前只对家禽样品进行弯曲菌培养。此外,有三四个州(有一个州在监测期间有些年份未能进行肠球菌分离)对所有清洗液进行普通大肠埃希菌和肠球菌培养。将细菌分离株运送到美国食品药品监督管理局进行敏感性检测(图 7.3.2b)。

## 动物分离株,美国农业部(佐治亚州,阿森斯市)

- 国家动物健康监测系统(NAHMS):通过此系统,大约每隔 5 年采集农场的牛肉、鲶鱼、乳制品、马、家禽、羊和猪等动物标本。根据国家动物健康监测系统,对标本进行沙门菌培养[12]。
- 危害分析和关键控制点(HACCP)验证程序:作为食品安全和检验局(FSIS)危害分析和关键控制点项目的一部分,从食品动物屠宰厂和加工厂采集标本做沙门菌分离。在实施危害分析和关键控制点项目的家禽加工厂,由食品安全和检验局收集鸡体清洗液做弯曲菌、普通大肠埃希菌和肠球菌分离(图 7.3.2c)。

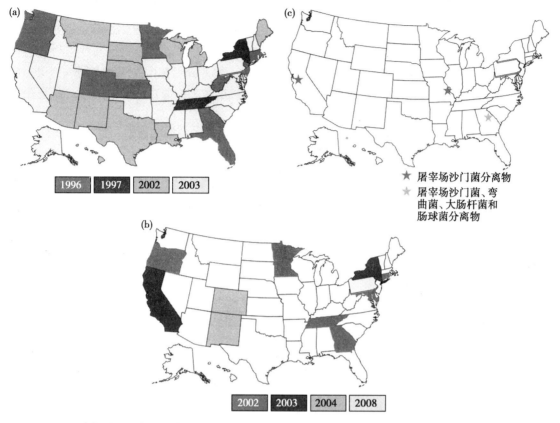

图 7.3.2　参加美国国家抗生素耐药性监测系统的时间序列和规模。(a)人类分离物监测;(b)零售肉监测;(c)动物屠宰场分离物监测。在提示的年份期间,将新的美国国家抗生素耐药性监测参加单位加入到原有的监测结构中。在图(b),所有与零售肉相关的单位为 FootNet 成员(宾夕法尼亚州有 1个单位除外)

## 目前抗生素敏感性检测方法

抗生素耐药性协同监测的最有效方法是所有敏感性试验实验室使用相同的抗生素敏感性检测方法、相同的质量控制参考微生物和相同的解释标准。尽管目前全世界有大量的抗生素敏感性检测和解释标准,但美国国家抗生素耐药性监测系统只遵循由临床和实验室标准协会(CLSI)建立的标准。临床和实验室标准协会发布了动物和人类细菌的抗生素敏感性检测方法标准[13,14]。临床和实验室标准协会使用统一的方法建立标准化检测方法,包括合适的质量控制微生物以及标准规定所有抗菌药物的质量控制微生物可接

受的检测结果范围。使用标准化方法是收集可比较数据的先决条件,也是细菌对每种抗生素进行敏感、中等或耐药分类所绝对必需的[15]。一些制造商已经建立了敏感性检测系统,其取得的结果与使用临床和实验室标准协会方法取得的结果相同;在某些情况下,制造商的检测说明书与临床和实验室标准协会文件所概述的方法可略有不同。

美国国家抗生素耐药性监测系统使用Trek Diagnostic's Sensititre 平台的定制肉汤微稀释系统,以确定对抗菌药物的最低抑菌浓度(MIC)。应根据制造商的说明书进行检测。抗菌药物的具体检测数量和所包含的稀释范围被限定在一个 96 孔板的总孔数内。根据每种抗生素的稀释倍数,美国国家抗生

素耐药性监测的测试板可测试多达 17 种抗生素。美国国家抗生素耐药性监测系统的抗生素和稀释范围由 3 个部门（美国疾病预防控制中心、美国食品药品监督管理局和美国农业部）的美国国家抗生素耐药性监测系统项目代表来确定，并且每年接受审查。每种药物的质量控制微生物稀释范围的覆盖面需重要考虑。对 2005—2010 年收集的肠杆菌科细菌进行检测的抗菌药物和稀释范围，如表 7.3.1 所示。由于使用阿奇霉素治疗志贺菌病和沙门菌病正在增加，因此从 2011 年开始，用阿奇霉素取代阿米卡星来检测肠杆菌科细菌。自 2003 年以来，美国国家抗生素耐药性监测系统已使用自动化读数系统，并使用该方法检出微生物生长导致的试验底物荧光来确定最低抑菌浓度。从视觉模糊阅读转

化到自动分光光度阅读，可大大加强实验室能力和消除检测结果变异的潜在根源。

对弯曲菌和球杆菌的抗药性监测有一些困难。弯曲菌需有微需氧生长环境要求，并在种群层面难以鉴定。轻微的方法偏差就可影响弯曲菌的分离成功和最低抑菌浓度结果。3 个部门的美国国家抗生素耐药性监测项目均使用生化检测和（或）聚合酶链反应（PCR）来确定弯曲菌的种群。弯曲菌抗菌药物敏感性检测的肉汤微稀释法由美国食品药品监督管理局建立，并在 2005 年获得临床和实验室标准协会批准[16]。当年美国国家抗生素耐药性监测系统的每个检测实验室都采用这种方法。对肠球菌也使用相同的鉴定方法。目前弯曲菌和肠球菌检测所包括的抗菌药物和面板稀释范围，如表 7.3.1 所示。

表 7.3.1 2010 年检测包括的抗生素和稀释倍数

| 微生物 | 抗生素 | 最低浓度（mg/L） | 最高浓度（mg/L） | 稀释倍数 |
| --- | --- | --- | --- | --- |
| 弯曲菌 | 阿奇霉素 | 0.015 | 64 | 13 |
| | 环丙沙星 | 0.015 | 64 | 13 |
| | 克林霉素 | 0.03 | 16 | 10 |
| | 红霉素 | 0.03 | 64 | 12 |
| | 氟甲砜霉素（Florfenicol） | 0.03 | 64 | 12 |
| | 庆大霉素 | 0.12 | 32 | 9 |
| | 萘啶酸 | 4 | 64 | 5 |
| | 泰利霉素 | 0.015 | 8 | 10 |
| | 四环素 | 0.06 | 64 | 11 |
| 肠杆菌科[a] | 阿米卡星 | 0.5 | 64 | 8 |
| | 阿莫西林/克拉维酸 | 1/0.5 | 32/16 | 6 |
| | 氨苄西林 | 1 | 32 | 6 |
| | 头孢西丁 | 0.5 | 32 | 7 |
| | 头孢噻呋（Ceftiofur） | 0.125 | 8 | 7 |
| | 头孢曲松 | 0.5 | 64 | 8 |
| | 氯霉素 | 2 | 32 | 5 |
| | 环丙沙星 | 0.015 | 4 | 9 |

续表

| 微生物 | 抗生素 | 最低浓度（mg/L） | 最高浓度（mg/L） | 稀释倍数 |
|---|---|---|---|---|
| | 庆大霉素 | 0.25 | 16 | 7 |
| | 卡那霉素 | 8 | 64 | 4 |
| | 萘啶酸 | 0.5 | 32 | 7 |
| | 链霉素 | 32 | 64 | 2 |
| | 磺胺异噁唑 | 16 | 512 | 6 |
| | 四环素 | 4 | 32 | 4 |
| | 甲氧苄啶/磺胺甲噁唑 | 0.125/2.38 | 4/76 | 6 |
| 肠球菌 | 杆菌肽 | 8 | 128 | 5 |
| | 氯霉素 | 2 | 32 | 5 |
| | 环丙沙星 | 0.125 | 4 | 6 |
| | 达托霉素（Daptomycin） | 0.5 | 16 | 6 |
| | 红霉素 | 0.5 | 8 | 5 |
| | 黄霉素（Flavomycin） | 1 | 32 | 6 |
| | 庆大霉素 | 128 | 1024 | 4 |
| | 卡那霉素 | 128 | 1024 | 4 |
| | 林可霉素 | 1 | 32 | 6 |
| | 利奈唑胺 | 0.5 | 8 | 5 |
| | 呋喃妥因 | 2 | 64 | 6 |
| | 青霉素 | 0.5 | 16 | 6 |
| | 链霉素 | 512 | 2048 | 3 |
| | 奎奴普丁/达福普丁（Quinupris-tin/dalfopristin） | 1 | 32 | 6 |
| | 四环素 | 4 | 32 | 4 |
| | 泰乐菌素（Tylosin） | 0.25 | 32 | 8 |
| | 万古霉素 | 0.5 | 32 | 7 |

ª 受检的肠杆菌科包括大肠埃希菌、非伤寒沙门菌、沙门菌伤寒血清型（仅监测人类分离物）和志贺菌（仅监测人类分离物）。检测时也设立阳性和阴性生长对照孔

　　抗生素耐药性监测的另一个非常重要部分是对药物敏感性数据的解释。为了可比较不同样本来源的耐药流行率，必须使用相同的标准来解释用数值表示的敏感性检测结果。在某些细菌和抗菌药物，对基于数值化断点分为敏感、中性或耐药有明确的临床和实验室标准协会分类解释标准；而在另一些细菌和抗菌药物则否[15]。如有可能，就使用临床和实验室标准协会断点。对于未列入临床和实验室标准协会目录中的抗菌药物，可使用目标细菌种群最低抑菌浓度（MIC）分布的流行病学断点。有时，临床和实验室标准

协会和提供解释标准的其他共识组织会调整某一药物的断点。因此,保留每个分离株的数值化数据是有用的,以便新断点可用于历史数据和未来的检测结果。从而确保我们能对所有结果,不管原始结果是在什么时候收集,都可使用同样的解释标准。

目前,对每项美国国家抗生素耐药性监测系统的计划都编写了一份全面的年度报告。数据和目标调查研究在学术会议上报告和在同行评议的科学期刊上发表。他们报告各种分类解释。然而,也报道最低抑菌浓度的数据,因为最低抑菌浓度的微小变化可反映细菌种群出现新的耐药机制。例如,我们曾发现沙门菌分离株对头孢曲松的最低抑菌浓度是 4μg/ml 或 8μg/ml,但比完全敏感分离物的最低抑菌浓度高出数个稀释倍数(一般是介于 0.125 ~ 0.25μg/ml)[17]。最低抑菌浓度更高的分离株含有抵抗广谱头孢菌素的 bla$_{CMY}$ 机制,并根据临床和实验室标准协会的断点标准归为敏感,直到 2010 年 1 月临床和实验室标准协会将耐药定义更新为 4μg/ml[18]。在我们的年度报告中有更高的最低抑菌浓度结果,并且因为主要结果是用电子化保存,因此可直接更新耐药流行率的估计值。为了节省篇幅,使用类似于由丹麦综合性抗生素耐药性监测和研究项目以及其他抗生素耐药性监测项目先前发表的表格,来显示最低抑菌浓度的分布[17,19]。

## 美国抗生素耐药性监测的试点与实施

美国在开始国家抗生素耐药性监测前,对先前监测工作的数据进行评估,并进行试点研究。对人、零售肉和食品动物成分使用不同的抽样方法强调了监测各个部分的独特挑战性。本章节描述的研究有助于美国国家抗生素耐药性监测系统的设计。

## 对人抽样的演变

美国国家抗生素耐药性监测系统的人类监测主要基于试点项目来评估耐药性流行率。对从人分离非伤寒沙门菌的美国国家抗生素耐药性监测系统先是在哨点监测县开展 4 次(1979—1980、1984—1985、1989—1990 和 1994—1995 年)抗生素耐药性调查[20]。每次调查都包含代表美国农村与城市的随机样本县,并且要求这些县的所有沙门菌病例分离物需经培养确认。为实现全国范围内年度沙门菌病例培养确诊病例达到 5% 的目标,应选择并招募这些监测县。使用患者调查问卷来了解详细的人口学情况和感染的危险因素。美国疾病预防控制中心使用纸片扩散法(disk diffusion)进行敏感性检测[21,22]。这些哨点研究可显示在广袤的地理疆域内开展监测所需要的东西,并有助于阐明分离株特征、储存、运输、检测、数据采集、分析和管理等后勤保障。

在 1989—1990 年,为了评估人类弯曲菌分离株的抗生素耐药性,开展了类似的哨点县研究[23]。美国的 19 个县把每月分离到的前 5 份弯曲菌标本发送给美国疾病预防控制中心进行检测。使用 E 试验(瑞典桑纳的 AB Biodisk 公司)确定分离株对 8 种抗菌药物的敏感性,该方法使用含有抗菌药物梯度试条的固体培养基测定所产生的抗生素最低抑菌浓度[24]。该研究有助于建立分离株提交计划。1997 年美国国家抗生素耐药性监测系统开始在 5 个州进行弯曲菌抽样检测,每周送 1 份分离株进行检测。

沙门菌伤寒血清型和志贺菌是严格意义上的人类病原体。这两种病原体的抽样策略也是基于阐明抗生素耐药性流行率、危险因素和临床结果的初步研究。1996—1997 年进行了为期一年的沙门菌伤寒血清型抗生素耐药性研究。在此期间,在美国 45 个州和领地的 364 例培养确诊病例中,获得分离株和患者调查问卷 293 份（占 80%）[25]。1985—1986 年和 1995—1996 年各进行了为期一年的志贺菌属耐药性调查[26,27]。以密西西比河为界把这些县进行分类，划分为东部和西部两个组。对 1983 年报告 5 例及以上志贺菌病例的县进行登记，直到达到每组报告总病例数的 10% 为止。用纸片扩散法来确定沙门菌伤寒血清型和志贺菌的抗生素敏感性。这些研究结果有助于这些病原体的抽样方案的确定。1999 年美国国家抗生素耐药性监测系统的人类分离株项目开始实施该方案：每株沙门菌伤寒血清型分离株和 1/10 的志贺菌分离株需进行检测。

　　基于哨点县的研究，前瞻性频率抽样法（prospective frequency-based sampling）被认为最能了解不同时间的耐药性流行率。然而，由于弯曲菌流行率、分离率和生存能力是难以预测的，所以最初使用每周抽样策略。鉴于用于分离株处理和检测的资源，最大限度地提高灵敏度，应设计频率采样法。随着美国国家抗生素耐药性监测系统扩大到全国，采样频率在参与公共卫生实验室（图7.3.2）收集的非伤寒沙门菌、志贺菌、大肠埃希菌 O157：H7 等分离株中从原来抽取 1/10 改为 1/20 的菌株进行检测。2004 年，基于 2003 年外部审查的建议和各网点的弯曲菌流行率，弯曲菌监测方法（目前在 10 个 FoodNet 网点开展）改成频率抽样法模型。也就是说，有较多弯曲菌实验室确诊病例的参与网点要提交较低比例的分离株（即每隔 1 株或每隔 5 株）。而较少实验室确诊病例的网点要递交每株分离株。

## 零售肉抽样的演变

　　把零售肉成分纳入美国国家抗生素耐药性监测系统之前，在整个爱荷华州进行了为期一年的统计学上稳健的试点研究。这项研究对零售肉监测系统的方法学、工作量、工作流程、成本和数据（患病率、敏感性、季节性

等）进行评估。许多来自爱荷华州研究的结论后来用于美国国家抗生素耐药性监测系统的零售肉项目，如使用统计学设计的抽样方案来确定可购买的肉类类型、基线污染和抗生素耐药性流行率。此外，这种前美国国家抗生素耐药性监测系统的研究确定了单份肉类样品被多种菌株污染的频率，从而进一步促进了细菌培养方法的改进。爱荷华州研究所取得的经验有助于美国国家抗生素耐药性监测的零售肉项目的最后设计，该项目于 2002 年 1 月开始实施，并成为美国国家抗生素耐药性监测系统的第三个组成部分。2002 年开始有 6 个 FoodNet 网点参与；2003 年增加 2 个 FoodNet 网点；2004 年又增加了 2 个 FoodNet 网点；宾夕法尼亚州在 2008 年加入（图 7.3.2）。2005 年，根据内部审查的建议，美国国家抗生素耐药性监测系统的零售肉监测项目使用从商业来源获得的杂货店普查数据，把一个便捷的抽样方案转变成一个统计学上更强大的采集零售肉的随机抽样方案。

## 食品动物抽样的演变

　　美国国家抗生素耐药性监测系统的动物部分从农场和屠宰场/处理来源收集分离株。考虑到资源限制和现有抽样的基础设施，其样本选择方面的灵活性比其他美国国家抗生素耐药性监测系统部分更少。来自农场的非诊断性分离株送检依赖于国家动物卫生监测系统（NAHMS）的设计和采样策略，该系统对全国鲜活食品动物进行研究，测量健康和生产指标以及检测食源性细菌。根据美国国家农业统计服务设计，国家动物卫生监测系统大约每隔 5 年抽查某食品动物生产部门。根据美国农业部食品安全检验局（FSIS）的要求，美国国家抗生素耐药性监测对屠宰场开展沙门菌分离株抽样检查。食品安全检验局在屠宰场抽取动物样本检测沙门菌，以确定污染水平是否在可容许范围内，以及验证加

工厂所用的危害分析和临界控制点计划是否在运转。这些验证的分离株是美国国家抗生素耐药性监测食品动物部分的基础。食品安全检验局还提供酮体清洗液（carcass rinsates）来分离弯曲菌、肠球菌和大肠埃希菌菌株。从 1997 年开始到现在，食品动物监控计划已对这些来源的所有分离株进行了检测，但并不是采用频率抽样方案。

## 敏感性检测方法与报告的进展

虽然一些美国国家抗生素耐药性监测前期研究使用纸片扩散法[21]，但美国国家抗生素耐药性监测系统的所有微生物检测最终都使用半自动肉汤微量稀释法。其原因包括该方法易于标准化、可重复性以及可获取许多抗菌药物数字化最低抑菌浓度数据。当检测开始时，既没有半自动化平台，也没有弯曲菌的临床和实验室标准协会断点。由于这些原因，以及因为培养这种微生物需要微需氧环境，必须使用不同的方法。美国食品药品监督管理局实验室使用琼脂稀释法来鉴定弯曲菌的最低抑菌浓度，而美国疾病预防控制中心和美国农业部却使用 E 试验（AB Biodisk）。如上所述，2005 年所有的美国国家抗生素耐药性监测系统参比实验室均采用临床和实验室标准协会新的弯曲菌肉汤微稀释检测法。当检测方法从 E 试验转变成肉汤微稀释法时，为确保最低抑菌浓度和分类结果的一致性，通过两种方法对一套 98 份弯曲菌样本进行检测[28]。由于定性的定义对最低抑菌浓度数值的变化不敏感，因此除报告敏感、中等和耐药外，还要报告最低抑菌浓度的数值分布。

## 验证和系统修改

在任何持续进行的监测计划中，需要定期评估数据质量、稳健性和相关性。特定领域的美国国家抗生素耐药性监测系统评价的重点包括抽样方案验证、敏感性检测性能以及数据管理和报告。基于美国国家抗生素耐药性监测系统合作伙伴的联合决策进行监测系统的修改。

## 抽样方案验证

可使用不种资源来评估抽样方案的有效性和符合情况。试点研究和已发表的研究报告有助于估计美国国家抗生素耐药性监测系统所包括的病原体和共生体的预期分离率。例如，公共卫生实验室信息系统（PHLIS）数据库是人类沙门菌感染病例的前瞻性报告工具[29]。由于美国国家抗生素耐药性监测系统的人类分离株可反映报告给公共卫生实验室信息系统的非伤寒沙门菌亚群的随机分布，故美国国家抗生素耐药性监测系统对人类非伤寒沙门菌分离株的血清型频率与公共卫生实验室信息系统报告的频率进行比较，以确定两者频率是否相似[26]。为防止一个患者或样品中含有多份分离株，每个美国国家抗生素耐药性监测系统合作伙伴要对提交的分离株进行复核。此外，与参与实验室的频繁互动可确保抽样方案的依从性，并能对某种病原体或菌株的异常频率进行检查。人口数据、收集日期和其他分离物详细情况的电子化管理有助于对异常频率变化进行分析。对由提交实验室提供的一些细菌（如弯曲菌和肠球菌）的鉴定也应常规地进行确认，必要时（当培养物表型或敏感检测结果与那种微生物或亚型不符时）对其他细菌也应进行确认。

## 敏感性检测性能

分别通过内部和外部的质量保证来促进敏感性检测结果的网点内部和网点之间的验证。应根据制造商的说明书以及临床和实验室标准协会标准，进行敏感性检测[14]。作为内对照的质量控制微生物需由三个美国国家抗生素耐药性监测系统实验室中的一个进行检测，至少每周一次。应评估敏感性检测的所有特征,包括培养液制备、试剂完整性、培养条件和主要数据采集。多年来,为了更好地提供质量控制范围的覆盖率,现已修改了美国国家抗生素耐药性监测系统的敏感性测试板配置,以便获得可接受参数的误差(并在必要时,可用于排除无效检测株的结果)。由于每个美国国家抗生素耐药性监测系统实体的结果可直接进行比较,因此也可进行年度网点间结果的验证。为了实现这一目标,将相同的分离株分发到 3 个美国国家抗生素耐药性监测系统实验室中的每个实验室。随后对检测结果进行比较,以确保最低抑菌浓度结果之间的一致性(差异≤2 倍对倍稀释)。美国国家抗生素耐药性监测系统实验室也参与世界卫生组织肠道微生物的敏感性检测外部质量控制系统(http://www.who.int/gfn/activities/GSS_EQAS/en/)。

## 数据管理与报告

可采用多种方法监控数据报告的完整性。在敏感性检测阶段,对所有分离株的主要结果可通过厂家的软件计算方法以及人工操作检测进行详细检查。如果质量控制微生物结果超出临床和实验室标准协会规定的参数,或如果在每次检测时阳性或阴性对照孔的结果不被认可,则需要重复检测。为了便于进一步分析,数据需要从制造商的软件通过网络上传到其他由美国国家抗生素耐药性监测系统设计的专用数据库,因此要证实检测结果的适当传输。制造商软件和用于分析的专用数据库之间的最低抑菌浓度结果的一致性通常需根据上传数据来验证。根据电子数据库生成报告的查询要与其他查询交叉验证,如有可能,要与历史报告进行准确性比较。

## 系统修改

对监测过程总的指南可通过多种途径提供。非正式输入以及内部和外部审查是科学家帮助指导方法和报告的方式。与整合其他国家抗生素耐药性监测的科学家进行交流也是一种宝贵的资源。美国国会和监督每个美国国家抗生素耐药性监测合作伙伴(美国卫生和人类服务部以及美国农业部)的美国政府机构进一步明确了公共卫生任务和美国国家抗生素耐药性监测系统所要达到的目标。

通过定期召开跨部门会议来评估监测系统的各个方面。对抽样方案的变化和(或)参与网点的更换进行讨论。经常讨论的内容要包括哪些抗菌药物和稀释度。如果抗菌药物在人间或动物中的使用在增加,或者该抗菌药物对发现某一特定耐药机制有用的话,可把该抗菌药物添加到检测板中。最近由于阿奇霉素在临床上使用增加,故被添加到检测板中;而头孢西丁由于对区分广谱头孢菌素的耐药机制有用,也在 2000 年被加入检测板中。检测板共有 96 孔,因此当新的抗菌药物加入或稀释度增加时,有时不得不去除检测板上的其他药物。如果某一种药物的临床重要性有限或对检测耐药机制不是非常有用,很有可能被去除。在某些情况下,如对抗菌药物的某一特定类型非常感兴趣,在设计补充的检测板时应包括该类型药物(如 β-内酰胺或喹诺酮类)的多个成员。如果分离株在原先的美国国家抗生素耐药性监测面板上检出某种特殊结果,可能需在补充面板上检测。例如,显示头孢曲松或头孢噻呋的最低抑菌浓度≥2μg/ml 的分离株可能要在 β-内酰胺补充面板上检测。

## 优点和缺点

美国国家抗生素耐药性监测系统的主要优势是对从人类、肉和动物采集的致病菌和共生菌连续进行抗生素敏感性监测。使用统一的检测方法强化了这种优点,可直接对数值进行比较。持续监测提供了无缝的数据,从而有助于耐药性趋势的分析,也有助于耐药性的发现或新菌株亚型的报告。在少数中央检测实验室,细菌分离物的电子数据收集和物理保存意味着美国国家抗生素耐药性监测可作为分离株数据库和后续科研的平台。美国国家抗生素耐药性监测系统收藏的分离株已用于多种目的,包括制订亚型分型方法、确定耐药基因的特性,以及进化适应性和发病机制的研究。美国国家抗生素耐药性监测系统数据有助于确定特定病原体和耐药性类型的危险因素和临床结果的随后研究。

虽然美国国家抗生素耐药性监测系统有许多优点,但同时也有许多挑战和不足。无法获得美国动物抗生素使用的数据,这使监测数据的解释变得更加困难。目前,美国食品药品监督管理局、美国疾病预防控制中心和美国农业部都保留独立的数据库,这使跨人类、零售和动物样本来源的数据分析变得复杂化。历史上,由于人类、零售肉和食品动物部分的年度报告只能各自出版,不能发布联合或协调的报告也是美国国家抗生素耐药性监测系统的一大缺点。虽然数据可直接比较,但逐项比较仍有些麻烦。因此,除单独的专项报告外,美国国家抗生素耐药性监测现在还发布联合的执行概要,用统一格式显示所有三个样本来源的数据和显著改变[30]。此外,目前正在对共用数据库中所有三个样本来源在分离物层面的数据进行整合,从而对所有美国国家抗生素耐药性监测分离株的数据可同时查询。

## 食源性细菌抗菌药物耐药性监测的案例研究

美国国家抗生素耐药性监测系统已对抗生素耐药性的流行病学和公共卫生后果的知识体系有了贡献。下面我们强调了两个重要的案例。第一个是新港沙门菌耐多药菌株的发现和证明。第二个是美国食品药品监督管理局根据美国国家抗生素耐药性监测系统的弯曲菌监测数据做出撤销在家禽中使用氟喹诺酮类的决定,因为担忧耐氟喹诺酮类的人类弯曲菌感染可导致公共卫生后果。

### 高耐药株的出现:新港沙门菌

1998年,美国国家抗生素耐药性监测系统调查证实了一株来自人类的新港沙门菌,至少对9种不同抗生素出现耐药或敏感性下降,其中包括主要用于治疗儿童严重沙门菌病的广谱头孢菌素。此等菌株在1998年仅占人类分离的新港沙门菌总数的1%,但到了2001年已占25%。在此期间,美国国家抗生素耐药性监测的食品动物部分监测显示,此等菌株或有非常类似耐药性的新港沙门菌也有增加,并导致牛的发病和死亡增加。美国国家抗生素耐药性监测系统对分离物进行进一步的分子学亚型分型,确认牛产品是人类感染的主要来源[31,32]。引起多起大暴发的菌株与奶牛和碎牛肉有关[33]。发现这一新发菌株有助于公共卫生当局和动物卫生当局迅速采取行动并落实相应的干预措施,力图控制这种耐多药菌株的传播。干预措施包括给兽医和食品生产商分发有关宣传材料,采取生物安全措施来限制在牛群中的扩散。自2001年以来,美国国家抗生素耐药性监测系统的这种人类分离物中的新港沙门菌流行率似乎正在下降。

### 耐氟喹诺酮类沙门菌和美国不同意这些药物用于家禽

美国国家抗生素耐药性监测系统证实1997—2000年耐氟喹诺酮类的人类弯曲菌分离株比例增加。这种增加在美国批准恩诺沙星可在家禽使用后不久更为明显[26]。氟喹诺酮类(包括环丙沙星和恩诺沙星)是高度有效的抗菌药,通常使用于人类医学,对动物的某些细菌性疾病,如急性牛呼吸道疾病和禽大肠埃希菌病,也有很好效果[34]。然而,全球越来越多的研究证实,耐氟喹诺酮类动物源性病原菌(如沙门菌、大肠埃希菌、弯曲菌)的出现与这些药物在兽医中获准使用有关[35~37]。这些观察以及美国国家抗生素耐药性监测系统数据促使美国食品药品监督管理局在2000年撤销氟喹诺酮类在家禽中使用的决定。撤销在家禽中许可使用恩诺沙星的命令于2005年9月生效。这是根据以下证据而做出的:家禽是弯曲菌的传染来源;恩诺沙星在家禽中使用后导致耐氟喹诺酮类弯曲菌的出现和传播;家禽中耐氟喹诺酮类弯曲菌可转移到人类并可导致耐氟喹诺酮类弯曲菌感染人类;人类感染耐氟喹诺酮类弯曲菌有可能对人类健康产生不良影响[38]。该决定并没有改变恩诺沙星对其他非家禽适应证(如牛呼吸道疾病)的批准状态。美国食品药品监督管理局随后修改了在食品产品动物中使用抗菌药物相关的潜在风险管理的监管模式。现行的监管模式包括使用风险评估以确定在动物使用抗生素对人类健康的影响,并实施强化监测和开展有针对性的研究。

## 经验教训和建议

美国国家食源性细菌耐药性监测系统的发展已为这类监测的使用和适当设计提供深刻的见解。美国国家抗生素耐药性监测数据现被广泛使用。美国国家抗生素耐药性监测分离株收集现已成为有关了解食源性细菌耐药性的出现和传播以及所致疾病的大量研究的重要资源。数据收集可促进有关趋势、危险因素、临床结果、环境宿主、病原体传播以及基因水平转移的项目。这些有附加值的项目强调了需要细心、持续的监测方法。我们在设计和改进美国国家抗生素耐药性监测中吸取的教训,对实施类似国家监测规划的国家来说可能是有用的课题。例如,最好要长期收集相关数据以便比较(如抽样、抗生素和稀释范围的变化尽可能少)。最好也收集一些跨项目的易于比较的数据(如将数据整合到一个电子平台或至少整合到基于相同的数据结构的"镜像数据库")。同样,我们强烈建议同时收集其他相关数据,如抗生素使用信息,使抗生素耐药性数据在有关暴露和选择压力(selective pressures)方面会更有意义。

鉴于国际旅行和农产品贸易的重要性,全球食源性病原体的监测对国家的利益日趋重要。抗生素耐药性监测是该监测的一个重要组成部分。为了了解这些细菌的全球流动及其流动的基因抗性成分的后果,建立食源性细菌抗生素耐药性的国家监测系统以便将自己与国际进行比较是至关重要的。

(陈廷瑞 译,周祖木 校)

## 参考文献

1 Piddock LJ. Does the use of antimicrobial agents in veterinary medicine and animal husbandry select antibiotic resistant bacteria that infect man and compromise antimicrobial chemotherapy? *J Antimicrob Chemother* 1996;38:1-3.

2 Swann MM. *Report on the use of Antibiotics in Animal Husbandry and Veterinary Medicine*. London, UK: Her Majesty's Stationery Office, 1969.

3 National Research Council; Institute of Medicine. *The Use of Drugs in Food Animals: Benefits and Risks*. Washington, DC: National Academy Press, 1999.

4 Food and Agriculture Organization of the United Nations, World Health Organization, World Organization for Animal Health. *Joint FAO/OIE/WHO Expert Workshop on Non-human Antimicrobial Usage and Antimicrobial Resistance: Scientific Assessment* [monograph on the Internet]. Geneva, Switzerland: FAO, OIE, WHO, 2003. Available at: http://whqlibdoc.who.int/hq/2004/WHO_CDS_CPE_ZFK_2004.7.pdf. Accessed October 8, 2012.

5 Aarestrup FM (ed.). *Antimicrobial Resistance in Bacteria of Animal Origin*. Washington, DC: ASM Press, 2006.

6 Mumma GA, Griffin PM, Meltzer MI, *et al*. Egg quality assurance programs and egg-associated *Salmonella* enteritidis infections, United States. *Emerg Infect Dis* 2004;10:1782-9.

7 Herikstad H, Motarjemi Y, Tauxe RV. *Salmonella* surveillance: a global survey of public health serotyping. *Epidemiol Infect* 2002;129:1-8.

8 Swaminathan B, Barrett TJ, Hunter SB, Tauxe RV. PulseNet: the molecular subtyping network for food-

borne bacterial disease surveillance, United States. *Emerg Infect Dis* 2001;7:382–9.

9 Tollefson L, Angulo FJ, Fedorka-Cray PJ. National surveillance for antibiotic resistance in zoonotic enteric pathogens. *Vet Clin North Am Food Anim Pract* 1998;14:141–50.

10 Tollefson L, Flynn WT. Impact of antimicrobial resistance on regulatory policies in veterinary medicine: status report. *AAPS PharmSci* 2002;4:E37.

11 Centers for Disease Control and Prevention. Preliminary FoodNet data on the incidence of infection with pathogens transmitted commonly through food—10 States, United States, 2005. *MMWR Morb Mortal Wkly Rep* 2006;55:392–5.

12 Wineland N, Marshall K. NAHMS plays key role in surveillance efforts. *NAHSS Outlook* 2006;10(April).

13 Clinical and Laboratory Standards Institute. *Performance Standards for Antimicrobial Disk Diffusion and Dilution Susceptibility Tests for Bacteria Isolated from Animals; Approved Standard*, 3rd edn. Wayne, PA: CLSI, 2008.

14 Clinical and Laboratory Standards Institute. *Methods for Dilution Antimicrobial Susceptibility Tests for Bacteria that Grow Aerobically; Approved Standard*, 8th edn. Wayne, PA: CLSI, 2009.

15 Clinical and Laboratory Standards Institute. *Performance Standards for Antimicrobial Susceptibility Testing; Twenty-first Informational Supplement*. M100-S21. Wayne, PA: CLSI, 2011.

16 Fritsch T, McDermott PF, Knapp C, *et al*. Wild-type MIC distributions for *Campylobacter* spp. Testing against nine antimicrobials using recently approved CLSI broth microdilution (BMD) methods (2005). In: *Interscience Conference on Antimicrobial Agents and Chemotherapy*. Washington, DC: American Society for Microbiology, 2005.

17 Centers for Disease Control and Prevention. *NARMS Human Isolates Final Report, 2008*. Atlanta, GA: CDC, 2010. Available at: www.cdc.gov/narms. Accessed October 8, 2012.

18 Clinical and Laboratory Standards Institute. *Performance Standards for Antimicrobial Susceptibility Testing; Twentieth Informational Supplement*. M100-S20. Wayne, PA: CLSI, 2010.

19 Danish Integrated Antimicrobial Resistance Monitoring and Research Programme. *Use of Antimicrobial Agents and Occurrence of Antimicrobial Resistance in Bacteria from Food Animals, Foods and Humans in Denmark, 2005*. Copenhagen, Denmark: DANMAP, 2006.

20 Centers for Disease Control and Prevention. *NARMS Human Isolates Final Report, 2000*. Atlanta, GA: CDC, 2002. Available at: http://www.cdc.gov/narms/reports. htm. Accessed October 8, 2012.

21 MacDonald KL, Cohen ML, Hargrett-Bean NT, *et al*. Changes in antimicrobial resistance of *Salmonella* isolated from humans in the United States. *JAMA* 1987;258:1496–9.

22 National Committee for Clinical Laboratory Standards. *Performance Standards for Antimicrobial Disk Susceptibility Tests; Approved Standard*, 7th edn. Wayne, PA: NCCLS, 2000.

23 Gupta A, Nelson JM, Barrett TJ, *et al*. Antimicrobial resistance among *Campylobacter* strains, United States, 1997–2001. *Emerg Infect Dis* 2004;10:1102–9.

24 Tenover FC, Baker CN, Fennell CL, Ryan CA. Antimicrobial resistance in *Campylobacter* species. In: Nachamkin I, Blaser MJ, Tompkins LS (eds) *Campylobacter jejuni Current Status and Future Trends*. Washington, DC: American Society for Microbiology, 1992: 66–73.

25 Ackers ML, Puhr ND, Tauxe RV, Mintz ED. Laboratory-based surveillance of *Salmonella* serotype Typhi infections in the United States: antimicrobial resistance on the rise. *JAMA* 2000;283:2668–73.

26 Centers for Disease Control and Prevention. *NARMS Human Isolates Final Report, 2003*. Atlanta, GA: CDC, 2006. Available at: http://www.cdc.gov/narms/ reports.htm. Accessed October 8, 2012.

27 Tauxe RV, Puhr ND, Wells JG, *et al*. Antimicrobial resistance of *Shigella* isolates in the USA: the importance of international travelers. *J Infect Dis* 1990;162:1107–11.

28 Joyce K, Smith J, Medalla F, *et al*. Comparison of broth microdilution and Etest for antimicrobial susceptibility testing of NARMS Human Clinical Campylobacter Isolates (2005). In: *Proceedings of the 14th International Workshop on Campylobacter, Helicobacter and Related Organisms, Rotterdam, The Netherlands, September 2–5, 2007*. Berlin, Germany: Blackwell Publishing, 2007.

29 Centers for Disease Control and Prevention. *PHLIS Salmonella Annual Summary 2003*. Atlanta, GA: CDC, 2005. Available at: http://www.cdc.gov/ncidod/dbmd/ phlisdata/salmonella.htm. Accessed October 8, 2012.

30 US Food and Drug Administration, National Antimicrobial Resistance Monitoring System—Enteric Bacteria (NARMS). *2007 Executive Report*. Rockville, MD: US Department of Health and Human Services, FDA, 2010.

31 Harbottle H, White DG, McDermott PF, *et al*. Comparison of multilocus sequence typing, pulsed-field gel electrophoresis, and antimicrobial susceptibility typing for characterization of *Salmonella enterica* serotype Newport isolates. *J Clin Microbiol* 2006;44:2449–57.

32 Zhao S, Qaiyumi S, Friedman S, *et al*. Characterization of *Salmonella enterica* serotype Newport isolated from humans and food animals. *J Clin Microbiol* 2003;41:5366–71.

33 Gupta A, Fontana J, Crowe C, *et al*. Emergence of multidrug-resistant *Salmonella enterica* serotype Newport infections resistant to expanded-spectrum cephalosporins in the United States. *J Infect Dis* 2003; 188:1707–16.

34 White DG, Piddock LJ, Maurer JJ, *et al*. Characterization of fluoroquinolone resistance among veterinary isolates of avian *Escherichia coli*. *Antimicrob Agents Chemother* 2000;44:2897–9.

35 Zhao S, Maurer JJ, Hubert S, *et al*. Antimicrobial susceptibility and molecular characterization of avian pathogenic *Escherichia coli* isolates. *Vet Microbiol* 2005;107:215–24.

36 Zhang Q, Sahin O, McDermott PF, Payot S. Fitness of antimicrobial-resistant *Campylobacter* and *Salmonella*.

*Microbes Infect* 2006;8:1972–8.

37 Collignon P. Fluoroquinolone use in food animals. *Emerg Infect Dis* 2005;11:1789–90; author reply: 1790–2.

38 US Food and Drug Administration. *Final Decision of the Commissioner. Withdrawal of Approval of the New Animal Drug Application for Enrofloxacin in Poultry*. Washington, DC: US Department of Health and Human Services, 2005. Available at: http://www.fda.gov/NewsEvents/Newsroom/PressAnnouncements/2005/ucm108467.htm. Accessed October 8, 2012.

# 第8章 人畜共患病监测

Mira J. Leslie[1], & James J. Kazmierczak[2]

[1]加拿大不列颠哥伦比亚省,阿伯茨福德,不列颠哥伦比亚省农业部
**British Columbia Ministry of Agriculture, Abbotsford, BC, Canada**
[2]美国威斯康星州,麦迪逊,威斯康星州公共卫生局
Wisconsin Division of Public Health, Madison, WI, USA

## 引言

人畜共患病相关的病原体不仅在动物种群中持续存在,而且可以传播给人类,并产生疾病。人畜共患病包括古老的传染病,如狂犬病和鼠疫,以及最近的新发传染病,如汉坦病毒肺综合征和甲型 H1N1 流感。据一篇综述报告,已知感染人类的病原体中 61%(868/1415)被认为是动物源性;此外,在被列为新发的人类疾病中,75%(132/175)为人畜共患病[1]。人畜共患病的全球性分布、多样性、临床严重性、生态学影响以及被用作生物武器的潜在可能性,都有助于人类认识到这些人畜共患病病原体在公共卫生中的重要性。多个全球组织和领导人正在推动"健康一体化倡议",通过整合人类、动物卫生保健专业人士和环境科学家的力量,设法改善所有物种的健康和环境[2]。"健康一体化倡议"连同美国医学研究院 2009 年所评估的全球人畜共患病监测系统的现状、卫生学意义,以及建立和协调全球人畜共患病的必要性,强调了不断升级的优先性和跨学科优势以阐明该问题[2,3]。这一章节介绍一些人畜共患病的几个关键特性、监测策略,并提供两个示例,即美国用来控制狂犬病的持续监测系统和猴痘病毒暴发期间的监测。

## 人畜共患病概述

人畜共患病包括多种宿主(野生动物、牲畜、家庭宠物和鸟类等)身上的病毒、细菌、立克次体、真菌、寄生虫和朊病毒等(表 8.1)。一些人畜共患病的病原体,如狂犬病毒和伯内特考克斯体(Q 热病原体),可以感染多种动物宿主,而且每种感染的动物宿主可以作为人的传染源。其他人畜共患病的病原体,如鼠传汉坦病毒和沙粒病毒,感染的储存宿主则较少。

表 8.1 选定的有公共卫生重要性的部分人畜共患病

| 病原体 | 疾病 | 主要宿主 | 传播给人类的途径 |
|---|---|---|---|
| 细菌性 | | | |
| 炭疽杆菌 | 炭疽 | 牲畜 | 皮肤接触;摄入;吸入 |
| 汉赛巴尔通体/五日热巴尔通体 | 猫抓病 | 猫类 | 接触 |
| 流产、羊、犬、猪布鲁菌 | 布鲁菌病 | 牛、绵羊、山羊、狗、猪 | 摄入;接触;吸入 |
| 鼻疽伯克霍尔德菌 | 鼻疽 | 马 | 接触 |

续表

| 病原体 | 疾病 | 主要宿主 | 传播给人类的途径 |
|---|---|---|---|
| 弯曲杆菌属 | 弯曲杆菌病 | 家禽,牲畜 | 摄入 |
| 鹦鹉热衣原体 | 鹦鹉热 | 鸟类 | 吸入 |
| 伯内特考克斯体 | Q 热 | 牲畜 | 吸入;摄入 |
| 大肠埃希菌 O157:H7 | 溶血性尿毒综合征/大肠埃希菌感染 | 牲畜,野生反刍动物 | 摄入 |
| 土拉菌(土拉热亚种和 palaeartica 亚种) | 土拉菌病 | 兔、野兔、田鼠、麝鼠、海狸、啮齿动物 | 接触;吸入;媒介传播;摄入 |
| 问号钩端螺旋体(多种血清型) | 钩端螺旋体病 | 野生和家养动物 | 接触、摄入 |
| 沙门菌(多种血清型) | 沙门菌病 | 鸟类、哺乳动物、爬行动物、两栖动物 | 摄入 |
| 鼠疫杆菌 | 鼠疫 | 啮齿动物 | 接触;吸入;媒介传播 |
| 病毒性 | | | |
| 沙粒病毒 | 淋巴细胞性脉络丛脑膜炎病毒,玻利维亚(马秋波),巴西(萨比亚)、阿根廷(胡宁),非洲(拉沙)出血热 | 啮齿动物 | 吸入 |
| 丝状病毒 | 埃博拉病毒病,马尔堡病 | 不详(可能是蝙蝠) | 接触 |
| 汉坦病毒(布尼亚病毒) | 汉坦病毒肺综合征,肾综合征出血热,汉坦病毒病 | 啮齿动物 | 吸入 |
| 甲型流感病毒 | 禽流感,猪流感 | 野生鸟类,猪 | 吸入 |
| 狂犬病毒 | 狂犬病 | 狗,野生食肉动物,蝙蝠 | 接触 |
| 正痘病毒 | 猴痘,牛痘 | 啮齿动物,牛 | 直接接触 |
| 朊病毒 | 人类新变异型克-雅病,牛海绵状脑病(疯牛病) | 牛 | 摄入 |
| 原虫 | | | |
| 隐孢子虫 | 隐孢子虫病 | 野生和家养动物 | 摄入 |
| 蓝氏贾第鞭毛虫 | 贾第鞭毛虫病 | 野生和家养动物 | 摄入 |
| 刚地弓形虫 | 弓形虫病 | 猫科动物 | 摄入 |
| 寄生线虫 | | | |
| 犬蛔虫,猫弓蛔虫,浣熊贝氏蛔虫 | 幼虫移行症 | 狗,猫,浣熊 | 摄入 |
| 钩虫属,类圆线虫属 | 皮肤幼虫移行症 | | 接触;直接接触 |
| 旋毛虫属 | 旋毛虫病 | 猪、啮齿动物、野生食肉动物 | 摄入 |
| 真菌 | | | |
| 犬小孢霉,毛癣菌属 | 皮肤癣菌病(皮癣) | 哺乳动物,某些鸟类 | 直接接触 |

# 传播

人类、家畜和野生动物之间的相互作用会促进传染病在被描述为宿主-病原体的群体连续体（host-pathogen continuum）之间传播[4]。

大多数人畜共患病的病原体存在于一种或多种动物宿主，偶尔会传播给人类，但不发生随后的人与人传播（如炭疽、汉坦病毒肺综合征、土拉菌病、Q热）。然而，在某些情况下，最初从动物传播到人类的病原体可以变得适应人类宿主，在人与人之间持续传播，并导致重大疾病流行[如大流行流感、冠状病毒相关的严重急性呼吸综合征（SARS）]。

许多常见人畜共患病的病原体随动物粪便排出，粪-口传播（摄入）在由肠道病原体引起的人类食源性和水源性传染病方面起重要作用（如大肠埃希菌、沙门菌；参见第7章第一节）。其他人畜共患病的病原体所致的疾病可通过皮肤或黏膜接触传播（如皮肤炭疽、狂犬病）；也可通过飞沫或气溶胶传播（如汉坦病毒肺综合征、Q热、鹦鹉热）；或者通过节肢动物媒介传播（如莱姆病、落基山斑点热、西尼罗病毒；参见第9章）。炭疽、鼠疫、土拉菌病以及许多其他人畜共患病可有多种传播途径。

# 宿主因素

人类宿主因素如职业、年龄、免疫状态和娱乐活动可影响人类对人畜共患病病原体的暴露机会和易感性。例如，涉及动物或动物尸体处理的职业，如在鸟类饲养场、动物公园、屠宰场、动物收容所、兽医诊所饲养或工作以及从事野生动物研究，可能会暴露于人畜共患病病原体。免疫力低下者（如感染HIV/获得性免疫缺陷综合征、癌症或长期类固醇治疗者）更容易患机会性人畜共患病，

如弓形体病[5]。休闲娱乐活动或半野生环境下的活动如狩猎和诱捕，清洗啮齿动物出没的建筑，拥有外来宠物，城市饲养动物，参观宠物动物园，生态旅游，也使人类有可能暴露于人畜共患病病原体的风险之中。

# 环境因素

人畜共患病在宿主动物中发生家畜流行病和地方性动物病的持续循环。这些循环受到环境因素如生物群落、气候、土地使用，以及有无易感宿主、易感动物的密度和行为的影响，在某些情况下，还会受到节肢动物媒介的影响[6]。在北美，如狂犬病、鼠疫、汉坦病毒病、钩端螺旋体病、土拉菌病等人畜共患病普遍存在于野生动物宿主，并且对人类健康带来持续的风险（参见第37章第二节）。

图8.1显示引发新发和再发人畜共患病的一些影响因素。

在人类和家畜侵入野生动物栖息地后，易感人群中发生了几种以前未知的人畜共患病[3,4,6]。例如，1998—1999年马来西亚的一种新病原体（尼帕病毒）导致100多人死亡，其中大多数是养猪户。人类接触感染的家猪而获得感染，导致100万头猪被屠宰。而猪是被携带并排出病毒的无症状蝙蝠（主要是狐蝠）所感染。当蝙蝠频繁出没于邻近猪圈并悬挂其上时，猪就有可能暴露于蝙蝠的传染性分泌物[7]。这表明如果改变土地利用以适应不断增加肉类需求的农业生产，则可为新发人畜共患病创造条件。

同样，人畜共患病与捕捉、销售健康状况不明的野生动物（包括丛林肉）供人类食用、传统医学或宠物商业交易息息相关[8]。在非洲，血清学调查证实新病原体感染了狩猎和捕捉本地非人类灵长类动物种群的人类[8]，在中国，营销和食用感染的野生动物的活动可能是导致SARS冠状病毒最初传播给人类的途径[9]。

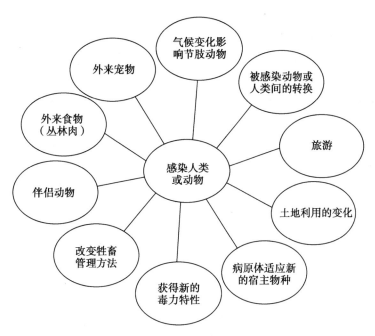

**图 8.1** 新发和再发人畜共患病的影响因素。经 Cutler et al[6] 等许可重印

## 预防与控制

美国已经成功开发了用于一些家养动物的人畜共患病的疾病监测和控制程序。例如，由州和联邦农业部门实施国家家畜布鲁菌病消灭活动，包括全面的动物检测、种畜的疫苗接种和减少感染畜群。这个计划将感染的畜群从 1956 年的 124 000 头减少到 2006—2010 年的每年 0~3 头[10]。同时，人间布鲁菌病的报告发病数从 1947 年的约 6300 例骤减至 2008 年的 80 例（大部分与在国外饮用未经巴氏消毒的奶制品有关）[11]。另一个例子是犬间狂犬病的成功监测和控制计划。早在 20 世纪初，美国每年报告大约 10 000 只疯狗。广泛的狂犬病疫苗接种程序和流浪狗控制计划始于 20 世纪 40 年代，以消除循环的犬类狂犬病毒野毒株（变体）。2008 年仅报告的 75 例犬间狂犬病是由于接触患狂犬病的野生动物所致[12]。在全球层面，现已制定了狂犬病预防和控制蓝图，以指导在犬间有狂犬病传播的国家开展狂犬病消除计划[13]。

由于这些项目的成功需要巨大的和持续的资源用于监测和控制。诸如野生动物疾病未被控制、进口或运输地方性动物病疫区的患病动物等多种因素，会不断威胁疾病状态。因此，很少有人畜共患病病原体根除计划。

## 人畜共患病监测

野生动物、家畜、环境因素和人类在人畜共患病的发病机制中起动力学和互联作用，给人畜共患病监测带来显著的挑战。动物可提供食物，服装和其他产品，休闲活动，劳动，环境和研究模型，生态平衡以及作为人类的伴侣。为有效地设计系统以监控人畜共患病，需了解动物宿主中病原体的生态学和影响因素以及人类与这些宿主之间的相互作用。同样，医师、兽医、生态学家和其他学科人员间的信息公开互享以及战略创新和灵活性是必需的。人畜共患病监测的四个重要目标包括：①早期发现威胁人类和动物健康的疾病；②描述影响人畜共患病发生的流行病学和生态学因素；③指导和评价预防、教育和控制措施；④描述公共卫生负担。

## 人类感染的监测和报告

除了在动物宿主发生常见的人畜共患病，如野生动物发生狂犬病，家畜发生伯内特考克斯体病（Q 热），鸟类发生鹦鹉热衣原体病等之外，其他人畜共患病通常在报告人类患病后才首次被发现。因此，监测主要取决于医务人员和实验室人员向公共卫生部门提供的疑似和确诊感染病例诊断和报告。根据病原体和可用资源情况，动物来源和环境因素可以作为公共卫生随访调查的一部分。查明疑似动物来源对公众健康的持续威胁将影响调查的资源分配。

因调查人员通常对家畜检测的机会较多，故发现感染的宠物或家畜导致人类疾病往往比野生动物更多。例如，人类沙门菌病暴发与接触爬行类、啮齿动物和小家禽等宠物有关[14]；大肠埃希菌 O157:H7 疾病在宠物动物园参观者中暴发[14]；4 名器官移植接受者从一名被宠物仓鼠感染的捐赠者感染了致命的淋巴细胞脉络丛脑膜炎病毒[15]。

## 动物疾病的监测和报告

在美国，兽医需要向动物卫生官员报告规定的动物疾病。所监测的疾病主要包括严重影响经济的疾病以及家畜、马和家禽中疑似外来的动物疾病[16]。虽然这些疾病中有很多不感染人类，但是炭疽、狂犬病、布鲁菌病是法定报告的动物疾病，同时也可能是人畜共患病（表 8.2）。在北美，狂犬病、鼠疫、汉坦病毒病、钩端螺旋体病和土拉菌病等人畜共患病在野生动物中普遍存在，这不仅对人类健康构成持续的威胁，还对疾病监测和控制带来相应的困难。随着对新发人畜共患病以及生物反恐行动认识的不断加深，公共卫生领域也已拓展至兽医行业。一些州和地方公共卫生机构已制订有关动物的人畜共患病报告管理办法[17]。

为更有效地监控和了解人畜共患病，应整合来自公共卫生、动物卫生机构和实验室的动物和人类疾病数据。目前，在大多数州，疾病监测信息的共享很大程度上取决于人际关系、法律协议如谅解备忘录和机构优先权。随着电子数据库在公共卫生和动物卫生机构的应用越来越广泛，不同系统间的相互协作应作为首要目标。

表 8.2　2010 年美国部分人类和动物法定报告的人畜共患病

| 疾　　病 | 人类法定报告疾病 | 动物法定报告疾病[a] |
| --- | --- | --- |
| 炭疽 | 是 | 是 |
| 布鲁菌病 | 是 | 是 |
| 隐孢子虫病 | 是 | 否 |
| 大肠埃希菌 O157:H7 | 是 | 否 |
| 汉坦病毒病 | 是 | 否 |
| 钩端螺旋体病 | 部分州 | 是 |

续表

| 疾　　病 | 人类法定报告疾病 | 动物法定报告疾病[a] |
|---|---|---|
| 莱姆病 | 是 | 否 |
| 鼠疫 | 是 | 部分西部州 |
| 朊病毒病 | 部分州 | 是(牛海绵状脑病) |
| 鹦鹉热;禽衣原体病 | 是 | 是 |
| Q 热 | 是 | 是 |
| 狂犬病 | 是 | 是 |
| 沙门菌病 | 是 | 部分血清型 |
| 土拉菌病 | 是 | 是 |
| 牛结核病 | 是 | 是 |

[a]世界动物卫生组织[16]

## 人畜共患病监测策略

比较实用的几种动物间人畜共患病病原体监测策略包括兽医监测、哨点监测、纵向监测和基于实验室的监测。

### 兽医监测

兽医是识别、诊断、报告和控制动物间人畜共患病的一线医务人员。当一种罕见人畜共患病蔓延或者暴发时,兽医可通过加强动物疾病监测来协助调查。在许多地区,州兽医学会、动物园、农业部门、野生动物及其他动物收容所、大学和公共卫生机构已建立了兽医预警系统,用于向从业人员及时通报人畜共患病或动物疾病的暴发。健康预警通常包括职业卫生风险信息,以及动物感染的症状、实验室诊断和报告规范。

### 动物哨点监测

对人畜共患病的病原体进行主动监测有助于早期识别人类健康风险,也可以在疾病传播给人类之前采取控制措施。血清学试验通常用于哨点监测系统。第 9 章讨论根据鸡群的血清转化来检测循环的节肢动物传播的病毒。大规模死亡事件也是很重要的指标。例如,亚利桑那州北部草原土拨鼠(prairie dog)群反复出现地方流行性鼠疫(鼠疫耶尔森杆菌)而造成周期性死亡。当证实这些死亡由鼠疫所致时,应在该地区实施人类疾病预防措施。由国家野生动物卫生中心编制有关全国野生动物的死亡报告[18]。动物哨点监测也可能是提示蓄意释放病原体的一个标志。例如,在非疫区家畜感染炭疽杆菌意味着需要调查是自然感染还是蓄意释放,同时提醒公共卫生官员需要在人群中开展监测和采取控制措施。

### 纵向监测

在可获得资源的地方,通过开展有意义的监测包括对宿主的长期系统监测,以了解动物宿主的疾病模式。例如,为了识别汉坦病毒肺综合征,1993 年在亚利桑那州、蒙大拿州、和科罗拉多州等地开展前瞻性纵向研究,收集气候、环境、种群动力学和辛诺柏病毒(Sin Nombrevirus)在白足鼠(peromyscus spp)的感染率等数据[19]。这些研究有助于了解汉坦病毒的种间传播和当地季节与气候事件对宿主种群中汉坦病毒感染的影响。公共卫生机构利用这些信息来改进预防措施,并帮助预测人类疾病风险。关于这种监测的另一个例子是通过收集和检测牛脑组织来阐明牛海绵状脑病的神经学特征。这些数据被用来评估国内食品安全和确定肉类和肉制品的出口情况。

## 基于实验室的监测

有效的人畜共患病病原体的监测需要对人类和动物标本具有强有力的和专业的实验室诊断能力。为了有效协调各方面能力,增加人类和兽医实验室诊断之间的合作是非常必要的。对于许多人畜共患病,诊断需要进一步确认,而这些实验只能在州或联邦动物诊断实验室,或公共卫生实验室进行。

先进的实验室技术正越来越多地用于证实感染人类和动物的病原体之间的基因关系(参见第33章)。这些基因关系结合流行病学数据,对查明这些人畜共患病事件非常有用。例如,国家公共卫生和食品监督管理机构实验室监测网络(PulseNet)包括整个美国实验室提交的肠道致病菌脉冲场凝胶电泳图谱数据库。该系统对侦查人畜共患病病原体如大肠埃希菌、沙门菌等相关疾病暴发有重要帮助。该监测网络已用于确定商业宠物店中的啮齿动物导致的人类沙门菌病多州暴发[14]。

# 人畜共患病监测示例

下面描述两个美国人畜共患病监测系统,来说明本章节的一些核心理念,包括人类和动物疾病监测的相互联系,以及人类和动物卫生机构间的合作关系。第一个例子描述狂犬病的常规疾病监测,第二个描述猴痘暴发期间建立的监测。

## 美国狂犬病监测

狂犬病是一种中枢神经系统的病毒性疾病,一旦出现临床症状,几乎全部死亡。尽管所有哺乳类动物对狂犬病易感,但在北美该病通常在特定的野生动物宿主(包括浣熊、臭鼬、狐狸和一些食虫蝙蝠)中循环。在美国,这些动物宿主占确定狂犬病动物的90%以上。狂犬病感染发生在家养宠物、家畜、非宿主野生动物,偶尔发生在人类,通过暴露于患有狂犬病的野生动物宿主、输入动物或者出国访问时暴露于动物而获得"溢出(spillover)"感染[12]。

### 狂犬病监测概述

美国狂犬病监测整合了人类和动物疾病的侦查和预防。实验室确诊的人类和其他动物狂犬病需要报告给公共卫生机构。通过监测获得的信息可为帮助确定人类暴露后预防措施(PEP)以及关注预防和控制规划提供流行病学背景资料。此外,动物咬伤人类需向公共卫生机构和动物管理部门报告以加强管理和降低疾病风险。因为狂犬病对人类健康构成重大威胁,动物狂犬病监测主要由地方和州(人类)公共卫生机构实施,而不是由动物卫生机构来实施。州和地方卫生部门支持医务人员每周7天、每天24小时全天候提供咨询,协助动物咬伤评估、描述地方和地区性狂犬病的流行病学和风险,并促进获得狂犬病暴露后的预防措施。随着媒体对不同寻常的动物狂犬病病例、人类狂犬病病例或者地方动物狂犬病流行的报道,公众意识得到提高,狂犬病监测得到显著增强。

### 监测的目的与目标

狂犬病监测的主要目的是公共卫生和动物控制官员运用大量当前流行病学数据,与医务人员协商并恰当地评估风险,指导预防性医疗决策和动物咬伤处理。狂犬病监测的其他目标包括描述一个地区狂犬病地方流行性和动物流行的状况、指导公众教育活动和动物控制策略等预防措施、发现疾病模式的改变以及识别不同寻常的或新型的疾病事件,如新的传播途径或出现狂犬病毒的变异株演变。在美国最近值得注意的案例包括发现狂犬病可通过器官移植传播[20]以及发现在以前无人间狂犬病地区蝙蝠变异株狂犬病毒在臭鼬间发生传播[21]。对有关导致人间病例的狂犬病毒变异株的监测数据进行分析，是对虽然暴露于蝙蝠但不知道被咬伤的人群更新推荐狂犬病暴露后预防措施的基础[20]。

最后，狂犬病监测可用来评估动物疫苗接种控制狂犬病的效果。例如，全面调查受种宠物中发生罕见狂犬病病例有助于评估狂犬病疫苗的效果[22]。同样，口服狂犬病疫苗诱饵计划控制野生动物狂犬病可从投饵后监测以评估计划的效果中受益。

**动物种群监测**

在美国，野生食肉动物和蝙蝠是感染人类和家畜最重要的潜在狂犬病传染源。然而，野生动物监测具有挑战性。除了夏威夷没有狂犬病报告外，其他各州每年均有动物狂犬病病例报告[12]。在各州之间，动物受检数量和从中发现狂犬病的比例差别很大，这取决于在动物宿主中循环的狂犬病毒变异株、公众意识，以及动物控制、诊断实验室基础设施和公共卫生资源是否可用。2008 年，有 9 个州报告患有狂犬病的动物均为 15 例或以下，有 6 个州（马里兰州、纽约州、北卡罗来纳州、宾夕法尼亚州、得克萨斯州和弗吉尼亚州）报告的动物狂犬病病例均超过 400 例[12]。自 2000 年以来，猫已经成为美国狂犬病报告的主要家养动物[12,23]，主要是因为它们经常流浪在外、未接种疫苗以及具有野性，因此有更多的机会暴露于野生动物。国家动物狂犬病疫苗接种、预防和控制指南，可参见"国家州公共卫生兽医协会的动物狂犬病预防和控制纲要"，该纲要每年更新一次[23]。

公共卫生实验室承担大多数动物狂犬病检测。动物狂犬病感染确诊需要使用直接荧光抗体试验对新鲜脑组织进行实验室检测[24]。其他试验如单克隆抗体检测和核苷酸序列分析，可确定特异性狂犬病毒变异株以及相关的动物宿主，通常与地理相关联。狂犬病毒变异株分型可提供重要的流行病学信息。

**家庭宠物和家畜的狂犬病监测**

兽医、动物控制官员和公共卫生机构对家庭宠物和家畜进行狂犬病监测。兽医如发现动物有严重进行性神经系统表现时，应怀疑狂犬病并请求公共卫生专家会诊和进行实验室检测。为确定是否存在狂犬病传播的潜在风险，需对报告的动物咬伤进行评估，并对咬人动物隔离观察或检测。

**野生动物的狂犬病监测**

进行野生动物狂犬病监测具有挑战性，因为很难有效地观察和监测野生动物的疾病和死亡。野生食肉动物的狂犬病呈循环性，并受自然因素如种群动态和生态条件等影响。野生动物狂犬病的流行往往发生在人类或宠物接触患狂犬病动物后。即使没有人类或宠物的暴露，最成功的野生动物狂犬病监测项目应有实验室和人力来应对公民报告的野生食肉动物发病和死亡。在人畜共患病流行期间，应加强监测，包括收集和检测死于道路上的动物。

**人类的狂犬病监测**

公共卫生项目重点通过对暴露的及时评估和必要时采取适当的暴露后预防措施来控制人类狂犬病，同时避免不必要的预防性措施。在美国每年有数百万次动物咬伤，据估计每年有 35 000 多人接受暴露后预防[25]。潜在的人类狂犬病暴露包括被动物无缘无故的咬伤，尤其是来自蝙蝠和其他野生动物的咬伤。国家人类狂犬病暴露处理指南，见《美国免疫实施咨询委员会人类狂犬病预防》文件[20]。

人类的狂犬病监测与其他传染病监测一样,取决于诊断和报告。然而,这种疾病在北美非常罕见(每年少于 10 例),不熟悉其临床表现的医师可能不会识别这种疾病。这种情况可能由于缺乏动物咬伤史,尤其是长潜伏期(通常 3～16 周;从 2 周到数年)而更加严重。其他影响诊断的因素包括脑炎患者无法回忆暴露情况和与蝙蝠暴露相关的轻微损伤。

卫生部门接到类似于狂犬病特征的不明原因病毒性脑炎所致的人类疾病和死亡报告后,应对其进行调查。人类狂犬病的诊断应根据确诊实验室检测。临床狂犬病病例很快发展至死亡,美国大多数人类狂犬病病例是在死后尸检时对采集的脑组织进行实验室检测才被确诊。对人类狂犬病病例的死前检测主要由美国疾病预防控制中心(CDC)进行,并可以在狂犬病死亡前做出诊断;然而,死前检测结果阴性不能排除诊断,必须通过死后脑组织检测才能确诊[25]。

从 2000—2008 年,美国共诊断了 26 例人类狂犬病病例;其中有 6 例(23.1%)在国外感染,除 1 例外其余病例都感染了犬变异型狂犬病毒。在美国暴露于狂犬病的 20 例中,有 19 例(95%)感染了蝙蝠狂犬病变异株[12]。接触蝙蝠对人类造成严重的公共卫生威胁,这一认识改进了暴露后预防的推荐和预防宣传教育工作。

为应对特殊事件,可临时加强狂犬病监测和暴露评估。例如,媒体公告可用来识别和联系某些相关人员,如虽然在农场、宠物动物园、宠物店或公园潜在暴露于狂犬病动物而可能仍未意识到的人。另一个例子是如果发现校园或营地小屋(camp cabin)有携带狂犬病毒的蝙蝠,要当面告诉孩子们并通知家长。

### 数据收集、分析和反馈

当一种动物狂犬病被公共卫生实验室确诊后,应将结果向流行病学和环境卫生项目部门、提交者(动物管理、兽医和野生动物生物学家等)和国家数据库报告。国家狂犬病数据每年都会被汇总并发布,包括报告动物病例的趋势变化和分布[12]。州和地方卫生部门会编辑当地狂犬病流行病学信息,以健康预警和媒体发布等形式在网站发布。目前,正在研发可通过因特网访问的集中式数据库,即所谓"RabID"的地理信息系统,可用于实时显示地图和发布动物狂犬病数据[26]。

### 合作伙伴

狂犬病监测依赖于广泛的和可持续的合作伙伴网络,包括医务人员,兽医,动物管理官员,公共卫生官员(地方、州和联邦政府),农业和野生动物官员,实验室,野生动物复健员(wildlife rehabilitators),人道和动物收容机构,医药公司和普通公众。通常由地区性跨部门的狂犬病工作组对合作伙伴进行协调,这个合作伙伴网络也经常用于协调其他人畜共患病的监测和控制。

### 优点与缺点

一些局限性影响了狂犬病监测的效果。许多致命的人类病毒性脑炎病例不接受尸检诊断,而人类和家畜的临床狂犬病感染可能由于类似于其他几种脑炎疾病而未能发现。动物狂犬病死前检测没有开展,诊断需要公共卫生资源才能进行实验室检测。在资源有限的地方,狂犬病检测可能仅针对暴露于宠物和人类的动物。同时,野生动物的狂犬病通常未被发现。因此,动物狂犬病的数据不完整,不能真实反映疾病的发病率。狂犬病监测的主要贡献是动物检测结果可用来指导人类疾病预防和动物管理。因此,在美国人类狂犬病病例很少发生。

## 暴发期间的猴痘监测

### 背景

2003 年美国发生了猴痘暴发,这意味着该病首次在非洲以外的人群中被发现,这种疾病的病毒在非洲呈地方性流行[27]。猴痘的一些病毒株为正痘病毒(如天花),可以在人间传播,并且可引起严重疾病,甚至死亡。幸运的是,与 2003 年美国猴痘暴发有关的病毒属于低毒的西非株。

在美国猴痘暴发期间,疾病传播与接触感染的草原土拨鼠(prairie dog)有关,这些土拨鼠通过伊利诺伊州的一位动物经销商分散到宠物商业交易地点(图 8.2)。在美国中西部的几个州 70 多人被感染[28]。通过对有关联的土拨鼠进行深入调查后发现,伊利诺伊州动物经销商还购买和销售了最近从非洲进口的啮齿类动物,并且将其与土拨鼠混在一起。流行病学证据表明,这个地区的土拨鼠是被外来啮齿动物所感染。对非洲啮齿类动物的回顾性调查显示,这些动物与来自加纳的包含 800 多只小型哺乳动物的货物有关[28]。实验室检测表明,几种进口的非洲啮齿动物感染了猴痘病毒。由于记录不完整和进口动物的销售广泛,导致调查更加复杂。

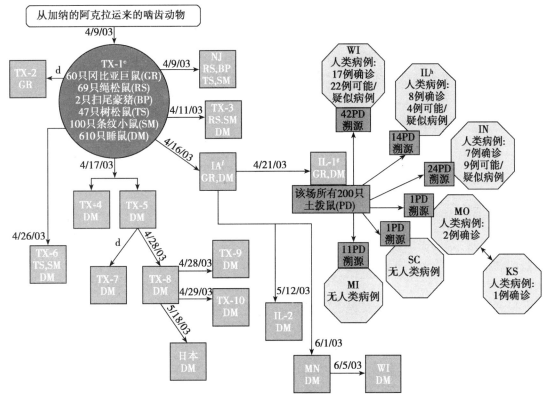

图 8.2　将进口的非洲啮齿动物转运到经销商,再由动物经销商销售土拨鼠而导致美国 11 个州的人类猴痘[a]。经美国疾病预防控制中心许可重印,2003[b,c][28]。[a]伊利诺伊州(IL),印第安纳州(IN),艾奥瓦州(IA),堪萨斯州(KS),密歇根州(MI),明尼苏达州(MN),密苏里州(MO),新泽西州(NJ),南卡罗来纳州(SC),得克萨斯州(TX)以及威斯康星州(WI)。与这次暴发有关的鼠类运输的接收地点还包括日本;[b]截至 2003 年 7 月 8 日;[c]不包括俄亥俄州的一例可能病例;调查正在进行中;[d]装运日期不明;[e]经销商 C 的确定,见 MMWR 2003,52:561-564;[f]经销商 D 的确定,见 MMWR 2003,52:561-564;[g]经销商 B 的确定,见 MMWR 2003,52:561-564;[h]包括伊利诺伊州的 2 个雇员

在接下来的部分,我们将描述快速建立的人类和动物猴痘病毒感染专项监测,以描述暴发特征并为疾病控制提供依据。对病例的早期识别可以减少临床影响的可能性。另外,暴发的快速控制对防止美国当地野生动物成为猴痘地方性流行的动物宿主是必需的。联邦和州紧急下令限制有关动物物种的运输、贸易和进口等,这有助于控制暴发[29]。

## 监测的目的

监测的主要目的是确定人类和动物暴发的规模与严重程度,以便采取有效的疾病控制措施。监测的一个重要目标是识别感染和暴露的动物,以便对接触这些动物的人类进行评估以及消除可能引起人类或其他动物感染或暴露的动物。动物监测有助于追溯调查,发现传染源,调查有助于描述土拨鼠的临床疾病谱和评估各种动物物种的易感性。监测包括捕获动物并对其检测,以确定猴痘是否输入并在本地野生动物中传播。

## 人间监测

因为人类猴痘从未在非洲以外的地方报告,所以在暴发时还不是法定报告疾病。然而,该病在临床上类似于天花,并且作为西半球的外来病原体,根据国家规定需要迅速实施监测和报告,以应对由于新型病原体导致的突发公共卫生事件。

一名敏感的临床兽医医师报告了人感染的指示病例,这个兽医医师向当地公共卫生官员报告了一名客户的小孩被患病土拨鼠咬伤后出现发热的情况,随后该小孩被诊断为猴痘。为了确定事件的范围并提高意识和加强报告,立即通知全国医务人员,并提供临床和流行病学的病例定义。由于存在人际传播的可能性,应主动监测与确诊或疑似患者密切接触的家庭成员和医务人员。通过广泛的媒体报道、暴发信息的更新以及通过因特网系统(如健康预警网络、流行病学信息交流以及发病率和死亡率周报)发布的报告指南,促进了监测工作[30~32]。

调查期间发现的人类病例根据临床表现、流行病学信息和实验室结果分为疑似、可能或确诊猴痘感染病例[29]。回顾性监测包括联系和访问接触过潜在感染动物的人,以及审查暴发受累地区近期临床表现相符的患者记录。此外,对一些存放感染土拨鼠的宠物店工作人员进行血清学监测。实验室确诊检测由美国疾病预防控制中心进行,根据实验室应对网络天花准备计划,州公共卫生实验室有能力对正痘病毒的临床标本进行初步筛查。

## 动物监测

2003年美国发生猴痘暴发时,关于动物猴痘自然史的科学信息非常少。各种动物的易感性、临床症状和无症状动物排出病毒的可能性尚不清楚。因此,监测重点在于识别和监测可能暴露于被感染的动物或与受感染动物一起运送和收容的动物。为达到这一目的,应细致调查感染动物的历史,包括其销售和装运的地点。汇集各种临床表现形成动物病例定义[29]。

调查包括实地考察、面谈以及检查动物经销商、宠物商店和宠物主人的记录。土拨鼠的临床症状,如嗜睡、咳嗽、结膜炎和皮肤损伤等,对识别潜在感染的动物非常有用[29]。在零售的宠物商店,在感染的土拨鼠附近饲养的家庭啮齿动物,被调查者购买后实行安乐死,再检测感染以获得证据。尸体剖检和病毒检测需要高等级生物安全预防措施。美国疾病预防控制中心的实验室优先安排对人类疾病的检测,因此可导致兽医标本的实验室检测验证和检测的延迟。最后,实验室分析证实土拨鼠的最初感染来自从非洲运来的土拨鼠以及啮齿动物。这些信息随后被用于新发地区的动物病例或可疑病例的调查。

联邦和州农业官员,州和地方公共卫生官员以及执业兽医组成特别联盟对动物进行监测和调查。涉及的联邦机构包括美国疾病预防控制中心、美国食品药品监督管理局、美国地质调查局国家野生动物健康中心和美国农业部(USDA)/动植物卫生检验局(APHIS)。美国农业部批准的动物饲养员应接受访问,并提供有关暴发信息。编制教育材料并分发给宠物店和兽医。由联邦和州的工作人员参加的全国电话会议每周举行几次,用来协调活动,确保病例调查和报告的一致性,对实验室进行恰当的指导,迅速发布更新的信息。公共卫生和农业官员与州兽医协会合作,可促进与兽医工作人员进行重要的交流。因为家养动物对猴痘病毒感染的易感性尚不清楚,因此兽医从业人员如发现家里或宠物店内与感染动物有接触的任何动物发生疾病,应进行报告。

对于确定猴痘病毒是否"蔓延"到本土野生啮齿动物的监测由美国农业部-动植物卫生检验局(USDA-APHIS)野生动物服务中心进行协调。感染的土拨鼠或者非洲啮齿类动物如已侵入家中,则应在家里或附近设置夹子捕获。从捕获的野生动物采集血标本进行抗体检测,以评估病毒是否已传播到本土动物。这项监测表明本土啮齿动物尚无感染的证据。

**优点和不足**

暴发直到首例人类病例确诊才被发现,因为最初没有认识到土拨鼠感染的重要性,所以没有向官方报告。因此,错失了早期控制暴发的机会。提早对经销商进行宣传,如发现动物或自己发生异常疾病,应迅速向公共卫生部门报告,以便能更及时地进行响应。在国家层面,各联邦机构(如美国疾病预防控制中心、美国农业部、美国食品药品监督管理局等)在外来和本土的野生动物进口、销售和疾病调查中的作用和职权还不太明确,

导致暴发的早期阶段出现一些重复的工作。

在这个事件中突出了几个公共卫生的优点,包括早期生物反恐行动提供的有价值的能力。通过已经启动的防范故意释放天花病毒的工作,对实验室响应有很大帮助。同样,对于向公共卫生部门报告最初病例的私人执业兽医,恰当地关注了由土拨鼠导致异常人畜共患病的可能性。

对这起暴发的响应可促进研究以更好地了解猴痘病毒的自然史和生态学,建立和改善实验室技术来检测猴痘病毒,也可加强联邦、州和私立部门合作伙伴之间的相互合作。州已建立农业、野生动物和公共卫生机构之间的合作,可对暴发的监测和响应快速实施和协调,并对此做好充分准备。

## 结论

人畜共患病的监测为早期发现疾病威胁、改进风险评估、采取有针对性的有效预防控制措施提供了机会。有效的人畜共患病监测系统包括对人类和动物的综合性病原体监控。除了为公共卫生行动提供方向之外,人畜共患病的监测系统还可以对影响疾病发生、持续和传播等因素进行深入研究。狂犬病和猴痘监测实例充分说明了良好的沟通和多学科合作在人畜共患病监测和应对中的重要性。

在美国,有效开展人畜共患病监测的重要障碍是资源不充分,包括实验室诊断;农业部门、野生动物和公共卫生机构的任务和目标不同;宠物所有者、家畜生产者和野生动物管理者对经济方面的担忧等。提高人畜共患病监测的准确性和及时性需要加强跨部门合作和重大基础设施投资。动物疾病病例定义需标准化,并与人类疾病所用的定义相似,同时需优化资源,促进人和兽医诊断实验室的互相协作以及对监测项目的有效监管。需要总结、评价和提高有关监测项目的各机构之

间的协作,如沿着食物链监测病原体,家畜健康和疾病监测,野生动物研究和疾病调查,进口的动物和动物产品,以及从兽医诊断实验室收集资料,从而更好地弥补不足和分配资源。

尽管经历过猴痘,但美国规定仍允许每年约5亿只野生动物的合法进口,并且绝大多数没有检疫或检测疾病[3]。由于这个弱点,故应更强调战略性、合作性监测的必要性,因在无症状动物宿主中有发生新的外来性人畜共患病的可能性。2009年,美国医学研究所(Institute of Medicine)和美国国家研究委员会(National Research Council)发表了一项关于改善全球人畜共患病监测的开创性的综合性报告。除了回顾人畜共患病的出现及影响因素,监测的缺陷和挑战外,该报告还为达到全球人畜共患病可持续监测能力,提高各部门、政府和国际组织在疾病监测系统间的合作提出了建议。报告还提出为该系统筹集资金和提供管理的可能性[3]。

在现代社会,人类和动物紧密相关,包括动物、食物和人类的全球性流动;人类和动物间的联系;使用动物作为食物、工作和娱乐工具(生态旅游、展览);结合生态压力如栖息地转换、气候改变以及人口增长等,这些都将继续加大不可预知的人畜共患病的威胁[33]。不管是处理持续存在的古老人畜共患病,还是揭示新认识疾病的奥秘,开展灵敏的、创新的和警戒的疾病监测对降低人类和动物的发病率和死亡率至关重要。

(杨忠诚 译,潘会明 校)

# 参考文献

1 Taylor LH, Latham SM, Woolhouse MEJ. Risk factors for human disease emergence. *Phil Trans R Soc Lond B* 2001;356:983–9.

2 One Health Initiative. Available at: http://www.onehealthinitiative.com/index.php. Accessed October 8, 2012.

3 Institute of Medicine and National Research Council. *Sustaining Global Surveillance and Response to Emerging Zoonotic Diseases.* Washington DC: The National Academies Press, 2009.

4 Daszak P, Cunningham AA, Hyatt AD. Emerging infectious diseases of wildlife: threats to biodiversity and human health. *Science* 2000;287:443–9.

5 Glaser CA, Angulo FJ, Rooney J. Animal associated opportunistic infections in HIV-infected persons. *Clin Infect Dis* 1994;18:14–24.

6 Cutler SJ, Fooks AR, van der Poel WHM. Public health threat of new, reemerging, and neglected zoonoses in the industrialized world. *Emerg Infect Dis* 2010;16:1–7.

7 Field H, Young P, Yob JM, et al. The natural history of Hendra and Nipah viruses. *Microbes Infect* 2001;3:307–14.

8 Karesh WB, Cook RA, Bennett EL, Newcomb J. Wildlife trade and global disease emergence. *Emerg Infect Dis* 2005;11:1000–2.

9 Song HD, Tu CC, Zhang GW, et al. Cross-host evolution of severe acute respiratory syndrome coronavirus in palm civet and human. *Proc Natl Acad Sci USA* 2005;102:2430–5.

10 US Department of Agriculture, Animal and Plant Health Inspection Services Veterinary Services. *Facts about Brucellosis.* Washington, DC: USDA, 2012. Available at: http://www.aphis.usda.gov/animal_health/animal_diseases/brucellosis. Accessed October 8, 2012.

11 Centers for Disease Control and Prevention. Summary of notifiable diseases—United States, 2008. *MMWR Morb Mortal Wkly Rep* 2010;57:1–94.

12 Blanton JD, Robertson K, Palmer D, Rupprecht CE. Rabies surveillance in the United States during 2008. *J Am Vet Med Assoc* 2009;235:676–89.

13 Partners for Rabies Prevention. *Blueprint for Rabies Prevention and Control.* 2010. Available at: http://www.rabiesblueprint.com. Accessed October 8, 2012.

14 Centers for Disease Control and Prevention. Compendium of measures to prevent disease associated with animals in public settings 2011: National Association of State Public Health Veterinarians, Inc. *MMWR Morb Mortal Wkly Rep* 2011;60(RR04):1–24.

15 Centers for Disease Control and Prevention. Lymphocytic choriomeningitis virus infection in organ transplant recipients: Massachusetts, Rhode Island. *MMWR Morb Mortal Wkly Rep* 2005;54:537–9.

16 List of Notifiable Animal Diseases. Available at: http://www.oie.int/animal-health-in-the-world/oie-listed-diseases-2012. Accessed October 11, 2012.

17 New York City Department of Health and Mental Hygiene. *Reporting Zoonoses in Animals.* New York, NY: DOHMH, 2012. Available at: http://www.nyc.gov/html/doh/html/zoo/zoo.shtml. Accessed October 8, 2012.

18 United States Geological Survey, National Wildlife Health Center Disease Information. *Mortality Events in Wildlife.* Madison, WI: National Wildlife Health Center, 2008. Available at: http://www.nwhc.usgs.gov/mortality_events/index.jsp. Accessed October 8, 2012.

19 Mills JN, Amman BR, Glass G. Ecology of hantaviruses

and their hosts in North America. *Vector Borne Zoonotic Dis* 2010;10:563–74.

20 Manning SE, Rupprecht CE, Fishbein D, *et al.* Human rabies prevention—United States, 2008. Recommendations of the Advisory Committee on Immunization Practices (ACIP). *MMWR Recomm Rep* 2008;57(RR-3): 1–28.

21 Leslie MJ, Messenger S, Rohde RE, *et al.* Bat-associated rabies virus in skunks. *Emerg Infect Dis* 2006;12: 1274–7.

22 Murray KO, Holmes KC, Hanlon CA. Rabies in vaccinated dogs and cats in the United States 1997–2001. *J Am Vet Med Assoc* 2009;235:691–5.

23 National Association of State Public Health Veterinarians. Compendium of animal rabies prevention and control, 2008. *J Am Vet Med Assoc* 2008;232: 1478–86.

24 Centers for Disease Control and Prevention. *Rabies Diagnosis*. Atlanta, GA: CDC, 2011. Available at: http://www.cdc.gov/rabies/diagnosis/index.html. Accessed October 8, 2012.

25 Krebs JW, Long-Marin SC, Childs JE. Causes, costs, and estimates of rabies postexposure prophylaxis treatment in the United States. *J Public Health Manag Pract* 1998;4:56–62.

26 Blanton JD, Managan A, Managan J, *et al.* Development of a GIS based, real-time Internet mapping tool for rabies surveillance. *Int J Health Geogr* 2006;5:47.

27 Reed KD, Melski JW, Graham MB, *et al.* The detection of monkeypox in humans in the Western hemisphere. *N Engl J Med* 2004;350:342–50.

28 Centers for Disease Control and Prevention. Update: multistate outbreak of monkeypox—Illinois, Indiana, Kansas, Missouri, Ohio, and Wisconsin. *MMWR Morb Mortal Wkly Rep* 2003;52:642–6.

29 Centers for Disease Control and Prevention. *Monkeypox*. Atlanta, GA: CDC, 2008. Available at: http://www.cdc.gov/ncidod/monkeypox/index.htm. Accessed October 8, 2012.

30 Centers for Disease Control and Prevention. *Health Alert Network*. Atlanta, GA: CDC, 2012. Available at: http://www2a.cdc.gov/han/Index.asp. Accessed October 8, 2012.

31 Centers for Disease Control and Prevention. Epi-X. Atlanta, GA: CDC, undated. Available at: http://www.cdc.gov/epix. Accessed October 8, 2012.

32 Centers for Disease Control and Prevention. *Morbidity and Mortality Weekly Report (MMWR)*. Atlanta, GA: CDC, ongoing. Available at: http://www.cdc.gov/mmwr. Accessed October 8, 2012.

33 Gibbs EPJ. Emerging zoonotic epidemics in the interconnected global community. *Vet Rec* 2005;157:673–9.

# 第9章　媒介传播疾病监测

Lyle R. Petersen[1], & James L. Hadler[2]

[1]美国科罗拉多州,柯林斯堡市,美国疾病预防控制中心媒介传播疾病部
Division of Vector-Borne Diseases, Centers for Disease Control and Prevention, Fort Collins, CO, USA

[2]美国康涅狄格州,纽黑文市,耶鲁大学公共卫生学院康涅狄格州新发传染病项目
Connecticut Emerging Infections Progam, Yale School of Public Health, New Haven, CT, USA

## 引言

媒介传播疾病通过感染的吸血节肢动物叮咬传播,是重要的全球公共卫生问题(表9.1)。旅行和贸易的增加,土地利用模式的变化和存在自然人畜共患疾病循环地区的城市化,扩大了这些疾病的地理分布,增加了发病率。西尼罗病毒的传入及其随后在美洲的传播是最近一个引人注目的例子[1]。

本章阐述有关媒介传播疾病,尤其是发生在美国的媒介传播疾病监测和控制的实用监测方法。然而,描述的方法也适用于全球范围内发生的媒介传播疾病。本章节首先阐述与媒介传播疾病监测相关的生物学、流行病学以及预防策略,然后讨论监测方法,以案例研究结束。这些案例包括美国的西尼罗病毒和莱姆病,以及全球的登革热。显而易见,媒介传播疾病的监测较为复杂,涉及多个不同学科的专业知识,并需要公共卫生机构的协调和领导。

## 媒介传播疾病概述

大多数媒介传播疾病的病原体在易感的脊椎动物宿主和特定吸血节肢动物媒介间进行循环(图9.1,表9.1)。主要非人类脊椎动物宿主通常不会发病,并且人畜共患疾病在自然界中默默地循环,但也有明显的例外将在后面讨论。媒介传播疾病的发病率通常随季节变化,并与影响宿主和媒介密度的温度和降水相关。人类行为可以改变气温和降雨的自然作用。例如,人类住所周围的地表水储存可以成为干旱季节蚊子的孳生地。当环境条件有利于病原体在动物性疾病自然循环中大量繁殖时,就会发生大流行或动物流行病。在这种情况下,病原体可呈对数增长,可在没有任何预警的情况下发生大暴发。许多媒介传播疾病病原体的流行潜在性如表9.1。

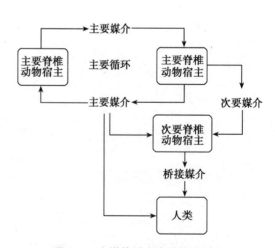

**图9.1**　虫媒传播疾病维持的循环

人类通常是最终宿主,对病原体在自然界中的持续存在无促进作用;虽然人类是导

表 9.1　部分重要的媒介传播疾病

| 生物体 | 媒介 | 脊椎动物宿主 | 地理分布 | 流行病 |
|---|---|---|---|---|
| 披膜病毒科 | | | | |
| 　基孔肯雅热 | 蚊子 | 人类、灵长类 | 非洲、亚洲、南太平洋 | 是 |
| 　东部马脑炎 | 蚊子 | 鸟类 | 美洲 | 是 |
| 　委内瑞拉马脑炎 | 蚊子 | 啮齿动物 | 美洲 | 是 |
| 黄病毒科 | | | | |
| 　登革热 1 ~ 4 型 | 蚊子 | 人类、灵长类 | 全球热带地区 | 是 |
| 　黄热病 | 蚊子 | 人类、灵长类 | 非洲、南美 | 是 |
| 　流行性乙型脑炎 | 蚊子 | 鸟类 | 亚洲 | 是 |
| 　圣路易斯脑炎 | 蚊子 | 鸟类 | 美洲 | 是 |
| 　西尼罗脑炎 | 蚊子 | 鸟类 | 亚洲、非洲、北美、欧洲 | 是 |
| 　蜱传(森林)脑炎 | 蜱 | 啮齿动物 | 欧洲、亚洲 | 否 |
| 布尼亚病毒科 | | | | |
| 　裂谷热 | 蚊子 | 牲畜 | 非洲、沙特阿拉伯 | |
| 　拉克罗斯脑炎(La Crosse encephalitis) | 蚊子 | 啮齿动物 | 北美 | 否 |
| 　克里米亚-刚果出血热 | 蜱 | 啮齿动物 | 欧洲、亚洲、非洲 | 是 |
| 原虫 | | | | |
| 　间日疟、三日疟、卵形疟、恶性疟 | 蚊子 | 人类 | 全球热带地区 | 是 |
| 　微小巴贝虫 | 蜱 | 啮齿动物 | 北美、欧洲 | 否 |
| 　利什曼原虫属(多种) | 白蛉 | 啮齿动物、狗 | 非洲、印度、中东、非洲、欧洲、中南美洲 | 否 |
| 线虫类(线虫) | | | | |
| 　班氏丝虫 | 蚊子 | 人类、灵长类 | 南美、非洲、亚洲 | 否 |
| 　盘尾丝虫 | 黑蝇、蠓 | 人类、牛、马、鹿 | 南美、非洲 | 否 |
| 细菌 | | | | |
| 　伯氏疏螺旋体 | 蜱 | 啮齿动物 | 北美、欧亚大陆 | 否 |
| 　鼠疫耶尔森菌 | 蚤类 | 啮齿动物 | 全球 | 是 |
| 　土拉菌 | 蜱 | 啮齿动物、兔类 | 全球 | 是 |
| 　立氏立克次体(Rickettsia rickettsii) | 蜱 | 啮齿动物、小型哺乳动物 | 美洲 | 否 |
| 　斑疹伤寒立克次体 | 蚤类 | 啮齿动物 | 全球 | 是 |
| 　嗜吞噬细胞无形体 | 蜱 | 啮齿动物、小型哺乳动物 | 北半球 | 否 |
| 　查菲埃立克体 | 蜱 | 鹿 | 北美 | 否 |

致这些疾病病原体的主要脊椎动物宿主,但登革热、疟疾和丝虫病是重要的例外。在特定环境下,偶尔二次循环可能对病原体的扩增非常重要(图 9.1)。例如,涉水鸟类是保持乙型脑炎病毒的主要脊椎动物宿主,但是猪在人类住所周围作为重要的扩增宿主和次要的脊椎动物

宿主。

蚊子、蜱和跳蚤是最重要的节肢动物媒介。每种病原体通常依赖于有限的媒介种类，而这些媒介能维持病原体在自然界中的传播循环。次要宿主可能参与到二次循环，以及所谓的桥接媒介（bridge vector）可能对人类的传播非常重要。桥接媒介依赖病原体的主要或次要脊椎动物宿主而生存，但也可依赖人类而生存。例如，盐水库蚊（Culex salinarius）、尖音库蚊复组（Culex pipiens complex）和跗斑库蚊（Culex tarsalis）依赖西尼罗病毒的主要脊椎动物宿主鸟类而生存，但是也容易依赖人类而生存。

许多媒介传播疾病病原体也可通过非媒介途径进行传播，如通过气溶胶、输血、器官移植或直接接触而传播。虽然这些传播模式通常公共卫生意义不大，但有可能成为令人可怕的问题。例如，西尼罗病毒被确定有可能通过输血传播后，美国和加拿大花费巨大财力人力，对献血者实施常规的西尼罗病毒筛查。气溶胶暴露后的致命性使一些病原微生物作为潜在生物恐怖的病原体，如鼠疫杆菌（鼠疫的病原体）、土拉菌（土拉菌病）和委内瑞拉马脑炎病毒等；有时需进行深入细致的流行病学调查，将自然感染与故意释放感染区别开来。

预防媒介传播疾病主要通过减少媒介数量、避免接触和促进保护行为来减少人类暴露于媒介。推荐综合性有害生物治理，减少媒介种群数量。这种方法结合多重媒介控制策略，如消除孳生地，应用杀幼虫剂和杀成虫剂，而这些制剂的应用取决于监测数据和当地情况。行为干预措施可包括避免进入媒介区域以及使用防护服、蚊帐、纱窗和驱避剂。在不可避免地处于病原体暴露的环境中，预防疾病的方法包括疫苗接种（如黄热病和流行性乙型脑炎疫苗）和预防性服药（用于到疟疾地方性流行区的旅行者）。当监测数据表明有流行的威胁或正发生流行时，需采取紧急控制措施，包括空中和地面杀虫剂的广泛使用，加强与公众的沟通工作，增加使用个人防护措施和疫苗接种活动。

## 监测目标

媒介传播疾病监测的三个主要目标包括：①评估潜在的公共卫生威胁；②指导和评价预防和控制措施；③确定公共卫生负担。

### 评估潜在和新发现的公共卫生威胁

媒介传播疾病病原体限定在有适合的媒介物种和主要脊椎动物宿主的地理区域，且环境条件可让病原体在地方性动物病中传播循环。然而，许多媒介传播疾病病原体的地理分布从已知的疫区扩大到远离正常地理分布的合适栖息地。对媒介分布和密度的监测有助于评估病原体一旦传入后出现地区扩大的可能性。例如，可对导致北美莱姆病的病原体-伯氏疏螺旋体的媒介硬蜱以及基孔肯雅热病毒和登革热病毒的适宜媒介白纹伊蚊的分布扩大情况进行监测。

一旦确定了适宜的媒介，则可对主要脊椎动物宿主中的病原体或其抗体[如鸟类的西尼罗病毒，鼠中的伯氏螺旋体，黄鼠（Ground squirrels）和草原土拨鼠（prairie dogs）中的鼠疫耶尔森菌等]及其在媒介中的流行情况（如媒介蚊子感染西尼罗病毒的百分比，蜱感染伯氏螺旋体的百分比）进行监测，从而有助于评估媒介传播的病原体对人类的潜在威胁。此外，如果对主要媒介和扩增宿主、最终分布和公共卫生影响等尚不完全清楚，人类和生态学监测数据有助于监测快速变化的媒介传播传染病的威胁，这可以通过本章节后面讨论的两个关于北美西尼罗病毒监测的例子来说明。

### 指导和评价预防控制工作

监测数据可以评估预防控制措施，以提高功效、降低成本、减少不便和降低杀虫剂对环境的毒性。例如，对媒介种群的监测可使预防措施集中在风险最大的地理区域和年份的某段时间。监测数据显示媒介种群和媒介感染率大幅上升时,提示即使在人类暴发发生前就可采取紧急控制措施。对媒介种群的后续监测可确定这些控制措施的效果。其他利用监测数据来指导预防控制措施的例子包括杀虫剂和耐药性的监测(两者对疟疾预防和控制至关重要),以及决定采取的行为干预措施(如驱虫剂的使用,蚊帐的使用)。

## 确定公共卫生负担

总而言之,资源是否用于疾病预防和控制取决于人类疾病的发病率、患病率和死亡率。最常见的是,如同在"人类监测"部分的讨论,公共卫生机构通过评价实验室特异性诊断的强制报告和(或)有强有力证据提示临床疾病的强制报告,来评估人类疾病负担。这种方法已被用于莱姆病和西尼罗病毒监测。对于疟疾等可导致慢性感染和具有传染性的疾病,有关慢性感染流行率的信息可能非常重要。

# 媒介传播疾病的监测方法

媒介传播疾病维持和传播循环的复杂性,为测量与人类感染风险相关的病原体活动的不同成分提供了机会。媒介传播疾病监测可以分为人类和生态学监测。人类监测包括感染、疾病或行为监测。生态学监测包括主要脊柱动物宿主、其他受累动物、哨兵动物和媒介的感染或疾病监测。生态学监测系统的建立需要野生动物专家、兽医、昆虫学家的共同参与[2]。人类和生态学监测方式是否被纳入每种病原体的监测系统取决于监测系统的目标:病原体的潜在地理传播和流行的可能性,重要的自然地方性动物病循环的存在,监测地方性动物病循环的难易程度和成本,以及其他重要指示动物是否受到影响。因此,虽然有许多可能的监测方法,但这些方法的使用必须适合特定的疾病、现状和可利用的资源。对人畜共患疾病监测的更多细节,参见第 8 章。

# 人类监测

## 疾病发病率、患病率和死亡率

监测人类疾病发病率、患病率和死亡率是评估媒介传播疾病对健康影响的最直接方法。这些疾病应报告给公共卫生机构。病例定义应持续使用,并获得人口学和风险信息,计算基于人群的数率,随时间和空间监测发病趋势。美国法定报告的媒介传播疾病,见知识点 9.1。按照《国际卫生条例》,涉及肺鼠疫、黄热病、西尼罗热等事件,以及其他特定国家或地区关注的疾病,如登革热和裂谷热,在一定条件下,如涉及国际传播的重大风险,或国际旅行,或贸易限制,都应进行国际通报[3]。有关《国际卫生条例》的细节,参见第 4 章。

---

**知识点 9.1　2012 年美国法定报告的媒介传播疾病**

- 虫媒病毒性神经侵入性和非神经侵入性疾病
  - 加利福尼亚血清群病毒病
  - 东方马脑炎病毒病
  - 波沃森病毒(Powassan virus)病
  - 圣路易斯脑炎病毒病
  - 西尼罗病毒病
  - 西方马脑炎病毒病
- 巴贝虫病
- 登革热
  - 登革热
  - 登革出血热
  - 登革休克综合征
- 埃立克体病/无形体病
  - 查菲埃立克体
  - 伊氏埃立克体
  - 嗜吞噬细胞无形体
  - 待定
- 莱姆病
- 疟疾
- 鼠疫
- 斑疹热立克次体病
- 土拉菌病
- 黄热病

---

疾病发病率、患病率和死亡率通常是获取预防和控制项目支持的最有说服力的数据，也可以直接用来评估这些疾病。对于新发的媒介传播疾病，人类疾病监测可能发现大量新的临床综合征和传播模式，就像北美西尼罗病毒的出现一样。然而，人类监测数据有一些重要的局限性。媒介传播疾病暴发可为突发性，人类临床病例的诊断和报告延误往往意味着在媒介传播疾病被识别和采取控制措施前暴发仍在发生。因为在大多数媒介传播疾病，无症状或轻型症状感染者占有很高比例，所以仅报告病例往往意味着严重低估了真正的感染率。许多媒介传播疾病在临床上与其他类似疾病难以区分，早期感染期间诊断难以获得且检测不敏感。例如，登革热的诊断试剂在世界许多地区难以获得或负担不起，早期感染病例的 IgM 抗体检测通常阴性。最终，即使该病得到诊断，临床医师也可能不会费心去报告，尤其是在该病很常见并且容易治疗时[4]。

监测病例定义也有实际的局限性。例如，莱姆病的监测病例定义包括必须进行实验室确诊的临床表现，如关节炎和神经系统并发症等[5]。卫生部门接收实验室检测结果阳性的电子报告；然而，对这些实验室报告进行严格随访，以收集必要的临床背景资料和流行病学数据以确诊和报告这些病例，这些工作在不同地区和不同时间的差异很大。因此，地理和时间趋势非常不精确。

为了克服这些困难，西尼罗病毒病的病例定义对较为严重和可能确诊的西尼罗病毒神经侵入性疾病确定了临床和实验室标准。此外，还强调了轻型和较少确诊的西尼罗病毒热[6]。监测西尼罗病毒神经侵入性疾病可以通过提供相对可靠的冰山一角信息来确定其随着时间推移的趋势。西尼罗热病例定义包括广谱的症状，从而可早期发现暴发。

### 感染发病率、累积发病率和流行率

由于大多数媒介传播疾病感染无症状或

症状轻微，因此必须进行血清学调查来确定完整的感染谱。因为媒介传播疾病的发病有季节性，所以在整个传播季节的累计发病率可以在传播季节结束时进行横断面调查，通过检测 IgM 或者 IgG 抗体来确定流行率。然而，这种做法有一些局限性。大多数媒介传播疾病的人群发病率不高，因此需要大样本才能精确估计血清流行率[7]。自愿参加的调查可产生参与偏倚，甚至可能会导致非代表性抽样。因为重复开展每年的血清流行率调查很困难，因此这种方法更适合于一次性研究或队列研究，而不是每年一次的监测。此外，由于是回顾性调查，故这种方法对指导预防和控制工作帮助不大。对于慢性和高度流行的传染病如疟疾、丝虫病等，在地方性流行区进行连续的流行率调查有助于确定感染负担和评价强化控制措施的影响[8,9]。

### 行为

为了评价行为干预预防规划，一些监测系统基于连续性流行率调查来监测降低风险的行为，如使用驱虫剂或蚊帐（附录 9.1）。访视调查和电话调查应使用经过验证的问题来确定是他们想要调查的内容。调查的主要局限性是受自我报告和回忆的制约，如果对相同人群进行重复测量，问题会更为复杂。此外，降低媒介传播疾病风险的许多行为具有迷惑性，且难以评估。例如，关于驱蚊剂使用调查的许多受访者不知道他们所使用产品的有效成分，由于许多产品名称相似，但有效成分不同，且浓度也不同。此外，即使受访者报告经常使用杀虫剂，但也有可能未正确使用或不是在媒介暴露风险最高时使用。

## 生态学监测

### 主要脊椎动物宿主

在长期（历史）地方性流行地区，主要脊椎动物宿主的大多数媒介传染疾病无症状。

然而,在某些情况下宿主的死亡可能提示人类感染的风险增加。例如,猴子和草原土拨鼠的相继死亡可能分别提示动物黄热病病毒和鼠疫的流行,并可能预示着人类感染的风险。这些动物传染病往往不太引人注意,故未能真正有针对性地开展监测工作。与北美西尼罗病毒有关的鸟类死亡可能是一种新发病原体造成主要脊椎动物宿主死亡而导致监测可能性的最好例子[10],本章节后面部分将详细讨论乌鸦死亡监测的示例。

因为在主要脊椎动物宿主中大部分媒介传播疾病无症状,所以需通过检测病原体或检测病原体特异性 IgM 或 IgG 抗体的血清学调查进行传播监测。事实上,这些调查很难实施,并且结果有时很难解释。在捕获野生动物中进行病原体流行监测的调查往往需要大量样本,因为许多媒介传播病原体在无症状动物血液中仅能暂时性检出。然而,如果是慢性感染或者感染标志物持续存在,检出的可能性更大。例如,可捕获和检测鼠类的巴贝虫、疏螺旋体、无形体属和埃立克体属病原体[11]。

### 其他受影响的动物

除主要脊椎动物宿主外,对发病和死亡的其他动物进行监测可提示病原体在动物中的流行情况。这些动物的发病和死亡可产生直接的经济和社会影响,因此动物流行疾病甚至散发病例可能相对容易被发现。例如,由西尼罗病毒、圣路易斯脑炎病毒、委内瑞拉马脑炎病毒、东方马脑炎和西方马脑炎病毒引起的马死亡。这种方法存在的问题包括这些动物和人群中心区之间分布的不匹配以及动物与人类暴发时间的不一致。例如,在传播季节,西尼罗病毒在马中的流行往往比人类暴发发生晚。此外,对某些病原体的疫苗接种让这些动物获得了免疫力。

### 哨兵动物

能够感染媒介传播疾病病原体但通常无症状的哨兵动物,可被放在人类中心区来监测动物流行病发病情况和潜在的人类感染风险。一般来说,应在整个传播季节多次收集这些动物的血液样本,通过检测血清学转化来确定感染率。哨兵鸡通常用于追踪嗜鸟蚊种传播的病原体,并已在美国、澳大利亚和欧洲的一些地区用于虫媒病毒监测(如马脑炎病毒、西尼罗病毒)[12~14]。哨兵动物监测存在的问题包括系统维护成本高,及时性和需要转换监测结果来评估人类感染的风险。将哨兵动物感染发病率数据转换成实际人类感染风险通常需要一个地区多年的丰富经验。

### 传播媒介

对于一些媒介传播疾病,媒介密度一直

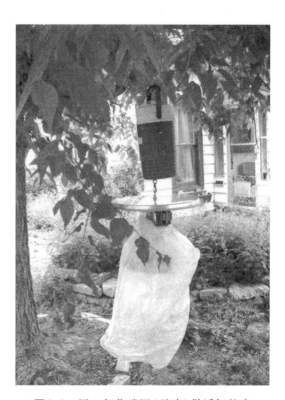

图9.2 用二氧化碳源(干冰)做诱饵的光源,来模拟鸟类或哺乳动物呼吸道呼出的气体,吸引所监测的蚊子或其他昆虫。被吸引到陷阱的昆虫,通过位于网上方的风扇被推入收藏网(白色装置)

与人类感染风险密切相关。在蚊媒监测工作中,应与蚊子控制专家和昆虫学家合作开展两项基本活动:①识别和标记蚊子幼虫孳生地;②监测成蚊活动。蚊子幼虫孳生地监测可用来早期评估未来成蚊密度并采取直接的控制幼虫活动。常见的成蚊采集方法包括灯光诱捕法和孕蚊诱捕法。灯光诱捕法使用光源,也可用二氧化碳或其他有诱惑力的物质来吸引蚊子或其他飞行的媒介昆虫,然后通过风扇将其吸到收集装置中(图9.2)。孕蚊诱捕法使用营养丰富的水池吸引妊娠雌蚊来产卵;然后通过风扇和收集装置来收集蚊子(图9.3)。其他的成蚊收集方法包括人诱停落法(human landing counts)、活体动物诱饵、窗口诱捕以及室内静息蚊子捕捉,如使用背包吸蚊器。然后,统计所收集的蚊子并对其进行分类,这是一个花费人力的过程。每种方法都倾向于收集特定的蚊子种类和妊娠状态的蚊子,并根据孳生场所、所研究的疾病和监测目的而采用不同的方法。例如,使用灯光诱捕法或孕蚊诱捕法收集埃及伊蚊(登革热、城市型黄热病和基孔肯雅热的主要媒介)的效果很差,故通常依靠幼虫或蛹的调查,或者通过背包吸蚊器捕捉室内成蚊进行监测。在美国西部,跗斑库蚊和背点伊蚊(*Aedes dorsalis*)分别是西尼罗病毒和西方马脑炎病毒的媒介,很少通过孕蚊诱捕法来收集,故监测主要采用灯光诱捕。另一方面,西尼罗病毒的其他媒介,如尖音库蚊、*restuans* 库蚊用孕蚊诱捕法则易于收集。因为孕蚊诱捕法主要收集最近刚吸血的雌性蚊子,从而在理论上会收集更多受感染的雌性蚊子[15,16]。

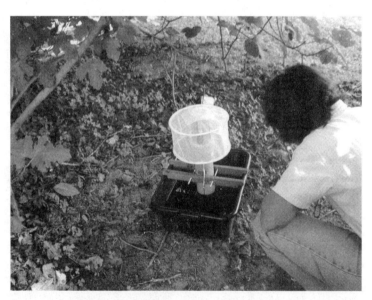

**图9.3** 孕蚊诱捕法。使用营养丰富的水池吸引雌蚊来产卵。通过向上的气流将蚊子从陷阱内吹入收集袋(白色)

为确定寻找宿主的硬蜱密度,通常用一条白色床单拖过一个很小的已知面积的地理区域,然后统计附着在床单上的蜱虫数量。用此方法收集若虫和成蜱最为实用。其他方法包括二氧化碳诱捕法,通过将干冰放置在白布上做诱饵,将蜱虫吸引到白布上并进行收集。也可从宿主动物中获取蜱虫,来确定其每种宿主的流行率和密度。寻找宿主的蜱虫媒介或感染伯氏疏螺旋体(*B. burgdorferi*)的媒介感染率可用于监测发生莱姆病的风险[17]。

蚊子和蜱虫种群随地方不同、生态位(ecologic niche)不同以及气候事件而有明显差异,从而使抽样方法复杂化。海岸线湿地、林地池塘、雨水池和住所周围水池都受到不同蚊子种类的青睐。能够传播大部分蚊媒疾病的蚊子种类很少。因此,监测必须重点针对有关传播病原体的种类,以及这些种类可能会与人接触的场所。

媒介中病原体的流行程度可能与人类感染风险密切相关。对于虫媒病毒监测,对同一种蚊子通常混合起来检测以降低成本。因为将多只蚊子混合起来产生阳性结果,则可用数学公式估算合并检测感染率的置信区间[18]。然而,无论在何处采样,都很难解释同一种类但样本量显著不同的阳性蚊子的相对重要性。每次混合标本中感染蚊子的真实比例不清楚,以及捕获蚊子的数量也不能真正显示该地区的相对流行程度。由于存在这些因素,故需要正确的采样和对结果进行细致分析。虽然媒介的感染率往往显示有明显的季节性,但采样频率也可能是另一个重要的变量。最后,根据媒介的病原体流行程度来准确评估人类感染风险,需对一定区域几个季节的持续媒介监测结果与人类疾病的真实程度进行比较[19]。

也可监测杀虫剂的耐药性。杀虫剂的耐药程度不仅与涉及的昆虫种类有关,还与其在公共卫生、农业上的使用量和频率有关。在用滴滴涕(DDT)控制疟疾时首次发现蚊子对杀虫剂产生耐药性,最近发现有机磷和拟除虫菊酯对杀虫剂也有耐药性[20]。

### 病原体

媒介传播疾病的病原体可以从人类、其他受感染动物和媒介分离出来。可对这些病原体进一步检测耐药性和基因指纹图。对于大多数媒介传播的病原体,耐药性检测意义不大,因为人类不是主要的脊椎动物宿主,因此对于耐药性没有选择性压力。然而,对于疟疾人类是主要脊椎动物宿主,因此耐药性是一个重要的公共卫生问题[21]。

病原体的遗传特性可以帮助确定其地理起源。对于作为鼠疫与土拉菌病监测工作的一部分所采集的分离物,现正在使用多位点变量串联重复分析和脉冲场凝胶电泳技术。遗传特性有助于区分鼠疫和土拉菌病的自然感染和可能的蓄意释放感染(如生物恐怖)[22]。

对于虫媒传播病毒(如虫媒病毒),人们日益认识到病毒基因组单核苷酸改变可以显著影响致病性和媒介特性。例如,西尼罗病毒的单核苷酸改变可增强对乌鸦的致病性[23],以及基孔肯雅病毒的单核苷酸改变使白纹伊蚊成为一个更有效的媒介[24]。媒介性能的变化使得基孔肯雅热发生在意大利和其他有效媒介不常见或根本不存在的地区。

## 媒介传播疾病监测实例

近30年美国发现了几种新发的媒介传播疾病,其中两种疾病(西尼罗病毒病和莱姆病)是目前为止美国发病率最高的媒介传播疾病。此外,这一时期登革热已成为世界许多热带地区主要的媒介传播疾病的威胁。每种疾病监测都有不同的挑战,包括开始建立监测系统以确定地理范围和人类健康问题的程度,以及当疾病播散并发展为地方性流行时开展的持续监测。本章其余部分将重点介绍几个关于这些监测挑战的具体实例。

### 西尼罗病毒:创建 ArboNet 监测系统

1999年9月西尼罗病毒首次在美洲被发现,当时该病毒导致纽约市及周边县的居民脑炎暴发,并引起当地鸟类大面积相继死亡[25]。该暴发引出几个关键问题:该病毒会持续存在并导致随后的暴发吗? 如果是这样,该病毒传播的速度有多快? 人类感染发病及其对健康的影响怎样? 对动物健康的影响如何? 在国家不同地区的主要媒介种类有哪些,以及哪些控制措施会有效? 关于运用地理空间和空间方法来分析人类、动物和媒介种类的数据讨论,参见第 37 章第一节。

为了解决这些问题,美国疾病预防控制中心(CDC)创建了 ArboNet 网络,该网络是收集有关西尼罗病毒相关的人类、家畜和野生动物的发病和死亡,以及蚊子感染和哨兵鸡血清阳转的电子报告系统[1]。该系统最初集中在东北的几个州,当病毒扩散时该系统扩大到全国。目前,ArboNet 是世界上唯一同时收集有关人类、动物和媒介感染和发病的全国性监测系统。

北美的几种鸟类,尤其是乌鸦极易感染西尼罗病毒,观察表明鸟类相继死亡可能是病毒性人畜共患疾病传播的前哨指标,从而可确定病毒的地理传播和人类潜在风险。这种假设被事实所证实。2000 年监测数据表明,西尼罗病毒重新出现,波及的地理区域比 1999 年更为广泛(图 9.4)。乌鸦死亡总数很多,康涅狄格州死亡 4335 只,纽约州死亡 17 571 只[10],当病毒传播时,死鸟通常是西尼罗病毒在各个地理区域传播的首要指标。到 2003 年,死鸟监测表明,病毒已跨过北美到达太平洋海岸[1]。

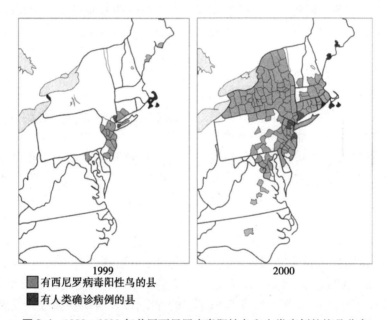

1999

2000

■ 有西尼罗病毒阳性鸟的县
■ 有人类确诊病例的县

**图 9.4** 1999—2000 年美国西尼罗病毒阳性鸟和人类病例的按县分布

努力开展生态监测指标与人类感染风险相关联的工作,结果发现死乌鸦密度高[每周每平方英里(2.59 平方千米)的报告数]的州、县或市区与该地区随后几周发生人类感染病例数密切相关[26]。这些数据随后被纽约市用于确定优先使用杀虫剂喷洒的区域,以减少感染媒介蚊子的数量。

2001 年全年人类疾病仍不多见,虽然人类病例呈散发,但存在的地理区域比西尼罗病毒确认阳性乌鸦的地区小得多[27]。由于

病毒传播远离美国东北部人口密集的地区,故更难确定死鸟密度及人类感染。

蚊媒监测对确定病毒持续存在和鉴定媒介种类很有效果。纽约市在 1999 年暴发后,建立了检测蚊子 RNA 病毒的方法以鉴定越冬库蚊中的西尼罗病毒[28]。这些数据提高了春天可能出现病毒的警戒。2000 年,对纽约市和周边州的尖音库蚊、*restuans* 库蚊和盐水库蚊进行病毒 RNA 检测。结果在许多 *restuans* 库蚊、尖音库蚊(两种嗜鸟蚊)中发现西

尼罗病毒,说明他们是重要的扩增媒介(amplifying vectors)。尖音库蚊和盐水库蚊也以吸食人血为生,故被认为是将病毒传播给人类的重要桥接媒介。接近人类病例的阳性蚊子往往与人类病例同时出现或晚于人类病例出现。纽约的研究表明,库蚊感染率与西尼罗病毒检测阳性的死乌鸦比例密切相关[29]。因此,媒介控制措施重点是控制库蚊。蚊媒监测发现蚊子感染率达 50/1000(最低感染率),表明这些病毒有大流行的可能。当西尼罗病毒蔓延至整个美国时,监测发现有 60 多种蚊子感染,但在美国东北部、南部和西部的主要媒介分别是尖音库蚊、致倦库蚊和跗斑库蚊。因此,目前重点是监测这些种类的蚊子。

### ArboNet 优先监测的演变

由于许多州资金匮乏、乌鸦和其他指标动物种群减少,以及公众对死亡鸟类报告的兴趣下降,导致鸟类西尼罗病毒监测逐步减小。因为死鸟密度与鸟-蚊循环中的病毒扩增程度,以及随后的人类风险等相关指标获取的难度不断增加,卫生部门现在通常使用原先的死鸟报告去简单地警告公众西尼罗病毒传播季节开始出现。随着死鸟报告方法使用的减少和昆虫学监测能力的提升,研究重点放在媒介蚊子密度与西尼罗病毒感染率方面,尤其是结合媒介指数来评估西尼罗病毒感染媒介蚊子的密度与人类风险的关系[30]。

随着新的西尼罗病毒传播方式的发现,如通过输血、器官移植等传播,在 ArboNet 病例报告中收集附加信息有助于确定哪些患者通过非蚊子叮咬途径获得感染,以便做进一步评估。美国和加拿大于 2003 年开始对常规供血者进行西尼罗病毒核酸筛查。筛查数据与病例报告无关,但可提供西尼罗病毒传播的简单印象[31]。此外,ArboNet 系统收集有关可能使患者出现严重西尼罗病毒感染的高风险临床信息,如免疫抑制。

由于 ArboNet 监测系统获得成功,现将其扩大到 11 种病毒,包括拉克罗斯脑炎病毒(La Crosse encephalitis virus)、东方马脑炎病毒、波沃森病毒(Powassan virus)、登革病毒、西方马脑炎病毒和圣路易斯脑炎病毒,每周更新这些疾病地图,并可公开访问[31]。ArboNet 监测系统的成功,也导致该系统用于其他新发虫媒传染病领域,如监测欧洲乌苏图病毒(Usutu virus)[32]和意大利西尼罗病毒的传播[33]。

## 莱姆病监测

1975 年首次报告了莱姆病,当时康涅狄格州莱姆地区居民出现急性关节炎聚集性病例,调查发现这些病例先前出现过游走性红斑和暴露于蜱[34]。随后的调查证实,人类疾病由感染伯氏螺旋体的硬蜱叮咬所致,并且这些蜱虫也涉及地方性人畜共患疾病在白足鼠和其他小型啮齿动物中的持续循环。这些调查还证实,患者很少知道他们曾经被硬蜱叮咬过,因此否认蜱虫叮咬史不能排除莱姆病。

康涅狄格州于 1984 年开始进行人类莱姆病监测。当时,莱姆病还不是法定报告疾病,对临床医师和公共卫生是一个全新和持续的挑战。然而,康涅狄格州的几个实验室研发了血清学检测方法并进行标准化,为全州范围内监测提供了机会,并决定为全州提供新的血清学检测。通过公共卫生部门出版物康涅狄格州流行病学家双月刊上的一篇文章将可获得免费检测的通知推广给初级保健人员,并发送给所有初级保健专业的执业医师。对于每个已经做过检测的患者,需要填写表格,提供有关患者发病的临床信息。病例定义是临床诊断为游走性红斑,或有神经性或关节性疾病,且血清学检测疏螺旋体阳性者。最初监测的目的有多个,包括描述人群、地区和时间(季节)的流行病学;监测发病趋势,尤其是地理范围方面;确定感染莱姆病的危险因素。

这个监测活动的重要发现是城镇发病率差异很大,从 1/100 000 到 156/100 000,并且莱姆地区周边发病率最高[35,36]。尽管大部分患者出现游走性红斑并对其进行检测,但这些病例中仅 25% 血清学检测阳性。很明显,如果监测持续进行,应以游走性红斑监测为基础。此外,需要游走性红斑的标准化定义。

从 1987 年开始,莱姆病成为康涅狄格州医师的法定报告疾病。1991 年,成为全国法定报告疾病,故制定了国家的游走性红斑病例定义,这个定义旨在更有特异性,但也不需太灵敏。对于要统计的病例,最大的游走性红斑直径至少需要 5cm。为了能够统计未发

现游走性红斑但随后出现临床表现的病例,对临床上符合的疾病且有疏螺旋体感染的实验室证据,也应报告。

康涅狄格州的持续监测结果表明,莱姆病逐渐扩大到其他地区,导致这些地区的发病率上升,高于莱姆地区原来的最高发病率(图 9.5)。多年来,游走性红斑一直占病例的 70% ~ 80%。通过监测确定的病例已经成为几个重要的风险研究和疾病自然史研究的基础。有案例研究表明,大部分莱姆病在家庭住所附近获得感染,并且居住在与森林、草地和鹿发病率高的地区附近风险最高[37]。另有研究发现,通过标准抗菌药物治疗游走性红斑后,没有发现长期的健康后果[38]。进一步研究表明,莱姆病发病率与被感染的宿主媒介蜱虫的密度密切相关[17]。

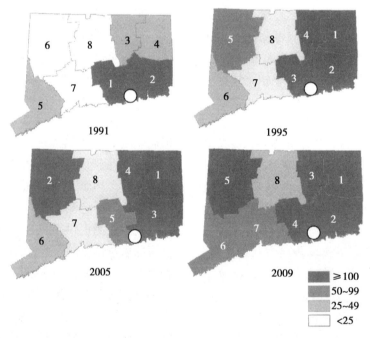

图 9.5 美国 1991—2009 年康涅狄格州莱姆病发病率(1/100 000)按县分布。发病率排名顺序:1. 发病率最高的县;8. 发病率最低的县;康涅狄格州老莱姆地区(Old Lyme)用圆圈标出

## 登革热

登革热是世界上增长最快的蚊媒传播疾病,在最近几十年,其发病率增加了 30 倍以上,目前已波及全球热带地区 50 多个国家,每年导致至少 3500 万人感染[39]。目前涉及数万或数十万人感染的暴发较为常见。登革热四种血清型中的任何一种都可以发生从自限性发热的登革热到出血热、休克以及死亡的全疾病谱。一种血清型感染后仅诱发对其他血清型的暂时性免疫,随后感染不同血清型病毒会增加导致严重疾病的风险。在大多数地方,城市埃及伊蚊是主要的传播媒介。

监测可以有效地跟踪登革热在美洲和亚洲的传播,同时还可以定期监控澳大利亚登革热的输入情况。相反,在非洲对登革热知之甚少,登革热监测基本上一片空白,并且患者往往被误诊为疟疾、黄热病或其他疾病。监测传统上用于提醒即将发生的暴发,以便加强预防措施和治疗服务。然而,由于登革热疫苗开始处于研制的后期阶段,监测还将继续发生作用,预计在下一个十年至少有一种登革热疫苗进入市场[40]。需要有关登革热发病率和趋势、疾病负担、社会和经济影响的更精确数据来证明疫苗使用的合理性,确定疫苗接种的目标人群,以及评价疫苗接种规划的效果。

昆虫学监测旨在控制蚊子[41]。不幸的是,埃及伊蚊成虫通常在室外,大规模开展埃及伊蚊成虫监测费用高且不切实际。因此,监测通常侧重于监测未成熟蚊子的水生形式——幼虫和蛹。通常报告三个主要的幼虫指数(larval infestation indices):房屋指数(阳性房屋数/检查房屋数×100),容器指数(阳性容器数/检查容器数×100),布雷图指数(阳性容器数/检查房屋数×100)。虽然每个幼虫指数有其优点,但对成蚊繁殖均难以测定。成蚊繁殖的测量方法最好能通过蛹的调查来进行,用这种方法测量不同类型容器中蛹的数量,以人均蛹数表示。然而,蛹的调查

花费人力多,且对于一般监测不切实际。

大多数人类监测基于对登革热样疾病患者的监测,因为即使对少数病例进行实验室确诊也是不切实际的。一些实验室可以用酶联免疫吸附试验(ELISA)进行登革热检测,然而,当大部分患者就医时,IgM 抗体在疾病早期往往难以检出,故应做出临床诊断。核酸检测法在感染早期比较敏感,也能检出感染的血清型,但该方法检测费用高,而且尚未得到广泛应用[42]。因此,价格低廉和技术要求较低的检测方法,如 NS1 抗原检测,现在正在研发中,并对其早期诊断进行评价。波多黎各开发了一个基于实验室的检测系统,该系统同时使用 ELISA 和核酸检测技术,故大量患者的实验室确诊结果会被延迟,但持续的每周监测仍依赖登革热样病例的报告[43]。因为大多数轻型登革热病例为临床诊断,即使有富有经验的实验室监测系统的地方,如波多黎各,疾病的真实发病率也会被低估。例如,在非洲,同时发生登革热、黄热病或疟疾流行会出现问题,因为实验室检测往往不能开展。其中有些问题可通过联合的方法进行规避。在马提尼克(Martinique)和瓜德罗普(Guadeloupe),当临床诊断的阳性预测值较低时,鼓励医师在低传播期间对临床病例进行实验室确诊,病例识别和感染血清型可以帮助早期识别暴发。然而,在流行期间不鼓励进行常规检测,因临床诊断病例被诊断为登革热的可能性很高。

## 结论

随着旅游和贸易的增加,土地使用模式的改变,存在自然人畜共患疾病循环区域的城镇化,气候的改变,全球媒介传播疾病的监测将变得越来越重要。现已创建了许多方法来描述疾病的流行病学特征,人类和动物种群疾病暴发风险。任何一种疾病监测最好同时使用几种相辅相成的方法。考虑到有时存在复杂

的循环维持周期和生态改变,未来对已知媒介传播疾病和尚未认识疾病的监测,将为已证实的监测方法应用的创新提供机会。

(杨忠诚 译,潘会明 校)

# 参考文献

1 Lindsey NP, Staples JE, Lehman JA, Fischer M. Surveillance for human West Nile virus disease—United States, 1999–2008. *MMWR Surveill Summ* 2010 59:1–17.

2 Smith CR, Tucker JR, Clover JR. Plague studies in California: a review of long-term disease activity, flea-host relationships and plague ecology in the coniferous forests of the Southern Cascades and northern Sierra Nevada mountains. *J Vector Ecol* 2010;35:1–12.

3 World Health Organization. *International Health Regulations (2005)*, 2nd edn. Geneva, Switzerland: WHO, 2008. Available at: http://whqlibdoc.who.int/publications/2008/9789241580410_eng.pdf. Accessed October 9, 2012.

4 Meek JI, Roberts CL, Smith EV Jr, Cartter ML. Underreporting of Lyme disease by Connecticut physicians, 1992. *J Publ Health Manag Pract* 1996;2:61–5.

5 Centers for Disease Control and Prevention. Effect of electronic laboratory reporting on the burden of Lyme disease surveillance – New Jersey, 2001–2006. *MMWR Morb Mortal Wkly Rep* 2008;57:42–5.

6 Centers for Disease Control and Prevention. *2012 Nationally Notifiable Diseases and Conditions and Current Case Definitions*. Atlanta, GA: CDC, 2012. Available at: http://wwwn.cdc.gov/nndss/document/2012_Case%20Definitions.pdf. Accessed October 9, 2012.

7 Centers for Disease Control and Prevention. Serosurveys for West Nile virus infection—New York and Connecticut counties—2000. *MMWR Morb Mortal Wkly Rep* 2001;50:37–9.

8 Mas J, Ascaso C, Escaramis G, et al. Reduction in the prevalence of infection in Onchocerca volvulus microfilariae according to ethnicity and community alter 8 years of ivermectin treatment on the island of Bioko, Equatorial Guinea. *Trop Med Int Health* 2006;11:1082–91.

9 Rajendran R, Sunish IP, Mani TR, et al. Community-based study to assess the efficacy of DEC plus ALB against DEC alone on bancroftian filarial infection in endemic areas in Tamil Nadu, south India. *Trop Med Int Health* 2006;11:851–61.

10 Eidson M, Kramer L, Stone W, et al.; New York State Avian Surveillance Team. Dead bird surveillance as an early warning system for West Nile virus. *Emerg Infect Dis* 2001;7:631–5.

11 Stafford KC, Massung RF, Magnarelli LA, et al. Infection with agents of human granulocytic ehrlichiosis, Lyme disease, and babesiosis in wild white-footed mice (Peromyscus leucopus) in Connecticut. *J Clin Microbiol* 1999;37:2887–92.

12 Reisen WK, Lundstrom JO, Scott TW, et al. Patterns of avian seroprevalence to western equine encephalomyelitis and Saint Louis encephalitis viruses in California, USA. *J Med Entomol* 2000;37:507–27.

13 Fitzsimmons GJ, Wright P, Johansen CA, Whelan PL; National Arbovirus and Malaria Advisory Committee. Arboviral diseases and malaria in Australia, 2007/8: annual report of the National Arbovirus and Malaria Advisory Committee. *Commun Dis Intell* 2009;33: 155–69.

14 Buckley A, Dawson A, Gould EA. Detection of seroconversion to West Nile virus, Usutu virus and Sindbis birus in UK sentinel chickens. *Virol J* 2006;4:71.

15 McCardle PW, Webb RE, Norden BB, Aldrich JR. Evaluation of five trapping systems for the surveillance of gravid mosquitoes in Prince Georges County, Maryland. *J Am Mosq Control Assoc* 2004;20:254–60.

16 Reisen WK, Pfuntner AR. Effectiveness of five methods for sampling adult Culex mosquitoes in rural and urban habitats in San Bernardino County, California. *J Am Mosq Control Assoc* 1987;3:601–6.

17 Stafford KC III, Cartter ML, Magnarelli LA, et al. Temporal correlations between tick abundance and prevalence of ticks infected with Borrelia burgdorferi and increasing incidence of Lyme disease. *J Clin Microbiol* 1998;36:1240–4.

18 Centers for Disease Control and Prevention. *PooledInfRate: a Microsoft ExcelAdd-In to Compute Prevalence Estimates from Pooled Samples*. Atlanta, GA: CDC, 2004. Available at: http://www.cdc.gov/ncidod/dvbid/westnile/software.htm. Accessed October 9, 2012.

19 Koudou BG, Doumbia M, Janmohamed N, et al. Effects of seasonality and irrigation on malaria transmission in two villages in Côte d'Ivore. *Ann Trop Med Parasitol* 2010;104:109–21.

20 Hemingway J, Ranson H. Insecticide resistance in insect vectors of human disease. *Annu Rev Entomol* 2000;45:371–91.

21 Travassos MA, Laufer MK. Resistance to antimalarial drugs: molecular, pharmacological and clinical considerations. *Pediatr Res* 2009;65:64R–70R.

22 Centers for Disease Control and Prevention. Imported plague—New York City, 2002. *MMWR Morb Mortal Wkly Rep* 2003;52:725–8.

23 Brault AC, Huang CY, Langevin SA, et al. A single positively selected West Nile viral mutation confers increased virogenesis in American crows. *Nat Genet* 2007;39:1162–6.

24 Ng LC, Hapuarachchi HC. Tracing the path of Chikungunya virus: evolution and adaption. *Infect Genet Evol* 2010;10:876–85.

25 Centers for Disease Control and Prevention. Update: West Nile encephalitis—New York, 1999. *MMWR Morb Mortal Wkly Rep* 1999;48:944–6, 955.

26 Eidson M, Miller J, Kramer L, et al.; West Nile Virus Bird Mortality Analysis Group. Dead crow densities and human case of West Nile virus. *Emerg Infect Dis* 2001;7:662–4.

27 Petersen LR, Hayes EB. West Nile virus in the Americas. *Med Clin North Am* 2008;92:1307–22.

28 Centers for Disease Control and Prevention. Update: surveillance for West Nile virus in overwintering mosquitoes—New York, 2000. *MMWR Morb Mortal Wkly Rep* 2000;49:178–9.

29 Bernard KA, Maffei JG, Jones SA, *et al.* West Nile virus infection in birds and mosquitoes, New York State, 2000. *Emerg Infect Dis* 2001;7:679–85.

30 Bolling BG, Barker CM, Moore CG, *et al.* Seasonal patterns for entomological measure of risk for exposure to Culex vectors and West Nile virus in relation to human disease cases in northeastern Colorado. *J Med Entomol* 2009;46:1519–31.

31 Centers for Disease Control and Prevention. *West Nile Virus; Statistics, Surveillance, and Control Archive*. Atlanta, GA: CDC, 2012. Available at: http://www.cdc.gov/ncidod/dvbid/westnile/surv&control.htm. Accessed October 9, 2012.

32 Chvala S, Bakonyi T, Bukovsky C, *et al.* Monitoring of Usutu virus activity and spread by using dead bird surveillance in Austria, 2003–2005. *Vet Microbiol* 2007;122:237–45.

33 Angelini P, Tamba M, Finarelli AC, *et al.* West Nile circulation in Emilia-Romagna, Italy: the integrated surveillance system 2009. *Euro Surveill* 2010;15(16):pii: 19547.

34 Steere AC, Malawista SE, Snydman DR, et al. Lyme arthritis: an epidemic of oligoarticular arthritis in children and adults in three Connecticut communities. *Arthritis Rheum* 1977;20:7–17.

35 Petersen LR, Sweeney AH, Checko PJ, *et al.* Epidemiological and clinical features of 1,149 persons with Lyme disease identified by laboratory-based surveillance in Connecticut. *Yale J Biol Med* 1989;62:253–62.

36 Centers for Disease Control. Lyme disease—Connecticut. *MMWR Morb Mortal Wkly Rep* 1988;37:1–3.

37 Cromley EK, Cartter ML, Mrozinski RD, Ertel SH. Residential setting as a risk factor for Lyme disease in a hyperendemic region. *Am J Epidemiol* 1998;147:472–7.

38 Seltzer EG, Gerber MA, Cartter ML, *et al.* Long-term outcomes of persons with Lyme disease. *JAMA* 2000;283:609–16.

39 Kyle JL, Harris E. Global spread and persistence of dengue. *Annu Rev Microbiol* 2008;62:71–92.

40 Amarasinghe A, Wickman O, Margolis HS, Mahoney RT. Forecasting dengue vaccine demand in disease in endemic and non-endemic countries. *Hum Vaccin* 2010;6:745–53.

41 World Health Organization. *Dengue Guidelines for Diagnosis, Treatment, Prevention, and Control: New Edition*. Geneva, Switzerland: WHO, 2009. Available at: http://www.who.int/csr/disease/dengue/en. Accessed October 9, 2012.

42 Muñoz-Jordán, JL, Collins CS, Vergne E, *et al.* Highly sensitive detection of dengue virus nucleic acid in samples from critically ill patients. *J Clin Microbiol* 2009;47:927–31.

43 Tomashek KM, Rivera A, Muñoz-Jordán JL, *et al.* Description of a large island-wide outbreak of dengue in Puerto Rico, 2007. *Am J Trop Med Hyg* 2009;81:467–74.

# 其他资源

## 媒介传播疾病及其生态学

Centers for Disease Control and Prevention. Eastern equine encephalitis—New Hampshire and Massachusetts, August-September 2005. *MMWR Morb Mortal Wkly Rep* 2006;55:697–700.

Dennis DT, Gage KL, Gratz N, *et al. Plague manual: Epidemiology, Distribution, Surveillance, and Control*. Geneva, Switzerland: World Health Organization, 1999. WHO/CDS/EDC/99.2 Available at: http://www.who.int/csr/resources/publications/plague/WHO_CDS_CSR_EDC_99_2_EN/en/. Accessed October 9, 2012.

Eldridge BF, Edman JD (eds.). *Medical Entomology*. Dordrecht, The Netherlands: Kluwer Academic Publishers, 2000.

Gubler DJ. The global emergence/resurgence of arboviral diseases as public health problems. *Arch Med Res* 2002;33:330–42.

Guinovart C, Navia MM, Tanner M, Alonso PL. Malaria: burden of disease. *Curr Mol Med* 2006;6:137–40

Institute of Medicine. *Vector-Borne Diseases: Understanding the Environmental, Human Health, and Ecological Connections*. Washington, DC: The National Academies Press, 2008.

Service MW (ed.). *The Encyclopedia of Arthropod-transmitted Infections*. Oxford, UK: CABI Publishing, 2001.

Weaver SC. Host range, amplification and arboviral disease emergence. *Arch Virol Suppl* 2005;19:33–44

Wilske B. The epidemiology and clinical diagnosis of Lyme borreliosis. *Ann Med* 2005;37:568–70.

## 有害生物综合管理和疾病控制

Rose RI. Pesticides and public health: integrated methods of mosquito management. *Emerg Infect Dis* 2001;7:17–23.

Tripathi RP, Mishra RC, Dwivedi N, *et al.* Current status of malaria control. *Curr Med Chem* 2005;12:2643–59.

## 媒介传播疾病监测

Chen H, White DJ, Caraco TB, Stratton HH. Epidemic and spatial dynamics of Lyme disease in New York State, 1990–2000. *J Med Entomol* 2005;42:899–908.

Hadler JL. Disease surveillance and case definitions in tick-borne diseases. Background paper for a workshop on the critical needs and gaps in understanding prevention, amelioration, and resolution of Lyme and other tick-borne diseases: the short-term and long-term outcomes, October 11–12, 2010. Washington, DC: Institute of Medicine, National Academy of Sciences, 2010. Available at: http://

iom.edu/~/media/Files/Activity%20Files/Disease/Tick
Borne/10-Disease-Surveillance-and-Case-Definitions.pdf.
Accessed October 9, 2012.

Lindsey NP, Staples JE, Lehman JA, Fischer M. Surveillance
for human West Nile virus disease—United States, 1998–
2008. *MMWR Surveill Summ* 2010;59:1–17.

# 网站

California Vectorborne Disease Surveillance System. Avail-
able at: http://vector.ucdavis.edu/. Accessed October 9,
2012.

Centers for Disease Control and Prevention, Division of
Vector-Borne Diseases. Available at: http://www.cdc.gov/
ncezid/dvbd/index.html. Accessed October 9, 2012.

Connecticut Agricultural Experiment Station. Available at:
http://www.caes.state.ct.us/. See tick testing and infor-
mation; mosquito surveillance; publications. Accessed
October 9, 2012.

Purdue University Program in Vector Biology and Vector-
Borne Diseases. Available at: http://www.entm.purdue.
edu/publichealth/. Accessed October 9, 2012.

附录9.1 美国疾病预防控制中心调查表:器官移植受者西尼罗病毒保护行为(基线调查,2006年夏季)

| | 请在相应的方框内标记"×"或按提示填写答案 |
|---|---|
| 你的出生日期?(月/日/年) | ___/___/___ |
| 你的性别? | □男<br>□女 |
| 你住在哪个县和州 | (请在下面填写你的县名) |
| 在家里,你经常打开的门窗是否有完整的纱窗所覆盖? | □一直是 □有时是<br>□从不 |
| 你家用的是哪种空气冷却系统? | (凡有使用者,均标记"×")<br>□中央空调□窗式空调<br>□湿式(蒸发)冷却器<br>□风扇<br>□没有 |
| 在此问卷调查前,你听说过西尼罗病毒吗? | □是 □否 □不知道 |
| 卫生保健人员有无告知你已感染西尼罗病毒? | □是 □否<br>如果是,什么时候?(请填写月/年) |
| 在2006年夏天或秋天,你担忧发生西尼罗病毒病吗? | □根本不担忧 □有点担忧<br>□有些担忧 □很担忧 |
| 在去年(2005年)夏天和秋天,你经常采取以下措施吗? | |
| 户外时使用杀虫剂 | □总是 □经常 □有时 □很少 □从不 |
| 户外时穿长袖衫或长裤来避免蚊子叮咬 | □总是 □经常 □有时 □很少 □从不 |
| 在蚊子最有可能叮咬的黄昏到黎明期间避免户外活动 | □总是 □经常 □有时 □很少 □从不 |
| 清理房屋周围的积水容器来防止蚊子孳生 | □总是 □经常 □有时 □很少 □从不 |
| 当天气温暖时在工作日黄昏后或黎明前,你花多长时间在户外? | □黄昏后或黎明前<1h<br>□黄昏后或黎明前1~2h<br>□黄昏后或黎明前>2h |
| 当天气温暖时周末黄昏后或黎明前,你花多长时间在户外? | □黄昏后或黎明前<1h<br>□黄昏后或黎明前1~2h<br>□黄昏后或黎明前>2h |
| 如果你不使用杀虫剂,不用的原因是什么? | (可全选,在相应处标出"×")<br>□担心杀虫剂的不良健康影响<br>□觉得自己户外时间短,不需使用杀虫剂<br>□当需要杀虫剂时不是很方便获得<br>□杀虫剂价格太高<br>□不喜欢杀虫剂的气味/感觉<br>□不担心被咬<br>□有关杀虫剂的信息不多<br>□忘记/没有考虑到<br>□认为杀虫剂不能防范蚊子 |
| 你是否听说过有关保护自己以免被西尼罗病毒感染或蚊子叮咬的信息? | □是 □否 □不知道 |

| | |
|---|---|
| 如果是,你从哪里听到这些信息? | (可全选,在相应处标出"×")<br>□全科医师<br>□医学专家<br>□移植协调员<br>□宣传册/手册<br>□报纸文章<br>□广播<br>□电视新闻<br>□电视公益广告<br>□朋友<br>□家庭<br>□其他(请注明)＿＿＿＿＿＿ |
| 在收到这些材料(信件和本问卷)前,作为一名器官移植受者,你是否知道如果你感染西尼罗病毒,出现严重疾病的风险会增加? | □是　□否<br>如果是,你从哪里获得这些信息? |

# 10 第 10 章　疫苗可预防疾病监测

Hanna M. Nohynek[1] & Elizabeth Miller[2]

[1]芬兰赫尔辛基,国家卫生和福利研究所
National Institute for Health and Welfare,Helsinki,Finland

[2]英国伦敦,卫生防护署
Health Protection Agency,London,UK

## 引言

疫苗是最具成本效益的卫生干预工具之一。疫苗可预防疾病(Vaccine-preventable diseases,VPD)监测的目的取决于实施免疫接种策略的不同阶段。估计疾病负担,识别高危人群,从而确定合适的免疫程序或疫苗研发策略,需要疫苗引入前数据。评估免疫规划绩效,确定剩余的易感人群,提供疾病暴发的预警信号以快速预防和控制疫情,需要疫苗引入后数据。用于 VPD 监测的数据来源包括公共卫生、临床和实验室的报告。如果某一 VPD 还没有列入法定报告传染病,或者监测数据通过常规系统难以获取,可开展专题调查。

免疫规划的相关监测包括 VPD 发病率、住院、死亡、疫苗接种率监测和疫苗接种不良反应事件等内容。本章节将重点关注监测普及性免疫规划实施所需的方法和资源,并根据 VPD 对其进行讨论。对新疫苗研究相关的 VPD 监测方法学也会进行讨论。最常用的疫苗,如表 10.1。疫苗相关不良反应事件的论述,详见第 11 章。

**表 10.1　中高收入国家普及性免疫规划项目中预防传染病的最常用疫苗和用于测定疫苗诱发针对疾病保护效果的替代方法**

| 疾病 | 预防疾病的疫苗(英文缩写) | 疫苗类型 | 用于测定疫苗保护效果的替代方法 | 说明 |
|---|---|---|---|---|
| 结核病;结核性脑膜炎和粟粒性肺结核 | 卡介苗(BCG) | 减毒活疫苗 | 结核菌素试验 | 对结核性脑膜炎和粟粒性肺结核的保护效果已经证实;但对其他类型结核病的保护作用仍有争议[1] |
| 白喉 | 白喉类毒素(D 或 d) | 灭活疫苗 | 白喉抗毒素 | |
| 破伤风 | 破伤风类毒素(T 或 t) | 灭活疫苗 | 破伤风抗毒素 | |
| 百日咳 | 无细胞百日咳疫苗(aP);全细胞百日咳疫苗(wcP) | 灭活疫苗或组分疫苗 | 百日咳全细胞或毒素成分抗体 | 大多数高收入国家正在使用 aP,而中低收入国家一直使用 wcP |
| 脊髓灰质炎 | 口服脊髓灰质炎疫苗或称 Sabin 株疫苗(OPV);注射脊髓灰质炎疫苗或称 Salk 株疫苗(IPV) | 减毒活疫苗灭活疫苗 | 脊髓灰质炎病毒 3 种不同血清型抗体 | 大多数高收入国家仅使用 IPV |

| 疾病 | 预防疾病的疫苗(英文缩写) | 疫苗类型 | 用于测定疫苗保护效果的替代方法 | 说明 |
|---|---|---|---|---|
| 乙型肝炎 | 乙型肝炎疫苗(HBV) | 酵母或组分疫苗 | 乙型肝炎表面抗体(抗-HBs) | 通常与 DTaP-IPV-Hib 联合使用 |
| 流感嗜血杆菌 b 型疾病 | Hib 疫苗 | 多糖蛋白载体结合疫苗 | 多糖抗体,抗体功能(杀伤试验) | 通常与 DTaP-IPV-HBV 联合使用 |
| 肺炎球菌侵袭性和非侵袭性疾病 | 肺炎球菌多糖疫苗(23PPS);肺炎球菌结合疫苗(10 PCV 和 13 PCV) | 纯化多糖多糖蛋白载体结合疫苗 | 多糖抗体或抗体功能(杀伤试验) | 采用 3 剂或 4 剂免疫程序 |
| 麻疹 | 麻疹疫苗(M) | 减毒活疫苗 | 中和抗体 | |
| 脑膜炎球菌性疾病 | 脑膜炎球菌疫苗(多糖疫苗或结合疫苗) | 纯化多糖;多糖蛋白载体结合疫苗 | 多糖抗体或抗体功能(杀伤试验) | 使用单价疫苗(通常为 C 群)和 4 价疫苗(A+C+W135+Y) |
| 流行性腮腺炎 | 流行性腮腺炎疫苗(M) | 减毒活疫苗 | 中和抗体 | |
| 轮状病毒性腹泻 | 轮状病毒疫苗 | 减毒活疫苗 | 中和抗体 | |
| 风疹 | 风疹疫苗(R) | 减毒活疫苗 | 中和抗体 | |

# 针对免疫规划的监测

为了保证疫苗接种的效果,使用的疫苗必须安全、有免疫原性,并及时给目标人群进行接种。疫苗厂家须严格遵循和执行"药品生产质量管理规范"和质量控制与检定流程,以确保销售和运输的疫苗尽可能有效且无不良反应。在欧洲的欧洲药品管理局(European Medical Agency)等跨国管理机构和美国食品药品监督管理局(Food and Drug Administration)等国家管理机构,需确保获准在这些国家使用的疫苗均达到高质量标准(见本章节末尾的其他资源部分)。

由于某一特定 VPD 的病原学和免疫学不同,故应使用不同指标来监测其规划的实施。这些指标包括疫苗接种率、保护的免疫学(包括体液免疫和细胞免疫)标志物和效果测量。效果可以包括直接效应(如疫苗受种者中 VPD 发病率的下降)或者间接效应(如未接种者中 VPD 发病率的下降,即所谓的"群体免疫"效应)。

# 疫苗接种率评估

疫苗只有对目标人群接种才能预防疾病。疫苗接种率评价可用于估计人群中已接种疫苗的比例。可使用多种不同的流行病学方法来评估疫苗接种率。其中,最简单的方法是用疫苗分发数来估算。然而,这种方法比较粗略,且不准确,因为没有考虑到疫苗的浪费等因素。同时,由于在疫苗接种时不能获得接种对象的分母,故不能提供目标人群疫苗接种的确切信息。

全人群接种率评估通常是首选方法。在进行全人群接种率评估时,应收集每个易感者的免疫接种信息(作为分子),从人口普查或常住和流动人口登记系统中获得分母(总易感人群)。全人群接种率评估可以提供准确的疫苗接种率数据,但如果由人工收集数据,则工作量非常大。此外,获取准确的全人群数据也具有挑战性。电子化疫苗接种登记系统,可使接种点远程输入免疫接种数据,因此原则上使得接种率评估更为简单和及时。实际上,由于一些信息缺失,疫苗接种登记系统很少能替代更传统的方法[2],但大多已被认为得到了有效改善,尤其是新的新生儿疫苗[3]。疫苗接种登记系统,也可将疫苗特异性信息记录与其他健康相关信息登记系统相关联。这对于疾病负担以及与疫苗相关不良反应的短期和长期因果关系的评估也非常有用(详见第 11 章)。

人群抽样调查评估是一种消耗资源较少的方法,可在全人群接种率评估方法不易实施时使用。样本获取可以采用整群抽样方法,选择某一特定年龄组人群(如学龄前儿童或老年人)或选取的某人群(如服务水平低下的人群或静脉吸毒人群等)或是随机选择的个体。如果疫苗接种证或记录卡不容易获得,且需依赖父母亲的回忆,故这个方法的实施较为困难。世界卫生组织(WHO)推荐的扩大免疫规划群组调查法(EPI cluster surveys)易于实施,并已在一些贫穷国家广泛使用[4]。扩大免疫规划群组调查法是根据最近一次社区人群人口普查人数的估计数,按比例概率法,选择 30 个社区(群组),再按照系统抽样方法从累积的人口数列表中抽取。在每个抽取的社区(组群),调查组从一个中心点开始,随机沿着某个方向,从社区中心到边缘沿线随机调查居民。然后收集首个家庭中某目标人群指定年龄组个体的免疫接种信息,再挨家挨户进行调查,直至找到至少 7 名适龄儿童。这种调查的样本量是根据假定的设计效应(design effect)(由于群组而变异增大)为 2,接种率估算的 95% 置信区间(confi-

dence interval, CI)在 ±10% 范围内。最近,WHO 推荐要提高接种率估计的精确性,将误差范围缩小在 ±5%,甚至 ±3% 以内[5]。如果要评估的区域很大或存在异质性,可采用分层,再从每层抽取 30 个群组,在次级地区(subregional level)层面进行接种率估算。

在一些资源充裕的国家,使用扩大免疫规划群组抽样法(EPI cluster survey)也获得成功[6],但由于固有的一些问题(如难以确保家庭选择的客观性,如何正确处置无应答问题以及如何根据规划目的估算受种者数量),首选个体随机抽样方法(individual random sampling)。由于相关的研究和程序问题,个体随机抽样调查的样本量要大,且具有代表性。如果选择的样本不是来自总体人群,而是从易于获得的样本中获取(如全部调查有电话的家庭,或全部到分发疫苗的诊所接受婴儿保健服务的儿童),则接种率估算就会产生偏倚,而未去这些诊所接受服务的少数人群的疫苗接种率可能会低于普通人群[7]。

选择哪种接种率评估方法,要根据公共卫生或科学研究的主要目的、免疫接种类型(如全人群接种,还是某些高危人群选择性接种)、疫苗接种服务形式(如集中接种还是分散式接种),以及总体的免疫接种服务组织来确定。其他的考虑因素包括接种记录信息的可获得性,特别是免疫状况和应接种对象数据(分母)。当比较不同国家疫苗接种率差异时,必须注意所采用的抽样方法。因为各国采用的接种率估算方法不同,其接种率通常与联合国儿童基金会(UNICEF)报告的结果不一致。表 10.2 归纳了一些北欧国家用于评估接种率的方法。结果表明即使各国同一人群也采用不同的接种率估算方法。

表 10.2　北欧 4 国既往、现在和将来计划用于接种率评估的数据类型和来源

| 国家 | 疫苗接种者 | 既往数据/来源 | 现在数据/来源 | 将来数据/来源 |
|---|---|---|---|---|
| 丹麦 | 全科医师 | 汇总数/保险基金信息 | 汇总数/保险基金信息 | 所有个体/保险基金信息 |
| 芬兰 | 公共卫生护士 | 群组二次抽样/儿童健康记录 | 从全人群登记中抽取个体/儿童健康记录 | 从全人群登记中抽取个体/儿童健康记录（直到建立疫苗接种登记系统） |
| 挪威 | 公共卫生护士 | 汇总数/儿童健康记录 | 所有个体/疫苗接种登记系统（SYSVAK） | 所有个体/疫苗接种登记系统（SYSVAK） |
| 瑞典 | 公共卫生护士 | 汇总数/儿童健康记录 | 汇总数/儿童健康记录 | 所有个体/疫苗接种登记系统（SVEVAC） |

## 保护的免疫学指标

当 VPD 的发病率较低时，则难以通过监测 VPD 的临床病例来估算人群中疫苗相关的保护性。对于已有确定血清学保护指标（如预防感染或预防临床疾病）的 VPD，如脊髓灰质炎、麻疹、白喉和乙型肝炎等，可以通过有针对性的血清学调查来检测抗体浓度或滴度，这也是另一项重要的监测方法[8,9]。

血清流行率调查可以一次性进行，因为只需要从选定的目标人群个体采集一份血清标本即可。可用年龄别血清流行率调查来测定体液免疫的持久性，但不能测定免疫记忆，由于免疫记忆是细胞免疫介导的，需要根据 VPD 和使用疫苗的类型来检测特异性 T 细胞、细胞因子和树突状细胞。芬兰开展过一项血清流行率调查，为免疫规划的制定提供有用的信息。当时俄罗斯发生白喉暴发，并已通过边界传播到芬兰[11]，芬兰的普通公众和免疫规划官员对人群中白喉保护性抗体水平非常担忧[10]。血清学调查表明，年龄 40 岁以上女性缺乏针对白喉的保护性抗体（IgG），需对这一人群实施疫苗接种活动[12]。血清学调查还可用于获取流行的病原体信息：如检测脊髓灰质炎病毒特异性 IgA 抗体，可用于监测在接种灭活脊髓灰质炎疫苗人群

和未接种人群中脊髓灰质炎病毒循环情况[13]。最近英国也有一个实例，是 2006 年发生的一起流行性腮腺炎暴发。通过将人群中麻疹、流行性腮腺炎和风疹的血清学数据与数学模型相结合，研究人员为免疫接种决策者和研究者提供了有用的建议。例如，模型提示需要再次接种麻疹-流行性腮腺炎-风疹疫苗（MMR）并要尽早进行接种；还发现接种 1 剂次与 2 剂次含流行性腮腺炎成分疫苗的队列有相似比例的流行性腮腺炎抗体，提示需要对流行性腮腺炎疫苗的保护效果进行研究[14]。同样，由于发现麻疹母传抗体水平下降，并对目前欧洲的麻疹流行有威胁，因此有几个欧洲国家在 2011 年将年幼儿童 MMR 疫苗第 1 剂的接种年龄从 18 月龄提前至 12 月龄。

然而，血清学调查也存在一些问题，如必须有准确的免疫史和病史信息才能合理地解释数据。同时，如果实验室检测方法还没有标准化，就不能简单地对高滴度抗体和无保护水平的抗体做出解释[15,16]。此外，还有一个复杂的问题，大多数 VPD 的保护性涉及体液免疫和细胞免疫等，故抗体水平只是人群产生保护抵御疾病的一个方面而已[17]。

## 疫苗可预防疾病的发病水平监测

在大多数国家，大部分 VPD 属于国家法

定报告疾病,卫生保健人员和公共卫生人员都要将这些疾病报告给负责规划实施的机构。除了不同国家和地区以及在时间上 VPD 发病率有真正的差异外,所观察到的差别还可能与以下几个方面的变化和差异有关:①就诊行为;②病例的确认;③诊断和治疗技术;④病例定义;⑤开展监测系统的类型。

如果在获取用于诊断的培养物前,病例能被早期诊断和治疗,如引起呼吸道症状的肺炎球菌感染[18],则发病率水平就会被错误地低估。对于一些常见的疾病,如综合征(如皮疹、腹泻),人们患病后往往在家治疗而不到医院就诊,或不进行病原学的特异性检测(如水痘、轮状病毒和风疹),发病率也会被低估。美国与欧洲国家之间侵袭性肺炎发病率的差异,一定程度上是由于血标本培养方法的不同所致。在美国,对大多数病例采集血标本可能会发现一过性菌血症,但这在欧洲可能被忽略。此外,如果对侵袭性细菌分离物不做血清分型,则血清型特异性疾病如流感嗜血杆菌 b 型疾病的发病率也会被错误地低估,如英国 10 多年前的流感嗜血杆菌 b 型疾病就是如此[19]。如要比较不同国家之间的麻疹发病率的差异,了解各自所用的病例定义非常重要。在一些已经消除麻疹的国家,麻疹的确诊都是要求基于实验室的血清学诊断;而在麻疹常见的国家,确认麻疹通常只是基于临床症状、体征或与指示病例的流行病学关联,而不需要病原学证据。至于轮状病毒的监测,还须有基因分型和亚型分型技术的实验室结果。

VPD 发病率通常可采用被动监测系统获得。由于当局依靠卫生保健人员发现和报告 VPD 病例的警觉性,故导致 VPD 发病率数据的可靠性受到影响,尤其在面临要求削减卫生保健资源时,包括实验室费用等。如果是罕见的疾病,特定的主动监测系统可能会获得重要的额外信息。英国儿科疾病监测系统(BPSU;http://bpsu.inopsu.com/)就是一个很好的例

子[20],该系统要求英国和爱尔兰共和国的所有儿科医师每月进行报告。凡符合每月报告的疾病清单中的任何病例,医师都要报告;如果没有发现相关病例,也要进行“零病例”报告,以避免将通常遗漏的信息作为无病例。BPSU 系统有助于 MMR 疫苗(罕见不良反应事件)、Hib 疫苗(疫苗接种失败和对免疫效果的担忧)、水痘疫苗(疾病负担)等相关疾病的监测和做出决策。由于受到这个例子的鼓舞,其他国家也建立了类似的监测系统。1998年,建立了国际儿科疾病监测系统(INoPSU;http://www.inopsu.com/),现在已有 10 000 名儿科医师参与,覆盖 14 个国家 5000 多万儿童[21]。

为了避免对常规被动监测的依赖性,可建立 VPD 主动哨点监测系统以主动发现指定的 VPD 病例。例如,美国的急性呼吸道感染哨点监测,使得公共卫生官员能监测急性呼吸道疾病的基线发病水平,从而能发现流感流行的早期信号,并能监测正在流行的流感流行株。这些数据也可用来预测每年季节性流感疫苗的保护效果(参见第 12 章)。在美国,还通过主动监测系统来监测轮状病毒疫苗、Hib 疫苗、肺炎球菌结合疫苗、脑膜炎球菌结合疫苗和流感疫苗的免疫实施情况(参见第 6 章)。虽然,被动监测可提供最常见的 VPD 发病趋势基线,但在解释发病趋势和时间序列时,必须严格评估病例定义是否有所改变,以及病例就诊、诊断和治疗技术是否有所变化。例如,分析芬兰的百日咳监测数据就出现这种情况,除发病水平有真正上升外,还因为使用了敏感性和特异性高的聚合酶链反应(PCR)来检测年幼儿童的百日咳,而这些儿童用血清学方法检出率低[22],从而导致人为的发病率增高。

尽管被动监测存在一些问题,但也能提供各国的发病率数据,可帮助当地制定免疫策略。例如,北欧国家和英国等并不遵循世界卫生组织推荐的新生儿普及接种策略,而

采取仅对高危人群接种乙型肝炎疫苗的策略。实施这种政策是根据仔细收集当地的乙型肝炎发病数据,并比较普遍接种与高危人群接种的成本效益,因为对这些国家来说仅对高危人群接种更符合成本效益。

当监测显示有意外的 VPD 发病水平上升时,需要考虑一些其他的解释以便提出合适的疾病控制措施。VPD 发病突然增多,可能是接种率低或疫苗接种失败,或是未免疫人群和易感者的积累达到一定阈值,从而导致了疾病暴发。如果不能借助于一些复杂模型分析,则此等疫情难以追踪和预测。关于达到疫苗接种率目标的平均年龄,官方报告很少。瑞典在 21 世纪初期国家监测系统由于没有记录推迟接种的信息,从而高估了 2 岁组疫苗接种率[23]。由于推迟了疫苗接种,麻疹的易感人群悄无声息地增多,这可能是由于公众对声称的麻疹疫苗接种有潜在危害的担忧增加所致,这种情况一直持续到 2006 年出现的麻疹暴发[24]。

# 疫苗效力和效果

疫苗效力(efficacy)是在疫苗注册上市前,在合适条件下进行临床试验的效果评价。疫苗效果(effectiveness)是疫苗注册上市后,在大规模人群中现场应用的效果评价。

## 评价疫苗效果的观察性研究方法

有几种观察性研究方法可用来评价疫苗效果。主要有快速筛查法、回顾性或前瞻性队列研究、家庭接触者研究、病例对照研究和扩大免疫规划群组抽样等方法。

### 快速筛查法

快速筛查法主要是基于暴发疫情与疫苗接种率和疫苗保护效果的关系。这通常还用于确定是否有必要再进行深入细致的研究。简单地说,快速筛查法就是比较 VPD 病例中已接种的人数(病例中已接种的百分比,PCV)与病例相同的年龄组人群中已接种的百分比(人群中已接种的百分比,PPV)。疫苗保护效果(effectiveness of vaccine,VE)可以用以下公式计算:

$$VE = 1 - [PCV(1-PPV)]/[(1-PCV)PPV]$$

快速筛查法可得出一个比较粗略的疫苗效果,但没有对混杂变量进行控制,对曲线范围的估算不理想。然而,该方法可结合其他方法,迅速提出疫苗效果下降的假设。Ramsay 等[25]用快速估算法作为 VPD 常规被动监测的工具,提出英国使用的 Hib 疫苗保护效果可能低于预期的可能原因之假设。研究结果表明,在研究期间 Hib 疫苗的保护效果仅为 58% ~72%,明显低于预期。

### 队列研究

队列研究比快速筛查法能得出更准确的疫苗效果的信息。由于可使用大规模医疗数据库和专病登记系统,队列研究就更有用途。数据可采用前瞻性或回顾性方法分析。高危人群的定义尽可能准确。暴发开始时的免疫状态不能依靠个人回忆,而最好有现成的记录来证实。假定为随机混合(如疫苗受种者和未受种者暴露于病原体的机会相等)。如果在暴发期间调查的人群免疫状况发生改变,如使用免疫接种来控制暴发的情况(往往就是这样),则可采用计算人时的方法,而分析可限于免疫接种前的病例。病例可根据临床或实验室确定诊断,如在意大利发生的一起甲型肝炎暴发就采取此方法。采用前瞻性队列研究对该起暴发进行调查,以对二代家庭密切接触者进行免疫接种来控制暴发的可行性提供依据[17]。该案例是队列研究的一种特殊形式——家庭接触者研究。家庭内随机混合比普通人群更加易于发生。家庭成员暴露于指示病例的机会相似,而与免疫状况无关。在数据分析时,需将既往病例和指示病例从高危人群中剔除（参见第 34 章第二节）。

### 病例对照研究

病例对照研究的应用更为常见，所需人力通常比队列研究少。将发现的发病人群作为病例组，并与对照组进行比较，可使用匹配变量如年龄、性别、预防接种和保健的可及性、住址和疾病的季节性来确定对照组。从病例和对照获取疫苗接种史。然而，出现偏倚和混杂的可能性非常大。要求对照来自于发生病例的同一人群。通过匹配可控制偏倚和混杂，但也要注意不能匹配过度。

美国报告的使用病例对照研究方法来估算疫苗预防侵袭性肺炎球菌疾病的效果，就是一个很好的示例[26]。7 价肺炎球菌结合疫苗推荐的免疫程序是从 2 月龄开始接种，共 4 剂。但由于意外的疫苗短缺，往往不能按推荐的程序进行接种，而只能采用不同的程序和在不同年龄人群接种。通过病例对照研究发现，5 岁以下健康儿童接种 1 剂或以上疫苗预防疫苗血清型的效果是 96%（95% *CI* 93 ~ 98），在有共存疾病（coexisting conditions）的儿童为 81%（95% *CI* 57 ~ 92）。这些结果进一步证实了 II 期免疫学研究提出的建议，3 剂次程序（1 岁内接种 2 剂、2 岁时再接种 1 剂）在加强接种后产生的抗体浓度与官方推荐的 4 剂次程序相同[27]。在设计病例对照研究的匹配因素时，需仔细考虑可能的偏倚和混杂变量。对照组儿童可根据年龄、邮政编码等进行匹配。在确定和登记对照儿童时，采用严格的方法可将偏倚最小化，对于已知的发病风险和疫苗接种可及性的许多可能的混杂变量需得到控制。这项研究也证实，在随机对照试验无法实施或时间太长、花费太高，或者伦理学不允许等情况下，病例对照研究也是评价疫苗效果有用的和经济的方法。

对于有些疫苗，如只对能引起疾病的所有肺炎球菌中的一部分血清型提供保护的肺炎球菌疫苗，可以用 Broome 法（间接队列分析法）来评估疫苗的效果[28]。该方法只要简单地收集疫苗血清型和非疫苗血清型引起的肺炎球菌感染病例的免疫接种状况，非疫苗血清型肺炎球菌感染病例可作为对照组，且已匹配了疾病暴露相关的潜在混杂因素。有某种疫苗血清型免疫接种的病例比例比无免疫接种的病例低，说明疫苗有保护效果。

### 扩大免疫规划群组抽样法

如果该疾病很常见，也可用扩大免疫规划群组抽样法，即通常用于调查疫苗覆盖率的横断面调查方法，来收集有关疫苗效果的数据。在询问被调查者有关疫苗接种信息的同时，也可以收集其发病史。然后，对收集的数据可采用回顾性队列研究的方法进行分析。然而，这个研究方法的应用价值，主要受到疾病的认知和回忆，以及发病与疫苗接种先后顺序的回忆等偏倚的限制。

## 疫苗的间接保护效果

除普及免疫规划目标人群外，对其他年龄别 VPD 发病率和发病趋势的分析非常重要。风疹、麻疹、流行性腮腺炎、流感嗜血杆菌 b 型（Hib）、肺炎球菌、水痘、甲型肝炎、轮状病毒和流感等疫苗，都已被证实具有很好的间接公共卫生效益。这种所谓的群体效应，意味着疫苗通过减少或干预感染性病原体的传播，将其预防效应扩大到未接种疫苗的人群。这种现象在疫苗注册上市前的 III 期临床试验中很少观察到，因临床试验研究时间短、样本量有限和研究设计的目的主要是针对疫苗注册上市要求的个体而不是群体随机分组[29]。例如，在日本学龄儿童接种流感疫苗后，不仅已接种疫苗的学校学生流感发病率下降，而且这些儿童的父母和其他家庭成员的发病率也降低[30]。同样，儿童接种 Hib 结合疫苗后，也可减少年长儿童（非接种对象)人群的发病。美国最近儿童接种肺炎球菌结合疫苗后,通过相同机制降低了上呼吸道疫苗针对血清型细菌的携带率,从而导致成人和老年人侵袭性肺炎球菌疾病的大幅度下降[31]。这些间接效益清楚地显示,在疫苗的成本效益计算中,如果不包含间接效益[32,33],将会大大地低估疫苗对人群的保护水平[34,35]。

## 与新疫苗研发有关的监测

虽然在疾病的发病机制研究中有了突破性发现,并且确定了潜在保护性的疫苗抗原表位,但仍不足以启动新疫苗的临床研发工作,因为疫苗生产企业和决策者还要求有较高疾病负担的证据支持。因此,很有必要建立足够敏感的全国监测系统,以评估新疫苗能预防疾病负担的总体情况。如果是罕见疾病,最好采用主动监测。

Ⅲ期临床试验是用来评估新疫苗的保护效力,监测系统必须能全面掌握大多数临床终点病例(如要包括疫苗接种对象发生疫苗可预防的临床病例)。为了使疫苗保护效力不偏倚于0,疫苗效力终点病例的发现更要强调特异性,而不是敏感性。在干预试验分组时,金标准的方法是采用随机方法将研究对象分为疫苗抗原接种组和对照组(最好是安慰剂接种),这在观察性研究中经常被采用,目的是将偏倚和混杂因素最小化。严格标准化和有对照的随机对照试验是研究疫苗效力的最佳方法。在疫苗上市和大规模使用前,管理部门通常要求用随机对照试验来证实新疫苗的保护效力。

## 疫苗探针法

当对致病菌(如引起全球大部分儿童重症肺炎的常见细菌[36])的检测有困难时,疫苗探针法可能是唯一能了解这些致病菌引起

真实疾病负担的方法。该方法最早用于冈比亚一项 Hib 结合疫苗效力的大规模随机对照试验[37],这次研究显示,Hib 结合疫苗预防侵袭性 Hib 疾病的保护效力可望达到 95%。同时意外地发现,接种 Hib 结合疫苗可间接预防 21% 的放射学证实的肺炎[38],表明这种肺炎中的 21% 以上由 Hib 引起。近年来,疫苗探针法也被用于评估肺炎球菌引起的全球疾病负担[39]。

## 免疫规划制定

应根据 VPD 的流行病学特征改变和疫苗免疫效果的研究新进展来调整免疫接种程序。当新疫苗上市时,免疫程序也需要重新审查。来自企业和非政府利益集团的压力可能比较强大。因此,国家和地方的决策者需要用准确的数据和可靠的方法,做出循证决策。决策的 4 个要素为:①通过疫苗接种可以预防的现有或预测的疾病负担;②个体层面接种疫苗的安全性;③人群层面接种疫苗的安全性;④干预措施的成本效益。开始建立不同免疫程序的影响模型时可用现有的疾病负担数据。在美国,有一项模型演算还考虑了群体免疫和甲型肝炎输入等因素,预测在 1995—2029 年采用 1 岁组接种甲型肝炎疫苗程序,接种率为 70% 时,比持续采用 2 岁儿童接种程序(1999 年美国免疫实施咨询委员会推荐)的地区性策略可再减少 57% 的甲型肝炎病例[40]。

近十年对潜在疫苗不良反应事件反思的重视和关注程度不断增加。一些国家对普遍接种疫苗可导致潜在的群体性不良反应事件越来越担忧。当婴幼儿和儿童的疫苗接种率未达到合适水平,或者由于疫苗接种率增加,暴露于野生的病原体可能性减少,故发病高峰会移到大年龄组人群。前者的示例如在希腊,由于风疹疫苗接种率持续在 50% 以下,导致先天性风疹病例增加,直至暴发[41]。英

国自 1986 年以来利用专病监测数据和血清流行病学数据作为数学建模工具,用于分析麻疹、流行性腮腺炎和风疹控制的程度,提出调整当前免疫策略避免暴发的最合适时机[42,43]。许多国家不愿意引入水痘疫苗,因为担心接种后可能会导致年长者带状疱疹的增多[44,45],但从社会角度,用水痘疫苗来预防水痘所花的费用非常合算[46]。

第四是疫苗的费用及其引入,这尤其是中等收入国家做出免疫决策的越来越重要的关键因素。免疫程序的任一变化,必定会引起一些经济后果,且这些后果并不是一次性(除仅需冷链扩容外),而引入疫苗后疫苗和接种服务预算的增加需持续多年。数学模型是用来回答这些疑问的一个重要工具。在国家引入新疫苗前,计算可能的成本效益和成本效果现已成为一项常规的工作步骤。为了计算准确可靠,需要仔细收集当地可获得的数据。从周边国家情况外推,可获取失能调整寿命年和拯救的寿命年等指标,但是在寻求医疗保健行为、医疗保健可及性、诊断和治疗水平以及社会保障体系(包括疾病和健康事件)等方面存在差异,故外推结果可能难以解释。Melegaro 和 Edmunds 有效地使用非常敏感的分析方法来获取疫苗接种的直接和间接保护效应[36],就是一个很好的示例。英国根据这些计算结果做出决策,7 价肺炎球菌结合疫苗纳入国家免疫规划,接种程序为3 剂,分别在 2 月龄、4 月龄和 13 月龄接种,对 2 岁以下儿童实施初始强化免疫[47]。同样,在芬兰的一项研究中,根据病毒学确诊的流感病例、医院诊疗记录和国家报告系统的综合性临床数据,进行成本-效果分析,结果表明,从卫生保健人员角度来看,≤13 岁儿童接种流感疫苗是符合成本效益的。根据 Salo 等[48]研究,在免疫规划中投入 170 万欧元用于<5 岁儿童接种,可以节省 270 万欧元的医疗费用。基于这一结果,芬兰 2006 年在国家免疫规划中纳入流感疫苗,对 6～35 月

龄儿童进行接种。

## 小结

VPD 监测对评价国家免疫规划实施和疾病控制效果至关重要。尽管一些 VPD 发病水平已下降甚至被消除,但 VPD 监测的重要性仍然没有降低,因为不管是疫苗受种者还是决策者,都越来越需要这些可获得的证据来决定是否需要对个人、高危人群或大规模人群进行接种。临床试验和产品研发会把新疫苗推向市场。为了支持研发和将疫苗加入国家免疫规划中,从 VPD 监测获得的数据需敏感、及时,并易于被各相关方所获取。

(何寒青 译,周祖木 校)

## 参考文献

1 Fine PE. Variation in protection by BCG: implications of and for heterologous immunity. *Lancet* 1995;346:1339–45.

2 Khare M, Piccinino L, Barker LE, Linkins RW. Assessment of immunization registry databases as supplemental sources of data to improve ascertainment of vaccination coverage estimates in the national immunization survey. *Arch Pediatr Adolesc Med* 2006;160:838–42.

3 Linkins RW, Salmon DA, Omer SB, *et al.* Support for immunization registries among parents of vaccinated and unvaccinated school-aged children: a case control study. *BMC Public Health* 2006;6:236.

4 World Health Organization. *Training for Mid-Level Managers: The EPI Coverage Survey.* Expanded Programme on Immunization. WHO/EPI/MLM/91.10. Geneva, Switzerland: WHO, 1999.

5 World Health Organization. *Immunization Coverage Cluster Survey. Reference Manual.* Expanded Programme on Immunization. WHO/VB/04.23. Geneva, Switzerland: WHO, 2005.

6 Ellinga A, Depoorter AM, Van Damme P. Vaccination coverage estimates by EPI cluster sampling survey of children (18–24 months) in Flanders, Belgium. *Acta Paediatr* 2002;91:599–603.

7 Durrheim DN, Ogunbanjo GA. Measles elimination—is it achievable? Lessons from an immunisation coverage survey. *S Afr Med J* 2000;90:130–5.

8 Edmunds WJ, Pebody RG, Aggerback H, *et al.* The sero-epidemiology of diphtheria in Western Europe. ESEN Project. European Sero-Epidemiology Network. *Epidemiol Infect* 2000;125:113–25.

9 Pebody RG, Gay NJ, Giammanco A, *et al.* The seroepi-

demiology of *Bordetella pertussis* infection in Western Europe. *Epidemiol Infect* 2005;133:159–71.

10 Lumio J, Olander RM, Groundstroem K, *et al.* Epidemiology of three cases of severe diphtheria in Finnish patients with low antitoxin antibody levels. *Eur J Clin Microbiol Infect Dis* 2001;20:705–10.

11 Galazka AM, Robertson SE, Oblapenko GP. Resurgence of diphtheria. *Eur J Epidemiol* 1995;11:95–105.

12 Eskola J, Olander RM, Kuronen T. Reasons for diphtheria vaccination campaign. *Duodecim* 1994;110:449.

13 Herremans T, Kimman TG, Conyn-Van Spaendonck MA, *et al.* Immunoglobulin a as a serological marker for the (silent) circulation of poliovirus in an inactivated poliovirus-vaccinated population. *Clin Infect Dis* 2002;34:1067–75.

14 Vyse AJ, Gay NJ, Hesketh LM, *et al.* Interpreting serological surveys using mixture models: the seroepidemiology of measles, mumps and rubella in England and Wales at the beginning of the 21st century. *Epidemiol Infect* 2006;2:1–10.

15 Giammanco A, Chiarini A, Maple PA, *et al.* European Sero-Epidemiology Network: standardisation of the assay results for pertussis. *Vaccine* 2003;22:112–20.

16 von Hunolstein C, Aggerbeck H, Andrews N, *et al.* European sero-epidemiology network: standardisation of the results of diphtheria antitoxin assays. *Vaccine* 2000;18:3287–96.

17 Sagliocca L, Bianco E, Amoroso P, *et al.* Feasibility of vaccination in preventing secondary cases of hepatitis A virus infection. *Vaccine* 2005;23:910–14.

18 World Health Organization Programme for the Control of Acute Respiratory Infections. *Acute Respiratory Infections in Children: Case Management in Small Hospitals in Developing Countries.* WHO/ARI/90.5. Geneva, Switzerland: WHO, 1990.

19 Ladhani S, Slack MP, Heath PT, Ramsay ME. Changes in ascertainment of Hib and its influence on the estimation of disease incidence in the United Kingdom. *Epidemiol Infect* 2007;135:861–7.

20 Lynn RM, Pebody R, Knowles R. Twenty years of active paediatric surveillance in the UK and Republic of Ireland. *Euro Surveill* 2006;11(7):E060720.4.

21 Eliott EJ, Nicoll A, Lynn R, *et al.* Rare disease surveillance: an international perspective. *Paediatr Child Health* 2001;6:251–60.

22 He Q, Schmidt-Schlapfer G, Just M, *et al.* Impact of polymerase chain reaction on clinical pertussis research: Finnish and Swiss experiences. *J Infect Dis* 1996;174:1288–95.

23 Dannetun E, Tegnell A, Hermansson G, *et al.* Timeliness of MMR vaccination—influence on vaccination coverage. *Vaccine* 2004;22:4228–32.

24 Muscat M, Christiansen AH, Persson K, *et al.* Measles outbreak in the Oresund region of Denmark and Sweden. *Euro Surveill* 2006;11(3):E060330.4.

25 Ramsay ME, McVernon J, Andrews NJ, *et al.* Estimating *Haemophilus influenzae* type b vaccine effectiveness in England and Wales by use of the screening method. *J Infect Dis* 2003;188:481–5.

26 Whitney CG, Pilishvili T, Farley MM, *et al.* Effectiveness of seven-valent pneumococcal conjugate vaccine against invasive pneumococcal disease: a matched case-control study. *Lancet* 2006;368:1495–502.

27 Käyhty H, Åhman H, Eriksson K, *et al.* Immunogenicity and tolerability of a heptavalent pneumococcal conjugate vaccine administered at 3, 5 and 12 months of age. *Pediatr Infect Dis J* 2005;24:108–14.

28 Broome CV, Facklam RR, Fraser DW. Pneumococcal disease after pneumococcal vaccination: an alternative method to estimate efficacy of pneumococcal vaccination. *N Engl J Med* 1980;303:549–52.

29 Moulton LH, O'Brien KL, Kohberger R, *et al.* Design of a group-randomized *Streptococcus pneumoniae* vaccine trial. *Control Clin Trials* 2001;22:438–52.

30 Reichert TA, Sugaya N, Fedson DS, *et al.* The Japanese experience with vaccinating schoolchildren against influenza. *N Engl J Med* 2001;344:889–96.

31 Centers for Disease Control and Prevention. Direct and indirect effects of routine vaccination of children with 7-valent pneumococcal conjugate vaccine on incidence of invasive pneumococcal disease—United States, 1998-2003. *MMWR Morb Mortal Wkly Rep* 2005;54:893–7.

32 Lieu TA, Ray GT, Black SB, *et al.* Projected cost-effectiveness of pneumococcal conjugate vaccination of healthy infants and young children. *JAMA* 2000;283:1460–8.

33 Salo H, Sintonen H, Pekka Nuorti J, *et al.* Economic evaluation of pneumococcal conjugate vaccination in Finland. *Scand J Infect Dis* 2005;37:821–32.

34 Melegaro A, Edmunds WJ. Cost-effectiveness analysis of pneumococcal conjugate vaccination in England and Wales. *Vaccine* 2004;22:4203–14.

35 Ray GT, Whitney CG, Fireman BH, *et al.* Cost-effectiveness of pneumococcal conjugate vaccine: evidence from the first 5 years of use in the United States incorporating herd effects. *Pediatr Infect Dis J* 2006;25:494–501.

36 Williams BG, Gouws E, Boschi-Pinto C, *et al.* Estimates of world-wide distribution of child deaths from acute respiratory infections. *Lancet Infect Dis* 2002;2:25–32.

37 Mulholland K, Hilton S, Adegbola R, *et al.* Randomised trial of *Haemophilus influenzae* type-b tetanus protein conjugate vaccine [corrected] for prevention of pneumonia and meningitis in Gambian infants. *Lancet* 1997;349:1191–7. [Erratum in: *Lancet* 1997; 350:524.]

38 World Health Organization Pneumonia Vaccine Trial Investigators' Group. *Standardization of Interpretation of Chest Radiographs for the Diagnosis of Pneumonia in Children.* WHO/V&B/01.35. Geneva, Switzerland: WHO, 2001.

39 Madhi SA, Kuwanda L, Cutland C, Klugman KP. The impact of a 9-valent pneumococcal conjugate vaccine on the public health burden of pneumonia in HIV-infected and -uninfected children. *Clin Infect Dis* 2005;40: 1511–18.

40 Van Effelterre TP, Zink TK, Hoet BJ, *et al.* A mathematical model of hepatitis a transmission in the United States indicates value of universal childhood immunization. *Clin Infect Dis* 2006;43:158–64.

41 Panagiotopoulos T, Antoniadou I, Valassi-Adam E. Increase in congenital rubella occurrence after immunisation in Greece: retrospective survey and systematic review. *BMJ* 1999;319:1462–7. [Erratum in: *BMJ* 2000;320:361.]

42 Jansen VA, Stollenwerk N, Jensen HJ, *et al.* Measles outbreaks in a population with declining vaccine uptake. *Science* 2003;301:804.

43 Vyse AJ, Gay NJ, White JM, *et al.* Evolution of surveillance of measles, mumps, and rubella in England and Wales: providing the platform for evidence-based vaccination policy. *Epidemiol Rev* 2002;24:125–36.

44 Brisson M, Edmunds WJ, Gay NJ, *et al.* Modelling the impact of immunization on the epidemiology of varicella zoster virus. *Epidemiol Infect* 2000;125:651–69.

45 Brisson M, Gay NJ, Edmunds WJ, Andrews NJ. Exposure to varicella boosts immunity to herpes-zoster: implications for mass vaccination against chickenpox. *Vaccine* 2002;20:2500–7.

46 Lieu TA, Cochi SL, Black SB, *et al.* Cost-effectiveness of a routine varicella vaccination program for US children. *JAMA* 1994;271:375–81.

47 Cameron C, Pebody R. Introduction of pneumococcal conjugate vaccine to the UK childhood immunisation programme, and changes to the meningitis C and Hib schedules. *Euro Surveill* 2006;11(3):E060302.4.

48 Salo H, Kilpi T, Sintonen H, *et al.* Cost-effectiveness of influenza vaccination of healthy children. *Vaccine* 2006;24:4934–41.

## 其他资源

Emerging Infections Programs, US Centers for Disease Control and Prevention. Available at: http://www.cdc.gov/ncezid/dpei/eip. Accessed October 9, 2012.

GAVI Alliance, a public–private partnership focused on increasing children's access to vaccines in poor countries. Available at: www.gavialliance.org. Accessed October 9, 2012.

Immunization Action Coalition, newsletter on vaccination and vaccine preventable disease-related issues from the USA. Available at: www.immunize.org. Accessed October 9, 2012.

Immunizations—the World Health Organization. Available at: http://www.who.int/topics/immunization/en/. Accessed October 9, 2012.

National Immunization Program of the Centers for Disease Control and Prevention. Available at: http://www.cdc.gov/vaccines/. Accessed October 9, 2012.

Supranational Regulatory Authority of the European Commission, European Agency for the Evaluation of Medicinal Products. Available at: http://www.ema.europa.eu/. Accessed October 9, 2012.

TechNet21, a technical network for strengthening immunization services in developing countries. Available at: www.technet21.org. Accessed October 9, 2012.

The Active Bacterial Core surveillance (ABCs) program, US Centers for Disease Control and Prevention. Available at: http://www.cdc.gov/abcs/index.html. Accessed October 9, 2012.

US Food and Drug Administration—vaccine section. Available at: http://www.fda.gov/cber/vaccines.htm. Accessed October 9, 2012.

Vaccines and Immunizations Division of the European Centre for Disease Control. Available at: http://ecdc.europa.eu/en/healthtopics/immunisation/Pages/index.aspx. Accessed October 9, 2012.

# 11 第 11 章 疫苗不良反应事件的公共卫生监测

John K. Iskander[1] & Yenlik Zheteyeva[2]

[1] 美国佐治亚州,亚特兰大,美国疾病预防控制中心科学副主任办公室
Office of the Associate Director for Science, Centers for Disease Control and Prevention, Atlanta, GA, USA

[2] 美国佐治亚州,亚特兰大,美国疾病预防控制中心国家新发传染病和人畜共患传染病中心
National Center for Emerging and Zoonotic Infectious Diseases, Centers for Disease Control and Prevention, Atlanta, GA, USA

## 引言

对疫苗和免疫接种的安全性监测是疫苗可预防疾病(VPD)监测的一个重要组成部分。由于免疫接种的重要性及其作为预防措施而广泛应用,公共卫生人员和科学家应具有用于评价疫苗安全性系统和方法的实用知识,而这种系统和方法有别于疫苗可预防疾病监测的系统和方法(参见第 10 章)。世界卫生组织定义的药物警戒概念,是指探测、评价、阐明和预防药物不良反应和其他药品相关问题的一系列科学活动。疫苗警戒是药品警戒的一个特别分支,与疫苗和免疫接种的安全性监测相关。

本章节将描述实施系统性疫苗安全监测系统的基本原理,以及随着全球免疫规划的完善这些活动变得越来越重要的一些历史背景[1]。简要介绍疫苗安全性监测系统的管理和规划。总结关键的方法学概念和定义,包括主动和被动监测系统的区别。最后,通过两个案例来整合关键的科学和公共卫生理念。

## 疫苗安全性监测的目的

在疫苗获准使用以前,须进行许可前试验以确定疫苗效果和安全性。然而,这类试验的样本量一般较少,不足以发现发生率小于 1/10 000 的不良反应。因此,需开展疫苗安全性的许可后监测,以发现在许可前试验中未发现的罕见的或新的不良反应[2]。由于疫苗主要用于健康人群接种以预防疾病,因此与用于治疗患者的药物相比,人们对疫苗不良反应的容忍度要低得多。虽然疫苗严重不良反应极为罕见,其归因危险度可低至 1/10 000 剂(如 1976—1977 年猪流感疫苗接种后发生的吉兰-巴雷综合征)[3]或 1/100 000 剂(如口服脊髓灰质炎疫苗后发生的麻痹)[4],但仍会导致疫苗召回或免疫接种政策的调整。即使一些不常见的疫苗不良反应,也会造成相当数量的个体受害(如在首个轮状病毒疫苗许可使用后发生肠套叠 100 多个病例,但其归因危险度仅为 1/10 000 剂)[5]。

许可后疫苗安全性监测也需对通常在临床试验中未纳入的人群(如老年人、慢性病患者和妊娠妇女等)接种新疫苗的安全性进行评估。一旦新疫苗许可后被广泛使用,则安全性监测可发现不良反应事件的危险度增加[6]。疫苗许可后安全性监测也可有助于解决一些关于疫苗安全的争议问题,消除公众的疑虑。例如,在菲律宾给妊娠妇女接种破伤风类毒素

与自发性流产之间存在因果关系的担忧,阻碍了新生儿破伤风控制工作;流行病学调查结果否认了这种关联后,接种率又上升[7]。

在程序上免疫规划的监测被认为是"三条腿的凳子",包括对疫苗可预防疾病发病水平、疫苗接种率和疫苗风险等三个方面的协调监测。疫苗安全性监测在保持公众信心方面起重要作用,这对确保接种率达到疾病的预防阈值以上非常必要[8]。有关接种麻腮风联合疫苗(MMR)与自闭症有关的传言,导致英国疫苗接种率下降,并出现麻疹病例的急剧增加[9]。在科学研究证实两者并无

关联后,麻腮风联合疫苗接种率逐渐回升。

## 疫苗安全性监测的历史和公共卫生背景

对疫苗安全性的担忧可以追溯到琴纳(Jenner)首次使用牛痘疫苗来预防天花[10]。1955年发生了"Cutter实验室事件",新研发的部分批号脊髓灰质炎疫苗因灭活不当而导致174人失能或死亡[11],这是首批有关疫苗安全性现代现场流行病学调查之一(图11.1)。随着疫苗接种率的增高,许多已制

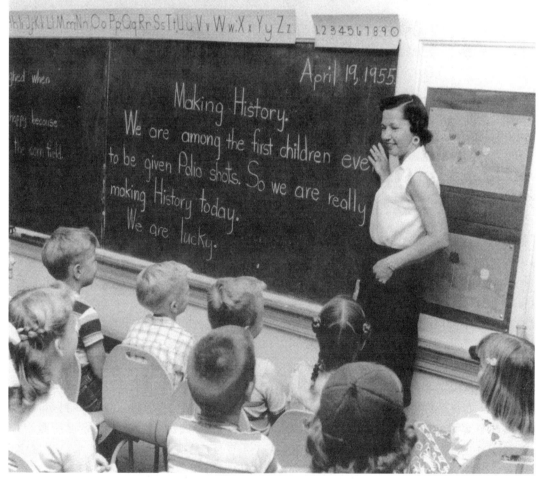

**图 11.1**　教室中的儿童是美国 1955 年首批接种新研发的 Salk 脊髓灰质炎疫苗者。由于这种新疫苗中有几个批次灭活不当,导致失能或死于脊髓灰质炎。对 Cutter 实验室事件的调查显示疫苗安全的重要性[11]。此图获美国畸形儿基金会(March of Dimes)许可使用

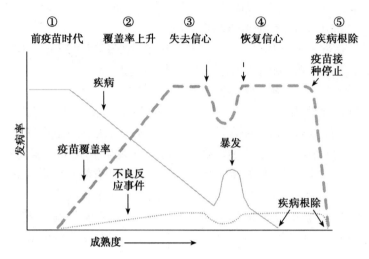

**图 11.2**　免疫接种规划的变化和疫苗安全受关注的关系。来源:Chen et al. [15]

定免疫规划的国家目标疫苗可预防疾病已接近消除水平,但疫苗安全性问题却成为主要问题(图 11.2)。最新的范例就是最近天花疫苗的历史。20 世纪 60 年代后期进行的研究报告了天花疫苗(牛痘)不良反应的疾病负担,结果是决定在天花消灭前一些国家停止了天花疫苗的常规接种[12,13]。1976—1977 年美国猪流感疫苗群体性免疫运动发生罕见的吉兰-巴雷综合征(GBS),导致美国疫苗安全监测体系的建立[3,14]。对百日咳全细胞疫苗安全性的担忧导致全球疫苗消费者组织和诉讼案件增加,疫苗厂家关闭,疫苗伤害补偿项目出台,并最终研发出反应更少的百日咳无细胞疫苗[8]。美国在 20 世纪 80 年代末到 90 年代初开始建立多个现代的疫苗安全监测系统[15,16]。在 20 世纪 90 年代后期,对疫苗安全的高度担忧主要基于已被证实的疫苗不良反应事件、谣言和尚无定论的研究报道。如首个许可使用的轮状病毒疫苗被证实与肠套叠有关[17,18],假设(尚未得到科学证实)的问题包括麻腮风联合疫苗(MMR)与自闭症之间所宣称的相关[19],对疫苗使用柳硫汞作为防腐剂的担忧[20],以及在消灭脊髓灰质炎运动中使用污染的口服脊髓灰质炎疫苗(OPV)的谣言等[21]。

与主要在次国家层面实施的其他传染病监测不同,疫苗安全性监测的某些方面根据国家监管要求进行管理。国家监管机构(如美国的食品药品监督管理局、欧洲药品管理局)的主要任务包括要求许可后监测作为新疫苗许可的条件[22],强制厂家上报所接收的不良反应事件的报告[23],实施标识变更或其他管理措施,如基于疫苗安全监测数据审核后的产品召回。在疫苗发放前和普遍使用期间,国家监管机构还对每个疫苗批次的纯度、效果和安全性进行监测等[2]。

## 疫苗不良反应的定义和分类

疫苗的安全性不能直接测量,而是根据正常运行的监测系统显示无新的不良反应事件来推断疫苗的安全。免疫接种后不良反应事件(AEFI)或疫苗不良反应事件(VAE)是指"……在免疫接种后发生的医学事件……"和被认为是"由免疫接种所致"[24]。"不良反应"或"副作用"这一术语是指由免疫接种引起的免疫接种不良反应[25]。免疫接种后不良反应事件可包括:①真正的不良反应;②即使不接种疫苗,也会发生的偶合事件;③在疫苗制备、处理和使用过程中发生差错而导致的程序错误,如疫苗污染导致的接种部位脓肿;④与疫苗或其使用无直接关联的不良反应事件,或其他可确定的原因[26]。有些报告的不良反应事件,根据法规的定义和国际标准被认为"严重"[23],包括根据报告人报告已导致住院、有生命危险的疾病,失能和死亡的事件。

疫苗不良反应一般可分为三种类型:局部反应、全身反应和过敏反应[25]。局部反应,如接种部位疼痛、发红、肿胀,通常最为常见但并不严重,一般短暂,呈自限性,很少出现并发症。全身反应可与自然疾病的轻型(如发热)相似,比局部反应的发生率更低,但具有严重危险者仅为少数。这些反应往往

发生在接种减毒活疫苗如麻腮风疫苗之后。一些疫苗许可前试验数据表明,有些轻微的全身性不良反应并非由疫苗接种所致[27]。严重的全身性不良反应罕见。接种麻腮风疫苗后发生血小板减少的概率仅为 1/40 000 ~ 1/30 000 剂;然而,这种概率低于因感染麻疹或风疹后发生血小板减少的概率[28,29]。过敏反应虽然比较严重,但很少发生,最严重的速发型过敏反应发生率仅为 1/100 万剂[30]。

免疫接种后不良反应事件可以依据事件的临床特征和(或)与免疫接种的已知或疑似关系来分类[25,26]。根据临床特征和与免疫接种的关系对不良反应的分类示例如表 11.1。

**表 11.1　根据临床特征和与预防接种的关系对接种后不良反应的分类,附例证**

| | 局部反应 | 全身反应 | 过敏反应 |
|---|---|---|---|
| 接种程序错误 | 接种疫苗时神经损害 | 错误接种非疫苗成分,引起全身反应 | 对已知对疫苗成分(如乙型肝炎疫苗中的酵母)过敏者接种含有过敏成分的疫苗 |
| 不良反应 | 注射部位发生蜂窝织炎 | 发热 | 速发型过敏反应 |
| 偶合不良反应事件 | 在接种部位或其附近发生无关的事件(如叮咬、潜在性皮肤疾病) | 接种灭活流感疫苗后发生的上呼吸道感染 | 发生与非疫苗暴露相关的过敏性反应 |

# 不良反应事件报告系统所用的方法介绍

许多国家的免疫规划有免疫接种不良反应事件的被动监测系统或自发报告系统。对病例报告的审核有助于通过随访调查或查究来确定相关不良反应事件。美国疫苗不良反应事件报告系统(VAERS)和加拿大免疫接种后不良反应事件监测系统(CAEFISS)就是这类监测系统的范例。疫苗生产企业对其产品也有内部的安全性报告系统,并通常会将所有结果向监管部门报告。

VAERS 是一种典型的监测系统,可对疫苗潜在安全问题提早发出早期预警。该系统由美国疾病预防控制中心和食品药品监督管理局共同管理,自 1900 年建立以来一直在运行[15]。与许多其他国家报告仅限于医疗保健专业人士不同[31],美国的 VAERS 可由卫生保健人员、受种者、州和地方卫生部门或任何其他愿意报告免疫接种后不良反应事件的人报告。疫苗生产企业如发现不良反应事件,也要全部报告[23]。

VAERS 与其他自发报告系统一样,都有优缺点。这种监测系统是在全国范围内收集报告,因此可以迅速发现罕见的不良反应事件,且成本效益好。虽然为孤立的罕见不良反应事件,但如果在短时间内报告,就更易于

被发现。可通过 VAERS 迅速提出假设,并采用对照调查进行进一步验证。例如,VAERS 成功地向监管部门预警了 4 价轮状病毒疫苗(肠套叠)、黄热病疫苗(嗜内脏和神经系统疾病)和天花疫苗(心肌炎和心包炎)的安全性问题[32~34]。在出现安全问题时,VAERS 也具有监测特定批号疫苗的能力[35]。图 11.3 总结了美国自 1995 年以来向疫苗不良反应事件报告系统报告的时间趋势。总报告数逐步上升,特别是在引入受人关注的新疫苗[如 2007 年的人乳头瘤病毒疫苗(HPV)]和开展群体性免疫活动(2009—2010 年的大流行流感 H1N1 疫苗)之后。但是,符合美国食品药品监督管理局严重不良反应标准的报告数仍较少。

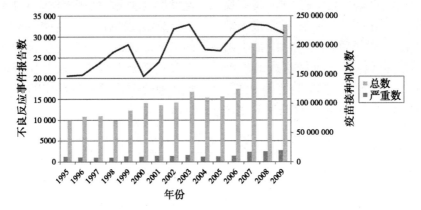

**图 11.3** 美国疫苗不良反应事件报告系统的报告数,1995—2009 年。来源:www. vaers. hhs. gov,US Biologics Surveillance,CDC

除接种部位反应,一些速发型过敏反应,随后接种又出现特异性症状[36],或者不接种疫苗则不出现特异性症状或实验室结果(如从罕见的疫苗相关麻痹性脊髓灰质炎病例分离出口服脊髓灰质炎疫苗衍生的疫苗病毒株)外[37],通常难以确定报告的事件由疫苗接种引起[38]。因为病例报告往往缺乏流行病学评估所需的所有信息(图 11.4),如需证明接种后出现某种不良反应事件的危险性增加,最好以流行病学方法通过对照调查来证实。VAERS 还有其他缺陷,如漏报、报告偏倚(与疫苗不良反应事件的媒体覆盖率有关)、报告的事件还未确定或描述不完整[39]。"报告效率"这一术语是指接种某种疫苗后发生某种不良反应事件被真正报告到 VAERS 的比例。报告效率通常并不被人们所熟知,但业已发现口服脊髓灰质炎疫苗相关麻痹病例的报告效率高达 72%,而接种麻腮风疫苗后出现皮疹的报告效率仅为 1%。

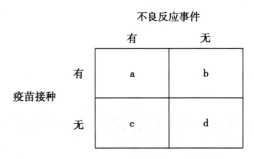

**图 11.4** 确立疫苗不良反应的因果关系。受种者发生率=a/a+b,未受种者发生率=c/c+d。自发报告系统仅接受框中 a 部分比例不明的数据

严重不良反应事件或者疫苗接种后立即发生不良反应的事件报告的可能性较大[40]。美国开展的一项捕获-再捕获研究表明,尽管医学文献和媒体的宣传报道无疑可促进报告,但接种轮状病毒疫苗后发生肠套叠的报告效率仅为 50%[41]。

被动监测系统的其他缺点包括报告质量

和报告完整性不一以及报告偏倚等[39]。由一些研究不良反应事件病例定义标准化的志愿者主题专家组成的布莱顿合作组织，已经开始尝试报告不良反应事件标准化[42]。根据目前的架构设置，VAERS 和大多数相似的国家监测系统不能计算基于人群的不良反应事件发生率。这是由于不良反应事件存在漏报、接种某种疫苗或同时接种疫苗的总人数不清楚，以及缺乏确定不良反应事件的标准方法等所导致的结果。

严重不良反应事件，包括所有住院治疗和死亡病例，一般需要做进一步研究。随访往往可提供重要的明确信息。例如，对向 VAERS 报告的死亡者进行调查后发现，1/4 患者的死因与原先报告中描述的死因明显不同[43]。

可用描述流行病学的方法结合医学判断等对自发报告系统的数据进行评价[44]。所用的典型方法包括回顾个案报告（或相关病例人群）并结合所采用的病例定义或分类标准。高级的信号探测和数据挖掘技术的起源可追溯到药物安全性研究[45]，现也将其作为鉴定疫苗安全性信号以作进一步评价的方法。因考虑到通过自发报告系统报告的疫苗安全性数据有局限性，故在应用统计学显著性检验或计算可信区间时应慎重[39]。

尽管疫苗安全系统有些缺点，但已成功探测到早期信号，并在随后的研究中得到证实。报告指出在一个季节内加拿大一家制造商生产的流感疫苗受种者发生眼-呼吸道综合征[46]。瑞士一种新的鼻内流感疫苗受种者发生贝尔麻痹（Bell's palsy）[47]。巴西的自发报告系统发现，在群体性接种运动后某种品牌的麻腮风疫苗与过敏性不良反应事件发生率较高有关，随后导致该产品被召回[48]。同样重要的是，这些系统也为新疫苗（如新西兰和英国的新型 B 群和 C 群脑膜炎球菌疫苗）接种提供了保证[49]。

在资源有限的国家，世界卫生组织鼓励建立运行正常的免疫接种后不良反应监测系统来支持国家监管机构，并将其作为扩大免疫规划（EPI）的一个重要内容[50]。此等系统的主要焦点是发现可纠正的程序错误，如接种部位脓肿（提示灭菌不当），以及建立快速应对和（或）评估队伍来处理聚集性严重不良反应事件（如由疫苗瓶污染引起中毒性休克综合征或将其他药物误认为疫苗而引起的死亡）。消灭脊髓灰质炎和降低麻疹发病率项目都为开展免疫接种后不良反应事件监测试点提供机会。2009 年，196 个国家免疫扩大规划中有 147 个（76%）报告已实施免疫接种后不良反应事件监测系统[51]。尚未实施疫苗安全性监测的国家，尤其在非洲撒哈拉以南地区，大多资源比较匮乏。

## 主动监测与流行病学研究

疫苗不良反应事件如被确定为安全性问题，则应做进一步的临床和流行病学分析。通常需要采用对照研究的数据进行确认。由于主动监测通常需无偏倚地收集数据，并能获取疫苗接种组和非接种组中不良反应的发生率。

疫苗安全数据链接（VSD）是美国疫苗安全假设试验的主要数据来源。VSD 项目由美国疾病预防控制中心（CDC）和不同地域的管理式医疗组织（managed care organizations）共同建立。这些机构中有 900 万各参与者，占全美总人口的 3%[16,52]。VSD 通过参与机构门诊和住院患者的费用报销来收集预防接种、健康结局和人口学特征等信息。

被称为大型链接数据库（LLDB）的 VSD 的基本设备可评估受种人群和未受种人群中发生的医学事件，计算疫苗接种后发生某个健康事件的相对危险度。VSD 在通过随访研究来解答紧急的公众健康问题方面发挥了重要作用。一个典型的例子是 VSD 及时证实了首个美国许可使用的轮状病毒疫苗与肠套叠之间的关联[17]。然而，即使像 VSD 这样的 LLDB，也没有足够的能力来侦查极为罕见的事件，如吉兰-巴雷综合征，该病的疫苗归因危险度仅为 1/1000 000 剂[3,35]。其他 LLDB 也进行疫苗安全性研究，包括英国全科医学研究数据库[54]和美国国防部的国防医学监测系统[55]。英国、丹麦、加拿大和越南也已使用 LLDB 进行疫苗安全性研究[56]。

虽然 LLDB 研究可以用于疫苗安全研究的假设检验[17,52]，但也可用于提出假设或进行安全性筛查[57]。可适用的研究设计包括传统的队列调查或病例对照调查，以及较新的自身对照病例系列分析方法（self-controlled case series analyses），也就是每个受种者将自己作为对照[58]。使用上述数据库进行的疫苗安全性对照研究往往采用回顾性调查，但新的方法能够近实时地进行前瞻性疫苗安全性研究[57,59]。

用于开展疫苗安全性主动监测的其他研究方法包括基于医院的网络，如加拿大的IMPACT 系统[60]，该系统可用于免疫接种后不良反应事件、免疫失败以及儿童特定传染病的监测。也可以进行特定病例对照研究（Ad hoc case-control study）来解决有重大公共卫生意义的疫苗安全性问题[3,7,18,47,53]，不过此类研究需要大量人力和物力。

## 案例研究

### 2009 年甲型 H1N1 流感疫苗和国际公共卫生应对

2009 年 4 月，在美国-墨西哥边境首次发现了一种新的猪源性甲型 H1N1 流感病毒，到 2009 年 6 月 1 日该病毒已通过人与人之间的传播播散至 62 个国家，官方报告的发病人数达 17 410 例，死亡 115 例[61]。2009 年 6月，世界卫生组织宣布流感大流行预警已达最高级别，并开始协调甲型 H1N1 流感疫苗的研制[62]。

在约 3 个月内，不同国家研制了 30 多种甲型 H1N1 流感疫苗并获得许可[63]。2009 年 9 月开始分发疫苗，到 2010 年 6 月，50 多个国家共接种 3.5 亿剂次。接种对象包括卫生保健人员、儿童、妊娠妇女、有某些基础疾病者。由于 2009 年甲型 H1N1 流感疫苗在较短时间内获得许可和生产，且接种人数众多，因此世界卫生组织建议所有国家加强对疫苗不良反应事件的监测，并协调各国在公共卫生机构与监管当局之间进行疫苗安全信息的交流[62]。要特别关注一些罕见的不良反应。有证据显示，早在 1976 年的美国新型猪源性甲型流感（H1N1）病毒疫苗与吉兰-巴雷综合征有因果关系，因此应予以特别关注[64]。

在美国有几个联邦疫苗安全监测系统正在使用。现有的系统，如 VAERS 和 VSD，通过增加人力、完善数据库、强化报告等措施而得到加强[65]。一些新的监测系统包括大型健康计划的数据分析和各州登记系统，该登记系统覆盖全美人口的 10%，而且可对免疫接种数据与卫生保健的结局数据进行连接。美国 CDC 和 10 个州卫生部门合作的新发传染病项目（EIP），是一个基于大规模人口的监测网络，可用于确定吉兰-巴雷综合征的可能病例。有一个称为 H1N1 流感疫苗安全风险评估工作组的专业机构已经成立，该机构专门对 2009 年甲型 H1N1 流感疫苗安全性进行独立的快速评估[65]。

到 2010 年 4 月 28 日，美国共接种了约 1.26 亿剂次的单价 2009 年甲型 H1N1 流感疫苗。对 VAERS 数据的初步分析表明，2009 年甲型 H1N1 流感疫苗的安全性与季节性流感疫苗相似。甲型 H1N1 流感疫苗不良反应事件报告率略高于季节性流感疫苗（分别为接种每 100 万剂次有 82 例和 47 例报告），这可能与 2009 年甲型 H1N1 流感疫苗接种运动期间要求加强 VAERS 报告有关。但未发现意外的免疫接种后不良反应事件[66,67]。来自 VSD 快速周期性分析的初步数据显示，甲型 H1N1 流感疫苗引起贝尔麻痹的危险性升高，但经详细分析后发现这种增高并未得到证实。其他预先指定疾病的发病率均未高于预期水平[66,67]。

通过 EIP 监测对到 2010 年 3 月 31 日止住院的疫苗受种者和未受种者的吉兰-巴雷综合征发病率进行比较，发现吉兰-巴雷综合征的信号较弱，调整的发病率之比为 1.77，95% CI 1.12~2.56[68]。吉兰-巴雷综合征的人群归因危险度为 0.8/100 万剂，与一些 3 价季节性流感疫苗组分的超额危险度相似[53,69]。其他 5 个监测系统也开展吉兰-巴雷综合征的监测，但只有 EIP 监测报告相对危险度升高，超过预警信号的阈值。疫苗安全风险评估工作组认为此等安全性结果并不一定要立即采取措施[70]。

2010 年 6 月世界卫生组织的全球疫苗安全咨询委员会认为，甲型 H1N1 流感疫苗是可靠的，大部分报告的疫苗接种后不良反应事件不太严重，未发现意外的安全性问题[71]。该案例说明，在短期内生产并大规模使用疫苗时，需对疫苗安全性进行快速许可后监测，在公共卫生应急响应情况下应如何进行综合性疫苗安全性监测。

## 4 价人乳头瘤病毒疫苗和晕厥

2006 年 6 月 4 价人乳头瘤病毒重组疫苗（HPV4）在美国许可使用，该疫苗可用于 9~26 岁女性，可预防由人乳头瘤病毒 6 型、11 型、16 型和 18 型导致的癌前期病变[72]。由于 HPV4 是首批针对青少年的疫苗之一，也是预防宫颈癌的首个疫苗，因此该疫苗的获准使用引发媒体和公众的广泛关注，其中大部分是关注人乳头瘤病毒重组疫苗许可后安全性的评估。国际许可前疫苗试验有约 21 500 名受试者参加，结果发现试验组的接种部位反应、发热和恶心发生率比安慰组更高。两组全身反应和严重不良反应的发生率相似[73]。美国通过 VAERS 对 HPV4 的许可后安全性进行监测[74,75]。VSD 通过快速周期分析对几种原先指定的免疫接种后不良反应事件如癫痫、晕厥、速发型过敏反应、吉兰-巴雷综合征、阑尾炎和静脉血栓等进行监测[57,59]。

2009 年发表了第一份通过 VAERS 的综合性 HPV4 安全性许可后评估报告。截至 2009 年 12 月 31 日，美国共接种了 2300 多剂，在受种者中约有 12 000 例通过 VAERS 报告。总体上，HPV4 许可后的安全性与其许可前的试验数据基本一致，接种部位反应、头晕、恶心和头痛是报告最常见的事件。然而，与临床试验不同，血管迷走神经性晕厥（如晕厥）是接种 HPV4 后最常见的不良反应事件。VAERS 共报告 1896 例晕厥（报告发生率为 8.2/10 万剂），其中 293 例出现跌倒，200 例跌倒者发生头部损害[76]。初步的 VSD 数据基本与 VAERS 结果相同，未发现原先指定的不良反应发生率升高[77]。与其他青少年疫苗相比，HPV4 接种后晕厥的发生率也未见升高。这与 2008 年 5 月发表的 VAERS 报告数据一致，提示在接种所有新许可的青少年疫苗后晕厥发生率皆升高，这些疫苗包括 HPV4、破伤风类毒素、减毒的白喉类毒素、无细胞百日咳疫苗和脑膜炎球菌结合疫苗，接种对象主要为 11~18 岁女性[78]。报告指出这个年龄段人群的晕厥背景发生率比其他年龄组高。美国 CDC 强烈建议卫生保健人员要求受种者在接种后静坐或平卧 15 分钟。另外，2009 年 6 月 9 日美国食品药品监督管理局批准了修订的 HPV4 标签，将有关晕厥的信息列入警告和注意事项部分，强调卫生保健人员和消费者应警惕接种 HPV4 后可能出现的晕厥,有时会导致跌倒和受伤,并建议观察以防受伤[79]。

2009 年 5 月,HPV4 纳入联合国儿童基金会和其他联合国机构的疫苗采购目录,用于各国的免疫规划[80]。到 2010 年,HPV4 已在 100 多个国家许可使用,截至 2009 年 12 月全球已接种 5500 多万剂[73]。另外,2009 年 10 月,2 价 HPV 重组疫苗也获准使用,世界卫生组织建议将其纳入国家免疫规划[81]。虽然迄今的数据尚未证实会出现严重或意外的不良反应事件,但有关这两种疫苗的安全性监测尚需继续仔细地进行。

## 结论

随着不断进行的新疫苗许可、扩大疫苗建议的实施[82]和全球免疫接种运动[83],疫苗安全性监测的重要性不断增加。疫苗将继续保持高度的安全性。最近第二代轮状病毒疫苗的许可前试验有近 7 万名对象参与[84,85]。这种规模的研究可能费用高和后勤保障困难。主动和被动的许可后安全性监测系统将继续负责对罕见的、严重的和(或)意外的不良反应事件进行监测。21 世纪的公共卫生人员需要了解上述两种监测系统的目的、优点和缺点,如表 11.2。

表 11.2 疫苗安全性监测系统的特点

| 监测的一般类型 | 主动 | 被动(自发报告系统) |
|---|---|---|
| 示例 | VSD、GPRD、IMPACT | VAERS、CAEFISS、Yellow Card |
| 是否基于人群? | 是 | 是 |
| 主要目的 | 验证假设 | 提出假设 |
| 是否可计算 AEFI 发生率? | 是 | 否 |
| 是否可计算疫苗 AEFI 归因危险度? | 是 | 否 |
| 发现罕见不良反应事件的敏感度 | 较低 | 较高 |
| 费用 | 较高 | 较低 |
| 研究设计 | 队列研究、病例对照研究、自身对照病例系列研究 | 病例系列研究、高级信号探测或数据挖掘 |

AEFI:免疫接种后不良反应事件;CAEFISS:加拿大免疫接种后不良反应事件监测系统;GPRD:全科医学研究数据库;IMPACT:免疫接种主动监测项目;VAERS:美国疫苗不良反应事件报告系统;VSD:美国疫苗安全性数据链接

确定免疫接种政策以及与卫生保健人员和公众交流疫苗安全性问题时,应考虑来自各种资源的现有的科学监测数据[86]。在向持相反意见的高危公众详细解释罕见但严重的不良反应时,可能有很大的挑战,但可以通过风险沟通的科学原则加以解决[87]。

## 致谢

我们非常感谢美国疾病预防控制中心 Elaine Miller、Susan Duderstadt 和世界卫生组织 Patrick Zuber 在编写本章节过程中提供的帮助。

(胡昱 译,周祖木 校)

# 参考文献

1 Chen RT. Evaluation of vaccine safety after the events of 11 September 2001: role of cohort and case-control studies. *Vaccine* 2004;22:2047–53.

2 Ellenberg S, Chen R. The complicated task of monitoring vaccine safety. *Public Health Rep* 1997:112:10–20.

3 Schonberger LB, Bregman DJ, Sullivan-Bolyai JZ. Guillain-Barré syndrome following vaccination in the National Influenza Immunization Program, United States, 1976–1977. *Am J Epidemiol* 1979;110:105–23.

4 Alexander LN, Seward JF, Santibanez TA. Vaccine policy changes and epidemiology of poliomyelitis in the United States. *JAMA* 2004;292:1696–701.

5 Zanardi LR, Haber P, Mootrey GT. Intussusception among recipients of rotavirus vaccine—reports to the Vaccine Adverse Event Reporting System. *Pediatrics* 2001;107:E97.

6 Martin M, Weld LH, Tsai TF. Advanced age a risk factor for illness temporally associated with yellow fever vaccination. *Emerg Infect Dis* 2001;7:945–51.

7 Catindig N, Abad-Viola G, Magboo F, *et al.* Tetanus toxoid and spontaneous abortions: is there epidemiological evidence of an association? *Lancet* 1996;348(9034):1098–9.

8 Gangarosa EJ, Galzka AM, Wolfe CR. Impact of anti-vaccine movements on pertussis control: the untold story. *Lancet* 1998;351(9099):356–61.

9 Casiday RE. Children's health and the social theory of risk: insights from the British measles, mumps and rubella (MMR) controversy. *Soc Sci Med* 2007;65:1059–70.

10 Plotkin SA, Orenstein W (eds.). *Vaccines*, 4th edn. Philadelphia, PA: WB Saunders, 2003.

11 Nathanson N, Langmuir AD. The Cutter incident. Poliomyelitis following formaldehyde-inactivated poliovirus vaccination in the United States during the spring of 1955. Relationship of poliomyelitis to Cutter Vaccine. *Am J Hyg* 1963;78:29–60.

12 Lane JM, Ruben FL, Neff JM. Complications of smallpox vaccination: national surveillance in the United States, 1968. *N Engl J Med* 1969;281:1201–7.

13 Lane JM, Ruben FL, Neff JM. Complications of smallpox vaccination, 1968: results of ten statewide surveys. *J Infect Dis* 1970;122:303–9.

14 US Department of Health and Human Services. *Influenza Preparedness and Response Plan. Annex 11: Lessons Learned from 1976 Swine Influenza Program.* Washington, DC: Services, USDoHaH, 2004.

15 Chen RT, Rastogi SC, Mullen JR, *et al.* The Vaccine Adverse Event Reporting System (VAERS). *Vaccine* 1994;12:542–50.

16 Chen RT, Glasser JW, Rhodes PH. The Vaccine Safety Datalink Project: a new tool for improving vaccine safety monitoring in the United States. *Pediatrics* 1997;99:765–73.

17 Kramarz P, France EK, Destefano F, *et al.* Population-based study of rotavirus vaccination and intussusception. *Pediatr Infect Dis J* 2001;20:410–16.

18 Murphy TV, Gargiullo PM, Massoudi MS. Intussusception among infants given an oral rotavirus vaccine. *N Engl J Med* 2001;344:564–72.

19 Wakefield AJ, Murch SH, Anthony A. Ileal-lymphoid-nodular hyperplasia, non-specific colitis, and pervasive developmental disorder in children. *Lancet* 1998;351(9103):637–41.

20 Centers for Disease Control and Prevention. Thimerosal in vaccines: a joint statement of the American Academy of Pediatrics and the Public Health Service. *MMWR Morb Mortal Wkly Rep* 1999;48:563–5.

21 Chen C. Rebellion against the polio vaccine in Nigeria: implications for humanitarian policy. *Afr Health Sci* 2004;4:205–7.

22 Baylor NW, Midthun K. Regulation and testing of vaccines. In: Plotkin SA, Orenstein WA (eds.) *Vaccines.* Philadelphia, PA: WB Saunders, 2004.

23 US Food and Drug Administration. *Postmarketing Reporting of Adverse Experiences.* 21 C.F.R. Sect. 600.80. Silver Spring, MD: FDA, 1999.

24 World Health Organization. *Immunization Safety Surveillance.* Manila, Philippines: Immunization Focus, Western Pacific Regional Office, 1999. Available at: http://www.who.int/immunization_safety/publications/aefi/en/AEFI_WPRO.pdf. Accessed October 10, 2012.

25 Centers for Disease Control and Prevention. General recommendations on immunization: recommendations of the Advisory Committee on Immunization Practices and the American Academy of Family Physicians. *MMWR Morb Mortal Wkly Rep* 2006;55:RR-15.

26 US Agency for International Development; Office of Health ID, and Nutrition, Bureau for Global Health. *Immunization Essentials.* Washington, DC: US Agency for International Development, 2003.

27 Peltola H, Heinonen OP. Frequency of true adverse reactions to measles-mumps-rubella vaccine. A double-blind placebo-controlled trial in twins. *Lancet* 1986;1(8487):939–42.

28 Atkinson W, Hamborsky J, McIntyre L, Wolfe S. *Epidemiology and Prevention of Vaccine-Preventable Diseases*, 8th edn. Washington, DC: Public Health Foundation, 2005.

29 Jefferson T. EUSAFEVAC project. Unintended events following immunization with MMR: a systematic review. *Vaccine* 2003;21:3954–60.

30 Bohlke K, Davis RL, Marcy SM. Risk of anaphylaxis after vaccination of children and adolescents. *Pediatrics* 2003;112:815–20.

31 Medicines and Healthcare products Regulatory Agency. *Patient Reporting Working Group.* London, UK: MHRA, 2004–6. Available at: http://www.mhra.gov.uk/home/groups/l-unit1/documents/websiteresources/con2033020.pdf. Accessed October 11, 2012.

32 Centers for Disease Control and Prevention. Intussusception among recipients of rotavirus vaccine—United States, 1998–1999. *MMWR Morb Mortal Wkly Rep* 1999;48:577–81.

33 Centers for Disease Control and Prevention. Adverse events associated with 17D-derived yellow fever vaccination—United States, 2001–2002. *MMWR Morb*

*Mortal Weekly Rep* 2002;51:989–93.

34 Centers for Disease Control and Prevention. Cardiac adverse events following smallpox vaccination—United States, 2003. *MMWR Morb Mortal Weekly Rep* 2003;52:248–50.

35 Dayan G, Iskander J, Glasser J. Tracking vaccine lot lifecycles: using reports to the Vaccine Adverse Event Reporting System (VAERS). *Pharmacoepidemiol Drug Saf* 2005;14:671–6.

36 Wise R, Kiminyo K, Salive M. Hair loss after routine immunizations. *JAMA* 1997;278:1176–8.

37 Miyoshi M, Yoshizumi S, Jinushi M. A case of paralytic poliomyelitis associated with poliovirus vaccine strains in Hokkaido, Japan. *Jpn J Infect Dis* 2010;63:216–17.

38 Halsey N. The science of evaluation of adverse events associated with vaccination. *Semin Pediatr Infect Dis* 2002;13:205–14.

39 Varricchio F, Iskander J, Destefano F. Understanding vaccine safety information from the Vaccine Adverse Event Reporting System. *Pediatr Infect Dis J* 2004;23:287–94.

40 Rosenthal S, Chen R. Reporting sensitivities of two passive surveillance systems for vaccine adverse events. *Am J Pub Health* 1995;85:1706–9.

41 Verstraeten T, Baughman A, Cadwell B. Enhancing vaccine safety surveillance: a capture-recapture analysis of intussusception after rotavirus vaccination. *Am J Epidemiol* 2001;154:1006–12.

42 Bonhoeffer J, Kohl K, Chen R, *et al*. The Brighton Collaboration: enhancing vaccine safety. *Vaccine* 2004;22:2046–7.

43 Silvers LE, Varricchio FE, Ellenberg SS. Pediatric deaths reported after vaccination: the utility of information obtained from parents. *Am J Prev Med* 2002;22:170–6.

44 Iskander JK, Miller ER, Chen RT. The role of the Vaccine Adverse Event Reporting system (VAERS) in monitoring vaccine safety. *Pediatr Ann* 2004;33:599–606.

45 Niu MT, Erwin DE, Braun MM. Data mining in the US Vaccine Adverse Event Reporting System (VAERS): early detection of intussusception and other events after rotavirus vaccination. *Vaccine* 2001;19:4627–34.

46 Skowronski DM, Strauss B, De Serres G, *et al*. Oculorespiratory syndrome: a new influenza vaccine-associated adverse event? *Clin Infect Dis* 2003;36:705–13.

47 Mutsch M, Zhou W, Rhodes P. Use of the inactivated intranasal influenza vaccine and the risk of Bell's palsy in Switzerland. *N Engl J Med* 2004;350:896–903.

48 Chiron Vaccines. *Chiron Recalls and Withdraws MORUPAR(R) MMR Vaccine from Italian and Developing World Markets*. Marburg, Germany: Chiron, 2006. Available at: http://www.businesswire.com/news/home/20060316005270/en/Chiron-Recalls-Withdraws-MORUPAR-MMR-Vaccine-Italian. Accessed October 11, 2012.

49 Ruggeberg J, Heath P. Safety and efficacy of meningococcal group C conjugate vaccines. *Expert Opin Drug Saf* 2003;2:7–19.

50 Duclos P, Delo A, Aguado T. Immunization safety priority project at the World Health Organization. *Semin*

*Pediatr Infect Dis* 2003;14:233–9.

51 World Health Organization. *Vaccine Preventable Diseases Monitoring System*. Geneva, Switzerland: WHO. Available at: http://apps.who.int/immunization_monitoring/en/globalsummary/IndicatorSelect.cfm. Accessed October 11, 2012.

52 DeStefano F. Vaccine Safety Datalink Research Group. The Vaccine Safety Datalink project. *Pharmacoepidemiol Drug Saf* 2001;10:403–6.

53 Lasky T, Terracciano G, Magder L. The Guillain-Barre syndrome and the 1992–1993 and 1993–1994 influenza vaccines. *N Engl J Med* 1998;339:1797–802.

54 Hernan MA, Jick SS, Olek MJ. Recombinant hepatitis B vaccine and the risk of multiple sclerosis: a prospective study. *Neurology* 2004;63:838–42.

55 Rubertone MV, Brundage JF. The Defense Medical Surveillance System and the Department of Defense serum repository: glimpses of the future of public health surveillance. *Am J Public Health* 2002;92:1900–4.

56 Verstraeten T, DeStefano F, Chen R. Vaccine safety surveillance using large linked databases: opportunities, hazards and proposed guidelines. *Expert Rev Vaccines* 2003;2:21–9.

57 Davis R, Kolczak M, Lewis E. Active surveillance of vaccine safety: a system to detect early signs of adverse events. *Epidemiology* 2005;16:336–41.

58 Whitaker H, Farrington C, Spiessens B. Musonda P. The self-controlled case series method. *Stat Med* 2006;25:1768–97.

59 Lieu TA, Kulldorff M, Davis RL. Real-time vaccine safety surveillance for the early detection of adverse events. *Med Care* 2007;45:S89–S95.

60 Moore DL, Saux NL, Scheifele D. Lack of evidence of encephalopathy related to pertussis vaccine: active surveillance by IMPACT, Canada, 1993–2002. *Pediatr Infect Dis J* 2004;23:568–71.

61 World Health Organization. *Influenza A (H1N1) Update 42*. Geneva, Switzerland: WHO, 2009. Available at: http://www.who.int/csr/don/2009_06_01a/en/index.html. Accessed October 10, 2012.

62 World Health Organization. *The International Response to the Influenza Pandemic: WHO Responds to the Critics*. Geneva, Switzerland: WHO, 2010. Available at: http://www.who.int/csr/disease/swineflu/notes/briefing_20100610/en/index.html. Accessed October 10, 2012.

63 Girard MP, Katz J, Pervikov Y, *et al*. Report of the 6th meeting on the evaluation of pandemic influenza vaccines in clinical trials World Health Organization, Geneva, Switzerland, 17–18 February 2010. *Vaccine* 2010;28:6811–20.

64 Stratton K, Alamario D, Wizemann T, McCormick M. *Immunization Safety Review: Influenza Vaccines and Neurological Complications*. Washington, DC: National Academies Press, 2003.

65 Federal Immunization Safety Task Force. *Federal Plans to Monitor Immunization Safety for the Pandemic 2009 H1N1 Influenza Vaccination Program*. Available at: http://www.flu.gov/professional/federal/fed-plan-to-mon-h1n1-imm-safety.pdf. Accessed October 10, 2012.

66 Centers for Disease Control and Prevention. Safety of

influenza A (H1N1) 2009 monovalent vaccines—United States, October 1–November 24, 2009. *MMWR Morb Mortal Weekly Rep* 2009;58:1351–6.

67　Vellozzi C, Broder K, Haber P. Adverse events following influenza A (H1N1) 2009 monovalent vaccines reported to the Vaccine Adverse Event Reporting System, United States, October 1, 2009–January 31, 2010. *Vaccine* 2010;28:7248–55.

68　Centers for Disease Control and Prevention. Preliminary results: surveillance for Guillain-Barré syndrome after receipt of influenza A (H1N1) 2009 monovalent vaccine—United States, 2009–2010. *MMWR Morb Mortal Weekly Rep* 2010;59:657–61.

69　Juurlink DN, Stukel TA, Kwong J. Guillain-Barré syndrome after influenza vaccination in adults: a population-based study. *Arch Intern Med* 2006;166:2217–21.

70　US Department of Health and Human Services. *Report on 2009 H1N1 Vaccine Safety Risk Assessment. Approved by the National Vaccine Advisory Committee on June 2, 2010.* Washington, DC. 2010. Available at: http://www.hhs.gov/nvpo/nvac/reports/vsrawg_repot_may2010.html. Accessed October 10, 2012.

71　World Health Organization. Global Advisory Committee on Vaccine Safety, 16–17 June 2010. *Wkly Epidemiol Rec* 2010;85:285–292. Available at: http://www.who.int/wer/2010/wer8530.pdf, Accessed October 10, 2012.

72　Centers for Disease Control and Prevention. Quadrivalent human papillomavirus vaccine. Recommendations of the Advisory Committee on Immunization Practices (ACIP). *MMWR Morb Mortal Weekly Rep* 2007;56(RR-2):1–24.

73　Agorastos T, Chatzigeorgiou K, Brotherton J, Garland S. Safety of human papillomavirus (HPV) vaccines: a review of the international experience so far. *Vaccine* 2009;27:7270–81.

74　Centers for Disease Control and Prevention. *Human Papillomavirus (HPV) Vaccine Post-licensure Monitoring and Implementation Activities.* Atlanta, GA: CDC, 2011. Available at: http://www.cdc.gov/std/hpv/HPV-monitoring-plan-10-06-2008.pdf. Accessed October 11, 2012.

75　Markowitz L, Hariri S, Unger E. Post-licensure monitoring of HPV vaccine in the United States. *Vaccine* 2010;28:4731–7.

76　Slade B, Leidel L, Vellozzi C. Postlicensure safety surveillance for quadrivalent human papillomavirus recombinant vaccine. *JAMA* 2009;302:750–7.

77　Centers for Disease Control and Prevention. *Advisory Committee on Immunization Practices, Summary Report. October 22–23, 2008.* Atlanta, GA: CDC, 2008. Available at: http://www.cdc.gov/vaccines/acip/meetings/downloads/min-archive/min-oct08.pdf. Accessed October 11, 2012.

78　Centers for Disease Control and Prevention. Syncope after vaccination—United States, January 2005–July 2007. *MMWR Morb Mortal Weekly Rep* 2008;57:457–60.

79　US Food and Drug Administration. *Information Pertaining to Labeling Revision for Gardasil.* Silver Spring, MD: FDA, 2009. Available at: http://www.fda.gov/BiologicsBloodVaccines/Vaccines/ApprovedProducts/ucm165145.htm. Accessed October 10, 2012.

80　Bonanni P, Cohet C, Kjaer S. A summary of the post-licensure surveillance initiatives for GARDASIL/SILGARD®. *Vaccine* 2010;28:4719–30.

81　World Health Organization. Human papillomavirus vaccines. WHO position paper. *Wkly Epidemiol Rec* 2009;84:117–32. Available at: http://www.who.int/wer/2009/wer8415.pdf. Accessed October 10, 2012.

82　Fiore AE, Uyeki TM, Broder K, *et al.*; Centers for Disease Control and Prevention. Prevention and control of influenza with vaccines: recommendations of the Advisory Committee on Immunization Practices (ACIP). *MMWR Recomm Rep* 2010;59(RR-8):1–62.

83　Balaji K. GAVI and the Vaccine Fund: a boon for immunization in the developing world. *Indian J Public Health* 2004;48:45–8.

84　Vesikari T, Matson D, Dennehy P. Safety and efficacy of a pentavalent human-bovine (WC3) reassortant rotavirus vaccine. *N Engl J Med* 2006;354:23–33.

85　Ruiz-Palacios GM, Perez-Schael I, Velazquez FR. Safety and efficacy of an attenuated vaccine against severe rotavirus gastroenteritis. *N Engl J Med* 2006;354:11–22.

86　Giffin R, Stratton K, Chalk R. Childhood vaccine finance and safety issues. *Health Aff (Millwood)* 2004;23:98–111.

87　Gust DA, Woodruff R, Kennedy A. Parental perceptions surrounding risks and benefits of immunization. *Semin Pediatr Infect Dis* 2003;14:207–12.

## 缩写词

| | |
|---|---|
| **ACIP** | 美国免疫实施咨询委员会 |
| **AEFI** | 免疫接种后不良反应事件 |
| **CAEFISS** | 加拿大免疫接种后不良反应事件监测系统 |
| **CDC** | 美国疾病预防控制中心 |
| **DMSS** | 国防部医学监测系统 |
| **EIP** | 新发传染病规划 |
| **EPI** | 扩大免疫规划 |
| **FDA** | 美国食品药品监督管理局 |
| **GACVS** | 全球疫苗安全咨询委员会 |
| **GBS** | 吉兰-巴雷综合征 |
| **GPRD** | 全科医学研究数据库 |
| **HPV4** | 4 价人乳头瘤病毒疫苗 |
| **IMPACT** | 免疫接种主动监测规划 |
| **LLDB** | 大型链接数据库 |
| **MMR** | 麻疹-流行性腮腺炎-风疹 |

| | | | |
|---|---|---|---|
| | 疫苗 | TP | 血小板减少 |
| MMWR | 发病率和死亡率周报 | VAE | 疫苗不良反应事件 |
| MS | 多发性硬化 | VAERS | 美国疫苗不良反应报告系统 |
| NRA | 国家监管当局 | VPD | 疫苗可预防疾病 |
| OPV | 口服脊髓灰质炎疫苗 | VSD | 美国疫苗安全数据链接 |
| RRV-TV | 4价基于恒河猴的轮状病毒疫苗 | VSRAWG | 疫苗安全性风险评估工作组 |
| SAE | 严重不良反应事件 | | |
| SRS | 自发报告系统 | WHO | 世界卫生组织 |

# 12 第 12 章 季节性流感和流感大流行监测

Lynnette Brammer[1], Alicia P. Budd[1], & Lyn Finelli[1]

[1]美国佐治亚州，亚特兰大，美国疾病预防控制中心流感部
Influenza Division, Centers for Disease Control and Prevention, Atlanta, GA, USA

## 引言

流行性感冒（流感）病毒属于正黏病毒科，分为甲型、乙型和丙型三个型。甲型和乙型流感病毒可引起呼吸道疾病的流行，在温带地区冬季高发，而热带地区全年都可发生。丙型流感病毒仅引起轻微感染，不导致疾病流行，本章节不作深入讨论。根据病毒表面蛋白血凝素（HA）和神经氨酸酶（NA）的不同，甲型流感病毒可以分为多个亚型。目前已知血凝素有 16 个亚型，神经氨酸酶有 9 个亚型。然而，自 20 世纪初以来，在人类引起广泛传播的流感病毒只有 3 种血凝素亚型（H1、H2 和 H3）和 2 种神经氨酸酶亚型（N1 和 N2）。流感病毒以易于发生变异著称，变异通过抗原漂移和抗原转变这两种不同机制而发生。抗原漂移是缓慢的、连续的变化过程，甲型和乙型流感病毒可发生抗原漂移，并可导致人在一生中多次感染，故三价季节性流感疫苗的病毒成分需经常更新。抗原转变是较大的突变，不经常发生，仅在甲型流感病毒中出现。抗原转变会产生一种新的流感病毒亚型，绝大多数或所有的人群对这一新型病毒没有免疫力。如果这一新病毒可感染人类并能在人与人之间易于传播，则可发生大流行。

在非工业化国家流感的疾病负担并不清楚。然而，在工业化国家每年流感流行期间，一般有 5% ~20% 的人可被感染[1]。流感病毒感染的临床表现不一，从无症状感染或轻型呼吸道疾病到原发性病毒性肺炎，甚至死亡[1~7]。在季节性流感流行季节，90% 以上的流感相关死亡发生在 65 岁或以上的老年人；然而，一般学龄儿童感染率最高[2~7]。流感病毒引起的感染与其他呼吸道病毒感染的鉴别，需通过实验室检测来确定。流感监测应注意病毒的持续变异、感染的普遍性以及临床症状的非特异性和多样性。实验室监测不仅是流感监测系统的基础，也是挑选合适疫苗株所必需的。流感监测系统可提供流感发病率和死亡率信息，并且是评估流感产生各种影响的完整情况所必需的，从而为制定预防、控制和减缓策略提供依据。本章节以美国为例，通过基于实验室的监测网络和系统来监测流感相关的门诊病例、住院病例和死亡病例。

## 流感监测网络

通过 1952 年建立的 WHO 全球流感监测网络和 WHO 全球流感规划实施全球流感监测工作。截至 2012 年，全球流感监测网络包括 6 个国际性 WHO 流感合作中心（其中 5 个针对人流感，1 个针对动物流感）和分布在 110 个国家的 140 个经 WHO 认可的国家流感中心（National Influenza Center，NIC），如图 12.1。NIC 直接从医师、诊所和医院或通过实验室网络收集所在国家流感样病例（influenza-like illness，其定义为>38℃，并伴有咳嗽

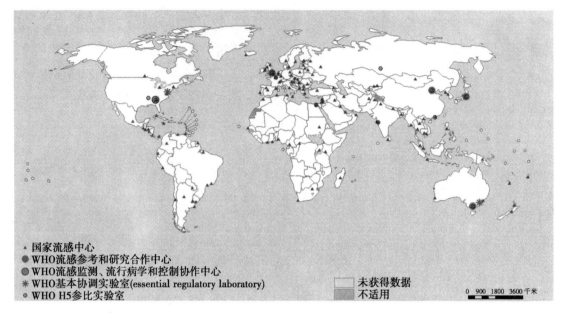

**图 12.1**　世界卫生组织(WHO)全球流感监测和应对系统(GISRS)监测流感病毒变异,并在实验室诊断、疫苗、抗病毒药物敏感性和风险评估等方面提供建议。目前该监测网络体系包括 6 个 WHO 合作中心、4 个 WHO 基本协调实验室(essential regulatory laboratory)和分布在 110 个 WHO 成员国的 140 个机构,即经世界卫生组织认可的国家流感中心。地图上所标明的边界线及名称和所用的命名并不代表 WHO 对任何国家、领地、城市或地区或其当局的合法地位,或关于边界或分界线的规定有任何意见。地图上的虚线表示可能尚未完全达成一致的大致边界线。数据来源:WHO GISRS 工作组,2012。制图:WHO GISRS 工作组。© WHO,2012

或咽痛[8])的标本。NIC 进行流感病毒分离物的初步检测,包括病毒分型和亚型测定。检测结果要报告给 WHO,并通过所谓的 Flu-Net(知识点 12.1)网络报告系统公开发布。常规季节性流感分离物的部分标本和 NIC 还无法进行亚型检测的分离物,应送至 5 个 WHO 流感合作中心中的一个或多个,进行更详细的抗原特性和基因特性分析以及抗病毒药物耐药性检测。用于疫苗研制的病毒种子株可从该监测网络获得。

　　流感监测系统的设计应基于监测的目标和目的,这在国际、国家、州或地方层面会有所不同。全球流感监测网络的主要目标是为南半球和北半球的疫苗株筛选提供病毒学数据;并可及时发现可能引起流感大流行的人感染新型甲型流感病毒亚型,以便采取应对措施。WHO 全球流感监测中心的其他目标,详见其网站(知识点 12.1)。国家层面的流

---

**知识点 12.1　流感有关网站**

**世界卫生组织(WHO)**

- FluNet:参与监测的 WHO 成员国的流感监测信息可从下列网址获得:http://www.who.int/influenza/gisrs_laboratory/flunet/en/index.html

- 全球流感监测项目信息:http://www.who.int/influenza/en/

- WHO 欧洲办事处:http://www.euroflu.org/index.php

**美国疾病预防控制中心(CDC)**

- FluView——美国每周流感活动进展:http://www.cdc.gov/flu/weekly/

- 流感监测方法介绍:http://www.cdc.gov/flu/weekly/overview.htm

**欧洲疾病预防控制中心(ECDC)**

- 每周流感监测概况:

  http://ecdc.europa.eu/en/publications/surveillance_reports/influenza/Pages/weekly_influenza_surveillance_overview.aspx

感监测目标主要是测量疾病负担和影响,并为制定预防和控制政策提供依据。州和地方的辖区和所属部门需要流感监测信息,为制订患者治疗方案和暴发应对措施提供依据。

流感监测需要综合病毒学数据和流感相关的发病及死亡等信息。在选择要监测的临床后果和所用的数据来源时,需考虑多个因素。重点是要确保收集到足够的数据,以做出公共卫生决策,收集的这些数据可为地方、州和国家的公共卫生部门所用,可以使用现有的可获取的电子数据和所有其他可以收集到的数据。数据来源可包括实验室记录、人口统计数据、急诊或常规门诊数据,医院入院或出院记录、长期护理机构或其他机构记录、学校或工作场所记录和卫生保健人员的调查。

## 实验室监测

实验室监测是流感监测系统的基础。除提供流感病毒流行的地区分布和时间特征等基本信息外,流感病毒性监测的目的还包括对病毒抗原变异进行监测以筛选疫苗株,抗病毒药物耐药性监测,侦查可能会引起大流行的新型流感病毒亚型。用于流感诊断的实验室方法包括病毒分离(标准检测法和快速培养)、分子生物学检测[反转录聚合酶链反应(RT-PCR)和实时 RT-PCR]、病毒抗原检测(酶免疫法)、直接或间接免疫荧光抗体检测(DFA 或 IFA)、商用的快速诊断试剂盒以及较少使用的电子显微镜和血清学检测。

适用于流感病毒检测的临床标本包括鼻洗液、鼻咽抽提物、鼻咽拭子、经气管抽取物和支气管肺泡灌洗液等。应根据采用的检测方法来确定最合适的临床标本。标本的来源有多种,包括医师办公室、门诊诊所、机构暴发、急诊室和医院等。由于不同流感病毒型别和亚型引起的疾病严重程度有所不同,故最好从严重病例(如需要住院治疗的患者)和仅在门诊就诊的轻型病例中采集标本。在特定人群采集患者或住院患者的标本可计算发病率。快速诊断试验和实验室检测方法,

如 RT-PCR、实时 RT-PCR、EIA、DFA 或 IFA 等,均可以快速提供检测结果,对于患者治疗非常有用。然而,抗原特性和病毒耐药性检测需用病毒分离物才能进行。这些检测对病例治疗的直接影响不大,但可为选择流感疫苗株和推荐使用抗病毒药物提供必要的信息。因此,在建立流感监测系统时,要考虑确保病毒分离物的来源。

在流感大流行预警期间,基于某型流感病毒的流行病学,如发现有可能引起大流行的病毒时,则应针对可能感染该病毒的高危人群采集标本,来加强实验室监测。有针对性采样可增加发现感染新型病毒的早期病例的概率,故应继续扩大对流感样病例样本的检测,以便发现在已知高危人群以外的人群传播,并可确定是否与其他流感病毒同时传播。

虽然发现人类感染新型甲型流感病毒的概率不大,但这种病毒有可能引起大流行(参见第 45 章),因此这是 WHO 全球流感监测网络的最重要任务之一。对暴露于感染流感动物的人群,如猪或禽类养殖人员或筛检动物人员,应加强监测,以便发现新的流感病毒。在已确认的禽流感暴发期间,通过加强对职业暴露人群的监测,可发现新型病毒,如荷兰发现人感染甲型流感病毒 H7N7[9],美国发现甲型流感病毒 H7N2[10],加拿大发现甲型流感病毒 H7N3[11] 等。其他的例子,如1997 年香港发现首例甲型流感 H5N1 儿童病例[12]和1999 年香港发生 2 例人感染甲型流感 H9N2 病例[13],都是在 WHO 全球监测网络的常规病原学监测期间被发现。2009年美国的最早 2 例大流行甲型流感(H1N1)病例,也是用新的流感快速诊断试剂盒检测和在边境地区进行常规监测时被发现。这些新型病毒最初也被确定为甲型流感病毒,但用鉴定人 H1 或 H3 亚型的标准试剂不能分型,随后将其送到 WHO 中的 1 个或多个合作中心做进一步鉴定(图 12.1)。

美国流感病毒学监测系统是其国内实验室网络监测的典范。美国大约有 140 个 WHO

合作实验室和国家呼吸道与肠道病毒监测系统(National Respiratory and Enteric Virus Surveillance System, NREVSS)实验室,并将呼吸道标本的流感检测数以及流感病毒类型或分型的阳性数向美国疾病预防控制中心(CDC)报告。美国的 WHO 合作实验室,包括所有的州公共卫生实验室,一些地方公共卫生实验室以及一些医院或学术中心实验室,要报告年龄别数据。NREVSS 虽不是 WHO 的实验室,但主要是医院实验室。美国的 WHO 合作实验室和 NREVSS 实验室需上报数据,美国 CDC 每周在州和国家层面对这些数据进行汇总和分析,将数据包括在每周国家流感活动简报中,以 FluView 形式在 CDC 网站(www.cdc.gov/flu)发布,并通过 FluNet 报告给 WHO。

美国的 WHO 合作实验室也会将一些分离到的流感病毒呈送给 CDC,进行抗原和基因特性分析与病毒耐药性检测等。在整个夏季和流感流行早期,每个实验室要上报流感病毒分离物,在流感流行季节则要每隔一周上送一小部分分离物。另外,还要求实验室上送所有罕见的分离物。罕见的分离物包括与预期的检测结果不符的标本,检测结果可能是从动物传给人的标本,非常严重病例或疫苗受种者的标本,或者实验室难以确定病毒亚型的标本。

2009 年大流行甲型流感病毒(H1N1)的出现,为追踪快速传播的新型流感病毒提供了实例。当年 4 月中旬美国报告第一批病例后,从 2009 年 4 月 25 日结束的这一周至 2009 年 5 月 2 日结束的这一周,美国流感监测网络检测的标本量增加 8 倍以上[14]。在头几周,美国公共卫生实验室只是将可能的 2009 年新型 H1N1 病例作为不可分型的甲型流感病毒感染。病例的确诊需要经过 CDC 检测。随后,在初步发现新病毒后 2 周内,便开始下发 2009 年新型 H1N1 流感病毒特异性 RT-PCT 试剂,州和地方公共卫生实验室获得认证后,在当地也能进行确诊试验[15]。

病毒学监测是抗病毒药物敏感性监测所

必需的。对流感病毒有效的抗病毒药物有两种,分别为金刚烷类(金刚烷胺与金刚乙胺)和神经氨酸酶抑制剂(奥司他韦和扎那米韦)。治疗期间,金刚烷类可迅速出现耐药性,但在 1995—2002 年全球监测显示,甲型流感病毒对这类药物的耐药率不到 2%。但在 2003 年期间耐药率增加到 13.3%,这主要由于在亚洲分离的病毒耐药性增加所致[16]。在美国,2003—2004 年流行季节期间甲型流感病毒对金刚烷类的耐药率为 1.9%,在 2004—2005 年流感流行季节耐药率为 11%[17],而 2005 年 10 月至 2006 年 1 月 14 日耐药率达 91%。为此,美国 CDC 在 2006 年 1 月发布预警,建议在美国不再使用金刚烷类来治疗甲型流感或作为化学预防药物,直到有数据显示流行的甲型流感病毒株对这类药物再次敏感[18]。

## 发病率监测

流感疾病负担的监测面临众多挑战,因为大多数流感感染者不去就诊,且就诊者通常也不做流感病毒检测,并且在大多数地区并不强制报告流感病例。因此,流感疾病活动情况需要用间接方法进行测量或评价。因为流感对发病率和死亡率的影响可能不同,且不一定呈平行方向,这与流行的毒株和所监测的人群有关(如有些年份流感死亡率很低,但仍有很多流感患者就诊),因此为了解某个流感流行季节流感所产生的影响,需要监测一种以上的临床结局。在选择要监测的临床结局和所使用的数据来源时,应考虑现有数据资料的可获得性,卫生保健架构,收集和报告数据的难易程度,可持续报告的可能性以及收集能合理代表某种研究对象数据的可能性。

## 哨点门诊病例监测

每年流感流行期间会出现大量流感病例,因此对所有门诊病例进行检测是不切实际的。但是,在哨点医院监测易识别的临床综合征如流感样疾病,能提供呼吸道病毒流行增加和呼吸道病毒在哪里流行的早期证据,并能追踪流行季节呼吸道病毒变化情况,同时也可作为病毒分离的标本来源之一。如果知道监测区域的人口数量,则可以计算人群的流感样病例发生率。此外,如果哨点医院以系统的方法采集标本,则可确定由流感引起的流感样病例的比例,计算出需要治疗的流感发病率,并可以估计流感门诊病例的疾病负担。

在美国,门诊病例中流感样病例数据通过门诊流感样病例监测网络(Outpatient Influenza-like Illness Surveillance Network, ILI-Net)来收集,该网络是 CDC、州与地方卫生部门和卫生保健人员的合作系统(图 12.2)。在此系统中,州负责确定流感监测协调者,招募和雇佣哨点工作人员,确保数据质量,并对哨点人员送检的标本进行检测。CDC 负责网络的管理和协调,维护报告系统运行,将数据存放在储存库,分析和分发数据。

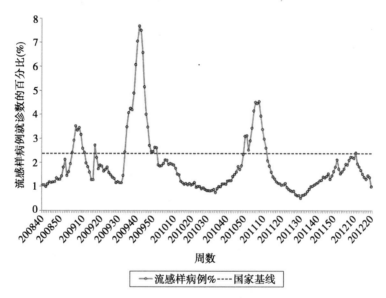

图 12.2　2008 年 9 月 28 日至 2012 年 5 月 19 日汇总数据显示,美国门诊患者流感样病例监测网络报告的门诊病例中流感样病例(ILI)的比例。该监测系统已有全国 50 个州、哥伦比亚特区和美属维尔京群岛的3000 多名卫生保健人员参加,每年共报告 3000 多万名门诊病例。引自:the US Centers for Disease Control and Prevention

ILINet 的目的是监测普通人群中流感样病例的活动情况,并将其作为流感流行的指标。因此,各州在招募卫生保健人员时,要考虑其接诊的各种患者能代表当地人群,尤其是在年龄和地区分布方面。任何初级保健人员都可以参加哨点监测,包括家庭医师、内科、儿科、感染科、妇产科和急诊科医师等。哨点医院也可以是私人医院、急诊科、急救中心、大学或学院学生卫生中心和健康维护组织( health maintenance organization ) 等。ILI-Net 参与者每周报告汇总数据,包括就诊总

病例数、流感样病例[ 发热超过 38.7℃ ,伴咳嗽和( 或) 咽痛,并排除除流感以外的其他疾病]就诊数,并按年龄组(0 ~ 4 岁、5 ~ 24 岁、25 ~ 49 岁、50 ~ 64 岁、>65 岁)统计。

鼓励 ILINet 的参与单位能上送部分流感样病例的咽拭子或鼻咽拭子标本到州实验室进行病毒学检测,将检测结果输入到病毒监测系统。因为获得检测结果的时间滞后(病毒培养大约需要 1 周),所以病毒培养结果的信息通常对流感病例的确诊无多大用途,但确实可提供社区流感病毒流行的信息。

向 ILINet 报告的数据可用于计算流感样病例占所有就诊数的比例。每周对这些数据在国家和州层面进行分析，并在流感监测周报中进行报告。因为各州的流感样病例监测力度和参与监测的机构所覆盖的人群比例各不相同，故应根据相关州的人口比例，对国家和地区的流感样病例门诊就诊的比例进行加权处理。国家和地区流感样病例就诊的百分比分别与其基线数据进行比较，如果发现数值高于基线值，通常提示可能与流感活动增强有关（图 12.2）。基线值通过下列方法获得：①计算在流感监测季节每周实验室检测数据（标本中流感病毒检测阳性的比例）的 3 周移动平均数；②计算标本中流感阳性比例 <10% 这几周的流感样病例就诊的平均比例；③均数加 2 个标准差。如在这些周门诊病例中的流感样病例就诊的百分比超过基线值，则可解释为卫生保健人员接诊的超额就诊数很可能由流感所致（图 12.2）。ILINet 报告的季节性流感监测的各种结果，包括流感样病例的图表展示，都发布在 CDC 网站上（http://www.cdc.gov/flu/weekly/）。

ILINet 是一个工作量很大的系统，在一些州可能由于无法提供足够的数据，故难以合适地反应地方或州层面的流感活动情况。CDC 和州卫生部门正在探索采用多种电子数据来源作为哨点监测数据的补充。急救部门和健康维护组织的数据经常作为流感样病例电子数据的来源，这些部门能提供大量相关数据，在初步设置后，可以连续、及时和可持续地获得数据。选择流感样病例的病例定义，一定程度上取决于监测数据的使用目的。一个非常狭窄的病例定义［如仅采用"流感"术语或其相关的国际疾病分类（International Classification of Diseases，ICD）编码］可能与病原学数据高度相关，但可能无法为疾病流行提供早期预警。另一方面，如果采用一个广义的特异性低的病例定义，虽然可以为疾病流行提供早期预警，但却难以实时解释实际情况，很可能会提供虚假信号，或病例增多可能为其他非流感呼吸道病原体所致。

## 住院监测

基于医院的流感监测对于追踪流感引起的严重病例负担非常有用。然而，许多流感相关的病例住院是因为继发细菌感染或慢性疾病恶化，而非流感本身所引起。这些病例住院时流感检测可能不是阳性，故流感未被认为是导致住院的起始原因。因此，流感相关的住院监测，尤其是在采用实验室确诊的结果时，可能会低估流感真实的疾病负担。

如前讲述，采集住院病例的病毒标本非常有用，因为这些标本的病毒型别或亚型的比例可能与门诊病例分离物不同。也可以收集其他住院信息，包括出院诊断、入院诊断、主诉、入院的临床和（或）实验室标准、总住院人数（无论何种诊断）或床位统计（包括有关取消非紧急手术的信息）。

收集出院诊断数据有助于确定流感的影响，但缺乏时效性，因此这类数据主要用于研究。另外，一些监测系统收集入院诊断或主诉信息，这些数据比出院数据可更早获得。然而，入院数据可能无法编码或不能作为计算机文件使用。此外，住院数据和出院数据易产生编码偏倚或错误。

美国的流感监测网（FluSurv-NET）是基于人群的实验室确诊流感相关住院病例的监测系统。这个系统的合作单位包括 CDC、州卫生部门和一些大学。在 2010—2011 年流感流行季节，该网络覆盖 80 多个县，分布在 10 个新发传染病项目（Emerging Infections Program，EIP）州（加利福尼亚州、科罗拉多州、康涅狄格州、佐治亚州、马里兰州、明尼苏达州、新墨西哥州、纽约州、俄勒冈州和田纳西州）和其他 6 个州（爱达荷州、密歇根州、俄亥俄州、俄克拉荷马州、罗得岛州和犹他州）。要收集流感检测阳性并将其作为常规病例治疗一部分的住院病例数据[19]。一旦病例得到确诊,应通过实验室和医疗记录查询来获取其他信息,在有些病例还需对家长或医务人员进行访视调查。在流感流行季节,要计算初步的住院率,汇总包括基础疾病在内的病例人口学和临床特征数据,并在每周流感监测报告发布。在流感流行季节结束时,对完整数据再次进行分析。由于该系统采用实验室确诊的结果和每例病例相关的详细临床信息,因此是美国流感严重程度特征数据唯一最重要的来源。

## 流感活动水平评估

WHO、欧洲流感监测网络(European Influenza Surveillance Network,EISN)和美国流感监测系统分别对辖区内流感的地理传播进行评估。WHO 和 EISN 系统报告估计的传播水平是以国家或其所辖的地区为单位。美国流感监测系统则是以每个州、哥伦比亚特区、关岛、波多黎各和维京群岛为单位,由州或领地的流行病学家(或被指定人员)报告估计的传播水平,这就是所谓的州和领地流行病学家报告。每个辖区的流感传播特征可分为无传播或散发,局部传播,区域传播和广泛传播等。虽然每个系统都有标准的定义,但是不同系统采用的定义不同,即使同一监测系统用来确定流感传播水平的监测方法在不同国家或不同州也可能会有差异(如表12.1 中美国的定义)。除测定流感地区传播外,EISN 还纳入第二个变量,用于描述流感传播水平:低、中、高和极高(知识点 12.1)。

表 12.1　美国州和领地流行病学家报告的流感传播水平定义

| 传播水平 | 流感样病例传播[a]或暴发 | 实验室数据 |
|---|---|---|
| 无传播 | 低 | 和:无实验室确诊病例[b] |
| 散发 | 不增加 | 和:有分离物阳性的实验室确诊病例<br>或 |
|  | 不增加 | 和:在一个机构[c]内发生实验室确诊的暴发 |
| 局部传播 | 在 1 个区域内流感样病例增加[a,d];流感样病例在其他区域不增加 | 和:最近(近 3 周内)在流感样病例增加的区域中有实验室确诊流感的证据<br>或 |
|  | 在 1 个区域内有 2 起或以上机构暴发(流感样病例或实验室确诊病例);其他区域流感样病例未增加 | 和:最近(近 3 周内)在发生暴发的区域有实验室确诊流感的证据;在其他区域流感病毒传播水平处于散发 |
| 区域传播(不适用于≤4 个区的州) | ≥2 个区域流感样病例增加,但不超过区域的一半 | 和:最近(近 3 周内)在流感样病例增加的区域有流感实验室确诊病例<br>或 |
|  | ≥2 个区域发生机构暴发(流感样病例或流感实验室确诊病例),但不超过区域的一半 | 和:最近(近 3 周内)在流感样病例增加的区域有流感实验室确诊病例 |
| 广泛传播 | 超过一半的辖区发生流感样病例增加和(或)机构暴发(流感样病例或流感实验室确诊病例),至少累及一半区域 | 和:最近(近 3 周内)州有流感实验室确诊病例 |

　　[a]流感样病例传播可以通过哨点医院监测、学校缺课或工厂缺勤记录以及其他监测流感样病例的症状监测系统等多种数据来源进行评估

　　[b]实验室确诊病例:通过快速诊断实验、抗原检测、病毒培养或聚合酶链(PCR)等方法来确诊的病例

　　[c]机构:包括疗养院、医院、监狱、学校等

　　[d]区域:在州内某特定地区的被监测人群

美国各州的每周流感监测报告会展示在彩色编码图上,以便提供的全国流感传播情况易于识别。州上报的数据是全国流感监测系统中公布和引用最多的内容。如果因其他目的而需要引用这些已经收集的数据时,监测系统要求至少应注明数据来源和可使用的要求。

## 发病率数据的其他来源

学校缺课(包括卫生保健人员的缺勤)或工厂缺勤情况,治疗流感或流感继发疾病的非处方药物或处方药物销售量,医疗急救电话数量和机构暴发等其他事件,也可以反映流感的活动水平。这些数据各有其优缺点。具体来说,缺勤记录缺乏特异性,必须谨慎解释。但是,缺勤情况对在地方层面做进一步调查和监测社区疾病负担可能是有用的。非处方药的销售量,以及重要性较低的处方药销售量,均为非特异性,且对引起销售量上升原因的确定困难、费时。尽管如此,如果这些数据易于获取,则可作为其他常规监测方法的补充。对机构中流感和流感样病例监测有助于早期识别流感暴发,以便将流感的传播限制于机构内的患者、居住者和工作人员,也可以作为社区流感活跃程度的标志。

## 死亡率监测

死亡率可作为疾病严重程度的监测指标。监测信息可帮助决策者、医务界和普通公众了解流感的严重后果,也可为实施诸如免疫接种等预防措施提供依据,并可确定从干预措施中受益最大的高危人群。然而,绝大多数流感相关死亡不是直接由原发性流感病毒感染引起,而是死于并发症,如继发性细菌性肺炎,或者死于慢性疾病恶化,如充血性心力衰竭或肺部疾病恶化。因此,在以流感开始并导致死亡的一系列事件中,这些病例就诊时往往不再排毒,大多数病例在死亡时或者甚至在住院时未检出流感病毒。

估算大多数流感相关死亡的方法,是基于计算实际发生的死亡数超过当年同期期望数(如果流感病毒没有传播)。数据主要来自死亡登记。最常用的结果是肺炎和流感死亡、呼吸道和循环系统疾病死亡数,或全死因死亡等[2]。如仅采用肺炎和流感死亡,则对流感相关死亡的估计非常保守,可能会低估流感的真实影响。或者,采用全死因死亡增加数,会将所有季节性死亡增加数归因于流感,则可能会高估流感的影响。Thompson等[2]提出采用呼吸系统和循环系统相关的死亡,包括肺炎和流感死亡,以及其他如充血性心力衰竭(已知在流感流行季节会增加)引起的死亡,并使用其他结果获得的数据来估计流感的影响。估算方法可以采用多种数学模型,如率差法模型等[20]。率差法模型是用流感病毒流行期间的死亡数与非流行期间的死亡数进行比较,这一差值就是所谓的流感相关超额死亡数。一些研究人员将夏季月份作为参照期;而另一些研究人员则用春秋季节的一些周数作为参照期,因这段时间没有或很少检测到流感病毒,但其他呼吸道病毒可望在流行,这段时间就是"围季节(peri-season)期"[21]。与期望的一样,使用夏季为基线的模型与用"围季节期"作为基线的模型相比,计算出的流感相关死亡率更高。

在美国有3个系统用于监测流感相关的死亡。美国122个城市死亡报告系统可快速评估流感死亡率。这122个城市的人口统计局每周会报告登记的总死亡数,以及在死亡证明中将肺炎或流感列为根本死因或辅助死因的死亡数。通过这个系统报告的死亡数占美国全死因的25%。稳健回归程序可用于计算季节性流感基线,如果肺炎和流感相关死亡在某一周超过基线值,并且有统计学显著性,则可说流感相关死亡已超过流行阈值。

美国死亡数据也可以从 CDC 国家卫生统计中心的全国生命统计系统(National Vital Statistics System，NVSS）获得。NVSS 的数据与通过 122 个城市死亡报告系统获得的数据在几个重要方面有所不同。首先，NVSS 的数据集占美国死亡人口总数的 99％。其次，NVSS 数据集对每个死亡者有单独记录，包括基本人口学信息、死亡日期、根本死因和辅助死因，从而为确定肺炎和流感（P 和 I）死亡的时间进行更详细的分析和更准确的评估。死因可采用 ICD 编码进行分类。这个数据的最大缺陷是缺乏时效性，当年的数据一般在 2 年后才能获得。

在 2003—2004 年流感流行季节，在接到数例儿童流感相关死亡病例报告后，CDC 要求各州卫生部门自愿报告<18 岁儿童流感相关死亡病例，随后共有 153 名儿童流感相关死亡病例报告[22]。在 2004 年，美国法定报告疾病清单中增加了实验室确诊的儿童流感相关死亡病例。这是美国唯一采用实验室确诊结果的死亡报告系统，并可直接计算基于人群的发生率。通过上报给国家法定传染病报告系统的网络病例报告表单来收集这些数据。除了收集基本人口学信息外，还需收集发病前健康状况和并发症情况，包括继发性细菌感染、免疫接种史和实验室检测方法等。通过该系统收集的数据显示，在 2004—2005 年到 2007—2008 年流感流行季节，有 54％ 的死亡儿童并没有使其成为流感相关并发症高危因素的疾病[23,24]。在确实有高危疾病的人群中，以哮喘、惊厥、神经肌肉疾病和发育迟缓最为常见。2006—2007 年流感流行季节监测发现，儿童发生金黄色葡萄球菌合并感染的病例增加；2007—2008 年的情况也是如此。合并感染金黄色葡萄球菌的儿童与没有合并细菌感染的儿童相比，通常年龄较大，具有高危疾病的可能性较低。从这个系统获得的信息有助于更好地了解发生严重流感的危险因素，并能及时发现儿童流感相关死亡病例的流行病学变化。

## 小结

美国的流感监测系统是采集了多个监测系统而非单一系统的数据。实验室监测是任何流感监测系统的基础，其他监测需根据系统设定的目标和目的以及期望的数据利用来实施。流感监测依然面临众多挑战：流感病毒仍在持续变异，流感疫苗需要每年更新，每年流感感染的数量和疾病的严重程度都可有很大变化，流感的症状为非特异性，流感确诊需进行实验室检测，由于可能出现新的流感病毒亚型和流感大流行而需持续保持警惕。监测系统收集的数据可为暴发应对和病例治疗的决策提供依据，也可为免疫接种和抗病毒药物使用的策略改变提供依据。设计的监测系统应有一定灵活性以符合不断变化的需求，并应足够稳健，以在流行间歇期和流行期可持续进行监测。2009 年 H1N1 流感大流行期间，对流感监测数据时效性的要求明显增加。总体来说，现有的监测系统运行良好，但是随着新系统和专题研究的增加以提供公共卫生所需的详细信息，还需要加强和扩大现有的监测系统。

**（何寒青 译，周祖木 校）**

## 参考文献

1 Monto AS, Kioumehr F. The Tecumseh Study of Respiratory Illness. IX. Occurrence of influenza in the community, 1966–1971. *Am J Epidemiol* 1975;102:553–63.

2 Thompson WW, Shay DK, Weintraub E, *et al*. Mortality associated with influenza and respiratory syncytial virus in the United States [see comment]. *JAMA* 2003;289:179–86.

3 Barker WH. Excess pneumonia and influenza associated hospitalization during influenza epidemics in the United States, 1970–78. *Am J Public Health* 1986;76:761–5.

4 Barker WH, Mullooly JP. Impact of epidemic type influenza in a defined adult population. *Am J Epidemiol* 1980;112:798–811.

5 Glezen WP. Serious morbidity and mortality associated with influenza epidemics. *Epidemiol Rev* 1982;4:25–44.

6 Glezen WP, Couch RB. Interpandemic influenza in the Houston area, 1974–76. *N Engl J Med* 1978;298:587–

92.

7 Glezen WP, Greenberg SB, Atmar RL, *et al*. Impact of respiratory virus infections on persons with chronic underlying conditions. *JAMA* 2000;283:499–505.

8 World Health Organization. *WHO Recommended Surveillance Standards*, 2nd edn. Geneva, Switzerland: WHO, 2000. Available at: http://www.who.int/csr/resources/publications/surveillance/WHO_CDS_CSR_ISR_99_2_EN/en/. Accessed October 10, 2012.

9 Koopmans M, Wilbrink B, Conyn M, *et al*. Transmission of H7N7 avian influenza A virus to human beings during a large outbreak in commercial poultry farms in the Netherlands [see comment]. *Lancet* 2004;363(9409):587–93.

10 Centers for Disease Control and Prevention. *Avian Influenza Infection in Humans*. Atlanta, GA: CDC, 2008. Available at: http://www.cdc.gov/flu/avian/gen-info/avian-flu-humans.htm. Accessed October 10, 2012.

11 Tweed SA, Skowronski DM, David ST, *et al*. Human illness from avian influenza H7N3, British Columbia. *Emerg Infect Dis* 2004;10:2196–9.

12 Centers for Disease Control and Prevention. Isolation of avian influenza A(H5N1) viruses from humans—Hong Kong, May–December 1997. *MMWR Morb Mortal Wkly Rep* 1997;46:1204–7.

13 Uyeki TM, Chong YH, Katz JM, *et al*. Lack of evidence for human-to-human transmission of avian influenza A (H9N2) viruses in Hong Kong, China 1999. *Emerg Infect Dis* 2002;8:154–9.

14 Brammer L, Blanton L, Epperson S, *et al*. Surveillance for Influenza during the 2009 Influenza A (H1N1) Pandemic–United States, April 2009–March 2010. *Clin Infect Dis* 2010;52(Suppl. 1):S27–S35.

15 Jernigan DB, Lindstorm SL, Johnson JR, *et al*. Detecting 2009 pandemic influenza A (H1N1) virus infection: availability of diagnostic testing led to rapid pandemic response. *Clin Infect Dis* 2011;52(Suppl. 1):S36–S43.

16 Bright RA, Medina MJ, Xu X, *et al*. Incidence of adamantane resistance among influenza A (H3N2) viruses isolated worldwide from 1994 to 2005: a cause for concern [see comment]. *Lancet* 2005;366(9492):1175–81.

17 Bright RA, Shay DK, Shu B, *et al*. Adamantane resistance among influenza A viruses isolated early during the 2005–2006 influenza season in the United States [see comment]. *JAMA* 2006;295:891–4.

18 Centers for Disease Control and Prevention. High levels of adamantane resistance among influenza A (H3N2) viruses and interim guidelines for use of antiviral agents—United States, 2005–06 influenza season. *MMWR Morb Mortal Wkly Rep* 2006;55:44–6.

19 Schrag SJ, Shay DK, Gershman K, *et al*. Multistate surveillance for laboratory-confirmed, influenza-associated hospitalizations in children: 2003–2004. *Pediatr Infect Dis J* 2006;25:395–400.

20 Thompson WW, Comanor L, Shay DK. Epidemiology of seasonal influenza: use of surveillance data and statistical models to estimate the burden of disease. *J Infect Dis* 2006;194(Suppl. 2):S82–91.

21 Izurieta HS, Thompson WW, Kramarz P, *et al*. Influenza and the rates of hospitalization for respiratory disease among infants and young children [see comment]. *N Engl J Med* 2000;342:232–9.

22 Bhat N, Wright JG, Broder KR, *et al*. Influenza-associated deaths among children in the United States, 2003–2004 [see comment]. *N Engl J Med* 2005;353(24):2559–67.

23 Finelli L, Fiore A, Dhara R, *et al*. Influenza-associated mortality in the United States: increase of Staphylococcus aureus coinfection. *Pediatrics* 2008;122:805–11.

24 Peebles PJ, Dhara R, Brammer L, *et al*. Influenza-associated mortality among children—United States: 2007-08. *Influenza Resp Viruses* 2011;5:25–31.

# 13

# 第13章 美国生物恐怖病原体监测

Richard N. Danila[1] & Aaron T. Fleischauer[2]

[1]美国明尼苏达州,圣保罗市,明尼苏达州卫生局
Minnesota Department of Health, St. Paul, MN, USA

[2]美国佐治亚州,亚特兰大,美国疾病预防控制中心公共卫生准备和响应办公室
Office of Public Health Preparedness and Response, Centers for Disease Control and Prevention, Atlanta, GA, USA

## 引言

生物恐怖是指故意或威胁使用生物病原体(细菌、病毒或毒素),导致人类、动物、植物的疾病或死亡。过去25年来,美国有几起涉及故意使用生物病原体的犯罪,包括拉金尼什教派(Rajneeshees)在俄勒冈州的达尔斯(Dalles)[1,2]故意使用鼠伤寒沙门菌污染食品,以及在德克萨斯州达拉斯市由雇员蓄意造成医院同事感染志贺痢疾杆菌事件。这些事件的流行病学调查强调公共卫生人员需与执法机关合作,要考虑到暴露的其他机制。暴发是否由恶意行为所致不易确定。

2001年,夹带炭疽芽孢的威胁信件被寄给一些媒体和政府部门的一些名人。这些袭击提醒需要建立和实施新的监测方法以快速发现生物恐怖事件[3]。尽管公共卫生专家继续研究和开发生物恐怖监测系统,但在识别生物攻击时,公共卫生专业人员必须保持高度怀疑和关注;小规模疾病暴发、出现罕见病例或不明原因死亡可能是生物恐怖袭击的早期信号;及时识别可以挽救成千上万人的生命[4]。在这一章我们将讨论生物恐怖疾病监测。

## 甲类病原体

1999年,美国疾病预防控制中心(CDC)

召集多学科工作组,制定加强公共卫生准备和应对生物恐怖指南。该小组选定的甲类病原体(表13.1)[5](http://www.bt.cdc.gov/agent/agentlist-category.asp)威胁最为严重,因为:①这类疾病可导致高死亡率;②故意传播具有潜在的重大公共卫生影响,可能引起公众恐慌或社会动乱;③病原体易于传播或有在人之间传播的可能性;④处理需要公共卫生预案的专项行动。虽然新的监测系统的设计主要针对甲类病原体的快速检测,但是应急准备工作还包括加强对乙类和丙类病原体及其疾病的监测(表13.2),包括由这些病原体引起的自然暴发。

表13.1 甲类生物恐怖病原体/疾病[a]

| 疾病 | 病原体或毒素 |
| --- | --- |
| 炭疽 | 炭疽杆菌 |
| 肉毒中毒 | 肉毒杆菌毒素 |
| 鼠疫 | 鼠疫耶尔森菌 |
| 天花 | 天花病毒 |
| 土拉菌病 | 土拉菌 |
| 病毒性出血热 | 丝状病毒[b],沙粒病毒[c] |

[a]甲类病原体可对国家安全构成威胁

[b]包括埃博拉和马尔堡病毒

[c]包括拉沙和马秋波病毒

表 13.2　乙类疾病和丙类疾病

| 乙类疾病[a]（病原或毒素） | 丙类疾病[b] |
| --- | --- |
| 布鲁菌病（布氏杆菌属） | 新发传染病，如尼帕病毒、汉坦病毒等疾病 |
| 伊普西龙毒素（产气荚膜梭状芽孢杆菌） | |
| 食品安全威胁（沙门菌属、大肠埃希菌 O157:H7、志贺菌） | |
| 鼻疽（鼻疽伯克霍尔德菌） | |
| 金黄色葡萄球菌肠毒素 B | |
| 病毒性脑炎（甲病毒属） | |
| 类鼻疽（类鼻疽伯克霍尔德菌） | |
| 鹦鹉热（鹦鹉热衣原体） | |
| Q 热（伯内特考克斯体） | |
| 蓖麻毒素（蓖麻、蓖麻籽） | |
| 斑疹伤寒（普氏立克次体） | |
| 水安全威胁（霍乱弧菌、隐孢子虫） | |

[a]乙类病原体：需要增强诊断能力并加强疾病监测
[b]丙类病原体：包括可以被设计为今后可大规模传播的新病原体

## 生物恐怖疾病监测的法律依据

美国所有州和领地都有强制报告传染病的法律、法规或其他条例[6,7]（参见第 39章）。所有甲类疾病是国家法定报告传染病。即使在未确诊情况下，大多数州或领地也要报告有公共卫生意义的异常病例或聚集性病例[8]。因此，即使没有被列入表内，在大多数情况下，如怀疑是生物恐怖病原体引起的疾病，法律也强制要求报告。

州有权监视病例中心数据库，以便发现发病模式、聚集性和暴发。这个授权是依据美国宪法第 10 条修正案授予各州警察权力的结果[8]。当地方或州层面没有这样的检测能力，或当病例和暴发数据与美国 CDC 的国家监测共享时，联邦在疾病监测中的作用是要作出实验室确认。关于生物恐怖相关的疾病或暴发，CDC 的法定权力依靠联邦政府保护公民免遭恐怖分子袭击的国防授权。而

且，联邦政府有隔离和检疫某些疾病的权力，以及防止疾病跨州传播的一般权力。联邦检疫机构管理的疾病需经总统行政命令批准，目前该类疾病包括霍乱、白喉、结核病、鼠疫、天花、黄热病、病毒性出血热、严重急性呼吸综合征（SARS）和新型流感。然而，在实际工作中和历史上，病例个案的姓名和身份识别信息都保留在州层面。跨越边界或地理界线的小规模聚集性疫情，可能会被漏报或发现较晚。因此，州卫生部门与相邻的州签订数据共享协议非常重要。

## 生物恐怖的流行病学线索

生物恐怖袭击事件的特点是蓄意引入病原体。与此相反，自然发生的病例或暴发是由于无意暴露于病原体所致。提示生物恐怖袭击事件并可通过检查监测数据发现的流行病学线索，包括以下几个方面[4,9,10]：

- 与常见的疾病或综合征预期比较，具有较

高的发病率或死亡率。

- 常见的综合征有不寻常的地理或季节分布。
- 存在大规模流行或分散的人群同时发生多起暴发。
- 人间的病例提示在公共场所或不寻常地点(如工作场所、重大公共事件场所)发生暴露。
- 异常、不典型或古老的病原株。
- 不明原因疾病和动物种群的死亡。

　　然而,即使有上述特点存在,但确定病例或暴发是恐怖袭击的结果,还是自然发生的,可能还有困难,需与执法、应急管理和情报部门合作进行全面的流行病学调查。

## 生物恐怖病原体的特殊注意事项

　　传统的爆炸和有毒化学物质的攻击可能是公开的,他们的影响会立即或在短时间内受到关注。相反,生物病原体释放通常是隐蔽的,因从暴露(病原体释放)到出现临床表现有一段时间差[11]。首发病例可发生在医师办公室、诊所和急诊室。根据特定病原微生物和暴露方式的不同,潜伏期可能很短(如肉毒杆菌毒素病例为 12 小时),也可能较长(如天花病例为 12～14 天)。公共卫生当局需要迅速查明疾病的病因,确定生物恐怖袭击已经发生,而且要确定暴露人群的规模,通过暴露人群的预防(如果预防措施可以获得)避免更多的人员伤亡,并为早期治疗提供建议(如果可获得治疗),对暴露人群接种疫苗(如果可获得),并对患者进行隔离,对暴露人群进行检疫(如果这些是有用的防控措施)。

## 监测方法

### 临床医师的疾病报告

　　缩短疾病诊断时间的一个很大困难在于

很多潜在的生物恐怖病原体引起疾病的早期症状和体征为非特异性。例如,发热、全身不适、咳嗽、疲劳和畏食是鼠疫、炭疽、土拉菌病、布鲁菌病、天花以及许多常见病(如流感)的早期症状和体征。临床的敏感性(acumen)是早期发现的关键。2001 年 10 月 2 日,佛罗里达州的亚特兰蒂斯肯尼迪医疗中心的一名内科医师收治了一名 63 岁男性患者,该患者有发热、呕吐和意识模糊。患者的早期胸片显示基底浸润(basilar infiltrates)证据及纵隔增宽。脑脊液革兰氏染色显示有许多多形核白细胞和很多大的革兰氏阳性杆菌,可单独和成链状。佛罗里达州卫生局接到报告后要求实验室协助并开始调查。该病例是由于生物恐怖导致的首例吸入性炭疽病例[12]。

　　尽管多个调查和研究显示,医师不是卫生部门接获传染病报告的主要来源,但他们是具有重大公共卫生意义疾病报告的主要来源,特别是对严重疾病通常报告得更为完整[13]。通过临床医师报告发现了 1993 年美国西南部的汉坦病毒、1999 年的西尼罗病毒、2001 年的炭疽和 2003 年的 SARS[6,14]。

　　诊断和报告的不及时可引起延误,从而导致不必要的疾病和死亡。例如,2000 年玛莎葡萄园发生土拉菌病自然暴发的早期,2 例哨兵病例中有 1 例未被康涅狄格州的家庭医师早期识别出来[15]。胸片显示右中肺叶浸润,与支气管肺炎相符。用克拉霉素对患者进行治疗。约 2 个月后,已无症状的患者从媒体报道玛莎葡萄园暴发土拉菌病中获知他可能得过此病。随后他联系州卫生部门,经血清学检测诊断为土拉菌病。当表现为常见的非特异性综合征(如肺炎)时,对其他罕见疾病做出诊断是相当困难的。一旦流行病学模式被确定,暴露的线索可能有助于早期识别和报告,因此有助于某些病例的预防。

　　在 2001 年炭疽生物恐怖袭击期间,一位新泽西州医师根据经验治疗一例皮肤炭疽,几周后他将该病例报告给新泽西州卫生和人类服务部门。该病例是一位邮政工作人员，曾在特伦顿邮政处理和配送中心暴露过。公告发布后，发现其他州的炭疽病例均与来自特伦顿并与该医师报告病例给卫生部门的这个机构的信件有关。随后该机构被立即关闭；早报告早关闭可预防病例的发生[16]。

　　大多数医师需要接受培训来识别并及时报告异常病例或聚集性疾病。2003—2004年国家调查发现，只有42%的住院医师接受过识别和诊断生物恐怖有关暴露的培训[17]。临床医师通常不熟悉他们在疾病报告及如何报告中所起的作用[18,19]。公共卫生部门需要提高临床医师对生物病原体的认识，以便

向公共卫生机构报告。可通过传统的讲座或更多新颖的方式对临床医师进行教育。2000年明尼苏达州卫生局（MDH）编写引人注目的数千张海报，并分发给全州的卫生保健机构和临床医师（图13.1）。这张海报的主题转向了医学格言："当你听到马蹄声时，猜想是马吧，别想着是斑马（When you hear hoofbeats，think horses，not zebras）"，这则医师熟知的短语，是鼓励医师在检查患者症状和体征时首先应想到常见病的诊断。相反，这张海报则鼓励医师想到由生物恐怖（"斑马"）引起的疾病，并开始寻找它们。如果他们听到某些"马蹄声"，如胸部X线显示纵隔增宽，在夏季出现流感样病例以及首先出现于

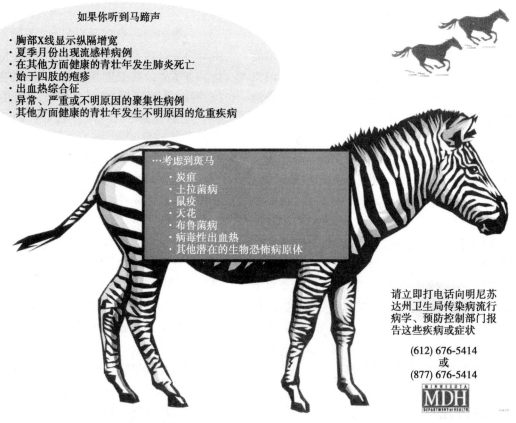

**图13.1**　斑马海报显示这些略有异常的症状可能提示非常异常的疾病（详细信息可从明尼苏达州卫生局网站：www. health. state. mn. us/bioterrorism/hcp/index. html 获得）。经明尼苏达州卫生局许可使用

四肢的疱疹,就应该考虑到"斑马"——炭疽、土拉菌病或天花。重要的是,海报鼓励医师向国家卫生部门报告这些病例。患者感染恐怖病原体可能首先引起皮肤科医师、放射科医师或重症监护医师等专家的注意。因为这些临床医师通常很少报告传染病或处理公共卫生事件,故应对他们进行培训。卫生部门应考虑与医学会协作,除了初级保健医师之外,还要与这些专家进行有针对的病例研讨[14,20]。急诊科医师也是参与此项工作并接受教育的关键哨兵[21]。现在已有几个优秀的因特网资源( 如 http://www. cidrap. umn. edu/,http://www. acponline. org/clinical_information/resources/bioterrorism/ )。

卫生部门通过消除所有潜在的障碍促进报告。最好应通过电话、免费电话 1 周 7 天每天 24 小时全天候报告。在 2002 年,有一半卫生部门缺乏这种能力[6]。通过邮件、传真、电子邮件、电子方式和电话可满足不太紧急疾病的常规报告。然而,如针对生物恐怖的疾病监测获得成功,则需消除所有障碍。作为 2009 年"卫生经济信息技术和临床健康法案"的一部分,有意义地利用激励、公共卫生访问和交换电子病历可明显增强病例的自动侦测和电子报告能力。同样,公共卫生信息和警报可整合到电子健康记录,提示或提醒临床医师关注生物恐怖病原体和报告程序[22]。然而,即使增加了这种技术支持,1 周 7 天每天 24 小时全天候与流行病学、传染病专家和公共卫生实验室保持联系也至关重要。

## 不明原因死亡和危重疾病的专项报告系统

临床医师可能会遇到危重病例和死亡病例,这些病例有感染的特征,但尚不能作出明确诊断,原因是未进行全面的实验室评价或者常规实验室检查不能确定诊断。作为新发传染病项目的一部分,CDC 于 1994 年开始资助 4 个站点开展"不明原因死亡和危重疾病项目"[23]( 参见第 14 章)工作。卫生机构与医院重症监护室和监护专科医师、传染病专家、验尸官和病理学家一起建立了主动监测。加强实验室诊断,包括分子生物学试验和免疫组织化学方法。该系统已有重要发现,如明尼苏达州首例落基山斑点热和波沃森病毒(Powassan virus)性脑炎。类似的流行病学和实验室合作可以作为一种工具,使更多的卫生部门能促进报告的改善,这反过来可能又会检出生物恐怖病原体。

州卫生部门可以征募验尸官作为主动报告疾病的参与者[24]( 参见第 14 章)。最初可能在州或地方的验尸官办公室确定生物恐怖造成的死亡原因。这些专业人员经常对未就医的死亡者和从法医学角度对可疑死因或突然死亡者进行检查。

## 新来源的报告

一些生物恐怖病原体,特别是肉毒杆菌毒素、金黄色葡萄球菌肠毒素 B 或蓖麻毒素等,可引起相似的中毒症状,患者或医师会迅速打电话向毒物控制中心报告。许多卫生部门与州或区域毒物控制中心建立了联系,以便收到可疑事件的报告。例如,明尼苏达州卫生局通过传真接收来自明尼苏达州毒物中心所有食源性疾病的常规报告。此外,将中心计算机接收的报告整理成综合征,以电子方式发给明尼苏达州卫生局进行地理时间聚类分析(geotemporal clustering analyses )。统计学上有显著意义的聚集性自动生成预警,并反馈到明尼苏达州毒物控制中心以便开展调查。这已被证明对识别聚集性环境中毒事件(如广泛汞污染、乙二醇供水污染、蘑菇中毒等)是有用的,并有可能形成生物恐怖事件的初步报告。

由于很多生物恐怖病原体为人畜共患病(可从动物传染给人类的疾病)的病因,故环境释放生物病原体可能最初在动物中出现疾病[25]。因此，与兽医和兽医诊断实验室建立伙伴关系是构建生物恐怖监测能力的重要环节。例如，首先在动物中出现的病原体是西尼罗病毒。在1999年纽约市确认西尼罗病毒是引起人类疾病的病因前，野鸟和外来鸟类相继死亡引人关注，数周后发生人类疾病。在爱荷华州Ames市的国家兽医服务实验室首次证实在死乌鸦和动物园鸟类的脑组织中存在西尼罗病毒[14]。

## 症状监测

症状监测的基本概念是疾病诊断或实验室确诊之前对症状与体征的识别和监测，对公共卫生来说不是新生事物。在全球成功消灭天花项目中，症状监测是必不可少的手段[26]。例如，公共卫生现场工作人员在印度农村地区每周主动监测市场人群中天花的早期症状和体征（如皮疹）[27]（参见第3章）。症状监测作为美国流感哨点医师监测网络的一个组成部分来运行；哨点的初级保健医师每周报告流感样病例（定义为发热伴咳嗽或咽痛）总数[28]（参见第12章）。

即使在2001年炭疽袭击前，美国城市正在实施专为早期监测生物恐怖相关疾病设计的症状监测取得进展。这些系统通常每天自动收集当地医院急诊科的数据。此外，症状监测系统被设计成从新的数据来源（如急诊室、911呼叫中心、毒物控制热线）收集电子健康信息，同时采用侦查异常的统计方法，以确定增加趋势、聚集性病例和罕见病例。第32章详细介绍了症状监测。简单地说，生物恐怖病原体症状监测的基本方法需要诊断前的资料，如患者主诉。根据先验病例定义（a priori case definition）对最初由甲类病原体引起的前驱症状进行综合征类别分类（如呼吸道疾病、急性胃肠道疾病和出疹性疾病）。然后将每天症状发生率或总数与基线期望值进行比较，对明显的趋势和事件（如信号）应用异常监测方法。非特异性症状病例定义也

可以侦查自然发生的传染病异常趋势（如季节性流感、聚集性腹泻疾病）[29~31]。

症状监测系统发现生物恐怖事件是否比警惕性高的临床医师报告单个病例更早，尚不得而知。提高系统警报灵敏度会导致许多"假警报"[32]。有人认为，高水平的医师在症状数据分析完成时或更早就知道假定性诊断[33]。病原体的具体特点影响了临床医师识别疾病和怀疑生物恐怖的可能性。小规模袭击可能不会被症状监测系统发现。对于炭疽，潜伏期较长且前驱症状无特异性，因此通过症状监测系统发现的可能性较小。另一方面，胸部影像学显示纵隔增宽以及脑脊液或胸腔积液显示革兰氏阳性大杆菌，提示权威的医师考虑到炭疽。还有人认为症状监测发现生物恐怖引起的暴发比传统的临床医师和实验室报告更早在科学上是绝不可能的，而且对假警报的响应以及开发症状监测系统需大量资源投入等实际问题，将导致对建立和存在的症状监测系统产生质疑[34]。尽管如此，症状监测系统已经显示出价值，如在地方、州与国家层面对季节性流感和大流行流感趋势的监测（参见第12章和第45章）。

## 基于实验室的监测

2006年2月，一位纽约市民随其舞蹈队到宾夕法尼亚州的旅途中出现虚脱，伴寒战、呼吸急促和干咳。患者被送往当地一家医院，经血培养检出革兰氏阳性杆菌。分离的菌株被送到宾夕法尼亚州卫生局实验室，并被确认为炭疽芽孢杆菌。按照公共卫生实验室监测和报告有关规定，向宾夕法尼亚州卫生局和美国疾病预防控制中心立即通报了结果[35]。

实验室监测能及时做出诊断，并协同流行病学调查，目的是：①确定暴露源；②确定潜在暴露和需暴露后预防的其他人群；③扩展到医学界以加强对其他病例的监测。该调查迅速确定了暴露源为指示病例用机械加工

山羊皮来制作传统非洲鼓。虽然其他人也有暴露,但未发现其他病例。这是美国 30 年来第一次发现自然获得的吸入性炭疽病例,虽然这是一起孤立的罕见事件,但基于实验室的监测对及时启动公共卫生反应非常重要。

该案例突出了实验室监测方法:临床实验室 24 小时被动报告革兰氏阳性杆菌血培养结果,炭疽杆菌筛查试验和实验室反应网络(LRN)监测(http://www.bt.cdc.gov/lrn/)。由于血培养通常是发热和严重呼吸道疾病患者诊断评价的一部分,并且炭疽杆菌在培养基中容易生长,故实验室的革兰氏阳性杆菌监测是可行的。在康涅狄格州的初步试验表明,在接种后 24 小时内符合规定时间报告杆菌者为 62%[36]。

实验室反应网络建于 1999 年,是一个临床和参比实验室的国际网络(包括州公共卫生实验室、兽医实验室、农业实验室和美国政府实验室),该网络有标准的方法、移交和报告机制以及交流[37]。实验室反应网络的成功是跨越地方、州、国家和国际的多学科协作的证明。知识点 13.1 显示为实验室反应网络合作伙伴提供的服务,这些服务已成为构建实验室监测系统的一部分,可迅速应对生物恐怖事件。实验室反应网络表明可通过加强实验室标准和协调沟通来增强应对突发公共卫生事件的能力。

---

**知识点 13.1　为实验室反应网络成员提供的服务:确保有效的实验室网络产品[a]**

- 特定病原体协议[b]
- 标准化的试剂和对照
- 培训和技术转让
- 实验室参照目录
- 安全通信和电子报告
- 能力验证
- 生物安全指导
- 对工作人员进行相应的疫苗接种

[a] 请参阅 Morse 等[37]

[b] 每种甲类病原体的生物安全、检测和响应协议

---

在 2001 年炭疽袭击期间,请求检测可能被炭疽芽孢污染的粉末和其他环境样品者很多,公共卫生官员和实验室应接不暇。检测的请求来自临床实验室、临床医师、紧急救援人员(包括消防队员、警察)和公众。例如,从 2001 年 10 月至 12 月,纽约生物反应实验室处理了 3200 多份环境标本[38]。在特伦顿邮政处理和配送中心发现炭疽后 2 个月内,州警察处理了 3500 多起疑似炭疽粉末的假警报[38]。公共卫生实验室系统检出环境样品中的生物恐怖病原体在很多方面与临床标本中检出病原体同等重要。为了节省资源,一些卫生部门制定并设置了分类系统,在评估粉末或环境样品确实含有生物恐怖病原体的风险和可能性后才同意检测。并已与当地联邦调查局(FBI)和州与地方执法官员协作制定这些协议。

## 环境监测:早期预警系统

一些监测系统旨在暴露者出现症状前检出释放的生物病原体。这种系统可在室内和室外使用,采用快速检测技术如实时聚合酶链反应(PCR)来检测生物恐怖病原体。诸如 BioWatch 系统通过过滤器采集空气样品;对过滤器进行回收并分析特定病原体的核酸编码。缩短检测时间在理论上也缩短了治疗时间,从而可防止更多的疾病和死亡。2003年,美国国土安全部会同美国环境保护署(EPA)和美国卫生和人类服务部在 31 个最大都市区部署了国家室外环境监测系统来检测引起天花、炭疽、土拉菌病、鼠疫、鼻疽和布鲁菌病的 6 种主要生物恐怖病原体。采集器设在现有环境保护署的空气质量监测点。过滤器每天 24 小时收集样品,并送交实验室反应网络实验室进行 PCR 检测[39,40]。发现阳性结果可早期预警并进行调查,并做好临床检查和报告准备。如果有足够的环境信息,从理论上可以重现事件/病原体释放以确定暴露人群。这反过来可重点关注群体性预防

和治疗工作。

另一种监测系统是生物危害监测系统（BDS），美国邮政总局目前仅将其用于检测炭疽。该系统也称自主检测系统，可自动进行空气采样和检测[41]。该系统分布于全国283个邮件处理和配送中心，安装在可将信封内炭疽芽孢机械气溶胶化的高速邮件处理设备（先进的分拣盖邮戳机）上或附近。需要60分钟或90分钟来采集样本并现场进行PCR检测。在反应网络实验室进行阳性确认试验。暴露工人在出现任何炭疽症状前可立即使用抗生素预防。

迄今，这些系统具有较高的敏感度和特异度。BioWatch系统已在多个场合检出较低水平的自然存在的病原体。两个系统都未出现假阳性。BioWatch和类似的室外系统可能会受天气类型和监测设备位置的影响。需要通过加强疾病监测来提高阳性结果的可靠性。

## 卫生部门确认生物恐怖

许多生物恐怖疾病，包括炭疽、肉毒中毒、布鲁菌病、霍乱、鼠疫、土拉菌病、Q热和某些病毒性脑炎，可自然发生。自然发生的土拉菌病和布鲁菌病发病率非常低，从1992年到1999年每年报告约100例。炭疽、东方马脑炎、西方马脑炎和鼠疫非常罕见，在美国大部分地区报告单个病例就会受到关注[42]。然而，因为引起这些疾病的病原体在美国不同地理区域呈地方性流行（如美国西南部的鼠疫），因此当地公共卫生官员知道这些病原体在当地的流行病学情况很有必要。

一旦病例被确定为生物恐怖事件的一部分，应开展类似于其他任何暴发的调查。应制定病例定义，严密监测其他病例的出现，有组织地收集数据，随后进行分析和解释。在可能的生物恐怖调查中立即受到关注的是迅速描述时间、地点和人群，确定受暴露人员，

以便开展有针对性的预防、治疗或其他防控措施。应制订快速的数据采集表，用于确定急诊室和紧急治疗诊所中就诊者的早期病例。预先建立的与医院急诊室和重症监护病房的沟通方法可用于疑似病例的报告和双向沟通。

发现生物恐怖事件后，应协调（联邦、州和地方层面的）公共卫生应对措施，包括快速开展的特定病原体监测方法以：①确定其他病例；②监测干预的依从性和潜在不良结局；③监测被隔离和检疫者的健康状况（如果已采取这些措施）。在流行病学调查过程中收集的所有信息可用来支持"事态感知"或"知道在你周围发生了什么事"。该术语如用于公共卫生，可通过对实时监测和流行病学资料以及外部信息来源（如执法机关和媒体）的解释，粗略地定义为对突发公共卫生事件应急状态的监测。

在发生多州生物恐怖事件期间，重要的是快速制订并与用于流行病学分析目的的相关集中式病例知识库共享的标准化数据采集表，正如2001年炭疽暴发的做法一样。美国疾病预防控制中心已开发了基于网络的系统。现已制定标准化病例报告表和问卷调查表，用于全国性食源性疾病暴发调查。

卫生预警网对迅速报告来自州或地方卫生部门的公共卫生信息是不可或缺的。在美国，正在研发包括临床医师、实验室工作人员、医院急救室、紧急医疗诊所和医院重症监护病房在内的通信系统，以支持对生物恐怖事件的反应。包括传真机号码和电子邮件地址的联络方式，可通过与专业团体合作和联合应急准备活动来收集。在非生物恐怖的情况下，可通过定期发出有关新的传染性疾病发生和暴发的预警，鼓励报告疾病。在邮政事件状况下，该系统可以用于发布病例定义、描述推荐的报告方法，提供治疗和预防的重要信息，提供情况更新。卫生部门可以设置特殊的电话号码和电子邮件地址，以便接收

报告和临床医师的询问。更新的信息可张贴在公共卫生机构网站上和以新闻稿形式提供给公共媒体。

### 两个案例研究

2001 年,两名新泽西州邮政工人的皮肤炭疽一经证实,就关闭了特伦顿邮政处理和配送中心,新泽西州卫生和人类服务局实施"受激被动(stimulated passive)"的吸入性炭疽医院监测。61 家医院的感染控制工作人员填写了可疑病例个案表,每天报告医院急诊室就诊量和重症监护病房入院病例,以便进行审查和可能的随访[43]。卫生部门还通过新闻媒体、医学专业团体和卫生部门网站发布病例报告标准,加强全州吸入性炭疽和皮肤炭疽的被动监测。

同样,2001 年 9 月 11 日开始实施并在首例美国吸入性炭疽病例报告后扩大的疾病监测,在康涅狄格州的一个乡村小镇,一位94 岁女性居民发生急性病症而被确诊为炭疽后,再次扩大范围。对死亡证明、实验室结果、验尸官记录和邮政工作人员缺勤记录进行了回顾性调查。加强了入院患者、急诊就诊者和私人医师报告的前瞻性主动监测。在每个急症医院,指定的监测人员与微生物学实验室联系以查找任何可疑的革兰氏染色或培养结果。可疑结果被定义为尚未进一步确定的任何革兰氏阳性杆菌或未进一步分型的芽孢杆菌。监测人员还应对有五个临床综合征(急性呼吸衰竭伴胸腔积液;出血性肠炎伴发热;以水疱、溃疡或结痂为特征的皮损;脑膜炎、脑炎或不明原因急性脑病;炭疽或疑似炭疽感染)之一且胸部 X 线片显示纵隔增宽或实验室结果相符(革兰氏阳性杆菌,从无菌部位标本中培养出芽孢杆菌,或无创伤患者的出血性脑脊液、胸腔积液或腹腔积液)的入院者进行评估。关于动物出现与炭疽相符的症状并发生死亡的情况,也可以通过传真询问兽医。监测持续运行了 3 周,通过回顾性和前瞻性调查未发现其他病例。因此,康涅狄格州的单一病例被视为孤立事件[44]。

### 与执法部门的协作

按照定义,由生物恐怖引起的病例与非法活动有关。因此,一旦接到可疑病例报告后,卫生官员需尽快与当地执法部门和联邦调查局联络。应遵循预先制定的协议,允许交换私人医疗资料,使联合调查继续进行。联邦调查局不干涉疾病监测或疾病控制活动,但必须是联合指挥机构中监督事件的重要伙伴。联邦调查局可能需要病例报告资料,以调查与恐怖分子相关的病原体释放事件的可能罪犯。反过来,联邦调查局和其他联合执法专业机构可能有对卫生部门有用的情报或其他信息,以确定暴露类型、暴露范围和病原体特征。

### 摘要

潜在的生物恐怖并不局限于美国,可以发生在世界任何地方。此外,由于人口的快速迁移,世界上某个地方的病原体释放可导致全球发生病例。对于这里讨论的原理与方法,可以根据当地的基础设施和风俗的需要进行修改。加强发现生物恐怖的监测活动,将会促进自然发生传染病(包括暴发和新发传染病)的报告。与新监测伙伴(包括兽医和执法机构)的合作,也会加强像流感大流行等自然公共卫生事件威胁的准备。

在评论 2001 年炭疽事件以及公共卫生和临床医师在生物恐怖防范和应对中的作用时,前 CDC 领导人 Gerberding、Hughes 和 Koplan 说:"知识渊博的医师,在卫生保健服务系统框架下运行,并有充分的准备对必要的诊治方式提供支持来管理受影响的患者,以及无缝联系当地公共卫生机构,这些都为将来对生物恐怖和有其他公共卫生威胁的传染病进行侦查、响应和抗击提供一个坚实的基础"[45]。如果再次发生生物恐怖袭击,这种临床医师、实验室和公共卫生之间的重要合作关系是成功发现和应对生物恐怖的关键。

（张皓 译,潘会明 校）

# 参考文献

1 Torok TJ, Tauxe RV, Wise RP, et al. A large community outbreak of salmonellosis caused by intentional contamination of restaurant salad bars. *JAMA* 1997;278:389–95.

2 Kolavic SA, Kimura A, Simons SL, et al. An outbreak of *Shigella dysenteriae* type 2 among laboratory workers due to intentional food contamination. *JAMA* 1997;278:396–8.

3 Jernigan DB, Raghunathan PL, Bell BP, et al.; and the National Anthrax Epidemiologic Investigation Team. Investigation of bioterrorism-related anthrax, United States, 2001: epidemiologic findings. *Emerg Infect Dis* 2002;8:1019–28.

4 Pavlin J. Epidemiology of bioterrorism. *Emerg Infect Dis* 1999;5:528–30.

5 Centers for Disease Control and Prevention. Biological and chemical terrorism: strategic plan for preparedness and response. Recommendations of the CDC strategic planning workgroup. *MMWR Recomm Rep* 2000;49(RR-4):1–14.

6 Dausey DJ, Chandra A, Schaefer AG, et al. Measuring the performance of telephone-based disease surveillance systems in local health departments. *Am J Public Health* 2008;98:1706–11.

7 Roush S, Birkhead G, Koo D, et al. Mandatory reporting of diseases and conditions by health care professionals and laboratories. *JAMA* 1999;282:164–70.

8 Dato V, Wagner MM, Fapohunda A. How outbreaks of infectious disease are detected: a review of surveillance systems and outbreaks. *Public Health Rep* 2004;119:464–71.

9 Treadwell TA, Koo D, Kuker K, Khan AS. Epidemiologic clues to bioterrorism. *Public Health Rep* 2003;118:92–8.

10 Dembek ZF, Kortepeter MG, Pavlin JA. Discernment between deliberate and natural infectious disease outbreaks. *Epidemiol Infect* 2007;135:353–71.

11 Centers for Disease Control and Prevention. Recognition of illness associated with the intentional release of a biological agent. *MMWR Morb Mortal Wkly Rep* 2001;50:893–7.

12 Bush LM, Abrams BH, Beall A, Johnson CC. Index case of fatal inhalational anthrax due to bioterrorism in the United States. *N Engl J Med* 2001;345:1607–10.

13 Doyle T, Glynn MK, Groseclose SL. Completeness of notifiable infectious disease reporting in the United States: an analytic literature review. *Am J Epidemiol* 2002;155:866–74.

14 Fine A, Layton M. Lessons from the West Nile viral encephalitis outbreak in New York City, 1999: implications for bioterrorism preparedness. *Clin Infect Dis* 2001;32:277–82.

15 Dembek ZF, Buckman RL, Fowler SK, Hadler JL. Missed sentinel case of naturally occurring pneumonic tularemia outbreak: lessons for detection of bioterrorism. *J Am Board Fam Pract* 2003;16:339–42.

16 Ziskin LZ. An epidemiologist's view of bioterrorism. Eddy A. Bresnitz, MD, MS, discusses state initiatives and preparedness. *N J Med* 2004;101:26–33.

17 Niska RW, Burt CW. Terrorism preparedness: have office-based physicians been trained? *Fam Med* 2007;39:357–65.

18 Duchin JS. Can preparedness for biological terrorism save us from pertussis? *Arch Pediatr Adolesc Med* 2004;158:106–7.

19 Hartwig KA, Burich D, Cannon C, et al. Critical challenges ahead in bioterrorism preparedness training for clinicians. *Prehospital Disast Med* 2009;24:47–53.

20 Temte JL, Grasmick ME. Recruiting primary care clinicians for public health and bioterrorism surveillance. *Wisc Med J* 2009;108:104–8.

21 Moran GJ, Talan DA, Abrahaniam FM. Biological terrorism. *Infect Dis Clin North Am* 2008;22:145–87.

22 Office of the National Coordinator for Health Information Technology, DHHS. Health information technology: initial set of standards, implementation specifications, and certification criteria for electronic health record technology, final rule. *Fed Regist* 2010;75:44589–654.

23 Perkins BA, Flood JM, Danila R, et al.; the Unexplained Deaths Working Group. Unexplained deaths due to possible infectious causes in the United States: defining the problem and designing surveillance and laboratory approaches. *Emerg Infect Dis* 1996;2:47–53.

24 Nolte KB, Hanzlick RL, Payne DC, et al. Medical examiners, coroners, and biologic terrorism. A guidebook for surveillance and case management. *MMWR Recomm Rep* 2004;53(RR-08):1–27.

25 Rabinowitz P, Gordon Z, Chudnov D, et al. Animals as sentinels of bioterrorism agents. *Emerg Infect Dis* 2006;4:647–52.

26 Henderson DA. Smallpox eradication. *Public Health Rep* 1980;95:422–6.

27 Basu RN, Khodakevich LN. Surveillance at weekly markets in the smallpox eradication programme in India. *Indian J Public Health* 1978;22:44–9.

28 Ritzwoller DP, Kleinman K, Palen T, et al. Comparison of syndromic surveillance and a sentinel provider system in detecting an influenza outbreak—Denver, Colorado, 2003. *MMWR Morb Mortal Wkly Rep* 2005;54(Suppl.):151–6.

29 Miller B, Kassenborg H, Dunsmuir W, et al. Syndromic surveillance for influenza-like illness in ambulatory care network. *Emerg Infect Dis* 2004;10:1806–11.

30 Bourgeois FT, Olson KL, Brownstein JS, et al. Validation of syndromic surveillance for respiratory infections. *Ann Emerg Med* 2006;47:265.e1

31 Marx MA, Rodriguez CV, Greenko J, *et al.* Diarrheal illness detected through syndromic surveillance after a massive power outage: New York City, August 2003. *Am J Public Health* 2006;96:547–53.

32 Chretien J-P, Tomich NE, Gaydos JC, Kelley PW. Real-time public health surveillance for emergency preparedness. *Am J Public Health* 2009;99:1360–3.

33 Buehler JW, Berkelman RL, Hartley DM, Peters CJ. Syndromic surveillance and bioterrorism-related epidemics. *Emerg Infect Dis* 2003;9:1197–204.

34 Reingold A. If syndromic surveillance is the answer, what is the question? *Biosecur Bioterror* 2003;1:77–81.

35 Centers for Disease Control and Prevention. Inhalation anthrax associated with dried animal hides—Pennsylvania and New York City, 2006. *MMWR Morb Mortal Wkly Rep* 2006;55:280–2.

36 Begier EM, Barrett NL, Mshar PA, et al.; Connecticut Bioterrorism Field Epidemiology Response Team. Gram-positive rod surveillance for early anthrax detection. *Emerg Infect Dis* 2005;11:1483–6.

37 Morse S, Kellogg RB, Perry S, *et al.* Detecting BioThreat agents: the Laboratory Response Network. *ASM News* 2003;69:433–7.

38 Bravata DM, Sundaram V, McDonald KM, *et al.* Detection and diagnostic decision support systems for bioterrorism response. *Emerg Infect Dis* 2004;10:101–8.

39 Schneider H. Protecting public health in the age of bioterrorism surveillance: is the price right? *J Environ Health* 2005;68:5, 9–13.

40 Department of Homeland Security. Testimony of Secretary Michael Chertoff. U.S. Department of Homeland Security Before the Senate Committee on Homeland Security and Governmental Affairs. Release Date: September 12, 2006.

41 Centers for Disease Control and Prevention. Responding to detection of aerosolized *Bacillus anthracis* by autonomous detection systems in the workplace. *MMWR Recomm Rep* 2004;53(RR-7):1–12.

42 Cheng M, Glynn MK, Groseclose SL. Endemic, notifiable bioterrorism-related diseases, United States, 1992–1999. *Emerg Infect Dis* 2003;9:556–64.

43 Tan CG, Hardeep SS, Crawford DC, et al.; the Regional Anthrax Surveillance Team; and the Centers for Disease Control and Prevention New Jersey Anthrax Surveillance Team. Surveillance for anthrax cases associated with contaminated letters, New Jersey, Delaware, and Pennsylvania, 2001. *Emerg Infect Dis* 2002;8:1073–7.

44 Williams AA, Parashar UD, Stoica A, et al.; and the Connecticut Anthrax Investigation Team. Bioterrorism-related anthrax surveillance, Connecticut, September-December, 2001. *Emerg Infect Dis* 2002;8:1078–82.

45 Gerberding JL, Hughes JM, Koplan JP. Bioterrorism preparedness and response: clinicians and public health agencies as essential partners. *JAMA* 2002;287:898–900.

# 14

# 第14章 对不明原因传染病相关死亡的监测

Ruth Lynfield[1], Kurt B. Nolte[2], Ann M. Schmitz[3], & Marc Fischer[4]

[1] 美国明尼苏达州,圣保罗,明尼苏达州卫生局
Minnesota Department of Health, St. Paul, MN, USA

[2] 美国新墨西哥州,阿尔伯克基,新墨西哥大学医学院,法医办公室
Office of the Medical Investigator, University of New Mexico School of Medicine, Albuquerque, NM, USA

[3] 美国佐治亚州,亚特兰大,美国疾病预防控制中心传染病病理科
Infectious Diseases Pathology Branch, Centers for Disease Control and Prevention, Atlanta, GA, USA

[4] 美国科罗拉多州,柯林斯堡市,美国疾病预防控制中心虫媒病毒疾病科
Arboviral Diseases Branch, Centers for Disease Control and Prevention, Fort Collins, CO, USA

## 引言

本章节讨论对具有传染病特征的不明原因死亡病例进行监测的方法。这项监测需要与法医(medical examiners)、验尸官和病理学家合作才能进行。这种活动可侦查具有公共卫生意义的传染病,如疫苗可预防疾病、生物恐怖事件和可能会被传统监测系统忽略的新发传染病。本章节覆盖的议题如下:

• 不明原因传染病相关死亡监测的基本原理

• 传染病相关死亡监测系统:法医传染病死亡监测(Med-X)和不明原因死亡项目(UNEX)

• 传染病相关死亡监测的实施

• 实施传染病相关死亡监测面临的挑战

• 病例研究

## 监测的基本原理

法医调查突发和不明原因死亡病例。这种死亡病例中,有些有传染性,具有公共卫生危害性。在具有传染病特征的不明原因死亡事件中,公共卫生人员与法医、验尸官和病理学家的通力合作加强了对具有罕见临床表现的疾病、新发疾病和生物恐怖事件的侦查能力[1-3]。当有指征时,这种监测使采取的干预措施更加及时,对传染病负担的计算更加准确。例如,在确认汉坦病毒肺综合征和西尼罗病毒性脑炎、调查生物恐怖相关炭疽,以及确认儿童流感相关死亡中,法医已经成为关键的合作伙伴[4-8]。关于生物恐怖监测,详见第13章。

法医调查了美国约20%的全部死亡病例,包括突发、非自然、暴力、可疑、无人在场或不明原因的死亡病例。这些死亡事件可能发生在医院内或医院外。法医的司法权是基于人群。一旦有死亡事件上报,他们就马上开始调查。法医拥有法律授权对突发、无人在场和不明原因的死亡者进行调查。这些死亡事件中有些由有公共卫生意义的传染病所引起。然而,由于法医的工作往往关注对蓄意或意外的死亡事件进行调查,因此并不对

传染性病因进行全面调查[9]。

对疑似传染病相关死亡病例可能不进行尸体解剖,其原因有多种,包括资源、家庭意愿或者法医办公室的司法管辖范围。当进行尸体解剖时,法医病理学家往往满足于做出一般的病理学诊断(如脑膜炎),可能不会收集适当的标本进行为确定微生物特异性诊断(如脑膜炎奈瑟菌脑膜炎)所需的实验室检查。因为法医通常较少涉足公共卫生报告系统,所以他们可能不清楚特异性诊断对公共卫生反应(如接触者追踪、抗生素预防或疫苗接种)的重要性[1,10]。即使他们知道潜在的公共卫生控制措施,但他们可能没有足够的资源或训练来常规开展病原体的特异性诊断。

为进行病原体特异性诊断而收集的尸检标本可能会并发组织降解和(或)死后血液与组织污染了肠道、皮肤、口腔和环境的菌群[2]。然而,通过鼓励尽早尸检(最好在死后 12～24 小时内),改进采样方法来降低污染水平,有利于更准确地做出微生物学诊断。此外,不仅使用微生物[即细菌、病毒和(或)真菌]培养,而且还采用免疫组织化学和分子学诊断试验,故特异性病原体更易确定[3]。

## 传染病相关死亡的监测

### 法医传染病相关死亡监测系统

新墨西哥州法医办公室(NM OMI)建立了基于病理学的症状监测系统模型(Med-X),旨在识别生物恐怖事件的致死性和有公共卫生意义的致命性感染[1~3]。基于病理学的症状监测系统模型使用一套死前的症状和体征来确定需要尸检的病例,以评估可能是感染性或中毒性病因。基于尸检结果,病例会被归到病理学综合征中。这些综合征为向公共卫生部门上报病例提供了初步依据。根据病例症状和病理学综合征对病例进行鉴别诊断,并据此来指导进一步检查以获得病原特异性诊断。

在 2 年监测期间,在新墨西哥州法医办公室司法管辖的 6104 例病例中,250 例(4.1%)具有与疑似感染相符的临床症状或病理学综合征,并纳入基于病理学的症状监测系统模型。另外,其中 37 例(15%)本来不应该进行尸体解剖。在纳入的 250 例病例中,127 例(51%)被认为是传染病相关死亡,31 例(12%)为中毒相关死亡病例,72 例(29%)为非感染、非中毒原因所致,20 例(8%)原因不明。在传染病相关死亡病例中,有 103 例(81%)获得病原特异性诊断。60 例(58%)病原特异性病例由应上报的感染性病因所致,包括肺炎链球菌(37 例)、化脓性链球菌(8 例)、流感嗜血杆菌(5 例)、人类免疫缺陷病毒(HIV)(2 例)以及肉毒杆菌(1 例)。

## 不明原因死亡项目

1995 年美国疾病预防控制中心(CDC)的新发传染病项目(EIP)开始实施不明原因死亡项目(UNEX)[10,11]。这个项目在 4 个监测点(即加利福尼亚州、康涅狄格州、明尼苏达州和俄勒冈州)对由疑似感染性病原体所致的不明原因死亡病例和重症病例进行监测。只有对不明原因严重疾病进行暴发调查后才能确认多种新发传染病,包括军团菌病、中毒性休克综合征、艾滋病和汉坦病毒肺综合征,建立监测系统旨在识别这些疾病。随后的研究发现,由这些病原体所致的感染在发现前多年都有散在发生。

不明原因死亡项目的目的是:①确定美国选定人群中严重不明原因疾病的发病率和流行病学特征;②应用分子学诊断技术确定这些疾病的潜在感染性病因;③开发和测试监测系统,早期侦查既往未被识别的危及生命的感染性病原体;④创建临床标本库,以便今后发现新的病原体和使用新的检测方法时再进行检测。

不明原因死亡项目的病例定义是既往健康的监测区居民,年龄为1~49岁,由于疑似传染病而死亡或入住重症监护室,在初始检测中未发现病因。传染病的特征包括发热、白细胞增多、脑脊液(CSF)细胞增多或有感染的组织病理学证据。排除标准范围广,包括恶性疾病、糖尿病、免疫抑制疗法、HIV感染,或慢性心脏、肺脏、肾脏、肝脏疾病,或风湿性疾病。接触、摄入毒物的人员,外伤或新近住院的人员也被排除。

参与新发传染病现场的监测官员协调不明原因死亡项目监测工作。通过对重症监护室的主动(监测工作人员和重症监护室人员定期经常性联系)和被动监测,以及对死亡证明的审查,进行病例调查。通过查阅病历以及与医师、患者及其家属的面谈来获得流行病学和临床资料。对既往收集的临床和病理学标本进行检查以再次做诊断性检测。再次诊断性检测的类型基于每个病例的病史和临床表现,以及可获得标本的质量和数量。经过一段时间,就会研发出标准全套的综合征特异性检测方法,并应用于具有相似临床特征的所有病例。

2000年开始,不明原因死亡项目调查者发现发展与法医和验尸官更正式的合作关系可以强化监测工作。更多的焦点针对死亡病例的调查,同时明确了新的目标。这些目标旨在:①改善识别可能由传染病导致死亡的病例;②增加了潜在病例中申请尸体解剖的比率;③及时获得所有疑似病例准确的标准化资料;④收集合适的标本用于感染性病原体和毒物的常规检测和参考实验室检测;⑤应用最先进的方法进行基于尸体解剖的病原体特异性诊断。为完成这些任务,本项目需要提高病理学家对病原体特异性诊断重要性的认识,为识别可能由传染病引起的死亡病例提供指南,制订资料收集、标本检索、潜

在感染性病因所致病例的诊断检测的标准方法,提供足够的资源和培训使法医病理学家能安全、有效地对有潜在传染性的个体进行尸体解剖。

在1995—2003年,报告到不明原因死亡项目共有227例死亡病例。有188例有合适标本可用于检测,其中53例(28%)获得病原学确诊,确诊者中肺炎链球菌感染和流感是最常见的诊断。监测方法的改变影响了病例评估的结果。在2000年前确定的死亡病例中,仅15%的病例获得病原学确诊,而2000年后入选的病例达到34%($P=0.03$)。许多不同的因素,尤其是实验室方法的改变,导致这种比例上升。在2000年前,在确诊的病例中有25%的病例使用了免疫组织化学技术,在2000年后,在确诊的病例中有64%的病例使用了这一方法。改进之处包括尸体解剖标本数有了明显增加,在不明原因死亡项目病例中更系统化地应用免疫组织化学方法,关键免疫组织化学方法在肺炎链球菌、化脓性链球菌和脑膜炎奈瑟菌方面得到优化应用。值得注意的是,可以解释的病例中有45%可由疫苗可预防疾病所造成;30%的病例由全国法定传染病造成;26%的病例初始报告为不明原因疾病和死亡[12]。

2005年,在所选的缅因州辖区新发传染病项目现场,不明原因死亡项目开始对50岁以下人群的所有传染病死亡病例实施"基于人群"的主动监测。一些专项活动包括使用基于病理学的症状监测系统模型,并为法医提供所需的资源以收集致死性感染病例标本,并进行实验室检测。协议提供了在发生潜在传染病相关死亡时如何进行尸体解剖以及如何向公共卫生机构报告病例的标准化方法。在明尼苏达州卫生局(MDH)网站(http://www.health.state.mn.us/divs/idepc/dtopics/unexplained/me/protocol.html)可获得不明原因重症疾病和死亡所用的协议之具体实例。

在明尼苏达州,2005—2009 年通过不明原因死亡项目向明尼苏达州卫生局报告了 395 例病例。在这 395 例病例中,有 131 例 (33%) 为 50 岁以下,伴有传染病的特征,但没有明显的免疫抑制情况,在入选该项目之前也没有病原学诊断。在这 131 例病例中,出现的临床综合征包括呼吸系统(36%)、心血管系统(28%)、没有局部异常的"猝死"(12%)、休克或败血症(8%)、神经系统(7%)、胃肠道或肝脏(7%)以及其他(2%)。在明尼苏达州卫生局或者 CDC 接受检测的 101 例病例中,44% 的病因得到确定。值得注意的是,2008 年通过不明原因死亡项目监测,发现了 1 例儿童罹患波沃森病毒(Powassan virus)脑炎,这是明尼苏达州检出的首例由这种虫媒病毒引起的病例。2009 年通过这项活动,在明尼苏达州又检出 2 例由波沃森病毒引起的脑炎病例。此外,2010 年通过不明原因死亡项目报告了 1 例由福氏纳格里阿米巴原虫(Naegleria fowleri)引起的原发性阿米巴脑膜脑炎,并将采集的脑脊液和脑组织标本送往 CDC 做诊断学检测。这是美国中西部的北部地区首次确诊的福氏纳格里阿米巴原虫病例。

总之,该方法对有公共卫生重要性的感染(如脑膜炎奈瑟菌)所致的死亡可及时进行监测,从而增加识别生物恐怖相关死亡(如炭疽)的可能性。而且,该方法可根据现有的基础设施和现有资源用于多个领域,还可用于根据公共卫生重要性决定的多种传染病综合征。

# 对传染病相关死亡病例实施监测

传染病相关死亡病例的基于人群的法医监测目标包括下述内容:

● 改善对法医司法管辖范围内可能由传染病所致死亡的确认,方法如下:

——在公共卫生机构和法医之间建立合作

关系

——获得准确和标准化的传染病相关死亡资料

——收集标准化的系列标本对感染性病原体和毒素进行常规检测和参考检测

——使用最先进的方法,采用基于尸体解剖的评估和随后的实验室检查来获得微生物特异性诊断

——确保向公共卫生机构及时上报传染病相关死亡病例

● 确定基于人群的法医监测系统的传染病相关死亡病例负担之特征。

## 传染病相关死亡监测的特殊组成部分

### 病例检索、病例定义和病例分类

应该通过常规的法医死亡调查,包括死亡现场调查、生前接触者面谈或医学记录回顾调查来确定病例。死前有疑似感染相关症状或体征的死亡病例都应该接受尸体解剖(知识点 14.1)。在尸体解剖时,根据肉眼观察和组织学检查(知识点 14.2),应该将病例归入所选的与传染病相关死亡相关的病理学综合征类别中。其他原因(如症状病史不详的无人在场的死亡)导致的尸体解剖也可归入到提示传染病的病理学综合征类别中。所有有明确病理学综合征分类的病例都应该纳入监测活动中。应使用病理学综合征对病例进行分类,向相应的公共卫生机构进行初始报告。

---

**知识点 14.1　确定疑似传染病相关死亡的死前症状或体征**

● 发热:记录的死亡前发热(≥38.0℃或≥100.4℉),或死者生前或照料者感觉到"发热"

● 急性脑病或新出现的抽搐:急性精神状态改变(如嗜睡、神志不清、定向力障碍、谵妄或昏迷)或者急性强直阵挛性发作伴有致死性疾病

● 急性弛缓性麻痹或多发性神经病:自主肌力减弱或致死性疾病相关的多发神经症状

- 新发黄疸:皮肤或巩膜出现急性黄染
- 急性腹泻:有急性水样泻或肉眼血便但无黑便的新近病史
- 新发皮疹或软组织病损:急性出现的任何新发皮疹(如斑疹、丘疹、水疱、脓疱、瘀点、出血斑)或急性软组织病损(如焦痂、蜂窝织炎、坏死性筋膜炎或脓肿)
- 不明原因死亡:50 岁以下个体的死亡。其既往史、环境、死亡现场调查都不能充分提供确定死因的诊断学依据或确定上述症状和体征中的某一项。这一类别包括具有婴儿猝死综合征样表现的婴儿死亡病例

**知识点 14.2 与传染病相关死亡有关的病理学综合征**

**神经系统**
- 脑炎:脑实质出现炎症、坏死或出血,呈非血管性、非外伤性分布
- 脑膜炎(包括出血性):脑膜的浑浊、化脓、炎症或出血,但无外伤病史或创伤性损伤的表现

**呼吸系统**
- 咽炎、会咽炎或其他上呼吸道感染:上呼吸道(即在咽部和气管隆凸之间)出现急性炎症、水肿或薄膜
- 急性支气管炎或毛细支气管炎:在气管/毛细支气管出现急性炎症、水肿或薄膜,但无慢性阻塞性肺部疾病的相应病史或发现
- 肺炎:社区获得(即在症状出现前 2 周内无住院的患者)的间质或肺泡炎症或实变
- 弥漫性肺泡损害:肺泡纤维蛋白或透明膜形成伴有肺泡上皮细胞反应性改变,但没有已知的非感染性病因
- 出血性纵隔炎:纵隔软组织中出现血液,而没有外伤史或者外伤性损伤的表现

**心血管系统**
- 心肌炎:与急性炎症相关的弥漫性斑点状心肌或心肌细胞坏死,呈非血管性分布
- 心内膜炎:心瓣膜上赘生物或明显的血栓形成

**胃肠道系统**
- 急性肝炎或暴发性肝坏死:急性炎症或坏死,但不具有酒精中毒的表现特征
- 小肠结肠炎:不具有炎症性肠病特征的弥漫性急性结肠黏膜炎症或溃疡形成,或呈非血管性分布的弥漫性结肠黏膜出血

**皮肤系统**
- 弥漫性皮疹:任何弥漫性皮肤病损(如斑疹、丘疹、水疱、脓疱、瘀点、出血斑)
- 软组织病损:软组织出现散在性红斑、硬结、化脓、坏死或急性炎症(如溃疡、焦痂、蜂窝组织炎、坏死性筋膜炎或脓肿)

**多系统受累**
- 淋巴腺炎:淋巴结的肿大、急性炎症或坏死
- 败血症综合征:有弥散性血管内凝血的证据,包括皮肤出血点、肾上腺出血或肾毛细血管祥中纤维蛋白性血栓形成

## 初次(少量)标本收集和实验室检测

应该通过死前微生物学和毒理学取样与检测,获得标本和检测结果。如有可能,尽量获得死前临床标本做进一步的实验室检测,这对于死前住院的患者极有帮助。此外,应该获取一套标准化的尸解标本,并对所有伴有死前症状或病理学综合征的病例进行实验室检测(知识点 14.3)[1,13]。应通过在法医

**知识点 14.3 明确感染性病因需收集和检测的最少的标本**

- 来自储备罐内所有器官的甲醛溶液固定的组织
- 来自脑、心、肺、肝、脾、肾和其他组织病理学检查认为可能患病的器官并用石蜡包埋的组织,或苏木精和伊红染色的切片
- 经皮肤无菌收集的股部血管全血做细菌培养(一次 5ml 接种到需氧和厌氧血培养瓶中)
- 额外的股部血管全血用于毒理学检测(10ml 冰冻保存在含氟试管中)
- 用于血清学检测的血清(用血清分离管收集血液 10ml,及时离心分离以尽量减少溶血)
- 用于病毒培养和(或)聚合酶链反应(PCR)的鼻咽拭子(将拭子标本放入病毒运送培养基中冷藏)
- 用于毒理学分析的尿液(20ml 在毒理学容器中冷藏)
- 主要受累器官的冷冻组织,用于潜在的病毒培养和(或)PCR 检测(取 $1cm^3$ 放入小的无菌容器中)

和当地微生物学和毒理学实验室之间已建立的关系进行初步检查。根据特殊的死前症状、体征以及尸体解剖的肉眼观察,病理学家可自行收集额外标本进行相应的检测(知识点 14.4)。为鼓励标本采集和实验室检测,有足够资源的公共卫生机构可以进一步为法医办公室研制和提供标本采集工具箱、运送培养基以及快速参考使用指南以便采用相应的流程。公共卫生实验室还可通过其他机制为法医提供难以获得的诊断支持(如病毒培养和血清学检测)。

---

**知识点 14.4 明确感染性病因所需收集和检测的其他标本**

- 发热(症状)或呼吸道综合征(病理学综合征):无菌深部肺组织拭子用于细菌培养(每侧肺采集一份拭子标本,放入无菌 culturette 试管)
- 脑病或新发的抽搐(症状)或神经系统综合征(病理学综合征):脑脊液(10ml 放入无菌容器中)用于细菌培养/PCR 检测
- 皮疹/软组织病损(症状)或皮肤综合征(病理学综合征):切除受累皮肤(全层皮肤)或软组织,放入甲醛溶液用于常规组织病理学检测和(或)感染组织或脓肿的无菌深部组织拭子用于细菌培养/PCR 检测(拭子放入无菌 culturette 试管)
- 急性腹泻(症状)或结肠炎(病理学综合征):采集粪便用于细菌培养/毒素 PCR 检测(放入无菌容器内)
- 来自脑、心、肺、肝、脾和肾的冰冻组织用于潜在的病毒培养和(或)PCR 检测(取 $1cm^3$ 放入小的无菌容器中)

---

## 第二次实验室检测

病理学家和公共卫生人员可自行决定开展第二次实验室检测,可以在下述病例中考虑开展:①属于某病理学综合征,但是首次检测没有确定致病微生物;②初次检测结果模棱两可;③未进行初次微生物学检测。对于某些有特殊公共卫生重要性的病例,需要同时再次进行微生物检测(如不明原因群体性发病或怀疑生物恐怖袭击)[13]。第二次检测可以在指定的参比实验室(如学术机构、公共卫生实验室或 CDC)进行,可以采用:①对甲醛溶液固定的石蜡包埋组织进行免疫组织化学检测;②对冷冻组织进行病毒培养;③对组织进行电子显微镜检查;④对固定组织、冷冻组织或正常无菌体液(如脑脊液和胸腔积液)进行核酸扩增试验(包括广谱 16s 核糖体 RNA PCR 检测);⑤血清学检测(如乙型肝炎、丙型肝炎和 HIV);⑥对死前收集的标本进行培养或 PCR 检测。

## 数据流、数据收集和反馈

法医应该熟悉其辖区内的法定疾病报告列表,并给相应的公共卫生部门报告任何有上述疾病诊断的病例。也应上报任何群体性罕见潜在感染性死亡病例。此外,法医和公共卫生机构应互相交流,决定是否定期上报具有特殊病理学综合征(如弥散性皮疹、脑膜炎)、死前症状(如发热和皮疹)或符合其他标准的病例。针对这些病例,公共卫生机构应决定如何应对这些病例报告,还要确定收集哪些额外资料。建议的数据流(data flow)包括在相关机构之间及时的反馈(图 14.1)。

公共卫生机构应该与法医协同执行这些协议,将上述推荐的资料(如症状和体征、病理学综合征、进行的实验室检测、最终诊断)输入电子资料管理系统,以便进行流行病学分析和保存记录[14]。应鼓励法医调整现有的电子资料管理系统来收集这些新的变量。针对法定报告传染病或其他类型的确诊病例可能需要收集额外的资料,公共卫生机构应在这方面为法医提供一些建议。

尤其在医疗记录或者死亡现场调查报告方面,每个涉及的机构都应该通力合作来建立标准化的数据分享政策。

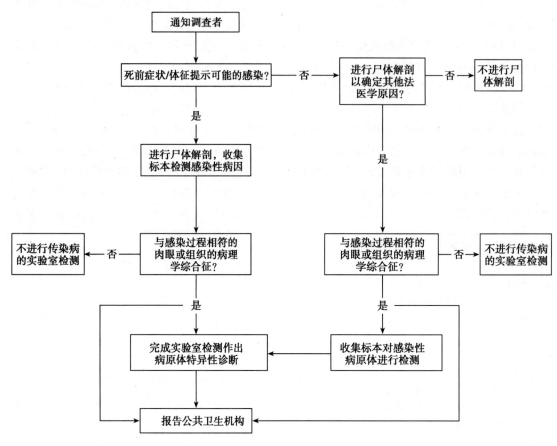

**图 14.1** 建议的数据流和报告流程

## 生物安全

尸体解剖人员可能要处理被感染性病原体污染的人体残留组织。对他们而言，采取相应的生物安全预防措施极其重要[1,15,16]。在尸体解剖时，经皮肤接种、飞溅到未受保护的黏膜或者吸入感染性气溶胶可传播感染。应对所有接触潜在感染性材料的人员采取基本预防措施。对于某些会增加暴露风险的操作，应确保采取额外的预防措施。对于尸体解剖中特别推荐的生物安全性预防措施可从已发表的文献中获得[16,17]。

## 数据分析和传播

公共卫生机构应与合作的法医办公室共同制定常规的数据分析策略。多学科传染病死亡回顾分析小组开展的定期病例回顾分析非常有价值[2,6]。对传染病相关死亡病例，应定期开展症状/体征、病理学综合征、最终诊断、病例人口统计资料和流行病学变量的详细分析，以确定传染病相关死亡病例的重要特征，发现与确定微生物特异性诊断的相关因素。可以利用总病例数来计算传染病相关的粗死亡率，不同年龄、性别和种族/民族的死亡专率。其他分析还可包括评估由法医确定的传染病相关死亡对公共卫生部门应报告疾病负担的影响。

对多种受众而言，数据的传播非常有价值。在明尼苏达州，总结报告作为年度应报告疾病统计数据的一部分分发给医师和地方公共卫生机构。每年举行由法医、流行病学家和微生物学家共同参加的会议来回顾分析感兴趣的病例。在传染病会议和临床会议上展示病例,并在科学出版物上发表病例报告。

在 2009 年 H1N1 流感大流行期间,明尼苏达州、俄勒冈州和新墨西哥州的不明原因死亡项目和法医传染病死亡监测是特别有价值的监测系统。在这些地区确定的 194 例甲型流感 H1N1 相关死亡病例中,有 18% 的病例是通过这些系统发现的。此外,与在流感住院患者中开展主动监测发现的患者相比,这些患者更年轻和更健康。不明原因死亡项目和法医传染病死亡监测的病例更有可能接受尸体解剖,在其居所内死亡也更多[18]。

**基于当地资源对基于法医监测的调整**

根据当地资源和兴趣,公共卫生机构可以选择有公共卫生意义的某一病理学综合征的亚组进行监测,或者将监测人群的年龄限制于某个年龄组(如 50 岁以下)。这些常规的限制会有利于优化资源,而不会给工作人员造成过重负担。然而,推荐公共卫生机构与法医合作以维持对有公共卫生意义的特殊病例进行报告的能力。这些病例可能会在目标年龄组人群或所选的病理学综合征之外。

# 实施传染病相关死亡监测面临的挑战

关注实施这些监测活动的公共卫生机构应与辖区内的法医办公室建立紧密关系。为了评估对实施传染病相关死亡监测的可行性,公共卫生机构应收集信息了解候选法医办公室一般会如何处理可能传染病相关死亡病例,包括生物安全能力方面。重要的信息可能包括:①目前哪些类型的潜在感染性死亡病例会接受尸体解剖;②针对疑似传染病相关死亡病例,已经常规收集了哪些资料?包括死亡现场调查者是否询问与感染相符的死前症状/体征;③标本收集的范围和针对传

染病相关死亡病例进行的实验室检测。随后,公共卫生机构应该清晰地规划此次监测的目标;如果有要求的话,还要明确法医还需要做不在其常规程序范围内的额外工作;明确可获得的财政资源是否足够补偿这些额外工作和支付法医的费用。公共卫生机构应强调这些指南只限于法医辖区内出现的死亡病例。

公共卫生机构应该了解实施法医监测所遇到的困难。法医办公室的质量和特点千差万别,在如何优先考虑传染病相关死亡评估方面也有很大差异。此外,法医办公室在应对额外活动方面可能面临资金或人员短缺的挑战。在推荐的标本收集、实验室检测和数据管理等实施方面,某些法医办公室的人员还需要培训。死亡现场调查流程可能还需要修订以确保能获得死前症状/体征信息。公共卫生机构可通过给法医办公室提供辅助人员、后勤供给和基础设施来减缓这些挑战。如入选的法医部门可能已经与公共卫生机构报告系统建立联系,则应加强现有的合作关系。此外,其他公共卫生项目(如暴力和外伤预防、母婴保健)可能也愿意与法医合作,以达到其自身的监测目标。传染性疾病项目应与这些其他公共卫生合作伙伴相互协调,以避免法医办公室工作人员的重复工作和负担过重。

在监测活动开始时,确定和常规评估所选的绩效指标来决定监测指南是否得到正确实施,这一点非常有用。这些指标可以确定在额外训练、资源或解释方面需要改进的某些方面。推荐的指标包括拥有最低限度标本收集量和实验室评估的传染病相关死亡病例之比例;向相应公共卫生机构报告综合征的传染病相关死亡病例之比例;确定上报及时性的变量。

如果资源允许的话,选择实施基于法医传染病相关死亡监测的公共卫生机构,应该考虑通过医院监测扩大病例检索活动来发现50 岁以下的致死性感染病例。在某些法医

学管辖范围内,一些基于医院的死亡病例会报告给法医。然而,在许多行政管辖范围区,这些病例并不报告给法医。这一系统可以建立在现存的基础系统之上,包括与传统的公共卫生合作伙伴(如感染预防人员)进行协调。辅助的医院传染病相关死亡监测可以使公共卫生机构了解其辖区内传染病总负担的特征。对当地传染病人口统计数据的回顾分析可以为监测所需的额外工作量提供合理的估算。

## 病例研究

下述病例研究显示法医与公共卫生机构有效合作的益处。

### 病例1

2009 年 6 月,一名既往健康的 25 月龄女孩出现发热、咳嗽和流涕 2 天。其父母发现她在床上无反应。她去过家庭托儿所,已经接种这一年龄段规定的所有疫苗,既往史无特殊。患儿被送到当地医院的急诊室,但已经无法复苏。尸体解剖发现呈急性肺炎表现,右上肺叶广泛受累,其他肺叶呈斑片状改变。右侧出现浆液脓性胸腔积液。鼻咽拭子经明尼苏达州卫生部门实时 PCR 检测发现甲型 H1N1 流感病毒阳性。死后血液、肺、脾和脑脊液培养检出肺炎链球菌。明尼苏达州卫生部门对肺炎链球菌进行的血清分型结果是 7F。7 价肺炎球菌疫苗中不包含这一血清型。对该病例的感染性病原体进行全面鉴定极其重要。侵袭性肺炎球菌感染不是由于疫苗无效所致,目前新的 13 价肺炎球菌结合疫苗已经包含了这一血清型。

### 病例2

一名 20 月龄的明尼苏达州女孩发热 1 天,随后躯干和四肢(包括手掌和足底)出现皮疹。她既往健康,无旅行史。值得注意的是,在出疹前 2 天,她的耳部发现一只蜱,后

被移除。在出现皮疹 6 天后被收住入院,伴有烦躁不安、发热、心动过速、呼吸急促、弥散性瘀点、瘀斑和下肢水肿。血小板计数是 13 000/μl,白细胞计数是 13 200/μl(杆状核细胞 27%)。患者临床病程迅速恶化,故给予维持血压以及插管,随后出现弥散性血管内凝血、急性肝肾衰竭,最后死亡。尸体解剖发现心脏扩大、胸腔积液、肝脾大、腹腔积液和伴有许多大疱样病损的全身紫癜。明尼苏达州卫生部门进行血液 16SrDNA PCR 检查提示立氏立克次体阳性。CDC 对皮肤、肺、肝、脾和肾组织进行检查发现立氏立克次体阳性。对皮肤和内脏的斑点热立克次体免疫组织化学染色也阳性。这是明尼苏达州本地发生的首例 PCR 确诊的立氏立克次体病例。尽管美国东南部是落基山斑点热(RMSF)的地方性流行区,但是该病在明尼苏达州罕有报道。如有该病报告,通常与旅游有关。对该病例做出特异性诊断,并确保明尼苏达州的医师知道当地有发生落基山斑点热的可能,这一点非常重要。

## 总结和结论

法医进行传染病相关死亡病例的监测可以确诊被传统监测系统遗漏的具有公共卫生重要性的疾病。这种类型的监测可以对许多病例做出微生物特异性诊断。有了这一适当的监测系统,就可以通过额外的机制来发现传染病聚集性病例或暴发,包括新发传染病和生物恐怖袭击。然而,这种类型的项目需要大量资源,并需获得足够标本进行合适的病理学及实验室检测。在法医、公共卫生人员、参比实验室病理学家和微生物学家之间促进和维持紧密的合作关系是监测成功的重要部分。

## 致谢

作者们感谢 CDC 的合作者 Sarah Reagan

和 Christine Lees 的工作；感谢加利福尼亚州、康涅狄格州、明尼苏达州和俄勒冈州新发传染病项目基地，以及新墨西哥州法医办公室。

（陈浩 译，周祖木 校）

# 参考文献

1 Nolte KB, Fischer M, Reagan S, Lynfield R; Members of the National Association of Medical Examiners (NAME) Ad Hoc Committee for Bioterrorism and Infectious Diseases. Guidelines to implement medical examiner/coroner-based surveillance for fatal infectious diseases and bioterrorism ("Med-X"). *Am J Forensic Med Pathol* 2010;31:308–12.

2 Nolte KB, Simpson GL, Parrish RG. Emerging infectious agents and the forensic pathologist: the New Mexico model. *Arch Pathol Lab Med* 1996;120:125–8.

3 Nolte KB, Lathrop SL, Nashelsky MB, et al. "Med-X": a medical examiner surveillance model for bioterrorism and infectious disease mortality. *Hum Pathol* 2007;38:718–25.

4 Centers for Disease Control and Prevention. Severe morbidity and mortality associated with influenza in children and young adults—Michigan, 2003. *MMWR Morb Mortal Wkly Rep* 2003;52:837–40.

5 Nolte KB, Feddersen RM, Foucar K, et al. Hantavirus pulmonary syndrome in the United States: a pathological description of a disease caused by a new agent. *Hum Pathol* 1995;21:475–81.

6 Shieh WJ, Guarner J, Layton M, et al. The role of pathology in an investigation of an outbreak of West Nile encephalitis in New York, 1999. *Emerg Infect Dis* 2000;6:370–2.

7 Shieh WJ, Guarner J, Paddock C, et al. The critical role of pathology in the investigation of bioterrorism-related anthrax. *Am J Pathol* 2003;63:1901–10.

8 Zaki SR, Greer PW, Coffield LM, et al. Hantavirus pulmonary syndrome. Pathogenesis of an emerging infectious disease. *Am J Pathol* 1995;146:552–79.

9 Nolte KB, Wolfe MI. Medical examiner and coroner surveillance for emerging infections. In: Scheld WM, Craig WA, Hughes JM (eds.) *Emerging Infections 3.* Washington, DC: ASM Press, 1999.

10 Hajjeh RA, Relman D, Cieslak PR, et al. Surveillance for unexplained deaths and critical illnesses due to possibly infectious causes, U.S.A., 1995–98. *Emerg Infect Dis* 2002;8:145–53.

11 Perkins BA, Flood JM, Danila R, et al. Unexplained deaths due to possibly infectious causes in the United States: defining the problem and designing surveillance and laboratory approaches. *Emerg Infect Dis* 1996;2:47–53.

12 Reagan S, Hacker J, Sofair A, et al. Surveillance for unexplained deaths due to possibly infectious causes, U.S.A., 1995–2003. In: Proceedings of the International Conference on Emerging Infectious Diseases, Atlanta, GA, February29–March 3, 2004.

13 Procop GW, Wilson M. Infectious disease pathology. *Clin Infect Dis* 2001;32:1589–601.

14 Wolfe MI, Nolte KB, Yoon SS. Fatal infectious disease surveillance in a medical examiner database. *Emerg Infect Dis* 2004;10:48–53.

15 Nolte KB. Safety precautions to limit exposure from plague-infected patients. *JAMA* 2000;284:1648.

16 Nolte KB, Taylor DG, Richmond JY. Biosafety considerations for autopsy. *Am J Forensic Med Pathol* 2002;23:107–22.

17 Centers for Disease Control and Prevention. Medical examiners, coroners, and biologic terrorism: a guidebook for surveillance and case management. *MMWR Recomm Rep* 2004;53(RR-8):1–36.

18 Lees C, Avery C, Asherin R, et al. Pandemic (H1N1) 2009-associated deaths detected by unexplained death and medical examiner surveillance. *Emerg Infect Dis* 2011;8:1479–83.

# 15

# 第 15 章　结核病监测

Delphine Antoine[1] &, Ibrahim Abubakar[2]

[1]法国圣莫里斯,卫生监测研究所传染病部
Infectious Disease Department,Institut de Veille Sanitaire,Saint Maurice,France
[2]英国伦敦,卫生保护署,结核病部和伦敦大学学院感染和人群健康研究部
Research Department of Infection and Population Health,University College London,and
Tuberculosis Section,Health Protection Agency,London,UK

## 引言

结核病仍然是全球十大主要死亡原因之一[1]。根据世界卫生组织(WHO)的数据,全球有1/3人口感染结核病。2010年,大约880万例结核病病人中有约150万人死亡(发病率为128/10万),其中40%发生在东南亚,26%在非洲,19%在西太平洋地区。结核病严重影响社会经济弱势群体和HIV感染者。这在以下数据中得到体现:结核病发病率变化较大,从西欧国家、北美和澳大利亚的20/10万到一些东欧国家的100/10万;在撒哈拉沙漠以南的一些国家中,发病率超过300/10万[2]。

从历史上看,在欧洲结核病是发病和死亡的主要原因。上个世纪,在大多数西欧国家结核病发病率稳步下降,却在两次世界大战之间又开始短暂上升(图15.1)。同样,在欧洲居民的结核病死亡率从1885年的大于2‰降低到20世纪80年代末的小于0.15‰[3,4]。主要由于生活条件的改善,北美的结核病发病率也出现相似下降。在20世纪50年代,随着使用抗结核综合疗法的增加,以及由于对乳制品广泛使用巴氏消毒法,改进屠宰场的检测和控制,增强了对牛结核病的控制,从而加速了结核病发病率的下降趋势。参见第2章有关监测系统的起源和进展。

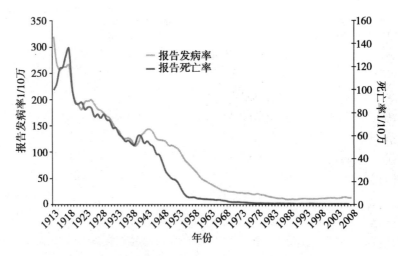

图15.1　1913—2008年英格兰和威尔士结核病报告发病率和死亡率和开始采取重要干预措施的时间。资料来源:Health Protection Agency,可从 http://www.hpa.org.uk/Topics/InfectiousDiseases/InfectionsAZ/Tuberculosis/获得

在美国和一些欧洲国家,20 世纪 80 年代末到 90 年代初法定报告传染病的发病率呈现稳定或增长的特点[4,5]。造成这种逆转的主要因素包括艾滋病的流行,某些人群生活状况的恶化,以及来自结核病高度流行国家的国际移民的影响。此外,在 20 世纪70 ~ 80 年代,一些西欧国家和北美国家由于觉得结核病接近被根除,对控制工作有所减弱。这些事件表明,加强结核病预防控制工作的重要性和加强监测系统来正确监控这些工作的必要性。

本章节讨论基本原理、特殊注意事项、方法和结核病监测的挑战,包括主要基于欧洲经验的评价方法。本章节也讨论分子流行病学在监测和结核病发病中的应用,特别关注新发病例的监测和包括治疗效果的监测。

## 结核病背景

人类结核是由结核分枝杆菌复合体导致的传染病,结核分枝杆菌复合体包括结核分枝杆菌(或科赫杆菌)、牛分枝杆菌、非洲分枝杆菌、田鼠分枝杆菌、卡氏分枝杆菌 (*M. canetti*)、山羊分枝杆菌(*M. caprae*)和海豹分枝杆菌(*M. pinnipedii*)。在有菌种鉴定数据的国家,如欧洲和北美,大部分活动性结核病是由结核分枝杆菌所引起[6]。结核病能侵犯身体的任何部分,但是肺结核仍是结核病的主要类型。传播途径主要经由飞沫核通过空气传播,飞沫核可以在空气中悬浮,保持数小时之久。因此,结核病传染性最强的形式是肺结核,特别是在未浓缩的痰涂片镜检结果呈阳性时。

结核病的自然史较为复杂;然而,为了为监测提供信息,可以划分为两个阶段:

(1)暴露于传染性结核病病例后感染。

(2)结核病(或活动性结核病):部分感染者发病。

结核病感染者没有临床症状或活动性疾病的临床表现;结核分枝杆菌存在于患者身体内,但呈休眠或非活动状态。通常通过检测对结核病抗原的免疫反应(结核菌素皮肤试验或 γ 干扰素释放试验)来判断是否有感染。这些个体无传染性,而被认为有潜在的结核病感染。

在感染结核分枝杆菌后发生结核病的终身风险估算为约 10%[7]。已知增加感染者发病风险的因素包括近期感染结核分枝杆菌、免疫功能缺陷(如 HIV 感染、皮质类固醇治疗或器官移植)、硅沉着病、维生素 D 缺乏和吸烟。最重要的易感疾病是 HIV 感染,估计每年有 5% ~10% 感染者发展为活动性结核病与此有关[8,9]。

主要根据临床和放射影像来诊断疑似结核病。确诊结核病所用的诊断工具根据可用的资源不同而异。这些工具包括痰涂片镜检、培养和分子扩增方法[如聚合酶链反应(PCR)]。结核病的临床管理依照 WHO 的督导短程化疗[Directly Observed Treatment, Short Course(DOTS)]推荐[10]并包括对耐药感染患者联合使用几种抗生素治疗6 ~ 12 个月或更长时间。

卡介苗能有效预防年幼儿童的严重结核病(脑膜炎,粟粒性和其他播散性结核病),但对成人肺结核病例的效果不明显[11,12]。此外,在感染风险低的国家,成本-效益研究表明,选择对高危人群(如卫生保健人员和来自高发病率国家的移民所生的婴儿)接种疫苗是有益的[13,14]。这种方法还可减少可能因普遍接种疫苗而产生不良反应的数量。因此,一些低发病率国家(如英国、法国和芬兰)已从普遍性疫苗接种转变为对结核病高危婴儿的选择性疫苗接种。因为卡介苗的接种会影响结核菌素皮肤试验的结果,所以区别是潜在的结核病感染还是先前接种了卡介苗而呈现的阳性是比较困难的。其他低发病率国家,如美国[15]和荷兰[16],则不接种卡介苗,主要是因为早期试验[17]显示其效力有限,但也因为需要继续使用结核菌素皮肤试验来发现潜在感染,以减少发生活动性肺结核的风险。

早期发现病例和及时、适当、完整地治疗是有效控制结核病规划的关键部分。这种方法可限制结核病在社区的传播,同时可防止对抗结核病药物产生耐药性。

## 结核病监测的基本原理和目标

结核病监测的主要目标是通过指导疾病预防控制工作来减少疾病和死亡。监测也可以用来监控预防工作效果。更具体地说,结核病监测所提供的信息可用在地方、国家和国际层面,如:

- 监测抗结核药物耐药的发病趋势和频率
- 确定感染和发病高危人群的人口特征
- 确认疾病暴发,及时指导公共卫生行动,确保对活动性结核病患者和接触者进行适当的管理[18]
- 告知政策和监测结核病控制项目的效果

尽管结核病监测包括收集死亡率和发病率资料,但对于大多数低发病率国家来说,最有用的指标是发病率,因为病死率近几十年来已显著下降。

在没有广泛耐药的情况下,世界卫生组织估计,如果某一特定人群至少70%的感染性结核病病例被检出,而且这些患者中有85%完成治疗,则发病率将会下降[10]。为了监测达到这些目标的进展,拥有可靠监测系统来监测病例发现和治疗效果是必不可少的。

## 结核病监测的特殊注意事项有哪些?

### 自然史的意义

在设计和实施结核病监测时,必须考虑到结核病自然史的一些特性。可能在初始感染后几年(有时甚至是几十年),才发生结核病。此外,因为疾病复发或新感染,个体可发病多次。因此,结核病流行病学可同时反映新感染和最近传播,或过去感染的活化。在结核病发病率低的国家,老年结核病患者最为常见,其原因是在结核病流行时期获得的感染活化。另一方面,儿童很可能在感染后不久发生结核病,可反映近期传播。

潜伏性感染者是日后发病的潜在人群。对潜伏性结核分枝杆菌感染负担的了解,可提供结核病在社区传播的信息,但还需对普通人群进行调查。通常建议在儿童中进行这些调查,以更好地评估近期传播的程度。这些调查可提供感染流行率信息,从而推测每年结核病感染的风险[19]。然而,实施这些调查和对结果的解释具有挑战性。推荐用于此类调查的结核菌素皮肤试验,在卡介苗普遍接种的国家,解释结果十分困难,因为卡介苗对检测结果的影响尚不清楚[19]。在低发病率国家,这些调查需要非常大的样本量。此外,从原籍国可能已感染的人群大量流动限制了筛查潜伏性结核病的价值,因为确定他们在境外感染还是本地感染非常困难。因此,监测结核病,主要基于活动性结核病的发病率和死亡率数据。

## 微生物问题

在诊断结核病时主要使用两种实验室检测方法:一种是痰涂片或其他临床样本直接镜检,另一种是培养。镜检操作简单且价格低廉,但是不能区分结核病是否由其他分枝杆菌引起,也不能区分是活存的还是非活存的微生物所致。然而,痰涂片镜检能快速评估患者的传染性,并且在资源有限的地方也能安全地进行检测。几种核酸扩增试验,特别是PCR,可用于结核病的诊断,但是由于痰涂片阴性患者的敏感性不高,故这种方法最好用于痰涂片检查阳性的患者。最近,WHO推荐了一些快速诊断性试验,如线性探针试验和完全自动化实时核酸扩增试验[20]。

培养是结核病实验室确诊的金标准。然而,结核分枝杆菌很难培养,而且通过培养来确诊不仅费时并需专业实验室。某些类型的结核病,如累及胸内淋巴结的疾病或儿童的感染,取得合适的标本进行培养可能非常困难,故结核病的诊断不一定由实验室来确定。因此,应该报告到监测系统的病例包括实验室确诊病例和基于临床和(或)影像学检查诊断但未经实验室确诊的病例。

监测耐药性结核病是监测工作的另一个重要方面。然而,药物敏感性试验的方法和质控各不相同,而且所有国家没有标准化。国际标准应该可以用于有内部和外部质控实验室的药物敏感性监测。

### 治疗效果监测

迅速且适当的治疗是结核病控制的一个关键组成部分。因此,治疗成功病例的比例是评估国家结核病控制规划效果的主要指标[18]。治疗效果监测也应该收集未完成治疗的原因等信息,以便用于改进结核病控制规划。在规定时间段(季度或年度),通过对诊断和报告的病例队列进行纵向分析,开展治疗效果监测。

## 结核病监测的方法

数据收集方法需要以国际上认可的共同原则为基础,不仅要考虑到国家特有的结核病流行病学,还要考虑到疾病的流行情况(如 HIV 感染)和现有卫生基础设施的长处。结核病监测方法还取决于疾病的发病率,支持数据收集和分析的资源可获得性,以及所用的一般传染病监测方法。由于结核病一般是法定报告传染病,因此在大多数国家,结核病监测与国家法定传染病监测联系在一起。然而,国际监测定义已在全球得到认可[21,22]。在一些地区已经开始进一步的标

准化工作。例如,1996 年实施的欧洲结核病控制规划(EuroTB),其目的是利用共同的定义和方法提高欧洲结核病监测的标准化和质量[18,23,24]。2008 年,该规划被移交给欧洲疾病预防控制中心(ECDC),由欧洲疾病预防控制中心与 WHO 欧洲地区办事处共同协调欧洲的结核病监测工作。每年从欧洲各国收集结核病数据,对其进行编辑、分析,并以年报[6]或通过科学出版物形式发表[25,26]。欧洲的这些行动极大地完善了欧洲各国加强和更新其结核病监测系统。

### 病例定义

根据 WHO 发布的国际建议,需要报告的病例是"确诊病例"(定义如下)或"卫生工作者(临床医师或其他执业医师)已经诊断为结核病而且决定用全程结核病治疗方法来治疗的患者"。

确诊病例就是指通过培养或通过新的检测方法(如分子线性探针试验)从临床标本检出结核分枝杆菌复合体的患者[21]。

在实验室常规检测结核分枝杆菌能力缺乏的国家,如果用盲法考核外部质量保证体系仍有效运行,则肺部疾患病例一次或多次痰涂片抗酸杆菌阳性也被认为是"确诊"病例[21]。

报告给公共卫生机构的病例应包括:①新病例(以前没有发生结核病的患者);②以前发生结核病的患者(复发性感染);③死亡后诊断为结核病的患者。在复发的病例中,要区分再发病例和其他复发病例。再发病例是在接受全程抗结核治疗方法后,细菌检测阴性而被认为已治愈的患者,随后又再次出现症状。与此相反,"其他复发病例"可能是再次感染,或由于耐药或治疗中断导致治疗失败的结果。

### 在治疗效果监测中使用的定义

WHO 已经确定了治疗效果监测的方法和分类[21](表 15.1)。世界上一些地区或国

家已经采用了适合于当地的国际定义。然而，在这些国家中，效果的定义并没有完全标准化。例如，"仍在治疗中"的分类在 WHO 的全球定义中并不存在[21]，因为队列中最后一个患者完成治疗后，应尽快进行队列分析。然而，这个术语在一些遵从欧洲推荐的国家中使用，因为在开始治疗后 12 个月才进行队列分析[23,27]。对诊断标准的详细讨论，见第 5 章。

**表 15.1　治疗效果分类**

| | |
|---|---|
| 治疗成功 | 治愈（细菌学证明治愈）和全程治疗（治疗完成，但无细菌学治愈的证据） |
| 治疗失败 | 在治疗期间第 5 个月或以后，患者痰涂片或培养阳性。无论涂片阴性或阳性，在治疗期间任何时间点被发现携带耐多药菌株的患者也包括在这一定义内 |
| 死亡 | 在疗程中无论何种原因而死亡的患者 |
| 失访 | 治疗中断连续 2 个月或以上的患者 |
| 转出 | 患者已转移到另一个记录和报告单位，其治疗结果不详 |

来源：World Health Organization[21]

## 变量和数据的收集

收集数据的方法应基于国际上共同认可的原则，同时考虑到国家环境，包括结核病流行病学情况，也要考虑到其他疾病（如 HIV 感染），现有卫生基础设施的缺陷，可利用的资金、技术和专业资源等。

结核病监测收集的数据应该包含与疾病相关的人口学、临床学和细菌学信息，危险因素信息和抗结核药物的耐药信息。结核病监测系统在数据收集的详细程度方面差异较大。在许多低收入国家，在地方层面以上仅收集了汇总数据。在高收入国家，强大的监测系统可进行基于病例的监测，包含病例个案的详细信息。尽管有些国家进行实验室报告，但结核病病例通常由治疗患者的临床医师报告。

实验室在结核病报告系统中至关重要。实验室信息包括痰涂片镜检结果、培养结果、分离的结核分枝杆菌复合体类别和聚合酶链反应（PCR）结果。药物敏感试验的结果对多重耐药性的鉴定特别重要。实际上，收集药物敏感性数据的系统有所不同，有些国家对所有分离的菌株进行检测，另一些国家仅通过定期检查来监测耐药水平。实验室数据最好与病例报告相连接，正如英国所做的一样（知识点 15.1）。然而，由于各种原因，事情并非总是如此。收集的数据因国家不同而异，主要取决于监测系统的类型，如：①使用登记本（包括患者随访登记本）与常规的重复的数据收集；②通过分布在地方、区域和国家层面的软件应用程序或基于网络系统的纸质与电子报告；③基于病例与汇总数据的收集。

**知识点 15.1 低发病率国家结核病监测示例：英国**

英国的结核病发病率近 20 年稳步增加，结核病发病率超过 14/10 万，每年报告的病例数超过 8500 例。结核病病例在地理上分布不匀，大多数分布在大城市中心（图 15.2），2/3 以上病例出生在英国国外。其他高危人群包括无家可归者、吸毒者和囚犯。

19 世纪初英国实施法定死亡记录。1917 年临床诊断的结核病成为法定报告疾病。1994 年英国全国网络参比实验室和国家结核病监测小组建立了国家系统（MycobNet）对中央数据库中所有实验室确诊的结核病病例进行监测。在 1999 年前，每 5 年调查一次以监测结核病病例的详细信息，最后一次调查在 1998 年进行。从 1999 年开始启用国家强化结核病监测系统，在地方、区域和国家层面使用数据库分布式系统，收集详细的临床和人口统计数据。

最近，决定用与实验室和临床监测进行整合的基于 Web 的国家强化监测系统来替代强化监测的分布式模型。目前监测系统的主要优点之一是将临床病例报告与实验室数据相匹配，以改善国家数据的准确性与完整性。使用网络技术也意味着地方、区域和国家层面的临床医师可同时获得数据。

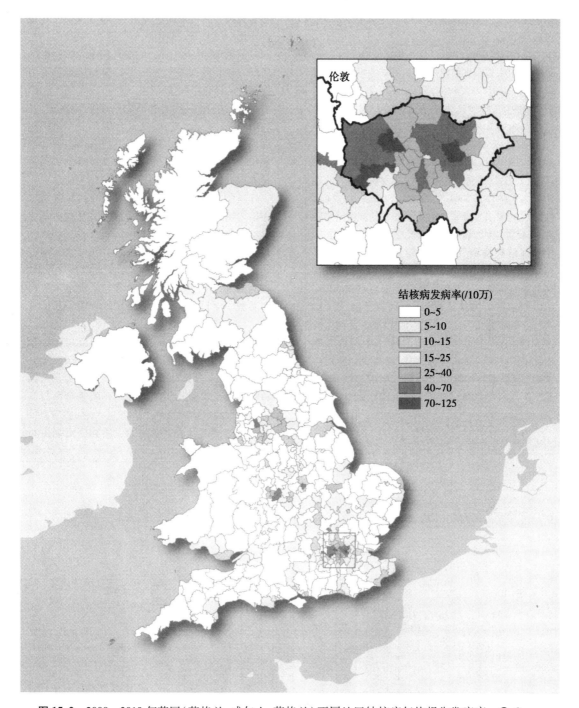

伦敦

结核病发病率(/10万)

- ▢ 0~5
- ▢ 5~10
- ▢ 10~15
- ▢ 15~25
- ▢ 25~40
- ▢ 40~70
- ▢ 70~125

**图 15.2**　2008—2010 年英国(英格兰、威尔士、苏格兰)不同地区结核病年均报告发病率。© Crown copyright and database rights 2011 Ordnance Survey 100016969

　　有些国家使用计算机系统,可使用独立数据库或基于网络的应用程序,而另一些国家使用纸质系统。在一些国家,如格鲁吉亚(知识点 15.2),使用结核病登记本来追踪病例,使之能随访所有病例。其他系统监测每年的病例数。临床医师、实验室以及地方、区

**知识点 15.2　高发病率国家结核病监测示例:格鲁吉亚**

格鲁吉亚2010年报告5798例结核病病例;75%是新发病例(以前无结核病史)。结核病报告发病率是130.2/10万(新发病例)和98.5/10万(以前无结核病史的新发病例)。格鲁吉亚10个地区的结核病报告发病率有所不同,从萨姆茨赫-扎瓦赫季州(Samtskhe-Javakheti)的54/10万到第比利斯市(首都)的123/10万,以及阿扎尔自治共和国的162/10万(图15.3)。男女之比为3:1。男女病例报告的发病高峰分别为25~44岁(男性)和15~34岁(女性)。与结核病发病率高于100/10万的其他国家一样,结核病主要影响年轻的成年人。

肺结核病例数占报告结核病总数的78%(4526例)。2010年痰涂片阳性病例数占肺结核病例数的64%,占所有结核病报告总数的50%。2010年在新发肺结核病例中,耐多药结核病占9.5%;在既往治疗的结核病病例中,耐多药结核病占31.4%。虽然低于其他前苏联国家,但这些数据反映了耐药的高负担,表明国家结核病项目面临的主要挑战。2010年,有1808例结核病病例接受HIV抗体检测,其中32例HIV抗体阳性(1.8%)。

痰涂片阳性的新发肺结核治疗成功率已从2003年的66.4%逐步上升到2009年的75.4%。

尽管加强了高质量的世界卫生组织(WHO)短程督导化疗(DOTS),使治疗中断的病例数在减少,而且短程督导化疗失访的比例从2003年的15.2%降低到2009年的7.3%,但仍应继续努力提高抗结核化疗的依从性。

现有的监测系统于1995—1996年实施,并在2009年进行改良,使之符合世界卫生组织建议的要求。结核病病例定义包括临床病例和依靠培养或痰涂片结果的实验室确诊病例。通过地方层面的登记系统收集结核病病例信息。仅临床医师可报告病例。个案病例资料在区域层面输入网络应用程序,并以电子方式传送到国家机构。除了个案报告以外,各地区每季还将病例报告和治疗结果的汇总报告通过区域结核病控制机构发送到国家机构。实验室数据,包括药敏试验结果,应单独收集,一般不与病例报告信息相关联。项目监测和评估在区域和国家层面进行。

近十年结核病监测得到了改善,新发肺结核痰涂片阳性病例检出率已从2003年的63%上升到2005年的91%,此后超过95%。格鲁吉亚结核病监测在未来几年的挑战之一就是全面提高抗生素耐药数据的质量。从2011年起,实验室信息和病例报告可通过专门的应用程序定期进行连接。

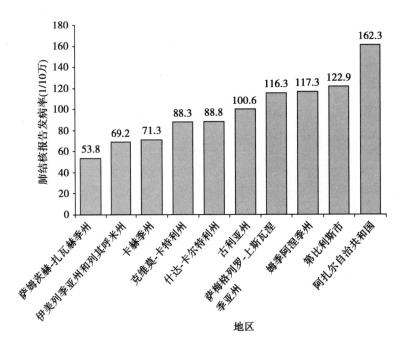

**图 15.3**　2010 年格鲁吉亚不同地区结核病报告发病率

资料来源:National Center for Tuberculosis and Lung Diseases,Georgia.

域和国家层面的公共卫生当局之间的数据流取决于公共卫生行政机构和资源。例如,在法国,以纸质形式从临床医师和实验室收集数据并输入到区层面的电子数据库,然后每年每个区的数据被发送到国家监测中心。

最好用计算机系统收集有关个案病例数据,以提高报告、数据管理、验证和分析的及时性。此外,这种系统可将地方层面报告的病例数据与相应的实验室数据相连接,从而提高了报告病例的细菌学和药敏试验数据的质量。然而,该系统的实施和维护需要地方和国家层面的财政和技术资源。此外,计算机化应基于合适的并且运作良好的监测系统,因为计算机化并不能解决基础监测系统的所有问题[28]。

## 数据分析

结核病监测数据的分析应从清晰的分析计划开始,设定工作目标,并确定对象。系统目标、数据收集、分析方法和公共卫生行动计划之间有清晰的路径是至关重要的。

此外应考虑到几种有关结核病监测资料分析的特定方法。有潜在感染的病例,特别是最有可能传播结核病的痰涂片阳性病例,应与其他病例相区别。应开展儿童发病趋势专项分析,因为这能更好地反映最近结核病传播的趋势。资料的解释也应该考虑到监测变化的可能影响、结核病控制措施、国际移民模式以及卫生和社会经济状况。

耐药性分析应将病例划分为有或无结核病感染或发病既往史。以前未进行结核病(原发性耐药)治疗的病例中耐药的比例提示社区中耐药结核病传播的程度。以前进行过结核病治疗的患者出现耐药(继发性耐药)可能是在治疗期间获得,因此可部分反映患者管理欠缺。然而,以往抗结核治疗的患者出现耐药也可能是由于外源性感染耐药株所致。菌种对利福平和异烟肼耐药被定义为耐多药。耐多药患者中还有部分分离物对

氟喹诺酮类药物和三种注射用二线抗结核药物(卷曲霉素、卡那霉素和阿米卡星)中的一种也耐药,被认为是广泛耐药(extensively drug-resistant)。

在低发病率国家,有很大比例的结核病病例是在原籍国发病。2008 年,在大多数西欧国家这些病例占 40% 以上[6]。因此,结果应包括对出生国或国籍的分析。出生国分析是结核病监测最合适的方式,能更好地反映结核分枝杆菌暴露和感染的风险。此外,虽然国籍可能随时间变化,但出生国的信息不会变化。

对于治疗效果的监测,应分别对新发的、很可能是传播源的肺痰涂片阳性患者和其他病例进行队列分析。此外,WHO 建议在国家和地方层面应每季和每年获得结核病报告数据。然而,在低发病率国家,尤其是没有登记系统的国家,在国家层面数据分析通常每年一次。对法定报告传染性数据的分析和解释,见第 34 章第二节。

# 分子流行病学及其在结核病监测中的应用

近 20 年,结核分枝杆菌的 DNA 指纹图业已显示是一种强有力的流行病学工具[29,30,34]。除国家和国际菌株分类参考数据库外,流行病学或监测数据库越来越多地包含菌株分型信息,以便将数据创新地应用于监测和结核病控制。分子流行病学信息的应用包括:

- 聚集性和暴发调查
- 假阳性流行病学聚集性的识别
- 了解最近传播对趋势(时间和空间)的影响
- 确定 HIV 感染在结核病发病机制中的作用
- 确定高危人群和传播场所
- 调查结核病复发的作用

- 提供再次感染和多重菌株感染作用的新见解

这些数据为了解结核分枝杆菌的演变、确定实验室交叉感染以及耐药菌株的出现和蔓延提供依据。

DNA 指纹图在结核病研究中的应用在过去 20 年有了很大发展。1993 年提出将限制性片段长度多态性 IS6100(IS6100 RFLP)作为结核病 DNA 指纹图的标准方法[31]。1998 年发布了结核分枝杆菌 H37Rv 菌株全基因组[32],促进了实验室诊断方法和结核菌株指纹图的进一步发展。与其他细菌相比,虽然结核分枝杆菌复合体的基因组高度保守,但特定区域仍呈多态性,尤其是重复序列[散布重复序列(interspersed repeats)和串联重复序列(tandem repeats)]提供的变化为分子生物学分析所必需。分子流行病学研究中选择标志物的重要问题包括观察的多态性率,这是衡量标志物的稳定性和人群中结核分枝杆菌菌株的多样性指标。例如,一种适当的标志物是指,标志物的变化速率很快,在没有发生传播时也能辨别出来;但也很慢,在流行病学相关病例之间有可靠的关联。

以前的述评文章总结了几种分子学方法[33]。简单地说,包括:

- IS6100 RFLP
- 间隔区寡核苷酸分型(spoligotyping)
- 结核分枝杆菌散布重复序列-可变数目串联重复序列(MIRU VNTR)
- 多态富含鸟嘌呤-胞嘧啶序列
- 单核苷酸多态性
- 荧光扩增的片段长度多态性(通常 IS6110 fAFLP)
- 基因组缺失分析
- 全基因组测序

虽然 IS6100 RFLP 分型已经成为结核病指纹图的金标准,但国际共识认为现在 MIRU-VNTR 已经在很大程度上取代了 RFLP[34]。与 IS6100 分型相比,MIRU-VNTR 分型的关键优势是能更及时地提供同等程度的识别力。此外,与用于评估 IS6100 指纹图的凝胶图像相比,MIRU-VNTR 结果提供了一系列数字,更容易与中心内和国际间的菌株进行比较。在改进测序技术并降低成本后,全基因组测序将有可能成为金标准方法。

菌株分型数据的分析有多种方法,从传统的流行病学方法聚集性病例的比例或聚集性和非聚集性病例的比较,到针对菌株分型数据的更先进方法,如 N-1[35] 数学模型[36] 和系统进化树的构建(参见第 33 章)。

## 死亡数据

可以通过治疗效果监测或死亡登记(死亡登记册)获得有关结核病死亡信息。这些来源收集的信息略有差别,且数据质量不同。来自死亡登记册的结核病数据包括死亡时患有活动性结核病(国际疾病分类第 10 版,编码 A15~A19)者和可能几年前患有结核病而死亡者。虽然从治疗效果监测收集的死亡率数据来自报告病例,但该系统不能确定死亡是否由结核病引起。

链接死亡登记数据与被确定死亡者的治疗效果数据可提供完整的死亡数据,但可能造成质量参差不齐。例如,英国过去开展的捕获-再捕获研究显示,仅使用死亡登记来监测结核病死亡可能导致低估[37]。在死亡登记制度完善的地方,死亡证明数据可作为有用的工具,用于检查监测数据的完整性。尸体解剖诊断的病例还可作为漏诊指标。在没有可靠的结核病监测系统的国家,死亡数据也可用于估算结核病负担。

## 结核病监测的检查和评价

为了为结核病政策提供依据,对监测系统可能的局限性的充分了解非常重要。这些局限性主要表现在监测报告的完整性和信息收集的质量和效度(图 15.4)。

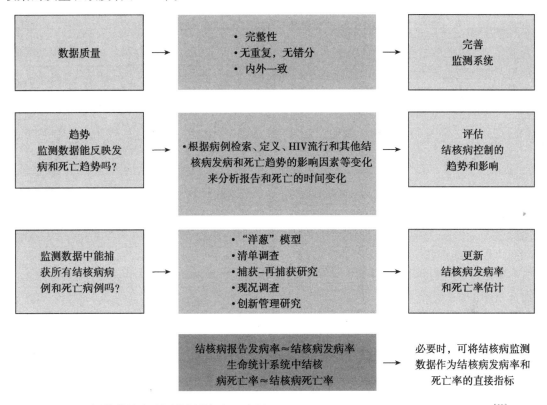

图 15.4　评估结核病监测数据的框架。来源：Stop TB Department,World Health Organization[38]

WHO 全球结核病影响测量特别工作组建立了监测系统质量评价的框架(图 15.4)[38]。该模型包括三个主要部分。

(1) 数据质量评估,包括分析数据的完整性和报告的及时性[39]。

(2) 对发病报告和死亡登记时间序列作为结核病发病率和死亡率趋势的理想指标之可靠性进行评估。这包括能够区分是结核病发病率的真实变化,还是由于其他因素(如监测系统、结核病控制或卫生政策的改变)引起的变化。

(3) 对在监测系统中捕获的结核病新病例和死亡病例的比例进行评估。

评估病例报告的完整性,包括对漏报、可能不是真正结核病的错分病例、重复报告病例进行说明。结核病病例的漏报可能是由于未能诊断或已诊断但漏报。世界卫生组织已

制订"洋葱"模型来描述[38]结核病可能未被报告的情况,包括:

- 可能因为患者未获得卫生保健服务而未被诊断
- 有获得卫生保健服务,但未去保健机构
- 去过保健机构,但未被诊断
- 患者得到诊断,但未报告

用于评估结核病监测系统完整性的方法因国家可获得的资源不同而异,从简单的数据来源比较(如实验室数据和报告数据)到更复杂的方法,如使用医院情景统计(hospital episode statistics)或死亡数据的捕获-再捕获方法[40~42]。

## 结核病监测的挑战

结核病监测系统所面临的两个主要挑战

是感染至发病的时间长和部分病例不能确诊。因此，报告病例的核实需花费时间和了解结核病知识。所有实验室，特别是国家参比实验室，应积极参与制定策略以改善实验室信息质量。通过确保新制订或修改的监测方法考虑到检测方法的局限性，如一些二线药物的药敏试验结果不同，来监测病例的确诊和耐药性是必要的。

在监测系统中并不一定能常规收集到已知结核病危险因素。例如，在一些国家结核病患者感染 HIV 因考虑到患者隐私而被限制报告，同时结核病报告包括了作为当地联系调查之用的患者身份信息。已有报告证实社会经济状况可影响结核病发病的风险[43,44]，但常规监测中难以收集到此类信息，包括居住条件的定性数据（如无家可归或室内拥挤）。特定调查可以提供这些因素的信息，有助于根据结核病高危人群的需求采取公共卫生措施。

治疗效果信息是评估结核病控制效果的一个关键指标。可采用反复调查来监测结核病治疗效果。然而，这些调查通常由报告的卫生专业人员进行，但他们不一定负责患者随访，尤其是在结核病治疗不仅可通过国家项目机构，而且还可通过私人医师或普通医院而获得的一些国家。因此，所有参与诊断和随访的卫生专业人员可以访问通过基于网络的登记册（包括患者随访的登记册），从而可改善所收集信息的完整性和质量。此外，在实施或适应新的数据收集系统前，如所有利益相关者（如临床医师、实验室、公共卫生专业人员）已加入讨论，则该系统的可接受性更好（知识点 15.3）。

---

**知识点 15.3　要点摘要**

- 虽然结核病（TB）监测的要素应满足地方和国家的要求以及利益相关者的需求，但应遵循国际统一的定义和标准，以便进行跨地区的比较
- 监测高危人群的疾病是监测的一个关键要素，尤其在低疾病负担国家
- 监测结核病应考虑这种疾病的自然史
- 应该使用世界卫生组织定义的质量指标以改

进监测
- 治疗效果监测是结核病监测的基本要素，应将其报告给国家控制项目
- 病例的实验室确认和耐药性监测应是当务之急，以保证对耐药的预防和管理

---

在不同国家，当地结核病流行病学和整体疾病负担也不同，这对监测工作是个挑战。例如，在低发病率国家，结核病已经成为一种罕见疾病，主要集中在特定地区（如大城市地区）或特定人群中。因此，在这些国家监测系统的主要目标之一是确定结核病的高危人群。此外，在低发病率国家结核病通常不是公共卫生的优先工作。尽管缺少专业知识以及公共卫生利益较少，但监测所面临的挑战仍是保持较高的报告覆盖率和数据质量。

在高发病率国家，结核病更为普遍。因此，监测对暴发侦查关注不多，而更多地关注结核病控制问题，尤其是病例管理不当问题，如果不进行改进，可导致耐药的发生[28]。

## 致谢

我们感谢格鲁吉亚国家肺结核和肺部疾病中心流行病学家 Ucha Nanava 博士提供有关格鲁吉亚结核病监测情况的文字、图片及所有信息。感谢法国公共卫生监测研究所的流行病学家 Daniel Levy Brühl 博士和 Didier Che 博士提供有价值的建议以及本章节早期版本的输入。

（张皓 译，杨忠诚　潘会明 校）

## 参考文献

1　World Health Organization. *The Global Burden of Disease: 2004 Update*. Geneva, Switzerland: WHO, 2008. Available at: http://www.who.int/healthinfo/global_burden_disease/GBD_report_2004update_full.pdf. Accessed October 12, 2012.

2　World Health Organization. *Global Tuberculosis Control 2011*. Report No: WHO/HTM/TB/2011.16. Geneva, Switzerland: WHO, 2011.

3 Daniels M. Tuberculosis in Europe during and after the Second World War. *Br Med J* 1949;4636:1065–71.

4 Raviglione MC, Sudre P, Rieder HL, *et al.* Secular trends of tuberculosis in Western Europe. *Bull World Health Organ* 1993;71:297–306.

5 Paolo WF Jr, Nosanchuk JD. Tuberculosis in New York City: recent lessons and a look ahead. *Lancet Infect Dis* 2004;4:287–93.

6 European Centre for Disease Prevention and Control, WHO Regional Office for Europe. *Tuberculosis Surveillance in Europe 2008.* Stockholm, Sweden: European Centre for Disease Prevention and Control, 2010.

7 Rouillon A, Perdrizet S, Parrot R. Transmission of tubercle bacilli: the effects of chemotherapy. *Tubercle* 1976;57:275–99.

8 Raviglione MC, Harries AD, Msiska R, *et al.* Tuberculosis and HIV: current status in Africa. *AIDS* 1997;11(B):115–23.

9 Maher D, Floyd K, Raviglione MC. *Strategic Framework to Decrease the Burden of TB/HIV.* Report No. WHO/CDS/TB/2002.296. Geneva, Switzerland: WHO, 2002.

10 World Health Organization. *Implementing the Stop TB Strategy: A Handbook for National Tuberculosis Control Manager.* Report No. WHO/HTM/TB/2008.401. Geneva, Switzerland: WHO, 2008.

11 Rodrigues LC, Diwan VK, Wheeler JG. Protective effect of BCG against tuberculosis meningitis and miliary tuberculosis: a meta-analysis. *Int J Epidemiol* 1993;22:1154–8.

12 Colditz GA, Brewer TF, Berkey CS, *et al.* Efficacy of BCG vaccine in the prevention of tuberculosis. *JAMA* 1994;271:698–702.

13 Manissero D, Lopalco PL, Levy-Bruhl D, *et al.* Assessing the impact of different BCG vaccination strategies on severe childhood TB in low-intermediate prevalence settings. *Vaccine* 2008;26:2253–9.

14 Trunz BB, Fine P, Dye C. Effect of BCG vaccination on childhood tuberculous meningitis and miliary tuberculosis worldwide: a meta-analysis and assessment of cost-effectiveness. *Lancet* 2006;367(9517):1173–80.

15 Centers for Disease Control and Prevention. The role of BCG vaccine in the prevention and control of tuberculosis in the United States. A joint statement by the Advisory Council for the Elimination of Tuberculosis and the Advisory Committee on Immunization Practices. *MMWR Recomm Rep* 1996;45(RR-4):1–18.

16 Infuso A, Falzon D. European survey of BCG vaccination policies and surveillance in children, 2005. *Euro Surveill* 2006;11(3):6–11.

17 Comstock GW, Palmer CE. Long-term results of BCG vaccination in the southern United States. *Am Rev Respir Dis* 1966;93:171–83.

18 Rieder HL, Watson JM, Raviglione MC, *et al.* Surveillance of tuberculosis in Europe. Working Group of the World Health Organization (WHO) and the European Region of the International Union Against Tuberculosis and Lung Disease (IUATLD) for uniform reporting on tuberculosis cases. *Eur Respir J* 1996;9:1097–104.

19 Rieder HL, Chadha VK, Nagelkerke NJD, *et al.* Guide-lines for conducting tuberculin skin test surveys in high prevalence countries. *Int J Tuberc Lung Dis* 2011;15:S1–S25.

20 Stop TB Partnership, World Health Organization. *The Global Plan to Stop TB 2011–2015: Transforming the Fight Towards Elimination of TB.* Geneva, Switzerland: WHO, 2011.

21 World Health Organization. *Treatment of Tuberculosis: Guidelines,* 4th edn. Report No. WHO/HTM/TB/2009.420. Geneva, Switzerland: WHO, 2010.

22 World Health Organization. Revised international definitions in tuberculosis control. *Int J Tuberc Lung Dis* 2001;5:213–15.

23 Veen J, Raviglione MC, Rieder HL, *et al.* Standardized tuberculosis treatment outcome monitoring in Europe. Recommendations of a Working Group of the World Health Organization (WHO) and the Europe Region of the International Union Against Tuberculosis and Lung Disease (IUATLD) for uniform reporting by cohort analysis of treatment outcome in tuberculosis patients. *Eur Respir J* 1998;12:505–10.

24 Schwoebel V, Lambregts-van Weezenbeek CSB, Moro ML, *et al.* Standardisation of anti-tuberculosis drug resistance surveillance in Europe. Recommendations of a WHO and IUATLD Working Group. *Eur Respir J* 1999;16:364–71.

25 Kodmon C, Hollo V, Huitric E, *et al.* Multidrug- and extensively drug-resistant tuberculosis: a persistent problem in the European Union European Union and European Economic Area. *Euro Surveill* 2010;15:pii: 19519.

26 Manissero D, Hollo V, Huitric E, *et al.* Analysis of tuberculosis treatment outcomes in the European Union and European Economic Area: efforts needed towards optimal case management and control. *Euro Surveill* 2010;15:pii: 19514.

27 Falzon D, Scholten J, Infuso A. Tuberculosis outcome monitoring: is it time to update European recommendations? *Euro Surveill* 2006;11:20–5.

28 Arnadottir T. *Information. Tuberculosis and Public Health. Policy and Principles in Tuberculosis Control.* Paris, France: International Union Against Tuberculosis and Lung Disease, 2009: 395–446.

29 Fok A, Numata Y, Schulzer M, FitzGerald MJ. Risk factors for clustering of tuberculosis cases: a systematic review of population-based molecular epidemiology studies. *Int J Tuberc Lung Dis* 2008;12:480–92.

30 Houben RM, Glynn JR. A systematic review and meta-analysis of molecular epidemiological studies of tuberculosis: development of a new tool to aid interpretation. *Trop Med Int Health* 2009;14:892–909.

31 van Embden JD, Cave MD, Crawford JT, *et al.* Strain identification of Mycobacterium tuberculosis by DNA fingerprinting: recommendations for a standardized methodology. *J Clin Microbiol* 1993;31:406–9.

32 Cole ST, Brosch R, Parkhill J, *et al.* Deciphering the biology of Mycobacterium tuberculosis from the complete genome sequence. *Nature* 1998;393:537–44.

33 Mathema B, Kurepina NE, Bifani PJ, Kreiswirth BN.

Molecular epidemiology of tuberculosis: current insights. *Clin Microbiol Rev* 2006;19:658–85.

34 Supply P, Allix C, Lesjean S, *et al*. Proposal for standardization of optimized mycobacterial interspersed repetitive unit-variable-number tandem repeat typing of Mycobacterium tuberculosis. *J Clin Microbiol* 2006;44:4498–510.

35 Small PM, Hopewell PC, Singh SP, *et al*. The epidemiology of tuberculosis in San Francisco. A population-based study using conventional and molecular methods. *N Engl J Med* 1994;330:1703–9.

36 White PJ, Garnett GP. Mathematical modelling of the epidemiology of tuberculosis. *Adv Exp Med Biol* 2010;673:127–40.

37 Crofts JP, Pebody R, Grant A, *et al*. Estimating tuberculosis case mortality in England and Wales, 2001–2002. *Int J Tuberc Lung Dis* 2008;12:308–13.

38 World Health Organization. *TB Impact Measurement Policy and Recommendations for How to Assess the Epidemiological Burden of TB and the Impact of TB Control*. Stop TB Policy Paper 2, WHO/HTM/TB/2009.416. Geneva, Switzerland: WHO, 2009. Available at: http://whqlibdoc.who.int/publications/2009/9789241598828_eng.pdf. Accessed October 12, 2012.

39 Rieder HL, Lauritsen JM. Quality assurance of data: ensuring that numbers reflect operational definitions and contain real measurements. *Int J Tuberc Lung Dis* 2011;15:296–304.

40 Van Hest NA, Story A, Grant AD, *et al*. Record-linkage and capture-recapture analysis to estimate the incidence and completeness of reporting of tuberculosis in England 1999–2002. *Epidemiol Infect* 2008;136:1606–16.

41 Cailhol J, Che D, Jarlier V, *et al*. Incidence of tuberculosis meningitis in France, 2000: a capture recaptures analysis. *Int J Tuberc Lung Dis* 2005;9:803–8.

42 Bierrenbach AL, de Oliveira GP, Codenotti S, *et al*. Duplicates and misclassification of tuberculosis notification records in Brazil, 2001–2007. *Int J Tuberc Lung Dis* 2010;14:593–9.

43 Lonnroth K, Jaramillo E, Williams BG, *et al*. Drivers of tuberculosis epidemics: the role of risk factors and social determinants. *Soc Sci Med* 2009;68:2240–6.

44 Mangtani P, Jolley DJ, Watson JM, Rodrigues LC. Socioeconomic deprivation and notification rates for tuberculosis in London during 1982–91. *Br Med J* 1995;310(6985):963–6.

# 16 第 16 章 医疗保健机构感染的监测

Petra Gastmeier[1], Bruno Coignard[2], & Teresa C. Horan[3]

[1] 德国柏林,柏林夏里特医科大学卫生和环境医学研究院

Institute of Hygiene and Environmental Medicine, Charité—University Medicine Berlin, Berlin, Germany

[2] 法国圣莫里斯,公共卫生研究所传染病部

Infectious Disease Department, Institut de Veille Sanitaire, Saint Maurice, France

[3] 美国佐治亚州,亚特兰大,美国疾病预防控制中心国家新发和动物源性传染病中心,卫生保健机构质量促进科

Division of Healthcare Quality Promotion, National Center for Emerging and Zoonotic Infectious Diseases, Centers for Disease Control and Prevention, Atlanta, GA, USA

## 医疗保健机构感染:流行病学和影响

### 医疗保健机构感染的流行病学

医疗保健机构感染是指与住院(院内感染)或其他医学治疗有关的感染。医疗保健机构感染是目前导致住院患者的最常见并发症[1]。目前,在急症医院住院的患者中有5%~10%获得一种或多种感染;在特殊人群(如免疫功能低下患者)感染率甚至更高。目前医疗保健机构感染为何如此常见的原因包括以下几个方面。

- 医院里有大量严重患者,其免疫系统通常处于下降状态(因为恶性肿瘤或移植而需进行化疗)。
- 门诊治疗方式的增加通常意味着住院患者病情更加严重。
- 很多医疗方法(如外科手术、导管放置)越过人体天然保护屏障。
- 医务人员在患者之间流动,这也是病原体传播的一种方式。

医疗保健机构感染在21世纪更受到关注和警惕,随着抗菌药物耐药性的蔓延,导致抗菌药物的治疗更加困难。

尿路感染、外科部位感染、呼吸道感染和血液感染等4种医疗保健机构感染占所有医疗保健机构感染的80%以上。导致医疗保健机构感染的微生物通常来自患者自身的菌群(内源性菌群),但是也可来自与医务人员的接触、污染的器械或环境。因此,在日常工作条件下采取感染控制措施能预防医疗保健机构感染的比例尚不清楚。专家估计至少20%~30%的医疗保健机构感染是可以避免的[2~4]。然而,医疗保健机构感染可预防的比例比原先认为的比例高,美国现已呼吁开展行动来推进消除工作[5]。

### 医疗保健机构感染的影响

医疗保健机构感染会增加功能性障碍,情绪压力,且在某些病例会导致残疾,从而降低生活质量或导致死亡。导管相关尿路感染是最常见的医疗保健机构感染,但是其导致的死亡率和费用最低。外科手术感染的频率仅次于尿路感染,但可导致住院时间大大地延长。肺炎和血液感染不太常见,但是其导致的死亡率和费用较高。由于其发病率、死

亡率和经济后果,故降低医疗保健机构感染的措施应予以优先考虑。医疗保健机构感染监测管理的有效医院感染控制程序,可能是公共卫生方面所有预防措施中最具成本效益的预防程序[6]。手卫生是预防医疗保健机构感染的重要工具,使用标准预防和基于传播的预防(空气、飞沫、接触)对减少医院的疾病传播非常重要。

## 医疗保健机构感染监测的目标

医疗保健机构感染监测的最重要目标是确定感染流行的程度和特征,从而为减少感染提供指导。监测医疗保健机构感染和护理质量的方法与 WE Deming 确立的原则有惊人的相似,WE Deming 是一位在日本以统计学方法应用于生产进行质量改进而闻名的美国统计学家[7]。然而,为了使用感染率作为衡量护理质量的基础,这些率必须在不同医院或在同一医院的不同时间进行比较才有意义。

此外,通过监测数据可确定医疗保健机构内的其他问题和趋势,如使用的设备(如导管、呼吸机)和病原体。对于在感染控制领域工作的许多同事来说,监测活动(如收集临床数据的过程)也为医院内各个部门的医护人员提供了频繁的接触机会。通过正在开展的监测活动和使用特定的早期预警系统,仔细查看微生物报告或各部门向感染控制部门的报告,发现聚集性疫情和暴发的机会也会增加。

## 医疗保健机构感染的监测定义

### 美国疾病预防控制中心的定义

一个精心设计的监测系统必须采用一组可重复的被广泛认可的定义。1970 年美国疾病预防控制中心启动的国家医院感染监测

(NNIS)系统,可用于描述基于医院的医疗保健机构感染(医院感染)流行病学,并可获得总感染率以便用于医院间的比较。美国国家医院感染监测(NNIS)在 2005 年停止实施,并被国家医疗保健安全网络(NHSN)所取代。两个系统的显著特征是都使用标准的监测协议,包括医疗保健机构感染的标准定义和特定类型感染的标准[8]。这些定义已被整合到世界各地大多数医院感染控制监测项目。

一般来说,医疗保健机构感染是一种局部或全身疾病,是由病原体或其毒素的不良反应所致,在住院时无临床表现或还处于潜伏期。潜伏期因病原体类型而不同,在某种程度上,与患者的基础疾病也有关,对每种感染必须单独评估以确定是否与医院有关的证据。在确定是否与医疗保健机构感染有关时,感染的可预防性或不可避免性并不是考虑的因素。

对于每种类型的医疗保健机构感染(外科部位感染、血液感染、肺炎等),都制订各自的定义应用于住院患者[8]。共分为 13 个主要部位。用于确定基于医院的医疗保健机构感染及其分类的这些标准,应结合临床表现和实验室及其他检测结果。还要考虑在外科或其他程序期间直接观察获得的信息。如果采用美国疾病预防控制中心的定义,可望对医院间的数据进行比较。定义不能随意改变以保持识别病例的一致性。尽管个人应用医疗保健机构感染的定义不可避免地可能存在差别(特别是对患有多种疾病的复杂病例),但培训对尽可能多地规范地收集数据很重要。虽然制订医院特定的定义对当地医师更好地接受这些定义似乎是有益的,但主要缺点是这会妨碍当地的率与其他医院的率和参考数据的比较。

### 特殊患者群体的定义

对于一些特殊的患者群体,美国疾病预

防控制中心已经建立各自的分类标准。例如,为 1 岁或以下婴儿的感染已修订了标准。此外,为新生儿肺炎建立了单独的标准[8]。对于长期照护机构(如护理之家)感染的监测,也建立了各自的定义[9]。

## 医疗保健机构感染的监测方法

### 一般监测方法

可以使用不同的监测方法。如果活动继续进行,一般来说是有益的。横断面(现患率)调查比纵向调查节省资源,并能在特定时点上提供数据。发病率可根据现患率来计算,但是只有在对大样本患者群体进行研究的情况下才能计算[10,11]。前瞻性主动监测提供的信息最多,但是花费的资源也最多。感染控制人员应熟悉不同的方法学及其优缺点。提出监测计划的人员应说明:

- 比较主动与被动监测技术的价值
- 前瞻性与回顾性方法的作用
- 监测活动的持续时间

这些方法的原理和优缺点的注释,如表16.1。

### 检索病例的方法

检索病例分为两个步骤:第一步,对所有疑似医疗保健机构感染病例应当进行识别(识别期);第二步,必须满足医疗保健机构感染病例定义标准(确认期)。为了识别所有医疗保健机构感染的可疑病例,监测人员应获得医院各个领域的数据。下列指标对识别医疗保健机构感染的某些类型的可疑病例可能是有用的。

- 血流感染:血培养报告,发热,抗菌药物使用,中央静脉导管的使用或更换
- 肺炎:放射影像学检查结果,发热,支气管

镜检查,呼吸道培养报告,抗菌药物使用
- 尿路感染:尿培养报告,发热,抗菌药物使用,尿导管的使用或更换
- 外科部位感染:伤口培养和其他微生物学报告,发热,抗菌药物使用,重复手术,反复住院

在检索病例的第二步,监测人员应查看患者的医疗记录来决定与医疗保健机构感染的病例定义标准是否符合。准确、一致地识别医疗保健机构感染,需要非常了解定义并对解释标准开展实质性培训。

在医院楼层采集数据可能比较费时。然而,这个方法的优点是能见到感染控制人员在积极搜索医疗保健机构感染的证据,这对提高感染控制的知晓率起重要作用。

方法学,包括搜索病例的方法和病例定义的应用,对监测数据有重要影响。如果搜索病例的方法改变,医疗保健机构感染率就会改变。仅仅由于监测方法的瑕疵,通过多种搜索病例方法大力查找医疗保健机构感染的医院,所发现的医疗保健机构感染可能比在监测方面所花精力较少的医院多。例如,对于医疗保健机构感染率的降低是由于真的感染率降低还是监测方法的改变所致,应进行探讨。保持方法的一致性是所有医疗保健机构的重要挑战。

### 分母的数据收集

计算医疗保健机构感染率,需要获得医疗保健机构感染高危人群的基本数据(如某种手术方式的数量、重症监护室使用中央静脉导管的天数)。如有可能,这些分母数据应从机构的电子信息系统中获取。然而,这在每个医院或医院的每个区域并不一定都可获得。如果没有信息系统,医院工作人员应提供必要的数据,支持监测工作。例如,可以培训病房工作人员,提供某重症监护室每天使用中央静脉导管的患者数。

表16.1 医疗保健机构感染不同监测方法的优缺点

| 方法 | 说明 | 优点 | 缺点 | 例子 |
|---|---|---|---|---|
| 纵向调查（发病率） | 发病率：在某时期内发生新的医疗保健机构感染数除以同期获得医疗保健机构感染的易感人数 | 可全面概述从入院到出这段时间，也可作危险因素分析 | 需要大量的时间和训练有素的工作人员的努力 | 每100例入院患者中的耐甲氧西林金黄色葡萄球菌医院内感染病例数 |
| 横断面调查（患病率） | 患病率：特定时间内特定易感人群中所有现症患者数除以同期易感人数 | 比纵向调查的工作量少，并能快速完成；在需要快速和初步估计时或时间或资源有限时，可以使用这种调查 | 因为感染持续时间的影响，患病率会高估医疗保健机构感染发病的风险。此时点患病率获得患者数常太少，以致不能获得足够精确的，能检出显著率性差异的，有统计学意义的患病率估计值；也可选择重复的患病率调查 | 5月1日某医院的尿路感染患病率 |
| 前瞻性 | 从某个起始点开始，通过重复观察，监测医疗保健机构感染患者的发生 | 使用所有可获得的信息资源来确定医疗保健机构感染；如有必要可开展进一步调查和实施干预 | 因为患者必须被重复评估，故需大量时间和精力 | 新生儿重症监护室的血流感染病例数 |
| 回顾性 | 记录过去某个时间发生的某个观察期内所有新发的医疗保健机构感染（包括危险因素） | 每个病例仅调查一次；在暴发情况下非常有用 | 调查的质量取决于临床资料的质量，如果数据发生在很久之前，则数据可能缺少实用性和及时性 | 调查外科部位感染的聚集性病例（暴发调查） |
| 主动 | 由经培训的感染控制人员进行监测 | 因为感染控制人员流行病学方面受过教育，可望获得更好的监测质量 | 需要感染控制人员 | 由感染控制人员监测外科部位感染 |
| 被动 | 直接由患者的护理人员开展监测 | 在确定病例时，可以考虑未记录在病历中的信息 | 对于患者的护理人员，监测是众多任务中额外的任务，病例通常被漏报。标准病例定义又不统一或漏用仍是一个问题 | 门诊手术后由经治医师监测外科部位感染 |
| 持续性 | 多年来一直对特定病房进行监测 | 可提供状况的全面信息；随着时间的推进，感染率可能趋于稳定，并可对趋势进行分析 | 需要大量的时间和精力 | 从2000年开始到现在某所大学医院出现曲霉病病例 |
| 时效性（轮流） | 对特定患者照护领域进行短期的或轮流的监测（如干预后评估或对感染综合性监测问题进行定期监测） | 即使现有感染控制人员不足，也要开展综合性监测活动 | 短期监测的随机效应可能会导致错误结论，其他方面的感染控制问题可能被忽视 | 监测尿路感染直到高感染率下降 |

## 医疗保健机构感染率的计算

通常可计算医疗保健机构感染的发病率和发病密度。然而，比较同一医院不同病人群体或不同医院的感染率时，采用调整的感染率往往更为适合。美国国家医院感染监测系统已建立了重症监护患者、术后患者和新生儿重症监护室患者的调整感染率的方法，国家医疗保健安全网络对其进行了改善[12,13]。这些方法已被广泛采用。其他研究人员已提出针对其他患者群体的方法，如对干细胞移植患者，用中性粒细胞减少的天数进行调整[14]。

通常有三种主要方法用于调整医疗保健机构感染的数据：分层（如新生儿医院感染率根据出生体重进行分层）；标准化（如肺炎发病率根据重症监护室呼吸机的使用进行标准化）和多变量建模（如预测不同类型手术后外科部位感染率）。

### 监测数据的反馈

监测，尤其是医疗保健机构感染的监测，最重要的步骤是将数据分发给信息使用者以预防感染。建议定期报告（如至少一年两次），内容包括计算率，并与以前监测数据及参考数据进行比较。这些信息可发送给被监测部门的领导。对部门职工展示和解释数据，结合互动式讨论，会对改善感染控制行动有积极的影响。发病率和死亡率的部门会议也是有用的论坛。会议报告的及时性是一个重要的考虑因素，因为过时的数据往往意义不大。

## 医院医疗保健相关感染的监测

### 患者医疗区域的选择

除非对小型医疗保健机构外，不建议对全医院进行监测，因为对整个医院持续准确地监测所有院内感染，通常还不具备所需的资源。而且，许多患者治疗区域容纳了低危患者，故这种监测并非有效（但易获得的基于实验室的数据除外）。因此，监测人员应集中精力监测医疗保健机构感染的高危人群（如重症监护室患者，血液病和肿瘤患者，移植患者和术后患者）以及有可疑或已存在感染控制问题的区域。

### 感染类型的选择

为有效控制监测成本，监测工作也应集中在所选患者群体中医疗保健机构感染最相关的类型（如术后患者的外科部位感染、重症监护患者的肺炎和血液感染）。很多医院也开展艰难梭菌感染监测，因为这些感染的频率较高，发病率、死亡率高，相关成本较大。

## 国家层面医疗保健机构感染的监测

### 美国的监测系统

美国国家医院感染监测系统（1970—2004 年）是一个自愿、保密的医疗保健机构感染报告系统，引导全球和美国的医院感染控制工作，也是国家系统收集医院感染数据的唯一来源[1]。国家医院感染监测系统从创建时的约 60 家医院发展到世纪之交的 300 多家医院。根据美国医院非随机样本的月报，采用标准化病例定义和数据收集方法以及计算机数据录入和分析，可以进行感染率的比较。

2005 年启动了国家医疗保健安全网络，该网络是基于网络的监测系统。美国各种类型医院、长期照护机构、门诊透析诊所、门诊手术中心和其他医疗保健服务机构都可使用这个网络[15]；截至 2012 年 10 月 24 日，该网络已覆盖 11 050 个医疗机构。除了传统的医疗保健机构感染重点内容之外，国家医疗保健安全网络还包括患者安全监测和评估的新领域，如感染控制实施的依从性（如中央线插入)、医护人员的安全性和血液预警(如血和血制品安全性监测)。对于监测系统中使用的协议和定义的细节,参与医院的描述,各种监测结果的近期趋势和过程措施,可参见美国疾病预防控制中心网站(www. cdc. gov/nhsn/index. html),也可参见第 17 章关于输血和移植相关病原体的监测。

从 2008 年以来,大部分州已使用国家医疗保健安全网络作为强制报告的平台(截至 2012 年 10 月有 30 个州)。在 2009 年底,联邦激励资金资助这些州建立或加强医疗保健机构感染的预防、监测和控制技术。国家医疗保健安全网络是开展这项工作的首选监测系统。而且,自 2011 年 1 月开始,所有参加美国医疗保险和医疗救助服务中心的医院(住院质量报告项目的医院),需要使用国家医疗保健安全网络报告所需的医疗保健机构感染数据,并对其实行绩效工资管理。由于这些是国家医疗保健安全网络新的用途,从而扩增了监测系统的目的,并需符合数据和机构隐私保护的要求(http://www.cdc.gov/nshn/about.html)。

因为国家医疗保健安全网络是评估消除医疗保健机构感染进展的重要系统[16],美国疾病预防控制中心与利益相关者积极合作,简化系统,减少数据收集和报告的负担(如修订感染标准、建立电子侦查方法、精简分母数据采集、能与其他系统进行电子数据交换),以适应急症医院以外的医疗机构报告的需要。

## 法国的监测系统

在法国,医疗保健机构感染监测行动在 1992 年由区域感染控制协调中心发起[Centre de Coordination de la Lutte contre les Infections Nosocomiales(CClin)][17],并自 2001 年以来由国家公共卫生监测研究所[Institut de Veille Sanitaire(InVS)]通过医院感染早期预警、调查和监测网络(RAISIN)进行协调[18]。

从 2010 年开始,法国医疗保健机构自愿

参与 5 个监测模块:外科部位感染,重症监护室,血液和体液暴露(BBFE),耐多药细菌(MRB)和抗菌药物消费(ATB)。其中外科部位感染和重症监护室模块采用美国国家医院感染监测系统的方法。他们使用美国疾病预防控制中心医疗保健机构感染的定义,生成标准化指标(如根据国家院内感染监测指数调整的外科部位感染率,根据呼吸机使用调整的肺炎发病率)或标准化比[19]。血液和体液暴露模块采用美国国家医护人员监测系统的监测方法。耐多药细菌模块基于实验室,旨在监测耐甲氧西林金黄色葡萄球菌(MRSA)和广谱 β-内酰胺酶的肠杆菌科细菌。最后,抗菌药物消费模块的目的是在医院和病房层面描述住院患者全身使用抗菌药物的消费情况(根据世界卫生组织的解剖学、治疗学及化学分类法系统 J01 分类,2008 年),为制订基准提供工具;抗菌药物的消费用每 1000 患者-天的每天剂量来表示。

此外,在 1990—2006 年进行了 4 次全国性流行率监测[20],评估医疗保健机构感染的负担和促进医疗保健机构感染的监测。2006 年的调查包括了 2300 多家医疗机构和 358 000 例患者的数据。医疗保健机构感染的流行率为 5.4%。最常见的感染是尿路感染(30%),肺炎(15%),外科部位感染(14%),皮肤和软组织感染(10%),其他呼吸道感染(6.8%)和血流感染(6.4%)。

最后,因为感染率或发病率调查并没有覆盖所有医院或所有医疗保健机构感染,故在 2001 年 8 月建立了全国性医院感染报告系统。其目的是侦查异常事件,促进暴发调查和控制,提出建议。如果出现下列情况:①罕见的或不常见的感染,并与微生物特征(包括耐药性)、感染部位、医疗设备/产品或医疗事故有关;②感染导致的死亡;③经空气或水传播(如军团菌病);④其他应报告的疾病(如结核病),则医疗保健机构必须向区域感染控制协调中心、地方卫生部门和公共卫生监测研究所报告。报告单包括

调查和控制措施,并允许援助请求[18,21]。必要时区域感染控制协调中心和公共卫生监测研究所应向医院提供暴发调查的支持,公共卫生监测研究所分析全国性数据以侦查异常趋势。该系统目前已被广泛接受,并在几起区域或国家的暴发中用于早期侦查和控制[22~25]。

## 德国的监测系统

为了评估医疗保健机构感染,德国在1997年建立了医院感染监测系统(Krankenhaus Infektions Surveillance System, KISS)[26]。该系统是基于美国医院感染监测系统的经验和原则,但也考虑到德国参加该系统的医院局部问题。医院可在监测系统的9个组成部分中进行选择,主要关注以下主题和领域,如重症监护室,极低体重出生儿的新生儿重症监护患者,血液病-肿瘤患者,外科患者,带有血管导管或尿道导管的非重症监护患者,非住院手术的门诊患者。也开发了更多模块来监测医院中的耐甲氧西林金黄色葡萄球菌和艰难梭菌。最近,增加了新的组成部分来监测手卫生依从性(HAND-KISS)的效果。并可按专业分层的重症监护室和非重症监护室,提供每患者-天手消耗擦手消毒液的分布情况(http://www. nrzhygiene. de/surveillance/kiss/hand-kiss)。

医院感染监测系统数据可以用于各个医院的质量管理和医院之间的标准确定(benchmarking)。每个医院监测一个模块所花费的时间平均为每周2~3小时,这取决于部门大小和监测所选的外科手术的数量。数据通过网络录入。成本效益与医院感染监测系统框架内的活动有关,每个监测部分的医疗保健机构感染率已降低20%~30%,在不同时期监测效果的可重复性已得到证明[27,28]。

## 监测数据的国际比较

### 欧洲的监测系统网络

在20世纪90年代,一些欧洲国家开始建立国家或区域的医院感染监测网络。其中大部分网络是基于国家医院感染监测模型。欧盟发起一项称为欧洲医院感染控制监测连接(Hospitals in Europe Link for Infection Control through Surveillance, HELICS)的项目。这个项目的目的是:

- 监测方法的标准化
- 促进和协助开发新网络
- 改善将结果用于反馈、预防和成本控制的方式
- 促进常规数据收集与医疗保健机构感染监测的整合

随后,HELICS项目成为欧洲大型的改善患者安全项目的一部分。同时,在欧洲疾病预防控制中心建立了欧洲外科部位感染和重症监护室感染数据库。欧洲和美国的国家监测系统及其网址,如表16.2。

表16.2　欧洲和美国的国家监测系统一览表

| 国家 | 监测系统的缩写和名称 | 网址 |
| --- | --- | --- |
| 比利时 | NSIH:国家医院感染监测系统 | www. nsih. be |
| 芬兰 | SIRO:芬兰医院感染规划 | www. ktl. fi/siro |
| 法国 | RAISIN:医院感染早期预警、调查和监测网络 | www. invs. sante. fr/raisin/ |
| 德国 | KISS:医院感染监测系统 | www. nrz-hygiene. de |
| 荷兰 | PREZIES:荷兰医院感染监测网 | www. prezies. nl |
| 英国 | NINSS:国家医院感染监测系统 | www. hpa. org. uk |
| 美国 | NHSN(原NNIS):国家医疗保健安全网络 | www. cdc. gov/nhsn |

## 国际监测数据比较的可能性和局限性

国际比较可对医疗质量和结构产生有趣的见解,并深入到医疗保健机构感染预防领域。因此,应鼓励交流国家监测系统的经验。然而,在解释医疗保健机构感染率的不同应非常谨慎。医疗保健系统、法律和文化的差别和监测系统方法的差别,会对感染率产生巨大的影响。

## 通过监测减少医疗保健机构感染

### 各个医院成功的案例

各种研究显示,通过在注重质量管理的医院开展监测和采取适当的干预方法可显著降低医疗保健机构感染[2,3,29]。然而,这些成功的案例往往来自初始感染率很高的医院部门,提示不能排除回归到平均效应。

### 国家成功的案例

国家医院感染监测系统调查了由参加医院报告的经风险调整的医疗保健机构感染监测数据,并发现在重症监护室监测的3个人体部位(呼吸道、尿道和血流)风险调整感染率都有所降低[30](图16.1)。德国的监测系统(PREZIES)显示,50所医院外科部位感染率显著下降[31]。参加监测后的第4年外科部位感染率比第1年下降31%;第5年外科部位感染率比第1年下降57%以上。德国监测系统(KISS)也显示,重症监护室和外科患者的医疗保健机构感染率显著下降,并显示在不同时期监测效果可以重现(图16.2)[28]。

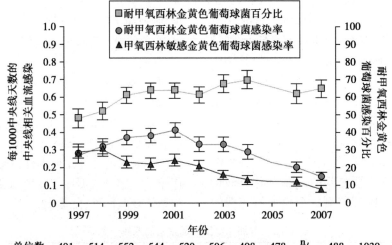

**图16.1** 重症监护室耐甲氧西林金黄色葡萄球菌(MRSA)的百分比趋势和金黄色葡萄球菌中央线相关血流感染率。国家医院感染监测系统,1997—2004;国家医疗保健安全网络,2006—2007[30]。对7个重症监护室的数据进行评估和汇总。用耐甲氧西林金黄色葡萄球菌的中央线相关血流感染率除以耐甲氧西林金黄色葡萄球菌中央线相关血流感染率与甲氧西林敏感金黄色葡萄球菌(MSSA)中央线相关血流感染率之和,计算耐甲氧西林金黄色葡萄球菌的总平均百分比。2005年中央线相关血流感染率根据每年中央线相关血流感染趋势建立的对数线性模型估计获得(两个监测系统都没有2005年的数据)。误差线显示95%可信区间。摘自:Burton 等[30],并经作者许可使用

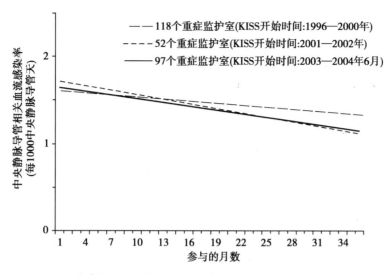

**图 16.2**　医院感染监测系统(KISS)在参与重症监护室模块监测的头 36 个月期间,按不同起始时期显示每 1000 中央静脉导管(CVC)天的中央静脉导管相关的微生物确认的主要血流感染(BSI)率

## 医疗保健机构感染监测的成本效益

　　通常由医院感染控制专业人员开展医疗保健机构感染的监测工作。工作量不同,但总的来说是巨大的。需搜索监测数据,其来源包括微生物实验室、患者医疗方面的信息和医疗记录。除了数据收集以外,感染控制专业人员的主要工作是及时分析和发布数据,在患者医疗方面协助感染预防。监测的成本效益取决于以下因素:

- 最初感染率(如最初感染率越高,则采取有效干预的成本费用越低)
- 所选监测的感染类型有重要的经济影响,如呼吸机相关肺炎患者在重症监护室需延长住院 6 天,中心静脉导管相关血流感染患者需延长住院 3 天[32],外科部位感染患者则延长住院时间不等
- 医院和患者所在医疗部门的规模
- 数据分析和报告的力度和频率
- 感染预防规划的有效性

　　1995 年在美国,假定有自由成本、保守利益和一个能降低感染率 12.5% ~ 25% 的感染控制计划,Wenzel[6]能够展示医疗保健机构感染监测的成本效益。

## 计算机辅助

　　计算机可用于监测的多个阶段。通常计算机化的数据可用于识别一系列临床因素或提示医疗保健机构感染可能存在的结果(如使用抗菌药物、分离到异常病原体),以作进一步调查并采取干预措施。虽然这种方法仍需要人工审查医疗记录来确认事件,但其成本要低得多,因为仅有小部分图表需要审查。这些类型的预警信号可从电子微生物学数据自动传输到感染控制办公室而获得。其他研究人员通过自动系统处理抗菌药物处方、国际疾病分类(ICD-9)编码和其他来自不同数据库的数据以促进监测[33~35]。分母数据可从现有电子数据库中获得,如从呼吸道疾病治疗数据库获得机械通气天数。此外,网络数据录入系

统可立即将感染率反馈给医院,从而提高了对医疗保健机构感染问题的快速反应能力。

## 自愿、保密的监测系统与强制的公共报告

最近,随着媒体、患者权益团体、立法机构和认证机构等对透明度和问责制的需求增加,一些国家(如美国、英国、法国)已强制执行公共报告医疗保健机构的感染指标。通过系统的文献综述来确定公共报告系统是否能提高医疗保健绩效以及是否有证据显示私立报告系统可有效降低医疗保健机构感染[36]。研究人员报告,目前发表的研究结果显示,医疗保健机构感染的公共报告还不能作为有效改进医疗保健机构感染的预防和控制实践或预防其发生的一种手段。有关不同医院比较的方法学问题仍没有得到解决,并存在高度争议。尽管目前仅有公共报告医疗保健机构感染指标对医疗保健机构感染率产生直接影响的证据不足,但与组织的明显变化密切相关。

强制性公共报告医疗保健机构感染的关键问题是:这些信息是否会误导或迷惑客户而不是增强客户能力和自信心?临床医师和医院管理者会积极强调医疗保健机构感染率下降会导致医疗更加安全和医疗保健机构感染更少吗?法国在2006年开始公共报告,采用了感染控制组织、资源和行动等综合指标。2007年和2008年还增加了4个指标:乙醇擦手液消耗、外科部位感染监测、抗菌药物管理综合指标和每千患者-天耐甲氧西林金黄色葡萄球菌感染的患者数(连续3年的率)。详细信息可参见法国公共报告网站(http://www.platines.sante.gouv.fr/)。

## 医疗保健机构感染监测的展望

公共卫生和医院感染控制规划需要新的和先进的分析工具以改进开展监测和传播成果的方式。其他方法包括采用更简单的方法和更客观的定义,使用抽样和估计方法,从电子数据库获取信息,而不是用手工方法从这些来源提取信息再将这些信息输入监测系统,增加对已知有预防效果的处理措施进行监测[15]。理想的系统应包括一些分析工具,这些工具能在不同时间和空间尺度从各个时间段的原始数据中自动识别异常的和感兴趣的模式。数据挖掘系统是第一代工具[37],尽管他们目前缺少可用的标准化数据系统,但所有相关的数据可以很容易地从该系统提取出来。然而,随着电子病历的更加完善,这种方法将大大帮助医疗保健机构感染的监测工作。

（邹艳 译,周祖木 校）

## 参考文献

1 Burke J. Infection control: a problem for patient safety. *N Engl J Med* 2003;348:651–6.

2 Haley RW, Culver DH, White JW, *et al*. The efficacy of infection control programs in preventing nosocomial infections in U.S. hospitals. *Am J Epidemiol* 1985;212:182–205.

3 Harbarth S, Sax H, Gastmeier P. What proportion of nosocomial infections is preventable? A tentative evaluation of published reports. *J Hosp Infect* 2003;54:258–66.

4 Grundmann H-J, Bärwolff S, Schwab F, *et al*. How many infections are caused by transmission in intensive care units? *Crit Care Med* 2005;33:946–51.

5 Cardo D, Dennehy P, Halverson P, *et al*. Moving toward elimination of healthcare-associated infections: a call to action. *Infect Control Hosp Epidemiol* 2010;31:1101–15.

6 Wenzel RP. The economics of nosocomial infections. *J Hosp Infect* 1995;31:79–87.

7 Deming WE. *Out of the Crisis*. Cambridge: MA: Center for Advanced Engineering Study, 1986.

8 Centers for Disease Control and Prevention. *CDC/NHSN Surveillance Definition of Healthcare-Associated Infection and Criteria for Specific Types of Infections in the Acute Care Setting*. Atlanta, GA: CDC, 2012.

Available at: http://www.cdc.gov/nhsn/PDFs/pscManual/17pscNosInfDef_current.pdf. Accessed October 14, 2012.

9 Stone ND, Ashraf MS, Calder J, et al. Surveillance definitions of infections in long-term care facilities: revisiting the McGeer criteria. *Infect Control Hosp Epidemiol* 2012;33:965–77.

10 Freeman J, McGowan JJ. Day-specific incidence of nosocomial infection estimated from a prevalence survey. *Am J Epidemiol* 1981;114:888–901.

11 Gastmeier P, Bräuer H, Sohr D, et al. Converting incidence and prevalence data of nosocomial infections: results from eight hospitals. *Infect Control Hosp Epidemiol.* 2001;22:31–4.

12 Centers for Disease Control and Prevention. *NHSN Patient Safety Component Manual.* Atlanta, GA: CDC, 2012. Available at: http://www.cdc.gov/nhsn/TOC_PSCManual.html. Accessed October 14, 2012.

13 Horan T, Gaynes R. Surveillance of nosocomial infections. In: Mayhall C (ed.) *Hospital Epidemiology and Infection Control.* Atlanta, GA: Lippincott Williams & Wilkins, 2004: 1659–89.

14 Dettenkofer M, Ebner W, Bertz H, et al. Surveillance of nosocomial infections in adult recipients of allogeneic and autologous bone marrow and peripheral blood stem-cell transplantation. *Bone Marrow Transplant* 2003;31:795–801.

15 Tokars J, Richards C, Andrus M, et al. The changing face of surveillance for healthcare-associated infections. *Clin Infect Dis* 2004;39:1347–52.

16 US Department of Health and Human Services. *National Action Plan to Prevent Healthcare-Associated Infections: Roadmap to Elimination.* Available at: http://www.hhs.gov/ash/initiatives/hai/actionplan/. Accessed October 24, 2012.

17 Astagneau P, Brücker G. Organization of hospital - acquired infection control in France. *J Hosp Infect* 2001;47:84–7.

18 Desenclos JC; RAISIN Working Group. RAISIN: a national programme for early warning, investigation and surveillance of healthcare-associated infection in France. *Euro Surveill* 2009;14:pii: 19408.

19 Rioux C, Grandbastien B, Astagneau P. The standardized incidence ratio as a reliable tool for surgical site infection surveillance. *Infect Control Hosp Epidemiol* 2006;27:817–24.

20 Thiolet J, Lacave L, Jarno P, et al. Prévalence des infections nosocomiales, France 2006. *Bull Epidemiol Hebd* 2007;51–2:429–32.

21 Poujol I, Thiolet J, Bernet C, et al. Signalements externes des infections nosocomiales, France 2007–2009. *Bull Epidemiol Hebd* 2010;38–9:393–7.

22 Coignard B, Vaillant V, Vincent J, et al. Infections sévères à Enterobacter sakazakii chez des nouveau-nés ayant consommé une préparation en poudre pour nourrissons, France, octobre à décembre 2004. *Bull Epidemiol Hebd* 2006; 2–3:10–13.

23 Naas T, Coignard B, Carbonne A, et al. VEB-1 extended-spectrum ß-lactamase-producing Acinetobacter baumannii, France. *Emerg Infect Dis* 2006;12:1214–22.

24 Coignard B, Barbit F, Blanckaert K, et al. Emergence of Clostridium difficile toxinotype III; PCR-ribotype 027-associated disease, France, 2006. *Euro Surveill* 2006;11:pii: 3044.

25 Lucet J, Andremont A, Coignard B. Les entérocoques résistants aux glycopeptides (ERG): situation épidemiologique, mesures de côntrole actuelles et enjeux à venir. *Bull Epidemiol Hebd* 2008;41–2:386–90.

26 Gastmeier P, Sohr D, Schwab F, et al. Ten years of KISS: the most important requirements for success. *J Hosp Infect* 2008;70(Suppl. 1):11–6.

27 Gastmeier P, Geffers C, Brandt C, et al. Effectiveness of a nationwide nosocomial infection surveillance system for reducing nosocomial infections. *J Hosp Infect* 2006;64:16–22.

28 Gastmeier P, Schwab F, Sohr D, et al. Reproducibility of the surveillance effect to decrease nosocomial infection rates. *Infect Control Hosp Epidemiol* 2009;30:993–9.

29 Gastmeier P. Nosocomial infection surveillance and control policies. *Curr Opinion Infect Dis* 2004;17:295–301.

30 Burton D, Edwards J, Horan T, et al. Methicillin-resistant Staphylococcus aureus central line-associated bloodstream infections in US intensive care units, 1997–2007. *JAMA* 2009;301:727–36.

31 Geubbels E, Nagelkerke N, Mintjes-de Groot A, et al. Reduced risk of surgical site infections through surveillance in a network. *Int J Qual Health Care* 2006;18: 127–33.

32 Beyersmann J, Gastmeier P, Grundmann H-J, et al. Use of multistate models to assess prolongation of intensive care unit stay due to nosocomial infection. *Infect Control Hosp Epidemiol* 2006;27:493–9.

33 Edwards J, Pollock D, Kupronis B, et al. Making use of electronic data: the National Healthcare Safety Network eSurveillance Initiative. *Am J Infect Control* 2008;36(Suppl.):S21–6.

34 Woeltje K, McMullen K. Developing information technology for infection prevention surveillance. *Crit Care Med* 2010;38:S399–S404.

35 Klompas M, Yokoe D. Automated surveillance of health care-associated infections. *Clin Infect Dis* 2009; 48:1268–75.

36 Haustein T, Gastmeier P, Holmes A, et al. Use of benchmarking and public reporting for infection control in four high-income countries. *Lancet Infect Dis* 2011;11:471–81.

37 Brosette S, Sprague A, Jones W, Moser S. A data mining system for infection control surveillance. *Method Inform Med* 2000;39:303–10.

# 17

## 第17章　生物预警:设计和实施监测系统用于血液、器官和组织的安全和质量

Matthew J. Kuehnert[1] ,Robert P. Wise[2] ,& Jerry A. Holmberg[3]

[1]美国佐治亚州,亚特兰大,美国疾病预防控制中心医疗保健质量促进部,血液、器官和其他组织安全办公室
Office of Blood, Organ, and Other Tissue Safety, Division of Healthcare Quality Promotion, Centers for Disease Control and Prevention, Atlanta, GA, USA

[2]美国马里兰州,罗克维尔市,美国食品药品监督管理局生物制品评价和研究中心
Center for Biologics Evaluation and Research, Food and Drug Administration, Rockville, MD, USA

[3]美国马里兰州,罗克维尔市,美国卫生和人类服务部公共卫生和科学办公室
Department of Health and Human Services, Office of Public Health and Science, Rockville, MD, USA

## 引言

医疗技术的进步导致越来越多地使用人类来源的生物物质以维持和提高生活质量。在美国,每年需采集大约2300万份血液制品、28 000个器官和200万组织同种异体移植物以用于输血或移植。努力提高这些制品的可获得性也会增加感染性病原体(包括病毒、细菌、寄生虫和朊病毒)传播的机会。20世纪80年代人类免疫缺陷病毒(HIV)导致全球上千名血液和血浆制品受者死亡,引发公众辩论,设立调查委员会(commissions of inquiry)和法律诉讼。艾滋病流行也推动了输血安全风险评估方法的改进。降低风险的干预措施因血液、器官和组织而不同。很多组织可以用化学品或辐射处理,血液可以通过白细胞滤过性、照射或病原体减少技术(如光化学灭活)处理;然而,不能处理固体器官来降低感染的相对风险。虽然采取多种措施可减少传播,但生物制品总是会携带固有的风险,因为没有方法完全消除来自输血和移植的固有风险。

## 生物预警的定义

生物预警是指国家全面的、综合的患者安全计划,以收集、分析和报告输入血液成分及衍生物的结局及其供体的结局,以利于患者安全和供体健康。生物预警广义的概念包括通过结合监测方法和数据分析使细胞、组织和器官移植的安全最大化。

生物预警程序的基本元素包括不良反应事件/反应监测和报告(包括受者和供者),制品质量保证措施(包括程序控制和管理),使用流行病学和实验室数据评估新出现的威胁,以及评估生物制品使用的可获得性和适用性。生物预警程序应提供安全信息交换,运用改进实践的科学证据来提高患者的安全性。世界卫生组织的不良反应事件报告指南

强调，评估监测系统的有效性不仅根据数据报告和分析的数量，而且要利用该系统对生成的数据产生积极响应来提高患者的安全性[1]。

人类供体来源的物质是指美国条例规定的生物制品，包括血液和血制品，血浆衍生物，干细胞，组织和实体器官。生物制品（有时指人类来源的物质）的范围随着科技发展而迅速扩大。最近血管复合组织同种异体移植物已成为可能，如在重建手术中使用四肢、面部、喉部和其他复杂的结构。

## 生物预警：将监测转化为政策

可从多个层面采取措施来确保制品质量。供血者筛查策略包括病史问卷调查、实验室检测和延迟名单。在美国，血液需要筛查 HIV，乙型肝炎病毒（HBV），丙型肝炎病毒（HCV），嗜人类 T 淋巴细胞病毒 I 型和 II 型，西尼罗病毒和梅毒螺旋体。此外，对供血者血液也筛查克氏锥虫（自愿）、巨细胞病毒（选择性），血小板制品要检测细菌污染情况[2]。献血史问卷调查重点关注行为、旅游和已知的疾病诊断，从而可确定感染的危险因素且不需实验室检测。因为检测和行为筛查并不非常敏感，对于实验室方法筛查和未筛查的病原体，包括人疱疹病毒 8 型、细小病毒 B19、甲型肝炎病毒，经输血传播传染病的风险依然存在。对于这些未被筛查的病原体，唯一推迟供血者供血的机制将有赖于供血者自身感到身体不适。当怀疑输血传播感染时，应在通知血液采集中心后，开展追踪调查，以确定供血者是否为传染来源，并对该供血者的其他血制品进行检测。

可采用类似于血液筛查的方法对器官和组织供体进行检测，但获得供体病史非常困难的除外。由于供体通常是死者，故往往由代理人（如近亲）提供病史。然而，在美国由于器官紧缺，除 HIV 检测结果阳性外，对问卷调查或实验室检测的筛查结果不能绝对排除供者；因此，器官移植存在公认的风险，可能会传播多种病原体导致的疾病，由移植医师和患者自由决定。

生物预警对改善供体筛查和患者结局很重要，因为传播疾病的风险虽低，但确实存在。对器官和组织的追踪更为复杂，因为同一供体可以是几十个同种异体移植物的来源。通过器官或其他组织移植传播的已知传播的疾病或病原体的例子包括 HIV、丙型肝炎病毒、西尼罗病毒、狂犬病、淋巴细胞性脉络丛脑膜炎病毒（LCMV）、结核病、疟疾和美洲锥虫病。恶性肿瘤也可通过器官移植传播[3]。除疾病传播外，受体其他潜在不良反应事件包括不良的免疫学反应、毒素反应或者预期的功能丧失（如移植失败）。

因为一个供体器官可分发给不同医院的很多受体，所以识别某种疾病需要临床医师咨询器官采集中心，了解同一供体移植其他受体的现状。在一起传播事件中，丙型肝炎病毒传播给多个器官和组织的受体，因为供体处于抗体检出的窗口期，而在常规供体筛查时未进行核酸检测。尽管首先在器官受体中检出传播，但由于缺少与组织库的交流，虽然知道供体已感染，但移植物仍继续储存和发放，导致感染的移植物植入后又传播给其他组织受体[4]。

从上述例子中可见，通过输血和移植传播是罕见的，但是如果有发生，则在临床上很难发现。如果患者移植后获得丙型肝炎，可不出现临床症状，且大部分急性丙型肝炎患者没有症状，而对组织的受体可能从不进行检测，因此这个传播事件未被发现。对于组织或器官移植的受体，及时交流不同医院受体的临床结局信息对识别和恰当地处理供体传播的感染非常重要。这些复杂情况可为基于生物预警的监测系统提供有价值的信息。

## 生物预警实施的构架

对实施生物预警系统的考虑应包括设计方案（如基于集中的与医院的，自愿的和强制的，匿名的和可识别身份的数据）、管理、公共卫生和管理当局之间的协调以及系统的目的。主要目的有两个：①通过分析发现汇总数据的趋势，根据传统的监测提出干预有效性的新问题或证据；②使用哨点事件快速预警方法，快速探测对潜在公共卫生构成威胁的异常事件。对于后者来说，为了捕捉对患者安全特别重要的稀有事件，哨点事件系统应该：①在特异性可接受的情况下，尽可能敏感；②实时操作，及时识别事件（如一群移植受体发生脑炎是由以前未确认的新发病原体所导致）；③被设定为有关事件的报告可导致重要的响应行动（如临时阻断受累供体的进一步同种异体移植）。

有效快速的预警程序在运行时应该能够提供核心工具、基础设施、后勤保障来支持关键信息的及时沟通。相反，对更常见的相关事件的监测需做更详细的分析。捕捉更常见事件也可通过比较不同医院的事件发生率来建立基准，如果调整了与比较无关的因素则非常有益。例如，过敏性和发热性非溶血性输血反应较为常见，但是可通过输血前用药和使用降低白细胞的产品，可显著减少输血反应。然而，其中一种发热性非溶血性输血反应是由血小板感染细菌所引起，通过加强皮肤消毒、培养或改良细菌检测方法来减少反应。对此等风险调整的率可进行有效比较和分析，以便在干预前、干预时和干预后能实施并持续评估质量程序。生物预警数据可用多种方式分析，如按病原体的威胁、高危人群、不良反应事件的严重性或可预防性。

## 现有的全球生物预警模型，包括分析和与管理系统的接口

大多数国家有国家血液政策和系统来采集血液并为医院输血提供服务。这些国家化结构有助于建立血液预警程序。

作为对新发传染病（包括 HIV 和 HCV）对血液供应威胁的响应，法国在 1993 年首次建立了国家血液预警系统，包括输血传播疾病的强制报告。欧洲根据 2003 年欧盟的血液指令开展血液预警工作[5]。

已建立血液预警规划并实施系统的国家，根据不同的管理模式同时开展强制报告和自愿报告。血液预警系统因国家不同，分别由监管机构（如法国、德国或瑞士）、血液生产商（如日本、新加坡或南非）、医学会（如荷兰和英国）或与监管机构相似的公共卫生当局（如加拿大）来管理。一些系统居于其中并根据卫生部来实施强制报告[6,7]，而另一些系统则主要通过专业协会组织或国家血液采集系统来组织并与所有相关各方分享数据[5,8~11]。欧盟要求每个成员国实施血液预警，并向中心办公室报告[12~14]。

除欧盟外，加拿大系统是数据流向监管者的公共卫生驱动模式的很好示例。加拿大的魁北克血液（Héma-Québec）机构是一个非营利组织，管理魁北克的血液供应，并在每个医院配备输血安全人员。自实施输血安全员这一概念以来，魁北克对传染性和非传染性疾病能进行更加主动和综合的监测。也许正是由于这种独特的特征，魁北克对输血不良反应事件/反应报告的依从率高[7]。尽管每个现有的血液预警系统有其本国医疗和输血系统的特色，但他们相似之处颇多，并取得类似的成绩。

虽然在欧洲实施了血液预警系统，但很显然每个国家采用的不良反应事件定义不

同，从而导致了 1998 年欧洲血液预警网络（EHN）的建立，其目的是建立统一的标准和定义[15]。该网络就是现在的国际血液预警网络，血液预警的定义为一系列覆盖整个输血链（从血液及其成分的捐赠到受血者的随访）的监测程序，目的是收集和评估治疗性使用血制品产生的意外或不良反应，预防类似事件的发生或再次发生[5]。

欧盟血液指令建立了血液预警、严重不良反应事件和严重不良反应的定义[16]。欧洲血液预警网络最初的定义是对严重性、归因性、临床和生物学表现进行分级[12]，后来国际输血协会工作委员会对其进行了完善和扩充。然而，定义、术语和报告方面仍存在差异。而且，不同国家监测系统的范围也不同。例如，英国的输血严重危害（SHOT）只关注严重危害，并不报告轻度发热和过敏反应。因为大多数非溶血性输血反应的临床表现轻微，因此 SHOT 报告的不良反应发生率比法国低[17]。其他国家强调近似差错报告的价值[18,19]。各国的不同已有综述报告[9,20]。

## 美国的血液预警

美国分散式血液安全不良事件报告系统，尽管可提供有价值的信息，但该系统在与整合国家报告系统相关的欧洲却无进展。然而，美国更关注的是制订国家规划，整合报告工作，收集不良反应和事件数据，改善患者安全。

与其他国家的血液预警程序的结构不同，美国没有单独的集中式监测血液安全程序。确保美国血液供应安全是作为主管国家血液安全官员的卫生部助理部长的公共卫生责任，但是血液安全相关的政府活动是多种多样的。美国卫生和人类服务部的各个业务部门，包括美国疾病预防控制中心（CDC）、美国食品药品监督管理局（FDA）、美国国立卫生研究院（NIH）、医疗保险和医疗救助服务中心（CMS），共同承担协调安全和公共卫生工作[21]。这些机构能识别和应对血液安全的潜在威胁，建立安全和技术标准，监测血液供应，帮助企业提供安全的血液和血液制品。然而，根据其设计，现有系统主要关注哨点监测报告，并不提供有关已知血制品暴露事件的综合基线监测报告。因此，在美国，常规监测不良反应事件发生率离不开有限的特别设计的研究。私人企业收集、处理、分配血液和血浆，需由美国食品药品监督管理局管理。血液采集和输血组织也要遵守州法律和由利益相关组织［如美国血库协会（AABB），该专业组织代表美国几乎所有血液采集机构、大部分输血服务机构以及血浆蛋白疗法协会］制定的自愿性标准。对医院输血服务机构的监管可通过医疗保险和医疗救助服务中心或认证机构认可的符合 1988 年临床实验室改进修正案的"状态"进行[22,23]。

当发生与供血或输血相关的致命的不良反应事件时，要向美国食品药品监督管理局报告涉及的血液和血液成分[24]。根据 2009 年收集的数据，输血相关死亡的 5 个主要类别是输血相关的急性肺损伤（30%），输血相关的循环超负荷（27%），非 ABO 溶血性输血反应（18%），微生物感染（11%）和 ABO 血型溶血性输血反应（9%）。输血传播的微生物感染包括病毒（如 HIV、HBV 和 HCV）、细菌（特别是通过储存于室温的血小板）和寄生虫（如导致巴贝虫病、美洲锥虫病的病原体）。这些报告有时提示新发感染的重要趋势[25]。

另外，血液机构和输血服务机构需获得许可和注册，如出现偏离标准（如与生产质量管理规范有偏离），可能影响血制品的安全、纯度或效力时，需向美国食品药品监督管理局报告生物制品偏差报告（BPDR）。在查出问题和纠正之前,这些生物制品应在机构或签约机构被控制。对于非致死的不良反应事件,血液采集和输血机构只需进行调查和保存记录。鼓励向美国食品药品监督管理局电子报告。美国食品药品监督管理局每年收到约 5 万份血液和血浆制品偏差报告[26]。

对于任何美国食品药品监督管理局监管的产品,患者、家庭成员、医师、药剂师以及任何其他报告人都可自愿报告,可向美国食品药品监督管理局不良反应报告系统(Med-Watch)发送信息[27]。MedWatch 收集有关产品(包括药物、设备以及其他医疗用品和营养品)信息,但是有关输血传播疾病或其他不良反应事件的报告很少。

美国疾病预防控制中心的使命是与州和地方卫生部门合作,提供专业知识、信息和工具,通过健康促进、疾病预防和防范新的健康威胁来保护公众健康。美国疾病预防控制中心关注的重点领域涉及血液、器官和组织安全,包括公共卫生调查、监测、科研、预防和风险沟通。美国疾病预防控制中心的一个关键目标是通过与美国卫生和人类服务部(DHHS)合作,改善对使用生物制品(如血液、器官和组织)、疫苗、药物或设备导致不良反应事件的监测,来加强快速侦查和实施预防措施(有时是新的措施)。

美国卫生和人类服务部资助国家血液采集和使用调查机构,来评估血液采集量和输血量,以及美国与组织和细胞治疗相关的医院活动。调查的机构包括非医院的所有血液采集中心,从美国医院协会数据库抽取有统计学代表性的医院样本,从脐带血库也进行相似的抽样。调查也收集一些不良反应事件的数据,根据需要诊断或治疗干预的事件来确定不良反应事件数[28]。全国性数据可为医疗活动和事件的比较提供分母,用于计算粗率,比较血液采集和输血的趋势。

血液采集中心也有自己的报告系统。位于华盛顿特区的美国血液中心,通过其独立的血液中心联盟,定期在成员中开展调查,并通过在线报告与其参与的成员分享结果和最佳实践。成员组织作为血液采集中心,具有输血服务中心的作用,其收集和监测不良反应的功能类似于医院输血服务中心[29]。然而,这些活动供内部使用和质量控制,通常并不对外公布。美国食品药品监督管理局也要求每个血液中心记录失误和不良反应事件,开展调查,必要时记录纠正措施,并提供生物制品偏差报告供生产机构分发[30]。

血液中心应主动征求接受血液成分者发生传染性和非传染性疾病的报告。例如,当临床医师怀疑不良反应(如通过输血传播的感染)时,应上报给医院输血服务部门,医院输血服务部门将疑似病例报告给供血机构(如美国红十字会)[31]。

某些州卫生部门也要求强制报告。自1989 年以来,纽约州卫生局要求报告所有与输血相关的不良反应事件,包括对该州供体或受体构成很大风险的事件和不良反应,也包括并未导致不良结局的事件[32]。要验证符合性,两年一次。对于所有输血相关的事件,应评估报告的完整性,查找缺失信息。根据纽约各医院报告的数据,输入不正确 ABO血型和类型的观察率为 1/19 000,与 SHOT报告的 1/18 000 相似;然而,真正的误差率可能更高。

1996 年,联合委员会(原先为医疗机构评审联合委员会)建立了哨点事件报告系统,支持持续改进医疗保健安全性和质量的任务[33]。联合委员会审核对哨点事件的组织反应作为其认证过程的一部分。哨点事件定义为意外发生的死亡、严重身体或心理伤害,或风险等事件。严重伤害具体包括肢体或功能丧失。风险一词包括复发及可能造成严重不良后果的任何过程变化。哨点事件政策要求机构向联合委员会电子传送根本原因分析、行动计划和其他哨点事件相关信息[34]。输血失误,患者或产品的误认可望作为哨点事件报告,因为这些错误可导致严重伤害。

尽管美国没有正式的血液预警规划,但医疗保健机构则要求强制和自愿报告。例如,大部分医院有输血反应监测系统,向医院输血服务部门报告。输血委员会由不同部门的代表组成[35,36],应审核报告;而在其他机构,这可能是药物或治疗委员会的额外责任。当在医院内部发现系统问题时,这种就地控制对在医院层面采用统一做法,包括常见的定义和采取的纠正措施,是很重要的[21,37]。然而,将这种方法作为外部机构的标杆并不可行。法国的经验提示,与参与国家血液预警计划的其他医院进行比较是有益的[38,39]。

现已建立的标准监测系统也可用于监测输血失误。在国家心脏、肺和血液研究所的资助下,在纽约哥伦比亚大学建立了输血医学医疗事件报告系统(MERSTM),即美国国立卫生研究院下属的一个机构,该机构对危及输血安全的事件进行收集、分类和分析,以促进系统改进[40~42]。MERSTM 将医疗事件定义为任何与血液成分和输血程序相关的失误、事件、偏差、变异、哨点事件/不良反应事件,包括经输血传播的感染。通过识别和纠正潜在失误的行动来避免和预防不必要的后果被认为(未遂事件)。

## 实施受体血液预警

对血液安全性和可用性咨询委员会(Advisory Committee on Blood Safety and Availability)在 2006 年 8 月建议美国卫生和人类服务部部长协调联邦行动和美国国内的项目,与私立部门的行动合作,支持和促进生物预警。为确定愿景、目标以及为实现这些目标所需的过程,并形成差距分析报告,成立了美国公共卫生署(PHS)生物预警工作组[22]。建议中包含了血液预警是公共卫生责任这一概念,但同时需要在多个层面有保护隐私、保密和保证措施,并应维持监管工作的独立性以促进更多医院参与。

为了应对对整合生物预警系统关注的不断增长,美国疾病预防控制中心发起一个与美国血库协会合作的公共-私人行动,建立输血受体不良反应事件报告的国家血液预警基础设施,将其作为国家医疗保健安全网络的一个模块。国家医疗安全网络是一个保密的、基于因特网的监测系统,收集不良反应事件及参加监测的美国医疗保健机构的有关数据。这些数据用于估计患者和医护人员中不良反应事件程度,以及估计对预防此等事件的相关措施的依从性。另一个目的是帮助参加的医院建立监测和分析方法,以便及时识别患者的不良事件及迅速采取控制措施。在国家医疗保健安全网络建立了生物预警系统,并设有医疗保健机构使用的生物预警模块,用于报告和监测与输血和血制品有关的不良反应和程序错误。

美国疾病预防控制中心会同美国血库协会生物预警组织间工作组,为国家医疗保健安全网络血液预警模块(包括输血传播的感染)建立数据元素和病例定义(表 17.1)。数据元素定义为捕捉患者不良反应事件(如输血反应,输血传播的感染)和质量控制事件(如差错和意外事件)。数据元素是仿照现有的系统以确保收集有用的和可靠的信息;不良反应病例的定义包括严重性和属性的标准,与国际输血协会血液预警工作组和加拿大输血传播伤害监测系统建立的定义保持一致。事件报告与哥伦比亚大学的输血医学医疗事件报告系统分类方案以及类似的加拿大失误监测系统相一致。

表17.1　美国疾病预防控制中心国家医疗保健安全网络血液预警模块对输血传播感染的定义,2012

| 病例定义标准 | | 严重性 | 属性 |
|---|---|---|---|
| 症状/体征 | 实验室/放射学 | | |
| 确诊:N/A<br>可能:N/A<br>疑似:N/A<br>注:根据输血后发生的事件与输血传播疾病相符而启动调查。然而,在输血受体中必须有可疑病原体的实验室证据才能将不良反应称为输血传播感染 | 确诊:在输血受体中有可疑病原体的实验室证据<br>可能:N/A<br>疑似:N/A | 第一级:不严重<br>需要医疗干预(如对症治疗),但是不干预也不会造成持久性损害或者身体功能受损<br>第二级:严重<br>住院患者或者住院时间长的患者直接归因于不良反应,导致患者持久性或明显残疾或丧失工作能力,或者需要药物或手术治疗才能防止永久性损坏或身体功能损害<br>第三级:危及生命<br>输血后需要采取较多的干预措施(如升压药、插管、转移到重症监护)以防止死亡<br>ᵃ第四级:死亡<br>受体因不良输血反应而死亡 | 确诊:<br>有从受体中检出可疑病原体的实验室证据启动调查<br>和<br>受体在输血前没有感染这种病原体的证据<br>和<br>有感染与供体相同病原体的实验室证据<br>和<br>有同一供体的其他受体也感染与第一个受体病原体相同的实验室证据<br>或<br>受体部位(或保留部分)或与供体的共同成分感染了与供体相同病原体的实验室证据<br>可能:<br>有从受体检出可疑病原体的实验室证据启动调查<br>加下列中的两者:<br>受体在输血前没有感染这种病原体的证据<br>或<br>有同一供体的其他受体也感染与第一个受体病原体相同的实验室证据<br>或<br>有感染与供体相同病原体的实验室证据<br>或<br>受体部位(或保留部分)或与供体的共同成分感染了与供体相同病原体的实验室证据<br>疑似:<br>启动调查,但是确诊或排除病例所需的信息缺少、没有或不能获得<br>和<br>病例不符合确认、可能或排除的定义<br>怀疑或排除:<br>(不向国家医疗安全网络递交报告)<br>供体无感染的实验室证据<br>或<br>受体在输血前有感染这种病原体的证据<br>注:对于细菌性疾病患者,从残留组织检出病原体等同于供体有相同病原体的实验室证据 |

N/A:不适用

注:a 只有死亡与疑似、可能或确认与输血有关,才用第四级。如果患者死于输血以外的原因,不良反应的严重程度应根据与反应相关的临床表现,分别定义为第一级、第二级或第三级

资料来源:Centers for Disease Control and Prevention CDC. The National Healthcare Safety Network. Atlanta, GA: US Department of Health and Human Services,CDC,2010.

可从 http://www.cdc.gov/nhsn/PDFs/hemovigModuleProtocol_current.pdf. 获得,2012 年 10 月 14 日访问

国家医疗保健安全网络监测系统,包括血液预警模块,提供了先进的数据分析功能,有利于审核和监测其数据。此外,可对数据进行分析,并以匿名的汇总方式在国内发表,还可作为标杆整合到国家医疗保健安全网络血液预警模块。这些信息有助于参加的医院在当地输血委员会开展分析和讨论,并改善当地的实践。

受体血液预警成功的关键在于输血安全专家回顾和分析国家医疗保健安全网络报告数据的能力,以及建议改进输血实践和患者安全的能力,同时保护数据隐私和安全。国家医疗保健安全网络通过所谓的群功能(group function)为汇总数据分析提供机会。国家医疗保健安全网络的群是指通过国家医疗保健安全网络的框架进行合作,为了共同目的(如改进绩效,州报告或公开报告)在单个群水平上来共享数据的医院群。国家医疗保健安全网络支持不同类型的群(州卫生部门、患者安全组织、质量改进组织和医院系统)。加入这些群的医院,无论是自愿还是依法强制加入,都可以共享数据,并为了共同目标可以集中分析数据。美国疾病预防控制中心鼓励血液采集机构、认证机构、集中式输血服务机构和医院系统加入该网络,通过群功能充分利用血液预警数据。

美国疾病预防控制中心 1998 年也建立了出血性疾病群体的血液安全监测系统。由美国疾病预防控制中心的国家出生缺陷和发育障碍中心/血液疾病部门管理的通用数据采集规划,每年提供肝炎和 HIV 检测,并将血标本储存于血清库,以供今后血液安全调查之用[43]。当发现有疾病传播可能(如血清阳转)时,美国疾病预防控制中心协同州或地方卫生部门,调查用于治疗大量输血患者(如血友病及其他出血性疾病)的血制品导致传播的可能性。治疗珠蛋白生成障碍性贫血(地中海贫血)患者的美国中心也建立了相似的系统,因该病需依赖频繁的输血。大约 70 000 份出血性疾病患者(主要是血友病)血浆标本和 1000 份珠蛋白生成障碍性贫血患者标本储存在美国疾病预防控制中心的出血性疾病标本库中。

## 新发威胁评估:已知输血相关事件的展望

需要提高信息学和实验室储备能力,来应对新发传染病和其他威胁的挑战。例如,美国国立卫生研究院的国家心脏、肺和血液研究所(NHLBI)资助两个多中心反转录病毒流行病学供体研究项目(REDS-I 和 REDS-II),对输血传播的病毒和非病毒感染,非传染性输血并发症和其他问题进行调查者发起的研究。REDS-I 建立了目标样本库,包括匹配的供受体细胞和血清收集(REDS 同种异体的供体和受体—RADAR),该项目包括 7 个血液中心和 8 家医院[44]。REDS-II 已启动输血相关结局的有针对性研究。

快速的全球信息交流对评估新发或再发的病原体传播对血液安全的潜在影响是必要的。标本数据库(如由获得资助的国家心脏、肺和血液研究所的标本数据库和美国疾病预防控制中心的通用数据采集出血性疾病群体标本库)对识别人类感染新发传染病和认识其流行病学和自然史是很有用的;然而,重要的流行病学数据应在开始调查前从全球收集资源。公共卫生署血液安全性和可用性跨部门工作组新发传染性疾病亚组可为公共卫生署相关机构提供一个持续的信息交流平台;一旦出现新发传染病,这些工作可转化为快速应对计划。更复杂的实时信息学方法可及时发现输血和移植受体的潜在威胁。

## 生物预警的其他方面:器官和其他组织

血液、器官和人类细胞及组织制品

（HCT/Ps）之间的主要区别在于人类细胞及组织制品经常需要消毒处理；这些消毒方法的有效性取决于处理者、组织类型和所用的方法。尽管制造商对其方法进行了验证，并有标准的程序，但这些方法并不需要美国食品药品监督管理局的批准。因此，最终产品污染的实际风险不能很好地量化，但一般认为较低。基于消毒过程的有效性，对潜在风险进行合适的量化将有助于研究者决定报告的感染是否应归因于植入的组织。主要的担忧是追踪组织到受体层面。一个供体往往用于很多同种异体的移植，故及时追踪人类细胞及组织制品在医疗环境中有很大挑战[45]。而且，组织（特别是角膜和干细胞）的分布往往呈全球性。需要共同的国际术语作为全球追踪的前提。

## 实体器官不良事件的报告

来自器官供体的已知和未知的感染性病原体的传播，对移植受体有特别的危害，而移植受体与输血受体不同，因为免疫抑制方法可预防器官排斥反应，但也可减弱患者对入侵微生物的宿主防御机制，更易发生感染，并可导致病情恶化，甚至发生死亡。此外，器官移植往往不能因为检测结果而延迟，外科医师往往接受高危供体的器官，因为没有其他可选的方法。因此，生物预警对开展实体器官移植可起更为重要的作用。随着所谓"移植旅游"的普及程度的增加，受体在居住国之外寻求移植，可能增加了暴露于传染病的风险，因此监测工作更具挑战性。尽管通过器官移植意外获得传染病的风险比移植的其他风险低，但器官移植比血液和组织移植的风险高。这个风险需要与移植器官可拯救生命以及每年有大量患者因缺少器官而死亡相权衡。

针对器官移植导致疾病传播的不良事件不断增加，现已实施了相对较新的政策，要求报告疑似疾病传播。这些工作包括建立器官采购和移植网络（OPTN）/器官共享联合网络（UNOS）疾病传播咨询委员会，促进和监测器官受体中来自器官供体的疾病报告；这些报告需要遵守新的器官采购和移植网络/器官共享联合网络政策。因此，自要求报告以来，每年记录的发病率有所增加[3]。

最近美国疾病预防控制中心调查表明，器官移植受体多种聚集性疾病的病因包括西尼罗病毒、狂犬病毒、淋巴细胞性脉络丛脑膜炎病毒、美洲锥虫病、结核病和狒狒巴拉姆希阿米巴（*Balamuthia mandrillaris*）。在调查这些与输血有关的疾病传播事件后，美国疾病预防控制中心在 2005 年举办了一期器官和组织安全研讨会，建立了组织/器官团体之间交流良好的网络。研讨会对政府和组织/器官团体提出建议，包括建立一个联系器官和组织的唯一供体识别系统，明确医疗机构报告不良事件的机制，加强各类临床医师、卫生专业人员和患者的信息传播系统，回溯和前向追踪的提示算法[46]。器官共享联合网络与其他组织/器官团体伙伴组织根据美国疾病预防控制中心的合作协议建立了试验性系统（移植传播哨点网络），旨在为器官和组织移植供体和受体提供侦查感染的系统，并协助医疗人员检测、交流、追踪和预防感染传播。系统在全国的实施可对器官和组织相关不良事件加强追踪和交流，是促进移植患者安全的重要步骤，但还无通用的名词术语和编码[47]。最近，活体筛选已成为人们关注的焦点，因为风险因素评价或实验室筛查没有最低标准，且血源性病原体（包括 HIV）可通过活体移植进行传播[48]。

## 结论

在美国，由于对血液、器官和其他组织的监督和管理存在差异，故建立一个综合性生物预警系统具有挑战性，但是这些差异不应成为协调全国性工作的一个障碍。一项综合性生物预警规划应弥合监管和机构之间的分歧，满足公共卫生需求。需要定期评估和评价正在采取的措施，来澄清和追踪患者安全的风险。与输血和移植有关的疾病传播和其他不良反应事件，构成明显的却量化不稳定的风险。尽管患者安全是最重要的，但对使用这些来自人类的不同生物物质的作用也应予以考虑。

## 致谢

感谢 D. Michael Strong 博士对文中某些概念描述的贡献，感谢 Alexis Harvey 公共卫生硕士仔细审查有关国家医疗安全网络生物预警模块的内容。

（邹艳　译，周祖木　校）

## 参考文献

1 World Health Organization, World Alliance for Patient Safety. *WHO Draft Guidelines for Adverse Event Reporting and Learning Systems: from Information to Action.* Geneva, Switzerland: WHO, 2005. Available at: http://www.who.int/patientsafety/events/05/Reporting_Guidelines.pdf. Accessed October 14, 2012.

2 Sepkowitz KA, Kuehnert MJ. Nosocomial hepatitis and other transfusion- and transplantation-transmitted infections. In: Mandell GL, Bennett JE, Dolin R (eds.) *Mandell, Douglas, and Bennett's Principles and Practice of Infectious Diseases,* 7th edn. Philadelphia, PA: Churchill Livingston-Elsevier Health Sciences, 2009; 3739–51.

3 Ison MG, Hager J, Blumberg E, *et al.* Donor-derived disease transmission events in the United States: data reviewed by the OPTN/UNOS Disease Transmission Advisory Committee. *Am J Transplant* 2009;9:1929–35.

4 Tugwell BD, Patel PR, Williams IT, *et al.* Transmission of hepatitis C virus to several organ and tissue recipients from an antibody-negative donor. *Ann Intern Med* 2005;143:648–54.

5 Faber JC. Worldwide overview of existing haemovigilance systems. *Transf Apher Sci* 2004;31:99–110.

6 Michlig C, Vu D-H, Wasserfallen J-B, *et al.* Three years of haemovigilance in a general university hospital. *Transfus Med* 2003;13:63–72.

7 Robillard P, Nawej KI, Jochem K. The Quebec hemovigilance system: description and results from the first two years. *Transfus Apher Sci* 2004;31:111–22.

8 Engelfriet CP, Reesink HW, Brand B, *et al.* Haemovigilance systems. *Vox Sang* 1999;77:110–20.

9 Engelfriet CP, Reesink HW. Haemovigilance. *Vox Sang* 2006;90:207–41.

10 Beckers EA, Dinkelaar RB, te Boekhorst PA, *et al.* Reports of transfusion incidents: experiences from the first year of hemovigilance in the region of the former ZWN (South West Netherlands) blood bank in Rotterdam. [In Dutch.] *Ned Tijdschr Geneeskd* 2003;147: 1508–12.

11 Espinosa A, Steinsvåg CT, Flesland Ø. Hemovigilance in Norway. *Transfus Apher Sci* 2005;32:17–9.

12 EUR-Lex. Commission Directive 2005/61/EC of 30 September 2005 implementing Directive 2002/98/EC of the European Parliament and of the Council as regards traceability requirements and notification of serious adverse reactions and events. (text with EEA relevance). *Official Journal of the European Union* 2005;256:32–40. Available at: http://eur-lex.europa.eu/LexUriServ/LexUriServ.do?uri=CELEX:32005L0061:EN:HTML. Accessed October 14, 2012.

13 Faber JC. Haemovigilance procedure in transfusion medicine. *Haematol J* 2004;5(Suppl. 3):S74–82.

14 Faber JC. The European Blood Directive: a new era of blood regulation has begun. *Transfus Med* 2004;14: 257–73.

15 Faber JC. Work of the European Haemovigilance Network (EHN). *Transfus Clin Biol* 2004;11:2–10.

16 EUR-Lex. Directive 2002/98/EC of the European Parliament and of the Council setting standards of quality and safety for the collection, testing, processing, storage and distribution of human blood and blood components and amending Directive 2001/83/EC. *Official Journal of the European Communities* 2003. Available at: http://eur-lex.europa.eu/LexUriServ/LexUriServ.do?uri=CELEX:32002L0098:EN:NOT. Accessed October 14, 2012.

17 Stainsby D, Jones H, Asher D, *et al.*, on behalf of the SHOT Steering Group. Serious hazards of transfusion: a decade of hemovigilance in the UK. *Transfus Med Rev* 2006;20:273–82.

18 Callum JL, Kaplan HS, Merkley LL, *et al.* Reporting of near-miss events for transfusion medicine: improving transfusion safety. *Transfusion* 2001;41:1204–11.

19 Kaplan HS. Event reporting systems: MERS-TM, surveillance—seeing and using the data below the water-line. *Dev Biol (Basel)* 2005;120:173–7.

20 Vogel L. Global shift toward increased biovigilance. *CMAJ* 2010;182:544–6.

21 Busch M, Chamberland M, Epstein J, *et al.* Oversight and monitoring of blood safety in the United States. *Vox Sang* 1999;77:67–76.

22 Public Health Service Biovigilance Task Group. *Biovigilance in the United States: Efforts to Bridge a Critical Gap in Patient Safety and Donor Health.* Rockville, MD: US Department of Health and Human Services, 2009. Available at: http://www.hhs.gov/ash/bloodsafety/biovigilance/ash_to_acbsa_oct_2009.pdf. Accessed October 14, 2012.

23 Centers for Medicare and Medicaid Services. Special pro-

cedures for laboratories. In: *State Operations Manual. Rev 45*. Washington, DC: US Department of Health and Human Services, CMS, 2009: Chapter 6. Available at: https://www.cms.gov/manuals/downloads/som107c06.pdf. Accessed October 14, 2012.

24 Title 21 Code of Federal Regulations 606:170(b), 2006. Washington, DC: US Government Printing Office. Available at: http://ecfr.gpoaccess.gov/cgi/t/text/text-idx?c=ecfr&tpl=/ecfrbrowse/Title21/21tab_02.tpl. Accessed October 14, 2012.

25 Gubernot DM, Lucey CT, Lee KC, et al. *Babesia* infection through blood transfusions: reports received by the US Food and Drug Administration. *Clin Infect Dis* 2009;48:25–30.

26 Food and Drug Administration. *Vaccines, Blood & Biologics: Annual Summary for Fiscal Year 2009*. Washington, DC: US Department of Health and Human Services, FDA, 2010. Available at: http://www.fda.gov/BiologicsBloodVaccines/SafetyAvailability/ReportaProblem/BiologicalProductDeviations/ucm214032.htm. Accessed October 14, 2012.

27 Food and Drug Administration. *MedWatch: the FDA Safety Information and Adverse Event Reporting Program*. Silver Spring, MD: US Department of Health and Human Services, FDA, 2011. Available at: http://www.fda.gov/medwatch/index.html. Accessed October 14, 2012.

28 Whitaker BI, Sullivan M. *The 2005 Nationwide Blood Collection and Utilization Survey Report*. Rockville, MD: US Department of Health and Human Services, 2006. Available at: http://www.hhs.gov/ash/bloodsafety/2005nbcus.pdf. Accessed October 14, 2012.

29 Simpson MP (ed.). *Centralized Transfusion Services: Models and Systems*. Washington, DC: American Association of Blood Banks, 2006.

30 Food and Drug Administration. *Vaccines, Blood & Biologics: Transfusion/Donation Fatalities; Notification Process for Transfusion Related Fatalities and Donation Related Deaths*. Washington, DC: US Department of Health and Human Services, FDA, 2011. Available at: http://www.fda.gov/BiologicsBloodVaccines/SafetyAvailability/ReportaProblem/TransfusionDonationFatalities/default.htm. Accessed October 14, 2012.

31 Eder AF, Kennedy JM, Dy BA, et al. Bacterial screening of apheresis platelets and the residual risk of septic transfusion reactions: the American Red Cross experience (2004–2006). *Transfusion* 2007;47:1134–42.

32 Linden JV, Wagner K, Voytovich AE, Sheehan J. Transfusion errors in New York State: an analysis of 10 years' experience. *Transfusion* 2000;40:1207–13.

33 Chang A, Schyve PM, Croteau RJ, et al. The JCAHO patient safety event taxonomy: a standardized terminology and classification schema for near misses and adverse events. *Int J Qual Health Care* 2005;17:95–105.

34 The Joint Commission. *Sentinel Events*. Oakbrook Terrace, IL: The Joint Commission, 2011. Available at: http://www.jointcommission.org/assets/1/6/2011_DSC_SE.pdf. Accessed October 14, 2012.

35 Menitove JE. Hemovigilance in the United States of America. *Vox Sang* 1998;74(Suppl. 2):447–55.

36 AuBuchon JP, Whitaker BI. America finds hemovigilance! *Transfusion* 2007;47:1937–42.

37 Moore SB, Foss ML. Error management: theory and application in transfusion medicine at a tertiary-care institution. *Arch Pathol Lab Med* 2003;127:1517–22.

38 Moncharmont P, Lacruche P, Planat B, et al. The case for standardization of transfusion medicine practices in French blood banks. *Transfus Med* 1999;9:81–5.

39 Mathoulin-Pélissier A, Salmi LR, Verret C, Demoures B. Blood transfusion in a random sample of hospitals in France. *Transfusion* 2000;40:1140–6.

40 Kaplan HS, Battles JB, Van der Schaaf TW, et al. Identification and classification of the causes of events in transfusion medicine. *Transfusion* 1998;38:1071–81.

41 Kaplan HS. Getting the right blood to the right patient: the contribution of near-miss event reporting and barrier analysis. *Transfus Clin Biol* 2005;12:380–4.

42 Kaplan HS, Callum JL, Rabin Fastman B, Merkley LL. The Medical Event Reporting System for Transfusion Medicine: will it help get the right blood to the right patient? *Transfus Med Rev* 2002;16:86–102.

43 Centers for Disease Control and Prevention/National Center on Birth Defects and Developmental Disabilities. *Blood Disorders*. Atlanta, GA: US Department of Health and Human Services, CDC, 2011. Available at: http://www.cdc.gov/ncbddd/blooddisorders/index.html. Accessed October 14, 2012.

44 Kleinman SH, Glynn SA, Higgins MJ, et al. The RADAR repository: a resource for studies of infectious agents and their transmissibility by transfusion. *Transfusion* 2005;45:1073–83.

45 Kuehnert MJ, Yorita KL, Holman RC, Strong DM; and the Tissue Task Force. Human tissue oversight in hospitals: a survey of 402 AABB institutional members. *Transfusion* 2007;47:194–200.

46 Fishman JA, Strong DM, Kuehnert MJ. Organ and Tissue Safety Workshop 2007: advances and challenges. *Cell Tissue Bank* 2009;10:271–80.

47 Strong DM, Seem D, Taylor G, et al. Development of transplantation sentinel network to improve safety and traceability of organs and tissues. *Cell Tissue Bank* 2010;11:335–43.

48 Centers for Disease Control and Prevention. HIV transmitted from a living organ donor—New York City, 2009. *MMWR Morb Mortal Wkly Rep* 2011;60:297–301.

# 18

# 第 18 章 抗菌药物耐药性和抗菌药物使用趋势的监测

Katherine Fleming-Dutra[1],Lauri A. Hicks[2],& Hajo Grundmann[3]

[1]美国佐治亚州,亚特兰大,美国疾病预防控制中心流行病情报服务处
Epidemic Intelligence Service, Centers for Disease Control and Prevention, Atlanta, GA, USA

[2]美国佐治亚州,亚特兰大,美国疾病预防控制中心国家免疫和呼吸道疾病中心,呼吸道疾病科
Respiratory Diseases Branch, National Center for Immunization and Respiratory Diseases, Centers for Disease Control and Prevention, Atlanta, GA, USA

[3]荷兰,格罗宁根大学医学中心,医学微生物科
Department of Medical Microbiology, University Medical Center Groningen, University of Groningen, The Netherlands

## 引言

根据美国医学研究所和世界卫生组织(WHO)的报告,抗菌药物耐药性是全球主要传染病公共卫生威胁之一[1,2]。抗菌药物耐药性正威胁着 20 世纪抵抗传染病所取得的许多成果。抗生素的使用促发了抗菌药物的耐药。一旦抗菌药物发生耐药性,则需要新的抗菌药物来治疗对初始药物耐药的感染。然而,新抗菌药物的开发跟不上耐药病原体出现的步伐,从而增加了应对这一公共卫生威胁的紧迫性。需要采取多种措施,不仅要解决抗菌药物耐药性的蔓延,而且还要解决抗菌药物的使用问题,以及获得和使用快速诊断来区分感染是否需要抗菌药物治疗。

需要公共卫生行动来遏制抗菌药物耐药性和预防新出现的耐药性。理解怎么入手采取行动需要了解耐药病原菌的流行率以及正在使用何种抗菌药物。监测耐抗菌药物的病原体和抗菌药物的使用,可为指导公共卫生策略提供必需的数据。耐药性因不同地理位置而异,因此应根据地区检测耐药病原体和相关抗菌药物耐药模式,为指导当地治疗决策提供数据。监测数据可以提示出现的新耐药模式。数据可以用来提高对问题的认识和制定临床管理指南。选择使用抗菌药物会导致个体和社区层面产生耐药病原体。在国家水平检查时,已经发现抗菌药物使用量与抗菌药物耐药性高低相一致[3]。汇总的抗菌药物耐药性和抗菌药物使用数据可提供有用的公共卫生信息,这些信息可用于研发、确定和评估减少抗菌药物使用和耐药性的干预措施。这些干预措施包括感染预防、抗菌药物管理程序、疫苗规划和合理使用抗菌药物活动。

在全球,政府机构认识到抗菌药物耐药性构成的威胁日益增长。欧盟成员国被要求强制报告抗菌药物耐药性数据。1999 年欧盟委员会为欧洲多国监控系统、欧洲抗菌药物耐药性监测系统(EARSS,现在称为EARS-Net)提供资助。2001 年建立了欧洲抗菌药物消耗监测系统(ESAC)。在美国,1999 年的国会听证会导致抗菌药物耐药性跨部门工作组的成立,并将抗菌药物耐药性监测作为优先的主要关键领域。最后,在 2001 年为了应对全球抗菌药物耐药性的

威胁和国际监测的需要,世界卫生组织(WHO)发布了 WHO 遏制抗菌药物耐药性的全球战略[4]和抗菌药物耐药性监测标准[5](可从 http://www.who.int/drugresistance/surveillance/en/获得)。WHO、欧盟和美国都认识到监测抗菌药物使用和耐药性的重要性。

抗菌药物耐药性问题包含社区和医疗机构,以及很多病原体,如耐甲氧西林金黄色葡萄球菌(MRSA),耐多药革兰氏阴性菌,耐多药和广泛耐药结核分枝杆菌以及非细菌性病原体(如念珠菌属、人类免疫缺陷病毒和疟疾病原体)的耐药。本章节主要介绍急性细菌感染的抗菌药物耐药性监测,但不包括已在其他章节论述的食源性疾病、结核病和淋病的内容(分别参见第 7 章、第 15 章和第 22 章)。

## 病例定义

建立病例定义是启动任何监测系统关键的第一步。抗菌药物耐药性病例是指发生在由耐药特性的病原体导致的患者。监测系统的所有参与者必须明确掌握病例定义,从而可以有效地使用病例定义。明确的病例定义应确定临床特征和可诊断疾病的实验室检测,并包括人(病例发生在哪些人群)、地点(病例发生在什么地方)和时间(病例在什么时间范围内发生)三个要素。

一个复杂的病例定义会导致报告不完整,因为参加者可能不了解哪些病例需要报告。一个宽义的或非特异性的病例定义可出现噪声,并可能导致监测系统的偏倚,可能将没有某种疾病的人当成病例而发生错分偏倚。例如,MRSA 导致疾病的病例定义,应从任何临床标本中分离出耐甲氧西林金黄色葡萄球菌,包括鼻咽拭子阳性者;然而,这些人可能只是耐甲氧西林金黄色葡萄球菌定植而没有发生耐甲氧西林金黄色葡萄球菌疾病。相反,狭窄的病例定义会降低敏感性,会把有病的人当作非病例而发生错分偏倚。例如,耐药链球菌肺炎的病例

定义,如果把耐多药作为病例纳入标准,可能是不敏感的。这样的病例定义会漏掉对氟喹诺酮类药物敏感但耐青霉素的重要肺炎病例。

病例定义必须说明哪些菌株需要报告。在很多监测系统中,仅收集从正常无菌部位(如血液和脑脊液)分离到的菌株,即所谓的侵入性菌株。这个方法减少了应该报告的菌株数量,增加了系统的可接受性。然而,因为侵入性菌株仅代表由耐药病原体导致感染的小部分,所以敏感性下降。代表定植的菌株,如鼻咽标本或皮肤溃疡拭子的菌株,可以纳入病例定义,也可以不纳入病例定义。对于常见的病原体,如耐甲氧西林金黄色葡萄球菌,定植的菌株往往被特定排除在病例定义之外,只有代表真正感染的标本中分离到的菌株才被收集。其他系统可能报告特定病原体的所有菌株,而不管该菌株代表侵入性感染、轻度感染或定植。此等病原体的一个例子是耐万古霉素金黄色葡萄球菌(VRSA),了解这种罕见病原体的流行率而非发病率甚为重要。

对于抗菌药物耐药性监测,病例定义应该指定所监测的病原体;对每一种病原体,应监测哪些耐药谱,如病原体-抗菌药物组合。对不同病原体,需检测的抗菌药物种类的敏感性也是不同的。例如,革兰氏阴性菌不需要检测对万古霉素的耐药性,因为万古霉素仅对革兰氏阳性菌有效。然而,氟喹诺酮类和碳青霉烯类抗菌药物耐药性的检测对一些重要的革兰氏阴性菌(包括肺炎克雷伯菌和铜绿假单胞菌)是必需的。此外,检测耐药抗菌药物的清单因地理区域和使用模式而异。在美国,氯霉素不经常使用,所以不开展对氯霉素的耐药性检测。然而,在氯霉素频繁使用的全球其他国家,监测氯霉素的耐药性十分重要。

有公共卫生重要性的特定病原菌-抗菌药物组合,可帮助决定应该对哪种组合进行监测。其重要性取决于特定病原体菌株耐药的频率、特定病原体-抗菌药物组合构成威胁的程度,以及特定病原体-抗菌药物组合已知或未知的情况。例如,耐甲氧西林金黄色葡萄球菌在

全球很多地区广泛传播,可导致多种疾病,从常见的皮肤脓肿到危及生命的感染。耐甲氧西林金黄色葡萄球菌是很多国家所监测的重要病原体。相反,耐万古霉素金黄色葡萄球菌非常少见,但是具有重大的公共卫生威胁,因为对耐万古霉素金黄色葡萄球菌几乎没有有效的治疗方法。因此,耐万古霉素金黄色葡萄球菌是需要高度优先监测的病原体。最后,对于某些特定的病原体-抗菌药物组合,需要通过监测来确定耐药的比例,如新抗菌药物新出现的耐药。

## 监测方法

对抗菌药物的耐药性监测有多种方法,

包括基于人群的监测、哨点监测、耐药谱汇总和强制报告。每种方法各有优缺点,并需要不同程度的资源(表 18.1)。此外,系统可以是主动监测,如公共卫生人员进行病例搜索和数据收集,也可以是被动监测,如依靠卫生保健人员(如感染预防人员、临床医师或实验室工作人员)来报告。美国疾病预防控制中心建议,根据以下属性来评价监测系统:简单性、灵活性、数据质量、敏感性、阳性预测值、代表性、及时性、稳定性和可接受性[6]。所有监测系统必须在现有资源受限情况下开展工作与达到监测系统的目的之间取得平衡。可根据这些属性对上述监测抗菌药物耐药性的方法进行检查。

表 18.1 抗菌药物耐药性的监测方法

| 监测系统类型 | 数据质量 | 敏感性 | 简单性 | 所需的资源 | 分母的代表性 |
| --- | --- | --- | --- | --- | --- |
| 基于人群的监测 | 高 | 高 | 低 | 高 | 高:分母是人群 |
| 哨点监测 | 高 | 中 | 中 | 中 | 中到低:分母可能是菌株数、住院天数、住院人数 |
| 耐药谱汇总 | 中 | 低 | 高 | 低 | 低:分母是送到实验室的菌株数 |
| 强制报告 | 低 | 低 | 高 | 低 | 低:没有分母数据 |

### 主动的、基于人群的监测系统

金标准监测系统是主动的、基于人群的监测,可以计算发病率。基于人群的监测能评价整个高危人群或高危人群的有代表性样本。主动的基于人群的监测系统要求获得所监测人群居民中的所有病例和监测区的准确人口数(分母)数据。为了获得抗菌药物耐药的所有病例,该地理区域内的所有实验室应纳入到基于人群的监测系统中。

主动的基于人群的监测系统的一个例子是美国疾病预防控制中心的主动细菌核心监测(ABCs)系统(http://www.cdc.gov/abcs)(参见第 6 章,基于人群的传染病监测)。主动细菌核心监测系统开展对有公共卫生重要性的细菌病原体导致的侵袭性疾病进行监

测,并在这些病原体中追踪抗菌药物耐药性。主动细菌核心监测识别的所有病例的侵袭性细菌菌株送到中心实验室鉴定,包括抗菌药物敏感性试验。主动细菌核心监测系统监测两种病原体(肺炎链球菌和耐甲氧西林金黄色葡萄球菌),这两个抗菌药物的耐药性会影响治疗感染的有效性。对于肺炎链球菌,主动细菌核心监测可提供疾病发病率以及对某些抗菌药物不敏感的菌株之比例。虽然主动细菌核心监测不测量金黄色葡萄球菌中耐甲氧西林的比例,但可提供耐甲氧西林金黄色葡萄球菌导致的侵袭性疾病发病率,并监测耐甲氧西林金黄色葡萄球菌菌株对其他抗菌药物新出现的耐药模式。

主动的基于人群的监测数据可用于研究疾病的危险因素、监测暴发和调查高危人群。

流行病学数据与实验室数据的结合非常有用。例如,主动细菌核心监测数据用于调查透析患者中的侵袭性耐甲氧西林金黄色葡萄球菌感染:确定疾病的危险因素,估计这个高危人群中耐甲氧西林金黄色葡萄球菌的死亡率[7]。此外,收集一部分病例的菌株,用脉冲场凝胶电泳检测,确定透析患者中最常见的耐甲氧西林金黄色葡萄球菌分子亚型[7]。

虽然主动的基于人群的监测可提供高质量数据,但这些监测所花费的人力和资源较多(参见第 6 章)。因资源所限,这些监测系统需要对地理区域和病原体的范围进行限制。而且,由于财政、人员和基础设施的要求,这些系统并不是在任何级别的许多医院都可行。最后,主动的基于人群的监测需要大量时间来启动监测,可能并不及时。

## 哨点监测

哨点监测是指只包含特定实验室或医疗机构的监测系统。与基于人群的监测不同,只有在哨点中确认的病例才被报告到监测系统。在监测区域的其他实验室或医疗机构不需要报告病例。此外,应包括在哨点中确认的所有病例,不管他们来自哪个人群。哨点监测不需要进行人群普查,也不需验证区域内的居民身份。因此,哨点监测通常比基于人群的监测节省经费和人力。

只要获得病例信息,哨点监测就可用于评估疾病的高危因素。例如,西班牙的哨点监测系统数据可用于调查侵袭性金黄色葡萄球菌感染[8]。在这个研究中,2000~2002 年从医院感染患者分离的菌株耐苯唑西林比社区获得感染的患者更为常见,成人感染比儿童感染更为频繁[8]。

因为哨点监测不基于人群,故该系统的代表性很难评估,代表性低。基于人群的发病率往往不能通过哨点监测来计算。使用的分母包括住院数或基于医院系统的住院天数,以及基于实验室系统的菌株数。当用菌株数作为分母时,抗菌药物耐药性的哨点监测对追踪耐药菌株的比例是有用的。此外,如果哨点对特定人群或队列提供治疗服务,则这些哨点监测系统可提供发病率数据。

选择适当的哨点对提高哨点监测系统的代表性非常重要。例如,只选择参比实验室或三级转诊医院会导致结果向严重和少见的感染偏倚。此外,如果缺少区域内唯一的儿童医院,会导致该疾病在儿童中的代表性不够。相反,由于儿童与成人相比有不同程度的抗菌药物耐药性,故儿科病的过度代表性也会导致结果偏倚。例如,美国在 20 世纪 90 年代末期,幼儿比老年人有更高比例的耐青霉素肺炎链球菌感染[9]。实际上,应选择有合适实验室服务、保存记录能力和愿意参加哨点监测的人员的地方作为哨点。这些哨点应为在地理上和社会经济上代表监测区的人群提供服务。这些哨点应包括不同层面的医疗保健机构,如社区实验室、城市和农村的医院以及转诊中心。不仅在监测系统设计时考虑到代表性,而且在评价和预测监测系统的数据时也应考虑到代表性。

评估需要纳入多少监测点也是很困难的。Schrag 及其同事的一项研究[10]比较了主动细菌核心监测对青霉素不敏感肺炎链球菌的哨点监测绩效与整个主动细菌核心监测区域的基于人群的数据。虽然哨点能准确地侦查不敏感的趋势,但更大的哨点群能更好地估计对青霉素不敏感的肺炎链球菌的真实水平。哨点监测与基于人群的监测相比,对侦查新发氟喹诺酮类药物耐药性的效果通常较差,因为氟喹诺酮类药物耐药的菌株数较少,哨点监测系统的病例数比基于人群的监测系统更少[10]。纳入更多的哨点可提高哨点监测系统的代表性和敏感性;然而,这样做也增加了实施该系统所需的资源,并降低了简单性。欧洲抗生素耐药性监测网络(EARS-Net)是一个非常成功和有用的哨点监测系统的示例,将作为案例在下文进行讨论。

## 耐药谱汇总

耐药谱汇总是另一种类型的监测,所需资源很少。耐药谱是由实验室产出的汇总表,显示实验室分离到的病原菌,以及这些病原菌对多种抗菌药物的敏感性。卫生部门可从多个实验室汇总耐药谱,将其作为监测多种病原菌耐药性的一种方法。在实验室有能力开展常规检测和整理抗菌药物敏感性结果的地区,这种方法是可行的。

现已对这种监测方法进行了评估,结果发现与同地区主动的基于人群的监测相比,是监测对青霉素不敏感肺炎链球菌的有效方式[11,12]。与 8 个主动细菌核心监测点相比,耐药谱汇总显示对青霉素不敏感肺炎链球菌的比例与各主动细菌核心监测点的结果相差在 10% 以内[12]。而且,Chin 及其同事[11]比较了同一地区 3 个基于人群的主动监测县的医院汇总耐药谱所需的经费和人员时间。结果收集耐药谱需花费卫生部门人员 20 小时和 700 美元,而基于人群的主动监测需要 570 小时和 52 000 美元。在实验室能常规生成耐药谱的地区,汇总耐药谱可为监测常见病原体的抗菌药物耐药性提供价廉有效的方法。

耐药谱监测降低了(或限制了)代表性和数据质量。首先,由于病例没有流行病学数据,所以不能进行危险因素分析。因为缺少合适的分母和包括了从同一患者采集多份培养物中的重复分离物,故不能计算发病率。此外,不同医院的耐药谱质量可能不同。分离的菌株通常可来自无菌和非无菌部位,因此可能代表定植或污染,而不是真正的感染。

因为实验室确定检测和报告何种抗菌药物在实验室之间可能还没有标准化,一些抗菌药物敏感的结果可能被压制——实验室不向临床医师报告某些药物敏感的结果。为了预防滥用广谱的或抢救用的抗菌药物,如利奈唑胺用于耐万古霉素的屎肠球菌,通常需压制结果。这些被压制的结果可能未被纳入耐药谱。压制抗菌药物敏感结果的决定通常在机构层面做出。因此,监测系统应通过汇总耐药谱获得实验室检测的所有结果,而不只是向临床医师报告的结果,这是非常重要的。

当使用耐药谱汇总作为监测系统时,标准化检测和报告敏感性结果非常重要。如果实验室和医院使用标准指南来制作耐药谱,如美国临床和实验室标准协会(CLSI,原为 NCCLS 或美国国家临床实验室标准委员会)制作的耐药谱[13],可提高耐药谱汇总的数据质量。有两项研究使用 CLSI 指南作为标准来调查几个机构的耐药谱质量,结果发现有些罕见结果和严重错误(如抗菌药物耐药模式)在医学文献中并未报告[14,15]。其中一项研究显示,当州公共卫生部门提供 CLSI 指南来制作耐药谱,并基于美国临床和实验室标准协会指南举办临床实验室培训班后,严重误差明显下降[14]。对耐药谱监测系统必须仔细考虑数据质量和代表性。

## 被动监测

通过对某些疾病的强制报告来实施被动监测,这可用于所选病原体-抗菌药物组合的耐药性监测。在美国,强制报告用于追踪万古霉素介导的金黄色葡萄球菌和耐万古霉素金黄色葡萄球菌感染[16],并作为国家法定传染病监测系统(NNDSS)的一部分。万古霉素介导的金黄色葡萄球菌和耐万古霉素金黄色葡萄球菌代表有重要的公共卫生威胁;这些病原体的任何菌株,不管是感染、污染或定植,都应向公共卫生当局报告。

因为被动监测依赖于报告者,包括实验室和临床医师,他们认为某种疾病应该报告时才报告,故可能会导致明显的漏报。这对罕见和非常严重的病原菌,如耐万古霉素金黄色葡萄球菌,是非常有用的。自动电子报告提高了数据完整性和报告的方便性;电子系统能用于获取数据并自动传送给公共卫生当局。例如,临床实验室可以有电子系统,能自动报告耐万古霉素金黄色葡萄球菌的培养结果。一些基于人群的强制报告系统(如NNDSS)可用于计算率。然而,这些率的准确性低于主动的基于人群监测的率。

### 基于实验室的监测

抗菌药物耐药性监测是基于实验室的监测。微生物实验室可确定抗菌药物耐药性,是提供实施抗菌药物耐药性监测的最合理场所。基于人群的监测以及哨点监测系统可建立在实验室监测的基础上,汇总耐药谱只能通过实验室监测来实现。

## 监测的要素

不管选择哪种方法,对抗菌药物耐药性的监测需要事先确定一些重要因素。与所有监测系统相关的诸如数据流、管理和发布等问题在第 1 章有详细讨论。有些问题对抗菌药物耐药性监测是独特的。首先,必须解决微生物实验室质量评估和控制问题。而且,数据收集和分布应规范化并具有及时性。这些问题将在后面讨论。

### 耐药性的测定

在作为体外试验的实验室可测定抗菌药物的耐药性,这种体外试验可代替测量抗菌药物在治疗患者(或在体内)感染时所起的作用。耐药性检测是治疗成功或失败的强有力的预测指标。然而,抗菌药物敏感性检测方法有多种,故可能导致敏感性结果的多变性。因此,抗菌药物耐药性检测必须以系统的方式进行,并根据标准化的、国际认可的方案和指南,如美国临床和实验室标准协会和欧洲抗菌药物敏感性检测委员会(EUCAST)

建立的指南[17,18],以及使用已确定的敏感性折点(breakpoint)。而且,抗菌药物敏感性检测花费人力多,在资源有限的地区构成了特殊问题。为了帮助解决这个问题,世界卫生组织出版了《发展中国家公共卫生关注的细菌性病原体实验室鉴定和抗菌药物敏感性检测手册》[19]。

### 监控、质量保证和质量控制

监测系统功能的质量保证和控制及定期监督,对维持数据质量很重要。质量保证和控制的目的是检查是否收集了合适的样本,是否正确地确认了分离物,是否能正确实施和解释敏感性检测,是否报告了所有应报告的病例,是否删除了重复报告。

尽管面临挑战,但质量保证和控制系统应首先评估所采集的样本是否合适。例如,在确认缺失血培养机会时,需要检查患者的多次就诊记录。开展定期审核能帮助估计通过血培养或其他诊断性试验来确认耐药病原体感染的敏感性,而避免回顾所有患者就诊情况。这些审核在血培养和其他诊断性试验并不经常开展的场所非常重要。此外,追踪检测频率可作为质量保证的一个方法。例如,可追踪每位患者-天或住院数的血培养数量来决定医院的检测实践是否改变。检测数量下降可能指示漏诊机会,而检测数量增多可导致报告病例数增多,这可能与真实疾病的增加有关,也可能无关。

其次,质量保证和控制应确保准确的病原菌和抗菌药物敏感性鉴定。金标准可用于所有送到中心实验室或参比实验室的报告菌株以确认病原体和敏感性模式。然而,把所有菌株送到参比实验室需要大量财政和后勤资源,所以并不可行。另一个选项是从菌株中抽取特定比例的样本,如对每种病原菌抽取 1/10。然后,由参比实验室确证该样本的分离物。此外,对罕见或异常的结果,如耐青霉素 A 群链球菌或耐万古霉素金黄色葡萄球菌,应通过参比实验室或二级实验室来确证以侦查潜在的实验室误差。

定期外部质量保证和控制活动可用于监测参加实验室菌株鉴定和抗菌药物敏感性的质量。这些活动结合菌株发送而非仅菌株发送。例如,欧洲抗菌药物耐药监测网络使用外部质量保证活动,由参比实验室分发未知菌株到参加监测系统的微生物实验室。这些参加的实验室必须鉴定菌株并检测抗菌药物的敏感性。然后,在出版物或年报上报告参加实验室与参比实验室的一致性[20,21]。这些活动的一个优点是可以估计因重要菌株误判而导致漏报的病例数。另一个优点是与向中心实验室提交所有菌株相比,可降低外部质量控制所需的财力和人力资源。

最后,确保所有应报告病例应向监测系统报告,删除重复的报告,这对估计监测系统的敏感性很重要。在基于实验室的监测中,定期审核符合病例定义的所有病例的实验室记录,并与报告的病例进行比较。可接受的漏诊水平需要预先确定。如果实验室报告病例少于已确定的可接受水平,则应启动识别报告障碍的程序。例如,有电子记录的实验室可开发软件程序,自动标明应报告的菌株。有纸质记录的实验室可以安排工作人员每天或每周审核记录,确定应报告的菌株。此外,应努力确保不重复报告病例。在很多监测系统,患者的第一份病原体分离物应在特定的时间段报告,如在住院期间或在 3 个月内报告。仅报告首份分离物可以避免重复报告,因为重复报告可导致偏倚,高估病例数和发病率。应指定每个报告实验室人员或监督几个报告实验室的人员来删除重复报告。

## 抗菌药物使用的监测

抗菌药物的使用是导致抗菌药物耐药的最重要因素。确定抗菌药物使用的模式和趋势对采取有效的干预措施来限制耐药性增加非常重要。这些数据已被不同机构采用并形成干预措施。欧洲 32 个国家通过 ESAC 项目收集的抗菌药物使用数据,已用来描述不同国家使用抗菌药物的类型和数量[3,22]。这些数据可为决策提供依据。有证据显示,法国使用抗菌药物比其他欧洲国家更多,从而促进了国家层面的合理使用抗菌药物运动。此外,抗菌药物使用数据可用来指导地方层面的干预措施,如医院抗菌药物管理程序[23]。

可以采取几种方法来定量和规范使用抗菌药物。世界卫生组织(WHO)发布了消费者(社区)和医疗机构使用抗菌药物监测指南[4]。了解社区抗菌药物使用,除了收集有关实际使用的数据外,通常还需要通过形成性研究评估文化对行为的影响。通常通过焦点小组和结构式访谈来评估抗菌药物使用相关的知识、态度和行为。私立公司(如 IMS Health 和 Relay Health)通过市场调查收集最全面的抗菌药物使用数据,特别是抗菌药物的销售或所开的处方。这些专有数据用于评估不同国家或地区抗菌药物的使用量,也可检验地区性使用抗菌药物与出现耐药性的关联[24,25]。获得专有数据可能是有限的,因为需要经费资助,而且由于没有每个患者的记录、诊断和微生物检测结果,故很难评估抗菌药物使用的合理性。此外,抗菌药物销售并不一定反映使用情况,特别是在住院的机构,因抗菌药物经常在患者使用前就已过期而丢弃。

医疗健康机构感染监测是测量医院抗菌药物使用的平台。在美国,国家医疗保健安全网络是医院和州卫生部门监测医疗保健机构感染的网络监测工具。目前,美国有 2500 多家医院(大约是美国所有医院的 50%)参加了国家医疗保健安全网络。为了监测医院抗菌药物的使用,国家医疗保健安全网络包含了抗菌药物使用和耐药性模块[26]。这个模块可为医院电子报告、分析抗菌药物使用和耐药性数据提供途径,并作为医院抗菌药物管理工作的一部分。

调查数据用于估计抗菌药物使用趋势,评估抗菌药物使用的合理性。2006 年启动的国家医院门诊医疗调查(NAMCS)是一项对非联邦门诊医师和社区卫生中心就诊的国家概率抽样调查。该项调查由美国疾病预防控制中心的国家卫生统计中心进行,每年随机确定 1 周的报告期,调查该时期 NAMCS门诊医师的患者就诊数样本。NAMCS 的数据主要收集含有处方、诊断编码和人口特征患者的就诊记录[27,28]。这些数据已经显示,对上呼吸道感染的门诊患者,不合理使用抗菌药物的处方最为常见。美国疾病预防控制中心的"擦亮慧眼:知道何时用抗生素(Get Smart:Know When Antibiotics Work)"运动就是使用了这些数据,编写了有针对性的健康教育信息[29]。

应开展时点患病率调查来估计单个医院、医疗保健网络或地区的抗菌药物使用情况[30,31]。ESAC 项目收集了 21 个国家 32 个医院为期 2 周的数据。ESAC 时点患病率调查包括调查当天所有的住院患者和调查当天所有全身使用抗菌药物的患者或调查前一天抗菌药物外用的患者。在 1799 名儿童中,583 名(32%)使用一种或多种抗菌药物(为17% ~ 100%)。改进儿童使用抗菌药物的时机包括减少抗菌药物组合的重复使用和缩短外科手术预防性治疗的持续时间。

尽管可以使用不同指标来评估抗菌药物的使用量,但在比较不同地点和不同事件的数据时,采用相同的测量方法很重要。例如,规定日剂量(DDD)是指用于主要治疗成人的药物平均日剂量(WHO 定义)[32]。每种抗菌药物的规定日剂量由 WHO 专家确定,它是一种测量技术单位,而不一定是良好的实践指标。其他测量选项包括治疗天数和处方数。选择何种指标用于抗菌药物消耗可根据一些因素,包括住院和门诊机构数据的可获得性。

## 监测数据的利用

抗菌药物耐药性和使用的监测数据应定期分析和发布。监测不仅可确定疾病负担,而且也可用于提出和评估公共卫生干预措施。减少抗菌药物耐药性传播的干预措施包括减少抗菌药物使用运动、感染控制干预和接种疫苗。美国疾病预防控制中心的"擦亮慧眼:知道何时用抗生素"运动和"正视健康(Get Smart for Healthcare)"运动鼓励在门诊和住院机构合理使用抗菌药物[29,33]。此外,在欧洲抗生素宣传日针对公众、初级保健人员和医院,鼓励谨慎使用抗菌药物[34]。感染控制干预可针对在医疗机构传播的抗菌药物耐药性病原菌。最后,疫苗如果可以获得,则是减少抗菌药物耐药的有效干预措施。在美国,在引进 7 价肺炎球菌结合疫苗后,青霉素不敏感肺炎球菌疾病的发病率显著降低[35]。青霉素不敏感菌株减少是最有可能导致耐药的疫苗血清型减少的结果。肺炎球菌结合疫苗的经验表明,疫苗能减少因耐药微生物导致的疾病,并显示监测数据在评价公共卫生干预措施方面的能力。

## 案例研究——欧洲抗菌药物耐药性监测网络(EARS-Net)

欧洲抗菌药物耐药性监测网络(EARS-Net),以前称为欧洲抗菌药物耐药性监测系统(EARSS),是一个运行良好的抗菌药物耐药性跨国监测系统的例子。欧洲抗菌药物耐药性监测网络显示哨点监测系统如何用来监测抗菌药物耐药性。虽然欧洲抗菌药物耐药性监测网络不是一个主动的基于人群的监测系统(主动的基于人群的监测系统被认为是金标准),但是作为一个稳定的监测系统,在10 年的运行中已经产生了实用的、重要的公共卫生信息。欧洲抗菌药物耐药性监测网络已成功地整合了多个国家的监测系统,并以有效的方式向报告国家反馈监测数据。

欧洲抗菌药物耐药性监测网络是基于实验室的哨点监测系统,连接欧洲各国的监测网络。欧洲抗菌药物耐药性监测系统于1999 年开始建立,最初在 13 个国家监测两种病原体。到 2010 年,欧洲抗菌药物耐药性监测系统覆盖 33 个国家 1.1 亿多人口,占欧洲总人口的 20%,共监测 7 种病原体。1999—2010 年,欧洲抗菌药物耐药性监测系统由荷兰国家公共卫生和环境研究所管理。2010 年 1 月 1 日,欧洲抗菌药物耐药性监测系统移交给欧洲疾病预防控制中心,并重新命名为欧洲抗菌药物耐药性监测网络。基于对案例研究的目的,对欧洲抗菌药物耐药性监测网络将进行讨论。

欧洲抗菌药物耐药性监测网络监测血液和脑脊液的 7 种病原体:肺炎链球菌、金黄色葡萄球菌、大肠埃希菌、粪肠球菌、屎肠球菌、肺炎克雷伯菌和铜绿假单胞菌。所有血液或脑脊液的 7 种病原体分离物,不管其敏感性如何,都应报告到欧洲抗菌药物耐药性监测网络。

欧洲抗菌药物耐药性监测网络的报告来源是参加监测的临床微生物实验室。截至2008 年,已有 900 多个实验室加入欧洲抗菌药物耐药性监测网络。在每个参与国,由国家代表、微生物学家和(或)流行病学家来选择参与的实验室。国家代表选择的实验室应覆盖 20% 的全国人口,这些人口可来自不同社会经济阶层、不同地理区域和不同类型的医疗保健机构。应排除参比实验室以尽量减少报告偏倚,如罕见和异常的病例报告过头,或来自初级实验室或参比实验室的重复报告。为了避免从一个患者采集多份培养物导

致的菌株重复,欧洲抗菌药物耐药性监测网络只接受 3 个月报告期内每个患者血液或脑脊液的首份病原体分离物的报告。

一旦参与实验室确认从血液和脑脊液分离的病原体菌株是欧洲抗菌药物耐药性监测网络的 7 种中的一种,则应根据欧洲抗菌药物耐药性监测网络的定义检测多种抗菌药物的敏感性。实验室还可以检测其他抗菌药物。需检测的抗菌药物种类因病原体而异,由欧洲抗菌药物耐药性监测网络科学协调组选择确定。药物敏感性报告分为敏感、中等或耐药。大多数欧洲抗菌药物耐药性监测网络参与实验室对每种病原体-抗菌药物组合使用 EUCAST 或 CLSI 折点。然而,一些参与实验室使用不同的折点,而以实验室报告给治疗每个患者的临床医师的形式,将结果报告给欧洲抗菌药物耐药性监测网络并被接收。因此,如果使用不同的折点,不同报告实验室间可能存在差异,如一家实验室报告菌株耐药,而另一家实验室可能报告为中等敏感。每种病原体有独特的病例或菌株报告表(图 18.1)。报告表为单页,可通过纸质寄送或电子传送。也可以通过专用软件或 WHO-NET 批量上传,WHONET 通过欧洲抗菌药物耐药性监测网络上传数据。每个报告所需的信息包括标本来源、采集日期、患者出生日期、患者性别、治疗级别(如入住重症监护室)和相关抗菌药物的耐药性检测结果。可以递交病例报告表中的所需数据,如临床诊断和其他抗菌药物的敏感性数据。参与实验室将报告发送给每个国家的数据管理者。菌株通常不与菌株报告同时发送;然而,在一些国家,要求发送所有菌株或所选定的菌株,并在中央层面的机构进行确认。欧洲抗菌药物耐药性监测网络没有单独的中心实验室,因此不能确认欧洲所有参与实验室的微生物鉴定和抗菌药物敏感试验结果。

**由实验室填写**

说明:请发送每例侵袭性肺炎球菌感染患者第一份血液或脑脊液标本分离物数据。请发送耐药性和敏感性菌株数据:每种分离物使用一张表格

---

**实验室数据**

实验室编码"实验室编码"* CC000 _____

**分离物数据**

分离物样本编号为"分离物"最多12个字符_____

分离物来源"标本"请打钩□血液□脑脊液

标本采集日期"统计用日期"年月日

**患者数据**

患者身份识别码/编码,最多12个字符_____

性别请打钩□男性□女性□不详

出生年份 　_____年

**医院数据**

医院编码"医院编码"** [实验室编码——以 A、B、C 等字母开头的医院分配编码,如 NL001A]

患者来源"患者类型"请打钩　□住院患者　□门诊患者　□其他　□不详

住院日期"住院日期"年月日

住院科室"医院/科室类型"

| 请打钩 | □内科 | □儿科/新生儿 | □儿科/新生儿 ICU | □外科 | □血液病学/肿瘤学 | □妇产科 | □ICU |
|---|---|---|---|---|---|---|---|
| | □急诊科 | □泌尿科 | □传染病 | □其他 | □不详 | | |

**药敏试验**[敏感/中等/耐药区和(或)最低抑制浓度]

| 抗生素 | 敏感/中等/耐药(所有不同敏感试验的最后结果) | 抑菌圈直径(mm) | 抑菌圈直径解释(敏感/中等/耐药) | 最低抑制浓度(mg/L) | 最低抑制浓度解释(敏感/中等/耐药) | E-试验(mg/L) | E-试验解释(敏感/中等/耐药) |
|---|---|---|---|---|---|---|---|
| 苯唑西林 | | | | | | | |
| 青霉素 | | | | | | | |
| 红霉素和(或) | | | | | | | |
| 克拉霉素和(或) | | | | | | | |
| 阿奇霉素 | | | | | | | |
| 头孢噻肟和(或) | | | | | | | |
| 头孢曲松 | | | | | | | |
| 诺氟沙星 | | | | | | | |
| 环丙沙星和(或) | | | | | | | |
| 氧氟沙星和(或) | | | | | | | |
| 左氧氟沙星 | | | | | | | |
| 莫昔沙星 | | | | | | | |

* 国家协调员提供实验室编码,包括国家编码(CC)后的3位数

** 包括实验室编码,后跟确定医院的序列号

发送此表格到:_____(姓名/机构)

地址:电话:传真:电子邮件:

**图 18.1**　欧洲抗菌药物耐药性监测系统(EARSS)/欧洲抗菌药物耐药性监测系统(EARS-Net)肺炎链球菌分离株病例报告式,可从 EARS-Net 协议获得[38]

国家数据管理者汇编来自所有参与实验室的数据。作为汇编数据工作的一部分,国家数据管理者把所有数据转换为标准格式,并运行数据核对程序核对数据。然后数据上传到国家代表(一般是微生物学家),再由国家代表审核数据是否合理、一致性以及是否符合欧洲抗菌药物耐药性监测网络协议,然后定期转发给欧洲抗菌药物耐药性监测网络管理团队。然后欧洲抗菌药物耐药性监测网络管理团队检查格式,删除重复记录,确定每种病原体-抗菌药物组合的耐药比例,查找异常结果,并对每个参与国家形成一份综合报告。然后将综合报告反馈给国家代表以待审批。这个在国家和国际层面的数据核对过程对保证欧洲抗菌药物耐药性监测网络的数据质量是必需的。一旦数据获得认可,就可上传到开放存取的互动的数据库[36]。

欧洲抗菌药物耐药性监测网络使用互动的数据库进行有效的数据发布,这个互动数据库可按病原体-抗菌药物组合和国家分层生成表格、图表和地图(图 18.2)。而且,欧洲抗菌药物耐药性监测网络在其网站上发布年度报告[36]。这些报告包括每种病原体和每个国家的抗菌药物耐药结果,以及关于参与实验室的信息。由于欧洲抗菌药物耐药性监测网络产生的数据具有可获得性和可用性,故结果已在许多同行评议的刊物上发表。欧洲抗菌药物耐药性监测网络数据在指导参与国家乃至全球的公共卫生干预和临床治疗决策方面都是非常有用的,因为欧洲抗菌药物耐药性监测网络是世界卫生组织抗菌药物耐药性监测策略的主要数据贡献者。

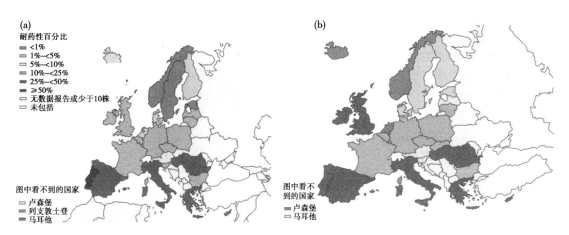

图 18.2 2009、2010 年欧洲抗菌药物耐药性监测网络(EARS-Net)。参加监测国家耐甲氧西林金黄色葡萄球菌菌株比例的 EARS-Net 地图(a)2010 年;(b)2009 年,可从 EARS-Net 交互式数据库下载[39]。数据来源:EARS-Net,2009

欧洲抗菌药物耐药性监测网络的优点包括实验室层面的简单性、可接受性和稳定性。欧洲抗菌药物耐药性监测网络是参加监测的临床微生物实验室的简单系统,因为收集的所有信息来自于常规患者医疗的一部分。当欧洲抗菌药物耐药性监测网络在 1999 年作为欧洲抗菌药物耐药性监测系统启动时,一些参与实验室担心这个监测系统在实验室层面要承担大量的额外工作。因此,该系统专为参加实验室层面的简单化而设计,以确保他们能参加这个系统。而且,欧洲抗菌药物耐药性监测网络的可接受性较高,因为可以获得监测数据来指导当地治疗决策,为公共卫生政策提供依据。欧洲抗菌药物耐药性监测网络设定国家层面有明确的数据所有权,因此监测系统是国家与国际层面之间的合作关系。这个合作关系对系统的可获得性至关重要。欧洲抗菌药物耐药性监测网络在欧洲和参与国家层面的政府大力支持下,已连续运行了10多年,且稳定性好。

欧洲抗菌药物耐药性监测网络在数据质量属性、敏感性和及时性方面有相对优势。通过定期质量控制活动以及在实验室菌株鉴定与药物敏感性模式方面显示有较好的一致性,可用来监测数据质量。欧洲抗菌药物耐药性监测网络的敏感性为中等,因为基于实验室的监测系统存在一些固有的问题,如未能解决诊断缺失问题。此外,欧洲抗菌药物耐药性监测网络年度报告和数据发布的及时性为中等。然而,欧洲抗菌药物耐药性监测网络快速侦查到暴发的可能性不大。

代表性问题既是欧洲抗菌药物耐药性监测网络的优点,也是其缺点。尽管欧洲抗菌药物耐药性监测网络所选的实验室代表欧洲人群,但欧洲抗菌药物耐药性监测网络的代表性在地方层面则难以评估,因为分母数据的质量参差不齐。分母数据从每年问卷调查期间所有参加监测的医疗保健机构(实验室和医院)获得。然而,参加监测的医疗机构所覆盖的人群数是个估计数,其可靠性是有限的。欧洲抗菌药物耐药性监测网络在欧洲层面更有代表性;欧洲抗菌药物耐药性监测网络的一个重要优点是能比较不同国家和地区的抗菌药物耐药性比例。

欧洲抗菌药物耐药性监测网络是一个运转良好的国际性监测系统,能对多国网络的现有数据进行整合。欧洲抗菌药物耐药性监测网络说明多国性监测可以实现。欧洲抗菌药物耐药性监测网络也显示高水平的政府支持能加强和稳定监测系统。最后,欧洲抗菌药物耐药性监测网络是一个有效的数据发布模式,通过开放的存取网络数据库,有效地加强了系统的实用性。

## 结论

正如我们所知,2010年从居住在多个国家的患者中检出大肠埃希菌和肺炎克雷伯菌的新德里金属 β-内酰胺酶[37],国际旅游和医疗旅游的增加导致人们认识到,在世界任何地方,抗菌药物耐药性是一个世界性威胁。本文强调了国际合作来应对这一威胁的重要性。抗菌药物耐药性监测是重要的公共卫生活动,产生的信息可用于指导治疗决策、制定指南和确定哪里需要公共卫生干预措施。抗菌药物使用监测提供了关于耐药性背后驱动力的其他信息,以及对需要教育和监管的其他见解。欧洲采取的方法是对欧洲抗菌药物消耗监测系统的抗菌药物使用监测与欧洲抗菌药物耐药性监测网络的抗菌药物耐药性监测进行整合,这是一个如何描绘泛欧洲抗菌药物使用与耐药相互作用现状和新趋势的很好示例,并且可为欧盟及各国制定和改进规划提供有用的信息。这些数据对大量使用抗菌药物且不加以管理和耐药性不断增加的国家有所帮助,可制定有针对性的政策和规划来维护抗击传染病所取得的成果。

(邹艳 译,周祖木 校)

## 参考文献

1 Smolinski MS, Hamburg MA, Lederberg J (eds.). *Microbial Threats to Health: Emergence, Detection, and Response*. Washington, DC: National Academies Press, 2003.

2 World Health Organization. Antimicrobial resistance: a global threat. *Essent Drugs Monit* 2000;28–29:1.

3 van de Sande-Bruinsma N, Grundmann H, Verloo D, *et al*.; European Antimicrobial Resistance Surveillance System Group; European Surveillance of Antimicrobial Consumption Project Group. Antimicrobial drug use and resistance in Europe. *Emerg Infect Dis* 2008;14:1722–30.

4 World Health Organization. *WHO Global Strategy for Containment of Antimicrobial Resistance*. Geneva, Switzerland: WHO, 2001: 105.

5 World Health Organization, Department of Communicable Disease Surveillance and Response. *Surveillance*

*Standards for Antimicrobial Resistance.* Geneva, Switzerland: WHO, 2001.

6  German RR, Lee LM, Horan JM, *et al.* Updated guidelines for evaluating public health surveillance systems: recommendations from the Guidelines Working Group. *MMWR Recomm Rep* 2001;50(RR-13):1–35; quiz CE1–7.

7  Centers for Disease Control and Prevention. Invasive methicillin-resistant Staphylococcus aureus infections among dialysis patients—United States, 2005. *MMWR Morb Mortal Wkly Rep* 2007;56:197–9.

8  Oteo J, Baquero F, Vindel A, Campos J; Spanish members of the European Antimicrobial Resistance Surveillance System. Antibiotic resistance in 3113 blood isolates of Staphylococcus aureus in 40 Spanish hospitals participating in the European Antimicrobial Resistance Surveillance System (2000-2002). *J Antimicrob Chemother* 2004;53:1033–8.

9  Whitney CG, Farley MM, Hadler J, *et al.*; Active Bacterial Core Surveillance Program of the Emerging Infections Program Network. Increasing prevalence of multidrug-resistant Streptococcus pneumoniae in the United States. *N Engl J Med* 2000;343:1917–24.

10  Schrag SJ, Zell ER, Schuchat A, Whitney CG. Sentinel surveillance: a reliable way to track antibiotic resistance in communities? *Emerg Infect Dis* 2002;8:496–502.

11  Chin AE, Hedberg K, Cieslak PR, *et al.* Tracking drug-resistant Streptococcus pneumoniae in Oregon: an alternative surveillance method. *Emerg Infect Dis* 1999;5:688–93.

12  Van Beneden CA, Lexau C, Baughman W, *et al.* Aggregated antibiograms and monitoring of drug-resistant Streptococcus pneumoniae. *Emerg Infect Dis* 2003;9:1089–95.

13  Hindler J, Barton M, Callihan DR, *et al. Analysis and Presentation of Cumulative Antimicrobial Susceptibility Test Data: Approved Guideline*, 3rd edn. Wayne, PA: Clinical and Laboratory Standards Institute, 2009.

14  Boehme MS, Somsel PA, Downes FP. Systematic review of antibiograms: a National Laboratory System approach for improving antimicrobial susceptibility testing practices in Michigan. *Public Health Rep* 2010;125 (Suppl. 2):63–72.

15  Zapantis A, Lacy MK, Horvat RT, *et al.* Nationwide antibiogram analysis using NCCLS M39-A guidelines. *J Clin Microbiol* 2005;43:2629–34.

16  Council of State and Territorial Epidemiologists. *CSTE List of Nationally Notifiable Conditions.* Atlanta, GA: CTSE, 2010 Available at: http://www.cste.org/dnn/LinkClick.aspx?fileticket=A5oAgCiPNT0%3d&tabid=36&mid=1496. Accessed October 15, 2012.

17  Clinical and Laboratory Standards Institute. *Clinical and Laboratory Standards Institute.* Wayne, PA: CLSI, 2010. Available at: http://www.clsi.org/. Accessed October 15, 2012.

18  European Committee on Antimicrobial Susceptibility Testing and European Society of Clinical Microbiology and Infectious Diseases. *The European Committee on Antimicrobial Susceptibility Testing: EUCAST.* Växjö, Sweden: EUCAST, 2010.

19  Perilla M, Ajello G, Bopp C, *et al. Manual for the Laboratory Identification and Antimicrobial Susceptibility Testing of Bacterial Pathogens of Public Health Concern in the Developing World.* Geneva, Switzerland: WHO, 2003.

20  European Antimicrobial Resistance Surveillance System. *EARSS Annual Report 2008: On-going Surveillance of S. pneumoniae, S. aureus, E. coli, E. faecium, E. faecalis, K. pneumoniae, P. aeruginosa.* Bilthoven, The Netherlands: EARSS, 2008.

21  Bronzwaer S, Buchholz U, Courvalin P, *et al.*; EARSS Participants. Comparability of antimicrobial susceptibility test results from 22 European countries and Israel: an external quality assurance exercise of the European Antimicrobial Resistance Surveillance System (EARSS) in collaboration with the United Kingdom National External Quality Assurance Scheme (UK NEQAS). *J Antimicrob Chemother* 2002;50:953–64.

22  European Surveillance of Antimicrobial Consumption. *European Surveillance of Antimicrobial Consumption.* Antwerp, Belgium: ESAC, 2010. Available at: http://app.esac.ua.ac.be/public/. Accessed October 15, 2012.

23  Sabuncu E, David J, Bernède-Bauduin C, *et al.* Significant reduction of antibiotic use in the community after a nationwide campaign in France, 2002–2007. *PLoS Med* 2009;6:e1000084.

24  Goossens H, Ferech M, Coenen S, Stephens P; European Surveillance of Antimicrobial Consumption Project Group. Comparison of outpatient systemic antibacterial use in 2004 in the United States and 27 European countries. *Clin Infect Dis* 2007;44:1091–5.

25  Karlowsky JA, Lagacé-Wiens PR, Low DE, Zhanel GG. Annual macrolide prescription rates and the emergence of macrolide resistance among Streptococcus pneumoniae in Canada from 1995 to 2005. *Int J Antimicrob Agents* 2009;34:375–9.

26  Centers for Disease Control and Prevention, National Healthcare Safety Network. *Medication-associated Module.* Atlanta, GA: CDC, 2012. Available at: http://www.cdc.gov/nhsn/psc_ma.html. Accessed October 15, 2012.

27  National Center for Health Statistics. *National Ambulatory Medical Care Survey.* Hyattsville, MD: US Department of Health and Human Services, CDC, National Center for Health Statistics, 1995–2008.

28  McCaig LF, Hughes JM. Trends in antimicrobial drug prescribing among office-based physicians in the United States. *JAMA* 1995;273:214–19.

29  Centers for Disease Control and Prevention. *Get Smart: Know When Antibiotics Work.* Atlanta, GA: CDC, 2012. Available at: http://www.cdc.gov/getsmart/index.html. Accessed October 15, 2012.

30  Amadeo B, Zarb P, Muller A, *et al.*; ESAC III Hospital Care Subproject Group. European Surveillance of Antibiotic Consumption (ESAC) point prevalence survey 2008: paediatric antimicrobial prescribing in 32 hospitals of 21 European countries. *J Antimicrob Chemother* 2010;65:2247–52.

31　Ansari F, Erntell M, Goossens H, Davey P. The European surveillance of antimicrobial consumption (ESAC) point-prevalence survey of antibacterial use in 20 European hospitals in 2006. *Clin Infect Dis* 2009;49:1496–504.

32　World Health Organization. *Drug Resistance: Surveillance of Antimicrobial Use*. Geneva, Switzerland: WHO, 2012. Available at: http://www.who.int/drugresistance/surveillance_use/en/. Accessed October 15, 2012.

33　Centers for Disease Control and Prevention. *Get Smart for Healthcare*. Atlanta, GA: CDC, 2012. Available at: http://www.cdc.gov/getsmart/healthcare/. Accessed October 15, 2012.

34　European Centre for Disease Prevention and Control. *European Antibiotic Awareness Day: A European Health Initiative*. Stockholm, Sweden: ECDC, 2012.

35　Kyaw MH, Lynfield R, Schaffner W, *et al.*; Active Bacterial Core Surveillance of the Emerging Infections Program Network. Effect of introduction of the pneumococcal conjugate vaccine on drug-resistant Streptococcus pneumoniae. *N Engl J Med* 2006;354: 1455–63.

36　European Centre for Disease Prevention and Control. *European Antimicrobial Resistance Surveillance Network (EARS-NET)*. Stockholm, Sweden: ECDC, 2012. Available at: http://www.ecdc.europa.eu/en/activities/surveillance/EARS-Net/Pages/index.aspx. Accessed October 15, 2012.

37　Nordmann P, Naas T, Poirel L. Global spread of carbapenemase-producing Enterobacteriaceae. *Emerg Infect Dis* 2011;17:1791–8.

38　European Centre for Disease Prevention and Control. *Reporting Protocol: EARS-Net 2010*. Stockholm, Sweden: ECDC, 2010. Available at: http://ecdc.europa.eu/en/activities/surveillance/EARS-Net/publications/Pages/documents.aspx. Accessed October 15, 2012.

39　European Centre for Disease Prevention and Control. *Proportion of Methicillin resistant Staphylococcus aureus (MRSA) isolates in participating countries in 2010 and 2009*. Stockholm, Sweden: ECDC, 2009/2010. Available at: http://ecdc.europa.eu/en/activities/surveillance/EARS-Net/database/Pages/map_reports.aspx. Accessed October 15, 2012.

# 第19章 欧洲病毒性肝炎监测

Mary E. Ramsay[1], Koye Balogun[1], Catherine Quigley[2], & Chee Fu Yung[1]

[1] 英国伦敦,卫生防护署免疫、肝炎和血液安全部
Immunisation, Hepatitis and Blood Safety Department, Health Protection Agency, London, UK

[2] 英国伦敦,卫生防护署西北部地区流行病学部
North West Regional Epidemiology, Health Protection Agency, London, UK

## 引言与背景

肝炎可以由多种病毒引起,且不同病毒引起的肝炎在临床症状,转为慢性肝炎的危险度,传播模式和预防方法方面各不相同,其中以甲型肝炎、乙型肝炎、丙型肝炎和戊型肝炎最为常见。临床甲型肝炎和乙型肝炎病例在儿童期感染不多,但在成人期获得感染较为常见。丙型肝炎病毒引起急性有症状肝炎在各个年龄组均较为少见。虽然大多数甲型肝炎和戊型肝炎为急性自限性疾病,但乙型肝炎和丙型肝炎病毒感染的常见后果为引起慢性肝炎。乙型肝炎在不到10%的成人中转为慢性肝炎,而在出生时感染的婴儿则有90%转为慢性肝炎。丙型肝炎感染者中有75%～80%会转为慢性肝炎。世界卫生组织(WHO)估计,全球感染乙型肝炎和丙型肝炎病毒导致的慢性肝炎分别有3.5亿和1.8亿人。

甲型肝炎和戊型肝炎主要通过粪-口途径感染,在人与人之间通过污染的食物和水发生传播。乙型肝炎和丙型肝炎病毒一般通过性或肠道外途径暴露于感染者的血液和体液,其流行率在全球各地不尽相同。在一些经济和医疗资源欠发达国家,大部分乙型肝炎在儿童期感染,且在普通

人群中8%以上会发生慢性感染。在非洲、拉丁美洲、中亚和东南亚地区的许多国家,丙型肝炎流行率较高,可达2%以上。

控制肝炎的主要措施也各有不同。甲型肝炎和戊型肝炎主要通过改善卫生条件和环境卫生来控制。甲型肝炎和乙型肝炎可用有效的疫苗来预防。可以通过使用安全套和减少性伴侣来控制乙型肝炎的传播。乙型肝炎和丙型肝炎可通过减少血源暴露来预防,如在医疗机构使用清洁的针头,并对供血者进行筛查,避免吸毒人群共用针头和注射器等。

由于暴露途径、临床并发症和控制措施均有重要差异,故对每种病毒性肝炎病原体监测的目的、合适的方法和优先顺序也就不尽相同。在本章节,我们重点介绍甲型肝炎、乙型肝炎、丙型肝炎监测,并以欧洲的监测作为范例。我们将介绍病例定义,常规数据和补充数据的来源,优缺点以及在国家和地方层面对公共卫生数据的分析和利用等。

## 肝炎监测的目的

开展病毒性肝炎监测总的目的包括:
- 确定发病率、流行率、疾病负担和发病

趋势
- 选择并监测预防和控制策略
- 发现并控制暴发
- 帮助制订感染者相关的卫生保健计划

## 病例定义

欧洲国家使用的病例定义在某些临床和实验室标准方面不尽相同。虽然监测可仅基于临床诊断,但许多国家仍需要实验室确诊。一项由欧洲疾病预防控制中心(ECDC)对乙型肝炎和丙型肝炎进行监测的研究报告,虽然所有国家在国家层面有收集肝炎数据的相应系统,但这些系统使用的病例定义和所收集数据的利用各不相同[1]。欧盟建议的病例定义是有符合急性肝炎的临床表现,并结合特异性实验室标准(表19.1)。

**表 19.1　2008 年欧共体网络传染病报告的病例定义[a]**

| 临床标准 | |
| --- | --- |
| 甲型肝炎、乙型肝炎和丙型肝炎 | 相继出现症状,并符合下列中的至少 1 项:<br>黄疸<br>血清氨基转移酶升高 |
| **实验室标准** | |
| 甲型肝炎[a] | 符合下列 3 项实验室检测中至少 1 项:<br>血清甲型肝炎 IgM 抗体升高<br>血清或粪便中甲型肝炎病毒核酸阳性<br>粪便中甲型肝炎病毒抗原阳性 |
| 急性乙型肝炎[a] | 乙型肝炎核心抗体 IgM 阳性 |
| 丙型肝炎[a] | 符合下列 3 项实验室检测中至少 1 项:<br>血清中丙型肝炎 IgG 抗体阳性<br>血清中丙型肝炎病毒核酸阳性<br>血清丙型肝炎病毒抗原阳性 |
| 慢性乙型肝炎 | 符合下列 2 项实验室检测中至少 1 项:<br>两次(间隔至少 6 个月)血清 HBsAg 阳性<br>血清 HBsAg 阳性但乙型肝炎核心抗体 IgM 阴性 |

HBsAg,乙型肝炎表面抗原;Ig,免疫球蛋白

[a]摘自:欧盟委员会 2008 年 4 月 28 日修改的向欧共体网络报告的病例定义的决议(http://ec. europa. eu/health/ph_threats/com/docs/1589_2008_en. pdf)

实验室诊断可以区别不同病原体引起的急性肝炎,所以被越来越多的病例定义所采用。例如,1987 年在英格兰和威尔士,病毒性肝炎(传染性黄疸)的报告被细分为甲型肝炎、乙型肝炎、非甲非乙型肝炎和其他肝炎等几类(知识点 19.1)。1998 年开始非甲非乙型肝炎又归入丙型肝炎。由于实验室诊断越来越多,"其他肝炎"病例明显减少(图19.1)。自 2010 年以来,注册的医师要报告急性传染性肝炎病例的临床症状,以便迅速开展实验室检测和随访。有关病例定义的详细讨论,参见第 5 章。

---

**知识点 19.1 案例学习:英格兰常规肝炎监测**

在英格兰肝炎常规监测依靠临床医师和实验室向卫生防护署(HPA)的报告(图19.2)。法律要求英格兰和威尔士的医师发现病毒性肝炎病例,要向患者所在地的地方当局相应的公共卫生官员报告。虽然没有强制要求做微生物学确诊,但医师仍应确定患者属于甲型肝炎、乙型肝炎、丙型肝炎或其他肝炎。在地方层面报告的数据包括姓名、出生日期、地址、诊断、发病日期以及感染地点等。然后,每周将报告的病例报告至国家中心(HPA 传染病中心)(图19.2),但仅提供年龄、性别和居住地的地方当局等信息。

诊断的血清样本应送至当地的英国国家医疗服务体系(NHS)机构或卫生防护署实验室进行肝炎标志物检测,检验结果反馈给送检的医师。约有250个英国国家医疗服务体系机构或卫生防护署的实验室,自愿将实验室确诊病例报告给当地机构和HPA传染病中心,报告采用的病例定义如下:

急性乙型肝炎:乙型肝炎表面抗原(HBsAg)和乙型肝炎核心抗体(抗-HBc)IgM 阳性,肝功能检测符合急性病毒性肝炎

慢性乙型肝炎:两次检测间隔6个月,且 HBsAg 均阳性

急性甲型肝炎:甲型肝炎病毒抗体(抗-HAV)IgM 阳性

丙型肝炎确诊病例:丙型肝炎病毒抗体阳性或丙型肝炎病毒 RNA 阳性

报告包括患者身份标识码(避免重复)、年龄、性别、采样日期、样本类型和确诊方法。一般使用附录19.1的病例表单以电子或纸质形式向地区或国家中心报告。地方卫生防护署人员会与报告医师联系,以获得详细信息并采取控制措施。这些人员应使用统一的数据集报告(http://www.hpa.org.uk/web/HPAwebFile/HPAweb_C/1263812664385;2012年10月15日访问)。上述数据一般按季向国家中心报告。

应对监测数据进行分析、解释并向地方实验室和临床医师反馈。在国家层面,季度报告会以国家监测公报形式即卫生防护报告和在网络(www.hpa.org.uk)上刊发。

---

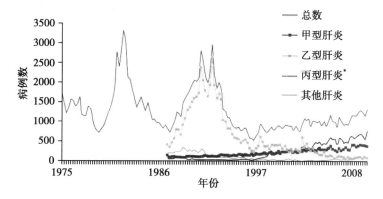

**图19.1** 1975—2009年英格兰和威尔士病毒性肝炎按季报告情况。
\* 1998年前归入非甲非乙型肝炎

# 肝炎监测的挑战

所有报告系统会存在漏报问题。然而,急性肝炎由于诊断不明、症状轻微甚至无症状也特别易于漏诊。例如,甲型肝炎在儿童中症状较轻,甚至无明显症状,所以大部分监测系统会低估真正发病率达50%[2]。同样,

对于一些有肝炎症状患者,往往不做常规戊型肝炎检测,且甲型肝炎、乙型肝炎和丙型肝炎检测均为阴性。往往仅对有到过地方性流行国家的患者才进行检测[3]。漏报水平一般通过捕获-再捕获方法[4]或对从信息详尽的系统(如实验室或医院数据库)中提取完整数据进行审核才能确定[5]。

肝炎监测的另一个挑战是诊断的特异

度。在大多数发达国家,在常规医疗工作中会使用实验室检测来区分不同类型的肝炎,因此基于实验室的监测是最佳选择。由于临床诊断标准并非为疾病确诊所必需,因此直接由实验室报告可能更为理想。在这种类型的监测中,实验室确诊和报告的及时性非常重要,延迟诊断可以导致地方卫生部门行动迟缓[6]。但在许多国家,临床和实验室监测系统是分离的,而且很难结合在一起。因此,包括临床诊断标准和实验室诊断标准在内的病例定义,如同欧盟的病例定义(表19.1),在常规监测中往往会出现问题。

由于乙型肝炎和丙型肝炎可导致慢性肝炎,因此病毒性肝炎的监测变得更加复杂。虽然实验室对所有感染者进行了报告,但不能据此推断急性病例的发病趋势。急性感染的标志物,如血清 IgM 抗体,在丙型肝炎感染者中不能检出,在乙型肝炎感染者中也不一定能完全检出。大多数慢性肝炎患者只有在医疗保健机构进行检测时才知道其目前的感染状态。因此,慢性感染者的数量只是反映那个国家的医疗实践和卫生保健的可及性。对于急性和慢性肝炎病例,通过常规筛检可以获得更详细的信息,而且可以把受检人数(作为分母)与诊断的感染人数(作为分子)结合起来,提高信息质量,从而可解释诊断趋势和用来推算某特定人群的患病率[7]。

## 常规监测的数据来源

在许多欧洲国家,临床报告、实验室报告和死亡登记皆是肝炎监测的主要数据来源。英格兰肝炎常规监测的数据流,如图19.2。

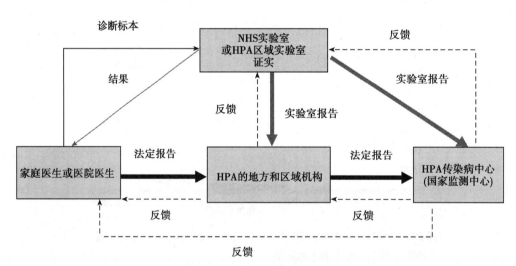

**图 19.2** 英格兰肝炎监测数据流。HPA:卫生防护署;NHS:英国国家医疗服务体系

### 病毒性肝炎临床报告

在许多欧洲国家,法律要求所有卫生保健人员发现肝炎病例后应向地方公共卫生当局报告。地方当局一般每周或每月将这些病例报告给地区或国家机构,以便对数据进行编辑和反馈,并监测全国的发病趋势。在地方层面收集的信息包括患者姓名、地址、出生日期、性别、临床症状和发病日期等。在向国家报告时,数据通常可以简略一些。

在有些国家(如奥地利),所有新发现的病例都要报告,所以肝炎监测系统包括了急性肝炎病例和慢性肝炎病例[8]。在英格兰和威尔士,近年来乙型肝炎和丙型肝炎病例的报告数不断增加,表明发现的慢性肝炎病例的增加掩盖了急性肝炎的发病趋势。荷兰建立的报告系统可将急性丙型肝炎病例和慢性丙型肝炎病例区分开来[9]。

## 病毒性肝炎确诊病例的实验室报告

肝炎感染确诊病例的实验室报告是许多国家肝炎监测的首选方法。实验室可以向国家中心或(和)地方公共卫生部门报告。在许多欧洲国家,实施的实验室肝炎监测作为实验室确诊的所有传染病感染通用报告系统的一部分。其他监测方法包括核查专门的参比实验室对样本进行复核的数据或来自少数哨点实验室的报告数据[10]。基于实验室的病例定义在不同国家间的基本一致,大部分国家把检测血清甲型肝炎和乙型肝炎 IgM 抗体作为确诊急性感染的标准,而不管有无其他临床标准。如有必要,可在国家或地区参比实验室进行第二次试验和确诊试验。基于检测血清中核酸的新技术已广泛使用,现已被纳入到最近欧盟的病例定义中(表 19.1)。有关对美国公共卫生重要的病原体通过电子报告的讨论,详见第 29 章。

## 死亡证明

在许多国家,患者死亡后需由医师出具死亡证明。在登记死亡证明后,通常依据国际疾病分类编码(ICD)对其直接死因和根本死因进行编码。若死于急性肝炎或死于由乙型肝炎和丙型肝炎引起的肝硬化和原发性肝癌,应将病毒性肝炎编码为根本死因。ICD 系统目前正在使用第 10 版[11],该版本首次将丙型肝炎单独编码(以前将其编码为非甲非乙型肝炎,并把乙型肝炎和丙型肝炎的急性和慢性并发症引起的死亡区分开来。准确的编码对确保病毒型肝炎引起的死亡病例不被错误分类至关重要。这些数据一般由国家来整理,因此可对由急性和慢性病毒性肝炎引起的死亡趋势进行长期监测。

## 加强监测

由于上述常规监测系统的缺陷以及不同人群间感染肝炎的危险度不尽相同,因此在开展常规报告系统的同时,通常也需对肝炎加强监测和主动监测。加强监测包括收集部分病例或所有病例详细的临床、流行病学和实验室信息。在一些资源匮乏或常规报告的随访依从性较差的地区,通过哨点监测来收集加强监测的信息可能较为容易,可由一群积极的医师或微生物检测人员定期上报信息。选择这些报告人员时应考虑到地理情况(如在一个地区开展监测),可从选择的中心(如医院或实验室)或已建立的专业网络选择报告人员。加强监测可针对某些特定危险人群(如静脉吸毒者)或脆弱人群(如儿童)。

主动监测可以促进肝炎病例的发现。这可以通过从大量数据自动提取(如从实验室医院或医院计算机)或定期手工查询医疗记录来进行。通过督促医务人员定期报告或即使在没有病例情况下每个阶段也要实施零报告,也可以促进病例的发现。

# 加强监测中补充信息的收集

## 危险因素信息

收集危险因素信息可以帮助发现感染的主要暴露途径。通过联系报告的医师或患者本人可获得其他相关信息。一项意大利研究发现,把急性肝炎的临床报告系统与实验室结果和危险因素数据整合在一起特别有价值[12]。然而,这需要大量资源,因此有些国家只对有限的人群进行调查。

## 额外的实验室检测

分子分型可有助于促进实验室报告,挪威使用甲型肝炎病毒核酸序列分型来判断病例间的联系[13],荷兰使用相同技术来确定食源性暴发[14]。建立国际基因序列储存数据库可为病毒多样性提供依据,可跟踪不同国家的流行株和确定聚集性病例。基因分型信息也可有助于卫生保健计划,丙型肝炎病毒的基因分型对所需的治疗持续时间可产生影响[15]。有关序列分型的一般讨论,详见第33章。

今后可能会将乙型肝炎和丙型肝炎的IgG亲和力检测纳入实验室监测系统中[16,17]。与慢性肝炎患者相比,急性病例IgG抗体的亲和力或结构键相对偏弱。使用这种方法仅对首份血标本进行检测,就可以区分是急性肝炎还是慢性肝炎。这种方法可明显提高急性乙型肝炎病例检测的特异性,目前英格兰的卫生防护署(HPA)已对此进行试点。另一种方法则借鉴艾滋病监测,目的是通过联合敏感性高或较低的方法来检测窗口期感染[18]。这已被用于确定丙型肝炎抗体阴性但RNA阳性的丙型肝炎新发患者[19]。

## 肝炎检测

收集肝炎检测信息有助于解释疾病诊断的趋势,可以估计受检人群的肝炎患病水平和帮助制定干预措施。由于某些国家开展检测的工作量可能很大,因此可通过哨点监测来观察慢性乙型肝炎和丙型肝炎感染的筛查情况[20]。由于不同的医务人员对同一个感染病例进行肝炎标志物检测,因此对单个病例重复检测者应进行删除,以免高估肝炎患病率。

## 入院病例数据

肝炎住院的统计数据目前越来越容易获得,最小的数据集一般可以电脑化格式获得。住院病例只包括症状严重的感染者,但其资料来源通常比较完整。住院病例入院时一般根据已建立的编码系统如ICD-10对患者的

病因进行编码[11]。由于往往根据临床记录进行编码,故特异性编码可能缺失或不准确,且急性与慢性乙型肝炎的分类错误较为常见[4]。在英格兰,医院数据还可用于查找由以慢性病毒性肝炎作为根本病因而导致的肝病晚期住院患者信息[21]。

## 血清流行率调查

血清流行率调查可以作为正式调查的一部分定期或不定期进行,或者使用送到实验室作其他检测的匿名的剩余血清样本进行检测。可检测这些血清标本的急性或慢性肝炎血清标志物,或检测疫苗诱导和自然获得的抗体。既往或目前的肝炎感染的标志物流行率研究可用于估计过去的累积发病率。这些数据可用于帮助验证疾病监测的数据,也可评估常规监测系统漏报的程度。

不同年龄的甲型肝炎IgG抗体血清流行率表明,许多工业化国家的儿童甲型肝炎发病率呈下降趋势[22],并证实成人的易感人群逐渐增加。同时,在静脉吸毒人群和男男同性恋等成人高危人群中,发现的甲型肝炎也在增加[23,24]。由于成人一旦暴露,则会发生严重的甲型肝炎[23],且甲型肝炎可以用疫苗来预防,所以确定成人甲型肝炎的高危因素已成为重要的优先选项。

重复开展横断面的流行率研究也可用于估计发病率和追踪疾病趋势。然而,在一些低发病率的国家,则需要大量样本才能观测到这种变化。如果对到诊所就诊的吸毒人群等高危人群开展这些调查可能更加有意义。英格兰研发的检测方法可发现唾液和干血斑标本中有以前暴露于乙型肝炎的证据(抗-HBc),并可推断出1990—1995年当地发病率下降,随后在21世纪初又有所上升[25]。

血清流行率调查可用来确定慢性乙型肝炎或丙型肝炎感染的流行率。有关慢性乙型肝炎的血清流行率资料,一般主要从供血者

和做乙型肝炎表面抗原(HBsAg)筛查的妊娠妇女获得。由于这些人群具有高度选择性,或者排除了男性,所以还需在高危人群如供血者和静脉吸毒者中开展乙型肝炎或丙型肝炎的流行率调查[25,26]。随后对疾病流行率的估计需要了解被研究群体的大小和不同群

体间交叠的程度。

普通人群的血清流行率调查实施起来非常困难,但在澳大利亚利用剩余的血清进行检测[27],在法国对经社会安全检查后的个体剩余血清进行检测[28]。有关各类补充信息来源的优缺点的概要,如表 19.2。

表 19.2　肝炎监测的补充数据来源的优缺点

| 数据来源或类型 | 优　点 | 缺　点 |
| --- | --- | --- |
| 患者危险因素信息 | 确定可预防的暴露 | 需大量资源 |
| 分子分型 | 可以确定输入的病毒株与病例之间的联系 | 需要专业的实验室能力 |
| 肝炎检测需求 | 确定受检者的流行率;预测今后卫生服务的工作量 | 需要处理大量数据 |
| 住院信息 | 获得严重病例的更完整资料 | 慢性和急性感染的编码通常不清楚,只能监测严重病例 |
| 血清流行率调查 | 获得过去暴露和目前感染的完整数据 | 很难获得有代表性的样本,所需资源较多 |

## 监测作为公共卫生信息的组成部分

公共卫生信息是用来描述以各种新技术将不同来源的数据汇集在一起以改善健康和福利的术语[29]。其关键的要素包括通过信息的收集、产出、综合、评估、分析、解释和交流来评估、测量和描述特定人群的健康状态、危险因素、需求和健康事件结局。公共卫生信息是基于对常规数据、补充数据和非正式报告的整合。对所有现有的信息进行分析、整合和解释的产出,可用于为该人群制定跨机构的卫生策略和政策。

了解监测人群的分母对合理利用监测至关重要。对于国家级监测,人口数据可按性别和年龄划分,一般从人口普查资料获得。对于哨点监测,如果将其监测数据与监测人群的分母联系起来,而且监测点能代表较大

人群,则可外推至国家层面。更为常见的是,确定哨点监测的人群会有问题,因为某个地区的个体可到附近地区的医疗机构就诊。但也可将监测区人群定点在几个医疗机构就诊。如果可以由单个医疗机构负责多个个体,或可作为医疗保险计划的一部分在某些医疗机构接受卫生保健服务,就可进行监测。

在社区中对危险因素开展监测有助于描述肝炎的流行病学。例如,当地静脉吸毒者流行率数据可以指导实施有针对性的减轻危害措施,而静脉吸毒者共用注射器的数据可提示在疾病发病率上升前就知道有潜在问题[25]。监测感染的可能来源也是有用的。例如,在西欧获得戊型肝炎被认为由动物传播所致。因此,瑞典开展了动物的血清流行率调查[30],在西班牙对动物和人的分离物进行了分型[31]。

对干预措施的监测有助于确定肝炎发病率变化的可能原因。干预措施的监测包括疫

苗接种率[32]、筛查项目以及药物治疗的可及性等[25]。

信息技术在一些国家如英国、荷兰的一线公共卫生机构中广泛地应用于肝炎病例的公共卫生管理。信息技术病例管理软件的出现为监测系统纳入到常规工作中提供了独特的机会。病例管理软件可以通过合适的核查来提高监测数据质量（如标准的病例定义、填写关键的流行病学信息和危险因素数据）。国家和地方监测数据的整理和分析变得更加容易和及时，因为数据提取方式变得标准化。重要的是，任何病例管理系统的开发要考虑到监测的需要，参见第26章，美国基于网络的监测系统。

# 公共卫生信息的利用（知识点19.2）

## 评估发病率、患病率和疾病负担

> **知识点19.2 用公共卫生信息来解决重要的公共卫生问题**
> - 估计发病率、患病率和疾病负担
>   - 急性甲型肝炎和乙型肝炎发病率趋势如何？
>   - 估计慢性乙型肝炎和丙型肝炎的患病率是多少？
> - 评估相关暴露的作用
>   - 急性甲型肝炎和乙型肝炎的危险因素是什么？
>   - 哪些人群或社区易发生乙型肝炎和丙型肝炎？
> - 评价预防控制项目
>   - 妊娠妇女产前乙型肝炎的筛查率是多少？
>   - 目标人群的疫苗接种率是多少？
> - 慢性肝病治疗的卫生保健计划
>   - 慢性乙型肝炎和丙型肝炎患者今后的保健治疗需要哪些资源？
> - 二代病例的预防
>   - 哪些人需要暴露后免疫以及如何获得免疫？
> - 暴发/聚集性疫情的发现和调查
>   - 是真的发病率增高吗？
>   - 发病率增高是由于可预防的暴露所致吗？

医疗机构提供的常规报告、实验室报告和死亡证明可以用于估算病毒性肝炎的疾病负担。来自医疗机构和实验室的报告可以用于估算年龄别发病率，但需对漏诊和漏报进行调整[33]。也可以根据过去和现在感染的标志物（抗-HAV、抗-HBc和抗-HCV）的血清流行率调查来推断发病率，但在一些老年人群中这些血清标志物可反映多年来的累计暴露情况，也可能包括移民前在其他国家的暴露情况[34]。

了解急性疾病引起的并发症发生率以及急性乙型肝炎和丙型肝炎感染后转为慢性的比例，对制订合适的卫生保健计划是有用的，也是必要的。这些率在不同人群和同一人群内部（如按年龄组）都是不同的[33]。可以结合慢性感染转为肝病的比例数据来估计潜在可预防的疾病负担。有关应报告传染病数据的分析和解释，参见第34章第二节。

## 评估相关暴露的作用

地方甲型肝炎和乙型肝炎的监测数据可帮助确定疾病的传播模式，确定当地的高危人群，指导疾病预防。虽然急性丙型肝炎感染很少发现，但近期感染的发现（如血清阳转）可确定院内感染。在这种情况下，回顾性队列研究或回顾性调查可以发现从早期诊断和治疗获益的其他暴露者。由于乙型肝炎常见无症状感染和潜伏期相对较长，故在国家层面整理校对危险因素资料可以在局部暴发前就可确定特定人群发生的感染。这可以为国家制定预防政策和指南提供依据。

常规收集慢性乙型肝炎和丙型肝炎病例的危险因素需要耗费大量资源且收益甚微，因为疾病传播已在多年前发生或在其他国家发生。哨点监测可以用来确定当地的传播模式和感染的高危人群，区域或国家层面可协调这种监测。另外，哨点监测数据结合相似的社会人口学数据可以指导当地的公共卫生行动（如确定地区来进行病例搜索）。

## 评价预防和控制规划

监测可以用来制定和评价预防控制措施。例如，国家或地方性、选择性或普遍性免疫接种规划都能降低甲型肝炎和乙型肝炎感染的疾病负担。做出是否开展普种疫苗的决定最好应基于经济学分析来估计该选项的潜在益处和费用，此等分析需要精确的疾病监测数据[35]。一旦实施甲型肝炎或乙型肝炎疫苗接种，对目标人群的疫苗可预防疾病监测非常必要，且一般需要对所有病例开展实验室检测。也需用疫苗接种率信息和报告病例的免疫状态来解释发病率的变化。

当地对甲型肝炎和乙型肝炎病例的监测可用于确定应该接种的对象，评估其他错失预防的机会（如来自感染的家庭接触者、围生期传播）。当地对预防政策的监测，如妊娠妇女乙型肝炎检测率或为吸毒人群提供减少危害的服务（如针具交换），也可以指导这些服务的设计。

可以用监测数据来建立有关大规模疫苗接种对群体免疫产生影响的模型。在英格兰，使用模型来预测可能达到的接种率以及通过实施对囚犯接种乙型肝炎疫苗项目对社区吸毒人群乙型肝炎传播的影响[36]。关于疫苗可预防疾病的讨论，参见第 10 章。

由于缺乏有效疫苗，预防丙型肝炎的一项重要措施就是对供血者进行选择和筛查。监测供血者的肝炎流行率以及输血传播疾病可用来评估这些政策[26]。在大部分发达国家，静脉吸毒是传播丙型肝炎的最重要方式，监测数据可为教育活动、药物治疗服务和针具交换项目提供动力。

## 慢性肝病治疗的保健计划

慢性乙型肝炎和丙型肝炎感染都可导致肝硬化、肝衰竭和原发性肝癌。治疗这些疾病的费用高昂[37]。由于治疗慢性乙型肝炎和丙型肝炎的费用较高，因此需对治疗费用进行成本-效益分析和制订治疗计划。在一些卫生保健系统普及的国家，如英国、奥地利、法国、德国、希腊、挪威、西班牙和乌克兰等，就需要进行此类研究。监测数据可以有助于估计可能需要治疗的人数，因此可以制订计划来确保卫生保健服务的可及性。

利用疾病终点（如死亡）数据和从感染到疾病终点期间的信息，也可建立传染病模型来估计过去的发病率和预测未来的疾病负担。在法国，利用丙型肝炎引起肝细胞癌（HCC）而导致的死亡数据，来估计过去的丙型肝炎感染率和预测未来肝细胞癌增加的病例数[38]。

## 预防二代病例

及时发现甲型肝炎和乙型肝炎的传染源可预防二代病例。公共卫生人员或卫生保健人员应联系急性肝炎患者，为其提供如何预防疾病传播的信息和建议。然后应确定接触者，对其提出建议，进行检测，必要时接种疫苗或采取其他预防措施。

同样，需要为新诊断的慢性乙型肝炎患者提供预防疾病传播的信息和建议，确定接触者，并对其卫生宣传、检测，必要时接种疫苗。利用地方监测系统对这些病例进行管理的障碍包括资源有限，急性与慢性肝炎的区分困难以及隐私问题[39]。发现 HBsAg 阳性妊娠妇女应是地方监测的优先选项，以便必要时可对这些妊娠妇女所生的婴儿接种乙型肝炎疫苗和乙型肝炎免疫球蛋白。

由于丙型肝炎传播通过性和家庭内接触传播较为少见（但这些个体往往有感染的其他危险因素），因此利用监测系统来确定丙型肝炎及其接触者可能需要很多卫生资源，而且效果不佳。公共卫生部门可以与卫生保健人员合作，确保有关预防疾病传播的信息和建议在获得诊断时就告知患者。虽然临床医师有病例管理的职责，但公共卫生人员可以协助并确保进行合适的随访和转诊。

## 聚集性病例和暴发的发现和调查

由于肝炎病例(如乙型肝炎和丙型肝炎)的潜伏期长、疾病进展速度不同以及无症状比例高,故发现这些疾病的聚集性或增多可能特别困难[40]。无症状比例高使得及时发现疾病暴发更加复杂化。解释发病明显增多也有挑战性,因为病例报告增多可能是诊断标准的变化(如新的检测方法),也可能是疾病传播的真正增加。

### 流行病学描述

描述流行病学的三个关键要素是人、时间、空间,一般用于暴发调查和常规监测[41]。为了发现肝炎聚集性病例和暴发,重要的是要确定上述这些流行病学术语的具体含义。"人"应包括患者的年龄,以及是否有发生肝炎的所有各种高危因素。"地点"包括地理信息和场所(如养老院)。"时间"变量包括出现症状的日期和诊断性样本采集的时间。这些关键方面的信息对报告的肝炎病例进行初步的公共卫生风险评估至关重要。

整合地理信息与高危因素数据可明显提高对正在传播的小规模暴发的发现能力,也可提供进一步预防疾病的措施,如对高危人群提供采取预防措施和接种疫苗的建议[42],以及消除潜在的共同暴露。在暴发调查期间,肝炎的潜伏期相对较长,因此需要专门对时间做出解释。例如,乙型肝炎病例调查时,由于其潜伏期为 45～180 天,所以出现症状的时间虽相差 1～2 个月,但往往是同源暴露所致。然而,出现症状的日期相隔 1 年以上的急性病例从时间来看不可能有直接关联。

### 主动病例搜索

主动病例搜索是确保疑似暴发相关病例被发现的过程,包括检查任何地方监测和地方实验室的记录。描述性流行病学(人、时间、地区分布)对于确定搜索标准以及发现

的病例与指示病例的相关性有重要意义。用于卫生机构暴发时主动病例搜索的数据库包括住院病例、设备使用记录和职工值班记录。也应联系全科医师和当地医师,增强疑似急性病毒性肝炎病例报告的敏感性。在疑似暴发时,如潜在传染源可能已感染了其他不明个体[43],应通过回顾性调查进行主动病例搜索。这需要联系所有潜在暴露人群并对其进行检测,以确定暴发的真正规模以及受感染病例得到合适处理。

### 接触者追踪

接触者追踪的主要目的是发现与病例接触的易感暴露者并对其采取暴露后预防措施。在这个过程中获得的信息也有助于提供正在发生暴发的早期预警。如发现接触者阳性,可提示某特定人群发生孤立的聚集性疫情或暴发。

### 暴发期间的分子生物学调查

随着分子生物学技术的进展,对肝炎暴发的调查也得到改善。病毒核酸可以通过PCR 和其他扩增技术进行检测。扩增和序列分析可以检测到病毒核酸的细小变化,因此可用于现代的亚型和指纹图检测。这些技术现已用于调查病例间的联系和确定一些少见的传播方式。丹麦的一项调查利用进化分析来阐明在偶然发现单个乙型肝炎病例后确定了儿科病房的乙型肝炎暴发[44]。甲型肝炎和乙型肝炎因其急性感染会出现症状,因此是已知聚集性疫情的最常见原因,但通过分子生物学检测也可以发现急性丙型肝炎暴发[45]。关于进化分析的讨论,参见第 33 章。

## 监测信息的分发

从监测系统获取的信息应反馈给报告人,并告知报告人最近的发病趋势,同时鼓励其及时报告。与高危人群(吸毒者、男男同

性恋者、旅行者）接触的卫生保健人员和公共卫生人员可能希望了解地方和国家发病趋势的变化。监测数据也应向国家政府层面的决策者报告并为决策提供依据（如甲型肝炎和乙型肝炎的免疫接种），帮助卫生保健计划的制订（如慢性乙型和丙型肝炎的治疗）。患者和志愿者人群也可以利用监测数据来督促政府对肝炎防治提供服务的承诺。

地方报告中包含的信息一般包括：

- 急性肝炎的发病数、发病率趋势和危险因素。
- 慢性肝炎的发病数、发病率趋势和危险因素，如果缺乏上述数据，可提供慢性肝炎的患病率。
- 发现的暴发、聚集性疫情或突发事件，调查结果应包括经验教训。
- 普遍接种的疫苗接种率。
- 主要高危人群（如 HBsAg 阳性母亲所生的婴儿、静脉吸毒者、男男同性恋者）的疫苗接种率。

常规报告一般以周报、月报、年报或新闻稿形式分发，应包括汇总数据和合理的解释。肝炎监测信息目前越来越多地通过电子版本发布，如在网页上发布数据[46]，这样可使得广大卫生人员和公众迅速获得信息。现在越来越认识到需要可特定查询且更加灵活的界面，且在线获得网页上的监测数据和疫苗接种率数据也在不断增加。加拿大已有包括肝炎在内的法定报告疾病在线数据系统，可以让用户生成报表、图以及当地的人口地图[47]。

## 建议和经验教训

由于病毒性肝炎自然史的关系，实施监测非常复杂。为了获得国家精确的流行病学现况和为制定公共卫生策略提供依据，需要采集多种来源的数据。根据每个国家每种传染病的发病率和患病率以及所采取的控制措施，确定优先开展的监测项目。

由于需要采集所有病例的实验室信息，因此大多数常规的肝炎监测系统应以实验室为基础。甲型肝炎和乙型肝炎感染的危险因素越来越重要，因此需收集额外的信息。此等加强监测的重点优先项目，尤其在地方层面，是急性甲型肝炎和乙型肝炎；一旦确认近期暴露，则可为采取预防措施如暴露后免疫接种提供机会。慢性乙型肝炎和丙型肝炎的监测需耗费大量资源，优先程度有所下降，但由于大多数疾病负担在这个人群，故针对治疗服务的监测已成为一个越来越重要的功能。戊型肝炎在发达国家是发病较少的一种急性疾病，所以对戊型肝炎的监测可能还不是重要的工作。

国家共识指南或监测标准可支持地方卫生部门，并确保不同区域的监测方法相同。美国 CDC 为州和地方卫生部门提供了急性病毒性肝炎病例的诊断、报告、调查和随访等工作指南，并提供了制订慢性乙型肝炎和丙型肝炎诊断、随访等方法的框架[48]。英国也制定了类似标准[49]。

（胡昱 译，周祖木 校）

## 参考文献

1 European Centre for Disease Prevention and Control. *Surveillance and Prevention of Hepatitis B and C in Europe*. Stockholm, Sweden: ECDC, 2010.

2 Hesketh LM, Rowlatt JD, Gay NJ, *et al*. Childhood infection with hepatitis A and B viruses in England and Wales. *Commun Dis Rep CDR Rev* 1997;7(4):R60-3.

3 Waar K, Herremans MM, Vennema H, *et al*. Hepatitis E is a cause of unexplained hepatitis in The Netherlands. *J Clin Virol* 2005;33:145-9.

4 Matin N, Grant A, Granerod J, Crowcroft N. Hepatitis A surveillance in England: how many cases are not reported and does it really matter? *Epidemiol Infect* 2006; 10:1-4.

5 Ramsay ME, Rushdy AA, Harris HE. Surveillance of hepatitis B: an example of a vaccine preventable disease. *Vaccine* 1998;16:S76-80.

6 Dominguez A, Canela J, Salleras L. Inclusion of laboratory test results in the surveillance of infectious diseases. *Int J Epidemiol* 1991;20:290-2.

7 Meffre C, Larsen C, Perin A, *et al*. Surveillance of

screening for hepatitis C through the laboratory network RENA-VHC, France, 2000–2001. *Euro Surveill* 2003;8:4–9.

8 Strauss R, Fulop G, Pfeifer C. Hepatitis C in Austria 1993–2000: reporting bias distort HCV epidemiology in Austria. *Euro Surveill* 2003;8:15–20.

9 Chaves SS, Widdowson MA, Bosman A. Surveillance of HCV infection in the Netherlands. *Euro Surveill* 2003;8:10–16.

10 Balogun MA, Laurichesse H, Ramsay ME, *et al.* Risk factors, clinical features and genotype distribution of diagnosed hepatitis C virus infections: a pilot for a sentinel laboratory-based surveillance. *Commun Dis Public Health* 2003;6:34–9.

11 World Health Organization. *International Statistical Classification of Diseases and Related Health Problems, 10th Revision*. Geneva, Switzerland: WHO, 1992.

12 Mele A, Tosti ME, Marzolini A, *et al.* Prevention of hepatitis C in Italy: lessons from surveillance of type-specific acute viral hepatitis. SEIEVA collaborating Group. *J Viral Hepat* 2000;7:30–5.

13 Stene-Johansen K, Jenum PA, Hoel T, *et al.* An outbreak of hepatitis A among homosexuals linked to a family outbreak *Epidemiol Infect* 2002;129:113–17.

14 Petrignani M, Harms M, Verhoef L, *et al.* Update: a foodborne outbreak of hepatitis A in the Netherlands related to semi-dried tomatoes in oil, January-February 2010. *Euro Surveill* 2010;15:pii: 19572.

15 Brant LJ, Ramsay ME, Tweed E, et al.; Sentinel Surveillance of Hepatitis Testing Group. Planning for the healthcare burden of hepatitis C infection: hepatitis C genotypes identified in England, 2002–2007. *J Clin Virol* 2010;48:115–19.

16 Rodella A, Galli C, Terlenghi L, *et al.* Quantitative analysis of HBsAg, IgM anti-HBc and anti-HBc avidity in acute and chronic hepatitis B. *J Clin Virol* 2006;37:206–12.

17 Gaudy-Graffin C, Lesage G, Kousignian I, *et al.* Use of an anti-hepatitis C virus (HCV) IgG avidity assay to identify recent HCV infection. *J Clin Microbiol* 2010;48:3281–7.

18 Rutherford GW, Schwarcz SK, McFarland W. Surveillance for incident HIV infection: new technology and new opportunities. *J Acquir Immune Defic Syndr* 2000;25(Suppl. 2):S115–19.

19 Brant LJ, Ramsay ME, Balogun MA, *et al.* Diagnosis of acute hepatitis C virus infection and estimated incidence in low and high risk English populations. *J Viral Hepat* 2008;15: 871–7.

20 Kaur S, Rybicki L, Bacon BR, *et al.* Performance characteristics and results of a large-scale screening program for viral hepatitis and risk factors associated with exposure to viral hepatitis B and C: results of the National Hepatitis Screening Survey. National Hepatitis Surveillance Group. *Hepatology* 1996;24:979–86.

21 Mann AG, Ramsay ME, Brant LJ, *et al.* Diagnoses of, and deaths from, severe liver disease due to hepatitis C in England between 2000 and 2005 estimated using multiple data sources. *Epidemiol Infect* 2009;137:513–18.

22 Pham B, Duval B, De Serres G, *et al.* Seroprevalence of hepatitis A infection in a low endemicity country: a systematic review *BMC Infect Dis* 2005;5:56.

23 Mazick A, Howitz M, Rex S, *et al.* Hepatitis A outbreak among MSM linked to casual sex and gay saunas in Copenhagen, Denmark. *Euro Surveill* 2005;10: 111–14.

24 Spada E, Genovese D, Tosti ME, *et al.* An outbreak of hepatitis A virus infection with a high case-fatality rate among injecting drug users. *J Hepatol* 2005;43:958–64.

25 Health Protection Agency. *Shooting Up: Infections Among Injection Drug Users in the United Kingdom 2008. An Update: 2009.* London, UK: HPA, 2009. Available at: http://www.hpa.org.uk/Publications/InfectiousDiseases/BloodBorneInfections/ShootingUp/0910ShootingUp2009/. Accessed October 30, 2012.

26 Health Protection Agency. *Bloodborne Infections in Blood Donors.* London, UK: HPA, 2010. Available at: http://www.hpa.org.uk/infections/topics_az/BIBD/menu.htm. Accessed October 15, 2012.

27 Amin J, Gidding H, Gilbert G, *et al.* Hepatitis C prevalence: a nationwide serosurvey. *Commun Dis Intell* 2004;28:517–21.

28 Meffre C, Le Strat Y, Delarocque-Astagneau E, *et al.* Prevalence of hepatitis B and hepatitis C virus infections in France in 2004: social factors are important predictors after adjusting for known risk factors. *J Med Virol* 2010;82:546–55.

29 Flowers J, Ferguson B. The future of health intelligence: challenges and opportunities. *Public Health* 2010;124:274–7.

30 Olsen B, Axelsson-Olsson D, Thelin A, Weiland O. Unexpected high prevalence of IgG-antibodies to hepatitis E virus in Swedish pig farmers and controls. *Scand J Infect Dis* 2006;38:55–8.

31 Clemente-Casares P, Pina S, Buti S, *et al.* Hepatitis E virus epidemiology in industrialized countries. *Emerg Infect Dis* 2003;9:448–54.

32 Owen EC, Peddecord KM, Wang WW, *et al.* Hepatitis A vaccine uptake in San Diego County: Hispanic children are better immunized. *Arch Pediatr Adolesc Med* 2005;159:971–6.

33 Hahne S, Ramsay M, Balogun K, *et al.* Incidence and routes of transmission of hepatitis B virus in England and Wales, 1995–2000: implications for immunisation policy. *J Clin Virol* 2004;29:211–20.

34 Gay NJ, Hesketh LM, Osborne KP, *et al.* The prevalence of hepatitis B infection in adults in England and Wales. *Epidemiol Infect* 1999;122:133–8.

35 Edmunds WJ. Universal or selective immunisation against hepatitis B virus in the United Kingdom? A review of recent cost-effectiveness studies. *Commun Dis Public Health* 1998;1(4):221–8.

36 Sutton AJ, Gay NJ, Edmunds WJ. Modelling the impact of prison vaccination on hepatitis B transmission within the injecting drug user population of England and Wales. *Vaccine* 2006;24:2377–86.

37 Buti M, San Miguel R, Brosa M, *et al.* Estimating the impact of hepatitis C virus therapy on future liver-related morbidity, mortality and costs related to chronic hepatitis C. *J Hepatol* 2005;42:639–45.

38 Deuffic S, Buffat L, Poynard T, Valleron AJ. Model-

ing the hepatitis C virus epidemic in France. *Hepatology* 1999;29:1596–601.

39　Fleming DT, Zambrowski A, Fong F, *et al.* Surveillance programs for chronic viral hepatitis in three health departments. *Public Health Rep* 2006;121: 23–35.

40　Dreesman JM, Baillot A, Hamschmidt L, *et al.* Outbreak of hepatitis B in a nursing home associated with capillary blood sampling. *Epidemiol Infect* 2006;134: 1102–113.

41　Gervelmeyer A, Nielsen MS, Frey LC, *et al.* An outbreak of hepatitis A among children and adults in Denmark, August 2002 to February 2003. *Epidemiol Infect* 2006;134:485–91.

42　Sfetcu O, Irvine N, Ngui SL, *et al.* Hepatitis A outbreak predominantly affecting men who have sex with men in Northern Ireland, October 2008 to July 2009. *Euro Surveill* 2011;16:pii: 19808.

43　de Schrijver K, Maes I, Van Damme P, *et al.* An outbreak of nosocomial hepatitis B virus infection in a nursing home for the elderly in Antwerp. *Acta Clin Belg* 2005;60:63–9.

44　Fisker N, Carlsen NLT, Kolmos HJ, *et al.* Identifying a hepatitis B outbreak by molecular surveillance: a case study. *BMJ* 2006;332:343–5.

45　Ruys TA, den Hollander JG, Beld MG, *et al.* Sexual transmission of hepatitis C in homosexual men. *Ned Tijdschr Geneeskd* 2004;148:2309–12.

46　Rolfhamre P, Janson A, Arneborn M, Ekdahl K. SmiNet-2: Description of an internet-based surveillance system for communicable diseases in Sweden. *Euro Surveill* 2006;11:103–7.

47　Public Health Agency of Canada. *Notifiable Diseases On-Line*. Ottawa, ON: Public Health Agency of Canada, 2006. Available at: http://dsol-smed.phac-aspc.gc.ca/dsol-smed/ndis/c_ind-eng.php. Accessed October 15, 2012.

48　Centers for Disease Control and Prevention. *Viral Hepatitis*. Atlanta, GA: CDC, 2009. Available at: http://www.cdc.gov/hepatitis/Statistics/SurveillanceGuidelines.htm. Accessed October 15, 2012.

49　Health Protection Agency. *Standards for Local Surveillance and Follow Up of Hepatitis B and C*. London, UK: HPA, 2011. Available at: http://www.hpa.org.uk/web/HPAwebFile/HPAweb_C/1194947376936. Accessed October 15, 2012.

**281**

**附录 19.1　肝炎病毒实验室检测报告表**

初诊乙型肝炎病例报告单

**机密**

病例定义：

急性乙型肝炎　　　　　HBsAg 阳性且抗-HBc IgM 阳性，伴肝功能检验异常，符合急性乙型肝炎症状

慢性乙型肝炎　　　　　二次 HBsAg 阳性，间隔 6 个月；或 HBsAg 阳性、抗-HBc IgM 阴性，但抗-HBc 阳性

请尽量填写完整，在相应的空格打钩

**病例详情**

姓名＿＿＿＿＿＿

实验编号＿＿＿＿　　　Soundex 编码/首字母＿＿＿＿＿＿＿＿＿＿＿

出生日期/年龄＿/＿/＿　性别：男□　女□　不详□

**实验室详情**

检测实验室＿＿＿＿　　首份样本日期＿＿＿＿＿＿＿＿＿＿＿

检测结果

HBsAg　　　　　　　　阳性□　阴性□

抗-HBc IgM　　　　　　阳性□　阴性□　未检测□

　　　　　　　　　　　（如果阳性，请注明浓度：<200IU□　≤200IU□）

**病例分型**　　　　　　**急性**□　**慢性**□　**不确定**□　**不详**□

**急性病例**请对可能的感染途径打钩

男男性交　　　　　　　□

男女性交　　　　　　　□

毒品注射（包括类固　　□
醇）

母婴传播[*]　　　　　　□

输血[*]　　　　　　　　□

使用血制品[*]　　　　　□

外科/牙科治疗[*]　　　　□

职业感染（包括医护人　□
员）[*]

文身[*]　　　　　　　　□

家庭内传播[*]　　　　　□

其他[*]　　　　　　　　□

不详　　　　　　　　　□

是否在国外感染乙型　　是□　否□　不知道□　国家：＿＿＿＿＿＿＿＿
肝炎

**慢性病例：检测的原因**（请打钩）

供血员□　卫生保健人员□　产前检查□　肝病□　其他/不详□

调查员：　　　　　　　　调查日期：

急性甲型肝炎、戊型肝炎病例报告
确诊丙型肝炎病例报告
## 机密

病例定义:

急性甲型肝炎:　　　　　　　　　　　　抗-HAV IgM 阳性

急性戊型肝炎:　　　　　　　　　　　　由参比实验室确诊

确诊丙型肝炎:　　　　　　　　　　　　抗-HCV 阳性或者 HCV RNA 阳性

请尽量填写完整,在相应的空格打钩

**病例详情**

姓名_____

实验编号_____　　　　　　　　Soundex 编码/首字母_____

出生日期/年龄_____ / ____ / ____　　性别:男□　女□　不详□

**实验室详情**

检测实验室:_____　　　　首份样本日期_____

**感染类型**　　　　　　　　　　　　　甲肝□　丙肝□　戊肝□

是否在国外感染　　　　　　　　　　　是□　否□　不详□　国家:_____

**针对甲肝、丙肝病例:请勾选可能的感染途径**

男男性交　　　　　　　　　　　　　　□

男女性交　　　　　　　　　　　　　　□

毒品注射(包括类固醇)　　　　　　　　□

文身　　　　　　　　　　　　　　　　□

外科/牙科治疗　　　　　　　　　　　□

母婴传播　　　　　　　　　　　　　　□

使用血制品　　　　　　　　　　　　　□

家庭内传播　　　　　　　　　　　　　□

输血 *　　　　　　　　　　　　　　　□

不详　　　　　　　　　　　　　　　　□

职业感染(请具体描述)　　　　　　　　□

食源性传播(仅针对甲肝)　　　　　　　□

其他　　　　　　　　　　　　　　　　□

\* 如果病例自 1991 年以来在英国有输血史,请进一步回答下列问题

输血年份/日期:_____　　地区/医院:_____

**仅丙肝病例**:近 4 年抗-HCV 检测是否阴性　　是□　否□　不详□

**仅甲肝病例**:是否为已知暴发的一部分　　是□　否□　不详□

调查员:　　　　　　　　　　　　　　调查日期:

# 20 第20章 美国 HIV 感染监测

Eve D. Mokotoff[1], & R. Luke Shouse[2]

[1] 美国密歇根州,底特律,密歇根州社区卫生局
Michigan Department of Community Health, Detroit, MI, USA
[2] 美国佐治亚州,亚特兰大,美国疾病预防控制中心国家 HIV/AIDS、病毒性肝炎、性传播疾病和结核病预防中心
National Center for HIV/AIDS, Viral Hepatitis, STD, and TB Prevention, Centers for Disease Control and Prevention, Atlanta, GA, USA

## 引言

本章节概述目前用于人类免疫缺陷病毒(HIV)监测的原则,包括第 3 期 HIV 感染[也称为晚期 HIV 疾病或获得性免疫缺陷综合征(AIDS,艾滋病)]的监测。本章节将州项目作为运行艾滋病监测规划的一个范例。这一章节包括 HIV 感染监测简史,病例定义,制定指南和绩效标准,实验室报告,资料管理和使用,评价,安全和保密等。

HIV 是一种反转录病毒,可损害感染者的免疫系统。如果不治疗,这种免疫缺陷可导致机会性感染并发生死亡。HIV 感染的潜伏期长,如不治疗,从感染到发病的时间平均为 8~10 年。

在 20 世纪 80 年代中期,发现 HIV 是艾滋病的病原体[1,2]。1985 年,研发出 HIV 抗体试验[3]。20 世纪 90 年代开始对机会性感染进行预防性治疗,1996 年开始使用高效抗反转录病毒治疗(HAART)。在疾病病程早期,高效抗反转录病毒治疗能明显延迟从 HIV 感染发展为艾滋病。自 1998 年以来,HIV 感染和艾滋病的病例数已保持稳定,但是某些人群感染已减少(注射吸毒者),而另一些人群在增加(男同性恋有色人种)。在美国,每年有 56 300 例新 HIV 感染[4]。

这个复杂的监测系统应合理解释这种疾病的危害性和潜在影响以及使用信息的重要性。资料表明哪些地方流行增加或减少,以及这些变化发生在哪些人群。HIV 监测资料是国家预防保健规划的基础,也是政府支持医疗卫生资金的核心计算公式。每年 20 亿美元用于感染者医疗的分配,就是以监测系统作为唯一的基础[5]。

在全国所有地区实施可比较的监测(包括完整的 HIV 感染谱)是开展国家 HIV 监测所面临的最大挑战。直到首例艾滋病患者报告后的 27 年,即 2008 年,每个州才有所谓的 HIV 监测系统。在 2013 年,即首例报告 32 年之后,所有地区(50 个州、哥伦比亚特区和 6 个领地)都将有足够成熟的系统将这些数据发布到 2011 年全国监测报告中。

## HIV 监测史

早在 20 世纪 80 年代早期,当时患者开始表现为罕见的感染性疾病和癌症,许多患者治疗无效,几乎全部死亡,HIV 感染首次受到卫生机构的重视。不久就查清这些患者似乎都患有由共同病原体引起的同一综合征。国家和地方公共卫生专业人员按照传统的传染病公共卫生程序实施了被称为 AIDS 的公共卫生监测,包括收集患者的身份信息(如姓名、住址)、人口统计资料

（年龄、性别、种族/民族等）以及感染的高危因素，采取适宜的公共卫生措施（如提供转诊治疗、药物滥用治疗、产前保健等），再将这些删除身份信息的相关病例向美国疾病预防控制中心（CDC）报告，以在国家层面监测其流行。

艾滋病的监测对象是疾病晚期和有机会性感染表现或广泛性全身症状的患者。HIV 作为艾滋病的病原体，一旦获得诊断试剂，就能开展对病毒本身的监测。但是，艾滋病监测受到政治变化的强有力影响。在美国，男男同性恋是最早出现艾滋病症状的人群。公共卫生政策受到偏见和恐惧的影响，而非受正确的公共卫生原则所驱使。这种情况与其他新发现传染病的反应形成鲜明对比，如 1976 年发现的军团病，则很少受人指责[6]。

一些州在开展艾滋病监测时，迅速行动并落实 HIV 监测，虽然面对明显的政治逆境，如开始时没有获得治疗或服务，患者担忧失业或遭受羞辱等[7,8]，但仍广泛实施了 HIV 监测。随后，在实施 HIV 监测的一些州使用编码代替姓名。由于担心这些系统的准确性和删除重复病例的能力（the ability to de-duplicate cases），美国 CDC 不接受来自使用编码识别码地区的 HIV 病例报告。2008 年 4 月，美国所有 50 个州和领地使用统一的匿名 HIV 监测系统[9]。关于传染病监测的法律考虑，详见第 39 章，有关伦理和公共卫生监测的讨论，详见第 40 章。

瑞恩怀特（Ryan White）HIV/AIDS 项目（RWHAP）是专门针对 HIV/AIDS 的联邦最大关爱项目，由卫生资源和服务管理局（HRSA）管理并由国会授权，其目的是成为 HIV 综合照料的最后手段[5]。联邦政府根据向 CDC 报告的所有 HIV 感染者（包括 HIV 和艾滋病），向 RWHAP 照料服务机构分配资金，导致州持续优先报告 HIV 和艾滋病。这种传染病监测与传染病医疗资金的直接关系为 HIV 疾病所独有，也是保证资料质量优良的一个原因。

## 病例定义

HIV 和艾滋病监测的病例定义是按照年龄和疾病的阶段制定，并随着时间以及诊断和治疗的进展而变化。这些变化反映了抗体检测敏感度和特异度的进展，以及 HIV 检测试验的改进。最引人瞩目的病例定义变化是在 1993 年，当时将 CD4 细胞降低纳入艾滋病的诊断标准中[10]。由于直接增加了"免疫学"艾滋病病例，加大了实验室报告病例的作用，并实际上取消了单独根据临床标准符合病例定义的艾滋病病例，从而对艾滋病发病率产生很大影响。另一个巨大的变化发生在 2008 年，当时 HIV 和艾滋病被纳入 HIV 感染的统一定义标准，包括疾病分类系统将艾滋病考虑分为第 3 期（晚期 HIV 疾病）[11]。2012 年，州和领地流行病学家委员会（CSTE）通过立场声明推荐再次更新的 HIV 感染定义，以反映诊断试验方法的发展，不再使用以前监测定义中用于确诊大多数病例的斑点杂交法或免疫荧光法检测 HIV 抗体试验[12]。作者们期望在 2013 年会发生这种改变。

### 青少年和成人 HIV 感染病例定义

13 岁及以上人群的 HIV 感染诊断被定义为：根据确认 HIV 抗体的各种 HIV 的感染（如 HIV-1 和 HIV-2），病毒或病毒抗原的检出，和（或）临床医师根据实验室结果做出的 HIV 诊断[11]，这个定义自 2008 年 12 月开始生效。符合病例定义的 HIV 感染病例根据 CD4 T 淋巴细胞检验结果或有无出现机会性感染分为 3 期。第 3 期相当于艾滋病（表 20.1）[11]。

表20.1　美国2008年成人和青少年(≥13岁)HIV感染的监测病例定义

| 分期 | 实验室证据[a] | 临床证据 |
|---|---|---|
| 第1期 | 实验室确认HIV感染且CD4 T淋巴细胞计数≥500/μl或CD4 T淋巴细胞百分比≥29% | 不需要(但没有任何艾滋病定义的症状) |
| 第2期 | 实验室确认HIV感染且CD4 T淋巴细胞计数200~499/μl或CD4 T淋巴细胞百分比14%~28% | 不需要(但没有任何艾滋病定义的症状) |
| 第3期(艾滋病) | 实验室确认HIV感染且CD4 T淋巴细胞计数<200/μl或CD4 T淋巴细胞百分比<14%[b] | 或出现艾滋病特定的症状(实验室确认HIV感染)[b] |
| 分期不详[c] | 实验室确认HIV感染且没有CD4T淋巴细胞计数或CD4T淋巴细胞百分比的信息 | 且没有艾滋病特定症状的信息 |

[a]CD4 T淋巴细胞百分比是所有淋巴细胞的百分率。如果CD4 T淋巴细胞计数和百分比与对应的HIV感染分期不符合,应选择更严重的分期

[b]艾滋病典型表现的记录代替CD4 T淋巴细胞≥200/μl和CD4 T淋巴细胞百分比>14%,此等疾病的确诊方法可从1993年版HIV分类系统和扩大艾滋病病例定义的附件C可以获得[10]

[c]虽然病例没有CD4 T淋巴细胞计数和百分比以及艾滋病典型表现的信息,可归入分期不详,但在诊断时应努力获得CD4 T淋巴细胞计数和(或)百分比的报告以及艾滋病临床表现的信息。建议再进行CD4 T淋巴细胞计数和百分比以及任何已知的艾滋病临床表现的报告。来源:州和领地流行病学家委员会[17](可从网站:http://www.cste.org/ps/2004pdf/04-ID-07-final.pdf获得)

为了达到公共卫生监测目的,从第1期到更严重期的发展呈单向性。病例一旦符合归入第3期的标准(或艾滋病),即使患者临床症状改善并且免疫缺陷状态减轻,也不能再归入较轻的分期[11]。

## 围生期和儿童HIV病例定义

12岁及以下儿童的HIV感染定义划分的对象为18月龄至12岁(儿童)和小于18月龄婴儿(围生期)。实际上诊断为HIV感染的所有18月龄以下儿童都是HIV感染母亲所生的。由于这个年龄监测的HIV抗体很可能是母传抗体,并不提示儿童感染。因此,围生期病例定义包括HIV感染(分为确定或假定)和HIV暴露婴儿的非HIV感染(也分为确定或假定)。这些病例定义依靠HIV病毒检测试验(如聚合酶链反应,p24抗原或病毒培养)的结果,以及在进行检测时的婴儿年龄。确定暴露婴儿的HIV感染状态比较复杂,需随着时间进行多次检测。不完备的试验会导致不确定的HIV感染状态[11]。

对于18月龄或以上儿童,HIV抗体确认试验阳性表示HIV感染。但是,HIV对年幼个体的影响与成人和青少年不同,因此对儿童有不同的病例定义[13]。2008年发布新的儿童病例定义,与根据实验室标准或医师基于实验室结果做出诊断而确定的成人HIV病例定义相同。然而,儿童病例定义保持了单独的艾滋病定义,包括24种机会性感染。然而,与青少年和成人病例定义不同,该定义不包括任何免疫学标准(如CD4计数)作为病例定义的目标[11]。

## 国家HIV监测和州的观点

### 监测指南

1999年美国疾病预防控制中心对运行

良好的 HIV 监测系统建立了关键绩效标准，包括：

- 提供完整病例发现的准确病例数
- 最大限度地发现 HIV 传播的危险因素
- 及时提供病例报告

　　HIV 监测系统的所需属性、指标和最低绩效标准列于表 20.2[14]。为了有助于监测项目实施和达到这些标准，2005 年 CDC 和 CSTE 制定了地方和州卫生部门技术指南[15]。这些指南文件的重点是：

- 特定地区取得成功所需的基本结构需求
- 取得成功的过程需求或需采取的步骤
- 结果评估和成功评价

表 20.2　美国疾病预防控制中心制定的绩效属性、最低绩效指标和达到最高绩效指标之活动

| 属性 | 最低绩效指标 | 达到认可的绩效之活动示例 |
| --- | --- | --- |
| 准确性 | | |
| 　州间 | 重复病例报告≤5% | 参加日常州之间的重复报告审核<br>进行州之间的病例相互报告 |
| 　州内 | 重复病例报告≤5%<br>监测报告匹配不正确≤5% | 核实患者关键身份标识的准确性<br>评估匹配计算的正确性 |
| 病例发现的完整率 | 在某诊断年内向公共卫生部门报告诊断的病例≥85% | 包括多种来源（如医务人员、实验室、人口统计）的报告 |
| 病例报告的及时性 | 在诊断后 6 个月内向公共卫生部门报告诊断的病例≥66% | 电子报告<br>通过实验室报告驱动的主动监测 |
| 危险因素确定 | ≥85% 病例（或用确定 HIV 暴露高危因素的代表性样本） | 医务人员培训<br>患者和医务人员风险评估工具<br>与其他公共卫生数据库的危险因素信息相匹配 |

　　此等技术指南的一个例子涉及州内的多次审查。结构需求是监测项目有数据处理程序记录并得到实施以及有记录链接的工具。过程需求包括审查的频次（每月）。结果评估是辖区内数据中重复记录的病例少于 5%。

　　虽然有进行 HIV 监测的国家标准，但在如何实施方面，各项目则有明显不同。项目从州卫生部门非常集中的操作系统到以依靠县级卫生部门的分散系统实施基本的监测活动，如病例发现、资料收集和数据输入等。

　　HIV 病例报告使用已有的病例报告表格，但是，有些州根据当地的需要对该表进行了修改[16]。不管使用哪种表格，所有的州都使用标准化电子报告监测软件。为了符合给 CDC 报告的要求，病例必须有一套最低数据元素：①名字的桑迪克斯代码（Soundex code，非独特的四位数代码）；②出生日期；③性别；④种族/民族；⑤诊断日期。如果患者被报告死亡，需有死亡日期。

## 实验室报告和监测

　　CDC 建议报告所有 HIV 感染者的病毒载量和 CD4 计数[17]。自 2012 年 9 月开始，75% 的州以及哥伦比亚特区和波多黎各要求报告所有 CD4 检测结果，78% 的地区要求报告所有病毒载量检测结果。将直接来自实验室的个体 HIV 相关实验结果（如 HIV 抗体阳性确认结果、病毒检测结果和 CD4 细胞计数）报告给监测项目，能有助于达到关键的监测目标并有利于病例的及时发现[18]。应用实验室结果来确定新病例有利于关注度更高的现场调查，如可以通过电子方式或通过现场调查完成的病历摘要法（medical chart abstraction）可促进医务人员报告病例。实验室报告已成为获知新病例和 HIV 病例分期的最常见机制。例如，如果报告 CD4 细胞计数 < 200 或 < 14%，可作为 3 期 HIV 疾病。实验室结果也可用于帮助 HIV 感染者的分期诊断，监控新诊断患者的治疗情况，估计不符合治疗需求的水平和评估社区人群病毒载量（community viral load）。

"满足需求"或"治疗"被 HRSA 定义为有病毒载量、CD4 细胞计数、一年期间有抗病毒治疗处方[19,20]。在监测记录里缺乏这些结果意味着患者"未满足需求"、未接受治疗、已死亡或正在其他行政区接受治疗。"治疗"和"未接受治疗"的区域监测可用于评估与患者治疗有关的项目效果，并提供计划目标所需的未满足需求的总体指标。

社区人群病毒载量是某特殊人群病毒载量的综合指标[21]。现已建议将其作为评价 HIV 感染者获得治疗，符合监测治疗指南，减少社区层面的免疫抑制和评估社区人群相对传染性成功与否的指标。

完整收集实验室结果，包括所有以前医学记录的 HIV 试验阴性检查，有助于将新诊断的病例确定为真正的事件病例（truly incident cases）或处于 HIV 感染初期。新的感染，特别是高病毒载量者，被认为是大量新 HIV 传播的原因，特别是感染者不知道其 HIV 感染状况时[22]。

现在正在不断努力实施向卫生部门报告的电子化实验室报告。这是监测项目提高管理大量实验室报告效率的管理工具。但是，由于提高了效率，电子化实验室报告的工作量有了改变，从实验室报告的人工审核和数据输入，发展为需要高技术人才处理的更复杂的电子数据质量程序。此外，电子实验室数据质量对 HIV 监测（例如，解决管理输入电子数据所需的技术以及管理电子实验室数据的人员需求）产生新的挑战，以及为保证资料质量而开展的其他评价活动；有关向美

国公共卫生部门的电子报告，详见第 29 章。

## 记录链接

HIV 资料可以连接到其他公共卫生数据库，用来评估综合质量，检查个体数据元素的正确性，确定病例并采取公共卫生行动，如提供伙伴服务[15,23]。此等链接的频次根据项目资源和发病水平以及匹配的效果而定。所有 HIV 登记资料应与州死亡登记机构进行链接，至少每年一次。与 HIV 数据链接的其他数据库包括出生登记（可以显示儿童的围生期暴露），结核病监测数据库以及肿瘤登记。

大部分出生登记、死亡登记、结核病和癌症登记是州卫生部门工作的一部分，故纳入州 HIV 监测项目相对容易。一份关于每个项目相应责任，涉及配套条件、说明活动所需的最少数据、数据用途、数据储存以及活动结束后数据处理的书面协议有助于确保维护数据的安全。

## 病例住址

在 HIV 诊断时病例的居住地应归属到城市、县和州，然后在发展到艾滋病第 3 期时再归属到相应的地区。HIV 诊断时的居住地意味着很可能是感染（传播）发生的地方。但是，由于第 3 期 HIV 疾病还被用于 RWHAP 基金的划拨，必须收集在疾病恶化时的居住地资料作为计算基金分配的依据。由于 HIV 疾病呈慢性化特点，故知道当前居住地的情况越来越令人满意。知道目前的居住地能够估算某地区疾病流行的负担，并能用于评估 HIV 相关服务和检测社区人群病毒载量的相关需求。实际上获得准确的住址是困难的，因此监测项目必须对迁入辖区者和迁出辖区者进行追踪。CDC 帮助各州进行州际间的重复审核，改善病例居住地资料的收集，但这些工作是否能确定当前的居住地还需进行评价。

## 危险因素的确定

对所有新诊断的病例应收集 HIV 感染的个人危险因素，包括性行为、注射吸毒、来自已知 HIV 感染捐赠者的输血和器官移植，或 HIV 感染母亲所生的婴儿。遗憾的是，确定 HIV 感染危险因素变得越来越困难[24]。然而，由于有助于为预防方案提供信息，故对该信息的需求仍然很高。

根据病史和生物学上可能的传染途径，对危险因素的指定 HIV "传播类别" 进行了划分。然而，国家仍致力于能展示更综合的 HIV 传播模式。"暴露类型" 表达了个体被记录有可能暴露于 HIV 经历的所有风险。就像传统的 "传播类别" 分类，暴露类别是互相排斥的，也就意味着每个人仅有一个类别。然而，上述的这种分类，可让读者明白可能感染 HIV 的所有方式。密歇根州在 2009 年 1 月开始使用这些分类[25]。

美国疾病预防控制中心和 CSTE 已制定国家指南，以帮助发现和确定危险因素，如患者和医务人员使用的危险因素评估工具。在密歇根州，增加收集危险因素信息的方法包括对监测人员和医务人员进行训练，使其了解危险因素的重要性以及怎样使用这些信息。为了最大限度地收集危险因素，监测人员应列出还未确定风险的病例清单给现场调查的机构和医务人员，与现场人员讨论自最初病例报告表格完成后，他们有无 HIV 传播的已知危险行为。由于医学记录中记载的危险因素差别较大，因此现场有一个专门的联系人进行更新可能更为有效。然而，应对医学记录进行审查，危险因素信息往往在社会工作者和 "既往史和体检" 部分易于发现。性传播疾病记录也可显示传播方式的信息，但获取这些记录的工作必须与搜索的成果相权衡。在许多州，包括密歇根州，使用同伴服务人员收集的信息来确定传播方式。例如，如果一个还没有传播方式的男人报告说有一个或多个其他男人作为伴侣，则这种信息可以用于确定风险。监测人员面对面的访谈虽在过去较为常见，但是很费人力，故在常规实施前应对其有效性进行评估。

## 安全和保密

安全和保密在 HIV 监测工作中十分重要，这是由于：①身份识别信息可保持数十年；②登记册包括有关性行为和潜在的违法行为等私人敏感信息；③这些行为中的一些受到社会指责；④维护对信息提供者和社区的信赖是系统成功的基础。CDC 和 CSTE 已制定了指南 [ HIV/AIDS 监测规划技术指南，第三卷，安全和保密指南（Technical Guidance for HIV/AIDS Surveillance Programs, Volume Ⅲ, Security and Confidentiality Guidelines）]，辖区和相关部门必须遵照实施以保持 HIV 监测经费[26]。这些指南包括保密和安全规程需求目录清单，内含 5 个指导原则和评估规程依从性的 35 项要求。将安全和保密工作落实到日常工作，每年强制性开展保密培训是标准操作程序的组成部分。密歇根州发现，收集现实生活中的趣闻轶事，并将其用作讨论的情景可使培训更有意义，参见第 39 章和第 40 章。

## HIV 监测系统资料的使用

HIV 监测资料有多种用途，包括测定：①HIV 感染的发生率和患病率；②HIV 疾病的分期；③HIV 相关疾病发病率和死亡率；④HIV 传播和高危人群的动态变化；⑤新诊断感染者的病毒耐药水平。这些资料可用于制定预防干预措施并评估其效果，对社会和医疗服务机构的资金分配，根据病毒耐药性资料提出治疗建议，有利于获得医疗、社会和预防服务。此外，通过立法强制链接全国报告的 HIV/AIDS 病例与每年分配的 20 多亿美元艾滋病防治 RWHAP 基金[5]。所有这些所用的监测资料要求持续尽可能保持最高的准确性,有关病例监测资料的分析和解释,可参见第 35 章。

# 密歇根州 HIV 监测的发展

密歇根州的艾滋病监测系统于 1986 年在底特律启动。当时在该地的工作人员驾车 10 分钟就可以到医院访视大多数艾滋病患者。在医院建立了与感染预防专家的定期联系方式。现场访问的频次由每个地点保存的文档和收到的不同时间报告类型来决定。监测变量包括站点报告的及时性、确定的危险因素水平、卫生部门在无激励情况下报告病例的意愿。既有站点工作人员的变化,也有卫生部门的变化,故站点访视非常必要。其他搜索患者的方式包括根据死亡证明来搜索艾滋病、HIV 感染或更常见的机会性感染。对于通过死亡证明初步认定许多艾滋病病例的医院,应提高对此病的关注。

20 世纪 90 年代,虽然 HIV 感染者的医疗保健转到门诊部,但使用的监测技术相同,包括:①确定报告病例的接触者;②审查确定 HIV 感染者的方法;③建立定期电话访问和现场访问的计划;④决定由谁来填写病例报告表格。患者在一个地方(如在社区组织、医院急诊室、医师诊室)检测并到其他地方治疗,在过去不常见,而现在较为常见。密歇根州社区卫生局(MDCH)HIV 监测规划认为,任何地方的 HIV 检测和(或)HIV 感染者治疗的报告全部提供给监测系统,可提高报告的完整性。追溯报告的来源,为填写病例报告表格提供信息,从而提高效率。但是,由于监测正将重点转向新感染,故需权衡获得首次 HIV 试验阳性的目的。

MDCH 解释的密歇根州疾病报告规定为:任何治疗 HIV 感染者的医师有报告病例的责任。这有助于确保报告的完整性,而且工作人员有目前个体的治疗信息。此外,建立"买入(buy-in)"制度和报告人员之间的合作非常重要。至少,报告者应定期收到统计摘要。这通过群发邮件,将其他数据用户也包括在内,就可有效地完成这一工作。

监测工作人员必须获得提供者(医务人员)的信任,了解其管辖范围和相关部门的保密法规。这包括对以监测目的向卫生部门报告病例有特殊豁免权的《美国健康保险携带和责任法案(HIPAA)》的了解。许多卫生部门发现讨论以标准信函形式的监测豁免文件非常有用。

建立报告病例者和使用数据者以及受累社区之间的关系,有助于强化主动监测规划的能力。例如,当黑人社区流行增加时,MDCH 建立与关键黑人卫生领导人和医师之间的联系。为完善组织机构的闭环管理(一种反馈机制),工作人员应与关键的男同性恋组织领导人联系。这些关系有助于建立信任,并让监测工作人员明白连续不断的社区问题可能会影响监测。

## 围生期暴露于 HIV 儿童的报告

鉴别围生期暴露的婴儿是否感染非常重要,但需要大量资源。对围生期 HIV 暴露儿童进行监测的潜在障碍可能是报告规定的文字表达,因正在进行的监测尚不能确定其为 HIV 感染。CSTE 在 2002 年通过了立场声明,支持对暴露的儿童在其血清学状态确认前进行报告[27]。许多州已增加了将新生儿暴露 HIV 作为应报告的事件。大约 20% 的州要求 HIV 感染妇女在诊断为 HIV 感染后妊娠进行报告。2010 年 CSTE 通过立场声明建议管辖区域和有关部门将"妊娠和 HIV 感染"纳入当地公共卫生部门报告要求中[28]。这项规定是仿效乙型肝炎病毒和梅毒感染者妊娠应报告以预防对新生儿的传播。

在密歇根州,"传染病条例(the Communicable Disease Rules)"允许围生期 HIV 暴露儿童作为"疑似病例"报告。这些条款允许密歇根州的医师报告围生期 HIV 暴露的儿童,因为这样的暴露被认为是"疑似病例"。未感染母亲所生的儿童如确定为 HIV 新感染病例,则非常罕见,可能是性途径、其他吸毒途径、早期性行为和(或)注射吸毒的结果。同样,他们作为对公共卫生有重要意义的病例,应分别进行个案调查。有几个州已扩大法律授权对认为有公共卫生意义的任何疾病进行公共卫生监测。

## 数据管理

维护数据库是收集 HIV 数据的重要部分。定期的资料清理应该是日常工作的一部分。在密歇根州按季度进行统计。在这些报告的准备过程中,使用标准的清理程序。为了识别潜在的重复,生成与桑迪克斯代码(四位数代码)和出生日期相匹配的病例列表。检错部分包括使用标准分析程序,打印病例的疑似出生信息、州识别码、死亡信息、其他可疑诊断信息和人口统计信息。分为两个步骤,首先抽出原始病例报告表格,并对其进行比较,再删除重复和纠正错误。根据对资料请求响应所显示的错误,制定其他资料清理计划。

密歇根州监测系统通过多种方法来管理病例重复报告(如来自于患者提供的 HIV 相关治疗的但由不同 HIV 相关医务人员开具的病例报告,来自实验室的重复 CD4 和病毒载量检测结果和(或)州际间的病例相互通报),包括保留多个姓名、多个出生日期的信息,以及必要时保留多个社会保险号的信息,还包括寻找登记册上的人。密歇根州的项目提示,如果地方法律允许,应考虑保留"非病例卷宗"。这个卷宗有已填写的纸质病例报告表,但后来发现没有感染。不应销毁这些病例报告表,而是按照病例保密和安全规定,保留这些卷宗,以防该人再次出现疑似诊断情况而要求治疗。

## 监测评价

高质量的数据对制定预防规划和设计治疗项目至关重要。CDC 正在实施国家计划来评价国家和州(地方)层面的 HIV 监测系统的绩效。

应按照 CSTE/CDC 指南(表 20.2)进行及时性和完整性评估。及时性和完整性是监测国家和地方确保正确病例计数和准确解释数据的关键变量。此外,州或市可使用及时性的计算来提示哪些报告点可通过监测人员的访问而获利。

数据质量也可通过验证关键分析变量来评估,通过分析变量的频次来确定。例如,种族、性别、年龄、诊断时的住址、HIV 感染诊断日期和发展为第 3 期的日期,以及 HIV 传播类型在许多分析中的使用。因此,重视指标的准确性非常重要。患者姓名也是重要的变量,因其可用于排除重复报告。

## 常规分析

密歇根州的经验认为 CDC 也应推荐进行常规分析以评估当地的流行状态,包括分析目前的预防和下列趋势:①新诊断的 HIV 感染者;②进展到第 3 期的病例;③在初次诊断 HIV 后 1 个月内("同时诊断")报告第 3 期患者的数量和比例。如果分析显示新诊断 HIV 感染者同时或此后不久并发第 3 期 HIV 疾病的比例高(多于 1/4),这可能显示感染患者未能及时做出早期诊断,应努力增加常规试验[29,30]。通过确定初次诊断为 HIV 感染第 3 期的患者数的趋势,来评估患者的进展。

如图 20.1 所示,可在初次 HIV 感染后的不同时间被诊断,在感染与诊断之间以及诊断与报告之间的时间差别可能较大。因此,报告病例数的趋势并不代表新诊断病例的趋势,也不代表新感染数的趋势。在国家层面,因报告延迟,HIV 感染资料可以用调整过的或未调整的诊断日期来呈现[9,31]。

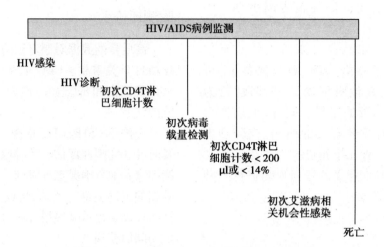

**图 20.1**　HIV 感染/艾滋病病例监测的哨点事件

各州可以使用 CDC 提供的软件程序调整其报告延迟的资料,并分析其随着时间而变化的趋势。密歇根州正是这样做的,并每年提供年度诊断的趋势[29]。新 HIV 诊断的趋势提示哪些人正被诊断,并作为发病率的替代指标,实际上应该代表新的感染。新感染不同于新诊断,这些最近诊断的感染者中仅有小部分可能是最近感染的。

## 常规检测与 HIV 报告

底特律地区的资料分析表明,在 HIV 感染者诊断后 6 个月内报告的首次 CD4 细胞计数,其中大约 50% 的患者首次 CD4 细胞计数<200/µl。被诊断为 HIV 感染的妊娠妇女 CD4 细胞计数比没有妊娠的妇女和男人高。证据表明妊娠妇女的常规检测是早期诊断的主要影响因素[32]。这样的分析支持增加定期 HIV 试验的政策改变,以便感染能尽早被发现,改善感染者的预后并为预防后续传播提供机会。

## 数据发布

关于如何最有效传播数据并使其对报告者有用的创造性思维,会加强监测项目与报告者之间的关系,并明显增加它的关联度。

例如,可以制作州、市或都市区的幻灯片以便使用。跟踪数据需求并将重复的需求并入常规数据发布是有益的。监测项目应准备快速应答来自卫生保健机构、地方卫生部门、社区组织、艾滋病服务组织和学者要求获得相关数据的请求。由于建立和维持与相关社区和提供者的关系很重要,故向重要伙伴直接和持续传播数据很关键。CDC 和 HRSA 已制定了总体流行概要指南,强调预防和治疗的计划需求[33]。这些指南应适合州或市防治规划的需求并能反映当地诉求。制定指南非常耗时,但如果制定得当,就能成为流行病学数据的巨大来源,并能对其他数据需求做出反应。

如果有充足的工作人员可供使用,可将工作人员派到项目小组(如 HIV 预防社区计划小组,建议 RWHAP 基金如何分配和使用的计划委员会),充分利用所收集的 HIV 数据。监测工作人员需训练小组成员如何解读数据,以便做出知情决策。这些工作人员能够使计划小组特别关注某个州、县或市的流行情况,而非正受到国家关注的或个人兴趣影响小组成员的人口统计学的高危人群。

## 补充的 HIV 监测和未来方向

直到最近,生物医学技术才能满足区分 HIV 以前感染还是最近感染,因此 HIV 监测主要是监测患病率。更新的血清学检测方法使建立一个系统来区分人群中 HIV-1 是近期感染还是以前感染成为可能[34,35]。此外,对特殊的 HIV 基因型突变(耐药类型)的监测表明相关感染的聚集性,并监测主要 HIV 病毒株随着时间而变化,还可以监测被治疗个体的传播率。

HIV 监测面临改善实验室诊断的机遇和挑战。高敏感度和特异度的快速 HIV 抗体试验在 HIV 检测中的应用不断增加。高特异度的快速 HIV 试验可以作为初始 HIV 快速阳性试验的替代确证方法,不需要实验室确认,简便、快速和准确,甚至在低流行地区可作为确证试验(或确认血清学阴性)。根据卫生部门报告规定,这套试验结果可以不报告给卫生部门。此外,在早期血清转化期间比斑点杂交法更敏感的试验方法已开始使用,从而不再依赖传统的实验室检测来确定 HIV 感染病例而做出诊断。重点依靠实验室常规报告和特异性高的斑点杂交法来确定新病例的监测系统,需增加与报告者的互动,确保完成报告。

病例监测旨在监测 HIV 感染谱(图 20.1)。历史上,当死亡和艾滋病是这次流行的初始表现时,艾滋病监测开始于这个感染谱的最右端。当流行发生变化时,对早期临床表现(与图 20.1 左侧对应的部分)的监测需求已逐渐得到重视。HIV 行为监测监控 HIV 高危人群的行为(参见这个图的左侧)[36,37]。临床监测工作(如医学监测计划)[37,38]比核心监测能检出更广的临床表现谱。除了行为监测和临床监测之外,对图 20.1 显示的整个疾病谱的完整监测对由监测数据提供依据的两个主要活动(预防和治疗)至关重要。预防计划最好通过了解流行的"前沿"来设计。在感染者免疫系统完整时对其进行治疗易获得成功。持续监测免疫状态(如 CD4 细胞)可显示早期检测和治疗取得成功。

美国开展的 HIV 监测取得的经验教训是其他任何传染病监测系统无法相比的。作为一个复杂疾病和政治性问题,HIV 感染对公共卫生监测构成极大挑战。这种传染病很长时间才表现出临床症状,对确定感染事件具有挑战性。与其他疾病一样,其最大的影响是被剥夺权利,使得筹捐资金发生困难。监测系统形成的政治环境导致系统脱节,在首例病例报告后 30 年仍阻止出版综合性国家报告。州和市监测项目必须继续工作,相互支持,CSTE 与 CDC 提高和保持较高的数据准确性是结束这种疾病流行的重要工作。

**(潘会明　译,周祖木　校)**

## 参考文献

1　Gallo RC, Sallahudin S, Popovic M, et al. Frequent detection and isolation of cytopathic retroviruses (HTLV-III) from patients with AIDS and at risk for AIDS. *Science* 1984;224:500–3.

2　Barre-Sinoussi F, Chermann JC, Rey F, et al. Isolation of a T-lymphotropic retrovirus from a patient at risk for acquired immune deficiency syndrome (AIDS). *Science* 1983;220:868–71.

3　Centers for Disease Control and Prevention. Update: Public Health Service Workshop on human T-lymphotropic virus type III antibody testing—United States. *MMWR Morb Mortal Weekly Rep* 1985;34: 477–8.

4　Hall IH, Song R, Rhodes P, et al.; and the HIV Incidence Surveillance Group. Estimation of HIV Incidence in the United States. *JAMA* 2008;300:520–9.

5　The Ryan White HIV/AIDS Program. Available at: http://hab.hrsa.gov. Accessed October 15, 2012.

6　Fraser DW, Tsai TR, Orenstein W, et al. Legionnaires' disease: description of an epidemic of pneumonia. *N Engl J Med* 1977;297:1189–97.

7　Fairchild A, Bayer R, Colgrove, J, Wolfe D. *Searching Eyes: Privacy & the State and Disease Surveillance in America.* Berkeley, CA: University of California, 2007.

8　Burris S. Surveillance, social risk, and symbolism: framing the analysis for research and policy. *J AIDS* 2000;25:S120–S127.

9　Centers for Disease Control and Prevention. *HIV Surveil-*

*lance Report, 2008*, vol. 20. Atlanta, GA: CDC, 2010.

10 Centers for Disease Control and Prevention. 1993 Revised classification system for HIV infection and expanded surveillance case definition for AIDS among adolescents and adults. *MMWR Recomm Rep* 1992;41(RR-17):1-19.

11 Centers for Disease Control and Prevention. Revised surveillance case definitions for HIV infection among adults, adolescents, and children aged <18 months and for HIV infection and AIDS among children aged 18 months to <13 years—United States, 2008. *MMWR Recommend Rep* 2008;57(RR-10):1-8.

12 Council of State and Territorial Epidemiologists. *Revisions Recommended for the Surveillance Case Definition for HIV Infection.* CSTE Position Statement 12-ID-05. Atlanta, GA: CSTE, 2012. Available at: http://www.cste.org/ps2012/12-ID-05FINAL.pdf. Accessed December 11, 2012.

13 Lindegren ML, Steinberg S, Byers RH Jr. Epidemiology of HIV in children. *Pediatr Clin North Am* 2000;47: 1–20.

14 Centers for Disease Control and Prevention. CDC Guidelines for national human immunodeficiency virus case surveillance, including monitoring for human immunodeficiency virus infection and acquired immunodeficiency syndrome. *MMWR Recomm Rep* 1999;48:1–27.

15 Centers for Disease Control and Prevention and Council of State and Territorial Epidemiologists. *Technical Guidance for HIV/AIDS Surveillance Programs.* Vol. I. *Policies and Procedures.* Atlanta, GA: CDC, 2005.

16 Michigan Department of Community Health. *HIV Adult and Pediatric Case Report Forms and Instructions.* Lansing, MI: MDCH. Available at: http://www.michigan.gov/mdch/0,4612,7-132-2940_2955_2982_46000_46005—,00.html. Accessed October 29, 2012.

17 Council of State and Territorial Epidemiologists. *Laboratory Reporting of Clinical Test Results Indicative of HIV Infection: New Standards for a New Era of Surveillance and Prevention.* CSTE Position Statement 04-ID-07. Atlanta, GA: CSTE, 2004, Available at: http://www.cste.org/ps/2004pdf/04-ID-07-final.pdf. Accessed October 15, 2012.

18 Klevens RM, Fleming PL, Li J, Karon J. Impact of laboratory-initiated reporting of CD4$^+$ T lymphocytes on U.S. AIDS surveillance. *J AIDS* 1997;14:56–60.

19 Target Center. *A Practical Guide to Measuring Unmet Need for HIV-Related Primary Medical Care: Using the Unmet Need Framework.* Available at: http://careacttarget.org/content/practical-guide-measuring-unmet-need-hiv-related-primary-medical-care-using-unmet-need. Accessed October 29, 2012.

20 Department of Health and Human Services, Panel on Antiretroviral Guidelines for Adults and Adolescents. *Guidelines for the Use of Antiretroviral Agents in HIV-1-Infected Adults and Adolescents.* Rockville, MD: AIDSinfo, 2009. Available at: http://www.aidsinfo.nih.gov/ContentFiles/AdultandAdolescentGL.pdf. Accessed October 15, 2012.

21 Das-Douglas M, Chu P, Santos GM, *et al.* Decreases in community viral load are associated with a reduction in new HIV diagnoses in San Francisco. In: *Proceedings of the 17th Conference on Retroviruses and Opportunistic Infections (CROI) San Francisco, CA, February 16–19, 2010.* New York, NY: AIDSmeds, 2010.

22 Marks G, Crepaz N, Janssen RS. Estimating sexual transmission of HIV from persons aware and unaware that they are infected with the virus in the USA. *AIDS* 2006;20:1447–50.

23 Centers for Disease Control and Prevention. Recommendations for partner services programs for HIV infection, syphilis, gonorrhea, and chlamydial infection. *MMWR Recomm Rep* 2008;57(RR-09):1–63.

24 McDavid K, McKenna MT. HIV risk factor ascertainment: a critical challenge. *AIDS Patient Care STDs* 2006;20:285–92.

25 Michigan Department of Community Health. *Quarterly HIV/AIDS Report, Michigan January 2009.* Lansing, MI: MDCH. Available at: http://www.michigan.gov/documents/mdch/Jan_2009_265353_7.pdf. Accessed October 15, 2012.

26 Centers for Disease Control and Prevention. *Technical Guidance for HIV Surveillance Programs.* Vol. III. *Security and Confidentiality Guidelines.* Atlanta, GA: CDC, 2006. Available at: http://www.cdc.gov/hiv/topics/surveillance/resources/guidelines/guidance/index.htm. Accessed October 15, 2012.

27 Council of State and Territorial Epidemiologists. *Surveillance for Perinatal HIV Exposure.* Position Statement 02-ID-04. Atlanta, GA: CSTE, 2002. Available at: http://www.cste.org/position%20statements/02-ID-04.pdf. Accessed October 15, 2012.

28 Council of State and Territorial Epidemiologists. *Inclusion of "Pregnancy and HIV Infection" in Public Health Reporting.* Position Statement 10-ID-02. Atlanta, GA: CSTE, 2010. Available at: http://www.cste.org/ps2010/10-ID-02.pdf. Accessed October 15, 2012.

29 Michigan Department of Community Health. *Annual Review of HIV Trends in Michigan (2004–2008).* Lansing, MI: MDCH, 2010. Available at: http://www.michigan.gov/documents/mdch/MIReport10_Final_325200_7.pdf. Accessed October 15, 2012.

30 Branson BM, Handsfield HH, Lampe MA, *et al.* Revised recommendations for HIV testing of adults, adolescents, and pregnant women in health-care settings. *MMWR Recomm Rep* 2006;55:1–17.

31 Green TA. Using surveillance data to monitor trends in the AIDS epidemic. *Stat Med* 1998;17:143–54.

32 Wotring LL, Montgomery JP, Mokotoff ED, *et al.* Pregnancy and other factors associated with higher CD4 + T-cell counts at HIV diagnosis in Southeast Michigan, 1992–2002. *MedGenMed* 2005;7(1):1.

33 Centers for Disease Control and Prevention and Health Resources Services Administration. *Integrated Guidelines for Developing Epidemiologic Profiles: HIV Prevention and Ryan White CARE Act Community Planning.* Atlanta, GA: CDC, 2004. Available at: http://www.cdc.gov/hiv/epi_guidelines.htm. Accessed October 15, 2012.

34 Janssen RS, Satten RS, Stramer SL, *et al.* New testing strategy to detect early HIV-1 infection for use in incidence estimates and for clinical and prevention purposes. *JAMA* 1998;280:42–8.

35 Lee LM, McKenna MT. Monitoring the incidence of HIV infection in the United States. *Public Health Rep* 2007;122:(Suppl. 1):72–9.

36 Gallagher KM, Sullivan PS, Lansky A, Onorato IM. Behavioral surveillance among people at risk for HIV infection in the U.S.: the National HIV Behavioral Surveillance System. *Public Health Rep* 2007;122(Suppl. 1):32–8.

37 Lansky A, Sullivan PS, Gallagher, KM, Fleming PL. HIV behavioral surveillance in the U.S.: a conceptual framework. *Public Health Rep* 2007;122(Suppl. 1): 16–23.

38 Centers for Disease Control and Prevention. *The Medical Monitoring Project*. Atlanta, GA: CDC, 2010. Available at: http://www.cdc.gov/hiv/topics/treatment/mmp/index.htm. Accessed October 15, 2012.

# 第 21 章　转型国家 HIV/AIDS 监测

## 第一节　印度 HIV/AIDS 监测

Rubina Imtiaz[1], Renu Garg[2], & Madhulekha Bhattacharya[3]

[1] 美国佐治亚州,亚特兰大,美国疾病预防控制中心全球卫生中心,全球 HIV/AIDS 部

Division of Global HIV/AIDS, Center for Global Health, Centers for Disease Control and Prevention, Atlanta, GA, USA

[2] 印度新德里,世界卫生组织/东南亚办事处,传染病部 HIV 科

HIV Unit, Department of Communicable Diseases, WHO/SEARO, N. Delhi, India

[3] 印度新德里,印度国立卫生和家庭福利研究所

National Institute of Health and Family Welfare, N. Delhi, India

## 概况

1986 年印度金奈报告了首例获得性免疫缺陷综合征(AIDS,艾滋病)病例。目前,监测表明印度的 HIV 疾病负担位居全球第三,2007 年估计 HIV/AIDS 活存人数有 231 万人(范围在 180 万 ~ 290 万)[1]。其中 39% 为女性,60% 分布在印度东北部(曼尼普尔邦、米佐拉姆邦和那加兰邦)和南部(安得拉邦、卡纳塔克邦、马哈拉施特拉邦和泰米尔纳德邦)的 7 个高流行邦(图 21.1.1)。1992 年成立了印度卫生和家庭福利部所属的国家艾滋病控制组织(NACO),负责制定政策,提供技术和操作指南,并为 HIV/AIDS 监测活动募集资金。35 个邦都成立了邦艾滋病控制协会(SACS),作为 NACO 下属的邦层面基金和执行机构,负责实施邦层面包括监测在内的所有 HIV/AIDS 活动。国家和地区政府机构、外部多边/双边合作伙伴以及非政府组织(NGO)为活动开展提供其他支持。

影响 HIV/AIDS 在印度流行的因素包括各类高危人群的规模、行为、分布、疾病负担及其与桥梁人群、普通人群的接触互动[2]。桥梁人群是指与高危人群密切接触的、易感染 HIV 的高险人群。他们通常是性工作者的客户。在印度卡车司机和流动人口是主要桥梁人群,因其有流动性,故对疾病监测构成特殊的挑战[3]。对危险行为、HIV 感染以及出现特征性疾病的监测有助于更好地了解印度 HIV 流行的复杂性,便于识别不同人群不同流行率的多种亚流行(multiple subepidemics)。虽然普通人群中成人 HIV 感染率估计很低(0.34%),但是在女性性工作者(FSW)及其客户,静脉吸毒者(IDU)和男男同性恋(MSM)者中感染率仍然很高(5% ~ 50%)[1]。然而,如上所述,地域分布也有很大差异。虽然国家整体 HIV 流行率呈下降趋势(尤其是在南部各州),但局部地区的 HIV 感染率仍然居高不下。虽然可以通过各种调查和监测来估计流行率,但印度 HIV 感染率资料有限。某些地区 HIV 高流行率人群(如旁遮普邦、喀拉拉邦和西孟加拉邦的注射吸毒者以及某些城市地区的男男同性恋)的出现引起了高度关注。

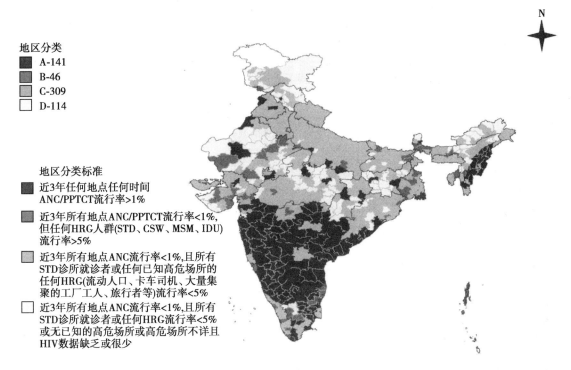

N

地区分类
- ■ A-141
- ▨ B-46
- ▨ C-309
- □ D-114

地区分类标准
- ■ 近3年任何地点任何时间 ANC/PPTCT流行率>1%
- ▨ 近3年所有地点ANC/PPTCT流行率<1%,但任何HRG人群(STD、CSW、MSM、IDU)流行率>5%
- ▨ 近3年所有地点ANC流行率<1%,且所有STD诊所就诊者或任何已知高危场所的任何HRG(流动人口、卡车司机、大量集聚的工厂工人、旅行者等)流行率<5%
- □ 近3年所有地点ANC流行率<1%,且所有STD诊所就诊者或任何HRG流行率<5%或无已知的高危场所或高危场所不详且HIV数据缺乏或很少

图 21.1.1　印度 HIV 流行分布图(基于 2008 年 HIV 哨点监测数据)。ANC:产前门诊;CSW:商业性工作者;HRG:高危人群;MSM:男男同性恋;IDU:静脉吸毒者;PPTCT:预防母婴传播;STD:性传播疾病

最初的重点是检测和预防活动,但随着 HIV 发病机制和治疗方案信息的增多以及印度基础设施的改进,重点转向早期发现和抗病毒治疗(ART),这种疗法也有助于预防传播。2004 年 4 月 NACO 启动了对所有 HIV 感染者的免费抗病毒治疗[3]。大部分 HIV/AIDS 患者负担不起私立医疗机构抗病毒治疗的费用。而且,有关私立医疗机构的患者抗病毒治疗信息,如果有的话,一般也不报告给政府监测系统。其他转型国家所用的方法示例,如俄罗斯和南非的 HIV/AIDS 监测,分别参见第 21 章的第二节和第三节。

## HIV/AIDS 监测

HIV/AIDS 监测的目的:①发现新疫情,及时应对;②监测重点高危人群 HIV 流行趋势,评估干预效果;③开展疾病负担评估,预测 HIV 流行趋势,制定相应的干预措施。此外,还可以运用监测数据来监控高危行为的流行率及其分布。这些目标可通过医疗机构监测和社区调查来实现(表 21.1.1)。

近 25 年来,印度的 HIV 监测在覆盖面(地域和人群)、报告流程以及致力于监测活动的机构等方面有了很大进步。目前,印度的第二代 HIV 监测系统涵盖了 1190 个 HIV 哨点不同人群血清学监测、35 个邦(States)和联邦属地(Union Territories)的艾滋病病例监测、国家代表性重点高危人群危险行为监测调查(BSS)、所选地区生物-行为综合评估(IBBA)、4532 家综合咨询检测中心(ICTC)实验室检测数据以及试点地区抗反转录病毒耐药性调查等。另外,普通人群的家庭 HIV/AIDS 监测数据可从 2006 年第三次全国家庭健康调查(NFHS)获得[4]。印度这些监测方法的显著特征、优缺点,如表 21.1.1,以下章节将进一步讨论。

**表 21.1.1　2010 年印度 HIV/AIDS 监测方法**

| 方法 | 整体设计 | 范围和覆盖面 | 优点 | 缺点 |
|---|---|---|---|---|
| 1. 按照 WHO 病例定义艾滋病病例报告[4]（包括艾滋病死亡）来报告晚期感染（临床病例定义） | 医疗机构监测 | 印度能做 HIV 诊断的所有医疗机构和医院（咨询检测门诊、ART 门诊、结核病门诊） | 了解艾滋病相关死亡和共病；了解艾滋病例的年龄、性别以及传播途径；制订艾滋病关怀和治疗服务计划 | 漏报；迟报；无排除重报的机制；汇总数据分析受限 |
| 2. HSS 报告实验室确诊的 HIV 感染 | 每年在选定的监测哨点开展为期 3 个月的客户抽样监测 | 在印度 622 个地区中的 589 个，确定 1190 个哨点进行监测 | 监测高危人群 STI 和 HIV 流行趋势；测量重点人群 HIV 流行率（生物学）；使用 HSS 数据模型估算国家 HIV 疾病负担 | 主要适用于城市和城郊；选择偏倚；非概率抽样；数据可在邦层面获得，但在区层面则否 |
| 3. 行为监测调查及综合生物-行为评估 | 采取概率抽样法每 3~5 年进行一次社区调查 | 25 个邦的城市和农村地区 | 测量重点人群高危行为的程度和趋势；预测流行轨迹；制订预防干预计划；评估对高危行为的干预效果 | 价格高，花费人力多，后勤保障困难；数据可在邦层面获得，但在区层面则否 |
| 4. 人群血清学调查 | 同 2006 年全国家庭健康普查联合开展调查 | 所有邦 | 评估普通人群的 HIV 流行率 | 价格高，花费人力多，每年进行后勤保障有困难；无地区专有数据 |
| 5. 实验室数据报告和抗反转录病毒耐药性监测 | 医疗机构监测和检测（在 ICTC 或更高级别实验室开展） | 可报告 HIV 快速检测结果的 4532 家 ICTC；在 4 个城市进行试点调查 | 标记高危人群、检测咨询的转诊或自我转诊（self-referred）及其 HIV 感染状态；监控 ART 药物耐药性，评估当前药物适用性 | 数据不完整且未经验证；数据流断裂；药物耐药性数据不具有普遍性 |

ART：抗反转录病毒；HSS：HIV 哨点监测；ICTC：综合咨询检测中心；STI：性传播感染；WHO：世界卫生组织

## 艾滋病病例和死亡报告

在艾滋病流行早期，印度要求各种政府医院的医务工作者报告艾滋病病例（包括死亡病例）。但是，这种报告机制并不完善，且过于复杂，报告机构多种多样，出现大量漏报迟报，严重限制了 SACS 和 NACO 对其的使用。此外，随着 HIV 检测和 ART 的普及，应首选艾滋病前期诊断。因此，1997 年有 4532 家 ICTC 上报 HIV 感染病例，从而取代了艾滋病病例报告，并可更及时、更全面地提供早期 HIV 感染以及在印度的分布等信息[5]。

印度大约有 200 家政府支持的 ART 治疗机构，为约 90 000 名登记的艾滋病患者提供免费治疗，并报告病例信息。这些机构将临床表现、机会性感染、治疗效果、死亡以及临床病例的实验室特征上报给 NACO。虽然整体上会有漏报，但这些数据在机会性感染类型、HIV 感染的临床进展以及生存率和死亡率估计方面有指导作用（有两家医院对

HIV 阳性群组进行连续多年的随访，但获得的后两种数据也非常有限）。

## 行为监测调查和生物-行为综合分析

新的监测策略还包括行为监测调查（BSS）和生物-行为综合分析（IBBA），前者测量影响 HIV 感染风险的行为因素（如对艾滋病的认知、安全套使用、性行为、性取向），后者测量行为数据，也可同时测量生物学数据（血液 HIV 和性传播疾病检测）。然而，通过概率学抽样方法获取行为学和生物学数据，既耗费人力又耗时。因此，这些调查较少进行，仅在某些高危人群集中的区域开展。为了收集 BSS 数据，2006 年 2000 余名受训调查人员使用标准调查表开展了为期 45 天的面对面调查。为获取全国危险行为相关数据，此次调查的对象有 97240 名，包括 FSW、MSM、IDU 的男性和女性，分布于城市、农村地区的普通人群。由于 2001 年和 2006 年所用的调查方法类似，故可将两者结果进行比较，结果发现从 2001 年至 2006 年，人们对 HIV/AIDS 传播、预防的认识以及医疗服务的可获得性均有所提高（从 22% 提升至 28%）。总的来说，15～49 岁年龄组中男性对艾滋病的了解比女性更为全面（男性 33%，女性 17%）。

2006 年，在 HIV 患病率较高的 6 个邦 29 个地区开展了两轮 IBBA，并于 2009 年在卡纳塔克邦的所有地区开展了随访[6]，调查对象包含 FSW 及其客户，MSM，跨性别者（transgender individuals），长途卡车司机以及 IDU 等。

改进 IBBA 的实施可通过以下途径：①优化和限制实验室检测量；②减少问卷调查表的数量，只问关键行为指标（无保护措施的性行为次数），从而在保持与以前调查的行为数据相一致的同时，达到监测目的；③按地理区域排序，这对了解流行整体情况（出现的高危行为、桥梁人群等）和追踪流行趋势非常重要；④确定调查的相关人群；⑤减少调查频率。例如，IBBA 可以交错进行，每年可以覆盖 1/3 的网点，3 年一个周期就可以覆盖到所有区域（不需要每年在所有地方开展调查）。很显然，行为数据对了解和制定干预措施至关重要，这些干预措施能全面解决引发疾病流行的重要社会因素问题[2]。

## 人群实验室监测数据和抗反转录病毒治疗监测

全国家庭健康调查（NFHS）是在印度境内对代表性家庭样本开展大规模、多轮次的调查，旨在收集社会、人口及健康信息（如疾病知识、收入水平）。受训的团队进行标准化调查并收集指定的生物样本（如 HIV 检测的血样等）。2006 年第三轮调查（NFHS Ⅲ）对 6 个 HIV 高发邦和 1 个低发邦的家庭进行抽样，其余邦合并后作为一个抽样单位来提供普通人群的 HIV/AIDS 流行率和危险因素数据[4]。2008 年，在那加兰邦开展了另一轮入户血清学调查[7]。这些调查为抽样地区提供了人群 HIV 流行率估计，并随后据此推测全国普通人群的 HIV 疾病负担。

上述的 4532 家 ICTC 是印度的主要检测咨询机构，遍布各级卫生单位。这些机构 2009 年 HIV 检测量达到 608 000 人次。卫生保健人员将怀疑或确认有高危行为者转介到 ICTC，当然，也有主动来 ICTC 要求 HIV 检测。ICTC 的 HIV 快速检测和咨询是由政府资助的免费项目。此外，209 家 NACO 资助的 CD4 检测点提供更先进的设备来监控登记的 HIV/AIDS 存活者的 ART 治疗需求。印度 HIV 耐药项目是以 WHO 的 HIV ResNet 项目为模板[8]，在印度南部对 ICTC、产前门诊以及 ART 对象开展基因分型检查以评估 HIV 耐药性的传播。在印度只有少数实验室有开展这类检测的资质，但 WHO 计划在资金问题解决后扩大项目范围。

## HIV 哨点监测案例研究

### 设计和选点

基于医疗机构的血清学监测（又称 HIV 哨点监测或 HSS）已成为印度 HIV/AIDS 监测的重要策略，并以上述讨论的其他资料作为补充。

HIV 血清学哨点监测始于 1994 年，有 55 家预选的城区产前门诊或"哨点"参加。最初，要监测有高危行为的"隐性"人群 [女性性工作者（FSW）、男男同性恋（MSM）、静脉吸毒者（IDU）] 是不可能的，因为他们遭受羞辱和动员

其接受 HIV 检测有困难[9,10]。相反，将前往产前诊所或 STI 诊所就诊的患者进行 HIV 检测则较为容易。第一批监测点只包含 1 个 FSW 监测点和 6 个 IDU 监测点。

1998 年，NACO 设立了全年开展的 HIV 哨点监测，并逐步将各种类型的监测点数量增至 1215 个，覆盖范围更广，目标人群种类更多（图 21.1.2）。最近的行为调查表明，尽管人们对最高危人群、HIV 阳性人群的歧视仍然存在，但已呈下降趋势。此外，随着感染者获得关爱和治疗的改善，到检测点的人数也有了增加。更有效的治疗以及公益宣传有助于增加哨点 HIV 检测的数量。

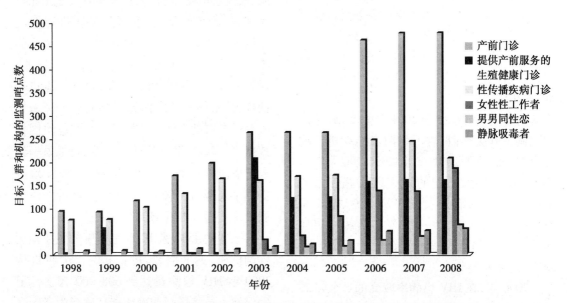

图 21.1.2　1998—2008 年印度目标人群和机构的 HIV 监测哨点演变

大多数 HIV 哨点监测预选在产前门诊，但也在其他哨点开展监测，包括性病门诊（通常附属于大型公立医院）以及高危人群（如性工作者）和桥梁人群（如卡车司机）经常光顾的特殊场所（如卡车司机休息站）。监测点选址取决于该邦疑似 HIV 流行率水平、门诊的接诊量以及地域覆盖范围。NACO 指定高效率的非政府组织（如 Avahan）开展社区业务（包括本地资源管理和创收活动），以促进社区监测点核心高危人群的 HIV 监测。大多数监测点都设置在

HIV 流行率较高的南部和东北部各邦。还有一些监测点设置在大城市，包括孟买、海德拉巴、艾哈迈达巴德以及果阿，对特殊人群（如农民工和针对旅客的性工作者等）进行抽样调查。近来，HIV 哨点监测范围已扩大，可覆盖到郊区和农村人群，HSS 监测点数量也相应增加。

综上所述，HSS 可以监测到产前门诊就诊的妊娠妇女，到 STI 门诊就诊的患者，女性性工作者，男男同性恋者，静脉吸毒者，高危流动人口（单身男性流动人口）以及长途卡

车司机等。大多数目标人群的预防治疗工作由专门从事这些人群及其相关问题的非政府组织来进行。NACO 利用这些私人部门的专业知识和技能，在社区内兴建由政府出资、非政府组织运营的监测点。

## 管理方面

HSS 接受 NACO 的领导，并由后者协调国家相关机构与地区组织。区域性机构与SACS（NACO 下属的邦层面实施机构）合作以监督项目实施。国家和地区机构和 SACS的工作人员在开展 HSS 工作前每年都要接受培训。NACO 制定的操作指南详细阐述了监测活动并用于指导培训[1]。这些组织按照实施指南依次对监测点和实验室的人员进行培训。所有数据录入人员要接受使用网络软件的培训。来自 SACS 和区域机构的工作团队通过访视每个监测点和检测中心来监控监测活动。通过标准检查表来检查问题，一旦确定原因，还需进行额外访视。

## 数据采集

每年要在确定的 3 个月期间，受训调查人员采用标准问卷调查表对选定哨点的对象进行访视调查。根据发布的标准协议，对这些患者采血并进行 HIV 检测。哨点的患者信息及血样以"无关联匿名"形式采集。因此，检测结果无法反馈给患者。必须对符合准入标准并在指定 HSS 监测点接受服务的对象进行连续采样，直到达到预定样本量（每个产前门诊点 400 份，其他门诊点每个 250 份）。收集每个对象的年龄、性别、居住地、农村/城市、文化水平、流动情况和职业等信息。

## 实验室检测和质量控制

从所选的对象中采集部分静脉血样，分离后送检做 HIV 检测。对高危人群在取得知情同意后也在服务点（如戒毒中心）进行采样。自 2009 年起就开始使用干血斑法（dried blood spot method）以便存储和运输血液标本。可用国家试验方法结合快速诊断试验来确定阳性[1]。应在指定实验室由接受培训的专业人员用干血斑法对血样进行检测。10 家国家参比实验室对所有阳性血样和 5% 的阴性血样复检以进行质量控制，并在 15 天内反馈结果。在普纳（Pune）的国家艾滋病研究所提供全面质量控制。

## 数据管理

监测数据最初由邦监测工作人员通过标准表格从哨点收集，人工输入后发送给国家卫生和家庭福利研究所［National Institute of Health & Family Welfare（NIHFW）］。2003年 NIHFW 开发了一种由 SACS 使用的网络数据输入软件。在 NIHFW 和国家医学统计研究中心，这些数据被重新录入集中式数据库，与区域机构相匹配并进行分析。初步结果由国家监测评估专门工作组审查并最终确认；WHO 和联合国艾滋病规划署（UNAIDS）的代表也参与这个最终过程。各邦也在当地专家协助下对邦内数据进行分析。

## 结果

扩大地理覆盖面显示了新的高流行区（如昌迪加尔区，喀拉拉邦和德里的静脉吸毒者，古吉拉特邦和曼尼普尔邦的男男同性恋）。同样，扩大产前门诊监测点网络显示一些早前被划分为低流行的邦（如北方邦、奥利萨邦、比哈尔邦等）发病率非常高。由于每年都要从所有监测点收集监测数据，从而可以获得不同地区和不同人群 HIV 流行趋势方面的重要信息。时间趋势分析显示，应用的干预策略可能是有效的，如曼尼普尔邦的静脉吸毒人群以及泰米尔纳德邦的总 HIV 流行率降低[1]。除了估算印度 HIV 感染负担、评估高危人群以外，HSS 监测结果还根据 HIV 流行风险的程度不同划分为四类地区（图 21.1.1）。最新结果可从 www.nacoonline.org 获得。

## 结果的分发及应用

NACO 将国家级、邦层面的报告及数据集通过其网站发布,或通过与 SACS 员工及伙伴参加的会议进行传播。结果也可在全国年会上报告,各邦还可发布各自的报告。结果在国家级、邦和地区层面被广泛应用,以期评估活动效果、按提示来更正或计划资源分配。举例来说,制订 2008 年行动计划及预算需求时,需要参考 2007 年 HSS 监测数据,很显然,如需了解部落人群、当地农民工(约 200 万人)等特殊人群的艾滋病分布,需要更多的详细资料。因此,应通过从事这些特殊人群工作的当地非政府组织再增加一些 HSS 哨点。NACO 还制定了相关政策指南。其他用于监测流动人口的政策示例,详见第 25 章。

## 吸取的经验教训

印度的 HSS 是全球最大的艾滋病监测系统之一。其数据收集方法多年来保持一致,同时,由于其灵活性,又能适应不断变化的疫情并引入新的监测技术。HSS 已经获得了技术及资金方面的支持以确保其可持续性,同时其监测点已经覆盖了多种高危人群。NACO 制定并发布了操作指南。HIV 检测实验室持续的质量控制提高了快速检测数据的有效性。确保数据质量的其他因素包括各层面角色定位明确的技术伙伴支撑网络,哨点管理人员、非政府组织、实验室工作人员的大量监测前培训,以及对即时纠错行为的持续监督。每年讨论数据收集、分析、共享以及反馈的这一过程加强了数据管理能力。

由于印度地域辽阔和多样性,覆盖不全以及缺乏代表性 HSS 数据仍然是关键的限制因素。622 个地区中仅 325 个有 FSW、MSM 和 IDU 人群的监测点全覆盖。此外,由于选择偏倚,HSS 所选的干预点针对的人群可能并不具有代表性。因为监测点设在市区和郊区的公共场所,所以这些数据通常不能代表农村、部落人群以及在私人诊所接受治疗的人群。

在印度、中国、中国台湾以及美国等 HIV/AIDS 流行水平较低且集中在有高危行为人群的国家和地区,对这些人群的监测是首要任务。依托产前门诊监测点检测来发现 HIV 可能会误导和低估问题的严重性。因此,在低流行地区理想的方法是应将有限的资源集中在几个同类区域进行抽样,从而将其合并并作为单独的流行区进行规划和估计 HIV 疾病负担。可以用这种方法确定代表农村人群,流动人群/目标人群,部落人群以及其他特殊人群的流行病学抽样单位。

## 今后打算

2008 年,在 WHO 和国家、国际技术专家的支持下,NACO 对 HIV 和 STI 监测系统进行了一次全面审查。对印度 HIV 监测系统的主要优缺点进行了研讨,并提出了具体改进建议[9]。许多建议现已得到落实,但仍有少部分建议需采取进一步措施,如减少 STI 门诊监测点,中止艾滋病病例报道等。

印度监测系统面临的最大挑战是如何在流行向新的人群和地区发展时保持监测数据的领先性,以及引入新方法(BSS 以及 IBBS)和新技术(干式试管采样)。其他一些亚洲、中南美洲国家也面临同样问题,由于人口的流动性以及社会歧视导致检测和获取预防和与治疗服务的难度加大[11]。尽管过去 5 年 HIV 监测数量和质量有了明显改善,仍需进一步努力以改进 HIV 流行率、发病率及死亡率的监测,并更有效地利用监测数据[12,13]。

(赵露 译,潘会明 校)

## 参考文献

1 Department of AIDS Control, Ministry of Health and Family Welfare, National AIDS Control Organization. *Annual Report, 2009–2010*. New Delhi, India: NACO, 2010. Available at: www.nacoonline.org. Accessed October 15, 2012.

2 Chandrasekaran P, Dallabetta G, Loo V, *et al.*; Avahan-India AIDS Initiative, The Bill & Melinda Gates Foundation. Containing HIV/AIDS in India: the unfinished agenda. *Lancet Infect Dis* 2007;7:178–9.

3 National AIDS Control Organization. *National Guidelines for ART for Adults and Adolescents*. New Delhi,

India: NACO, 2007. Available at: www.nacoonline.org. Accessed October 15, 2012.

4 *National Family Health Survey, India.* Available at: http://hetv.org/india/nfhs/index.html/. Accessed November 5, 2012.

5 World Health Organization. *WHO Case Definitions of HIV for Surveillance and Revised Clinical Staging and Immunological Classification of HIV-Related Disease in Adults and Children.* Geneva, Switzerland: WHO, 2006.

6 Family Health International. *FHI-conducted BSS and IBBSS Reports 1989–2009.* Durham, NC: FHI360, various dates. Available at: www.fhi.org/en/HIVAIDS/pub/survreports/index.htm. Accessed October 15, 2012.

7 Bachani D, Sogarwal R, Rao KS. A population bases survey on HIV prevalence in Nagaland, India. *SAARC J Tuber Lung Dis HIV/AIDS* 2009;1:1–11.

8 Bennett DE, Bertagnolio S, Sutherland D, Gilks CF. The World Health Organization's global strategy for prevention and assessment of HIV drug resistance. *Antivir Ther* 2008;13(Suppl. 2):1–13.

9 WHO/SEAR and NACO. *Technical Consultation to Review HIV Surveillance in India, New Delhi, India, 23–25 April 2008.* SEA/AIDS/182. Available at: http://www.searo.who.int/LinkFiles/Publications_HIV_Tech_Consul.pdf. Accessed November 5, 2012.

10 Godbole S, Mehendale S. HIV/AIDS epidemic in India: risk factors, risk behavior and strategies for prevention and control. *Indian J Med Res* 2005;121:356–8.

11 Mahajan AP, Sayles JN, Patel VA, *et al.* Stigma in the HIV/AIDS epidemic: a review of the literature and recommendations for the way forward. *AIDS* 2008;22(Suppl. 2):S67–S79.

12 Walker N, Garcia-Calleja JM, Asamoah-Odei E, *et al.* Epidemiological analysis of the quality of HIV sero-surveillance in the world: how well do we track the epidemic? *AIDS* 2001;15:1545–54.

13 Diaz T, Garcia-Calleja JM, Ghys PD, Sabin K. Advances and future directions in HIV surveillance in low- and middle-income countries. *Curr Opin HIV AIDS* 2009;4:253–9.

# 21.2

# 第 21 章　转型国家 HIV/AIDS 监测

## 第二节　俄罗斯 HIV/AIDS 监测

Dmitry M. Kissin[1], Charles R. Vitek[2], Evgeny Voronin[3], & Susan D. Hillis[1]

[1] 美国佐治亚州,亚特兰大,美国疾病预防控制中心非传染性疾病、伤害和环境卫生办公室
Office of Noncommunicable Diseases, Injury, and Environmental Health, Centersfor Disease Control and Prevention, Atlanta, GA, USA

[2] 美国佐治亚州,亚特兰大,美国疾病预防控制中心全球 HIV/AIDS 部
Division of Global HIV/AIDS, Centers for Disease Control and Prevention, Atlanta, GA, USA

[3] 俄罗斯圣彼得堡,妊娠妇女 HIV 防治研究和临床中心
Research and Clinical Center for HIV Prevention and Treatment of Pregnant-Women, St. Petersburg, Russia

## 引言

20 世纪 80 年代早期在西欧和北美发生了 HIV 流行,随后十余年俄罗斯的 HIV 流行水平仍然很低[1]。然而,很少有人认为这个拥有全世界最大静脉吸毒(IDU)人群的国家能够免遭大规模的 HIV 流行[2]。1995 年发生一起由 IDU 导致的流行并迅速扩散。现在,俄罗斯是欧洲最大的 HIV 流行国,估计感染人数有 100 万,约占成年人口的 1.0%[3]。HIV 血清阳性率高的地区大多是大城市,包括圣彼得堡市和列宁格勒州,萨马拉市和萨马拉州,伊尔库茨克市和伊尔库茨克州,叶卡捷琳堡市和斯维尔德洛夫斯克州,奥伦堡市和和奥伦堡州等(图 21.2.1)[4]。由静脉吸毒引起的 HIV 快速增长,很快波及其他高危人群,包括商业性工作者、街头青年和囚犯。尽管目前 HIV 流行仍主要由静脉吸毒引起,但最近趋势显示 HIV 的异性传播有所增高,尤其在女性中更为明显[5,6]。HIV 流行的"女性化"必将导致围生期 HIV 传播风险增高,从而使得 HIV 传播的母婴阻断成为国家的防控重点。

像其他地方一样,俄罗斯 HIV/AIDS 监测所提供的数据准确、及时、灵敏、灵活,在防治 HIV 方面发挥了重要作用。本章节旨在描述俄罗斯的三种不同类型的 HIV 监测:标准国家 HIV 病例报告监测,即联邦 HIV/AIDS 监测;扩大的诊所监测,即围生期 HIV 强化监测;第二代非常高危人群社区监测,即街头青年 HIV 监测。关于印度和南非 HIV/AIDS 监测的示例,详见第 21 章第一节和第三节。

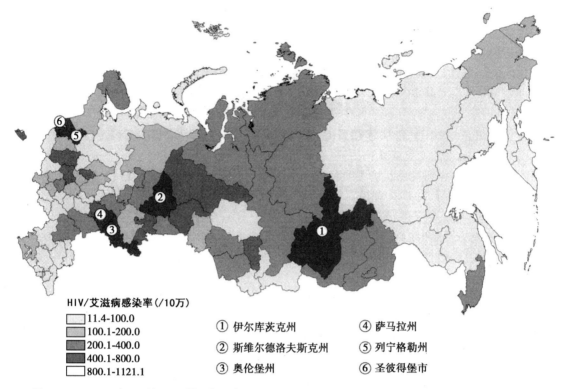

**图 21.2.1**　2009 年 12 月 31 日俄罗斯联邦 HIV/AIDS 感染率(/10 万)，不包括未确定 HIV 状态的 HIV 暴露儿童。来源：Ministry of Health and Social Development of the Russian Federation, Federal AIDS Center. HIV Infection. Information bulletin 34. Moscow, Russia：Federal AIDS Center, 2010.

## 联邦 HIV/AIDS 监测

1987 年在确诊首例 HIV 病例后不久，俄罗斯迅速建立了联邦 HIV/AIDS 监测系统[4]。这个国家监测系统用于监控 HIV 流行水平、新确诊的 HIV 病例以及一般人群和高危人群的流行趋势等。这些信息被认为对发展、细化和评估预防策略至关重要[4]。

联邦监测系统是由国家政府资助的病例报告系统，包含三大主要部分：大规模自愿检测，对供血者在内的特殊人群强制进行 HIV 检测；对 HIV 感染、艾滋病和 HIV 相关死亡的所有病例进行登记；对每例 HIV 感染病例进行流行病学评价[7]。联邦监测系统建立在 100 多个全国联网的艾滋病预防中心（艾滋病中心）基础之上，这些预防中心遍布全国每个州，承担监测工作并为 HIV 感染者提供全方位的临床服务，包括 HIV 检测和确

认，HIV 感染的免疫学和病毒学监控，抗反转录病毒治疗以及心理社会支持[7]。各个地方的艾滋病中心将监测数据汇总后上报国家统计服务机构，同时将病例数据上报联邦 HIV/AIDS 预防控制科技方法中心（联邦艾滋病中心），后者负责协调 HIV/AIDS 监测以及监控 HIV 诊断和治疗的某些方面。

自 20 世纪 80 年代后期以来，俄罗斯开展了大规模 HIV 检测并强制报告所有确诊病例，每年检测人次数多达 2000 万以上。建议对多种人群，包括妊娠妇女、肺结核患者、性病患者以及静脉吸毒人群，在诊所开展可随时退出的志愿检测。此外，卫生与社会发展部要求对任何生物材料的供者以及某些职业的工人开展 HIV 检测。对 HIV 感染者提供治疗的医护人员、从事检测生物标本 HIV 的实验室工作人员以及研究 HIV 感染标本的科研人员，在初次就业和以后每年需进行 HIV 检测[7]。

收集的血液样本被送到州艾滋病中心授

权的 1000 余家实验室之一,用酶免疫法进行 HIV 筛检;阳性标本由少数参比实验室(主要来自艾滋病中心网络)采用免疫印迹法进行确认。确认阳性后,HIV 感染者的信息主要通过电子网络由实验室上报地方艾滋病中心,然后呈报联邦艾滋病中心。当获得 HIV 感染者更多信息,如 HIV 传播途径、HIV 感染发展为艾滋病、地址变更或死亡后,当地艾滋病中心也要上报详细信息。病例匿名报告受国家法规强制执行,并且具有极高的依从性。HIV/AIDS 相关数据报告系统非常复杂,因为涉及地方、州和联邦等各级机构,以及包括许多报表和报告[8]。

HIV 病例登记由州层面的艾滋病中心进行,对州病例报告的流行病学分析以及删除重复报告由联邦艾滋病中心进行,最终形成的国家级数据库拥有 HIV 感染者的个人数据(姓名、住址)、部分人口学数据(年龄、性别、国籍)以及极其有限且通常不完整的临床数据[HIV 传播途径,艾滋病指征性疾病(AIDS-defining conditions),死亡日期及原因]。由于识别 HIV 病例很大程度上取决于 HIV 检测的范围,故联邦艾滋病中心也监测医疗机构的 HIV 检测数量。

对每例 HIV 感染者进行流行病学评估以识别和检测 HIV 感染者的密切接触者并报告其传播途径,是联邦 HIV/AIDS 监测的第三个组成部分。但是,由于缺乏人力资源以及对 HIV 感染者的歧视,使流行病学调查复杂化,使得 HIV 传播途径方面的数据不全[9]。联邦艾滋病中心对数据进行分析,并发布 HIV 流行状况年度报告,内容包括新诊断 HIV 病例数,不同地区、性别、年龄流行率以及传播途径等数据[9]。联邦监测报告可用于评估流行趋势并预测今后流行方向,为公共卫生专家和政策制定者提供科学参考。

联邦 HIV/AIDS 病例报告监测系统的主要优势在于 20 多年来该系统收集和上报了俄罗斯全国各地的 HIV 相关数据。这些数据可用于估计全国 HIV 主要指标,并为国家和州制定 HIV 预防、关怀和治疗方面的政策及财政预算提供依据。联邦监测系统的主要缺点包括缺乏高危人群以及临床和危险行为因素方面的数据,难以估计 HIV/AIDS 患者的漏诊数,在地方层面数据的分析使用也极其有限。为了解决这些问题并对联邦监测进行补充,需加强哨点监测系统并进行专题研究。

## 诊所监测:围生期 HIV 强化监测

HIV 异性传播增加导致育龄妇女 HIV 流行率上升,围生期 HIV 传播风险也随之增加,故需加强 HIV 监测系统尤其是针对围生期的监测。2004 年在俄罗斯第二大城市圣彼得堡开展最初的加强围生期 HIV 监测系统,该地也是 HIV 感染妇女分娩数最多的地区之一。这个监测系统由圣彼得堡市艾滋病中心、伊丽莎白格拉泽儿童艾滋病基金会(Elizabeth Glaser Pediatric AIDS Foundation)、美国疾病预防控制中心以及北卡罗来纳大学联合建立。强化围生期 HIV 监测的目的是为了监控预防措施的效果,围生期 HIV 传播速率以及运用本地数据来指导预防规划。该系统主要在三家妇产医院运行,为 HIV 感染或感染状态不明的妇女提供保健服务。据圣彼得堡市艾滋病中心数据,HIV 感染妊娠妇女中 95% 在圣彼得堡这 3 家医院分娩,5% 在其他 14 家主要为无严重传染病妊娠妇女提供接生服务的医院分娩[10]。强化围生期 HIV 监测主要针对分娩的 HIV 感染妇女,包括妊娠前、妊娠期间确诊的以及分娩、接生期间确诊的 HIV 感染妇女(通常采用快速 HIV 检测)。监测系统使用标准摘要式表格,由训练有素的妇产医院医务人员事后填写。收集基础人口统计,产前检查,出生史,妊娠妇女 HIV 检测,抗反转录病毒治疗或预防性治疗(包括起始时间和类型),接受的 HIV 相关临床服务,酗酒和吸毒史,弃婴,今后的生育意愿以及避孕意识等数据。对围生期暴露的非母乳喂养的婴儿,应采用 CDC 病例定义来评估 HIV 血清状况[11]。

强化的围生期 HIV 监测系统自实施以来,对确定规划改善的特定领域已产生重要价值。例如,最近对抗反转录病毒预防治疗的时机及类型的分析有助于识别圣彼得堡市母婴 HIV 传播率增加的两个主要原因:启动治疗晚;使用效果较差的预防性治疗方法(图 21.2.2)[12]。使用强化的围生期 HIV 监测数据,可以为项目主管和政策制定者识别和解决需要改进的其他领域,如缺乏计划生育[13]和婴幼儿诊断晚[10]等。

强化的围生期 HIV/AIDS 监测可提供标准 HIV/AIDS 报告系统无法提供的独特数据。该监测系统的优势在于它的完整性、高质量的数据以及长期的数据收集,从而可以进行趋势分析。但是,该系统的主要好处是有地方所有权,并可对强化围生期预防措施有影响。该强化的围生期 HIV 监测系统的缺点是缺乏稳定的资金来源。在俄罗斯其他围生期婴儿暴露数多的地区推广这类强化的围生期 HIV 哨点监测,能有效促进当地围生期的预防项目。

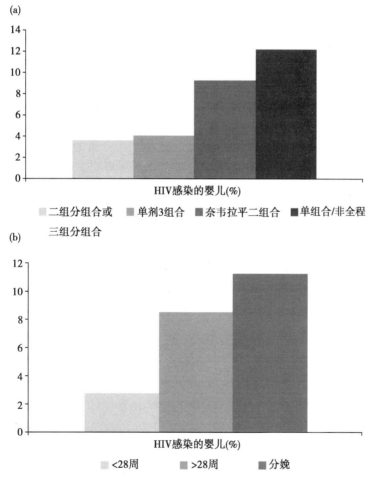

图 21.2.2 强化围生期 HIV 监测显示的 2004—2006 年圣彼得堡抗反转录病毒预防的类型和时间。资料来源:Hillis et al.[12]。二组分或三组分组合:二组分[齐多夫定(AZT)+拉米夫定(3TC)]或三组分[(AZT+3TC+洛匹那韦/利托那韦(LPV/r)]产前抗反转录病毒预防治疗,产时妇女 AZT 静脉注射,新生儿 AZT 糖浆口服;单剂三组合:产前 AZT 单剂治疗,产时妇女 AZT 静脉注射,新生儿 AZT 糖浆口服;奈韦拉平二组合:单剂量产时妇女奈韦拉平(NVP)静脉注射,新生儿 NVP 糖浆口服;单组合/非全程:产时妇女 NVP 静脉注射或新生儿 NVP 糖浆口服(不可同时)或二组分加新生儿 AZT 部分糖浆口服

# 社区高危人群监测：街头青年HIV监测

像俄罗斯这种HIV流行集中的国家，对最高危人群实施充分的HIV监测对于评估这些人群的流行动态和制定重点的预防措施至关重要。不管是标准HIV/AIDS病例报告监测，还是强化的诊所HIV监测，都不能从这些高危人群获取监测数据，因为这类人群往往是隐匿流动的，他们很少获得医疗保健系统的服务，并且因为担忧保密而拒绝参与监测。因此，社区监测需采取特殊的采样方法。俄罗斯已对高危人群开展了多项调查[4]。然而，由于此等监测系统缺乏国家拨款，故几乎所有的调查都由国际捐赠者特别支持。尽管这些研究可提供宝贵数据，但由于缺乏国家规划，会导致各地区高危人群的纵向数据非常有限。

开展高危人群监测的一大挑战是难以确定抽样范围[14]。用于高危人群的诸如滚雪球法、以机构为基础的抽样或有针对性的抽样等非概率抽样方法，虽然便于操作，但所取的人群样本并不具有代表性，提供这些方法得到的结果往往不够准确，且带有误导性。时间-地点抽样法（time-location sampling）和同伴推动抽样法（respondent-drivensampling）是高危人群HIV监测的首选抽样方法，因为这类方法可以计算个体被纳入调查的概率，这对减少偏倚至关重要[14]。现已表明，同伴推动抽样法是生物-行为监测中行之有效的一种抽样方法，主要针对隐匿的难以接触到的IDU和MSM等人群[15]。相反，时间-地点抽样法则主要针对街头青年和性工作者等在某些特定场所易于接触到的人群。

例如，由圣彼得堡市艾滋病中心、国际健康权利组织（以前是世界-美国医师）和疾病预防控制中心联合开展的社区高危人群监测，可对街头青年（经常或整日待在街巷的青年）HIV血清阳性率进行评估[16]。这项研究的目的是为了评估圣彼得堡市街头青年的HIV血清阳性率以及与HIV有关的社会、性及行为特征，而既往没有这类人群的可靠数据。研究采用改进的时间-地点抽样方法。第一阶段的评估于2006年1～5月开展，包括在各类从事街头青年工作的组织协助下，确定全市所有街头青年出没的地点，确定抽样范围。然后，随机确定抽样点，并将所有符合条件的15～19岁街头青年汇集到抽样点，对其进行综合评估。评估内容包括全血样本的快速HIV检测、检测前后咨询、访谈问卷调查以及对HIV检测阳性青年的随访等。

313名参与者中37.4%有HIV感染。与HIV感染独立相关的特征包括注射毒品、共用注射器、孤儿、居无定所以及既往性传播疾病病史（表21.2.1）[16]。这是俄罗斯首次对街头青年开展HIV血清阳性率的系统性评估，结果显示其HIV血清阳性率高于其他高危人群（包括性工作者、囚犯和男男同性恋者），很大程度上是因为街头青年静脉吸毒率较高，而这些IDU中HIV感染率又极高，显示这一群体的脆弱性。与其他专题研究一样，这项研究涵盖了其他监测活动未覆盖的人群HIV流行动力学方面的重要信息，这对制定高危人群的应对策略至关重要。采用概率抽样方法的专题调查可以纳入到国家专题HIV监测活动，为制定针对这些极高危人群亚组的HIV防控规划提供依据。

表 21.2.1　2006 年圣彼得堡街头青年的特征与 HIV 血清阳性率

| | | 合计 | | HIV 阳性 | |
|---|---|---|---|---|---|
| | | 例数 | % | 例数 | % |
| HIV 状态 | 阳性 | 117 | 37.4 | – | – |
| | 阴性 | 196 | 62.6 | – | – |
| 性别 | 男性 | 198 | 63.3 | 84 | 42.4[a] |
| | 女性 | 115 | 36.7 | 33 | 28.7 |
| 年龄 | 18～19 岁 | 167 | 53.4 | 73 | 43.7[a] |
| | 15～17 岁 | 146 | 46.7 | 44 | 30.1 |
| 孤儿状况 | 父母双亡 | 42 | 13.4 | 27 | 64.3[b] |
| | 单亲 | 91 | 29.1 | 43 | 47.3 |
| | 父母双全 | 180 | 57.5 | 47 | 26.1 |
| 现居地 | 无 | 72 | 23.5 | 49 | 68.1[b] |
| | 避难所/孤儿院 | 19 | 6.2 | 6 | 31.6 |
| | 公寓或独幢房子 | 216 | 70.4 | 62 | 28.7 |
| 既往性病史 | 有 | 105 | 33.7 | 74 | 70.5[a] |
| | 无 | 207 | 66.4 | 43 | 20.8 |
| 静脉吸毒史 | 有 | 157 | 50.7 | 107 | 68.2[a] |
| | 无 | 153 | 49.4 | 8 | 5.2 |
| 注射器共用史 | 有 | 104 | 33.3 | 83 | 79.8[a] |
| | 无 | 208 | 66.7 | 33 | 15.9 |

[a] 统计学差异显著水平 $P<0.05$
[b] 趋势检验 $P<0.05$
资料来源：Kissin et al[16]

## 结论

俄罗斯在联邦 HIV/AIDS 监测系统基础上建立了覆盖全国所有州市的 HIV/AIDS 病例报告系统。近 20 多年来，该系统收集了 HIV 流行的人口（年龄、性别）、地区（州）、时间（年）等分布的关键数据，为全国 HIV 流行及趋势评估提供了重要信息。这些国家层面的数据可用于评价 HIV 防控规划，为 HIV 存活者的治疗资源制定分配计划。可以通过扩大高危人群的覆盖面，增加行为数据采集，对未得到治疗的 HIV/AIDS 病例进行建模预测以及充分利用数据指导制定防控策略，来改进联邦 HIV/AIDS 监测系统。像俄罗斯这样流行比较集中的国家尤其需要特殊人群、高危人群的哨点监测以对常规监测进行补充。由于 HIV 的防控基础在地方层面，因而这些额外的监测活动在有效应对 HIV 防治工作（如减少母婴传播、为高危人群提供治疗和支持）中的严峻挑战方面起到非常重要的作用。这些哨点监测活动具有灵活性，以便更好地适应当地 HIV 流行的不断变化。这些监测具有系统性和持续性，由地方管理，对增强国家 HIV/AIDS 监测和评价有独特的贡献。

（赵露 译，潘会明 校）

## 参考文献

1 Joint United Nations Programme on HIV/AIDS and World Health Organization. *2000 Report on the Global AIDS Epidemic*. Geneva, Switzerland: UNAIDS and WHO, 2000.

2 Mathers BM, Degenhardt L, Phillips B, *et al*. Global epidemiology of injecting drug use and HIV among people who inject drugs: a systematic review. *Lancet* 2008;372(9651):1733–45.

3 Joint United Nations Programme on HIV/AIDS. *Global Report: UNAIDS Report on the Global AIDS Epidemic 2010*. Geneva, Switzerland: UNAIDS, 2010.

4 Ministry of Health of the Russian Federation. *Country Progress Report on Implementation of the 2001 United*

*Nations Declaration of Commitment on HIV/AIDS.* [In Russian.] Moscow, Russia: Ministry of Health of the Russian Federation, 2010.

5 Burruano L, Kruglov Y. HIV/AIDS epidemic in Eastern Europe: recent developments in the Russian Federation and Ukraine among women. *Gend Med* 2009;6: 277–89.

6 Toussova O, Shcherbakova I, Volkova G, *et al.* Potential bridges of heterosexual HIV transmission from drug users to the general population in St. Petersburg, Russia: is it easy to be a young female? *J Urban Health* 2009;86(Suppl. 1):121–30.

7 Ministry of Health of the Russian Federation. *Epidemiologic Monitoring of HIV Infection in the Russian Federation.* [In Russian.] Moscow, Russia: Ministry of Health of the Russian Federation, 2007.

8 Hoppenbrouwer J, Sergeyev B, Nitzsche-Bell A. *Assessment of HIV/AIDS Monitoring and Evaluation Practices in the Russian Federation.* Moscow, Russia: Joint United Nations Programme on HIV/AIDS, 2005.

9 Russian Ministry of Health and Social Development, Federal AIDS Centre. *HIV Infection.* Information bulletin 33. Moscow, Russia: Federal AIDS Centre, 2009.

10 Kissin DM, Akatova N, Rakhmanova AG, *et al.* Rapid HIV testing and prevention of perinatal HIV transmission in high-risk maternity hospitals in St. Petersburg, Russia. *Am J Obstet Gynecol* 2008;198:183 e1–7.

11 Schneider E, Whitmore S, Glynn KM, *et al.* Revised surveillance case definitions for HIV infection among adults, adolescents, and children aged <18 months and for HIV infection and AIDS among children aged 18 months to <13 years—United States, 2008. *MMWR Recomm Rep* 2008;57(RR-10):1–12.

12 Hillis SD, Kuklina E, Akatova N, *et al.* Antiretroviral prophylaxis to prevent perinatal HIV transmission in St. Petersburg, Russia: too little, too late. *J Acquir Immune Defic Syndr* 2010;54:304–10.

13 Hillis SD, Rakhmanova A, Vinogradova E, *et al.* Rapid HIV testing, pregnancy, antiretroviral prophylaxis and infant abandonment in St Petersburg. *Int J STD AIDS* 2007;18:120–2.

14 Magnani R, Sabin K, Saidel T, Heckathorn D. Review of sampling hard-to-reach and hidden populations for HIV surveillance. *AIDS* 2005;19(Suppl. 2): S67–72.

15 Malekinejad M, Johnston LG, Kendall C, *et al.* Using respondent-driven sampling methodology for HIV biological and behavioral surveillance in international settings: a systematic review. *AIDS Behav* 2008;12(Suppl. 4):S105–30.

16 Kissin DM, Zapata L, Yorick R, *et al.* HIV seroprevalence in street youth, St. Petersburg, Russia. *AIDS* 2007;21:2333–40.

# 第 21 章 转型国家 HIV/AIDS 监测

## 第三节 南非 HIV/AIDS 监测

Thomas M. Rehle[1], & Gita Ramjee[2]

[1]南非开普敦,人类科学研究委员会 HIV/AIDS、性传播疾病和结核病研究所

HIV/AIDS, Sexually Transmitted Infections and TB (HAST), Human Sciences Research Council, Cape Town, South Africa

[2]南非德班,医学研究委员会 HIV 预防研究部

HIV Prevention Research Unit, Medical Research Council, Durban, South Africa

## 引言

南部非洲仍然是受 HIV 流行严重影响的地区。全球 9 个 HIV 流行最严重的国家都位于这一区域。南非有大约 550 万 HIV 感染者/艾滋病患者存活者,HIV 感染最为严重,占撒哈拉沙漠以南非洲 HIV 感染负担的 1/4[1]。异性暴露是主要传播模式,HIV 亚型 C 是流行亚型。1990~2000 年,南非普通人群中 HIV 流行呈快速传播的特点,但全国的地理差别较大。遗憾的是,南非对过去十年流行的反应是否认和缺乏政治决心的,仅在最近才采取果断措施应对这种巨大挑战[2,3]。有关印度和俄罗斯 HIV 和艾滋病监测分别参见第 21 章第一节和第二节中。

## 南非 HIV 和艾滋病国家监测核心部分

通过监测系统获得的信息对正确应对南非 HIV 感染/艾滋病流行非常重要。但是,由于省或地区层面多种不同流行的时间和地理演变,使得监测和应对 HIV/AIDS 流行更为复杂。由于不完全了解不同社会、行为和流行病学因素如何对不同地区流行的动力学产生影响,故对流行趋势的解释也很困难。为了应对这些挑战,南非正与其他国际伙伴合作,促进改善基于第二代 HIV 监测方法的监测系统,将行为监测和生物学监测结合起来。第二代监测系统重点加强已有方法的应用,并将这些方法结合起来形成最强有力的解释[4]。

## 产前 HIV 监测

在许多国家,产前检查门诊已被选作监测 HIV 流行趋势的哨点,特别是在撒哈拉沙漠以南非洲。由于从产前门诊的就诊者容易获取血样,且抽血往往作为其他医疗服务的一部分。

南非自 1990 年开始进行产前监测(图 21.3.1)。每年的产前调查采用匿名、无关联和横断面的调查,其对象是到卫生部门产前门诊进行产前检查的 15~49 岁妊娠妇女。所有妊娠期间第一次到公共卫生门诊就诊的妊娠妇女,应做 HIV 抗体和活动性梅毒筛检。仅

对第一次就诊者进行监测,以降低任何二次以上就诊妇女受检的几率。根据概率比例规模抽样方法产生自加权样本来选择合格的哨点。每年调查的抽样时间相同,选择所有的机构均为十月份。用静脉穿刺术抽取血液样本,在样本上贴上独特的条形码标签,在4℃保存。标本随同附有妇女人口学信息的资料采集表,随同冷藏箱送到参比省级实验室(participating provincial laboratory)。2008年共调查了1457个哨点的33 927名妊娠妇女[5]。

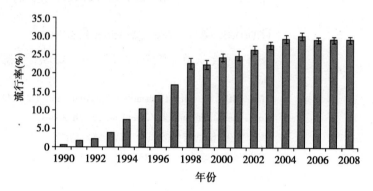

**图21.3.1** 1990—2008年南非妇女产前HIV流行趋势。资料来源:Department of Health,South Africa,2009

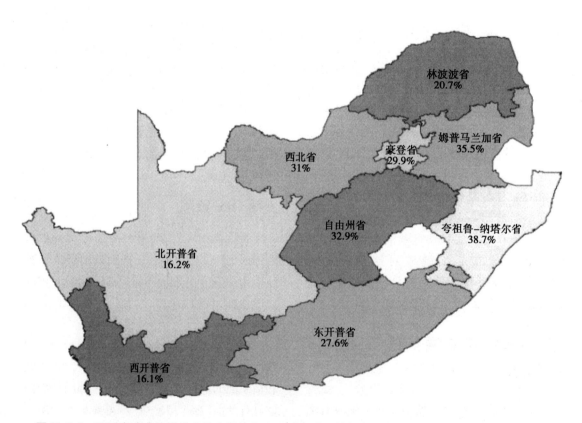

**图21.3.2** 2008年南非按省分布的产前妇女HIV流行率。数据来源:Department of Health,South Africa,2009

值得注意的是,2006 年扩大了抽样范围,并首次提供了这个国家 52 个地区每个地区的流行率估算。例如,2005 年仅选择了 339 个机构。在解释南非妊娠妇女 HIV 流行的总体趋势时,应考虑这种方法学的改变。

在 2006—2008 年,妊娠妇女的总体流行率没有明显改变(图 21.3.1)。与以前的调查相似,2008 年九个省份之间的产科门诊就诊者 HIV 流行水平差异较大,从西开普省的 16%到夸祖鲁-纳塔尔省的 39%(图 21.3.2)。2008 年,各地的 HIV 流行率不等,从北开普省那马跨(Namakwa)地区的 2.2%到夸祖鲁-纳塔尔省姆贡贡德洛乌(uMgungundlovu)的 45.7%。

从产前数据推测南非普通人群应谨慎。因产前哨点资料会有偏倚,这与所选的产前服务覆盖和使用选择,危险行为和避孕工具使用的差异和其他社会人口因素等有关。表 21.3.1 对 2008 年国家 HIV 家庭调查(在本章节的后面部分描述)的 15~49 岁男性和女

性 HIV 流行水平与 2008 年到产科门诊就诊的同一年龄组妊娠妇女的流行水平进行了比较。结果发现来自产前调查的 HIV 流行率明显高估了南非普通人群的 HIV 流行。但是,考虑到南非不同种族和社会群体享受公共卫生服务的差别,表 21.3.2 对所有女性和非洲女性妊娠妇女的 HIV 流行率与 2008 年产前门诊就诊的非洲妊娠妇女进行了比较。显然,2008 年国家家庭调查的非洲女性 HIV 流行率与 2008 年产前门诊调查很相似,但女性青少年除外。有关 HIV/AIDS 病例监测资料分析和解释,见第 35 章。

**表 21.3.1 HIV 流行率估算:2008 年国家家庭调查与 2008 年产前门诊调查(15~49 岁年龄组)**

| 2008 年家庭调查 | 2008 年产前门诊检查 |
| --- | --- |
| 21.3%(女性) | 29.3% |
| 11.6%(男性) | 不适用 |
| 16.9%(男性和女性) | 不适用 |

本数据使用获得 HSRC 许可

**表 21.3.2 2008 年国家家庭调查与 2008 年产前调查的不同年龄妇女 HIV 流行率比较(15~49 岁年龄组)**

| 年龄组(岁) | 2008 年家庭调查[所有女性(%)] | 2008 年家庭调查[非洲女性(%)] | 2008 年产前调查(%) |
| --- | --- | --- | --- |
| 15~19 | 6.7 | 7.8 | 14.1 |
| 20~24 | 21.1 | 24.3 | 26.9 |
| 25~29 | 32.7 | 38.9 | 37.9 |
| 30~34 | 29.1 | 36.2 | 40.4 |
| 35~39 | 24.8 | 33.0 | 32.4 |
| 40~49 | 15.3 | 22.2 | 22.7 |
| 合计 | 21.3 | 26.6 | 29.3 |

本数据使用获得 HSRC 许可

## 国家 HIV 家庭调查

为了帮助监测国家对 HIV/AIDS 流行的应对情况,南非现已进行一系列重复的国家人群 HIV 调查。包括 HIV 试验在内的国家人群调查被认为是代表国家层面测量 HIV

流行率和发病率的金标准,因为这种调查包括了男性和未妊娠妇女,因此比产前门诊调查的人口成分更广[6]。在南非已进行了三次国家 HIV 家庭调查,第一次在 2002 年,第二次在 2005 年,第三次在 2008 年。这些调查不仅收集 HIV 感染资料,也收集社会人口

学和行为因素的信息,从而极大提高了分析和解释 HIV 感染的动态趋势。

调查采用多阶段、分层抽样方法。调查的抽样范围是根据南非统计机构(Statistics South Africa)使用的由 1000 个户口调查区(enumerator areas,EAs)所组成的标准样本。2008 年调查采用更新的标准样本,以反映该国社会人口学数据的变化。考虑到抽样设计的加权法,最后形成能代表南非人口主要报告指标(如性别、年龄、种族、地区类型、省份)的样本。使用结构性调查表来收集人口学、社会学和行为数据。2002 年使用口腔黏膜渗出液标本(8428 份)检测 HIV,2005 年(15851 份)和 2008 年(15031 份)使用干血斑点标本检测 HIV。

2008 年,176 名护士现场调查人员,25 名护士主管和 43 名地方通讯员参加了调查。根据以前调查改编的训练手册被用于现场工作人员培训,重点包括知情同意程序,访视技巧和填写问卷调查表,标本采集,保密,咨询和检测转介方法,以及质量控制程序。主管和地方通讯员也接受培训,用地图、全球定位系统设备和坐标确定户口调查区,使用基什网格(Kish's grid)确定预选的家庭及每个家庭被调查者的年龄分层随机抽样。在室内和室外进行访视,努力避免来自其他家庭成员的干扰。使用唯一的条码将匿名 HIV 标本与每名被调查者的问卷调查表信息相链接,HIV 标本和相应的个人问卷调查表都没有个人身份标识的记录[7]。

主要报告指标对 HIV 试验覆盖面和无应答的影响问题进行了分析。2008 年调查表明,65.8% 符合条件的 2 岁和以上人群同意提供 HIV 检测的血液标本。对被访视和接受检测的受调查者与被访视但拒绝 HIV 检测的受调查者的 HIV 高危特征进行详细的比较分析,结果提示拒绝 HIV 试验不会导致 HIV 调查结果的偏倚。知道自己的 HIV 状况和近 12 个月性伙伴数与拒绝 HIV 检测均无明显关联。

从一开始,国家基于人群的 HIV 调查在国家、次区域和国际上都有重大影响。调查结果为制定政策和策略以及促进南非 HIV/AIDS 防治工作提供了重要信息。2005 年和 2008 年的调查是评估 2007—2011 年国家 HIV/AIDS 和性传播疾病防治策略计划进度的主要信息来源[3]。从即将进行的 2011 年调查获得的资料将作为评价当前国家防治策略的基准数据,作为跟踪进度的基线信息,并可影响下一个规划周期。除了提供国家防治策略的监测和评价指标外,其他政府部门提供的信息可使他们完成额外的国家报告义务,包括监测联合国大会关于 HIV/AIDS 问题承诺的声明(UN General Assembly Declaration of Commitment on HIV/AIDS)和千年发展目标的报告。联合国艾滋病规划署和世界银行与国家机构合作在南非开展了"知道你的流行,知道你的反应(Know Your Epidemic—Know Your Response)"活动,2002 年、2005 年和 2008 年进行的调查是分析该活动的主要信息来源(详见第 44 章)。

### 重要发现:HIV 流行率

表 21.3.3 显示南非 2002 年、2005 年和 2008 年调查的不同年龄组 HIV 流行情况[7]。南非 2 岁及以上人群 HIV 流行率稳定在 11% 左右。但是,不同年龄组有所不同。2 ~ 14 岁的 HIV 流行率从 2002 年的 5.6% 下降至 2008 年的 2.5%。在 15 ~ 24 岁青年组 HIV 流行率也有轻微下降,从 2005 年的 10.3% 下降至 2008 年的 8.7%。相反,25 岁及以上成年人的 HIV 流行率 2008 年比 2002 年上升了 1.3%。15 ~ 49 岁人群也可观察到相似趋势。三个调查均显示,女性 HIV 流行率比男性高得多,25 ~ 29 岁年龄组出现高峰,该年龄组有 1/3 妇女为 HIV 阳性。

表 21.3.3 南非 2002、2005 和 2008 年不同年龄组 HIV 流行率

| 年龄(岁) | 2002 | | | 2005 | | | 2008 | | |
|---|---|---|---|---|---|---|---|---|---|
| | n | HIV(%) | 95%CI | n | HIV(%) | 95%CI | n | HIV(%) | 95%CI |
| 儿童(2~14) | 2348 | 5.6 | 3.7~7.4 | 3815 | 3.3 | 2.3~4.8 | 3414 | 2.5 | 1.9~3.5 |
| 年轻人(15~24) | 2099 | 9.3 | 7.3~11.2 | 4120 | 10.3 | 8.7~12.0 | 3617 | 8.7 | 7.2~10.4 |
| 成人(≥25) | 3981 | 15.5 | 13.5~17.5 | 7912 | 15.6 | 14.2~17.1 | 7191 | 16.8 | 15.3~18.4 |
| 合计(≥2) | 8428 | 11.4 | 10.0~12.7 | 15 847 | 10.8 | 9.9~11.8 | 14 222 | 10.9 | 10.0~11.9 |
| 合计 15~49 | 4795 | 15.6 | 13.9~17.6 | 9245 | 16.2 | 14.9~17.7 | 8106 | 16.9 | 15.5~18.4 |

CI:可信区间
本表使用获得 HSRC 许可

**重要发现:HIV 发病率**

调查协议包含的新方法能够估算国家的 HIV 发病率,而发病率是评估国家防治策略影响因素的关键指标[3]。应用以前验证过的数学方法[8],以及来自国家三次 HIV 调查的 HIV 流行率资料来估算 HIV 发病率。首次利用三次人群调查所收集的调查资料对两次间隔期间(2002—2005 年与 2005—2008 年)的估算发病率进行了比较[9]。总的来说,15~49 岁成人在两次间隔调查期间下降了 35%。2002—2005 年 15~49 岁年龄组人群每年 HIV 平均发生率(100 名易感者中每年发生新感染的人数)是 2.0%,2005—2008 年下降至 1.3%。这种整体下降主要由妇女发病率的变化所致,妇女发病率从 2002—2005 年的 2.8% 下降至 2005—2008 年的 1.5%。

估算 HIV 感染率的数学模型结合感染后存活率和研究人群中以后需抗反转录病毒治疗(ART)的信息。2008 年调查的创新内容之一是增加对使用抗反转录病毒药物者 HIV 阳性标本的检测,从而分析治疗对 HIV 流行率的影响[7]。使用高效液相层析法结合串联质谱技术对干血斑标本的洛匹那韦、利托那韦、奈韦拉平、依法韦仑、茚地那韦、沙奎那韦、齐多夫定、拉米夫定和司他夫定进行定性检测。

**重要发现:抗反转录病毒药物治疗对 HIV 流行的影响**

随着流行高峰的到来和同时实施的治疗规划,对 HIV 流行趋势的解释越来越复杂。使用抗反转录病毒药物的增加提高了 HIV 感染者的存活时间,即使发病率未发生变化,但预期 HIV 流行率会升高。2008 年 15~49 岁人群因使用抗反转录病毒药物导致的估计"超额"HIV 流行率是 1.7%,25 岁及以上女性和 30 岁及以上男性最高[9]。

调查结果强力支持将抗反转录病毒检测包括在国家 HIV 调查协议中,以便在抗反转录病毒药物覆盖率增加的年代,为 HIV 流行率资料的解释提供更多信息。调查结果也说明,HIV 流行可以掩盖两种成功的情况:①由于使用抗反转录病毒药物导致 HIV/AIDS 病死率降低;②由于采取预防措施减少了 HIV 发生率。因此,估算 HIV 发生率和使用抗反转录病毒药物对明确目前防治规划对 HIV 流行的影响而言至关重要。

**重要发现:行为趋势**

图 21.3.3 显示了关键行为指标的趋势。2002 年、2005 年和 2008 年的国家调查提示,被调查者报告的在近 12 个月有一个以上性伙伴的百分比从 2002 年到 2008 年基本没有变化。然而,调查显示安全套的使

用有明显增加[7]。2002年,31%的15~49岁男性和女性在最后一次性活动时使用安全套,但到2008年,该年龄组人群安全套使用率增加到65%。增加最多的人群是15~24岁女性(从2002年的46%增加至2008年的73%)和15~49岁男性(从27%增至56%)。在以前接受HIV检测者,也有大幅度增加。到2008年,1/2以上(55.7%)的15~49岁人群已接受HIV检测,而6年前的2002年仅25%接受检测。其他变量(如首次性行为和代际性行为)在三次调查中没有实质性变化。

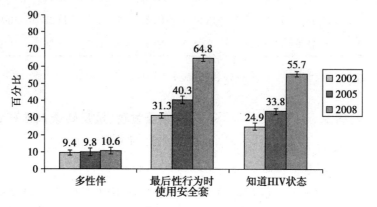

**图21.3.3**　南非2002年、2005年和2008年15~49岁人群HIV行为指标趋势。获得"南非2008年国家HIV产前哨点和梅毒流行调查"项目许可使用

## 艾滋病病例以及 HIV/AIDS 相关发病率和死亡率

由于艾滋病遭受社会歧视,HIV感染存活者及其照料者不愿公开其状态,故南非的艾滋病病例监测较为复杂。但是,由于近16年死亡证书质量的提高,所以可满足艾滋病相关死亡统计数据的汇编[10]。南非统计机构最近有关死亡率和死因报告(2011年)显示,2009年自然死亡者中,其根本死因直接归因于HIV感染占3.1%,而结核病(在南非与HIV感染密切相关)是主要自然死因,占2009年所有死亡的12%[11]。

## 其他高危人群的横断面调查和研究

上述 HIV 监测工作已通过在不同社区和部门进行其他多项国家和次国家研究(subnational study)和调查而得到补充[12,13],包括2003~2004年国家对青年人的调查[14],以及最近2008—2009年在高等教育部门进行的代表性调查[15]。

虽然在南非已很好地开展了普通人群的HIV监测工作,但有关高危人群(如注射吸毒人群、商业性工作者、男男同性恋者)的数据还很少[16~18]。国家家庭调查对这些人群亚组的抽查方法不适用,需采用不同的抽样方法[19]。

## 队列研究

考虑到南非 HIV 流行率和发病率高,国家提供一个理想的现场进行大规模 HIV 预防试验。这些试验包括男性包皮环切的 HIV 预防试验[20],母婴传播预防[21]、预防男女传播的阴道隔膜[22]、行为干预试验[23]、疫苗[24]以及消毒剂试验[25]。此外,现已进行几个队列研究(如HPTN055)以确定HIV发病率,为大范围的干预试验做准备[26]。表21.3.4显示位于夸祖鲁-纳塔尔省的南非医学研究院 HIV 预防研究部对未妊娠妇女进行 HIV 预防试验和队列研究所获得的 HIV 流行率和发病率数据。平均 HIV 流行率（筛查时检出 HIV 的阳性数）大约为 37%，在研究的社区中妇女 HIV 感染率（妇女新感染 HIV 的人数）大约为 5%，提示每 100 个妇女在一年内有 5 个是新发感染者。

**表 21.3.4　妇女 HIV 发病率队列研究（南非医学研究院 HIV 预防研究部开展）**

| 临床试验 | 研究年份 | 城市/地区 | 不干预组人数 | 不干预组 HIV 发病率（每 100 妇女人–年） |
|---|---|---|---|---|
| COL1492（性工作者） | 1996—2000 | 德班 | 93 | 16.5 |
| 硫酸纤维素 | 2005—2007 | 德班 | 295 | 5.9 |
| 抗艾滋病凝胶（Carraguard） | 2004—2007 | 德班 | 726 | 5.9 |
| | | 比勒陀利亚 | 1158 | 3.3 |
| | | 开普敦 | 1110 | 3.0 |
| 阴道隔膜 | 2003—2006 | 德班 | 724 | 7 |
| | | 约翰内斯堡 | 505 | 3.3 |
| HPTN035 | 2005—2008 | 德班 | 704[a] | 4.6[a] |
| | | 赫拉比萨 | 350[a] | 9.1[a] |
| MDP301 | 2005—2009 | 德班 | 880 | 6.1 |
| | | 姆图巴图巴 | 411 | 4.3 |
| | | 约翰内斯堡 | 868 | 5.0 |

a：全部

队列研究可直接测量 HIV 发病率，并可确定 HIV 血清阳转相关的高危因素。18～24 岁女性和没有与其伙伴生活也未与其结婚的妇女是最危险的 HIV 血清阳转人群[27]。在夸祖鲁-纳塔尔省进行的研究表明，一些因素如教育水平、收入和居住地（城市与农村）似乎不是 HIV 血清阳转的重要高危因素。

## 结论

南非从监测调查和队列研究收集大量资料，从而可加深对 HIV 流行状态的了解。这些在一定时期内进行的研究提示，HIV 发病率略有下降，但仍然很高。然而，国家现已着手了解 HIV 的流行并制定减少 HIV 新发感染数的相应应对策略。

南非国家艾滋病委员会已确定对年轻妇女的关键预防策略，重点是结构性行为干预（structural and behavioral intervention）。此外，继续支持有关 HIV 预防方案（如消毒剂和疫苗）的研究。一些经验教训包括不愿正确和持续地使用安全套、妇女对男性伙伴的经济生存依赖、性交易以及对妇女的暴力。综合性的成功干预措施包括男女安全套的使用，男性包皮环切、性传播疾病治疗以及加强教育等，这些都是今后的关键干预措施。我们希望进一步加强预防措施如男性包皮环切，增加母婴传播预防规划的覆盖，进一步减少南非 HIV 感染数量。

## 致谢

作者对南非国家卫生部同意从其报告"南非 2008 年国家产前哨点 HIV 和梅毒流行率调查（2008 National Antenatal Sentinel HIV and Syphilis Prevalence Survey, South Af-

rica)"项目复制图 21.3.1 和图 21.3.2 表示
感谢。

（潘会明 译，赵露 校）

# 参考文献

1 Joint United Nations Programme on HIV/AIDS and World Health Organization. *AIDS Epidemic Update: November 2009*. UNAIDS/09.36E/JC1700E. Geneva, Switzerland: UNAIDS/WHO, 2009.

2 Abdool Karim SS, Churchyard GJ, Abdool Karim Q, Lawn SD. HIV infection and tuberculosis in South Africa: an urgent need to escalate the public health response. *Lancet* 2009;374:921–33.

3 Department of Health South Africa. *National Strategic Plan for HIV&AIDS and STI 2007–2011*. Pretoria, South Africa: Department of Health South Africa, 2007.

4 Rehle T, Lazzari S, Dallabetta G, Asamoah-Odei E. Second generation HIV surveillance: better data for decision making. *Bull World Health Organ* 2004;82:121–7.

5 Department of Health South Africa. *National Antenatal Sentinel HIV & Syphilis Prevalence Survey in South Africa 2008*. Pretoria, South Africa: Department of Health, 2009.

6 Boerma TJ, Ghys PD, Walker N. Estimates of HIV-1 prevalence from national population-based surveys as a new gold standard. *Lancet* 2003;362:1929–31.

7 Shisana O, Rehle T, Simbayi LC, et al. *South African National HIV Prevalence, HIV Incidence, Behaviour and Communications Survey, 2008*. Cape Town, South Africa: Human Sciences Research Council Publishers, 2009.

8 Hallett TB, Zaba B, Todd J, et al. Estimating incidence from prevalence in generalised HIV epidemics: methods and validation. *PLoS Med* 2008;5:e80.

9 Rehle TM, Hallett TB, Shisana O, et al. A decline in new HIV infections in South Africa: estimating HIV incidence from three national HIV surveys in 2002, 2005 and 2008. *PLoS One* 2010 5(6):e11094.

10 Groenewald P, Nannan N, Bourne D, et al. Identifying deaths from AIDS in South Africa. *AIDS* 2005;19:193–201.

11 Statistics South Africa. *Mortality and Causes of Death in South Africa, 2007: Findings from Death Notification*. Pretoria, South Africa: StatSA, 2009.

12 Shisana O, Hall E, Maluleke KR, et al. *The Impact of HIV/AIDS on the Health Sector*. Report prepared for the South African Department of Health. Cape Town, South Africa: Human Sciences Research Council Publishers, 2003.

13 Shisana O, Peltzer K, Zungu-Dirwayi N, Louw JS. *The Health of Our Educators: a Focus on HIV/AIDS in South African Public Schools, 2004/5 Survey*. Cape Town, South Africa: Human Sciences Research Council Publishers, 2005.

14 Pettifor A, Rees H, Steffenson A, et al. *HIV and Sexual Behavior Among South Africans: a National Survey of 15–24 Year Olds*. Johannesburg, South Africa: Repro-

ductive Health Research Unit, University of Witwatersrand, 2004.

15 Higher Education HIV and AIDS Programme. *HIV Prevalence and Related Factors: Higher Education Sector Study, South Africa, 2008–2009*. Pretoria, South Africa: HEAIDS, 2010.

16 Ramjee G. Female sex workers. In: Abdool Karim S, Abdool Karim Q (eds.) *HIV/AIDS in South Africa*, 2nd edn. Cape Town, South Africa: Cambridge University Press, 2010: 329–41.

17 Lane T, Mogale T, Struthers H, et al. "They see you as a different thing": the experiences of men who have sex with men with health care workers in South African township communities. *Sex Transm Infect* 2008;84:430–3.

18 Burrell E, Mark D, Grant R, et al. Sexual risk behaviours and HIV-1 prevalence among urban men who have sex with men in Cape Town, South Africa. *Sexual Health* 2010;7:149–53.

19 Joint United Nations Programme on HIV/AIDS and World Health Organization Working Group on Global HIV/AIDS and STI Surveillance. *Guidelines on Estimating the Size of Populations Most at Risk to HIV*. Geneva, Switzerland: WHO, 2010.

20 Auvert B, Taljaard D, Lagarde E, et al. Randomized, controlled intervention trial of male circumcision for reduction of HIV infection risk: the ANRS 1265 trial. *PLoS Med* 2005;2:e298.

21 Moodley D, Moodley J, Coovadia H, et al. A multicenter randomized controlled trial of nevirapine versus a combination of zidovudine and lamivudine to reduce intrapartum and early postpartum mother-to-child transmission of human immunodeficiency virus type 1. *J Infect Dis* 2003;187:725–35.

22 Padian N, van der Straten A, Ramjee G, et al. Diaphragm and lubricant gel for prevention of HIV acquisition in southern African women: a randomised controlled trial. *Lancet* 2007;370:251–61.

23 Jewkes R, Nduna M, Levin J, et al. Impact of Stepping Stones on incidence of HIV and HSV-2 and sexual behaviour in rural South Africa: cluster randomised controlled trial. *BMJ* 2008;337:a506.

24 South African AIDS Vaccine Initiative. *Update on the STEP and Phambili HIV Vaccine Trials*. Tygerberg, South Africa: South African AIDS Vaccine Initiative, 2007. Available at: http://www.saavi.org.za/pressreleases.htm. Accessed October 17, 2012.

25 Abdool Karim Q, Abdool Karim SS, Frohlich JA, et al. Effectiveness and safety of tenofovir gel, an antiretroviral microbicide, for the prevention of HIV infection in women. *Science* 2010;329:1168–74.

26 Ramjee G, Kapiga S, Weiss S, et al. The value of site preparedness studies for future implementation of phase 2/IIb/III HIV prevention trials: experience from the HPTN 055 study. *J Acquir Immune Defic Syndr* 2008;47:93–100.

27 Wand H, Ramjee G. Assessing and evaluating the combined impact of behavioural and biological risk factors for HIV seroconversion in a cohort of South African women. *AIDS Care* 2012;24:1155–62.

# 第 22 章　性传播疾病监测

Samuel L. Groseclose[1], Michael C. Samuel[2], Joan M. Chow[2], & Hillard Weinstock[3]

[1]美国佐治亚州,亚特兰大,美国疾病预防控制中心公共卫生应急和响应办公室,科学和公共卫生实践办公室
Office of Science and Public Health Practice, Office of Public Health Preparedness and Response, Centers for Disease Control and Prevention, Atlanta, GA, USA

[2]美国加利福尼亚州,里士满,加利福尼亚州公共卫生局性传播疾病控制处
Sexually Transmitted Disease Control Branch, California Department of Public Health, Richmond, CA, USA

[3]美国佐治亚州,亚特兰大,美国疾病预防控制中心,国家 HIV/AIDS、病毒性肝炎、性传播疾病和结核病预防中心,性传播疾病预防部
Division of STD Prevention, National Center for HIV/AIDS, Viral Hepatitis, STD, and TB Prevention, Centers for Disease Control and Prevention, Atlanta, GA, USA

## 引言

由于性传播疾病(STD)的病原体和相关综合征不同,以及存在普遍的、各种各样的、人类敏感的促进感染传播相关的行为,因此性传播疾病监测是一项复杂的艰难工作。实验室方法的最新进展可进行更多能够负担的试验,通过广泛的高危人群筛查来确定病原体的特征。本章节描述 STD 的监测方法,促进我们对 STD 在社区分布和危险因素的了解,并为采取预防措施提供依据。尽管本章节侧重于美国 STD 监测方法的介绍,但大部分原理适用于已经建立医疗、诊断实验室和公共卫生机构的其他国家的 STD 监测系统。

## 背景

1900 年前,"性病"在美国被认为是道德问题,而不是公共卫生问题。因此,开始性病监测要落后于其他传染病监测[1]。随着医学界开始将性病学作为一门医学专业,对性

病患者及其伴侣的诊断和治疗作为 STD 的控制方法。第一批开始 STD 监测的州是加利福尼亚(1911 年)和纽约(1912 年)。在 20 世纪 30 年代后期,其他州开始要求报告梅毒和淋病病例。与此同时,一些州立法强制在婚前和产前进行血液检测,作为控制梅毒工作的一部分。联邦政府从 1939 年开始拨款支持地方和州卫生部门的 STD 控制项目。自 1941 年以来,州卫生部门每年向美国疾病预防控制中心(CDC)报告梅毒(各期)和淋病病例。有关传染病监测的法律依据的讨论,参见第 39 章。

1972 年开始实施全国性淋病控制规划,以建立确定无症状淋球菌感染妇女的筛查规划。20 世纪 80 年代,衣原体非培养诊断试验的应用增加,使得大规模筛查项目成为可行。从 20 世纪 90 年代起,在美国公共计划生育诊所和其他机构建立了地区性疾病预防控制中心不孕症预防项目基金计划,其重点工作是衣原体筛查和妇女治疗。大约在同一时期,某些行政辖区启动了衣原体感染的强制报告,到 1995 年衣原体感染已成为美国的

法定报告传染病。

除梅毒、淋病和衣原体外,地方和州卫生部门还对其他细菌性和病毒性 STD 及其后遗症进行监测。对大多数性传播疾病持续有力的、注重实际的疾病控制要点(如筛查、治疗和伴侣管理),已导致病例和伴侣的管理、筛查与 STD 监测形成密不可分的联系。

## STD 监测目的

STD 监测通过提供一个框架以发现和描述新发 STD 或地方性流行病变化(如 2006 年在瑞典发现一种新型沙眼衣原体[2] 和 2003 年在欧洲发现性病淋巴肉芽肿暴发[3]),识别健康差异(如不同种族/少数民族的淋病发病率非常高)以及制定、实施和评价 STD 预防策略,来支持公共卫生工作。

在这个框架中,STD 监测可包括对 STD 发病率和患病率及其后遗症,特定病原体的抗生素耐药性,危险性行为,STD 筛查以及医疗保健覆盖率和质量等的监测。

表 22.1 展示了部分相关 STD 预防和控制的监测目标和实现这一目标的建议监测方法(将在随后描述)。如表所示,开展 STD 监测的方法选择取决于预期目标。STD 发病率或分布,病原体的生物学,诊断技术,临床或行为干预措施的变化随时间而异,因此美国某些行政辖区消除梅毒的进展强调需要重新调整梅毒预防措施,并开展早期发现和控制由新输入病例导致暴发的监测。20 世纪 70 年代发现了产青霉素酶淋球菌和染色体介导的耐青霉素与四环素淋球菌,导致淋球菌抗生素敏感性哨点监测的实施,从而可指导选择有效的淋球菌治疗方法。

表 22.1 不同 STD 监测方法的目标

| 目标 | 监测方法 | | | | | |
|---|---|---|---|---|---|---|
| | 病例报告(常规、加强) | 流行监测 | 哨点监测 | 行为监测 | 基于人群的调查 | 基于卫生服务或管理数据的监测 |
| 监测 STD 的各种率、趋势和地理分布以及后遗症 | × | × | × | | × | × |
| 早期暴发发现 | × | | × | | | |
| 确定高风险的人群和社区 | × | × | × | | × | |
| 确定 HIV 感染高危者(需要收集 HIV 和其他 STD 共患病信息) | × | × | × | | | × |
| 监测 STD 病原体抗生素敏感性的频率和分布 | | | 基于实验室的病原体特性监测 | | | |
| 预防和控制措施效果评估(如筛查、治疗和病例及伴侣管理) | × | × | × | × | | × |
| 促进流行病学研究和项目评估 | × | × | × | × | × | × |
| 证明资助控制计划的必要性 | × | × | × | | × | × |

HIV:人类免疫缺陷病毒

# STD 监测病例定义

在美国,州和领地流行病学家委员会(CSTE)与美国疾病预防控制中心(CDC)合作制定监测病例定义,用于全国法定 STD 病例报告[4]。关于 CSTE 和 CDC 的作用,详见第 2 章。STD 监测病例定义通常会制定临床和实验室标准。对于某些应报告的 STD,病例定义应清晰且简要。例如,对于淋病和衣原体感染,确诊病例根据病原菌实验室检测阳性来确定。而对于其他临床表现复杂多变的 STD,尤其是梅毒,其病例定义并不明确。至于梅毒,需综合评估流行病学(如有与已确诊或疑似一期或二期梅毒患者伴侣的性暴露史)、临床表现(如出现皮疹或硬下疳)和实验室(如以前的血清学检测结果)标准才能做出分期。关于使用血清学检测结果来监测新发梅毒病例的详细信息,参见知识点 22.1。为了达到监测和疾病控制的目的,一期和二期梅毒病例数据往往被混合,因为他们代表梅毒的感染阶段,通常需跨区域统一归类,对指导新的干预和预防措施意义重大。

---

**知识点 22.1　梅毒反应者网格评价**

新梅毒病例的监测主要根据梅毒血清学检测[STS,如快速血浆反应素试验(RPR)]的实验室报告确诊病例,其次根据医务工作者报告和卫生部门对患者及其伴侣的调查。因为对于新发、未经治疗的梅毒,STS 没有特异性,并且卫生部门没有能力调查每一个报告有 STS 反应的人(反应者),所以他们使用梅毒反应者登记表(包含以前患者治疗的信息)、医疗记录、人员信息(provider input)以及称为梅毒反应者网格(SRG)的表格算法来确定需要进一步调查的反应者(图 22.1)[57]。SRG 因地区而异,并根据非梅毒螺旋体特异性 STS(如 RPR)定量结果(滴度)、年龄、性别和其他因素(如来自 HIV 门诊的检测报告)来分配需调查的反应者。与滴度较低的老年人相比,SRG 优先调查滴度较高的年轻人。多个社区的 SRG 评价表明被 SRG 漏掉的病例百分比受 SRG 设计和反应者中梅毒患病率的影响[57]。由于梅毒患病率随时间而变化,为最大限度地识别病例和利用当地资源,建议定期开展 SRG 评估[58]。当 STD 调查资源缺乏时,梅毒病例调查和相关监测结果可能仅局限于那些被认为高危的患者。

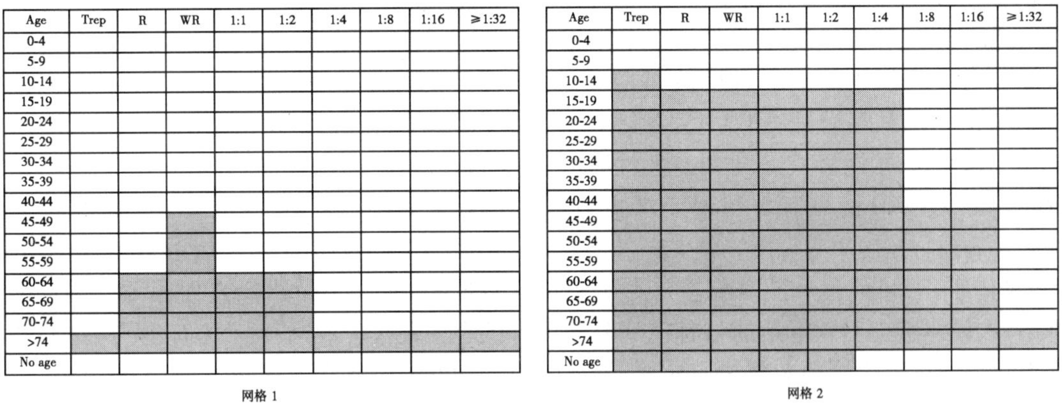

| Age | Trep | R | WR | 1:1 | 1:2 | 1:4 | 1:8 | 1:16 | ≥1:32 |
|---|---|---|---|---|---|---|---|---|---|
| 0-4 | | | | | | | | | |
| 5-9 | | | | | | | | | |
| 10-14 | | | | | | | | | |
| 15-19 | | | | | | | | | |
| 20-24 | | | | | | | | | |
| 25-29 | | | | | | | | | |
| 30-34 | | | | | | | | | |
| 35-39 | | | | | | | | | |
| 40-44 | | | | | | | | | |
| 45-49 | | | ■ | | | | | | |
| 50-54 | | | | | | | | | |
| 55-59 | | | | | | | | | |
| 60-64 | | ■ | ■ | | | | | | |
| 65-69 | | ■ | ■ | | | | | | |
| 70-74 | | ■ | ■ | | | | | | |
| >74 | ■ | ■ | ■ | | | | | | |
| No age | | | | | | | | | |

网格 1

| Age | Trep | R | WR | 1:1 | 1:2 | 1:4 | 1:8 | 1:16 | ≥1:32 |
|---|---|---|---|---|---|---|---|---|---|
| 0-4 | | | | | | | | | |
| 5-9 | | | | | | | | | |
| 10-14 | ■ | ■ | ■ | ■ | | | | | |
| 15-19 | ■ | ■ | ■ | ■ | ■ | | | | |
| 20-24 | ■ | ■ | ■ | ■ | ■ | | | | |
| 25-29 | ■ | ■ | ■ | ■ | ■ | | | | |
| 30-34 | ■ | ■ | ■ | ■ | ■ | ■ | | | |
| 35-39 | ■ | ■ | ■ | ■ | ■ | ■ | | | |
| 40-44 | ■ | ■ | ■ | ■ | ■ | ■ | | | |
| 45-49 | ■ | ■ | ■ | ■ | ■ | ■ | ■ | | |
| 50-54 | ■ | ■ | ■ | ■ | ■ | ■ | ■ | | |
| 55-59 | ■ | ■ | ■ | ■ | ■ | ■ | ■ | | |
| 60-64 | ■ | ■ | ■ | ■ | ■ | ■ | ■ | ■ | |
| 65-69 | ■ | ■ | ■ | ■ | ■ | ■ | ■ | ■ | |
| 70-74 | ■ | ■ | ■ | ■ | ■ | ■ | ■ | ■ | |
| >74 | ■ | ■ | ■ | ■ | ■ | ■ | ■ | ■ | ■ |
| No age | | | | | | | | | |

网格 2

**图 22.1**　梅毒反应者网格(SRG)。这个网格分配年轻和高滴度的反应者要接受调查(无阴影单元格),而年长和低滴度的反应者则否(阴影单元格)。中间年龄组或滴度的反应者是否接受调查由卫生部门确定。所用的 2 个代表性 SRG 提示:很强包容性(网格 1)和很强排他性(网格 2)。Trep:梅毒螺旋体检测结果阳性;R:有反应;WR:弱反应

监测病例定义并非旨在用于建立临床诊断，确定特定患者所需的治疗标准，制定质量保证指南或提供报销标准。尽管可能不满足正式监测病例定义标准，但医师可以利用临床、流行病学和实验室数据来诊断 STD。相反，STD 监测病例定义可在一定条件下缺乏特异性，病例可能不一定需要治疗。虽然过程相关联，但恰当的 STD 临床管理偶尔会与公共卫生监测报告进程相分离。

## 常见 STD 监测方法

STD 监测活动的主要类型包括病例报告（包括收集某些病例的附加信息来加强常规的病例监测）、患病率监测、哨点监测、行为监测、人群调查、卫生服务以及数据管理监测。

## 病例报告

梅毒、淋病和衣原体在所有 50 个州被指定为应报告传染病。在美国，病例报告在州层面被强制执行。在大多数州，实验室和医务人员要提交 STD 病例报告，然后相关卫生部门删除重复的报告并将其合并。其他 STD，包括软下疳、腹股沟肉芽肿和性病淋巴肉芽肿在许多州也是应报告疾病[5]。还有些其他 STD 及其综合征，包括生殖器疣、新生儿疱疹、黏液脓性宫颈炎、非淋球菌性尿道炎和盆腔炎（PID），只有少数州要求报告。美国疾病预防控制中心每周接收来自各州卫生部门、哥伦比亚特区和波多黎各有关梅毒、淋病、衣原体感染和软下疳的临时性 STD 发病率数据。每周对这些数据进行审核，并在《发病率和死亡率周报》（Morbidity and Mortality Weekly Report）上发表，可从 http://www.cdc.gov/mmwr 获得。2009 年，有 150 万以上的梅毒、淋病、衣原体感染病例报告至美国疾病预防控制中心，占所有传染病的 80% 以上。此外，这些病例报告数被认为极大低估了真正的疾病负担[6]。

## 强化监测

为应对不同人群中 STD 发病率新趋势，地方和州卫生部门经常收集关于通过常规发病监测报告的病例之附加数据。强化监测可以收集所有病例、报告 STD 病例的样本数据，或通过哨点诊所或卫生保健人员来收集[7]。强化监测期间收集的重要行为数据可包括性伴侣的性别，性伴侣数量和性网络联系，安全套使用，药物使用（如甲基苯丙胺），监禁史，性-钱交易或性-毒品交易，会见新的或匿名性伴侣的场所（如酒吧和色情俱乐部，成人书店，海滩和公园，私人派对和因特网）以及伴侣的危险行为。这些数据大部分可以用于特定的规划行动。例如，知道 STD 患者会见新的或匿名伴侣的场所是了解新感染者获得感染的地点和方式的关键，也是确定要针对哪些场所采取干预措施的关键（图 22.2）。根据这些数据，在加州和其他地方，因特网显然已成为男男同性恋者会见新性伴侣的主要场所，因此也是一个开展教育、拓展和创新性控制措施的新场所[8,9]。

## STD 症状监测

美国法定报告的 STD 监测通常使用需要实验室确诊的病例定义。而在临床和实验室资源稀缺的国家，通常由未经确诊试验的综合征病例报告所代替。WHO 提供了 STD 相关综合征的病例定义，并推荐在缺乏常规有效的、高质量的实验室诊断试验时，应根据综合征来报告病例[10]。然而，由于 STD 在男性和女性中通常无症状，并且 STD 的某些临床特征不是病原体所特有的，所以可用于有意义的 STD 发病谱评估的综合征仅是尿道分泌物和非疱疹性生殖器溃疡疾病[10]。为确保有效的病例管理和卫生服务计划，应在所选的医疗机构中实施包括实验室检测以确诊 STD 综合征病原体在内的定期患病率监

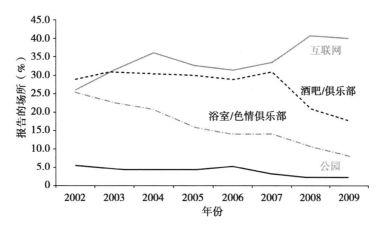

**图 22. 2** 强化病例监测。访视的一期和二期梅毒报告病例的男男同性恋者会见新的或匿名性伙伴的所选场所之比例,加利福尼亚,2002—2009

控。

## 患病率监测

患病率监测是对某种疾病,如所筛选的某个亚人群(如寻求产前保健的女性)中的衣原体和淋球菌疾病,进行 STD 检测阳性的评估。由此可见,患病率是指在某时间段内检测结果阳性人数除以首次筛查人数。在重复检测不能排除的情况下,阳性率(检测阳性数/检测总数)可作为患病率的替代指标,在大多数医疗机构,衣原体阳性率接近患病率[11]。

美国每年对大约 300 万妇女进行衣原体阳性率评估,一般选择在计划生育诊所、产前保健诊所、STD 诊所和矫正机构筛查衣原体感染[12]。STD 患病率的其他来源包括哨点医疗卫生机构中的高危异性恋者和男男性行为者,以及进入国家职业培训计划的青少年和青年女性与男性的筛查[12]。

这些数据增加了病例报告数,但很难解释,因为筛查试验方法、覆盖范围和受检人群可能随时间而不同。患病率监测数据已被用来评估特定年龄筛查指南的效果,以及在低危与高危被筛查人群产生的病例,以便对某个检测资源有限的区域提供更有针对性的服务。可从通过患病率监测确定的性传播疾病

患者获得有限的危险行为信息。

## 哨点监测

哨点监测通常包括从有限数量的所选报告点来收集数据,从而产生相关人群的代表性样本。当整个人群持续的、详细的监测不可行时,哨点监测方法也可用于监测多种 STD 或其后遗症。STD 哨点监测系统可能有助于确定非法定报告疾病的疾病负担或在选定人群中发生的疾病负担,也有助于获取一般不收集的信息(如行为或实验室数据)。当资源有限时,可以采用间歇性哨点监测。

在美国 25 ~ 30 个城市,自 1986 年以来通过淋球菌分离物监测项目(GISP)对淋病奈瑟菌耐药性实施了监控[13]。这些城市每月从哨点诊所男性淋球菌尿道炎患者分离的前 25 株菌株送交区域性实验室,进行抗生素药敏试验。并提交这些阳性菌株患者的人口学、临床和行为资料。应常规收集所有到诊所就诊的患者资料。GISP 数据在识别流行的淋球菌菌株出现的耐药性和制定有效的州与国家治疗建议方面已变得越来越重要。例如,在 2007 年,基于 GISP 的监测结果,不再推荐氟喹诺酮类药物治疗淋球菌感染(图 22. 3)。

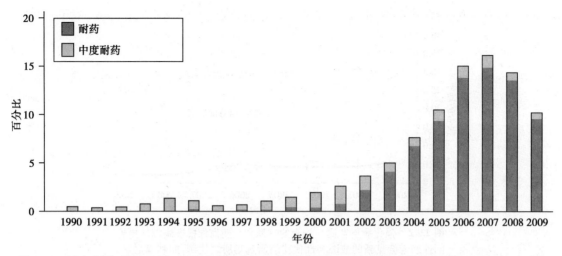

**图 22.3** 哨点监测:美国 1990～2009 年淋球菌分离物监测项目(GISP)淋病奈瑟菌分离物对环丙沙星耐药和中度耐药的百分比。耐药菌株对环丙沙星的平均抑制浓度(MIC)≥1μg/ml。中度耐药菌株对环丙沙星的 MIC 为 0.125～0.5μg/ml。GISP 于 1990 年首次检测环丙沙星的敏感性

2005 年美国建立了 STD 监测网络(SSuN),以提高国家、州和地方 STD 项目的发现、监控和应对 STD 的新趋势[14]。通过12 个哨点地理区域的诊所和人群监测,SSuN数据现已用来帮助 STD 预防政策和规划的制定、实施和评价。最近,SSuN 已经提供了关于淋病流行病学、人类免疫缺陷病毒(HIV)/STD 合并感染,以及引进人类乳头瘤病毒(HPV)疫苗后生殖器疣负担等详细信息[15]。

STD 哨点监测的另一个例子,是在美国5 个行政辖区试点的人群系统,用来监测特定的人群和不同地理区域的人群 HPV 型特异性宫颈上皮内瘤样病变 2 级或 3 级和宫颈原位腺癌的趋势[16]。虽然 HPV 疫苗对浸润性宫颈癌发病率的影响需要几十年观察,但该系统的目的是监测较短时间内的癌前病变。

## 行为监测

一般来说,STD 病例报告和患病率监测系统包括的信息局限于患者的人口学特征。收集和解释 STD 患者和 STD 感染高危人群的行为危险因素信息,为解释不同时间发病率变化提供了关键的相关信息,并可支持一级和二级预防策略。系统地收集有关国家和州总人群的代表性样本的STD 高危行为资料,提供有关性行为、获得STD 服务以及有关 STD 风险相关知识和态度等数据。

美国的全国性人口调查包括青少年高危行为监测系统(YRBSS)和全国家庭成长调查(NSFG),优先收集 STD 高危人群的 STD相关行为数据。YRBSS 通过 2 年一次的自我管理标准化调查工具(self-administered standardized survey instruments),结合国家的核心变量和州的附加变量,采用多级概率抽样方法,测量国家、州和城市层面高中生的高危性行为流行趋势。1991～2009 年的 YRBSS 数据表明,美国高中生曾有性交的比例在下降,性活跃学生的安全套使用率在上升,说明行为调查数据中的趋势可为病例报告数据的基本解释提供信息[17]。对于同时期病例报告数和率的上升,YRBSS 数据揭示筛查和报告的增加是可能的解释因素,而不是危险行为的增加。更广泛的 NSFG 多阶段概率家庭抽样样本包括 15～44 岁美国男性和女性,并提供性行为(如肛门、阴道或口交),性取

向和性吸引,并行性多性伴网络(concurrent partner network),使用安全套的流行率评估[18]。NSFG 调查的青少年有过性交和安全套使用的趋势与 YRBSS 相似,进一步证实了一级预防策略的有效性。

各州经常收集其他基于人群的行为监测数据来提供当地和州的某种性行为、STD 知识和 STD 保健质量的相关信息,而国家行为调查则没有收集这些信息。加利福尼亚家庭随机数字拨号电话调查的有关衣原体意识缺乏的数据,被用于确保国家资金来支持地方开展衣原体一级预防活动,并提供信息来编写文化上适应学校 STD 教育的基础课程[19]。华盛顿州的西雅图关于青少年随机数字拨号电话调查的数据用于追踪高危性行为的趋势,包括同性伴侣、过去 STD 感染史、安全套使用,以及规划和评估干预措施相关的种族/民族不平等[20]。虽然行为监测数据常用于针对预防规划活动,但是这些数据很难解释,因为测量工具通常不标准或没有经过验证。对于敏感话题的项目也受到社会期许偏差和应答率低的影响。对开展行为监测感兴趣的地方和州的规划部门,应考虑使用来自其他调查的已经过验证的问题,并在当地人群进行试点,使之有更大的可比性。

## 基于人群的调查

为了增加基于病例监测、患病率监控、行为监测提供的流行病学资料,国家和地区的调查有时会将某地理区域人群样本的 STD 生物标志物评估与自我报告行为信息相结合。最大的全国性调查是国家健康和营养调查,包括生物样本的收集、寻求卫生保健相关信息和行为危险因素。这个全国有代表性的非收容机构美国人口概率抽样调查,已经检查了应报告和非应报告 STD(包括人乳头瘤病毒,单纯疱疹病毒 1 型和 2 型抗体,梅毒血清学检测,衣原体病,淋病,毛滴虫病和细菌

性阴道炎等)的趋势[21~23]。这些基于人群样本数据产生的患病率和行为相关指标偏差估计值低于来自寻求医疗患者的估计值。例如,马里兰州巴尔的摩的青少年家庭研究表明,无症状或未经治疗的淋病流行率远高于仅病例报告的预期流行率[24,25]。

## 在性传播疾病监测中利用卫生服务和管理数据

从为就医人群提供服务的卫生保健项目管理数据可以为评估 STD 监测数据和解释 STD 发病率趋势,尤其是对可能漏报或非法定报告的那些疾病,提供有用的辅助信息[15]。全国医院出院调查是美国来自急症医院出院的患者医疗记录的连续概率样本。全国门诊医疗服务调查[NAMCS,私人医师办公室常规工作调查(private physicians' office practices)]、国家医院门诊医疗调查-急诊部(NHAMCS-ED)即急诊部出院调查,以及 NHAMCS-门诊患者出院调查(NHAMCS-OPD)都通过回顾医疗记录进行调查。全国疾病和治疗指数(NDTI,私人医师临床管理实践的概率抽样调查)可提供因所选定的疾病而去私人医师诊所初诊人员的估计数,是关于诊所非法定报告 STD(如生殖器疱疹、尖锐湿疣和滴虫病)就诊的全国性数据的唯一来源。来自 NAMCS、NHAMCS-ED、NHAMCS-OPD 和 NDTI 等 4 个调查的数据现已被用来估计盆腔炎(PID)的比例,即使要求强制报告,但衣原体病和淋病的严重并发症也有漏报(图 22.4)[26]。对州卫生服务数据集(如加利福尼亚州和华盛顿州医院出院和生命统计数据)的分析也被用来估计新生儿疱疹发生率、评估新生儿疱疹死亡数和与生殖器疱疹相关剖宫产率的趋势[27,28]。

与管理式医疗和公共部门卫生保健项目提供 STD 服务相关的管理性数据(如账单、药房或实验室记录),现已被用来评估可能影响 STD 病例趋势的 STD 保健质量的并行

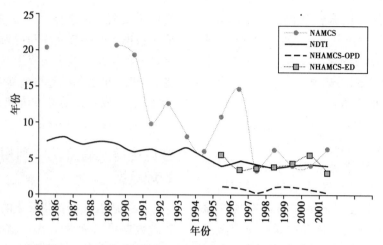

**图22.4** 卫生服务数据监测：门诊机构中盆腔炎的比例，来自美国1985~2001年国家医院门诊医疗调查（NAMCS）、国家医院门诊医疗调查-急诊部（NHAMCS-ED）、NHAMCS-门诊患者出院（NHAMCS-OPD）和国家疾病和治疗指数（NDTI）数据

趋势。例如，管理式医疗管理数据被用于监控15~24岁性活跃女性每年筛查衣原体的百分比，作为医疗保健绩效资料和信息集（HEDIS）的指标。自2000年启动HEDIS报告以来，观察到管理式保健衣原体筛查率的增加与当时衣原体发病率同步增加相一致，体现了测量偏倚（ascertainment bias）的影响。然而，MedStat MarketScan数据分析提供了美国全国和申请医疗补助（Medicaid-insured）的低收入妇女计划加入管理式医疗的登记者的相关证据，这些人的衣原体筛查率，寻求治疗时风险评估率也低。这些数据为以私营部门质量方案为基础提供证据[29]。如上所述，MedStat MarketScan保险数据分析也已用于比较调查数据的PID趋势，通过医疗保险理赔来确定诊断[30]。

与STD监测评估相关的管理性数据包括电子化管理的卫生保健服务和结果数据。这些数据系统通常包括大量的人员，并允许链接同一个体相关服务部门的多个观测值（如实验室检测和程序执行或报告诊断）[31]。《国际疾病分类第9版临床修订版》（ICD-9-CM）和《当前程序术语代码》通常被用于卫生服务和管理性数据来源，表示选择的STD

及其后遗症分别对应临床诊断和规程（附录22.1）。使用管理性数据来评估或评价STD监测的不足是编码行为的变化；这些数据的主要目的是医疗费用结算，而且不同医疗机构和地区也各有不同。验证这些数据的工作（如病历审查）通常是必需的。应根据监测目的，对任何管理性数据来源的质量和有效性做出解释前应进行仔细评估。

## 其他监测方法

### 检测用途的实验室调查

根据整个实验室试验类型来监控STD检测量的定期实验室调查，可提供数据来协助解释病例监测、发病率监控数据和其他监测活动，并能够为促进最佳实验室操作规程（laboratory best practices）提供依据。例如，州和国家的临床实验室调查表明，使用核酸扩增试验检出衣原体越来越多，与衣原体病例报告的增加一致[32]。另一个发现是虽然用培养来检测淋病减少，但用基于培养的监测来评估淋病抗生素敏感性的趋势仍很有意义。

## 链接多源数据

通过与其他数据集连接来增加 STD 相关监测资料。例如,STD 数据可以匹配其他疾病登记数据来评估同病模式。也可与在一个数据集可以获得而在另一个数据集不能获得的信息相链接,以提高人口统计学、实验室检测结果或临床数据质量和完整性。STD 数据与医院出院数据、药物滥用治疗程序数据、出生和死亡统计以及其他来源的数据相链接,可以评估公共卫生干预措施对可预防的不良后果的影响[33]。然而,链接一个或多个数据集所获得的数据,其特异性和有效性可受到用于匹配每个数据源记录的身份信息的限制。随着每个数据源信息的特异性或唯一性增加,数据链接所获得信息的有效性也有所增加。

## 性传播疾病重复感染的监测

既往 STD 诊断史与获得相同 STD 或其他 STD 密切相关。减少重复感染和不良生殖结果的控制策略,重点在于有效的伴侣治疗和遵循 CDC 建议,在诊断 3 个月后再次检测衣原体和淋病患者。通过使用病例监测和患病率监测数据来监控 STD 重复感染率可以评估这些干预措施的影响。然而,没有标准时间段来定义重复感染。一些调查者将同一个人在最初报告感染后>30 天再次发现感染定义为衣原体或淋病重复感染,并用该定义来匹配病例报告以及患病率监控数据中的阳性检测结果,来估计 2 年内不同时间范围的重复感染[34]。重复感染率持续升高强调采取更有效的干预措施来改善伴侣治疗和重新检测有新伴侣患者的必要性;定期监测这些率对评估正在进行的项目效果也是有用的。

## 将地理信息系统融入性传播疾病监测

对 STD 发病率、患病率及其相关指标进行制图和空间分析使其可视化,并监控 STD 在社区的时空分布、发现疾病的聚集性,以及关注病例管理和干预资源。当个体行为、社会经济或社会网络数据不能获得时,通过把地理上可供参考的 STD 监测数据同来源于美国人口普查或人口调查的数据联系起来[35~37],将地理位置作为生态学分析中的一个替代物。调查者使用重复 STD 感染的地理聚集性而不是高患病率地区作为地理上确定 STD 高危患者的指标[38,39]。

## 特别关注人群的监测

由于某些人群的感染率高,特有的危险因素、特别脆弱或对严重后果(如 HIV 合并感染)的易感性,故 STD 监测特别令人关注。两个特别关注的人群是种族/少数民族和男男同性恋者(MSM)。实际上自从可以获得这些数据以来,不同种族/民族的 STD 发病率差异具有 STD 流行病学的特征,同时也是 STD 控制干预措施的重点领域[40]。与其他种族/民族比较,黑人 STD 尤其是淋病的发病率升高已在病例监测资料[15]、患病率监测数据[12]、人群调查[41]和其他来源资料中被观察到。例如,根据国家病例监测报告,2009年黑人淋病发病率比白人高 20 倍[15];同样,2002 年从国家青年代表性样本得出的估计数表明,黑人青年的淋病患病率比白人青年高 20 倍以上[42]。另外,与用于评估种族/民族差异的>350 项健康国民 2010 目标相比,这种淋病感染的种族差异是唯一最大的差异。此外,其他 10 个最大的差异中有 5 个与 STD 相关[43]。

在美国种族是一个高危指标,与健康状况的其他更基本的决定因素密切相关。为调查这些差异的原因和解决办法,需对数据来源和社会经济状况相关方面[44]、行为危险因素[45]、医疗服务的获得和使用[46]、违禁药品使用以及与居住在其他人 STD 患病率高的社区等进行调查[36]。利用地理信息系统软件工具可促进多个来源的数据的整合。例如,分析表明持续的 STD 种族差异最后可用社区水平的社会经济差异来解释[37]。

尽管大多数不同数据来源的资料证实了 STD 的种族/民族差异,但我们监测系统的局限性导致某些测量不精确,并且调查者也质疑这些差异的程度。例如,在某些行政区域,有相当比例的病例报告缺少种族/民族数据[15]。当监控 STD 的高危社区时,种族/民族的报告差异可导致信息偏倚。

另一个 STD 发病率升高的人群是 MSM。对于梅毒和 HIV/AIDS,美国国家监测系统直接收集的数据显示,这些病例中大多数是 MSM,尤其是在城市中心区[15,48,49]。此外,虽然测量性伴侣性别或性倾向的数据元素在淋病或衣原体感染监测系统中通常不能获得[14],但多个加强监测项目、哨点系统和特殊人群调查都清楚表明,与异性恋人群相比,MSM 的这些 STD 发病率上升。

正如测量种族/民族差异问题一样,精确量化 MSM 人群的这些差异也存在相当大的局限性。由于有关性行为感知的或真实的敏感性,医疗人员往往不能正确地评估性行为,因此报告的这些数据用于监测目的可能不太可靠。同时,男男同性恋 STD 发病率的估计有很大困难,因为通过人口普查数据或基于人群的估计方法来获得 MSM 人群的规模是不可靠的。最近根据人群行为资料对该人群进行估计来解决这一困难。这些估计值表明约 7% 的美国男性人群曾与另一男性发生过性行为,并且在此基础上,MSM 的梅毒发病率比其他男性和女性发病率高 40 倍[49]。

# 性传播疾病监测系统的评估

定期评估 STD 监测系统对确保收集、分析、解释和分享的信息有效地应用于 STD 预防和控制是必要的。监测系统的绩效特性(如完整性、及时性或代表性)变化较大,取决于所使用的监测方法和数据来源。提高某个监测系统绩效可能会导致相关监测系统绩效的降低。例如,修改 STD 病例定义以提高系统的灵敏度(即占所有监测系统报告病例的比例)会导致特异度降低(即假阳性数增加)[50]。所选的 STD 监测系统绩效将在以下章节讨论。

## 完整性

STD 报告的完整性受漏诊和漏报的影响。衣原体感染和淋病因为无症状(即女性约 70% 的衣原体感染和 50% 淋病感染无症状)而往往被漏诊[6],淋病的漏诊程度相对较轻。自 20 世纪 90 年代以来,随着衣原体筛查项目在美国的扩大,病例检出数和报告数增加,从而增加了病例监测系统的完整性。

STD 的经验性治疗也会降低病例发现和报告的完整性,尤其是需进行随访调查的有症状患者及其接触者。提高报告的完整性策略包括开展主动监测,实施网络实验室报告,加强临床医师与其他关键合作伙伴间的联系,鼓励报告和病例管理咨询以及促进使用实验室诊断试验来确诊新病例。

自 20 世纪 80 年代以来对 STD 报告完整性的评估表明,淋病的完整率为 64% ~ 95%,衣原体为 55% ~ 98%,梅毒大约为 80%[51]。运用捕获-再捕获方法来评估漏报的程度,可能会更好地解释 STD 监测数据[52];然而,捕获-再捕获方法(即独立的数据源、数据源中个体被识别的概率相等和观察期间数据源中个体的概率恒定)的基本假设往往得不到满足。当使用捕获-再捕获方法时,增加数据源数量和使用分析性方法(如对数线性模型)可以减少偏倚[53]。

## 代表性

根据所监测的 STD 特征和使用的监测方法,监测数据可能并不代表所有相关人群中真实发生的事件。例如,如果感染者未就诊和未筛查,就不能被发现和向公共卫生系统报告。因为美国公开资助衣原体筛查项目和临床治疗规范的重点是筛查年轻女性而非男性,所以衣原体发病率数据并不具有代表性。由于这些原因,美国应报告的衣原体监测数据受病例确认偏倚(ascertainment bias)影响,不能代表普通人群的衣原体发病率。如果人群不正确地自我报告某些危险行为(如性行为或吸毒行为),信息偏倚也能限制 STD 监测数据的代表性。定期专题研究对评估代表性可能很有必要。

## 及时性

STD 监测数据的及时性对于发现暴发和采取有效的公共卫生干预措施(包括病例和伴侣管理以及筛查以确定新病例)至关重要。用于报告 STD 发病率的关键时间变量(如年、月或周)往往根据监测过程的相关日期(如病例向公共卫生机构报告的日期、公共卫生部门的接收日期或输入到公共卫生部门的信息系统时间)。然而,特别是当检查暴发数据或其他有意义的疾病发病率变化时,这些日期可能会有误导。但是,为评估疾病发病率的真实变化,使用标本采集日期或另一个与接近感染或诊断的真实日期相符的日期是必要的。一项对早期梅毒按报告日期的时间线图与估计的感染日期的比较研究表明,在暴发增长期梅毒报告低估了感染数,而在最高报告发病率期间又高估了感染数[54]。

## 监测病例定义评价

对 STD 监测病例定义的解释和使用应定期评估。标准化的监测病例定义正在使用吗? 基于报告的信息可分为可能病例(probable case)或确诊病例吗? 美国 6 个行政辖区梅毒病例分类的评价表明,根据病例定义梅毒分期的信息常常难以获得,即病例分期的分类缺乏病例定义标准所需的信息[55]。这种错误分类导致数据质量下降和可解释性不足。

## 性传播疾病监测的挑战

被认为可进行监测的细菌性和病毒性 STD 及其后遗症具有变异性,使监测和评估工作复杂化。衣原体感染、淋病、潜伏性梅毒和某些病毒性 STD 具有无症状的特性,故可导致大量漏诊。此外,在相同人群可能出现各种 STD,因此对于每种 STD 的监测数据应分别仔细审查,以确定各自独特的流行病学、空间或时间模式和确定加强预防控制工作的时机。

STD 预防控制规划活动与 STD 监测之间持续的相互作用,可能使得解释监测趋势较为困难。例如,筛查或 STD 诊断技术和方案的长期变化,会直接影响病例发现和发病趋势[32,56]。作为一项早期梅毒干预措施开展的伴侣告知活动,也可能增加病例发现。预防规划方案要求在病例报告前对伴侣告知和治疗,可能会导致暴发的发现延迟和耽误公共卫生响应。有关筛查标准和临床机构或人群特征的其他信息,可以增加对疾病趋势的解释。

临床诊疗工作的改变(如自 20 世纪 90 年代以来将盆腔炎从住院治疗转为门诊管理)也会影响 STD 监测数据的解释。同样,美国获得 STD 治疗的变化,如公共 STD 诊所开放时间减少或诊所关闭,导致公共 STD 诊所的 STD 报告减少,而其他医疗机构,尤其是私营医疗机构则报告增加[15]。定期评估监测报告数据来源有助于确定 STD 临床工作和获取 STD 治疗模式的改变。

最后,在某些社区,STD 监测和预防工作受 STD 和人类性相关羞辱的影响。保密和羞辱可能限制患者的医疗需求,并导致 STD 的漏检和漏治。与患者讨论性健康而感到尴尬的临床医师,可能不会提供 STD 风险评估或对患者检测 STD,这进一步限制了 STD 的诊断和报告。这些医师也不愿意报告已诊断的 STD。

# 结论

由于感染自身的可变性,如感染范围广,可从病毒到细菌以及寄生虫,因此 STD 监测具有挑战性。有些有症状,而另一些通常无症状。根据临床综合征可确定一些 STD,而其他则通过检测病原体来确定。这些传染病的流行病学也各不相同。因此,STD 监测必须开展 STD 的生物学、临床和流行病学特征等多方面的监测。目前大多数州和地方规划的重点是细菌性 STD(梅毒、淋病和衣原体感染)病例报告的监测工作,对于这些疾病已制定了预防和控制项目。此外,卫生部门通常可利用患病率监测数据、行为监测信息和管理数据库。只有使用多个监测方法,才能阐明这些复杂传染病的负担,并采取针对性的预防干预措施。

(杨忠诚 译,潘会明 校)

# 参考文献

1 Brandt A. *No Magic Bullet: A Social History of Venereal Disease in the United States since 1880*. New York, NY: Oxford University Press, 1987.

2 Savage EJ, Ison CA, van de Laar MJ. Results of a Europe-wide investigation to assess the presence of a new variant of *Chlamydia trachomatis. Euro Surveill* 2007;12:E3–4.

3 Savage EJ, van de Laar MJ, Gallay A, et al. Lymphogranuloma venereum in Europe, 2003–2008. *Euro Surveill* 2009;14:pii: 19428.

4 Centers for Disease Control and Prevention. Case definitions for infectious conditions under public health surveillance. *MMWR Recomm Rep* 1997;46(RR-10):1–55.

5 Council of State and Territorial Epidemiologists. *State Reportable Conditions Assessment Query Results*. Atlanta, GA: CSTE, 2010. Available at: http://www.cste.org/dnn/ProgramsandActivities/PublicHealthInformatics/StateReportableConditionsQueryResults/tabid/261/Default.aspx. Accessed October 17, 2012.

6 Weinstock H, Berman S, Cates W Jr. Sexually transmitted diseases among American youth: incidence and prevalence estimates, 2000. *Perspect Sex Reprod Health* 2004;36:6–10.

7 Mark KE, Gunn RA. Gonorrhea surveillance: estimating epidemiologic and clinical characteristics of reported cases using a sample survey methodology. *Sex Transm Dis* 2004;31:215–20.

8 McFarlane M, Kachur R, Klausner JD, et al. Internet-based health promotion and disease control in the 8 cities: successes, barriers, and future plans. *Sex Transm Dis* 2005;32(Suppl. 10):S60–4.

9 Rietmeijer CA, McFarlane M. Web 2.0 and beyond: risks for sexually transmitted infections and opportunities for prevention. *Curr Opin Infect Dis* 2009;22:67–71.

10 Joint United Nations Programme on HIV/AIDS and World Health Organization Working Group on Global HIV/AIDS/STI Surveillance. *Guidelines for Sexually Transmitted Infections Surveillance*. Geneva, Switzerland: WHO, 1999. WHO/CDS/CSR/EDC/99.3. Available at: http://www.who.int/entity/hiv/pub/sti/en/cds_csr_edc_99_3.pdf. Accessed October 17, 2012.

11 Dicker LW, Mosure DJ, Levine WC. Chlamydia positivity versus prevalence. What's the difference? *Sex Transm Dis* 1998;25:251–3.

12 Centers for Disease Control and Prevention. *Sexually Transmitted Disease Surveillance Supplement—Chlamydia Profiles, 2009*. Atlanta, GA: US Department of Health and Human Services, CDC, 2010. Available at: http://www.cdc.gov/std/chlamydia2009/default.htm. Accessed October 17, 2012.

13 Centers for Disease Control and Prevention. *Sexually Transmitted Disease Surveillance Supplement—GISP Profiles, 2009*. Atlanta, GA: US Department of Health and Human Services, CDC, 2010. Available at: http://www.cdc.gov/std/gisp2009/default.htm. Accessed October 17, 2012.

14 Rietmeijer CA, Donnelly, J, Bernstein KT, et al. Here comes the SSuN: early experiences with the STD Surveillance Network. *Public Health Rep* 2009;124(Suppl. 2):72–7.

15 Centers for Disease Control and Prevention. *Sexually Transmitted Disease Surveillance, 2009*. Atlanta, GA: US Department of Health and Human Services, CDC, 2010. Available at: http://www.cdc.gov/std/stats/default.htm. Accessed October 17, 2012.

16 Markowitz LE, Hariri S, Unger ER, et al. Post-licensure monitoring of HPV vaccine in the United States. *Vaccine* 2010;28:4731–7.

17 Eaton DK, Kann L, Kinchen S, et al. Youth risk behavior surveillance—United States, 2009. *MMWR Surveill Sum* 2010;59(SS-5):1–142.

18 Lepkowski JM, Mosher WD, Davis KE, et al. The 2006–2010 National Survey of Family Growth: sample design and analysis of a continuous survey. *Vital Health Stat* 2010;150:1–36.

19 Brindis C, Ozer E, Adams S, et al. *Health Profile of California's Adolescents: Findings from the 2001 California Health Interview Survey*. Los Angeles, CA: UCLA Center for Health Policy Research, 2004. Available at: http://www.healthpolicy.ucla.edu/pubs/Publication.aspx?pubID=124. Accessed October 17, 2012.

20 Aral SO, Patel DA, Holmes KK, Foxman B. Temporal trends in sexual behaviors and sexually transmitted disease history among 18- to 39-year-old Seattle, Washington, residents: results of random digit-dial surveys. *Sex Transm Dis* 2005;32:710–17.

21 Dunne EF, Unger ER, Sternberg M, et al. Prevalence of

HPV infection among females in the United States. *JAMA* 2007;297:813–19.

22 Xu F, Sternberg MR, Kottiri BJ, *et al*. Trends in herpes simplex virus type 1 and type 2 seroprevalence in the United States. *JAMA* 2006;296:964–73.

23 Forhan SE, Gottlieb SL, Sternberg MR, *et al*. Prevalence of sexually transmitted infections among female adolescents aged 14 to 19 in the United States. *Pediatrics* 2009;124:1505–12.

24 Turner CF, Rogers SM, Miller HG, *et al*. Untreated gonococcal and chlamydial infection in a probability sample of adults. *JAMA* 2002;287:726–33.

25 Eggleston E, Turner CF, Rogers SM, *et al*. Monitoring STI prevalence using telephone surveys and mailed urine specimens: a pilot test. *Sex Transm Infect* 2005;81: 236–8.

26 Sutton MY, Sternberg M, Zaidi A, *et al*. Trends in pelvic inflammatory disease hospital discharges and ambulatory visits, United States, 1985–2001. *Sex Transm Dis* 2005;32:778–84.

27 Morris SR, Bauer HM, Samuel MC, *et al*. Neonatal herpes morbidity and mortality in California, 1995–2003. *Sex Transm Dis* 2008;35:14–8.

28 Mark KE, Kim HN, Wald A, *et al*. Targeted prenatal herpes simplex virus testing: can we identify women at risk of transmission to the neonate? *Am J Obstet Gynecol* 2006;194:408–14.

29 Christiansen-Lindquist L, Tao G, Hoover K, *et al*. Chlamydia screening of young sexually active, Medicaid-insured women by race and ethnicity, 2002–2005. *Sex Transm Dis* 2009;36:642–6.

30 Bohm MK, Newman L, Satterwhite CL, *et al*. Pelvic inflammatory disease among privately insured women, United States, 2001–2005. *Sex Transm Dis* 2010;37:131–6.

31 Virnig BA, McBean M. Administrative data for public health surveillance and planning. *Annu Rev Public Health* 2001;22:213–30.

32 Dicker LW, Mosure DJ, Levine WC, *et al*. Impact of switching laboratory tests on reported trends in *Chlamydia trachomatis* infections. *Am J Epidemiol* 2000;151:430–5.

33 Newman LM, Samuel MC, Stenger MR, *et al*. Practical consideration for matching STD and HIV surveillance data with data from other sources. *Public Health Rep* 2009;124(Suppl. 2):7–17.

34 Hosenfeld CB, Workowski KA, Berman S, *et al*. Repeat infection with Chlamydia and gonorrhea among females: a systematic review of the literature. *Sex Transm Dis* 2009;36:478–89.

35 Bush KR, Henderson EA, Dunn J, *et al*. Mapping the core: chlamydia and gonorrhea infections in Calgary, Alberta. *Sex Transm Dis* 2008;35:291–7.

36 Du P, McNutt LA, O'Campo P, Coles FB. Changes in community socioeconomic status and racial distribution associated with gonorrhea rates: an analysis at the community level. *Sex Transm Dis* 2009;36: 430–8.

37 Springer YP, Samuel MC, Bolan G. Socioeconomic gradients in sexually transmitted diseases: a geographic information system-based analysis of poverty, race/ethnicity,

and gonorrhea rates in California, 2004–2006. *Am J Public Health* 2010;100:1060–7.

38 Bernstein KT, Curriero FC, Jennings JM, *et al*. Defining core gonorrhea transmission utilizing spatial data. *Am J Epidemiol* 2004;160:51–8.

39 Ellen JM, Hessol NA, Kohn RP, *et al*. An investigation of geographic clustering of repeat cases of gonorrhea and chlamydial infection in San Francisco, 1989–1993: evidence for core groups. *J Infect Dis* 1997;175: 1519–22.

40 Centers for Disease Control and Prevention. *Establishing a Holistic Framework to Reduce Inequities in HIV, Viral Hepatitis, STDs, and Tuberculosis in the United States. An NCHHSTP White Paper on Social Determinants of Health*. Atlanta, GA: US Department of Health and Human Services, CDC, 2010. Available at: http://cdc.gov/socialdeterminants/docs/SDH-White-Paper-2010.pdf. Accessed October 17, 2012.

41 Datta SD, Sternberg M, Johnson RE, *et al*. Gonorrhea and chlamydia in the United States among persons 14 to 39 years of age, 1999 to 2002. *Ann Intern Med* 2007;147:89–96.

42 Miller WC, Ford CA, Morris M, *et al*. Prevalence of chlamydial and gonococcal infections among young adults in the United States. *JAMA* 2004;291:2229–36.

43 Keppel KG. Ten largest racial and ethnic health disparities in the United States based on Healthy People 2010 objectives. *Am J Epidemiol* 2007;166:97–103.

44 Semaan S, Sternberg M, Zaidi A, Aral SO. Social capital and rates of gonorrhea and syphilis in the United States: spatial regression analyses of state-level associations. *Soc Sci Med* 2007;64:2324–41.

45 Morris M, Kurth AE, Hamilton DT, *et al*. Concurrent partnerships and HIV prevalence disparities by race: linking science and public health practice. *Am J Public Health* 2009;99:1023–31.

46 James CV, Salganicoff A, Thomas M, *et al*. *Putting Women's Health Care Disparities on the Map: Examining Racial and Ethnic Disparities at the State Level*. Publication no. 7886. Menlo Park, CA: Kaiser Family Foundation, 2009. Available at: http://www.kff.org/minority health/upload/7886.pdf. Accessed October 17, 2012.

47 Hall HI, Espinoza L, Benbow N, Hu YW. Epidemiology of HIV infection in large urban areas in the United States. *PLoS One* 2010;5:e12756.

48 Fenton KA, Imrie J. Increasing rates of sexually transmitted diseases in homosexual men in Western Europe and the United States: why? *Infect Dis Clin North Am* 2005;19:311–31.

49 Purcell DW, Johnson C, Lansky A, *et al*. Estimating the population size of men who have sex with men in the United States to obtain HIV and syphilis rates. *Open AIDS J* 2012;6:114–23.

50 Centers for Disease Control and Prevention. *Program Operations Guidelines for STD Prevention—Surveillance and Data Management*. Atlanta, GA: US Department of Health and Human Services, CDC, 2001. Available at: http://www.cdc.gov/std/program/GL-2001.htm. Accessed November 15, 2012.

51 Centers for Disease Control and Prevention. Reporting of chlamydial infection—Massachusetts, January–

**331**

June 2003. *MMWR Morb Mortal Wkly Rep* 2005;54: 558–60.

52 Reintjes R, Termorshuizen F, van de Laar MJ. Assessing the sensitivity of STD surveillance in the Netherlands: an application of the capture–recapture method. *Epidemiol Infect* 1999;122:97–102.

53 Papoz L, Balkau B, Lellouch J. Case counting in epidemiology: limitations of methods based on multiple data sources. *Int J Epidemiol* 1996;25:474–8.

54 Schumacher CM, Bernstein KT, Zenilman JM, Rompalo AM. Reassessing a large-scale syphilis epidemic using an estimated infection date. *Sex Transm Dis* 2005;32:659–64.

55 Peterman TA, Kahn RH, Ciesielski CA, *et al*. Misclassification of the stages of syphilis: implications for surveillance. *Sex Transm Dis* 2005;32:144–9.

56 Gotz H, Lindback J, Ripa T, *et al*. Is the increase in notifications of *Chlamydia trachomatis* infections in Sweden the result of changes in prevalence, sampling frequency or diagnostic methods? *Scand J Infect Dis* 2002;34: 28–34.

57 Schaffzin JK, Koumans EH, Kahn RH, Markowitz LE. Evaluation of syphilis reactor grids: optimizing impact. *Sex Transm Dis* 2003;30:700–6.

58 Centers for Disease Control and Prevention. *Recommendations for Public Health Surveillance of Syphilis in the United States*. Atlanta, GA: US Department of Health and Human Services, CDC, 2003. Available at: http://www.cdc.gov/std/SyphSurvReco.pdf. Accessed October 17, 2012.

59 Chorba T, Tao G, Irwin KL. Sexually transmitted diseases. In: Litwin MS, Saigal CS (eds.) *Urologic Diseases in America*. US Department of Health and Human Services, Public Health Service, National Institutes of Health, National Institute of Diabetes and Digestive and Kidney Diseases. NIH Publication 04-5512US. Washington, DC: US Government Publishing Office, 2004: 233–79. Available at: http://urology.ucla.edu/workfiles/News_and_Events/Urologic_Diseases_American2.pdf. Accessed October 17, 2012.

## 附录 22.1　国际疾病分类,第 9 版,临床修订版和目前用于性传播疾病监测的程序术语编码

制定的国际疾病分类,第 9 版,临床修订版(ICD-9-CM)编码为住院和门诊患者的记录、医师的诊断和程序资料进行编码,通常用于第三方保险赔付。目前程序术语(CPT)是一份描述性术语清单和确定的编码,为医疗报告服务且为保险项目所覆盖,以行政管理为目的,如索赔程序和制定医疗保健审查指南。最近,利用 ICD-9-CM 和 CPI 编码制定病例定义可加强公共卫生监测工作[59]。

由于医疗保健信息获得的编码易于使用,可用于不同临床部门(如门诊部、住院部和急救室),且通常有电子版可供使用,也能够与不同信息系统分享,故 ICD-9-CM 或 CPI 编码的卫生信息可用于 STD 监测。但是,在使用 ICD-9-CM 或 CPI 编码的卫生信息开展 STD 相关健康后果监测之前,公共卫生部门

应该验证相关数据库的编码以确定其使用是否满足监测系统的既定目标。例如,使用非特定 ICD-9-CM 编码[如妊娠期的其他性病(647.2)]可能产生某结果的特异性低。一些数据提供者在使用选择性编码时可能存在偏倚,如使用较严重疾病的编码来证明患者的治疗或索赔。此外,一些信息系统支持收集和报告不同的 ICD-9-CM 或 CPI 编码数字来描述临床接诊(clinical encounter),这可能进一步限制了适当的解释。但是,由于 ICD-9-CM 编码的获得和广泛使用,考虑使用这些编码并鼓励对其在 STD 监测中的应用进行验证是明智的。表 22.2 和表 22.3 分别展示了 ICD-9-CM 编码和 CPI 编码,这些编码与卫生服务和管理性数据已用于监测 STD 和相关疾病[59]。

表 22.2　选定的性传播疾病和相关疾病及其相应的国际疾病分类第 9 版(临床修订版)(ICD-9-CM)编码

| STD 或相关疾病 | ICD-9-CM 编码描述 | ICD-9-CM 编码 |
| --- | --- | --- |
| 软下疳 | 软下疳 | 099 |
| 衣原体 | 衣原体引起的非特指的结膜疾病 | 077.98 |
| | 衣原体引起的其他疾病 | 078.88 |
| | 其他特指的衣原体感染 | 079.88 |
| | 非特指的衣原体感染 | 079.98 |
| | 沙眼衣原体引起的尿道炎 | 099.41 |
| | 沙眼衣原体引起的其他性病 | 099.55 ~ 099.56,099.59 |
| | 其他衣原体疾病的特别筛查 | V73.88 |
| | 非特指的衣原体疾病的特别筛查 | V73.98 |
| | 性病淋巴肉芽肿 | 099.1 |
| 生殖器疱疹 | 生殖器疱疹 | 054.10 ~ 054.13,054.19 |
| 生殖器疣 | 病毒性疣,非特指 | 078.10 |
| | 尖锐湿疣 | 078.11 |
| | 其他特指的病毒疣 | 078.19 |
| | 人乳头瘤病毒引起的生殖器疣 | 079.4 |
| 淋病 | 淋球菌感染 | 098.0 ~ 098.89 |
| | 妊娠期淋病 | 647.1 |
| 性病肉芽肿 | 性病肉芽肿 | 099.2 |

| STD 或相关疾病 | ICD-9-CM 编码描述 | ICD-9-CM 编码 |
|---|---|---|
| 盆腔炎性疾病 | 输卵管炎和卵巢炎 | 614.0 ~ 614.2,098.17,098.37 |
| | 子宫旁炎和盆腔腹膜炎 | 614.3 ~ 614.5,098.86 |
| | 盆腔炎性疾病 | 614.7 ~ 614.9,098.10,098.30,098.39, 615.0,615.1,615.9,098.16 |
| | 子宫炎性疾病,除外宫颈 | 098.36 |
| 成人梅毒,所有期 | 早期梅毒,有症状(一期和二期) | 091.0 ~ 091.9 |
| | 早期梅毒,潜伏型 | 092.0 ~ 092.9 |
| | 神经梅毒 | 094.0 ~ 094.9 |
| | 其他形式的晚期梅毒,有症状 | 095.0 ~ 095.9 |
| | 晚期梅毒,潜伏型 | 096 |
| | 梅毒,潜伏不明 | 097.0 ~ 097.1,097.9 |
| | 妊娠期梅毒 | 647.0 ~ 647.04 |
| 先天性梅毒 | 先天性梅毒 | 090.0 ~ 090.7,090.9 |
| 非特异性 STD | 其他妊娠期性病 | 647.2 |

表 22.3　与衣原体病、淋病和梅毒相关的医学检验方法和服务之当前程序术语-4(CPT-4)编码

| STD | CPT-4 编码描述 | CPT-4 编码 |
|---|---|---|
| 衣原体病 | 衣原体,酶免疫方法抗体检测 | 86631 |
| | 衣原体,酶免疫方法 IgM 抗体检测 | 86632 |
| | 衣原体,培养 | 87110 |
| | 免疫荧光技术检测沙眼衣原体抗原 | 87270 |
| | 酶免疫技术检测沙眼衣原体感染性病原体抗原 | 87320 |
| | 核酸(DNA 或 RNA)检测感染性病原体;沙眼衣原体,直接探针技术 | 87490 |
| | 核酸(DNA 或 RNA)检测感染性病原体;沙眼衣原体,扩增探针技术 | 87491 |
| | 核酸(DNA 或 RNA)检测感染性病原体;沙眼衣原体,定量检测 | 87492 |
| | 免疫检测结合直接镜检检测感染性病原体;沙眼衣原体 | 87810 |
| 淋病 | 淋病奈瑟菌,直接探针技术 | 87590 |
| | 淋病奈瑟菌,扩增探针技术 | 87591 |
| | 淋病奈瑟菌,定量检测 | 87592 |
| | 免疫检测结合直接显微镜观察检测感染性病原体;淋病奈瑟菌 | 87850 |
| 梅毒 | 妊娠妇女血液检测(obstetric panel)(包括非密螺旋体抗体试验) | 80055 |
| | 苍白密螺旋体抗体确诊试验[b] | 86780[a],86781[b] |
| | 梅毒试验,非密螺旋体抗体,定性试验(如 VDRL、RPR、ART) | 86592 |
| | 梅毒试验,非密螺旋体抗体,定量试验 | 86593 |
| | 免疫荧光技术检测感染性病原体,苍白密螺旋体 | 87285 |

ART:自动反应素试验;IgM:免疫球蛋白 M;RPR:快速血浆反应素试验;STD:性传播疾病;VDRL:性病研究实验室试验
a 截至 2010 年 1 月 1 日增加
b 截至 2010 年 9 月 1 日删除

# 23　第 23 章　复杂紧急情况下的传染病监测

Marta Valenciano[1],Francisco J. Luquero[2],& Alain Moren[1]

[1]法国,巴黎,EpiConcept 公司
EpiConcept,Paris,France

[2]法国,巴黎,Epicentre 公司
Epicentre,Paris,France

## 引言

　　本章节讨论复杂紧急情况下的传染病监测实践。我们对复杂紧急情况进行定义,并讨论对复杂紧急情况下使用监测系统的设计产生影响的潜在约束条件。本章节介绍四种不同复杂紧急情况下设计的传染病监测系统:①难民融入所在国的当地人群(阿尔巴尼亚,1999);②战后人群(伊拉克,2003);③原籍国无家可归的人群(达尔富尔,2004);④自然灾害后流离失所的人群(海地,2010)。

　　本章节关注易流行疾病的监测系统,对其他重要的公共卫生问题,如营养不良、伤害和暴力以及创伤后综合征,作为复杂紧急情况下公共卫生监测系统的一部分,本章节不作讨论。有关这些疾病的信息往往可通过重复调查而不是通过持续的信息收集来获得。因此,本章节不包含死亡率或营养调查,但这些是在复杂紧急情况下补充传染病监测系统所需的重要手段[1]。

## 复杂紧急情况

### 定义

　　复杂紧急情况的定义是"通常由于战争或内乱、食品短缺和人口迁徙,影响到大批平民百姓,导致超额死亡率和患病率的相对紧急状态"[2]。在这些情况下,维持生活和生命的能力可能受到政治因素,尤其是大量暴力的威胁[3]。

### 复杂紧急情况下传染病监测的基本原理

　　复杂紧急情况会导致受累人群发病率和死亡率急剧上升,这往往发生在紧急情况的急性阶段。据估计,超过 70% 的受害者是平民,其中儿童危险性特别高[3]。传染病是高发病率和死亡率的主要原因[4,5],尤其是在人口密度高的地区出现复杂紧急情况时。在紧急情况的第一阶段,传染病如腹泻(包括霍乱和志贺菌病)、麻疹、急性呼吸道感染和疟疾,都会发生[2,6]。其他疾病如脑膜炎[7]、结核病[8]和戊型肝炎[9]也会造成暴发。大部分复杂紧急情况发生在对传染病暴发不能及时发现和有效反应的国家或地区。因此,在初始干预阶段,公共卫生的一项重要举措就是建立或加强现有的监测系统,及时发现和应对易流行疾病的暴发[5,10]。

### 复杂紧急情况影响监测系统的特点

　　理论上,复杂紧急情况下的监测系统应与稳定情况下的监测系统具有相同的特点。然而,当在危机中建立系统时,应考虑到某些环境特有的特点,包括目标人群、现场出现的

多个合作伙伴、政治因素以及恶劣的基础条件等。

## 所监测的人群

复杂紧急情况累及的人群往往从暴力袭击中逃脱，承受过长途跋涉的逃亡以及失去了家庭成员。人们筋疲力尽，营养状况极差，精神高度紧张。他们更容易罹患易流行疾病。

在许多危机中，由于当地恶劣的基础设施或治安情况而无法接触到部分上述人群。获得无法接触人群的患病信息是一个较大的挑战。有时，我们可以通过广播交流，与在当地工作的非政府组织和考察团联系来获取隔绝人群状况的信息。在危机环境下，这些人群是不稳定的，每天都有新来的和离开的人，很难估计人群规模，也很难确定有效的分母来计算监测指标。及时获得信息的方法以及准确估计人群规模是目前复杂紧急情况的一个研究领域，也是提高应用于这些情况下的流行病学指标质量的一个关键因素[11,12]。

## 合作伙伴

在危机期间，现场往往有许多组织机构。每个组织的侧重点、资源和背景不同，如地方当局，来自不同专业与观念的国家和国际非政府组织（NGO），联合国机构，军队［如伊拉克联军，在阿尔巴尼亚的北大西洋公约组织（NATO）］，捐助机构的代表，外交使团，新闻工作者等，结果很难协调行动。在不同机构之间的交流一般很差。在大部分复杂紧急情况下，明确能开展监测的组织和卫生工作者是个很大的挑战，原因是没有核心清单，未列出工作人员、专长、计划的活动、资源、地点或预期工作时长。

## 政治环境

政治环境、当地政府的态度、国际组织与当地国机构间的关系往往给接触受累人群造成障碍。政治环境还会阻碍监测结果的传播以及活动的实施。应该授权谁来协调活动的问题可能会制造紧张关系，从而阻碍干预活动的实施。

## 基础设施、资源

大部分复杂紧急情况发生在基础建设差、资源匮乏的贫穷国家。危机会导致这些情况的进一步恶化。设计监测系统，尤其在数据流（data flow）方面，应该考虑到这些限制以开发出适应性强又灵活的系统。应对当地可获得的或国际组织带来的资源进行评估，以确定哪些资源可用于支持监测系统（如传真、电话、收音机、汽车、卫星因特网连接）。

# 复杂紧急情况下传染病监测的目标

总体目标是获得相关信息，以降低传染病相关的死亡率和患病率。如果不是以行动为导向来收集信息，则对收集监测资料人员所从事的其他重要工作都是有害的。

紧急情况第一阶段的首要目标是发现易流行疾病的病例，并迅速采取行动，尽量降低死亡率。应该针对有暴发可能的疾病。次要目标包括提供监测的健康指标，评估人道主义行动的影响，评估健康机构的活动，优化资源配置。

# 复杂紧急情况下传染病的主要属性

## 敏感性

为尽快发现有可能暴发疾病的病例，系统应具有一定的敏感性。应将任何疑似的暴发报告到应采取行动的层面。对于流行病的传言,系统往往需对霍乱、志贺菌病、脑膜炎、黄疸和出血热等进行监测。快速确认传言很重要。病例定义必须敏感(疑似病例、综合征应报告)。所有报告机构应知道如何和通过什么渠道立即报告病例。

## 简易性

在复杂紧急情况下,当地卫生机构的患者人满为患。通常公共卫生人员缺乏,基础设施受到破坏。因此,监测系统应简单化,不给卫生人员增加过多工作量。应该避免新的复杂的表格,不同的报告方式和冗长或复杂的需求。当与监测对象交流时,反馈应尽量简单。可以收集有限量的信息,通常每天或每周按两个年龄组(<5 岁和≥5 岁)报告病例总数。

## 可接受性

所有合作伙伴,包括国家和国际工作人员、受累人群以及地方当局,应接受该系统。可接受性是确保不同合作伙伴之间相互承诺和系统稳定的第一步。为达到可接受性这一目标,对所有合作伙伴来说,系统应简单实用。

## 及时性

因为在复杂紧急情况下传染病监测的最终目的是控制暴发,所以从暴发开始到采取干预之间的时间间隔应尽量缩短。监测数据应在达到应对水平时触发应对行动(应该分散管理)。因此,应在地方层面能够分析数据、解释数据并采取相应的行动。

## 灵活性

在不稳定情况下,系统应有灵活性,并能适应所监测人群和疾病的改变(新的病原体、新来的人群、新的定居点、新的卫生工作重点以及新的合作伙伴)。

## 代表性

该系统要充分代表受累人群,不应该系统地除外任何亚组人群。理论上,复杂紧急情况下的监测应该全面覆盖整个受累人群。然而,根据灾害的严重程度,也可以通过哨点来收集资料。为了正确地评估危机的严重程度,所选的哨点应该能代表受累的人群,并考虑到由于暴力、后勤或政治原因无法接触到的亚组人群。

# 复杂紧急情况下传染病监测系统实施的步骤

## 准备阶段

### 文献资料

要建立主要关注易流行疾病的系统,并根据复杂紧急情况进行调整,重要的是收集所有现有的有关受累人群、所在国/地区和资源可获得性等信息。应该从下述来源收集信息:国家卫生状态报告(卫生部)、国际组织报告[联合国儿童基金会(UNICEF)、世界卫生组织(WHO)、联合国难民事务高级专员办事处(UNHCR)]以及在现场工作的当地和国际的非政府组织(快速评估、调查)。

考虑要点包括:
- 在危机发生前受累人群的卫生状态:
  - 影响原籍国人群的疾病。
  - 最近发生的暴发。
  - 某种疾病的疫苗覆盖率。
  - 年龄结构。
- 所在国/地区的卫生状态。对所在国人群也收集上述同样的信息。此外,还应该考虑受累人群安置的环境,来确定潜在的暴发来源:媒介情况(人群从非感染地区进入疟疾感染地区),水源可及性及类型,卫生状况(挖掘公共厕所的可能性)。

- 从危机开始以来的历史。
  - 造成迁徙的原因(战争、迁徙过程中遭受袭击、饥荒、自然灾害)。
  - 如果迁移人群,需要多长的迁移时间?
  - 受累人群如何才能到达这个地区?
- 所在国/地区的监测系统。理论上,为受累人群实施的监测系统应整合到所在国的监测系统。必须考虑下述现有监测系统的信息:
  - 现有系统能够适应紧急情况吗?
  - 现有系统足够敏感和及时吗?
  - 现有系统优先考虑易流行疾病吗?
  - 可以利用该系统的哪些部分?
  - 哪些部分需要调整或加强?
- 基础设施、资源。任何现有的监测系统都应该根据具体情况进行调整。应该考虑其设计、后勤、财政状况和人力资源。相关的问题包括:
  - 接触受累人群的难度如何?
  - 有通信网络吗(电话线、移动电话覆盖程度、传真、因特网连接、卫星连接、广播网络)?
  - 所有监测层面的人力资源和工作能力水平怎么样?
  - 在卫生保健服务层面诊断能力如何?
  - 实验室支持的质量怎么样(如果有实验室的话)?
  - 可获得的财政资源有多少?
- 确定利益相关者、建立共识。

如前所述,复杂紧急情况下的一个重大挑战是在危机相关的所有组织和团体之间进行的协调活动。监测系统是基于被动员的人和机构形成的人力网络共同开展工作。因此,实施阶段的第一步是确定所有利益相关者,并在他们之间建立共识。应该让他们确信监测是卫生部门最重要的工作之一,因而

需要他们有责任感。让所有利益相关者参与系统的设计,以满足其各自的需求,这是非常必要的。通常利益相关者包括:

- 国家主管当局(卫生部)。
- 所有监测层面(地方、中级、中央)的代表。
- 卫生保健人员。
- 国家公共卫生实验室。
- 国际组织,包括世界卫生组织、联合国人道主义事务协调办公室(OCHA)、联合国难民事务高级专员办事处、联合国儿童基金会。
- 不论他们是建立自己的营地监测系统,还是合作来加强当地的监测系统,在信息来源方面,国家和国际的医学无政府组织都起到重要的作用。

## 制定协议

可以成立工作小组来制定监测协议。协议必须包括和迅速确定下述内容。

### 包括的事件

尽量使系统简单,需要上报的卫生事件清单应尽量简短(少于 10 种卫生事件)。但对有较高流行可能的疾病仍要报告。此外,需立即上报任何疑似的暴发。由于工作重点不同,因此在所有合作伙伴之间达成一致有时相当困难。有时需要短期的优先活动来确定需要上报的事件。将一个事件归入优先疾病清单的标准包括:在特殊的复杂紧急情况下疾病暴发的可能性(人群易感性、环境),病死率和立即采取控制措施的必要性等。复杂紧急情况下的监测系统通常包括的某些综合征以及基本原理如表23.1所示。

传染病导致的死亡是复杂紧急情况的一项重要指标。死亡及死因的信息来源包括政治和宗教领袖,墓地看护者,医院和药房死亡登记者以及社区卫生工作者[10]。

表 23.1 复杂紧急情况下监测的综合征示例

| 综合征 | 监测的基本原理 |
|---|---|
| 急性弛缓性麻痹 | 确定脊髓灰质炎的疑似病例 |
| | 暴发的可能性 |
| | 过度拥挤、环境卫生差会增加发病风险 |
| | 目标是消除和根除疾病 |
| 急性呼吸道感染 | 儿童发病率和死亡率高 |
| | 过度拥挤增加发病风险 |
| | 营养不良儿童、低体重出生儿发病风险更高 |
| 腹泻(水样、血便) | 暴发的可能性(霍乱、志贺菌病) |
| | 复杂紧急情况下是发病和死亡的主要病因 |
| | 饮用水供应不足、环境卫生差和过度拥挤会增加发病风险 |
| 脑膜炎 | 暴发的可能性 |
| | 过度拥挤、环境卫生差会增加发病风险 |
| 疟疾 | 在地方性流行地区出现复杂紧急情况下发病率和死亡率上升 |
| | 避难场所不足会增加发病风险 |
| 麻疹 | 暴发的可能性 |
| | 在不同复杂紧急情况下是死亡的主要原因 |
| | 过度拥挤会增加发病风险 |

## 病例定义

对入选的每一种卫生事件,都应该有统一的标准病例定义。病例定义应该:

- 敏感。
- 简单。
- 适应当地情况(当地专家的意见、当地的诊断能力、当地的知识、疾病的当地名称)。

使用综合征病例定义可针对某些疾病(如肝炎或黄热病的黄疸,麻疹的皮疹伴发热)。如有可能,当地应使用世界卫生组织制定的标准病例定义[14]。例如,为确定志贺菌病病例,世界卫生组织推荐报告血性腹泻病例时可描述为"急性腹泻,伴肉眼血便。"在阿尔巴尼亚,在与医师和流行病学家讨论后,采用的病例定义是"患者主诉腹泻伴肉眼血便,如为儿童可由照料者报告。"如果报告死亡病例或死因,社区卫生工作人员在死者家属的帮助下,可以使用简单的口头尸检方法来推断最可能的死因[15]。

由于在地方层面缺乏诊断能力,因此往往会报告疑似病例。此外,应制定确诊病例的病例定义。重要的是要确定对目标疾病实验室确诊的机制,以及制定标本收集和运送的标准操作流程。实验室专家和病理学家之间的紧密合作能使制定的流程适合于当地。重要的问题包括:

- 有国家公共卫生实验室吗?
- 实验室能力达到地方/中级/中央水平吗?
- 有收集、包装和转运标本的流程吗?
- 有标本冷藏或深度冷冻链吗?
- 能获得快速诊断检测吗?

## 监测指标

应该确定什么情况下采取行动。对监测的每种卫生事件,确定的指标应有利于发现潜在的暴发:病例数增加,死亡率上升,发现一例特殊疾病病例（如出血热）和病死率上升（如腹泻病例病死率上升）。

　　发病率是较好的指标。该指标可对不同人群和不同时期进行比较。在复杂紧急情况下，当计算发病率缺乏分母时，可以使用其他指标。所有指标都有缺陷，因此应根据所有指标的综合分析来进行决策。在复杂紧急情况下使用的指标包括：

- 按每周和每个地方（营地、地区）报告的病例数
- 每周报告单位的数量（尤其在开始实施新的监测系统时，报告单位的数量每周都会发生变化；报告的病例数的变化可反映出报告单位的数量的变化）

- 发病率
- 发病构成比（卫生保健人员报告的卫生事件 X 的病例数/卫生保健人员诊治的患者总数）

　　图 23.1a～d 显示阿尔巴尼亚在科索沃难民危机中使用的不同监测指标，当时无法获得分母数据。图 23.1a 显示报告的腹泻病例急剧增加，可能提示疾病暴发。然而，其他指标（发病构成比稳定，就诊者总数增加，参与系统的单位数量增加）提示腹泻病例数的增加可以用监测系统覆盖的人口数增加进行解释。

　　为保持系统尽量简单，病例不应逐个报告而应汇总报告。只有当资料分解对发现暴发有用，对干预有指导作用时（如成人水样

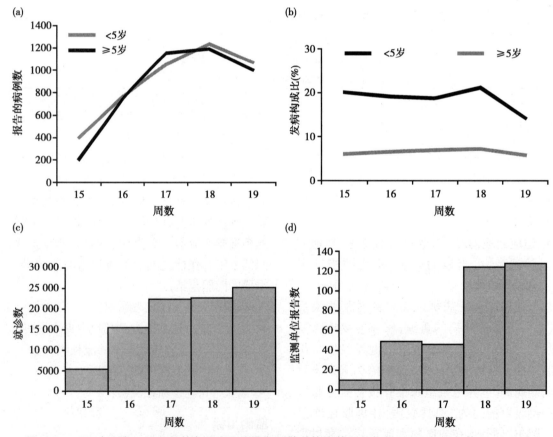

图 23.1　1999 年阿尔巴尼亚对科索沃难民的早期预警系统中使用的指标。（a）1999 年第 15～19 周，阿尔巴尼亚每周各年龄组科索沃难民腹泻病例数；（b）1999 年第 15～19 周，阿尔巴尼亚每周各年龄组科索沃难民腹泻的发病构成比；（c）1999 年第 15～19 周，阿尔巴尼亚每周科索沃难民就诊数；（d）1999 年第 15～19 周，阿尔巴尼亚参与科索沃难民监测系统的监测单位数量

泻病例的增加提示霍乱的可能),才对病例按年龄和性别进行分组报告。资料通常按两个年龄组(<5 岁和≥5 岁)来报告。如果进行暴发调查,要收集受累个体的其他资料,包括发病情况、地点、年龄、性别和结局。

### 每项指标的资料来源

考虑到卫生服务的结构,应确定每项指标的数据来源。报告卫生事件的数据来源可能包括:

- 国家、地区的卫生中心
- 医院
- 医学非政府组织
- 社区领袖
- 实验室

对于补充事件监测的其他指标,其资料来源包括:

- 负责人口登记的机构
- 死亡率资料:调查、家访者、墓地调查
- 水务和卫生机构

评估暴发的程度、描述疾病在不同人群中的分布和趋势,需要估计所监测的人口数(分母)。可以通过社区卫生工作者(每 1000 人中有 1 名卫生工作者)进行人口普查来获得这个估计数,也可以通过采用特殊的制图和计算方法进行重复调查来估计人群的大小[11,12]。应做出努力定期更新人口估计数。

现场的合作伙伴收集的额外信息对解释监测指标很有用。这些信息往往集中在信息中心,包括人口数据,政府组织和非政府组织的名单及其活动的领域,地理信息系统(GIS)等数据。重要的是,要保证信息中心数据库和监测系统(如确定的卫生中心)中包含常用的变量,从而可与信息相连接(如用地理信息系统制作传染病监测指标以及水务和卫生指标的地图)。

### 监测表格

可以使用简单的一页表格来收集和传送监测资料。监测表包括时间、地点以及患者的信息。表格必须翻译成当地语言。在表格背面应该包含疾病定义,电话/传真号码,电子邮件地址,负责监测的人员或机构的联系方式等内容。监测表模板可以在世界卫生组织出版的《紧急情况下传染病控制现场手册》[14] 或在世界卫生组织网页(http://www. who. int/diseasecontrol _ emergencies/en/)的早期警告监测指南中获得。与任何监测系统一样,修订和校验表格是提高资料质量的必要步骤。

### 数据流

数据从地方层面向中央层面传送,并应反馈到地方层面。数据流应是现实的和明确的,要考虑后勤的限制。应考虑所有潜在的数据传输方式,如汽车、卡车、广播、传真、电话、电子邮件、手机短信(SMS)、协调会期间收集的表格。

如有可能,应每周至少整理一次数据并发布报告。应每天通过各种方式(电话、手机短信、广播、电子邮件)发布有关传言或确诊的严重事件的预警信息。如果有手机或固定电话,工作人员每周 7 天每天 24 小时随时接听电话,以便与监测小组取得紧急联系。

### 分析

分析应及时和简单。应开发或修改电子工具供数据输入、自动数据分析,如有可能,可用于数据传输和自动生成报告。在这些情况下,可以使用免费软件,如 EpiData[16]、Epi Info[17] 或 R 统计软件[18]。例如,在印度尼西亚的班达亚齐市,2004 年 12 月海啸后开发的监测/早期预警和反应系统的数据管理、分析和报告,联合使用了 Epi Info 6、EpiData 3. 2 和 Epi2000 与制图工具(HealthMapper 4. 1 和 ArcView 3. 2a)[19]。系统应该稳定、耐用和易于维护。关键是需要一位数据管理者来设计和实施这一系统,并训练他人。监测系统的电脑化应在开始发生危机时就全面启动。有关软件的应用和基于网络的传染病监测资源,详见第 34 章第一节。

也应推荐地方层面的分析人员。简单的图表(每天或每周所选的传染病病例数)可由社区卫生人员或卫生所和药房的卫生人员定期更新。

### 反馈

反馈极其重要。如果有电子报告工具,就可以自动生成报告,包括图表、地图和总结表。应定期将信息反馈给所有在该国家/地区工作的合作伙伴以及参与监测的人们。重要的是要评估用于发布反馈报告所需的技术资源(如因特网)。必要时可以发送预警公告,每周发布流行病学公告。所有合作伙伴都参加的定期会议(如卫生部门周会)是报告结果、确定行动以及激励机构报告的良好机会。例如,在海啸后印度尼西亚班达亚齐市建立的监测系统中,所有卫生合作伙伴每两周召开一次会议公布结果。所有传染病的潜在信息源和合作伙伴的列表被用来确定有多少比例的合作伙伴提供了信息。给所有没有报告的信息源打电话,要求他们下次会议时要发送信息[19]。反馈极其重要,但是最好的反馈是地方层面的人员能分析自己的资料并将这些资料用于行动。

### 行动

对于在什么层面采取行动和每个层面的职责,应该明确并达成一致意见。要组建快速反应小组,预先准备好暴发调查和控制的工具箱(如用于运送标本的 Cary-Blair 无营养成分培养基、快速诊断试验和口服补盐液)。

### 监测系统的试用和实施

一旦通过协议,就应将协议发送给各个监测层面的人员。现场访问是必要的,可解释目的和流程,并获得监测系统一线人员的评论。需要有系统的预试验来确认流程、检验计划行动的可行性。在所选区域内完成上述内容以确定病例定义是否被很好地理解,数据流是否已经根据具体情况进行调整以及数据采集表是否需要调整。必须组织资料收集者和为监测系统工作的人员接受简短的培训,并重复培训。应该在所有层面能获得标准的流程和文件(如监测表格、病例定义、数据流、监测归口单位联系人、资料管理手册)。监测系统实施的头几周对于动员所有当地、中级以及中央层面的合作伙伴极为重要。应该有计划地开展现场访问,使监测网络更敏感,并得到训练和强化。

### 监督、评估和系统修正

根据定义,复杂紧急情况是不稳定的。随着人群迁徙和新的组织来到现场,如有必要,监测系统应包含绩效指标来适应系统的变化。被监督的某些项目指标是报告单位构成比(参与率)、及时性和表格的完整性。每次有新的估算就更新人口数据。对人口统计数据的估算应体现为一种专业和持续的活动。由于国际工作人员流动快,因此招收当地工作人员参与监测活动极为重要,要确保新的工作人员接受训练并了解他们的监测任务。

在急性期过去后,系统可以适应更稳定的状态。监测目标可被修订。可以包括影响人群的其他卫生事件(如结核病、性传播感染)。当情况稳定时,可以组织当地的流行病学家接受额外的培训。如果危机延长,推荐对监测系统进行评价来评估其实用性[20]。

## 复杂紧急情况下实施监测系统实例

### 阿尔巴尼亚:在易发病的难民中实施监测系统

1999 年在北约轰炸科索沃后,科索沃难民涌入阿尔巴尼亚(图23.2)。阿尔巴尼亚面临着一场经济和社会危机,其公共卫生监测系统不能适应这场危机。在刚开始的几周内,为难民工作的医学组织开始通过非标准化方式收集资料。但是收集到的资料并没有传送给地拉那的国家公共卫生研究所(IPH)。因此,

不能估计难民人群的卫生状态或确定公共卫生项目的优先顺序。在世界卫生组织的支持下并与法国公共卫生监测研究所合作,阿尔巴尼亚的国家公共卫生研究所开发出一套针对传染病的紧急监测系统,以发现和控制难民人群中潜在的疾病暴发[21]。

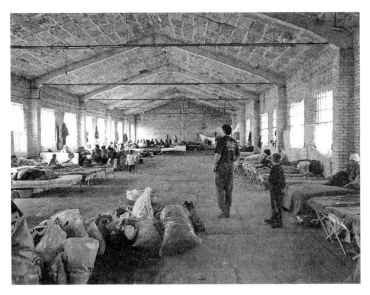

图23.2　1999年地拉那(阿尔巴尼亚)科索沃难民集合中心(承蒙MartaValenciano 提供)

阿尔巴尼亚的一大挑战是当时是个易发病的状态:难民没有集中生活在一个地方,而是散布在整个国家。超过一半以上的难民被阿尔巴尼亚家庭接收,并与当地人群混居。因此,监测信息来源包括在营地工作的医学机构和阿尔巴尼亚的卫生机构(图23.3)。要求所有卫生单位根据系统规定的11种卫生事件(血性腹泻、非血性腹泻、急性呼吸道感染、疥疮和虱子、麻疹、黄疸、疑似脑膜炎、不明原因发热、严重心理障碍、战争创伤、心血管疾病)每周向地区流行病学家上报病例数和死亡数。通过传真、非政府组织的汽车或任何其他可获得的途径将监测表从地区发送给地拉那的国家公共卫生研究所。在现场访问期间,在收集资料头几天,流行病学家们在库克斯市(Kukës city)确诊了几例麻疹病

例。对该结果的反应是在两个受影响区域的科索沃和阿尔巴尼亚儿童中开展麻疹疫苗接种活动。

在危机期间,阿尔巴尼亚的公共卫生人员和国际组织共同合作,开展监测活动。这对于加强阿尔巴尼亚的监测系统极为重要。此次危机很短,2个月后难民们返回了科索沃。针对危机的监测系统随后调整为针对阿尔巴尼亚的自身情况,从而实施国家监测系统和加强对暴发的侦查。作为在危机期间合作的一项成果,法国公共卫生监测研究所和阿尔巴尼亚的国家公共卫生研究所共同开发了一个合作项目。这个项目为欧洲的阿尔巴尼亚流行病学家进行培训。这种经验提示危机如何为加强国家监测能力提供机会。第42 章介绍利用现场流行病学培训项目促

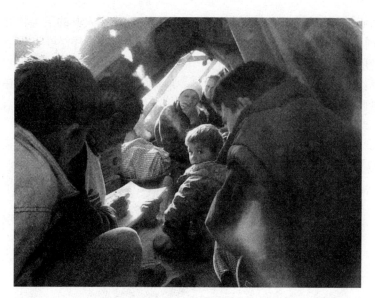

图 23.3　1999 年阿尔巴尼亚库克斯市的科索沃难民营的资料收集(承蒙 Denis Coulombier 提供)

进公共卫生监测,包括增强危机期间的监测能力。

## 伊拉克巴士拉:受战争影响的当地人群的监测系统

2003 年的伊拉克战争导致卫生服务的破坏、卫生项目的终止和公共卫生机构的掠夺。2003 年 4 月世界卫生组织与巴士拉公共卫生理事会合作,在巴士拉省建立了传染病监测系统[22]。该系统是基于危机前存在的国家监测系统:卫生保健机构需要向地区公共卫生机构报告,地区公共卫生机构的数据要向省级部门报告。由于公共卫生实验室被破坏,在巴士拉很难进行实验室诊断,监测系统都是基于综合征进行诊断。发现霍乱疑似病例时,要将标本送往科威特进行确诊。

除了报告一系列综合征以外,还建立了传言核实系统。在这种紧急情况下,现场的大部分国际机构第一次通过卫星连接因特网。因此,要求这些国际组织立即向巴士拉的世界卫生组织办事处上报所有潜在的暴发或暴发传言的信息。信息通过通信组列表传送给所有合作伙伴,包括联合国机构、非政府组织、联合军队和捐助机构。

不管安全状况如何严峻,在省级层面开始收集资料前,在巴士拉举办了一期 2 天的监测培训班,邀请所有地区的流行病学家和国际组织参加。其目的是就监测协议、病例定义和数据流达成一致意见。该培训班对监测系统的所有伙伴成员非常重要。

伊拉克有效实施监测系统的最主要障碍是缺乏安全性。流行病学家不能行走在巴士拉省周围,难以进行传言追踪、采取控制措施或开展督导访问。在这种情况下强调安全问题应该首当其冲,必要时要求获取军事保护和支持以开展监测和应对活动。

由于所有的医疗记录和监测登记信息在战争期间遭到毁坏,也不能到达巴士拉市以外的大部分地区,因此长期为该省工作的地方工作人员的作用对战后重建监测系统极为重要。

## 苏丹达尔富尔:国内流离失所人群的监测系统

在达尔富尔地区(苏丹)武装民兵与当地人群之间的连年部族纷争后,2003 年 2 月情况恶化。达尔富尔人逃离城镇和村庄,穿过边界进入乍得寻求避难,也有到达尔富尔地区三个州的国内流离失所人群避难所寻求避难。结果估计有 130 万人流离失所,220 万人受战争影响。

受累人口很难获得干净饮用水、卫生设施和食物。在这种情况下,重要的是建立监测系统来侦查易流行疾病的暴发。在与苏丹联邦卫生部的合作下,开发了早期预警监测系统,能覆盖可联系到的营地内的流离失所人群[23]。

受累人群不是难民,而是在他们自己国家的流离失所人群。因此,一定要加强苏丹常规的监测系统,而不是建立一个相似的平行系统。2003 年重组了苏丹国家传染病监测系统,明确了需要上报的事件,出版了关于病例定义的国家指南。在首都喀土穆的国家公共卫生实验室被指定为全国的国家参比实验室。2004 年在达尔富尔建立早期预警系统。根据其在营地中的潜在流行风险,在常规监测系统包含的 22 种卫生事件中有 12 种被纳入达尔富尔早期预警系统,包括腹泻、血便、麻疹、脑膜炎、疟疾、急性弛缓性麻痹、急性黄疸、急性呼吸综合征、新生儿破伤风、不明原因发热、营养不良以及外伤。根据联邦国家的实际情况,监测和反应的责任是在省级层面。流行病学家使用卫星电子邮件将达尔富尔三个省的数据向联邦层面报告。

国家公共卫生实验室制定了从达尔富尔向喀土穆运送标本的标准操作流程。标本收集和运送的培养基需在省级层面进行检测。在世界卫生组织支持下制定了一项行动计划旨在改善营地的诊断能力。2004 年 7 月通过监测系统发现了一起累及国内流离失所人群的戊型肝炎暴发。暴发调查确定了饮用氯化地表水是临床戊型肝炎感染的一个高危因素[9]。改善获取安全饮用水和营地的卫生状况成为人道主义应对工作的重中之重。

达尔富尔监测系统的一个不足是其代表性问题:由于安全原因,人道主义机构无法接触到许多安置点,因此无法获得这部分人群的资料。

## 海地:自然灾害后当地人群的监测系统

海地人多年来一直遭受严重不安全、贫穷和自然灾害。2009 年,45% 的人口无法获得安全的水源,83% 的人口生活在卫生条件差的环境中。2007 年,1 岁儿童麻疹疫苗的估计覆盖率是 58% ,白喉-破伤风-百日咳疫苗是 53% 。2004 年、2005 年和 2009 年发生了白喉暴发。数十年来,海地的人狂犬病发病率在美洲国家中是最高的。

2010 年 1 月 12 日,该国发生了一次 7.0 级地震。1000 万居民中有 300 万受累,导致 100 多万人无家可归。政府估计有 20 多万人死亡,30 万人受伤。导致死伤人数多的主要原因是太子港及周围地区遭到破坏,大城市的大部分建筑物质量低劣。公共建筑物的大量破坏导致很多公务员死亡,从而引发公共服务的中断。

在这种情况下,泛美卫生组织(PAHO)与美国疾病预防控制中心(CDC)、国际非政府组织[如无国界医师(MSF)和古巴合作组织(BMC)]合作,支持卫生部重建能及时提供不同卫生情况的信息监测系统[24]。机构内常务委员会采取"聚类方法(cluster approach)"(该法 2004 年首次在印度洋海啸期间使用)[25]对危机的应对活动进行协调。该方法主要用于启动当地的 11 项全球聚类事项,包括卫生、营地协调和营地管理、水/清洁/卫生、农业、后勤、早期恢复、营养、教育、保护、紧急庇护和紧急远程通信。在海地,监测活动被纳入海地卫生聚类事项。国家公共卫生实验室是监测系统的参比实验室。

为了监督入选的疾病、侦测疾病暴发以及迅速确定受累人群的特征以采取有针对性的干预措施,在紧急情况下还实施两个补充的监测系统:①国家哨点监测系统(NSSS);②国内流离失所人群监测系统(IDPSS)[24,26]。

国家哨点监测系统在地震发生后 2 周内的 2010 年 1 月开始运行,该系统是基于美国总统艾滋病救援紧急计划相关的 99 所医院和诊所中的 51 所[27],所选择的哨点接近震中,能够在地震后将数据传送给公共卫生和人口部(MSPP)及其合作伙伴。既往在 2008 年夏天应对加勒比海古斯塔夫飓风(Hurricane Gustav)期间用于监测的标准病例报告表,经过修改后可供国家哨点监测系统使用。最初,数据通过因特网的监督和评估界面(可从 http://www.mesi.ht/获得)或通过电话发往国家哨点监测系统的合作伙伴(CDC)。

2010 年 2 月,国家哨点监测系统创立国内流离失所人群监测系统来监督非政府组织建立的营地诊所的重点疾病。国内流离失所人群监测系统包括自愿报告的受国家哨点监测系统监督的 16 种传染病。由于人道救援期间的时间压力,报告流程被尽量简化来确保自愿参与性。哨点使用多种形式[包括手机和网站论坛(IDPSS Google Group)]发送数据[28]。

两个系统(NSSS 和 IDPSS)开始时每天上报资料,随后改为每周上报。两个系统监测的具体事件清单非常相似,6 种重点疾病(急性出血热综合征、疑似脑膜炎球菌性脑膜炎、疑似白喉、疑似急性弛缓性麻痹、疑似麻疹以及被疑似狂犬病动物咬伤)需要立即报告。除这些需要立即报告的疾病外,还要监测下述 10 种具有暴发可能的传染病,包括水样和血性腹泻、急性呼吸道感染、破伤风、疟疾和发热伴黄疸综合征等。对于所有这些疾病,需按年龄(<5 岁及≥5 岁)报告发病和死亡。急性呼吸道感染和腹泻性疾病是最常报告的疾病。随后发现 2010 年 10 月有一起霍乱暴发,提示加强监测的重要性(如下所述)[29]。此外,古巴合作组织在提供医疗救护的 28 个诊所开展了监测活动。

这次危机的主要挑战之一是包括当地人群以及国际机构和非政府组织人员在内的人口流动。大量人群从首都涌入农村,而在城市的空旷区域,自发安置了营地。当地人群的频繁流动使工作人员难以获得可靠的人口数据,因而影响了监测指标的质量。计算发病构成比所需的分母可用就诊总数。非政府组织及其工作人员流动性很大。在紧急情况的急性阶段,在该国登记的各种非政府组织多达 400 个,使得协调和沟通更加复杂。这种情况影响了系统的稳定性,同时定期报告数据和参与预警调查的非政府组织数量有限。然而,有关当局通过监测活动来监测传染病的发展趋势并发布警报(腹泻、皮疹、出血热和伤寒的聚集性病例),以便开展流行病学调查。

地震过去 10 个月后,该国发生霍乱暴发。2010 年 10 月,古巴合作组织向该国卫生部报告了成人急性水样腹泻病例,伴严重脱水,并有部分病例死亡。国家公共卫生实验室从粪便标本中分离出霍乱弧菌 O1 血清群 El Tor 生物型小川血清型。在泛美卫生组织、其他联合国机构、非政府组织和双边合作伙伴的支持下,海地卫生部开始采取协调应对行动,包括建立每天霍乱监测系统。无国界医生组织(MSF)是通过霍乱治疗中心网络为病例提供治疗的主要组织。卫生部领导全部的应对工作,组织建立霍乱治疗中心和单位,分发口服补盐液和卫生用品,宣传霍乱预防和知晓信息[30]。这次暴发应对是政府机构和非政府组织合作的好榜样。

## 获得的经验教训

现已认识到传染病监测是在复杂紧急情况下实施的关键干预措施。它需要动员不同组织和专业的人们一起工作形成网络。紧急情况期间进行的传染病监测应使用简短的重点疾病列表,还要包括立即报告意外事件的机制。对于所监测的每种疾病,应都有预先达成一致的应对方案,来说明发现病例增加时所采取的所有行动。

传染病只是用于帮助控制流行的数据元素的一部分。为解释监测资料和确定优先行动所需的其他重要信息包括:

- 人口资料
- 死亡率资料
- 疫苗覆盖情况
- 水和卫生指标
- 药物供给、储备

死亡率(可表达为每天每 10 000 人中的死亡数)是在复杂紧急情况下最重要的指标,可确定事态的严重程度。由于许多死亡事件发生在医疗机构外,因此死亡率数字很难收集,也不能通过来自卫生中心的监测资料进行估算。应该有一个系统(主动监测、重复调查)来测算死亡率,并将资料整合到传染病监测系统。最近海地的经验显示在复杂紧急情况下协同工作的重要性以及初始应对期之后维持监测活动的必要性。

**(陈浩 译,周祖木 校)**

# 参考文献

1 Checchi F, Roberts L. *Interpreting and Using Mortality Data in Humanitarian Emergencies: A Primer for Non-Epidemiologists*. London, UK: Overseas Development Institute, 2005.

2 Salama P, Spiegel P, Talley L, Waldman R. Lessons learned from complex emergencies over past decade. *Lancet* 2004;364(9447):1801–13.

3 Burkle FM. Lessons learnt and future expectations of complex emergencies. *BMJ* 1999;319(7207):422–6.

4 Connolly MA, Gayer M, Ryan MJ, *et al.* Communicable diseases in complex emergencies: impact and challenges. *Lancet* 2004;364(9449):1974–83.

5 Toole MJ. Mass population displacement. A global public health challenge. *Infect Dis Clin North Am* 1995;9:353–66.

6 Connolly MA, Heymann DL. Deadly comrades: war and infectious diseases. *Lancet* 2002;360(Suppl.):s23–s24.

7 Santaniello-Newton A, Hunter PR. Management of an outbreak of meningococcal meningitis in a Sudanese refugee camp in Northern Uganda. *Epidemiol Infect* 2000;124:75–81.

8 Coninx R. Tuberculosis in complex emergencies. *Bull World Health Organ* 2007;85:637–40.

9 Guthmann JP, Klovstad H, Boccia D, *et al.* A large outbreak of hepatitis E among a displaced population in Darfur, Sudan, 2004: the role of water treatment methods. *Clin Infect Dis* 2006;42:1685–91.

10 Médecins Sans Frontières. *Refugee Health, An Approach to Emergency Situations*. London, UK: Macmillan Education, 1997.

11 Brown V, Jacquier G, Coulombier D, *et al.* Rapid assessment of population size by area sampling in disaster situations. *Disasters* 2001;25:164–71.

12 Grais RF, Coulombier D, Ampuero J, *et al.* Are rapid population estimates accurate? A field trial of two different assessment methods. *Disasters* 2006;30:364–76.

13 Luquero FJ, Grais RF. Violence-related mortality in Iraq, 2002–2006. *N Engl J Med* 2008;359:432–3.

14 Connolly MA (ed.). *Communicable Disease Control in Emergencies: a Field Manual*. WHO/CDS/2005.27. Geneva, Switzerland: World Health Organization, 2005: 295. Available at: http://www.who.int/hac/techguidance/pht/communicable_diseases/field_manual/en/. Accessed October 18, 2012.

15 Chandramohan D, Maude GH, Rodrigues LC, Hayes RJ. Verbal autopsies for adult deaths: their development and validation in a multicentre study. *Trop Med Int Health* 1998;3:436–46.

16 Lauritsen JM (ed.). *EpiData: Data Entry, Data Management and Basic Statistical Analysis System*. Odense, Denmark: EpiData Association, 2000–8. Available at: http://www.epidata.dk. Accessed November 7, 2012.

17 Epi Info™. Atlanta, GA: Centers for Disease Control and Prevention. Available at: http://wwwn.cdc.gov/epiinfo/index.htm. Accessed December 13, 2012.

18 The R Foundation for Statistical Computing. *The R Project for Statistical Computing*. Vienna, Austria: The R Foundation for Statistical Computing, 2010. Available at: http://www.r-project.org/. Accessed November 7, 2012.

19 Khalakdina A. Epidemic-prone disease surveillance and response after the tsunami in Aceh, Indonesia. *Euro Surveill* 2005;10:E050505.

20 German RR, Lee LM, Horan JM, *et al.* Updated guidelines for evaluating public health surveillance systems: recommendations from the Guidelines Working Group. *MMWR Recomm Rep* 2001;50(RR-13):1–35.

21 Valenciano M, Pinto A, Coulombier D, *et al.* Surveillance of communicable diseases among the Kosovar refugees in Albania, April-June 1999. *Euro Surveill* 1999;4(9):92–5.

22 Valenciano M, Coulombier D, Lopes CB, *et al.* Challenges for communicable disease surveillance and control in southern Iraq, April-June 2003. *JAMA* 2003;290:654–8.

23 Pinto A, Saeed M, El Sakka H, *et al.* Setting up an early warning system for epidemic-prone diseases in Darfur: a participative approach. *Disasters* 2005;29:310–22.

24 Centers for Disease Control and Prevention. Launching a national surveillance system after an earthquake—Haiti, 2010. *MMWR Morb Mortal Wkly Rep* 2010;59:933–8.

25 Inter-Agency Standing Committee. *Guidance Note*

*on Using the Cluster Approach to Strengthen Humanitarian Response.* Geneva, Switzerland: IASC, 2006. Available at: ochaonline.un.org/OchaLinkClick.aspx?link=ocha&docid=34187. Accessed October 18, 2012.

26 Centers for Disease Control and Prevention. Rapid establishment of an internally displaced persons disease surveillance system after an earthquake—Haiti, 2010. *MMWR Morb Mortal Wkly Rep* 2010;59:939–45.

27 United States State Department. *2008 Country Profile: Haiti.* Available at: http://2006-2009.pepfar.gov/press/81593.htm. Accessed October 22, 2012.

28 Google.Com. *Haiti IDP Surveillance System.* Available at: http://groups.google.com/group/haiti-idp-surveillance-system. Accessed November 26, 2011.

29 Pan-American Health Organization. *Earthquake in Haiti—One Year later.* Washington, DC: PAHO, 2011. Available at: http://www.who.int/hac/crises/hti/earthquake/en/index.html. Accessed October 18, 2012.

30 Tappero JW, Tauxe RV. Lessons learned during public health response to cholera epidemic in Haiti and the Dominican Republic. *Emerg Infect Dis* 2011;17:2087–93.

# 其他资源

Center for Research on the Epidemiology of Disasters: www.cred.be. Accessed October 18, 2012.

Haiti Humanitarian Response: http://haiti.humanitarianresponse.info/Default.aspx?tabid=164&language=enw. Accessed October 22, 2012.

Health Library for Disasters: http://helid.desastres.net/. Accessed October 18, 2012.

Médecins Sans Frontières: www.msf.org. Accessed October 18, 2012.

Relief Web: www.reliefweb.int. Accessed October 18, 2012.

Standardized Monitoring and Assessment of Relief and Transitions: www.smartindicators.org. Accessed October 18, 2012.

The International Emergency and Refugee Health Branch, Centers for Disease Control and Prevention, Atlanta, GA: www.cdc.gov/nceh/ierh. Accessed October 18, 2012.

The SPHERE project: http://www.sphereproject.org. Accessed October 18, 2012.

United Nations Children's Fund: www.unicef.org. Accessed October 18, 2012.

United Nations High Commissioner for Refugees: www.unhcr.org. Accessed October 18, 2012.

United Nations Office for the Coordination of Humanitarian Affairs: http://unocha.org. Accessed October 18, 2012.

World Health Organization, Health Action in Crisis Department: www.who.int/hac. Accessed October 18, 2012.

World Health Organization, Disease Control in Humanitarian Emergencies: http://www.who.int/diseasecontrol_emergencies/en/. Accessed October 18, 2012.

# 24 第 24 章 全球流动人口的传染病监测

Katrin S. Kohl[1] & Alfonso Rodriguez-Lainz[1]

[1]美国佐治亚州,亚特兰大,美国疾病预防控制中心国家新发和动物源性传染病中心,全球移民和检疫部

Division of Global Migration and Quarantine, National Center for Emerging and Zoonotic Infectious Diseases, Centers for Disease Control and Prevention, Atlanta, GA, USA

## 引言

人类的流动性被认为是扩大全球化进程的一个组成因素[1]。联合国估计 2010 年有 2 亿多国际移民(2 140 000 000),占全球总人口的 3.1%,而国内移民数(7 400 000 000)和旅行者或商务旅行者(9 220 000 000)比国际移民多几倍[2]。旅游数量和速度在过去一个世纪呈指数增长,因移民人群的异质性更高和迁移活动的新模式(如循环迁移或较长时间后回到出发地的返回旅行),迁移流动变得更加复杂。出发地、过境和目的地国的经济和健康差异也在继续增加[1]。

人群的流动性被认为是全球传染病流行病学最有影响力的因素之一[1]。跨越国际边界的人具有流行病学和传染病风险特征(包括遗传、社会经济、行为、地理、环境因素)。此外,移民在目的地国,如果居住和工作条件差,采取不健康的行为,承受法律方面的脆弱性,或者不熟悉或不能获得新国家的卫生服务,则可能增加传染病的健康风险。除了原籍国和目的地国之间存在潜在的健康和医疗基础设施差距以外,来自资源有限国家的移民回国探亲访友,还会因他们在熟悉环境中没有觉得有健康风险,从而增加了健康风险[2]。

减少传染病输入风险的传统应对方法包括对移民和其他流动人群在迁移前进行医学筛查,或者在入境国际口岸接受健康筛查、检疫或隔离等措施。然而,随着旅行数量和速度的增加,旅行者到达时无症状但处于传染病潜伏期的可能性也随之增加。这个可能性使得有必要将重点从入境口岸转移到对原籍地和目的地社区的流动人群进行针对性的评估和干预[1]。基于全球公共卫生水平,2008 年世界卫生大会[3]要求各成员国实施有针对性的政策和规划来保护和促进作为脆弱人群的移民的健康,包括建立健康信息系统来监测移民健康,从而在 2010 年成立了全球移民健康咨询,进一步奠定了移民健康监测的框架[2]。

流动人口的监测具有流动固有的挑战性,可能因文化和教育的多样性而更加复杂。例如,一些流动人口可能较为隐蔽,或者很难接触到(如非法交易者或无证工人)和不愿意提供移民状况信息、原籍国、健康行为或者社会文化特征,从而限制了传统抽样方法和常规公共卫生监测系统的使用[4]。国家代表性调查经常不能提供统计学的可靠估计值,因为移民通常仅代表国家普通人群中的一小部分[3],且移民相关信息(如出生国或到达年份)在国家监测系统中一般很难收集到。例如,在美国,只有很少国家法定报告传染病的病例报告表有一些移民相关信息(如报告结核病时收集的

出生国信息)。作为健康行为信息主要来源之一的行为危险因素监测系统没有移民相关问题[5]。基于诊所的监测可能因移民不同的就医行为,如寻求传统治疗师治疗、延误就诊或回到原籍国就医,而受到限制。国际移民监测的另一个挑战是标准的数据收集工具可能在语言或文化上不切题,遗漏了潜在相关风险(民族食品项目)或行为,以及缺少普遍采用的定义。

在这一章,我们重点关注流动人口的监测。根据国际移民组织(IOM)的定义,移民是一种可以跨越国际边界(如国际移民)或在州内(如国内移民),而不管时间长短和原因的人口流动[6]。因此,移民包括多种多样的流动人口,如到另一个国家或地区旅行的人,而不管有无获得目的地国的批准,临时或长期,以及因多种原因(如经济、家庭团聚或被迫迁移)[2]。

考虑到流动人口的特征和大部分传统健康监测系统获取移民相关信息的局限性,我们描述了一些强化的或新的监测方法,旨在获得移民和其他流动人口的传染病风险和发病率。我们主要采用美国示例。

## 全球流动人口传染病的监测策略

加强流动人口监测的两个重要策略是使用现有的监测系统或针对流动人口的专门抽样方法(知识点 24.1)。不管哪种策略,社区领导人和移民服务机构或移民本身在设计、实施和报告监测活动(如社区参与的监测)结果方面提供的支持和直接参与[7],一般能提高监测工作的责任感和参与性。数据收集工具在文化和语言上应被移民群体所接受[8]。数据收集者可包括经培训的社区成员或有合适文化意识的专业访谈者。如同所有的健康相关数据收集系统一样,应确保人类受试者得到保护和避免歧视[7],对于脆弱移民如无证工人则特别重要。

---

> **知识点 24.1 移民的关键监测策略**
> - 基于社区的参与
> - 适应文化和语言的访谈者和有效的数据收集工具
> - 针对移民的专门抽样方法

使用定性数据收集方法(如关键知情人访谈、焦点小组、民族志研究)[9,10]来补充通过更结构化的方法收集的信息;可提供比定量方法更深层次的关于传染病的态度、行为和实施的信息;并反过来有助于完善定量数据收集工具,但本章节不对上述方法进行详细讨论。提高参与度和数据质量的任何策略可能花费大量劳力和时间,但是能提高数据质量,并转化为设计更好的公共卫生政策、干预规划和建议。

## 使用现有的监测系统

在启动新的流动人口监测数据收集项目之前,重要的是首先要确定现有的健康信息系统,评估其监测移民的实用性,提高获取这些数据来源的意识和可获得性。为了加强现有监测系统监测移民健康的能力,公共卫生官员应考虑移民的重复抽样,并加入关键的迁移变量,如出生国,哪一年到该国生活,原籍国和国际旅行(知识点 24.2)。移民人群的数据应按时间或地区汇总,并使用正确的分析方法分析这些数据[4,11]。当修改现有系统使之能包含流动人口数据时,应仔细权衡增加样本量和收集额外变量与相关成本等因素。监测传染病的网络资源示例,见第 34 章第一节。

---

> **知识点 24.2 加强现有监测系统的建议**
> - 如果还没有包括,应将关键的迁徙变量(如出生国,在所在国居住的年数,在家所说的语言,国际旅行)加入数据收集表中
> - 对代表性不够的流动人口进行重复抽样

定期全国性健康调查对流动人口健康监测可能是有用的,特别是样本量足够大的情

况下(如 5 万~10 万)或国家有高比例的国际移民(如≥10%)时[11]。美国国家健康访谈调查(NHIS)[12]就是这样的一种国家健康调查,旨在提供地区和国家层面的许多社会和健康指标,包括传染病和一些迁移相关变量的估计值(表 24.1)。例如,美国国家健康访谈调查对国外和本国出生的人群有关结核病知识、态度和风险认知进行了比较[13],结果显示国外出生的听说过结核病的人比本国出生的人少得多,但是知道结核病能被治愈的人则较多。

现有代表州和地方(县)层面的调查例子是加利福尼亚州健康访谈调查(CHIS)[14]。

该调查使用随机数字电话拨号的设计重复抽样一些主要的少数民族,而这些人在国外出生的比例较高。调查使用 5 种语言(英语、西班牙语、中文、越南语和韩语),通过有效的问卷收集详细的迁移信息。该调查的缺点与其他基于电话的调查相似,应答率相对较低(表24.1)。另一个收集国家代表性人群健康信息的系统是人口学和健康调查(DHS)[15],这个系统提供资源有限国家关于人群、健康和营养等多种指标。人口学和健康调查收集有限的迁移相关信息(表 24.1)。所有三个调查系统通过交互性表格、公共使用的数据文件和发表报告来获得数据。

**表 24.1　用于流动人口传染病监测的普通人群健康调查的示例**

| | 地区及样本大小 | 定期 | 迁移相关变量 | 传染病数据 | 评论 |
|---|---|---|---|---|---|
| 国家健康访视调查[a] | 美国;35 000~40 000 户(75 000~100 000 人) | 每年 | ● 出生国<br>● 在美国居住的持续时间(针对外国出生者)<br>● 公民身份 | 有关结核病和 HIV 的知识和态度;免疫接种实施(包括流感疫苗);传染病(如肝炎、水痘和性传播疾病)的既往史或近期发病情况 | 家庭调查,应答率接近90% |
| 加利福尼亚州健康访视调查[b] | 加利福尼亚州和县;42 000~55 000 户(65 000 人) | 每 2 年 1 次 | ● 出生国<br>● 公民身份和移民状况<br>● 在美国居住的持续时间<br>● 所说的语言(也收集应答者父母的类似信息) | 流感疫苗接种;性行为;HIV 和性传播疾病检测 | 基于电话的调查,应答率:约30% |
| 人口学与健康调查[c] | 85 个国家;标准的人口学和健康调查(样本量为5000~30 000 户) | 因国家而异,但一般每 5 年 1 次 | ● 出生国(本国或外国),但不注明国家名称<br>● 调查前 5 年的居住地 | HIV 流行率;HIV/AIDS 知识、态度和行为;疟疾感染的预防、治疗和流行率;儿童免疫接种,急性呼吸道感染的发病和治疗,发热和腹泻,腹泻的治疗 | 家庭调查,应答率因国家而异,但一般高于90% |

HIV:人类免疫缺陷病毒;AIDS:获得性免疫缺陷综合征
[a]http://www.cdc.gov/nchs/nhis.htm.
[b]http://www.chis.ucla.edu/.
[c]http://www.measuredhs.com/start.cfm.

# 针对移民的专门抽样方法

往往需要专门的抽样设计来确保监测系统,特别是确保调查流动人口的代表性。调查隐蔽的、难以接触到的流动人口和其他流动人口的抽样策略有多种,现简单描述如下。

## 不等比例的分层抽样

设计这个抽样方法的目的是在流动人口集中的社区(如根据普查数据)重复抽样。筛查所选地区的家庭来确定有目标流动人口成员的家庭,可抽取高比例的流动人口家庭。也可从非流动人口家庭中收集数据以便比较[11]。在厄瓜多尔使用不等比例的分层抽样方法对难民和哥伦比亚移民进行了调查,结果显示90% ~ 95%哥伦比亚儿童移民接种了麻疹疫苗,其接种率高于厄瓜多尔的平均水平(66%),因此足以预防疾病。然而,成人哥伦比亚移民的人类免疫缺陷病毒(HIV)/艾滋病知识比较缺乏。此等信息说明需要加强社区教育活动,特别是在边境地区,因为这个地区HIV流行率较高,且哥伦比亚妇女移民参与商业性性交易[16]。有关难民调查的详细情况,参见第23章。

# 时间-地点(或时空)抽样

这个抽样方法是利用一些隐蔽的人群聚集或集中在某些地点(或聚集地)和时间这一事实。例如,临时工经常在每周的星期几和某个时点聚集在某些场所(如街头、五金店外面)等待雇主来雇佣。这种抽样方法是需花费劳力的形成性研究(如现场观察和关键信息访谈),要确定所有相关聚集点以获得这些位点不同时间目标人群的估计数。列出时间-地点单位及其相应的样本量一览表,作为选择概率样本的抽样框架[7]。通常的两阶段抽样方法如下:①时间-地点单位的单纯或分层随机抽样(最好是按每个单位目标人群总数的概率比例);②每个单位参加对象的系统抽样。这种抽样方法的主要优点是通过到目标人群经常聚集的地方收集难以接触的人群的信息。

由于需要深入的形成性研究,时间-地点抽样的实施所需的费用和时间通常比其他方法多。此外,因为在抽样框架中不能确定相关的聚集地和时间段,所以会引起选择性偏倚[17]。加利福尼亚州-墨西哥流行病学监测试点[18]和墨西哥北部边境的移民调查(EMIF)[19,20]是时间-地点抽样方法用于流动人口的两个示例(知识点24.3)。

---

**知识点24.3 时间-地点抽样方法用于流动人口的示例**

**加利福尼亚州-墨西哥流行病学监测试点(CMESP)(2004—2005)**

- 目的:评估墨西哥和加利福尼亚州最近墨西哥移民中HIV、性传播感染和药物滥用的高危行为与流行情况。
- 合作者:加利福尼亚大学、加利福尼亚州和地方卫生机构,墨西哥卫生部(Mexico's Secretariat of Health)。
- 方法学:对居住在加利福尼亚州的墨西哥移民采取基于聚集点的系统抽样。抽样的聚集点包括移民营、临时工聚集场所、自助洗衣店、公园、成人学校、教堂、酒吧和俱乐部。每个场所先由项目人员进行筛查以确认是否有目标人群。系统筛查进入每个场所的人群(如从进入酒吧的

人中每3个人抽1个人)来估计不同时间段目标人群的数量。在调查期间,系统地选择特定场所的人员,如符合条件将其作为研究对象。每个场所所选的人数与符合研究条件的移民人数应成比例。调查包括35分钟的访谈式问卷来收集迁移模式、高危行为和知识等信息。收集血液和尿标本,检测HIV、性传播感染和丙型肝炎病毒。

- 结果:在985名男性中,上一年甲基苯丙胺和可卡因的总使用率为21%;男性工作场所为20%,社区场所为19%,高危行为场所为25%。这个结果强调不仅要针对传统的高危场所(如酒吧),而且对男性移民还应包括工作和社区场所的重要性。

墨西哥北部边境的移民调查（EMIF）

- 目的：估计墨西哥和美国移民模式的数量和特征。估计 94% 的移民是从墨西哥跨越几个特定边境城市的边境地区迁移到美国
- 合作者：墨西哥北方边界学院（Colegio de la Frontera Norte）、美国圣迭戈州立大学、美国圣迭戈公共卫生实验室
- 方法学：每年的多阶段概率抽样设计需要在特定场所（包括在 8 个墨西哥边境城市的公交汽车站和火车站、墨西哥边境、机场、主要交通要道）和时间筛查、计数和招募旅行者。通过对其

通常居住国以及想要改变通常居住国的意愿等相关问题的筛查，将移民与非移民旅行者（如游客）进行区分。样本包括从美国回到墨西哥的移民（可以是自愿或由美国移民当局驱逐出境）和到美国旅行的人或想到美国旅行的人（包括已被批准和未被批准的移民）。在 2002 年，调查扩展到收集 HIV 高危行为信息并获取标本做 HIV 检测

- 结果：尽管报告有 HIV 感染的高危行为，但 1041 名参加调查的移民均未检出 HIV 阳性

## 同伴推动抽样法

同伴推动抽样法（Respondent-driven sampling，RDS）是链式推举法（chain-referral sampling）（或滚雪球抽样法）的改良，该方法可提供研究人群的概率样本[21~23]。同伴推动抽样法已在美国和许多其他国家广泛使用，可作为收集难以接触人群的高危人群（如注射吸毒者和性工作者）HIV 和其他性传播感染信息的有效方法[24]。尽管一些移民人群（如流离失所人群、移民工人、长途卡车司机和非法贩卖者）也是这些疾病的高危人群，但同伴推动抽样法用于这些人群的研究不多。

实施同伴推动抽样法时，先从目标人群中招募少数调查对象作为种子。然后种子要继续从其他目标人群中招募到预先设定的人数（如 3~5 人）。一波一波的同伴招募持续进行，直到达到所需的样本量，或研究的关键变量的样本估计值得到稳定（如达到平衡）。社会网络必须足够大才能持续推举几波。

同伴推动抽样法的主要优点是该法可以采用社交网络而不需花费大量人力，从而获得难以接触人群的代表性样本。形成性研究还能额外帮助评估目标人群及其社交网络的特征[25]。同伴推动抽样法对最隐蔽的人群（如非法移民）和不在公共场所聚集的人群特别有用[17]。招募配额有助于控制与初始

同伴选择以及与更大社交网络的同伴相关的潜在偏倚，并可以深入渗透到各种隔离的目标人群中。同伴推动抽样法也允许收集匿名数据，这对应答者不愿提供身份识别信息时非常有用。同伴推动抽样法的挑战包括：①作为比较新的抽样方法，需要额外的验证研究；②确保满足抽样假设（如获得每个参与者的网络规模的准确估计数）；③需要专门的统计方法，但目前仍在研究之中[26]。在墨西哥的 5 个州，用同伴推动抽样法对 HIV 进行了两项研究，结果发现移民到美国的调查对象过去 12 个月 HIV 高危行为比非移民多。然而，与非移民相比，移民也报告安全套使用率更高和接受 HIV 检测更多[27]。对墨西哥边境城市注射吸毒者的研究显示，地理上的移动性和从美国驱逐出境是 HIV 感染的高危因素。这些结果对墨西哥-美国边境两侧的 HIV 预防、诊断和治疗有重要意义[28]。

## 纵向研究

一些国家（如美国、加拿大、新西兰和澳大利亚）已开展合法新移民的纵向研究。数据收集通常在到达时或再按不同间隔分几次进行。纵向研究对监测不同时间移民的健康状况和行为改变特别有用。然而，纵向研究比横断面研究成本更高，而且参加对象可能会失访。

新移民调查（NIS）[29]是美国某年所有获得永久居民身份的移民代表性多队列纵向研究。样本包括由联邦移民局［美国海关和移民服务局（USCIS）］从行政记录中随机选择的 13 000 名成人和儿童。调查对象包括新到达移民和在美国已居住数年的移民，以及移民状态从暂时居住调整为永久居住的移民。移民在收到永久居住许可后就接受电话访谈调查，并每隔 3～5 年再访谈调查一次。新移民调查在符合要求的对象中的应答率为 69％。收集移民前和移民后的健康状况（自我报告）、经济情况、住房和其他事项等信息。尽管新移民调查目前没有收集传染病的信息，但可以加入高危行为因素和自我报告的感染问题。

### 跨境/两国监测

两国边界具有潜在疾病迁移的特殊情况，故需要交换信息和协调响应。在世界最繁忙的陆地口岸为美国-墨西哥口岸，每年合法通过北行过境 3.2 亿多人，其传染病监测系统是作为边境传染病监测项目的一个示例。大多数监测系统关注特殊人群（如妊娠妇女）或特殊疾病（如结核病），但边境传染病监测项目关注人口迁移较多地区且传染性发病率增高的地理区域，起到两国早期预警和主动综合征与疾病监测网络的作用[30]。因为两个相邻国家有各自监测活动和疾病干预措施的重点，边境传染病监测项目可提供不受地理政治边界限制的统一疾病监测标准的模型。

建立跨越国际边界的诸如边境传染病监测项目的监测系统，必须满足一定的前提条件。必须有政治意愿来了解并为建立这样一个跨境监测系统的需求而采取行动；参加的政府必须愿意对疾病的识别、预防和控制透明化；必须与大量的地方、州和联邦合作伙伴进行合作，持续深入地开展工作。因此，很多合作伙伴，如美国州和领地流行病学家委员会、美国疾病预防控制中心、墨西哥卫生部和两国的地方、州和联邦的流行病学和实验室科学家小组都参加了边境传染病监测项目的建立和维持。

边境传染病监测项目的核心功能包括在友好城市设置监测点，制定双方边境实验室检测的标准协议和新的两国病例定义，交换样品和实验室用品，经常交流信息和根据特定标准在关注何种疾病或综合征方面达成一致。例如，针对采用有效的干预方法可以消除的疾病（如麻疹）或在边境地区描述较少但假定流行率较高的疾病（如乙型肝炎）。

边境传染病监测项目的优点包括：①通过跨境合作能侦查相互感兴趣的公共卫生事件并做出响应；②收集数据有助于优先考虑和协调干预措施；③确认疾病和人类的流动性而不论国界如何。挑战包括：①鉴于政府机构的更迭，需要对这种两国交流不断给予政治支持；②协调不同的监测和公共卫生系统及基础设施的复杂性；③法规阻碍了实验室标本跨国边境运输的必要灵活性和速度；④在正式协议适应于公共卫生需求变化方面存在的相对不变性。

尽管有这些挑战，但边境传染病监测项目已提供了早期预警麻疹、甲型肝炎、风疹和食源性疾病暴发的数据，在 1999 年和 2005 年在美国德克萨斯州/墨西哥塔毛利帕斯州启动两国登革热暴发调查和美国加利福尼亚州/墨西哥下加利福尼亚州的麻疹调查；帮助链接墨西哥与美国实验室反应网络；建立与 2005 年世界卫生组织的国际卫生条例互补的两国流行病学合作指南；提高墨西哥边境城市的病毒检测能力；建立新的基于网络的两国数据系统；建立的监测项目首次发现了美国大陆本土获得的登革出血热；2009 年在加利福尼亚州检出最初的两个新型甲型 H1N1 病毒之一，从而启动了甲型 H1N1 流感大流行调查[31]。

## 旅行者健康监测系统

虽然并不是所有旅行者都是移民,但是他们是全球人口移动的一部分,需要关注与旅行相关疾病的风险。为国际旅行者提供服务的诊所哨点监测协作网络可加强对该人群传染病的侦查、管理和信息交流[32]。一些国内和全球的监测网络,如欧洲输入性传染病监测网络[33]、欧洲输入性病毒性疾病诊断网络[34]和欧洲旅行医学网络[35],可获取旅行相关疾病信息。此等第一个网络为 GeoSentinel 检测网络[36],该网络是 1995 年由国际旅行医学协会(ISTM)和美国疾病预防控制中心启动的基于医务人员的全球网络。目前已覆盖各大洲 49 个诊所[37]。GeoSentinel 监测系统为所有参加的监测点设立了通用的单页监测表,使每次旅行后的访问结果传递到中心数据位点。患者肯定是已跨过国际边境的旅行者、移民、外国游客、学生、外籍人士和难民。链接到更大的 GeoSentinel成员网络和国际旅行医学协会,可快速共享电子信息和偶尔征集特殊事件的信息。

单独 GeoSentinel 监测系统 1995—2010年收集了大量数据,从到 237 个国家旅行的人中有大约 100 000 例患者记录(约每年15 000例)和 126 000 多项最终诊断,每天监测 60 项诊断,为评估疾病趋势和旅行相关风险提供了独特机会。具体地说,旅行者的哨点监测系统数据可用于:①发现当地疾病暴发或新发疾病模式,且早于国家监测系统的发现,可帮助当地控制疾病[38,39];②提供旅行前和旅行后的教育和评估[40];③监测国际旅行者的疾病趋势[41,42],并确定旅行者疾病的危险因素[43];④可提供快速信息交换、应对公共卫生问询及建立新分析方法的平台[42]。这些基于医务人员的全球监测网络固有的缺点包括缺少直接的分母数据,所获得的信息仅来自到参加监测的机构就诊的患者,所有监测点并不一定使用相同的实验室标准,数据可能因为监测位点及其对整个数据库的相对贡献而出现偏倚。

## 难民和移民健康筛查

移民和难民在一个国家的旅行者中所占比例相对较低。例如,2008 年到美国的近5100 万外来旅行者中移民和难民只占约 100万。然而,在一些接收移民的国家,法律要求难民和移民在到达前要接受医学检查。虽然通常不纳入监测系统,但医学检查可为更好地了解这些人群的疾病风险和针对这些移民的原籍国和目的地国采取干预措施提供机会,这些移民的原籍国传染病发病率往往比目的地国高得多。在美国,移民医学检查条例由卫生和人类服务部颁布。美国疾病预防控制中心全球移民和检疫部门为美国约3000 名绿卡体检医师(civil surgeon)和约750 名海外体检医师(panel physicians)提供技术指南[44](图 24.1)。每年有 50 000 ~80 000名难民移居到美国,约 20 000 名有医学疾病的移民在到达后需要公共卫生随访,这些移民的医疗信息由海关和边境保护局(CBP)官员在美国入境口岸收集,然后提供给美国疾病预防控制中心,将数据录入到电子疾病报告(EDN)系统。大部分海外体检医师、国际移民组织(IOM)将医疗筛查信息直接通过电子方式上传给电子疾病报告系统。通过电子方式获得医疗筛查信息数据的主要目的是促进与接受新到达移民和难民的地方和州卫生部门数据共享,以促进进一步的当地医学随访。有许多伙伴参与医学筛查的设计和实施,如联邦的合作伙伴,包括美国卫生和人类服务部及其下属机构美国疾病预防控制中心,美国国务院,美国国土安全部及其下属机构 USCIS 和 CBP,以及所有接受州的州和地方伙伴,非政府组织(如国际移民组织)以及美国全国的临床医师。

移民和难民拥有所需的医疗筛查系统的优点是可以更好地了解这个人群的健康风险,

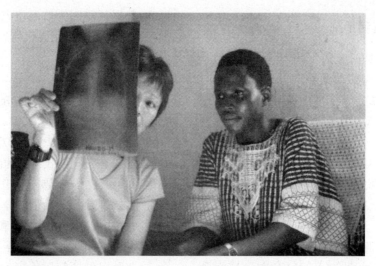

**图 24.1** 医师讨论移民的胸片。照片承蒙世界肺基金会(World Lung Foundation)提供

包括通常未纳入到国家监测系统的难民人群的健康风险,提供诊断疾病和提供风险分层,包括确定海外和国内有针对性的疾病干预。这个系统的缺陷是难民或移民的健康信息并不代表原籍国的健康状况,只评估预先指定的疾病,而且大部分移民并不符合这些筛查要求,因为这个系统的筛查对象是法律上归为许可永久居留的移民。尽管有这些局限,但筛查过程已使得一些关键的观察、干预和政策改变成为可能。例如,对难民和移民结核病筛查实践的评估不仅导致筛查技术指导书的修改,使结核病病例数增高 2 倍以上[45],而且海外筛查结核病及到达后随访评估能降低在美国的外国人群的结核病病例数[46]。对某些难民群体高疾病流行率的充分了解,可导致对疾病(如肠道寄生虫病和疟疾)实施推断性处理[47,48]。这种推断性治疗可提高难民的健康状况,大大地降低卫生部门或临床医师诊断和治疗不熟悉疾病所承受的负担。筛查到美国的难民也有助于改进在最后定居国发现的健康问题,为所在国的疾病控制提供建议[49,50]。

## 结论

人口的流动将继续成为不同疾病负担的

国家间的流行病学桥梁,在新发和再发传染病中也起越来越大的作用。除了国家加强本章所述的流动人口监测以外,国际性框架也可为提高对全球疾病威胁的了解提供基础。例如,修订的国际卫生条例[51]在 2007 年对所有 WHO 成员国开始生效。该条例的目的是帮助国际社会确定和应对全球公共卫生威胁。国际卫生条例的基本前提是承认通过国际旅行和贸易可增加疾病传播,因此需要快速侦查和协调响应,包括早期透明的沟通。国际卫生条例可作为国家制定对有可能导致国际传播的疾病进行监测和控制的双边或多边协定的框架(关于国际卫生条例的详细讨论,参见第 4 章)。此外,WHO 的移民健康咨询及其监测移民健康的四大支柱,包括制定政策和法律框架,建立对移民敏感的卫生系统,建立合作、网络和多国框架,也可作为国家进一步提高移民健康的基础[2]。

尽管面临着本章节所讨论的挑战,但一些监测策略对这些人群的传染病监测仍是有用的。加强流动人口的公共卫生监测将会:①协助国家及时发现和控制国际关注的传染病;②记录移民的健康差距;③帮助决策者制定公共卫生干预措施;④协助医务人员诊断和治疗可能不常见的疾病患者。原籍国、过境国和目的地国的监测系统需要合作，以获得流动人口传染病流行病学的全貌，实施更加协调和更加有效的预防控制措施。

（邹艳 译，周祖木 校）

# 参考文献

1 Gushulak BD, Weekers J, McPherson DW. Migrants in a globalized world—health threats, risks and challenges: an evidence-based framework. *Emerg Health Threats J* 2009;2:e10.

2 World Health Organization. *Health of Migrants: the Way Forward—Report of a Global Consultation, Madrid, Spain, 3–5 March 2010*. Geneva, Switzerland: WHO, 2010. Available at: http://www.who.int/hac/events/consultation_report_health_migrants_colour_web.pdf. Accessed October 18, 2012.

3 World Health Organization. *Sixty-first World Health Assembly, Health of Migrants (WHA61.17), Geneva, 19–24 May 2008*. Geneva, Switzerland: WHO, 2008. Available at: http://apps.who.int/gb/ebwha/pdf_files/WHA61-REC1/A61_REC1-en.pdf. Accessed October 18, 2012.

4 Andresen EM, Diehr PH, Luke DA. Public health surveillance of low-frequency populations. *Annu Rev Public Health* 2004:25:25–52.

5 Centers for Disease Control and Prevention. *Behavioral Risk Factor Surveillance System Questionnaire*. Atlanta, GA: CDC. Available at: http://www.cdc.gov/brfss/questionnaires/english.htm. Accessed October 18, 2012.

6 International Organization for Migration. *Glossary on Migration*, International Migration Law Series. Geneva, Switzerland: IOM, 2004. Available at: http://www.iom.ch/jahia/webdav/site/myjahiasite/shared/shared/mainsite/published_docs/serial_publications/Glossary_eng.pdf. Accessed October 18, 2012.

7 Magnani R, Sabin K, Saidel T, *et al*. Review of sampling hard-to-reach and hidden populations for HIV surveillance. *AIDS* 2005:12(Suppl. 2):S67–S72.

8 Deren S, Shedlin M, Decena CU, *et al*. Research challenges to the study of HIV/AIDS among migrant and immigrant Hispanic populations in the United States. *J Urban Res* 2005;82(Suppl. 3):iii13–iii25.

9 Holmes SM. An ethnographic study of the social context of migrant health in the United States. *PLoS Med* 2006;3:e448.

10 Gany FM, Herrera AP, Avallone M, *et al*. Attitudes, knowledge, and health-seeking behaviors of five immigrant minority communities in the prevention and screening of cancer: a focus group approach. *Ethn Health* 2006;11:19–36.

11 United Nations Expert Group Meeting on the Use of Censuses and Surveys to Measure International Migration. *Part Three. Measuring International Migration Through Sample Surveys*. ESA/STAT/AC.132/3. New York, NY: United Nations Secretariat, 2007.

12 National Center for Health Statistics. *National Health Interview Survey (NHIS)*. Atlanta, GA: CDC, 2012. Available at: http://www.cdc.gov/nchs/nhis.htm. Accessed October 18, 2012.

13 Marks SM, DeLuca N, Walton W. Knowledge, attitudes and risk perceptions about tuberculosis: US National Health Interview Survey. *Int J Tuberc Lung Dis* 2008;12:1261–7.

14 UCLA Center for Health Policy Research. *California Health Interview Survey (CHIS)*. Los Angeles, CA: CHIS. Available at: http://www.chis.ucla.edu. Accessed October 18, 2012.

15 Measure DHS. *The Demographic and Health Surveys*. Calverton, MD: Measure DHS. Available at: http://www.measuredhs.com. Accessed October 18, 2012.

16 Bilsborrow RE. *The Living Conditions of Refugees, Asylum-Seekers and Other Colombians in Ecuador*. The Hague, The Netherlands: Netherlands Interdisciplinary Demographic Institute, 2006. Available at: http://www.unhcr.org/45adf2d82.pdf. Accessed October 18, 2012.

17 Semaan S, Lauby J, Liebman J. Street and network sampling in evaluation studies of HIV risk-reduction interventions. *AIDS Rev* 2002;4:213–23.

18 Hernández MT, Sanchez MA, Ayala L, *et al*. Methamphetamine and cocaine use among Mexican migrants in California: the California-Mexico Epidemiological Surveillance Pilot. *AIDS Educ Prevent* 2009;21(Supple. B):34–44.

19 El Colegio de la Frontera Norte. *Encuesta sobre Migración en la Frontera Norte de México*. Tijuana, BC, Mexico: EMIF, 2010. Available at: http://www.colef.net/emif. Accessed October 2012.

20 Martinez-Donate AP, Rangel MG, Hovell MF, *et al*. HIV infection in mobile populations: the case of Mexican migrants to the United States. *Pan Am J Public Health* 2005;17:26–9.

21 Respondent Driven Sampling [RDS Analysis Tool (RDSAT)]. Available at: www.respondentdrivensampling.org. Accessed October 18, 2012.

22 Heckathorn DD. Respondent-driven sampling: a new approach to the study of hidden populations. *Soc Probl* 1997;44:174–99.

23 Salganik MJ, Heckathorn DD. Sampling and estimation in hidden populations using respondent-driven sampling. *Sociol Method* 2004;34:193–239.

24 Johnston LG, Malekinejad M, Kendall C, *et al*. Implementation challenges to using respondent-driven sampling methodology for HIV biological and behavioral surveillance: field experiences and behavioral surveillance. *AIDS Behav* 2008;12:S131–41.

25 Johnston LG, Whitehead S, Simic-Lawson M, *et al*. Formative research to optimize respondent-driven sampling surveys among hard-to-reach populations in HIV behavioral and biological surveillance: lessons learned from four case studies. *AIDS Care* 2010;22:784–92.

26 Heckathorn DD. Respondent-driven sampling. II. Deriving valid population estimates from chain-referral samples of hidden populations. *Soc Probl* 2002;49:11–34.

27 Magis-Rodríguez C, Lemp G, Hernandez MT, *et al*.

Going north: Mexican migrants and their vulnerability to HIV. *J Acquir Immune Defic Syndr* 2009;1(Suppl. 1):S21–5.

28 Strathdee SA, Lozada R, Ojeda V, *et al*. Differential effects of migration and deportation on HIV infection among male and female injection drug users in Tijuana, Mexico. *PLoS One* 2008;3(7):e2690.

29 Princeton University. *The New Immigrant Survey*. Available at: http://nis.princeton.edu. Accessed October 18, 2012.

30 Weinberg M, Waterman S, Lucas CA, *et al*. The U.S.-Mexico Border Infectious Disease Surveillance Project: establishing binational border surveillance. *Emerg Infect Dis* 2003;9:97–102.

31 Waterman SH, Escobedo M, Wilson T, *et al*. A new paradigm for quarantine and public health activities at land borders: opportunities and challenges. *Public Health Rep* 2009;124:203–11.

32 Leder K. Travelers as a sentinel population: use of sentinel networks to inform pretravel and posttravel evaluation. *Curr Infect Dis Rep* 2009;11:51–8.

33 European Network on Imported Infectious Disease Surveillance. Available at: http://www.tropnet.net. Accessed October 18, 2012.

34 European Network for Diagnostics of Imported Viral Diseases. Available at: http://www.enivd.de/. Accessed October 18, 2012.

35 Schlagenhauf P, Santos-O'Connor F, Parola P. The practice of travel medicine in Europe. *Clin Microbiol Infect* 2010;16:203–8.

36 GeoSentinel. Available at: http://www.istm.org/geosentinel/main.html. Accessed October 18, 2012.

37 Freedman DO, Kozarsky PE, Weld LH, *et al*. Geo Sentinel: the global emerging infections sentinel network of the International Society of Travel Medicine. *J Travel Med* 1999;6:94–8.

38 Schwartz E, Weld LH, Wilder-Smith A, *et al*. Seasonality, annual trends, and characteristics of dengue among ill returned travelers, 1997–2006. GeoSentinel Surveillance Network. *Emerg Infect Dis* 2008;14:1081–8.

39 Parola P, de Lamballerie X, Jourdan J, *et al*. Novel chikungunya virus variant in travelers returning from Indian Ocean islands. *Emerg Infect Dis* 2006;12:1493–9.

40 Centers for Disease Control and Prevention. Transmission of malaria in resort areas—Dominican Republic, 2004. *MMWR Morb Mortal Wkly Rep* 2005;53:1195–8.

41 Marano C, Freedman DO. Global health surveillance and travelers' health. *Curr Opin Infect Dis* 2009;22:423–9.

42 Freedman DO, Weld LH, Kozarsky PE, *et al*. GeoSentinel Surveillance Network. Spectrum of disease and relation to place of exposure among ill returned travelers. *N Engl J Med* 2006;354:119–30.

43 Gautret P, Schlagenhauf P, Gaudart J, *et al*. GeoSentinel Surveillance Network. Multicenter EuroTrav Net/GeoSentinel study of travel-related infectious diseases in Europe. *Emerg Infect Dis* 2009;15:1783–90.

44 Centers for Disease Control and Prevention, Division of Global Migration and Quarantine. *Medical Examination of Immigrant and Refugees*. Atlanta, GA: CDC, 2012. Available at: http://www.cdc.gov/immigrantrefugeehealth/exams/medical-examination.html. Accessed October 18, 2012.

45 Maloney SA, Fielding KL, Laserson KF, *et al*. Assessing the performance of overseas tuberculosis screening programs: a study among US-bound immigrants in Vietnam. *Arch Intern Med* 2006;166:234–40.

46 Liu Y, Weinberg MS, Ortega LS, *et al*. Overseas screening for tuberculosis in U.S.-bound immigrants and refugees. *N Engl J Med* 2009;360:2406–15.

47 Posey DL, Blackburn BG, Weinberg M, *et al*. High prevalence and presumptive treatment of schistosomiasis and strongyloidiasis among African refugees. *Clin Infect Dis* 2007;45:1310–15.

48 Stauffer WM, Weinberg M. Emerging clinical issues in refugees. *Curr Opin Infect Dis* 2009;22:436–42.

49 Shultz A, Omollo JO, Burke H, *et al*. Cholera outbreak in Kenyan refugee camp: risk factors for illness and importance of sanitation. *Am J Trop Med Hyg* 2009;80:640–5.

50 Posey DL, O'Rourke T, Roehrig JT, *et al*. O'Nyong-nyong fever in West Africa. *Am J Trop Med Hyg* 2005;73:32.

51 World Health Organization. *International Health Regulations*. Geneva, Switzerland: WHO, 2005. Available at: http://www.who.int/ihr/en/. Accessed October 18, 2012.

# 25　第 25 章　群众集会的传染病监测

Andrea M. Forde[1]

[1] 澳大利亚,堪培拉,澳大利亚国立大学
Australian National University, Canberra, Australia

## 群众集会

群众集会可定义为"在规定的时间内在特定的地点为了特定目的而聚集的人数超过特定的数量"[1]或者"大量人群在某个场所或地点为了共同目的的临时聚集"[2]。群众集会可以是自发的或有计划的。世界卫生组织也根据管理能力和资源受限情况提出了实用的定义,即"足够数量的人群参加的为社区、州或国家的计划和应对资源所不及的事件"[3]。即使举办者的计划或资源可以承受,群众集会可能会扩散和传播传染病。在群众集会前需要进行严密的风险评估和加强监测。本章节对自发性群众集会的监测不作讨论。

监测是健康相关活动的子集,应将其整合到群众集会基础设施、立法变化和临床医疗需要的整个计划中。计划需要持续的领导、战略方向、共同的愿景、利益相关者的协调、政策和行动。理想的情况是群众集会的计划应考虑长期目标,如能力建设和给举办者带来其他长期利益。监测系统的加强应有利于举办国建设新的和改进的基础设施,包括水和卫生设施、道路、运输系统、体育场或新的居所[4]。

群众集会监测系统的重要目的是侦查新发的或输入的疾病、潜在恐怖事件、国际卫生条例(2005 年)管理范围内的事件或者当地疾病发病率的改变[3]。

## 群众集会的类型

群众集会已有数千年的历史[5]。朝圣、节日、展销会和运动会,如最早的奥林匹克运动会,现在又增加了政治集会、公众集会或峰会,艺术和音乐节,大型正式会议和运动会,吸引了大量来自全球各地的人。群众集会的参加者经常乘坐飞机长途旅行,往返于目的地以参加持续数天到数周的集会。群众集会的参加者一般包括邀请的和未邀请的参会者;著名的政治事件会吸引大批不请自来的人。

## 公共卫生风险

不管是自发的或有计划的,一次或几次,群众集会会对公共卫生带来风险,并对地方、国家和国际健康机构带来挑战。这些挑战来自于对群众集会带来的风险不熟悉或现有健康和监测基础设施的资源和能力限制。群众集会及其特征和相关暴发的一些例子,如表25.1。现有监测系统侦查不到传染病"信号"或探测不到早期信号,故不能及时采取公共卫生行动。潜在的信号包括:人群中或举办国的新发疾病,参加者的局部暴发,或者举办国人群疾病发病率或患病率的显著升高。人群集会期间或之后的公共卫生应对可以在地方、国家或国际层面展开。应对的目的是预防疾病传播,降低发病率或死亡率,或维护国家的声誉。为了达到这些目标,需要加强监测和症状监测,特别是在特定时间有大量人群流入特定的地点。

由于不同原因,包括政治意愿、民族自豪感、媒体和公众监督的结合,或者为了提供教牧关怀[3],在人群聚集期间通常优先考虑传染病监测。这些系统可用于确定其他事件,如伤害聚集性事件或中毒事件。由于没有疾

表 25.1　群众集会和已知疾病暴发的示例

| | 集会 | 频率 | 季节 | 数量 | 固定的场所 | 住宿 | 记录的暴发 |
|---|---|---|---|---|---|---|---|
| 音乐和艺术节 | [英国]格拉斯顿伯里 | 连续4年每年进行,第5年休息 | 夏季 | 20万 | 在英国萨默塞特郡的场地(通常是泥地) | 帐篷 | 大肠埃希菌 O157(1997 年)[6] |
| 大会正式会议、展销会 | 美国退伍军人协会花展 | 每年 | 不定 | | 不定 | 宾馆 | 军团菌病(1976年7月在费城暴发,病原体在1977年1月被确定)[7] 军团菌(阿姆斯特丹,1999 年)[8] |
| 青年聚会 | 童子军大会,世界青年日 | 连续 4 年每年进行 | 夏季 | | | 帐篷、旅社、宾馆 | 诺如病毒(芬兰,2004 年)[9] 水痘和诺如病毒(新西兰克赖斯特彻奇,2007 年)[10] 流感(悉尼,2008年)[11] |
| 宗教节日和朝圣ª | 朝圣,圣水沐浴节(KumbhMela),小壶节(ArdhKumb-hMela),大壶节(Maha KumbhMe-la) | 分别连续4年、6 年、144 年,每年进行 | 不定 | 200 万人6000 万人 | | 专用帐篷的住宿 | W135 和 A 血清群脑膜炎球菌性疾病(2000 年和 2001年)[12] 霍 乱（1892年)[13] |
| 运动会 | 国际足球联合会世界杯奥运会和残奥会 | | 冬季夏季冬季 | | 不定 | 专用公寓、宾馆、游船、民宿、旅社 | 诺如病毒(2006年)[14] 麻疹(1991年,特奥会)[15] |

a:1894 年国际卫生会议声称 19 世纪后半叶,朝圣者的平均死亡率为 20% ~50%,并在某一阶段达到 70%[5]

病暴发,故监测能使公众、媒体和政治家消除疑虑[16~19]。在群众集会后,可以继续使用这些为群众集会开发的新系统和增强的能力[4]。关于进一步的讨论,参见第 32 章。

在群众集会期间,原有传染病趋势和环境危害的常规监测应继续进行。这些常规的系统如法定传染病系统(通过法律授权强制收集某些特定疾病的数据),通常是被动的,缺乏及时性。此外,症状监测系统已在运行,这些系统包括对流感样疾病、急诊科就诊者、购买非处方药、学校缺课和在工作场所缺勤

的监测[3]。在群众集会前,这些系统需要改进和加强以提高及时性和敏感度[14,19]。然而,在实施变更前,必须通过正式的风险评估过程来确定风险。

## 风险评估

风险评估着眼于可能会发生的情况,并有两个组成部分,即事件发生的可能性和该事件的后果[3]。群众集会期间或者之后地方性流行性传染病病例或暴发增加的风险评估包括确定事件的环境,识别对集会构成风

险的传染病,评估发生新疾病的概率、处理后果,采取合适的减缓措施以及开发能快速侦查危害的系统。

群众集会期间或者之后的传染病风险来自于:

- 当地地方性流行的疾病或流行性疾病,包括发病率、患病率和季节性
- 输入性疾病,包括发病率、患病率和季节性
- 参加者的人口特征,包括年龄和性别,社会经济状况和来自哪些地区
- 行为、文化习俗以及参与者和举办方的心理情绪
- 参加者和举办方的互动,包括住宿、食物和性行为
- 群众集会地区的基础设施,包括住宿(可以从帐篷到游船)、电力,水,卫生,食物来源和供应,运输和通信,基础设施的不足和局限性
- 人口密度、持续时间、地理传播和群众集会的季节
- 参加者和举办方的疫苗接种情况
- 持续的或短暂的环境危害,包括天气、海拔、空气质量、食品供应商、媒介和动物暴露

识别传染病风险的后果比公共卫生风险更为广泛。公共卫生的风险可包括当地暴发,国际传播,未曾发病的社区输入新的疾病,生物重配,生态或突变压力导致的新发疾病,以及集会地人群发病率和死亡率的升高。其他结果包括不必要的媒体关注,预料之外的财政影响,对旅行或贸易的干预,政治或国家的困境及集会的提前结束。

风险评估能更好地了解现有的监测和交流系统,如其缺点和优点,可能有用的改变,所需的资源,监测的类型、水平和持续时间以及风险缓解措施的优先次序。

对协调和沟通的改进,特别是信息和数据分享的障碍如隐私或者法律的限制,或者分享情报信息的困难,是非常重要的。可能需要立法的改变。传染病监测系统也可发现其他危害,如热应激,伤害聚集性,暴力暴发,药物或乙醇相关的伤害,工业事故,交通危害,慢性病(如哮喘和糖尿病)的加重或失控,或者中毒或恐怖主义的故意行为[3]。发现不足和解决这些问题的措施可能会导致传染病的减少,这也可通过监测系统侦查到。在 2008 年北京奥林匹克运动会期间,传染病下降了 40.6%[4]。

## 监测

### 群众集会前的监测

传染病发病和患病的基线数据需在实施群众集会期间的系统监测之前建立[3,4,14,19,20]。培训用户和测试新的系统也能对数据的收集、分析和解释进行评估。对系统和公共卫生反应的测试、进一步开发和评估,可通过桌面演练、小规模和早期的群众集会或其他事件期间的实时演习来进行,正如悉尼所做的一样[20]。

### 非现场监测

实时网络技术能在第一时间提供传染性疾病暴发的信息。可用现有的系统,如基于加拿大的全球公共卫生情报网络,在国际层面开展监测;也可用 ProMED-mail,该系统是新发传染病暴发和中毒的全球电子报告系统(国际传染病协会的项目),以及 HealthMap。将原籍国的疾病风险信息与全球航空旅行模式,如交通枢纽、目的地和进出港的乘客数进行整合,可提供有价值的信息[21]。监测社交媒体也是很有用的;参见第 33 章关于监测电子新闻报告的详细讨论。

### 现场监测

大部分国家有现有的地方、州、辖区或国

家层面的传染病监测。这些系统通常既不够灵活，又不及时，不能快速确定意外的健康风险，因此不能进行有效的应对。相反，这些系统依靠医务人员或实验室来确定疾病或病原体，了解并遵循强制性报告。通过评估这些系统可以发现上述困难[14,20,22]。通常可以发现需求激增事件应对能力的弱点：实验室检测数量的限制；实验室试剂库存不足和供应线脆弱；外部和内部实验室质量控制系统不当；样品转移缓慢；仓库有限；数据管理繁琐（如依赖纸质系统）；信息交流不够（特别是阴性结果）；时效性差，法律的约束以及员工培训不够[3]。此外，立法授权"全风险"的方法是不可能的，疾病可能不在本地发生，可能为输入性或未包括许多综合征。

## 症状监测

举办国或举办地区可能已建立多种临床疾病（如发热伴皮疹、水样腹泻或流感样疾病）的症状监测系统，包括对急诊科就诊数或急症就诊情况[23,24]，入院和出院数据，初级卫生保健访视，学生缺课和工人缺勤，毒物中心呼入电话或其他健康热线的监测，以及对从药店购买的非处方药、电话呼叫救护车或救护服务的监测[3]。原有的症状监测也可以添加其他系统，可以有针对性地对参加集会的特定群体加强监测。例如，食品处理者，男性或女性运动员居住在为集会建造的住所，代表一个被限定的和集结的人群[25]。初级卫生保健人员和社区保健人员也应加入系统开发。症状监测可能更加及时和敏感。如没有发生任何不幸事件，也可让人放心（参见第 32 章）。

对群众集会专门监测系统的开发应根据风险评估，由规划小组确定的优先事项以及可用的资源而定。建立这个系统应包括建立病例定义，雇佣和培训临床医师与其他报告者，管理增加的报告量和缩短报告时限，发展或加强与其他监测机构（如警察、海关、情报机构、军事、航空等机构）的数据共享。由于

有参比实验室可以使用或对合适的生物安全程序（如临床标本运输和构建病原体控制能力）的担忧，实验室能力受到限制。资源必须到位，以确保加强对结果进行实时的初步分析和迅速交流。应向合作伙伴和利益相关者，特别是政界人士和媒体，说明特异性、数据质量和及时性之间的矛盾。

监测覆盖区域应大于集会附近区域，并在集会之前开始，持续到集会结束后。如果监测活动很快结束，就不能侦查到长潜伏期的疾病。监测系统提前关闭前，最好有一段逐渐降低监测强度的时间。应定期提供零报告。加强的、测试的和评价的系统零报告的价值不能被夸大。零报告可以使媒体、公众、政界人士和国际利益相关者感到放心。

群众集会监测系统的主要目的概要，见知识点 25.1。

---

**知识点 25.1 群众集会监测系统的主要目的包括如下侦查：**
- 新的或输入的疾病
- 潜在的恐怖事件
- 国际卫生条例（2005 年）规定的事件
- 当地疾病发病率的变化

---

# 交流

对群众集会可能要密切观察，因涉及政治，故须加强监督。媒体会主动寻求新闻报道，偏好报道坏消息甚于好消息。需加强交流使之透明化，使得公众和其他利益相关者放心（参见第 41 章）。需要管理地方和国际的谣言，并制定事件和非事件的应对协议。确保能侦查到环境危害或动物健康事件，这与对人群健康事件的侦查同样重要。需要加强环境和动物健康监测，负责不同系统的人员之间应加强交流。传染病监测系统交流和应对需要与其他情报或监测活动进行整合；例如，由应急管理团队、民政当局和部队共同管理监测活动。最后，应该对系统进行测试

和演练。在发生事件后,应及时与合作者和利益相关者对系统进行评估,汲取教训。

21 世纪初在澳大利亚悉尼群众集会期间应用这些原则的示例,见本章节后一部分。其中包括加强风险评估,加强已有的传染病监测,以及根据风险评估结果建立新的监测系统。

## 案例研究:2000—2008 年澳大利亚新南威尔士州群众集会的监测

### 内容

澳大利亚包括 6 个州和几个地区,政治稳定,国内生产总值较高,基础设施良好,并有通过加强公共卫生系统来支持的非常发达的初级和二级卫生保健。在 8 年期间,在新南威尔士州全部或部分举办了几个群众集会,包括两个运动会、一个宗教集会和一个大型政治会议:2000 年夏季奥运会和残奥会、2003 年橄榄球世界杯、2007 年亚太经合组织(APEC)会议和 2008 年天主教世界青年日[11,20,23,24,26,27]。2008 年监测系统的组成,如图 25.1。

悉尼是澳大利亚最大的城市和新南威尔士州的首府。欧洲人于 1788 年到达并定居在太平洋海岸沿海盆地的深水港周围。气候温和,冬季温和,夏季温暖。每年降雨量通常为中等。然而,悉尼经历过严重冰雹、山洪暴发、极端高温天气和森林火灾。大部分全市

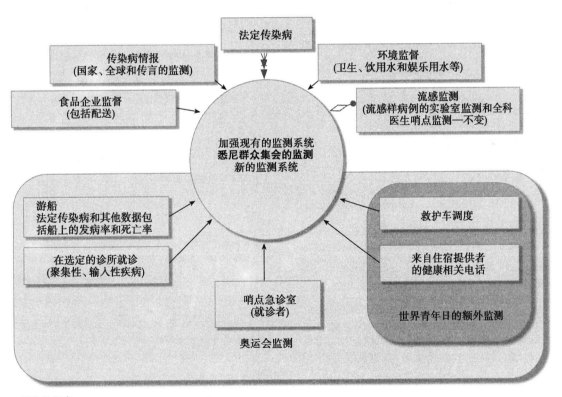

报告的频率

➤➤➤ ➤ 被动报告到每天3次的主动报告

⟶ 每天

●⟞◇ 每周

**图 25.1** 群众集会的传染病监测,悉尼,2000—2008 年

性活动由州政府管理。2000 年奥运会时,悉尼地区人口约为 320 万。据估计,奥运会期间每天中午到 22:00 在悉尼中部地区比平时多 15 万人,有约 75 万人参加闭幕式[26],是实际集会人数的 2 倍[20]。在 2008 年世界青年日期间,悉尼地区的人数为 440 万[27]。

## 制订计划

为奥运会制订计划开始于 1993 年。尽管从欧洲和西半球来的距离和旅行时间很长,但预期国际航空旅行者人数很多。关于传染病风险的信息来自于早期的奥运会:①1988 年、1992 年和 1996 年的夏季奥运会,已确定的风险包括热应激,食品安全和恐怖事件导致的伤害及死亡[1,3,4,20,22];②1991 年发生在美国明尼阿波利斯-圣保罗(Minneapolis-St. Paul)国际特奥会的麻疹暴发[15]。悉尼的初步风险评估包括与春季相关的传染病(如脑膜炎球菌性疾病和百日咳),与游船水、卫生和通风系统有关的疾病。在游船曾发生胃肠炎(如诺如病毒)和呼吸道感染(如军团菌病、风疹和流感)的暴发[28]。最后,要关注比赛场馆的食品安全。据估计有 180 万餐次供应给运动员和官员,另外还有 100 万餐次提供给工作人员[26]。

## 风险评估

1997 年进行的传染病风险评估包括以下问题:食源性和水源性疾病,麻疹,风疹,百日咳,脑膜炎球菌性脑膜炎和病毒性脑膜炎,结核病,性传播疾病,病毒性出血热,血源性病原体疾病和军团菌病[20]。其他已确认的风险包括恐怖爆炸导致的伤害。热相关伤害在初春可能性不大。因为 1998 年发生了游泳池相关的隐孢子虫病暴发,并从城市供水中发现了贾第虫包囊和隐孢子虫卵囊,遂将暴露于娱乐用水(游泳池和海滩)和水源性疾病加入到风险评估中。在 2001 年恐怖事件之后,应评估群众集会期间的恐怖事件风险。

## 目的

设定明确的目标:"快速发现在奥运会之前、期间和之后立即需要快速干预的新发疾病暴发以及疾病或伤害的异常模式"[20]。

## 现有的监测系统

在新南威尔士州,已有许多传染病的监测系统,包括新南威尔士州法定传染病数据库(NDD),通过全科医师哨点和医院实验室的流感样疾病监测,以及通过澳大利亚传染病监测网络、世界卫生组织和 ProMED-mail 的国家和国际疾病监测。在新南威尔士州,执业医师、医院、实验室、学校和儿童保健中心要依法向卫生部门报告法定传染病,通常通过地方公共卫生部门报告。报告的数据输入到地方公共卫生部门数据库,并每天转发到中心数据库。对于奥运会,向法定传染病数据库每天提供 3 次,而不是每天 1 次。

## 新的监测系统

开发了新的监测系统。每天从 15 个大城市医院的急诊科收集和报告食物相关疾病、军团菌病、脑膜炎球菌性疾病、流感、甲型肝炎、百日咳和麻疹的患者数据。在港湾停泊的游船上,医务人员应报告法定传染病、流感样病例、疑似肺炎和胃肠炎。每天报告船上的乘客人数、就医人数、住院人数和死亡人数。全科医师要报告疑似法定传染病和考虑到输入性疾病,如疟疾和新南威尔士州不常见的其他疾病,也要考虑报告 2 例或更多相关的胃肠炎或食源性疾病病例。通过检查场地和配送点来加强食品安全监测,每天报告。在奥运会和残奥会场馆,定期进行娱乐游泳池、冷却水系统、医疗废物管理服务和卫生的环境监督与检查[20,27]。

## 测试

到 1998 年 7 月已制订了监测的整体计划,并在 1999 年和 2000 年初开始运行该系统[20,26]。虽然可用于测试系统的几个部分(如急诊部门奥运会监测系统的敏感性和特异性),但是群众集会是短期的,包括 1999—

2000 年的新年晚会有 100 多万人看烟花,悉尼同性恋狂欢节和一些奥运测试赛。

## 暴发侦测

奥运会在 2000 年 9 月 15 日开幕,2000 年 10 月 1 日闭幕。残奥会在 2000 年 10 月 18 日开幕,10 月 29 日闭幕。在此期间没有发生传染病暴发,法定传染病数(监测期间为 1740 例)与前几年同期的报告相一致[20]。在 2000 年 8 月 28 日到 10 月 4 日期间,与前几年相比,医院急诊科就诊人数增加了 5%,但是有血性腹泻和肺炎临床表现者有所减少。

在 2003 年举办橄榄球世界杯和 2007 年举办亚太经合组织领导人会议周(APEC Leaders Week)期间,没有发现疾病暴发。在亚太经合组织会议后,系统评估确定了检出的流感样病例,但不属于法定报告传染病[27]。在 2008 年世界青年日期间,在朝圣者住所中侦查到流感和胃肠炎的暴发[11]。有关群众集会、监测系统和侦测到的暴发,如表 25.2。

表 25.2　澳大利亚悉尼的群众集会[11,20,23,24,26,27]

| 事件 | 夏季奥运会和残奥会 | 橄榄球世界杯 | 亚太经合组织领导人周 | 世界青年日 |
|---|---|---|---|---|
| 年份 | 2000 | 2003 | 2007 | 2008 |
| 事件的性质 | 运动会 | 运动会 | 政治 | 宗教 |
| 季节 | 澳大利亚的春天 | 澳大利亚的春天 | 澳大利亚的春天 | 澳大利亚的冬天 |
| 地区 | 新南威尔士州悉尼的大城市区 | 澳大利亚全国性 | 新南威尔士州悉尼中心商业区 | 澳大利亚和新南威尔士州悉尼 |
| 参加者或观看者(大约) | 200 万 | 180 万 | 5000 | 50 万 |
| 特殊的法律要求 | 有 | 有 | 有 | 有 |
| 监测系统 | <ul><li>加强现有的法定传染病监测系统,每天报告 3 次</li><li>流感监测系统(哨点全科医师流感样病例报告和医院实验室每周监测报告)</li><li>传染病情报</li><li>22 种高度优先报告传染病的主动监测:实验室每天联系</li><li>所选急诊室的就诊情况</li><li>场馆医务室就诊情况</li><li>游船(用于住宿)</li><li>加强环境和食品商店的监测和报告</li><li>生物恐怖事件监测</li><li>汇总每天的报告</li></ul> | <ul><li>法定传染病监测</li><li>流感监测系统</li><li>传染病情报和</li><li>4 小时自动急诊室报告(仍在运行)</li></ul> | <ul><li>法定传染病监测</li><li>流感监测系统</li><li>传染病情报和</li><li>每天 2 次为亚太经合组织会议搜索急诊室数据库</li><li>为亚太经合组织会议代表和工作人员服务的专门医疗诊所</li></ul> | <ul><li>法定传染病监测</li><li>流感监测系统</li><li>传染病情报和</li><li>为世界青年日或朝圣搜索急诊室数据库</li><li>实时诊所候诊时间和床位监测系统</li><li>健康访问协调单位接听住宿监督者的健康相关电话信息</li><li>每小时呼叫救护车次数</li><li>基于因特网的公共卫生暴发管理系统"NetEpi"</li></ul> |

续表

| 事件 | 夏季奥运会和残奥会 | 橄榄球世界杯 | 亚太经合组织领导人周 | 世界青年日 |
|---|---|---|---|---|
| 暴发侦查 | 在开幕式前 5 天在游船上发生流感暴发 | | 对诊所确认的非法定报告疾病(如流感样疾病)的事后审核 | 健康访问协调机构确认在住宿中心发生的流感和胃肠炎暴发 |
| 其他事件探测 | • 碎玻璃和脚蹬踏板车相关的伤害<br>• 使用非法毒品(迷幻药) | | | |
| 其他考虑 | | | 安全风险高 | 青少年和年轻成年人 |

## 经验教训

奥运会前在计划、实施和测试方面花费了 3 年时间,为评估综合性风险,建立监测系统的各种规范,审查现有的资源和需求以及必要时增加资源提供了保证。参与的公共卫生官员训练有素且经验丰富。应有足够的时间来运行系统,吸取经验教训,并进行重新测试。应清晰地确定和测试交流与协作的机构。每天汇总所有报告,以供跨部门机构考虑和决策。

有了现有系统和因其他目的而收集的信息(如入院和出院数据,急救电话和调度),即使没有重要的其他资源,也能加强监测。这个方法为及时、准确地监测传染病或其他事件(如伤害或使用非法药物)提供了保证,费用效益高。例如,报告的频率从每周一次增加到每天一次或每天 3 次,实施主动监测以代替被动监测,对原有的信息(食品企业督查和环境监测)进行核实,将其整合到更庞大的系统中。

## 案例研究总结

随着技术的不断进步和在过去 10 年从每次群众集会中获得的经验,在新南威尔士州建立群众集会的监测系统是及时的、灵活的、可接受的、综合的和敏感的,并对改善利益相关者和机构之间的交流和协作可提供附加值作用。在这些群众集会后,监测系统,公共卫生队伍获得的技术和经验,公共卫生人员与其他部门的互动和关系的改善,以及较强的协作机制和交流都仍在继续。在群众集会期间加强监测所需的适度投资已导致长期改善和产生公共卫生效益。对每个事件监测系统的评估并结合从每次群众集会获得的经验教训,加强了公共卫生监测、应对和交流。对群众集会实施传染病监测,也促进了重大的能力建设。在 2009 年,这种加强的能力可用于侦查大流行流感病例,跟踪大流行进程,评估其对卫生系统和社会的影响(参见第 38 章的进一步讨论)[27]。

## 结论

群众集会的监测系统最初是为了侦查和控制群众集会参加者和举办方人群的传染病暴发。及时侦查到病例或暴发为降低发病率和死亡率,预防在当地人群及国际范围的进一步传播提供了机会。然而,在群众集会之前、期间和结束时立即使用监测系统还有附加值的作用。监测系统还能侦查到其他相关事件如伤害和恐怖事件。群众集会监测系统的建立,也可进一步加强举办国的能力构建,并为改善该国的公共卫生和卫生系统留下宝贵遗产。

(邹艳 译,周祖木 校)

# 参考文献

1 World Health Organization. *Communicable Disease Alert and Response for Mass Gatherings: Technical Workshop. Geneva 29–30 April 2008.* Geneva, Switzerland: WHO, 2008.

2 Public Health Agency of Canada. *Public Health Guidance for the Prevention and Management of Influenza-like-illness including the Pandemic (H1N1) 2009 Influenza Virus, Related to Mass Gatherings.* Ottawa, ON: Public Health Agency of Canada. Available at: http://www.phac-aspc.gc.ca/alert-alerte/h1n1/phg-ldp-eng.php. Accessed June 6, 2012.

3 World Health Organization. *Communicable Disease Alert and Response for Mass Gatherings: Key Considerations.* Geneva, Switzerland: WHO, 2008.

4 Chunhui Z, Tao Z, Ying D, et al. Prevention and control of communicable diseases. In: Dapeng J, Ljungqvist A, Troedsson H (eds.) *The Health Legacy of the 2008 Beijing Olympic Games: Successes and Recommendations.* Geneva, Switzerland: WHO, 2010.

5 Henderson RJ. Problems of pilgrimages. *Postgrad Med J* 1975;51:845–7.

6 Crampin M, Willshaw G, Hancock R, et al. Outbreak of Escherichia coli 0157 Infection associated with a music festival. *Eur J Clin Microbiol Infect Dis* 1999;18:286–8.

7 Fraser DW, Tsai TR, Orenstein W, et al. Legionnaires' disease: description of an epidemic of pneumonia. *N Engl J Med* 1977;297:1189–97.

8 Den Boer JW, Yzerman EPF, Schellekens J, et al. A large outbreak of Legionnaires' disease at a flower show, the Netherlands 1999. *Emerg Infect Dis* 2002;8:37–43.

9 Duizer E, Timen A, Morroy G, de Roda Husman AM. Norovirus outbreak at an international scout jamboree in the Netherlands, July-August 2004: international alert. *Euro Surveill* 2004;8:pii: 2523.

10 Medical Officers of health. Outbreaks at the Scout Jamboree, and Girl Guides' gastroenteritis. *Public Health Inf Q* 2008;January:1.

11 Fizzell J, Armstrong PK. Blessings in disguise: public health emergency preparedness for World Youth Day 2008. *Med J Aust* 2008;189:633–63.

12 Aguilera J, Perrocheau A, Meffre C, Hahne S; and the W135 Working Group. Outbreak of serogroup W135 meningococcal disease after the Hajj Pilgrimage, Europe, 2000. *Emerg Infect Dis* 2002;8:761–7.

13 Rogers L. Thirty years research on the control of cholera epidemics. *Br Med J* 1957;2:1193–7.

14 Schenkel K, Williams C, Eckmans T, et al. Enhanced surveillance of infectious disease: the 2006 FIFA World Cup experience, Germany. *Euro Surveill* 2006;11:234–8.

15 Ehresmann KR, Hedberg CW, Grimm MB, et al. An outbreak of measles at an international sporting event with airborne transmission in a domed stadium. *J Infect Dis* 1995;171:679–83.

16 Osaka K, Takahashi H, Ohyama T. Testing a symptom based surveillance system at high profile gatherings as a preparatory measure for bioterrorism. *Epidemiol Infect* 2002;129:429–34.

17 Franke F, Coulon L, Renaudat C, et al. Epidemiologic surveillance system implemented in the Hautes-Alpes District, France, during the Winter Olympic Games, Torino 2006. *Euro Surveill* 2006;11:239–42.

18 Gonçalves G, Castro L, Correia AM, Queiros L. Infectious diseases surveillance activities in the north of Portugal, during the EURO 2004 football tournament. *Euro Surveill* 2005;10:86–9.

19 Williams CJ, Schenkel K, Eckmans T, et al. FIFA World Cup in Germany; enhanced surveillance improved timeliness and detection. *Epidemiol Infect* 2009;137:597–605.

20 Jorm LR, Thackway SV, Churches TR, Hills MW. Watching the Games; public health surveillance for the Sydney 2000 Olympic Games. *J Epidemiol Community Health* 2003;37:102–8.

21 Khan K, Freifeld BS, Wang J, et al. Preparing for infectious disease threats at mass gatherings: the case of the Vancouver 2010 Olympic Winter Games. *CMAJ* 2010;182:579–83.

22 Meehan P, Toomey KE, Drinnon J, et al. Public health response for the 1996 Olympic Games. *JAMA* 1998;279:1469–73.

23 Hope KG, Merritt TD, Durrheim DN, et al. Evaluating the utility of emergency department syndromic surveillance for a regional public health service. *Commun Dis Intell* 2010;34:310–18.

24 Muscatello DJ, Churches T, Kaldor J, et al. An automated, broad-based, near real time public health surveillance system using presentation to hospital Emergency Departments in New South Wales, Australia. *BMC Public Health* 2005;5:141.

25 Goodman RA, Thacker SB, Solomon SL, et al. Infectious diseases in competitive sports. *JAMA* 1994;271:862–7.

26 Thackway S, Delpech V, Jorm L, et al. Monitoring acute diseases during the Sydney 2000 Olympic and Paralympic Games. *Med J Aust* 2000;173:318–21.

27 Thackway S, Churches T, Fizzell J, et al. Should cities hosting mass gatherings invest in public health surveillance and planning? Reflections from a decade of mass gatherings in Sydney, Australia. *BMC Public Health* 2009;9:324.

28 Minooee A, Rickman LS. Infectious diseases on cruise ships. *Clin Infect Dis* 1999;29:737–44.

第三篇

# 基于因特网和无线设备的信息系统在传染病监测中的应用

# 26 第 26 章 利用因特网加强传染病监测

Nkuchia M. M' ikanatha[1], Dale D. Rohn[2], Toby McAdams[3], David P. Welliver[4], & Kathleen G. Julian[5]

[1] 美国宾夕法尼亚州,哈里斯堡市,宾夕法尼亚州卫生局传染病流行病学处
Division of Infectious Disease Epidemiology, Pennsylvania Department of Health, Harrisburg, PA, USA

[2] 美国马里兰州,巴尔的摩,马里兰州卫生与精神卫生局
Maryland Department of Health and Mental Hygiene, Baltimore, MD, USA

[3] 美国明尼苏达州,圣保罗市,明尼苏达州卫生局
Minnesota Department of Health, St. Paul, MN, USA

[4] 美国俄亥俄州,哥伦布市,Clarific 服务机构
Clarific Services, Columbus, OH, USA

[5] 美国宾夕法尼亚州,赫胥,宾夕法尼亚州州立大学医学院
Penn State College of Medicine, Hershey, PA, USA

## 引言

21 世纪的前十年,美国各州和领地卫生部门利用因特网促进疾病报告工作。大多数地方制定的传染病疑似病例网络报告指南包括了报告内容、报告时限和报告方式等。已经建立的安全的、基于网络的报告系统,可供专业部门,主要是院感控制部门和实验室向当地公共卫生部门报告病例之用。同时,也可以通过网络发送监测分析结果,但各地特定疾病的监测报告发送对象、发送内容及发送时间有所不同。

2009 年对美国初级保健医师的一项调查发现,大多数(86%)初级保健医师常利用因特网来收集医疗信息[1]。因特网成为医师获取医疗信息的主要来源,从而也保证了通过因特网加强传染病监测包括数据发送工作。在发生疾病暴发或某种疾病地方性流行时,及时反映当地疫情的流行病学数据有助于医师对病例进行诊断。尤其是当临床医师

通过因特网链接到电子医疗管理系统获取监测数据时,这种应用于临床的监测资料可用性很强。如何将电子医疗管理系统中的数据整合到公共卫生监测系统的研究已经开展,并于近年付诸实践。

本章节阐述了利用因特网加强传染病监测的工作进展,包括利用网络系统促进信息报告和完善数据管理。关于医院以及其他机构基于因特网的病例报告,本章节将着重介绍各部门(如州卫生局)所使用的符合国家标准的系统,这些部门需定期向美国 CDC 协调的全国法定传染病监测系统(National Notifiable Disease Surveillance System, NNDSS)报告数据[2]。

本章节还将介绍利用因特网发布监测结果的一般原理,包括基于明尼苏达州经验的实际考虑。将介绍设计的网站模板,包括网站所需的监测信息,以便主要用户更方便地获取疾病报告信息和流行病学数据。关于如何利用因特网技术辅助疾病报告和向临床医师发送监测数据的示例,请参见第 27 章。

## 利用因特网技术通过电子政务方式传递给公共部门的信息

因特网技术创造了新的网络商业模式，既能连接真实世界，也能连接线上虚拟世界。这些新的商业模式不但吸引用户，而且也改变了社会对于方便的预期。联合国近期在一份关于世界公共部门的报告中指出，信息技术是提供更好服务的一种途径。电子政务一词通常是指政府利用因特网、移动计算机处理技术转变政府与公民、私营部门及其他各级政府的互动方式[3]。然而，本章节主要介绍因特网的应用。关于移动技术在传染病监测中的应用，详见第 30 章。

在美国，通过网络提供联邦政府服务已取得显著进展。2002 年颁布的电子政务法案规定了联邦机构网站的标准，包括确保易于获取相关信息的具体目标[4]。此后，网站建设快速发展。2011 年，几乎所有联邦政府部门和机构的网站均可通过统一的门户网站（USA. gov）链接进入。大多数联邦政府网站根据特定用户按逻辑类别组建，并提供 A 到 Z 字母索引以便于查找相应内容。例如，在美国食品药品监督管理局的网站上可以较为容易地查找到关于食品、药品、疫苗、血液制品、生物制品的相关信息，因其网站主页（www. fda. gov）上设置了上述类别的标签。该网站及类似网站在确保信息可及性和可用性方面进行了最佳实践[5,6]，详见本章利用因特网支持传染病监测的设计考虑部分。

美国各州及其他各级政府已将电子政务作为政府服务的手段。由于各州政府有一定程度的独立性，在基础设施、人口、政治文化等方面均有所不同，因此可作为电子政务试验的实验室。加利福尼亚州、马萨诸塞州等州的经验为进一步推进电子政务改革做出了贡献[7]。马萨诸塞州政府网站（www. Mass. gov）可以使公民、商业机构、其他团体通过统一的主页进入不同政府部门的网页。马萨诸塞州网站以符合所有用户便于获取所需信息的最佳标准进行设计，并定期测试以保证符合预期目标[8]。

## 网络报告疾病信息

因特网可以提供目标信息并且能够在线互动的功能，也已应用到传染病监测方面。公共卫生部门从临床实验室、医师、急救医院和长期护理机构的感染控制部门等渠道获得传染病病例报告。对于主要依靠临床表现而不能及时获得实验室确诊结果的疾病，医护人员的报告尤为重要，如麻疹疑似病例或提示暴发的聚集性病例。

病例报告的困难包括不知道应报告哪些内容、何时报告和如何报告。此外，美国各州的报告要求和方法也有所不同。医务人员可能不了解所在辖区应报告哪些疾病，不知道卫生部门的电话号码，以及不易获得病例报告表格等[9,10]。然而，因特网可以成为疾病信息报告的最佳载体，并且可根据各行政区的需求而定。

过去 10 年间，公共卫生部门拓展了因特网在医务人员进行疾病报告方面的应用。例如，2011 年两名研究人员的一项调查发现，随机选取的 25 个州卫生局网站均有应报告疾病的清单以及向相关部门报告病例的法律要求，其中 76% 的卫生局网站有病例报告表格（2011 年 D. D. Rohn 和 N. M. M'ikanatha 的研究，未发表数据）。相反，2003 年进行的一项类似调查显示，在向美国 NNDSS 报告的 57 个卫生部门的网站中，84% 有应报告疾病清单，88% 有报告病例的法律要求，42% 有病例报告表格[11]。

南达科他州卫生局网站的疾病报告网页是一个很好的范例，网页上有报告时限、报告方式等实用信息（图 26.1）[12]。疾病报告表中列有病例报告所用的电话号码、传真号码、

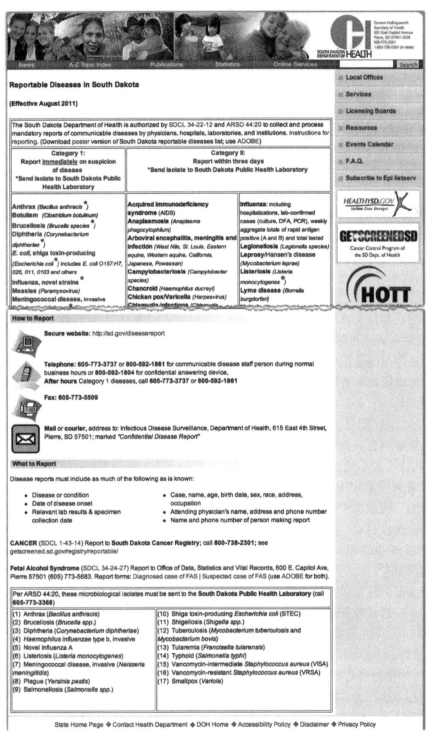

图 26.1　南达科他州卫生局网站提供疾病报告相关的综合信息

通信地址等信息,还列有病例报告所需的临床、人口学等信息。在德克萨斯州卫生局网站上,可以很方便地下载病例报告表,并可按照网站链接上所提供的信息,将病例报告表传真给当地卫生部门[13]。田纳西州卫生局网站有关于报告疾病的简要列表及提供更多信息的详细表格,均为 PDF 格式,报告人可直接打印或下载到电脑上使用[14]。密歇根州社区卫生局网站可供医务人员和实验室下载统一的疾病报告综合性指南[15]。此外,如图 26.1 所示,南达科他州卫生局的疾病报告网页还专门针对临床实验室设计了应报告疾病列表,供实验室人员使用。

此外,卫生部门可在网站上展示疾病报告的基本原理,以便医务人员更好地理解疾病报告的好处,从而促进疾病报告。亚利桑那州公共卫生服务局在网站上介绍了传染病报告的基本原理,并附有相应州的法规链接[16]。

州的卫生部门网站也可用来解决与 2003 年起生效的健康保险流通与责任法案(Health Insurance Portability and Accountability Act, HIPAA)相关的隐私问题。尽管 HIPAA 明确规定医务人员应向公共卫生部门进行疾病报告(与州的法律法规一致),但仍有部分卫生部门发现医务人员以 HIPAA 为借口而不愿进行疾病报告。密歇根州社区卫生局网站在提供如何报告疾病信息的同时,还根据 HIPAA 和密歇根州的相关法规解答潜在的 HIPAA 相应问题[15]。

公共卫生部门还可以在网站提供有公共卫生意义的疾病诊断和管理的临床指南来促进疾病监测。在网站上提供疾病识别要点(如诊断炭疽时,可见胸片纵隔扩大)和实验室检测建议(如检测西尼罗病毒时,用 ELISA 检测脑脊液标本的 IgM,同时用 ELISA 检测血清标本的 IgM 和 IgG)。例如,纽约市卫生与精神卫生局的传染病网站提供专题指南来讨论部分疾病的临床诊断和管理指南。2011 年夏天,该网站添加了一个关于蜱传疾病的

警示,其中包括纽约市居民 2001—2010 年蜱传疾病流行病学数据以及诊断和管理指南,而且提醒应向卫生部门报告蜱传疾病[17]。

## 基于因特网的保密的疾病报告和数据管理系统

近 30 年信息和通信技术的发展促进了美国疾病监测系统的改进。在 20 世纪 80 年代后期以前,传染病监测依靠病例计数和通过电话、纸质信件、电报等方式收集有限的病例信息[9]。后来,新的信息和通信技术的应用改变了临床实验室和医务人员向卫生部门报告病例等信息的方式。这些技术的发展还促进了现代疾病监测系统的改进,使得公共卫生部门能够在职权范围内收集和处理详尽的电子病例记录,并将数据传送给其他相关部门。

1989 年,美国各州开始使用国家监测电子通信系统(National Electronic Telecommunications Systems for Surveillance,NETSS),此后计算机在美国被广泛用于疾病监测[18]。尽管医务人员和实验室仍继续以传统方式(如纸质信件、电话等)向地方卫生部门进行病例报告,但在公共卫生系统内部改为使用电子数据库对数据进行管理,从而使得大多数卫生部门能够收集到基于病例的信息而不只是简单的病例计数。图 26.2 展示了最近半个世纪以来疾病报告技术的进展。

为确保各地报告数据的可比性,各疾病报告点均需遵循标准的病例定义,采用 NETSS 的方案规范病例记录(如一般信息及针对一些疾病的特定信息),指定每个报告点的工作人员,准备将数据每周发送给美国 CDC,供每周发布的《发病率与死亡率周报》(*Morbidity and Mortality weekly report*, MMWR)之用。NETSS 有一个协议,允许卫生部门每周通过调制解调器将数据传送给 CDC。尽管已转变为计算机化监测,并改善了数据

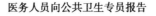

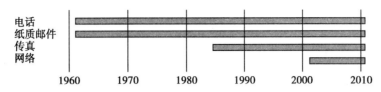

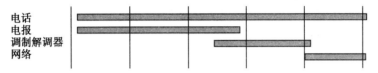

图 26.2　疾病报告技术的历史演变

管理和分析,但却存在一些操作上的挑战。在电子数据每周通过调制解调器从地方办公室传送至中心办公室,再从各州卫生部门传送至美国 CDC 的过程中,存在持续性问题。由于信息技术的发展,NNDSS 报告人员从2000 年开始通过美国 CDC 建立的基于因特网的安全数据网络发送法定传染病数据。

随后,按照国家电子疾病监测系统( National Electronic Disease Surveillance System, NEDSS) 启动原则 ( http://wwwn. cdc. gov/nndss/script/nedss. aspx) 所规定的数据结构和信息传送新标准,建立了基于因特网的系统。基于因特网的系统使公共卫生中央机构易于对监测系统进行维护,使地方公共卫生调查人员易于输入病例报告和查询数据库,并将调查中获取的其他信息录入系统,与不同部门共享数据,并最终将记录发送给美国CDC。许多州可以从与 NEDSS 兼容的州或地方系统中自动提取病例报告数据,并通过因特网向美国 CDC 每天安全地进行数据传送。

截至 2011 年,实际上向美国 CDC 进行国家法定传染病数据报告的所有公共卫生部门,均以内部数据管理和向美国 CDC 传送数据为目的配置了基于因特网的监测系统(图26.3)。57 个公共卫生部门中,有 1/3 使用

美国 CDC 创建和维护的电子监测系统——NEDSS 基础系统( base system ) ,然而有 56%使用其他与 NEDSS 兼容定制的或从供应商购买的系统。配置 NEDSS 系统或与 NEDSS兼容的系统极大地促进了几个方面的监测工作,包括及时性、传染病调查人员的数据可及性、数据管理、暴发调查中的数据利用等。例如,在新泽西州,与 NEDSS 兼容的基于因特网的传染病监测系统提高了监测的及时性,使新病例从发病到报告的平均 28 天缩短至3 ~ 5 天[19]。

基于因特网的系统除了管理公共卫生机构内的数据外,还用于从医院、实验室以及少数个体医师等收集病例报告。许多州的公共卫生部门均建立了良好的由临床实验室自动生成微生物检测结果的电子实验室报告( electronic laboratory reporting, ELR ) 系统。参与 2010 年国家 ELR 调查的 56 个公共卫生部门中,有 42% 收到法定传染病报告,其中 50% 以上来自电子实验室报告系统[20]( 参见第 29 章)。

ELR 系统的建立早于医务人员的电子报告系统,其原因可能是实验室和相关部门较早地意识到 ELR 系统的好处,以及国家实验室和公共卫生政府部门对信息系统的投入。相比 ELR 系统,院感控制和医务人员使

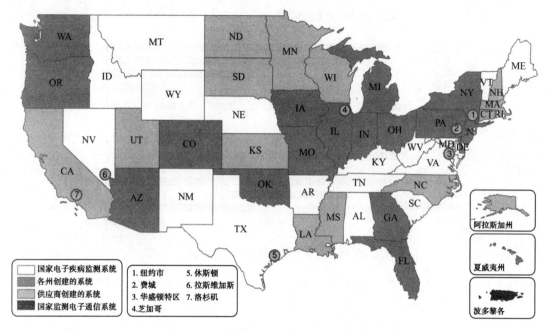

图 26.3 2011 年美国实施符合国家标准的基于因特网的监测系统。本图数据由美国 CDC 公共卫生监测项目办公室提供。这些数据表示州卫生部门所使用的监测系统。部分州内各地的系统有所不同,如一些大城市所使用的监测系统与州卫生部门的系统不同。从供应商购买的系统由不同公司开发

用的电子网络病例报告系统正在逐步发展。通常,在网络监测系统中直接录入病例是由医院的院感控制人员完成,而这些人员在承担住院病例报告的同时要负责撰写大量报告。俄克拉荷马州 2005 年启用 NEDSS 兼容系统 1 年后,全州医院中共 164 名院感控制人员和 210 名实验室工作人员使用该系统进行病例报告[19]。伊利诺伊州 2004 年启用电子疾病监测系统,最初仅允许公共卫生官员间进行安全的交流,但后来添加了可以直接进行病例报告的功能。截至 2009 年,已有 500 名医务人员通过 NEDSS 兼容的监测系统进行电子病例报告[21]。截至 2010 年,8 个已启用 NEDSS 兼容系统的州卫生部门建立了由医务人员直接输入病例报告的方式(图 26.3)。此外,随着未来新技术的发展,医务人员可通过信息系统从电子诊疗记录中自动提取病例报告信息上传至监测系统。关于因特网技术促进临床和公共卫生部门之间监测

信息交流的应用进展,参见第 2 章。

尽管基于因特网的报告系统能够改善病例报告,但其潜在的问题仍不容忽视。设计者在设计系统时必须考虑终端用户的操作系统(例如 Windows®,Macintosh®)、网络接口类型(例如地方局域网和无线系统)以及网速。由于确保私密健康信息的安全性非常重要,故需要大量资源以采取合适的加密技术和其他安全措施。即使对有资质的用户,安全保护措施也会造成麻烦,包括数字验证和密码维护等问题。安全的网络报告系统相关的其他问题可能会增加系统用户的学习负担。一个可行的解决方法是对在线用户进行培训,例如密歇根州的自动幻灯播放展示[22]。

各州均各自委托信息技术公司设计和开发本州的电子报告系统,使 NEDSS 最初在美国启用时遇到巨大挑战。部分主要问题可以通过在设计和测试阶段尽早邀请利益相关方和终端用户参与的方式来解决。例如,如果

没有流行病学家的积极参与，特定疾病的网络病例报告表中一些项目的字段可能就会缺乏，不能满足相关临床和流行病学信息的录入需求。网络报告系统如果过于繁琐，非但不能促进监测，反而会给疾病报告带来负担。因此，终端用户的参与和测试对于系统的成功实施至关重要。多个信息系统的顺利整合需要在设计、实施和维护阶段重新开展评估[23]。

系统设计时还需要考虑能促进网络报告系统的其他因素。例如，为报告人员提供反馈包括立即对报告内容进行确认，列出报告者所报告的病例列表，与治疗指南及其他建议相连接，通报当地抗生素耐药类型，通报报告人员所在地区近期疾病报告的频率和分布等情况。对于卫生部门来说，电子监测数据库必须易于为流行病学家和其他公共卫生调查人员提供查询功能。电子监测系统除了能实现定制（特别）的报告功能以外，还应该能够自动生成清晰的报告和图表，供疾病调查人员和医务人员使用。

尽管新的网络报告系统有很多好处，但将传统的报告方式（电话和传真）作为备用报告方式非常重要。此外，由于人与人之间的讨论具有不可替代的作用，尤其是当出现不明原因疾病疑似聚集性疫情等复杂情形时，应安排有资质的公共卫生人员负责接听电话报告，以便医务人员能够有效地报告特殊情况。多数州规定在发生某些突发公共卫生事件，如发生炭疽（炭疽杆菌引起）和鼠疫（鼠疫耶尔森菌引起）时[13,14]，需电话报告。关于生物恐怖制剂的监测，参见第 13 章。

建立电子报告系统需要大量资金投入。建立一个 NEDSS 兼容系统通常包括评估工作范畴、软件、硬件、定制化服务及整合等。近期的数据显示，仅整合软件和硬件的费用就高达 25 万~100 万美元，而软件的年使用费为 2 万~5 万美元[24]。此外，包括硬件升级在内的系统运营和维护费用也相当可观。

2010 年美国州和领地流行病学家委员会开展的一项调查显示，系统升级（如采用新的信号制图指南）的费用是各州未能及时进行系统升级的主要原因[25]。

## 电子诊疗记录在监测中的应用及进展

电子诊疗记录使用的增加有望转变卫生保健服务方式并可促进自动监测。2009 年启动的促进经济和临床健康的卫生信息技术（Health Information Technology for Economic and Clinical Health，HITECH）法案有望可迅速促进电子诊疗记录的广泛使用。该法案为促进信息技术的应用包括全国医务人员有效利用电子健康记录提供了 200 多亿美元资金[26]。更有效地利用电子数据以保护患者安全，可通过使用电子处方等多种方式。更有效地利用电子健康记录还包括将电子数据传送给免疫接种登记部门，发展将临床实验室数据和症状监测数据传送至公共卫生系统的能力[26,27]。电子诊疗记录的广泛使用以及向公共卫生部门自动传送数据技术的应用，能够极大地改善监测的方式，值得进一步探索。

## 利用因特网发送监测信息

监测的目的之一是为公共卫生人员和医务人员及时提供相关数据。对监测方法学来说，监测数据的分析和发送如同监测数据的收集一样是非常重要的[28]（参见第 1 章和第 2 章）。公共卫生人员应该根据监测数据采取有效的防控措施[29]。医务人员可以根据监测数据增加对社区中疾病流行的认识。例如，在某一地区有某种疾病如落基山斑点热或组织胞浆菌病的监测信息，可能会导致临床医师诊断时考虑到该病或采取经验性治疗。及时提供暴发数据对临床医师也有帮助。此外，未反馈或未及时反馈监测数据给疾病报告者是医务人员不报告病例的原因之一[10]。如果医务人员不清楚病例报告有哪些用处,他们就倾向于不报告病例。相反,如果他们意识到他们所报告的信息可被有效利用,就会更愿意向公共卫生部门进行病例报告。

公共卫生部门可以利用因特网来发送有疾病风险或地方性流行疾病的监测信息。2009 年甲型 H1N1 流感大流行开始后 1 个月内开展了一项调查,评估公共卫生部门如何利用因特网发送监测相关信息。这次调查的网站包括全美 50 个州、华盛顿特区以及纽约市。调查发现,在被调查的网站中,81% 有所在地区报告病例的汇总信息,69% 有将 H1N1 标本送往实验室进行检测的指南,44% 有提供咨询电话[30]。2010 年一项关于医务人员对因特网上监测信息的利用观点的

调查发现,在 90 名受访对象中,75% 曾在州或地方卫生部门的网站上获取流感疫情相关信息,20% 曾查看当地耐药肺结核的流行信息[31](参见第 45 章)。

新技术的出现使各州能以新的交互方式来展示监测数据。田纳西州卫生局网站有在线监测数据库,网站用户可以按病种、县区、时间查询监测数据并生成易读的报告(图 26.4)[32]。此外,监测数据以地图方式展示是一种非常有效的沟通方式。美国 CDC 国家虫媒病毒监测项目与美国地质调查局的(the US Geological Survey)绘图技术合作,发布了西尼罗病毒感染等主要虫媒疾病的实时地图,可按县区展示数据[33]。网站用户可以方便地点击国家或州地图来选择特定县区的人员、兽医、鸟类、蚊媒的虫媒病毒监测数据。

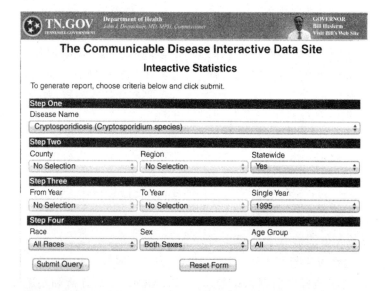

图 26.4 田纳西州卫生局网站的交互式数据查询是发送传染病监测系统数据的最佳实践[32]。本图经田纳西州卫生局许可使用

## 设计系统时利用因特网支持传染病监测的考虑

尽管因特网可加强重要的监测活动,但要建立一个用户友好型网站,还要考虑一些重要因素。网站设计在满足公共卫生需求的同时,还应满足医务人员和其他用户的需求和期望。必须了解网站这一载体的特殊需求,包括该网站可用性的最佳实践。网站 www. usability. gov 提供了从设计、测试到完善网站的渐进性实用指南。知识点 26.1 提供了帮助建立传染病监测网站的具体步骤。

---

**知识点 26.1　建立新网站需要考虑的内容**

1. 确定主要用户。对州或地方公共卫生疾病报告网站来说,主要用户包括临床医师、传染病防控人员和临床实验室人员。

2. 确定主要用户最常见的问题和需求。疾病报告信息需求可包括:
   - 该疾病是否为本地区应报告的疾病?
   - 应在什么时限内报告该疾病?
   - 谁可以/必须报告该疾病?
   - 报告该疾病需要哪些信息?
   - 该如何报告?
     - 使用什么表格?
     - 电话打给谁?
     - 传真给谁?
     - 邮件发送给谁?
     - 可否在线提交报表? 如何提交?
     - 还需发送哪些附加信息?
   - 当地近期有无出现该病病例?
   - 哪里可提供关于该疾病的详细信息(包括实验室检测、免疫接种、治疗指南、供患者使用的基本事实折页)?

3. 确定网站使用的设备和浏览器需求。
   - 移动设备的特殊需求。
   - 低带宽连接仅可显示文本格式。
   - 专用浏览器的考虑。

4. 创建疾病报告网页,包括:
   - 须报告疾病的列表,并包括每种疾病的详细信息或相关链接——确保其为首要任务
   - 当地有关疾病报告的法律法规。

5. 测试
   - 假定你是对该地区不熟悉的疾病报告人员,打开一个搜索引擎框,尝试找到能让你进行疾病报告的信息。
   - 请当地一些感染防控人员或你的同事做简单的可用性测试,当他们在网站上进行病例报告时,你要观察其网站的使用情况。观察网站运行情况通常比简单地询问使用者其喜欢的内容以及如何才能使他们满意而获取更多益处。
   - 利用工具或设备模仿各种上网设备、操作系统、浏览器来辅助测试。

---

导航便利是网站设计的一个重要特征。网站用户除公众外,还包括因忙碌而鲜有时间查询网站的临床医师。尽管某些传染病监测网站的界面易于引起公众的兴趣(例如,展示莱姆病等疾病的地理分布,预防蜱传疾病的相关建议),但高效的网站应该为医务人员查询更为详细的技术信息提供专门的导航路径。为了促进疾病报告,一些卫生部门在其主页上设置应报告病种的列表,并将列表作为快速链接,例如南达卡他州卫生局的网站[34]。纽约市卫生与精神卫生局网站的主页上设有一个辨识度很高的听诊器图标,引导医务人员进入供其专用的页面,该页面包括疾病报告信息、医师警示、可进入公共卫生实验室所提供的检测相关信息的链接[35]。

卫生部门可以通过分析日常的需求材料和来自各方的咨询问题(如来自医务人员)确定网站内容。实际用户对网站的定期测试也很有价值。导航便利和可用性强的网站会

379

吸引用户进行再次访问,从而使卫生部门更有效地提供服务和分享信息。

为了利用因特网以支持监测及其他公共卫生活动,必须投入足够的资源进行内容开发和常规维护。例如,明尼苏达州卫生局的传染病部门网站(www. health. state. mn. us)需要 2.5 个全天候雇员,即 5 个职位来维护。网站协调人员与内容方面的专家(通常为流行病学家)密切合作,提供并更新信息。该网站有 5000 多个网页,信息囊括 100 多种传染病及相关疾病的防控信息。特定疾病的链接可以通过 A ~ Z 列表或分类(如食源性疾病或血液传播疾病的病原体)便捷地进行定位。主页设有暴发疫情的链接,以及报告疑似食源性疾病的免费电话号码(1-800-food-ill)。

最后,网站必须考虑到各种用户的需求,包括残疾人、上网操作缓慢的人和视力差的人。美国残疾人法案(Americans with Disabilities Act, ADA)和康复法案(Rehabilitation Act)要求接受联邦资金的州政府和地方政府为残疾人提供相同的项目和服务[36]。美国无障碍委员会(Access Board)网站(www. access-board. gov)上提供了第 508 款联邦无障碍标准的相关信息。由万维网联盟无障碍倡议(World Wide Consortium Web Accessibility Initiative)所制定的网页内容无障碍指南(The WebContent Accessibility Guidelines)也可作为综合性无障碍指南的另一个良好资源[37]。网站 www. usability. gov 已将其中的许多标准翻译为简单和有针对性的建议,供网页设计者使用。按照这些指南来设计网站将提高网站内容的可访问性,从而达到加强疾病监测及其他公共卫生活动的目的。

## 疾病报告的"一站式"网站

为了便于获取疾病报告信息和提交病例报告的机制,卫生部门需要考虑创建易于从网站主页进入的疾病监测专门网页。疾病监测网页应遵循通过使用网页来促进临床实践和发送监测信息的策略[38,39],并应包括信息报告的专门链接,如应报告疾病的列表,可供下载的疾病报告表格,报告内容和方式的说明以及与在线安全报告网页(如果有的话)的链接(图 26.5)。网页上还应包括对临床医师的警示信息以及对临床实践有益的其他具体信息,如近期的暴发疫情,过去一年内报告的分离物抗生素耐药情况。与监测信息相关的内容还包括某时期内(如近 12 个月)所报告的发病数,以及与历史数据比较的结果等。网站上还可以提供图表及监测数据库的定制查询等服务。

各州均已在其网站上提供了部分传染病监测信息。2011 年进行了一项调查,随机抽取 25 个州的卫生部门网站,发现所调查的网站上均有上述及图 26.5 中的大多数实用信息。但各网站上信息的组织方式有所不同。由于监测信息分散在各州卫生部门的网站,故由医务人员提供完成病例报告所必需的所有项目或提供监测报告较为困难。

建立门户网站与开展国家传染病监测的各州监测信息相连接,能进一步促进获取实用信息。可单独链接所有疾病报告信息的门户网站,也能使迁移到其他州的医务人员和为多个州患者服务的医务人员更加方便地进行病例报告。大城市的临床医师可能会向多个州的公共卫生部门报告病例,如费城大城市区包括 9 个县,其中 5 个在宾夕法尼亚州,4 个在新泽西州。另一个优点是中央门户网站可阐明各州疾病报告程序的异同点。此举可以促进各州之间的合作,并在其他州成功的基础上改善网站建设。美国卫生和人类服务部(US Department of Health and Human Services)已经为州层面的流感大流行计划建立了相应网站(www. pandemicflu. gov)。用户可在网站的美国地图上点击某个州来查询该州流感大流行准备物资的一整套标准,其

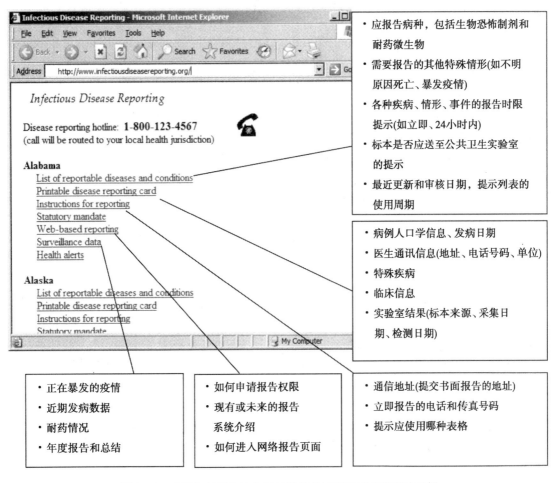

**图 26.5　建议与各州和地方网站链接的国家疾病报告网站示例**

中包括该州的流感大流行计划以及该州 1918 年流感大流行的历史信息。通常各州网页上的流感信息由各州发布和维护，而不是由联邦政府的流感网页发布和维护，因此各州拥有网页内容的自主权。

同样，为临床医师提供可向当地卫生部门报告病例的统一的免费电话号码并能自动转接到相应地方的有关部门是非常有用的。美国中毒控制中心协会（American Association of Poison Control Centers）设立的统一免费电话（1-800-222-1222）是一个有效的示范系统，该免费电话目前可将中毒暴露的自愿报告转到报告者最近的中毒中心[40]。

建立一个集中的国家疾病监测网站或设立一个免费电话在资源上的挑战包括人力及财力。还有人担心国家网站会控制州层面网站的信息。在国家网站主页上设置与各州或地方网站的链接，而不是转发这些网站的材料应该能够减少这些担忧。

## 小结

因特网作为一种通信方式，它的发展为更好地通过系统实现数据收集和分发从而加强传染病监测提供了实用方法。卫生部门可以利用现有网站，向临床医师和其他医务人员提供报告内容、时限、方式等方面的指南,且费用低廉。特别是对于新发传染病在内的新发现的公共卫生威胁,可通过网页发布健康警示、公共卫生指南以及疾病识别和诊断检测建议等来支持疾病监测。随着网站监测数据的发布越来越及时和高效,医师及其他人员可获取最近暴发疫情,报告疾病的发生率,近期分离物的抗生素耐药性等信息。因特网也是一个实用工具,可与邻近的公共卫生部门、决策者和公众分享监测信息。而且,尽管需要高度整合和先进的信息技术与公共卫生进行合作,但基于因特网的报告系统可避免纸质报告方法的一些不足。

为了推进网络在传染病监测中的应用,需要进一步提高网站的可用性和可及性,故应在网站内容完善过程的各个阶段考虑用户的意见。可用性测试应考虑到网站的各级各类用户,包括流行病学家、数据分析人员、医务人员、感染防控人员、实验室人员、数据录入人员以及公众。内容专家(content experts)应积极参与网站建设。必须确保网站成为有用的工具而不会带来新的负担,尤其是对繁忙的一线医务人员[23,41]。

努力建立可用性和可及性强的多用途传染病监测网站,可以促进医务人员对传染病监测网站的利用。一旦发现网站可用性强,医务人员就会更多地去查询信息或报告具有公共卫生意义的病例。这种事实上关联的建立可以在公共卫生界和临床医师之间建立更加紧密的联系,从而增加双方合作机会,有利于患者治疗并达到公共卫生目标。

## 致谢

感谢美国 CDC 的 John Abellera 提供 NEDSS 的相关数据,州和领地流行病学家委员会的 Lisa Ferland 协助评议 2010 年该委员会的 NEDSS 评估,富兰克林和马歇尔学院(Franklin and Marshall College)的 RaysaRivera 在数据收集和分析方面所做的工作。

(孟玲 译,金连梅 校)

## 参考文献

1 American Medical Association. *Connecting with Physicians Online: Searching for Answers*. Available at: http://www.ama-assn.org/amednews/2010/01/04/bisc0104.htm. Accessed October 19, 2012.

2 Centers for Disease Control and Prevention. *Nationally Notifiable Infectious Conditions*. Atlanta, GA: CDC, 2011. Available at: http://www.cdc.gov/osels/ph_surveillance/nndss/phs/infdis2011.htm. Accessed October 19, 2012.

3 United Nations Public Administration Network. *United Nations E-Government Survey 2010: Leveraging E-government at a Time of Financial and Economic Crisis*. New York, NY: United Nations Public Administration Network, 2008. Available at: http://www.unpan.org/egovkb/global_reports/08report.htm. Accessed October 19, 2012.

4 The US National Archives and Records Administration. E-Government Act of 2002. Available at: http://www.archives.gov/about/laws/egov-act-section-207.html. Accessed October 19, 2012.

5 US Food and Drug Administration. *Food Safety During Floods*. Silver Spring, MD: FDA. Available at: http://www.fda.gov/Food/default.htm. Accessed November 4, 2012.

6 US Department of Health & Human Services. Usability.gov. Available at: http://www.usability.gov/basics/index.html. Accessed October 19, 2012.

7 The University of Texas at Austin. *State E-Government Strategies: Identifying Best Practices and Applications*. Austin, TX: The University of Texas at Austin, 2006. Available at: http://www.utexas.edu/lbj/archive/pubs/view_pub.php?isbn=egovernmen. Accessed October 19, 2012.

8 Commonwealth of Massachusetts. *Mass.Gov® Web Accessibility Statement*. Available at: http://www.mass.gov/?pageID=mg2utilities&L=1&sid=massgov2&U=utility_policy_accessibility. Accessed October 19, 2012.

9 Centers for Disease Control and Prevention. Summary of notifiable diseases: United States, 2009. *MMWR Morb Mortal Wkly Rep* 2011;58:1–100.

10 Konowitz PM, Petrossian GA, Rose DN. The underreporting of disease and physicians' knowledge of reporting requirements. *Public Health Rep* 1984;99:31–5.

11 M'ikanatha NM, Welliver DP, Rohn DD, *et al.* Use of the Web by state and territorial health departments to promote reporting of infectious disease. *JAMA* 2004;291:1069–70.

12 South Dakota Department of Health. *Reportable Diseases in South Dakota*. Available at: http://doh.sd.gov/Disease/Report.aspx. Accessed October 19, 2012.

13 Texas Department of State Health Services. *Reporting Forms*. Available at: http://www.dshs.state.tx.us/idcu/investigation/forms/. Accessed November 4, 2012.

14 Tennessee Department of Health. *Reportable Diseases and Events*. Available at: http://health.state.tn.us/ReportableDiseases/. Accessed November 4, 2012.

15 Michigan Department of Community Health. *Health Care Professional's Guide to Disease Reporting in Michigan*. Available at: http:// http://michigan.gov/documents/hlth_care_prof_guide_167371_7.pdf. Accessed November 4, 2012.

16 Arizona Department of Health Services. Communicable disease reporting. Available at: http://www.azdhs.gov/phs/oids/reporting/index.htm. Accessed October 19, 2012.

17 New York City Department of Health and Mental Hygiene. *Health Alert Number 10: Tick-borne Disease Advisory*. Available at: http://www.nyc.gov/html/doh/downloads/pdf/cd/2011/11md10.pdf. Accessed November 4, 2012.

18 Centers for Disease Control and Prevention. National Electronic Telecommunications System for Surveillance—United States, 1990–1991. *MMWR Morb Mortal Wkly Rep* 1991;40:502–3.

19 Centers for Disease Control and Prevention. Progress in improving state and local disease surveillance—United States, 2000–2005. *MMWR Morb Mortal Wkly Rep* 2005;54:822–5.

20 Coast2coastinformatics.com. *2010 National ELR Survey Data Summary*. Available at: http://coast2coastinformatics.com/2005ELRSurvey.html. Accessed October 19, 2012.

21 National Association of State Chief Information Officers. Illinois National Electronic Disease Surveillance System (I-NEDDS). Lexington, KY: NASCIO, 2009. Available at: http://www.nascio.org/awards/nominations/2009/2009IL1-State%20of%20IL%20NASCIO%202009%20I-NEDSS.pdf. Accessed October 19, 2012.

22 Michigan Department of Community Health. *MDSS Training Slides for Local Health Department Users*. Available at: http://www.michigan.gov/documents/mdch/MDSS_LHD_TRAINING_SLIDES.7.2011_366988_7.pdf. Accessed November 4, 2012.

23 Cheng CM. Hospital systems for the detection and prevention of adverse drug events. *Clin Pharmacol Ther* 2011;89:779–81.

24 Centers for Disease Control and Prevention. Status of state electronic disease surveillance systems—United States, 2007. *MMWR Morb Mortal Wkly Rep* 2009;58:804–7.

25 Council of State and Territorial Epidemiologists. *2010 CSTE NEDSS Assessment Summary Results*. Atlanta, GA: CSTE, 2010. Available at: http://www.phconnect.org/group/nedssforum/forum/topics/2010-cste-nedss-assessment. Accessed October 19, 2012.

26 Department of Health and Human Services. The Office of the National Coordinator for Health Information Technology. Electronic health records and meaningful use. Available at: http://healthit.hhs.gov/portal/server.pt/community/healthit_hhs_gov_meaningful_use_announcement/2996. Accessed October 19, 2012.

27 Department of Health and Human Services. The Centers for Medicare & Medicaid Services (CMS). Stage 1 EHR meaningful use specification sheets for eligible professionals. Available at: https://www.cms.gov/ehrincentiveprograms/30_Meaningful_Use.asp. Accessed October 19, 2012.

28 Langmuir AD. William Farr: founder of modern concepts of surveillance. *Int J Epidemiol* 1976;5:13–18.

29 Langmuir AD. The surveillance of communicable diseases of national importance. *N Engl J Med* 1963;268:182–92.

30 M'ikanatha NM, McAdams T, Rohn DD, et al. Use of the Web by state and territorial health departments to disseminate practical information during the 2009–2010 influenza pandemic. Council of State and Territorial Epidemiologists Annual Conference, Pittsburgh, PA, June 12–16, 2011. Abstract number 1059479.

31 M'ikanatha NM, McAdams T, Rohn DD, et al. Healthcare providers' perspectives about use of the Web for dissemination of state-based infectious disease surveillance data, United States. Infectious Disease Society of America Annual Meeting, Boston, MA, October 20–23, 2011. Abstract number 308.

32 Tennessee Department of Health. Communicable disease interactive data site. Available at: http://health.state.tn.us/ceds/WebAim/WEBAim_criteria.aspx. Accessed October 19, 2012.

33 US Department of the Interior—US Geological Survey. Disease maps 2011. Available at: http://diseasemaps.usgs.gov/wnv_us_human.html. Accessed October 19, 2012.

34 South Dakota Department of Health. Quick Links: Reportable disease list—file report online. Available at: http://doh.sd.gov/. Accessed October 19, 2012.

35 New York City Department of Health. Health providers. Available at: http://www.nyc.gov/html/doh/html/home/home.shtml. Accessed October 19, 2012.

36 US Department of Justice. *Accessibility of State and Local Government Websites to People with Disabilities*. Washington, DC: US Department of Justice, 2003. Available at: http://www.ada.gov/websites2.htm. Accessed October 19, 2012.

37 World Wide Web Consortium (W3C) Web Accessibility Initiative (WAI). WAI guidelines and techniques. Available at: http://www.w3.org/WAI/guid-tech.html. Accessed October 19, 2012.

38 Stanford University. MD portal. Lucile Packard Children's Hospital. Available at: https://mdportal.lpch.org/home.do. Accessed October 19, 2012.

39 Barnett GO, Barry MJ, Robb-Nicholson C, Morgan M. Overcoming information overload: an information system for the primary care physician. *Medinfo* 2004;11:273–6.

40 American Association of Poison Control Centers. Poison help 1-800-222-1222. Available at: http://1-800-222-1222.info/. Accessed October 19, 2012.

41 Bodenheimer T, Grumbach K. Electronic technology: a spark to revitalize primary care? *JAMA* 2003;290:259–64.

**383**

## 其他资源

Usablity.Gov (http://www.usability.gov/): provides current and accurate information on how to make websites and other user interfaces more usable, accessible, and useful. Includes the latest copy of "Research-Based Web Design & Usability Guidelines," free online. Accessed October 19, 2012.

WebContent.Gov (http://www.firstgov.gov/webcontent/): a practical guide to help Web masters manage a government agency website. Accessed October 19, 2012.

## 可获得性

Bobby (http://www.cast.org/): a public service site provided by the Center for Applied Special Technology that analyzes Web pages for their accessibility to people with disabilities and their compatibility with various browsers. Accessed October 19, 2012.

MIT General Web accessibility guidelines (http://web.mit.edu/atic/www/accessibility/guidelines.html): quick guidelines and checklists to help Web developers integrate assistive technologies into all Massachusetts Institute of Technology computers and websites. Accessed October 19, 2012.

Section 508—The Road to Accessibility (http://www.section508.gov/): information and guidance about Section 508, the law that requires federal websites to give disabled employees and members of the public access to information that is comparable to the access available to others. Accessed October 19, 2012.

United States Access Board (http://www.access-board.gov/gs.htm): an independent federal agency devoted to accessibility for people with disabilities. Accessed October 19, 2012.

World Wide Web Consortium (W3C) (http://www.w3.org/): an international industry consortium, developing interoperable technologies to lead the Web to its full potential. The consortium has a long-standing focus on accessibility. Accessed October 19, 2012.

# 27

# 第 27 章　法国基于网络的哨点监测网络

Thierry Blanchon[1]

[1] 法国,巴黎,法国国家健康和医学研究所,皮埃尔和玛丽居里大学

Université Pierre et Marie Curie, Institut National de la Santé et de la Recherche Médicale, Paris, France

## 引言

技术的进步使我们能够开发出大型公共卫生网络,使卫生保健人员方便上报资料,并有助于发送日益复杂的监测资料。相关的数据库系统已经得到迅速发展,并可探索巨大的信息流。客户机-服务器架构能够进行快速远程登录,使不同的用户可以同时进行多项操作。拥有因特网之后,任何公共卫生专家、公众和媒体都可以获得所需的健康信息。然而,虽然在网上毫无限制地发布敏感的详细信息所造成的后果问题还没有得到完全解决,但通过使用没有任何患者识别信息的汇总数据(如发病率),可以部分解决患者的隐私问题。更高水平的标准化和协调仍是我们的目标,希望能对各国的发病率或死亡率指标实时进行比较。

法国公共卫生监测研究所(InVS)是一个隶属卫生部的政府研究所,负责法国公共卫生所有领域的监测。该研究所于 1998 年依法建立,用于加强监测和发现新发的健康威胁。为完成这些任务,该研究所使用一些监测系统和卫生保健网络:医院科室(如急诊室、专业科室),医院或私人实验室(如侵袭性细菌感染监测网络),关注职业健康的职业病医师以及本章的重点——为法国家庭医师哨点网络做出贡献的家庭医师。

## 法国哨点监测经验

1984 年开始,法国国家健康和医学研究所(INSERM)和法国巴黎的一所大学(皮埃尔和玛丽居里大学)共同建立了一个基于法国医师计算机网络的信息系统[1,2]。该系统允许编辑由匿名记录的传染病个案病例构成的大型数据库,用于监测和研究。

## 法国家庭医师哨点网络的运行

法国家庭医师哨点网络注定是要失败的。在 20 世纪 80 年代中期,麻疹暴发盛行,每年发生 300 000 多例患者。相比之下,传统的疾病报告系统却给人留下麻疹是罕见病的印象:每年仅报告数千病例[3]。根据在信息系统领域获得的个人和集体经验,失败的原因非常清楚。传统的疾病报告依赖于卫生保健人员(如家庭医师)提供病例信息。然而,家庭医师认为他们的首要任务是治疗患者。因此,向公共卫生当局报告疾病的任务无疑会干扰对患者的服务。

虽然麻疹病例的报告数巨大,但是发生重症疾病少。报告的过程涉及邮寄病例报告,但是家庭医师不清楚这样做的理由。因此,从他们那里收集到的资料质量很差。正是在这些点上,哨点系统具有竞争优势。例如,该项目认识到,考虑到流行的规模,对每个病例收集完整的详细资料没有多大用处;

只要收集用于监测目的的病例信息（如年龄和性别）就足够了。

法国家庭医师哨点网络项目利用技术进步进行电子疾病监测，这得益于 1983 年国家电信项目免费给法国公民提供家庭终端可视图文服务。1984 年,法国国家健康和医学研究所与卫生部合作,建立传染病电子监测项目。该项目有 50 名家庭医师参与,负责监测 4 个指标疾病[流感样疾病(ILI)、麻疹、男性尿道炎和病毒性肝炎]。在随后的几年内,该项目经历了扩张和压缩的循环发展。到 2010 年,这个发展中的监测网络有大约 1300 名在法国所有地区行医的家庭医师志愿者参与,占家庭医师总数的 2%（图 27.1）。

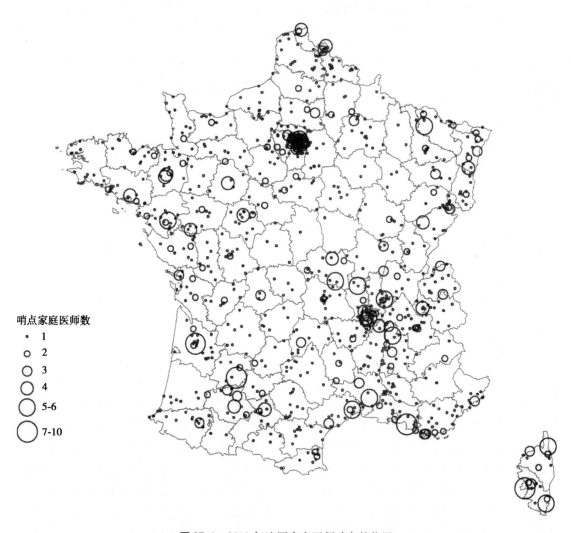

图 27.1　2010 年法国家庭医师哨点的位置

2012 年,法国家庭医师哨点监测系统重点关注 8 项健康指标(7 种传染病和 1 种非传染病,表 27.1)。麻疹、HIV 检测、肝炎、哮喘发作以及住院已不再包括在哨点监测系统中,因为有一个更有效的强制报告监测系统会覆盖这些疾病和指标。开发的这种电子系统灵活,可根据法国具体情况的进展易于删除或增加新的疾病。例如,一种预防带状疱疹的新疫苗(可以改变这种疾病的流行病学特征)上市后,监测系统就据此将带状疱疹纳入系统。

表 27.1　1984 年以来法国哨点的健康指标

| 健康指标 | 监测开始时间 | 监测结束时间 |
|---|---|---|
| 流感样疾病 | 1984 | — |
| 麻疹 | 1984 | 2008 |
| 男性尿道炎 | 1984 | — |
| 流行性腮腺炎 | 1985 | — |
| HIV 检测 | 1987 | 2002 |
| 水痘 | 1990 | — |
| 急性腹泻（胃肠炎） | 1990 | — |
| 自杀企图 | 1997 | — |
| 住院 | 1997 | 2011 |
| 甲型肝炎 | 2000 | 2008 |
| 乙型肝炎（急性感染） | 2000 | 2008 |
| 丙型肝炎 | 2000 | 2008 |
| 丙型肝炎血清学筛查 | 2000 | 2008 |
| 哮喘发作 | 2002 | 2011 |
| 带状疱疹 | 2004 | — |
| 莱姆病 | 2009 | — |

哨点家庭医师每周将就诊患者资料按指定的指标疾病通过安全的因特网链接进行报告。该网站遵守目前法国对信息系统保密的要求。根据这些资料可估算每项指标疾病的每周发病率，并追踪在时间和地理方面的变化。为估算每周或每年的全国发病率，每位哨点家庭医师的平均病例数（根据其参与情况及其在地理上的分布进行标准化）需要乘以法国家庭医师的总数，其结果再除以当年法国的人口数。

## 实时流行病学资料

在法国家庭医师哨点系统中，信息反馈被设计成一个平台用于信息查询（Senti-web[4]；http：//www. sentiweb. fr）。该平台界面操作简便，任何终端用户都可以查询数据库，而不需使用任何计算机语言或任何结构化查询语言（SQL）程序。可以下载 1984 年以来哨点家庭医师监测的任何健康指标的地图、时间序列资料或表格。数据库每周更新，所包括的全部系列资料没有时间或空间地点的中断。创建的地图不断更新，在计算机技术中，这被称为"实时动态（on-the-fly）"。因此，MySQL 数据库中只保存原始数据。该网址每月有 200 000 次以上的点击数。法国媒体、报纸、电视频道在流感、胃肠炎、水痘和哮喘发作等疾病流行期间都下载地图。此外，任何因特网的使用者都可以免费登录使用而不受任何限制。

为帮助用户理解资料，该网址还用法语和英语提供每周流行病学公报（图 27.2）。该公报在哨点网站（http：//www. sentiweb. fr）发布，并通过电子邮件向所有注册用户发送。小组成员的电子邮件地址也在网站上公布以方便用户提问。每周公布全国和局部地区流感或急性腹泻暴发的侦查情况，作为提前 3 周的流行趋势预测（详见"流感和胃肠炎流行的侦查"和"流行预测"章节）。网站上每年用法语发布年度报告，分析所监测的健康指标。这些报告可以在线阅读，也可从哨点主页的"监测和问询/年报（Surveillance and inquiries/annual reports）"部分获得。

## 动员家庭医师为流行病学监测做出贡献

运行家庭医师哨点监测网络有三项主要活动：招募家庭医师、监督其参与这一系统和给他们提供有用的定期反馈。这些活动对监测规划的可持续性至关重要。法国哨点家庭医师可以每周 7 天每天 24 小时全天候登录主机。平均连接时间是 5 分钟。与此相似，欧洲建立了其他一些哨点系统[5,6]。

我们的经验提示最困难的任务是维持家庭医师较高的积极性和参与度，他们要自愿

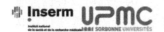

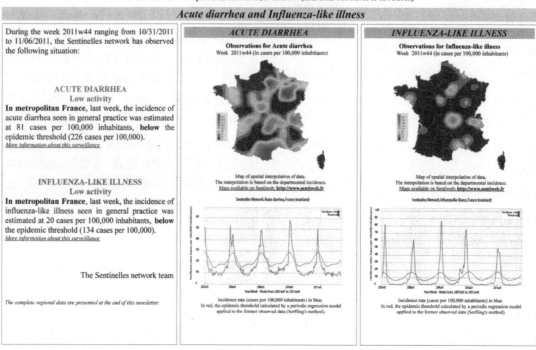

**图 27. 2　从网页获得的每周流行病学公报示例**

做出奉献而不需要报酬。然而,招募新的哨点家庭医师比试图维持已经入选的家庭医师要困难得多。1998～1999 年,在医学日报(Le Quotidien du Médecin)上整版登载了 40 次通知后,仅招募了 50 名家庭医师。在同一时期的一项流行病学研究中,对提醒医师的功效进行了试验性调查[7]。1999 年 2 月,一份关于带状疱疹的调查表被发给 1368 名家庭医师。这些医师被随机分为三个组。在第一组,没有执行提醒程序(即对照组),结果只有 38% 的医师有应答;在第二组,对每名没有应答的家庭医师发送一封提醒的信件,结果应答率上升到 57%;在第三组,调查者给没有应答的家庭医师打个人电话,结果应答率为 69%(P<0.001)。对家庭医师持续参与网络工作的原因也进行了调查[8]。"家庭医师失联"是指一年中在超过 4 个连续的时期中超过 12 天失去联系,或者是在超过 4 个时期中有 30 天失去联系。平均"存活"时间分别是 11.7 个月和 38.8 个月。通过 Cox 模型对依从性良好的独立预测因子进行调查。少于 5 年或超过 20 年的实践时间以及对流行病学研究有浓厚兴趣者,是预测长期参加的指标。与此相反,参加竞争性研究(如不是哨点单位开展的研究)提示存活期较短。最后,另一个研究提示这些慈善的家庭医师的主要动力是要积极参与公共卫生事业,尽管其中仅小部分(18%)在这方面有过培训[9]。

　　基于家庭医师慈善和自愿活动的这个系统,一般需要对家庭医师对流行病学监测的态度以及对哨点系统特性的态度有充分的了解。需要对家庭医师的参与行为进行定性和定量的监测。需要采取很多行动来保持哨点医师的积极性:每月发布哨点通信,组织地方和国家级学术会议,专项反馈监测资料或哨点流行病学调查。一旦家庭医师停止报告,要通过电子邮件或打电话来了解其原因并给予帮助。

## 质量标识

根据质量管理规范国际共识(International Organization for Standardization, ISO 9001:2008),对法国家庭医师哨点网络的数据管理进行了认证。它包括了与质量管理系统及其相关支持标准有关的标准部分和指南部分。这种认证可确保公布的资料都遵循验证和描述的方法进行收集、检查和分析。该系统每年接受审查,并持续得到改进,从而预防不符合项的出现。

法国家庭医师哨点网络还有一个标签,即"网络健康(HON)"。HON 认证是一个道德标准,目的是为因特网提供高质量的健康信息。这种道德规范指导网站管理者们根据网民的需求,设定一套最简单的机制,提供高质量的、客观透明的医学信息。

# 研究平台

自 1984 年以来,法国哨点医师已提供了大量所选传染病方面的流行病学资料。这些资料有利于在流行病学评估和研究方面进行国家和国际合作。以下是一些具体实例。

## 传染病建模用于预测建议的干预措施效果和有助于决策

通过重现感染及其后果的理论分布,来估计传播的基本参数、评估推测对控制策略和干预措施的医学、经济和社会影响以及确定需要收集的信息[10~14]。

## 侦查流感和胃肠炎的疫情

通过将周期回归模型应用于历史发病率序列来侦查流感样病例和急性腹泻的暴发。这样可以计算出当周的流行阈值。通过将观察的发病率与流行阈值进行比较,从而能判断暴发是否已经开始[15,16]。

Serfling[17] 首次将周期回归模型应用于流行病学来估计流感流行相关的超额死亡率。这些模型已被广泛应用于计算超额死亡率/发病率或侦查流行。用周期基础发病率和流行发病率之和进行时间序列发病率分析。如果能估计基础发病率,则通过减法就可以获得流行发病率。例如,除流感病毒外,许多病毒也可引起流感样症状,并具有周期性活动的特点——病例数冬季增加,夏季减少。因此,流感样疾病包括了由其他非流感呼吸道病毒(基础发病率)引发的病例和由流感病毒引发的病例。周期回归模型估算基础发病率。预测区间的上限是"流行阈值"。随着一周又一周发病率的累积,当发病率连续 2 周超过阈值时,根据哨点监测条例宣布流行。

## 流行预报

法国家庭医师哨点网络使用两种流行预测模型:

1. 基于历史发病率的模型。这种方法来自气象学中使用的一种模型,Viboud 等[18] 将其用于预报流行趋势。这种方法使用的矢量选自与目前活动匹配的历史流感样疾病时间序列。

2. 基于药物销售的模型。除了医师资料之外,哨点网络每周接收法国 IMS 卫生机构提供的药物销售资料。Vergu 等[19] 的研究显示,某类药物的销售情况与流感样疾病发病率之间高度相关,但有时间滞后现象——药物销量增加出现在流感样疾病发病率增加之前。泊松回归模型使用 $t$ 周的药物销售情况和 $t$ 周的流感样疾病发病率,预测流感样疾病在 $t+1$,$t+2$ 和 $t+3$ 周的发病率。

## 流感疫苗现场效果的评估

1995 年以来，已在监测系统内部使用筛选方法对流感疫苗的现场效果进行考核[20~22]（也可参见第 18 章）。这种筛选方法对流感样病例的疫苗覆盖率与这些病例所在人群的疫苗覆盖率进行比较。流感样病例的疫苗覆盖率通常根据哨点家庭医师报告的流感样病例来估计——每个流感样病例都报告疫苗接种情况。人群的疫苗覆盖率资料通过外部来源获得，没有增加该项目的经费。然后，资料很容易被整合到监测系统中，用于快速评估疫苗现场效果。因此，这个评估可每年重新进行，并允许逐年比较。从 2006—2009 年，根据 Legrand 等[23]的方法每周更新疫苗现场效果估算值，并在每次流感流行时期实时发布。

## 流行侦查和测定的网站

网站已提供可免费获得的分析工具用于流行病学时间序列资料的处理（www. u707. jussieu. fr/periodic_regression/）。这种工具可通过一系列观察值侦查暴发、测量级别或建立前瞻性监测的流行阈值。这是周期回归系列模型的综合结果。现已创建一种通用方法来构建周期回归模型[16]。用户友好型网络工具便于非统计专业人员进行分析。

## 流行病学研究平台

法国家庭医师哨点网络经常被邀请参与流行病学研究。研究结果以最终报告的形式在哨点网络网站上公布，在国际会议上发表，以论文及其他科学文献的形式发表。

例如，最近进行的一项横断面研究以确定家庭医师对百日咳疫苗指南的知晓以及执行情况，确定家庭医师在执行这些指南时遇到的障碍，介绍法国青少年和成人百日咳诊断和病例管理的方法。这项与医药公司无关的独立进行的研究得出的结论是要减少百日咳杆菌引起的疾病负担，就需要更多地了解有公共卫生意义的百日咳发病率和死亡率，加强对所有接触婴儿的人员免疫接种的依从性，遵从常规免疫程序的依从性。所遇到的障碍包括患者不知道百日咳会在成人中传播以及百日咳单价疫苗尚未上市。虽然家庭医师掌握的知识较为充分，但需要开展对公众的宣教运动。这些结果强调了需要制定控制法国百日咳的政策[24]。

## 全球疾病监测展望

全球疾病监测发展迅速[25]。最初的形式包括电子邮箱的电子列表以及电子论坛，如 ProMED，可以允许信息在验证前进行交换[26]。在传染病方面，在州、国家和国际组织之间使用因特网对于资料采集的标准化（如标准的报告周期、共享的专业词汇）和协调起到很大的作用。基于国际上所获资料所设计的预防性措施可能对卫生和经济起到一定的推动作用，也允许在国际层面科学地拒绝不被认可的措施。

例如，在流感流行期间，在法国地区之间以及法国和美国之间都显示有高度的同步性[11]。全球监测流感的目的是为了帮助在发生新的大流行时（如 2009 年）做出决策。通过追踪流感病毒株在时间和地理方面的动态变化，也有可能对一些预期的预防措施（如停课、群体性免疫接种以及使用抗病毒药物）进行效果评价。法国健康和医学研究所已与世界卫生组织合作开展监测工作，包括参与流感监测网络（FluNet）。FluNet 允许全世界 110 个国家的流感中心以及 4 个 WHO 流感合作中心远程输入数据[27]。数据在网站上公布，从而因特网用户能实时获知全球流感的流行状态。1997 年以来，网站发布了许多地图（包括某些动画片）、图表和原始数据，可以不受任何限制地访问。

这种国际性公共卫生合作在今后还会得到进一步加强。对其他国际性传染病，如登革热、疟疾、布鲁菌病和霍乱等，应建立早期预警系统。将会促进数据库与环境信息之间的联系，以便对气候变化或环境污染在疾病流行病学方面的作用进行评估。

## 结论

法国家庭医师哨点监测项目是依靠医师志愿者报告所选疾病的资料而形成的网络。电子交流系统使得这个网络成为可能，卫生保健人员可传送病例资料，监测项目可分析结果并迅速发布。这个项目认识到维持医师作为关键合作伙伴的重要性，利用数个模型来维持医师的兴趣，包括随时可获取监测资料、发布公报以及在研究方面进行合作。

随着全球疾病监测的开展，信息系统不断发展，并可用于许多疾病。它们能够帮助从业者做出决策（如在旅游医学中），尤其是当这些资料与其他地理信息相关联时（如遥感、地表变量或环境因素），这些工具可为卫生机构提供早期预警系统。为进一步增强全球监测能力和实时应对新发疾病，需要扩大电子综合征监测。

（陈浩 译，周祖木 校）

## 参考文献

1 Valleron AJ, Bouvet E, Garnerin P, et al. A computer network for the surveillance of communicable diseases: the French experiment. *Am J Public Health* 1986;76:1289–92.
2 Fourquet F, Drucker J. Communicable disease surveillance: the Sentinel network. *Lancet* 1997;349:794–5.
3 Mary M, Garnerin P, Roure C, et al. Six years of public health surveillance of measles in France. *Int J Epidemiol* 1992;21:163–8.
4 Boussard E, Flahault A, Vibert JF, Valleron AJ. Sentiweb: French communicable disease surveillance on the World Wide Web. *Br Med J* 1996;313(7069):1381–2; discussion 1382–4.
5 Van Loock F. Infectious disease surveillance: early warning systems and public health interventions in a Belgian and European perspective. *Acta Clin Belg* 1994;49:236–42.
6 Szecsenyi J, Uphoff H, Ley S, Brede HD. Influenza surveillance: experiences from establishing a sentinel surveillance system in Germany. *J Epidemiol Commun Health* 1995;49(Suppl. 1):9–13.
7 Czernichow S, Flahault A. Phone prompt or mailed reminder for increasing response rate among investigators? A randomized trial in the Sentinelles network. [In French.] *Rev Epidemiol Sante Publique* 2001;49:93–4.
8 Chauvin P, Valleron AJ. Monitoring the compliance of sentinel general practitioners in public health surveillance: which GPs persevere? *Int J Epidemiol* 1997;26:166–72.
9 Chauvin P. Constitution and monitoring of an epidemiological surveillance network with sentinel general practitioners. *Eur J Epidemiol.* 1994;10:477–9.
10 Viboud C, Boelle PY, Cauchemez S, et al. Risk factors of influenza transmission in households. *Br J Gen Pract* 2004;54:684–9.
11 Viboud C, Boelle PY, Pakdaman K, et al. Influenza epidemics in the United States, France, and Australia, 1972–1997. *Emerg Infect Dis* 2004;10:32–9.
12 Viboud C, Pakdaman K, Boelle PY, et al. Association of influenza epidemics with global climate variability. *Eur J Epidemiol* 2004;19:1055–9.
13 Flahault A, Vergu E, Coudeville L, Grais RF. Strategies for containing a global influenza pandemic. *Vaccine* 2006;24:6751–5.
14 Le Menach A, Vergu E, Grais RF, et al. Key strategies for reducing spread of avian influenza among commercial poultry holdings: lessons for transmission to humans. *Proc Biol Sci* 2006;273:2467–75.
15 Costagliola D, Flahault A, Galinec D, et al. A routine tool for detection and assessment of epidemics of influenza-like syndromes in France. *Am J Public Health* 1991;81:97–9.
16 Pelat C, Boelle PY, Cowling BJ, et al. Online detection and quantification of epidemics. *BMC Med Inform Decis Mak* 2007;7:29.
17 Serfling RE. Methods for current statistical analysis of excess pneumonia-influenza deaths. *Public Health Rep* 1963;78:494–506.
18 Viboud C, Boelle PY, Carrat F, et al. Prediction of the spread of influenza epidemics by the method of analogues. *Am J Epidemiol* 2003;158:996–1006.
19 Vergu E, Grais RF, Sarter H, et al. Medication sales and syndromic surveillance, France. *Emerg Infect Dis* 2006;12:416–21.
20 Orenstein WA, Bernier RH, Dondero TJ, et al. Field evaluation of vaccine efficacy. *Bull World Health Organ* 1985;63:1055–68.
21 Orenstein WA, Bernier RH, Hinman AR. Assessing vaccine efficacy in the field. Further observations. *Epidemiol Rev* 1988;10:212–41.
22 Carrat F, Flahault A, Boussard E, et al. Surveillance of influenza-like illness in France. The example of the 1995/1996 epidemic. *J Epidemiol Commun Health* 1998;52(Suppl. 1):32S–8S.

23 Legrand J, Vergu E, Flahault A. Real-time monitoring of the influenza vaccine field effectiveness. *Vaccine* 2006;24:6605–11.

24 Lasserre A, Tison C, Turbelin C, *et al.* Pertussis prevention and diagnosis practices for adolescents and adults among a national sample of French general practitioners. *Prev Med* 2010;51:90–1.

25 Larkin M. Influenza information spreads across the web.

*Lancet* 1999;353(9146):77.

26 Morse SS, Rosenberg BH, Woodall J. ProMED global monitoring of emerging diseases: design for a demonstration program. *Health Policy* 1996;38:135–53.

27 Flahault A, Dias-Ferrao V, Chaberty P, *et al.* FluNet as a tool for global monitoring of influenza on the Web. *JAMA* 1998;280:1330–2.

# 28 第28章 德国传染病的电子化监测

Gérard Krause[1]

[1] 德国柏林,罗伯特·科赫研究所传染病流行病学部
Department for Infectious Disease Epidemiology, Robert Koch Institute, Berlin, Germany

## 引言和定义

电子化收集、处理和分发信息能大大地改善公共卫生监测系统的能力和效率,尤其是数据质量和及时性。电子化监测是指电子化信息传送的系统。电子处理可包括从地方到州卫生部门的单独传送过程,但也可包括从实验室信息系统到监测报告在因特网上发表的整个过程。电子系统的灵活性、资料保密性和伦理问题比传统的系统可导致更大的挑战。

根据资料传送的方法不同,分为电子监测和传统监测。一般来说,监测相关的步骤包括诊断、通知、报告和发表。某种疾病或感染可通过实验室和(或)临床技术做出诊断。通知是将诊断递交给公共卫生系统以引起关注的过程。这项工作一般在地方公共卫生部门进行,但不同的国家、不同的州有所不同。立即采取预防与控制措施和进一步调查一般在地方层面进行。通知后的过程在本章节称为报告,是指初级接受者(如地方公共卫生部门)接到通知后,再转给上一级管理层面的卫生当局(如区卫生部门、州卫生部门或联邦卫生机构)。在发表前要做好资料质量控制、流行病学分析和解释。如果可获得资料,可写成出版物,如流行病学年报。原则上可用电子实现通知、报告和出版三个部分(参见第26章)。

由于症状监测往往通过电子化数据处理来实施[1],故往往与电子监测相混淆。然而,症状监测可通过纸质系统来实施,与传统监测系统的不同仅仅在于其处理的数据缺乏特异性诊断和不明原因症状,并排除任何基于临床或实验室的诊断过程[2]。有关症状监测的详细情况,参见第32章。

## 增加信息需求

因多种原因监测系统的需求在不断增加。传染病暴发的动力学主要取决于人员的流动和媒介物(如食物)。现代旅行和运输的方式以及在生活各方面全球化的加快,增加了传染病跨境迅速传播的可能性,典型的例子如严重急性呼吸综合征(SARS)、2009年甲型 H1N1 流感病毒感染大流行[3]。此外,对故意释放病原体的危险性增加普遍感到担忧,并引起高度关注,故需筹集资金来建立电子监测系统。这些需求成为及时获得信息,包括有关传染病流行病学信息的文化需求[4]。公共卫生行动一直受到公众期望的影响,电子大众传播媒体加速了这个进程。大众媒体在国家和国际层面发布传染病事件的信息往往比已建立的监测系统更早。ProMED 和世界卫生组织(WHO)的全球暴发预警和应对网络系统就是利用公共媒体报告态势感知的例子[5,6]。

快速的大众媒体事实上不是取代传统监测系统,而是为监测增加了另一项任务,快速提供有关声称公共卫生风险的真实信息。其他的挑战也可能由信息立法的自由权所致,现已有40多个国家有信息立法。这些法规

要求公共机构按照有关要求向新闻媒体和个人发布信息[7]。虽然只要遵守个人隐私的保密原则，这种透明性就应得到支持，但主要的挑战还是技术问题。对于按照其标准属于优先问题的分析和报告，公共卫生机构可不再限制其资源。但对于个人资源必须花钱购买，为信息需求提供服务，而不能将其看作是机构负责的公共卫生优先项目。这增加了自动分析资料或主动使详尽资料可以获得的需求。

现有的国际条例要求收集监测资料。欧盟的 2119/99/EC 决议和 2003/99/EC 指令要求欧盟成员国将传染病监测资料报告给指定的欧盟机构[8,9]。虽然条例没有明确规定该信息必须电子传送，但收集来自 27 个成员国的总人口 4.57 亿的纸质报表资料几乎是不可能的，也肯定是低效的。电子化监测现已成为一个必需品。问题是监测过程的哪一部分应该自动化，信息的数字化要达到什么程度？

## 数字化信息与传播非连续性

如果在标本中检出病原体或做出诊断时，就可开始收集资料，也就是定性资料首先需要被翻译成数字化信息。实施电子监测系统是将收集的资料进行系统化修订并使之标准化的良好机会。应抵制增加计算机系统收集所有现有信息且不加限制和不进行分类的能力的诱惑。实施电子监测系统的挑战之一是需要确定资料详细的程度和如何分类。由于卫生保健人员数量多和其他数据资源丰富，以及其组织结构复杂和个体化，故难以将其整合到一个统一的电子系统[2]。在这种情况下，卫生保健人员通过电话、传真或信函向地方卫生部门报告的传统方式可能是比较理想的方法[10]。例如，如果信息输入到一个数据库，经手工提取后再手工输入到另一个

电子数据库，如以计算个数为目的的医师输入数据后，再以这种格式将其报告给卫生部门，使得必须以手工转到另一个电子数据库，从而发生了传播非连续性。一方面，应尽量避免发生这种情况，因这样会浪费资源和时间，也会成为错误的来源。另一方面，如果在相关层面发生传播非连续性，应将其整合到任何情况下都必需的质量控制程序。

在德国所有地方卫生部门进行的法定传染病病例定义的"轮叫（round-robin）"测验显示，病例定义对确保监测系统的高阳性预测值是必要的，但实施预先编写的计算方法比较困难。地方卫生部门工作人员必须各自解释未来的数据[11]。一般来说，需要用手工将信息转化成电子系统。在这个试验例子中，医师做出的临床诊断需输入系统。这种方法易于出错、费用高、难以管理，因其发生在系统的外围，涉及人数多（如医师和护士）。因此，电子监测系统连接因监测以外的原因已安装的卫生相关数据库，如用于财务或外部质量控制的医院信息系统，似乎比较合适。必须记住，用于财务和其他目的而收集的信息可产生某些偏倚或随机错误，这是流行病学分析所不能容忍的[10]。连接现有实验室信息系统的监测系统有益处，可对资料直接进行处理并通过电子发送[12,13]。然而，这样也可带来风险，因为临床信息不是实验室信息系统的一部分，故易于被忽略。此外，来自小型实验室（如专门诊断特殊病原体的实验室）的数据，由于没有兼容的电子信息系统而被拒绝接纳。

在德国，联邦州（Bundesländer）层面的地区医师协会仍有复杂的系统来监测和管理由全科医师提供包括诊断和治疗资料在内的医疗服务的经费补偿[14]。罗伯特·科赫研究所（Robert Koch Institute，RKI）提取和处理这些数据，以补充现有的传染病监测系统做流

行病学分析[14]。虽然地区医师协会的数据库使用国际疾病分类编码，但难以计算某种传染病的发病率。例如，胃肠道疾病几乎不能按病原体来明确诊断，但病原体是传染病监测系统的重要信息。

## 及时性

使用电子传送信息可大大地改善监测的及时性。虽然通过电话和传真传送比信函更有优势，但电子化监测系统的主要优点是数学计算和部分的自动决策方法更易于处理数字化信息。报告、发送和报告过程之间及其内部的媒介越少，则延误时间越短。不受影响的延误之一是从出现症状到疾病诊断的时间[2]。这种延误的差异很大，主要取决于病原体[15]。报告的延误也许最为重要，因为它可影响公共卫生机构可能采取公共卫生措施的及时性[16]。一旦法定报告传染病的病原体被检出，有些实验室信息系统就可自动发出报告[13]。

电子病例管理系统已越来越多地用于提醒医师对应报告事件进行报告。这可能缩短报告的延误，也可增加依从性。

网络报告的好处是可避免传播非连续性。然而，报告者一般要打开网络应用软件，用手工将数据输入到网络界面，以便另一个电子或纸质的文件系统可以使用。因此，单独的网络报告系统不能改善及时性，可能对报告者报告的完整性、灵活性，报告者的代表性有负面影响，因为系统需要网络访问和有网络能力。使用网络发布监测资料的设计考虑，参见第26章。

一旦流行病学相关数据输入到电子系统，则传送和报告的延误主要取决于数据质量控制和流行病学分析所需的时间。可使用质量控制的计算方法，自动的统计分析，使质量控制自动化，但取决于在数据发送给已实施自动化方法的国家和国际机构之前，当地手工审核（如需立即报告的疾病或病原体）通过的情况。流行病学分析需要资深的流行病学家参与。

在2006年德国举办国际足球联合会（FIFA）足球世界杯期间，每天对监测统计数据库（the SurvStat database）（www3. rki. de/SurvStat）（图28.1）的所有法定传染病进行更新[17~19]。由自动质量控制计算方法提供的所有病例报告直接发送给国家监测机构，通过网络供公众使用，最多延误1天。在世界杯结束后，报告的频率下降到每周更新一次，因这有利于与手工质量控制程序保持同步。

在2009年甲型H1N1流感大流行的头几周，德国大流行的病例数据通过传真、电话和电子邮件向国家机构报告，同时向常规的电子报告系统监测网络报告[20]。报告方法改变为单独的电子数据报告，包括评估流行病学状况相关的其他信息。然而，数据库没有专门的字段或标准化的条目用于特别关心的问题，如病例分类、国内传播、接触者人数、所用的抗病毒治疗。因此，通过电子方法，以及通过自由文本字段而非自定义字段的标准化条目来收集相应信息。随着对病毒知识了解的增加和相关问题的进一步明确，需变更变量才能收集更多详细的治疗数据[21]。在数周后，病例数超过了系统通过自由文本条目检索有用信息的能力，因此对此等数据的分析限于某个亚群，如儿童[22]。由于疫苗接种的重要性，在整个流行期间用电子方法连续对免疫状况进行评估。罗伯特·科赫研究所使用筛选法，即国际上首次用于计算疫苗效果的方法，根据45 000例以上病例的信息计算疫苗效果的估计值[23]。这个示例表明，电子监测系统是非常强大的，但也需被概念化，以便可迅速适应无法预见的需求（参见第45章）。

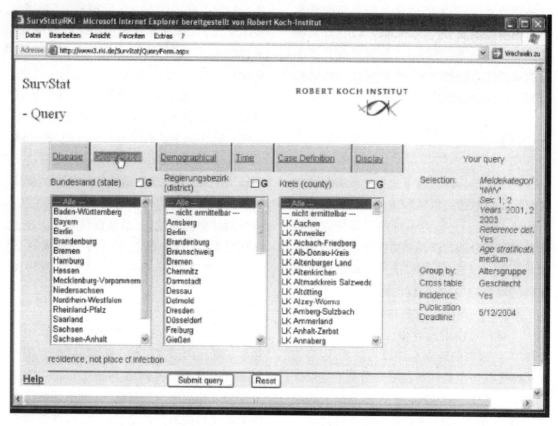

图 28.1　网络查询页 SurvStat 的截图

## 数据私密性和伦理问题

电子化公共卫生监测系统必须遵守现有的有关数据安全性和私密性法律法规。必须有合适的系统来防止未获授权者访问数据库,首先不能收集对传染病控制不必要的任何信息。在许多国家,国家的公共卫生机构不能收集应报告病例的姓名、完整的出生日期或住址。现有的法律要求必须避免链接有收集非必需数据的数据库。公务员的一般保密义务是必需的,但还不够。必须设计数据流和数据库,从而使数据库在技术上不能进行不合适的链接,除非使用了非常手段。地方卫生当局是负责联系患者和直接实施传染病控制措施的机构。在其他国家,如瑞典,发给所有居民的唯一个人识别号可作为监测系统中病例的唯一识别号在州和国家层面使用[24]。这些不同的法律规定可导致明显不同的技术解决方案。在德国,唯一的识别码由不能确认身份的计算程序[散列码(hash code)]所创建,从而确保病例不会重复计数,同时还可防止个人身份的任何识别[14]。

电子数据可加密传送,而不能以标准的方式发送。访问密码、数据加密和其他现代数据加密技术可使电子报告比传统方法安全得多。例如,偶尔拨错传真号码可导致保密的信息发送给未授权的接受者,通过邮局发送的疾病报告可被拦截和滥用。随着技术误用的可能性增加,电子化监测系统的安全要求也需要增加。预防滥用的最好方法除了法律限制外,还要对监测功能绝对有必要收集的信息限制于专业层面。有时防止滥用的努力可有意料之外的后果。2001 年德国制定了新的传染病控制法律,立法者认为报告丙型肝炎需要特殊的数据保护措施,因慢性疾病与急性疾病难以区分。法律包括了特殊段落,要求姓名和其他个人身份标识必须在3 年后从地方卫生部门保持的记录中删除。不幸的是,这种措施产生了问题,就是地方卫生部门不能确定个体的重复检测,导致重复报告。

## 技术方法

建立电子监测系统的挑战是确保有合适的程序和结构来处理数据而非使用合适的信息技术。阐明数据库的设计,应回答以下几个问题:

- 要明确检索什么数据?
- 如何确定字段和相应的值?
- 如何保存旧的记录?
- 如何更正记录?
- 数据不一致性要控制到什么程度?
- 如何确定相应的计算方法? 谁来确定?
- 变更管理是如何实现的? 定义变更要记录吗? 它们能反过来用于旧数据吗? 有现有确定的转换算法吗?
- 对不同的功能(数据输入、质量控制、数据管理、科学解释、发布、使用)要确定不同类型的管理者和用户吗?

一旦这些问题得到解决,选择合适的信息技术则简单明了。建议选择广泛使用的具有互通性的数据库系统(如 Oracle、Informix、SQL Server、mySQL 和 PostgreSQL)中的一种。应将 XML 标准(XSD、XSLT)用于数据定义以维持与不同平台的独立性。应根据以前的决定使用强大的开发平台(如 Windows 与Linux,商用与开放源代码,客户应用与网络应用)。当然,需要认真选择其他工具并与系统(如绘图工具、统计软件)兼容。重要的是,要确保能进行软件升级和提供技术支持。关于传染病的软件应用和基于网络的传染病

监测资源,参见第 34 章第一节。

现今的信息技术可采取任何种类的数据保密措施,不管数据被物理存储在哪里和数据如何提供电子传送。在局域网、因特网或电子邮件之间的数据传输决定不再是数据保密问题,而是现有的基础设施和其他资源问题。电子监测系统的信息技术的重要决定因素是利益相关者和用户对使用电子签名和编码机制方面的可接受性。另一个重要的问题是数据的所有权,即往往决定数据的物理储存之处。在联邦制国家,如美国和德国,国家监测系统依赖于每个州的数据库网络。在非常发达的网络系统,在州层面所需的数据可通过在国家层面开展监测活动的项目从这些数据库提取。这样,各州对其辖区数据有所有权,并对其负责。集中的数据库(如在瑞典)比分散的数据库(如德国)可能更加经济[19,20]。

对于监测数据的出版,印刷格式可继续发挥重要作用。德国大规模有代表性的全科医师抽样调查显示,这些医师宁愿接受印刷版的流行病学资料,而不愿在因特网上寻找这些资料[25]。在由德国罗伯特·科赫研究所发出的每年流行病学报告接收者中进行的调查显示,除从因特网获得资料外,大多数应答者还想要印刷版的资料。然而,因特网现已成为发布流行病学资料的主要方式[26]。

虽然公共卫生监测的概要性报告和表格通常可从因特网获得,但从因特网获得的真正的交互数据库还未得到广泛使用。在焦点群组讨论(focused group discussions)中,德国地方卫生部门官员想获得其辖区的流行病学详细资料[27]。评估显示满足不同需求的唯一解决方法是提供交互数据库,提供各种独立查询并可从因特网获得。SurvStat 可满足其要求[28],如图 28.1 和图 28.2。

这些方法有许多优点,但也有一些风险。如果含有原始数据的数据库供公众使用,则这种工具可满足许多查询的要求。由于公共

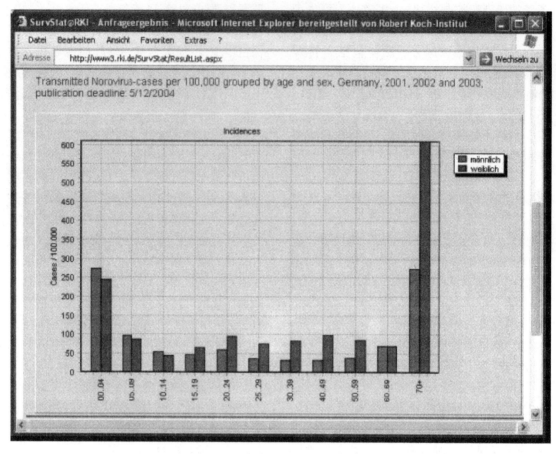

**图 28.2**　SurvStat 图形查询结果截图

卫生管理部门可能用于答复查询的时间较少,从而节省了资源。一方面,如果科学界可以获得数据,科学家就可利用这些数据进行研究,发现数据质量中可能存在的问题。另一方面,如果可以获得不同的数据库,也会有风险,某个人群或个体会误解数据,因分析数据所需的技术知识缺乏或因数据被故意误用于政治或宣传[26]。

## 结论

将信息技术用于传染病监测是信息需求增加和相关技术获得改善的自然结果。然而,数据所有权和数据保密问题可能是应用现有技术可能性的制约因素。大多数现代信息技术的应用,对于处理数据不一致或缺乏

明确定义而导致的问题,可能未能发现,也不一定能解决。实施电子化监测系统的最重要挑战是阐明监测系统的功能、内容和程序。

（周祖木　译,周亦威　校）

## 参考文献

1　Green MS, Kaufman Z. Surveillance for early detection and monitoring of infectious disease outbreaks associated with bioterrorism. *Isr Med Assoc J* 2002;4:503–6.

2　Daniel JB, Heisey-Grove D, Gadam P, *et al.* Connecting health departments and providers: syndromic surveillance's last mile. *MMWR Morb Mortal Wkly Rep* 2005;54(Suppl.):147–50.

3　Goddard NL, Delpech VC, Watson JM, *et al.* Lessons learned from SARS: the experience of the Health Protection Agency, England. *Public Health* 2006;120: 27–32.

4　Choi BC. Public health practitioners can learn from the weather forecasters. *J Epidemiol Community Health* 2004;58:450.

5 Madoff LC, Woodall JP. The internet and the global monitoring of emerging diseases: lessons from the first 10 years of ProMED-mail. *Arch Med Res* 2005;36: 724–30.

6 Formenty P, Roth C, Gonzalez-Martin F, *et al*. Emergent pathogens, international surveillance and international health regulations (2005). [In French.] *Med Mal Infect* 2006;36:9–15.

7 Wikipedia Contributors. *Freedom of Information Legislation*. Wikipedia, The Free Encyclopedia, 2006. Available at: http://en.wikipedia.org/w/index.php?title= Freedom_of_information_legislation&oldid=72543846. Accessed October 19, 2012.

8 Decision No 2119/98/EC of the European Parliament and of the Council of 24 September 1998 of setting up a network for the epidemiological surveillance and control of communicable diseases in the Community. Available at: http://eur-lex.europa.eu/smartapi/cgi/sga_doc? smartapi!celexapi!prod!CELEXnumdoc&lg=EN&num doc=31998D2119&model=guicheti. Accessed October 30, 2012.

9 Directive 2003/99/EC of the European Parliament and of the Council of 17 November 2003 on the monitoring of zoonoses and zoonotic agents, amending Council Decision 90/424/EEC and repealing Council Directive 92/117/EEC. Available at: http://eur-lex.europa.eu/Lex UriServ/LexUriServ.do?uri=OJ:L:2003:325:0031:0040: EN:PDF. Accessed October 19, 2012.

10 M'ikantha NM, Southwell B, Lautenbach E. Automated laboratory reporting of infectious diseases in a climate of bioterrorism. *Emerg Infect Dis* 2003;9:1053–7.

11 Krause G, Brodhun B, Altmann D, *et al*. Reliability of case definitions for public health surveillance assessed by Round-Robin test methodology. *BMC Public Health* 2006;6:129.

12 Widdowson MA, Bosman A, van SE, *et al*. Automated, laboratory-based system using the Internet for disease outbreak detection, the Netherlands. *Emerg Infect Dis* 2003;9:1046–52.

13 Zucs AP, Benzler J, Krause G. Mandatory disease reporting by German laboratories: a survey of attitudes, practices and needs. *Euro Surveill* 2005;10:26–7.

14 Reuss AM, Feig M, Kappelmayer L, *et al*. Varicella vaccination coverage of children under two years of age in Germany. *BMC Public Health* 2010;10:502.

15 Jajosky RA, Groseclose SL. Evaluation of reporting timeliness of public health surveillance systems for infectious diseases. *BMC Public Health* 2004;4:29.

16 Jansson A, Arneborn M, Skarlund K, Ekdahl K. Timeliness of case reporting in the Swedish statutory surveillance of communicable diseases 1998–2002. *Scand J Infect Dis* 2004;36:865–72.

17 Josephsen J, Schenkel K, Benzler J, Krause G. Preparations for infectious disease surveillance during the Football World Cup tournament, Germany 2006. *Euro Surveill Wkly* 2006;11:E060427.2.

18 Schenkel K, Williams C, Eckmanns T, *et al*. Enhanced surveillance of infectious diseases: the 2006 FIFA World Cup experience, Germany. *Euro Surveill* 2006;11:234–8.

19 Faensen D, Claus H, Benzler J, *et al*. SurvNet@RKI—a multistate electronic reporting system for communicable diseases. *Euro Surveill* 2006;11:100–3.

20 Novel Influenza A (H1N1) Investigation Team. Description of the early stage of pandemic (H1N1) 2009 in Germany, 27 April-16 June 2009. *Euro Surveill* 2009; 14:pii: 19295.

21 Poggensee G, Gilsdorf A, Buda S, et al.; RKI Working Group Pandemic Influenza. The first wave of pandemic influenza (H1N1) 2009 in Germany: from initiation to acceleration. *BMC Infect Dis* 2010;10: 155.

22 Altmann M, Fiebig L, Soyka J, *et al*. Severe pediatric cases with pandemic (H1N1) 2009 infection in Germany. *Emerg Infect Dis* 2011;17:186–92.

23 Wichmann O, Stöcker P, Poggensee G, *et al*. Pandemic influenza A(H1N1) 2009 breakthrough infections and estimates of vaccine effectiveness in Germany 2009–2010. *Euro Surveill* 2010;15: pii: 19561.

24 Rolfhamre P, Janson A, Arneborn M, Ekdahl K. SmiNet-2: description of an internet-based surveillance system for communicable diseases in Sweden. *Euro Surveill* 2006;11:103–7.

25 Krause G, Ropers G, Stark K. Notifiable disease surveillance and practicing physicians. *Emerg Infect Dis* 2005;11:442–5.

26 Lenglet A, Hernández PG. Comparison of the European Union Disease Surveillance Networks' websites. *Euro Surveill* 2006;11:119–22.

27 Krause G. Experiences of the German public health service with the implementation of a new infections disease control act—results of focus group discussions. *Gesundheitswesen* 2004;66:522–7.

28 Faensen D, Krause G. SurvStat@RKI—a web-based solution to query surveillance data in Germany. *Euro Surveill Wkly* 2004;8:5–7.

# 29 第 29 章 公共卫生监测的电子临床实验室报告

Perry F. Smith[1], Guthrie S. Birkhead[2], & J. A. Magnuson[3]

[1] 美国纽约州,奥尔巴尼市,纽约州立大学奥尔巴尼分校公共卫生学院
State University of New York at Albany, School of Public Health, Albany, NY, USA

[2] 美国纽约州,奥尔巴尼市,纽约州卫生局和纽约州立大学奥尔巴尼分校公共卫生学院
New York State Department of Health and School of Public Health, University at Albany, Albany, NY, USA

[3] 美国俄勒冈州,波特兰市,俄勒冈州卫生局
Oregon Health Authority, Portland, OR, USA

## 引言

实验室在公共卫生监测中起着重要的作用,因为阳性检测结果往往首先提示为应报告疾病。在美国,国家监测系统80%以上病例需根据国家监测病例定义的阳性实验室检测结果来确认[1]。对这些疾病的其他病例,其病例定义往往需要有与实验室确诊病例相关的流行病学联系。实验室向公共卫生当局快速和准确的疾病报告是非常重要的,因为其他报告者,如医师或医院,可能报告不及时或不完整。

大部分实验室已经使用电子信息管理系统,能进行电子报告。电子实验室报告(ELR)提高了向公共卫生部门报告的完整性和及时性,帮助按正确的报告途径向相关部门报告和降低报告成本[1~6]。

然而,实施电子实验室报告对实验室和卫生部门也带来挑战[7]。例如,小型实验室可能没有报告电子数据的能力。大型区域实验室可能有系统不兼容,在检测结果准备报告时,可能没有所有的患者人口统计学信息,或者可能需要向几个不同的州报告数据。本章节将描述电子实验室报告系统的要素和实施电子实验室报告(ELR)的过程。以纽约州电子临床实验室报告系统(ECLRS)和俄勒冈州的电子实验室报告系统作为案例,来阐明电子实验室报告系统是如何建立的。

## 美国国家电子实验室报告的背景

电子健康信息交换的快速增长彻底改变了公共卫生监测。随着电子健康记录、电子实验室检测申请单的广泛使用,检测结果编码和报告的更加标准化,以及给向公共卫生部门报告检测结果的医院支付新的医疗保险和医疗救助奖励工资[8],使得电子实验室报告用于公共卫生更加可行。在美国,到2008年初,大约17%的医师使用电子健康记录[9]。

从包括实验室在内的多渠道收集电子数据的挑战之一是非标准化数据类型各异。存在不同的电子"语言"。美国疾病预防控制中心与州和领地流行病学家委员会合作,在建立美国监测标准包括建立公共卫生监测电子系统中起了重要作用。国家电子疾病监测系统(NEDSS)项目根据美国疾病预防控制中心的观点,为通过安全电子形式报告传染病监测数据制订技术框架。国家电子疾病监

测系统的观点是建议建立电子实验室报告专门标准[10]，如使用观测指标标识符逻辑命名与编码系统（LOINC）和医学系统命名法（SNOMEDR）作为统一的格式来编码监测和结果数据。观测指标标识符逻辑命名与编码系统（LOINC）和医学系统命名法将在本章节后部分详细讨论。

美国疾病预防控制中心为电子实验室报告提供国家性指导和资金，但开发电子实验室报告系统的大部分工作需落实在州和地方卫生部门，因为各地都有自己的特定报告管理部门和要求，地方实验室报告的许多技术细节最好由州/地方卫生部门来解决。美国州和领地流行病学家委员会每月召开全国电话会议，促进全国州和地方卫生部门之间的合作和经验教训分享。2009 年几乎美国所有的辖区有不同水平的电子实验室报告系统运行，但收到大部分电子报告者不到一半[11]。

目前几乎美国所有的电子实验室报告系统的报告都是实验室系统直接流向公共卫生系统。然而，随着医疗信息交换组织的兴起，这种数据流模式将来会发生改变。现正在建立这些组织，以让患者和医师从多个渠道获得患者的医疗信息。如果患者接受了医疗保健服务，这些信息交换组织就可允许授权人获得患者信息。原则上，公共卫生部门可以从这些组织获得应报告疾病的实验室检测和其他医疗信息。然而，这些交换仍处于起步阶段，在公共卫生报告中并未广泛应用。健康信息交换用于公共卫生报告所带来的挑战，本章节不作讨论。由于几乎美国所有的电子实验室报告系统目前都是从实验室系统直接流向公共卫生系统，本章节将对这个模式进行讨论。

在本章节后部分将以纽约州和俄勒冈州的电子实验室报告系统为例，阐明电子实验室报告系统在美国是如何建立的。关于德国使用电子公共卫生监测的讨论，参见第 28 章。

# 对设计电子实验室报告系统的考虑

公共卫生机构决定实施电子实验室报告系统时，需采取一些步骤并做出决策（知识点 29.1）。首先，一个重要的考虑是电子医学信息交换的国家标准[如美国国家标准学会健康水平 7（HL7），这是主要的信息格式，将在本章节后部分讨论]。由于很多实验室向一个以上部门报告，而且实验室不能有效地保持一个以上的文件格式、编码和信息发送的标准，所以了解和利用现有的国家标准和实践非常重要。

---

**知识点 29.1　开发电子实验室报告系统的整体考虑**

- 使用何种电子报告标准？
- 收集实验室报告的法律授权是什么？
- 哪些资金可用？
- 电子实验室报告计划的利益相关者有哪些？
- 哪些检测结果需要报告？例如：
  - 传染病
    - ◆ 培养
    - ◆ 血清学
  - 慢性病
    - ◆ 癌症的病理学
    - ◆ 糖尿病的血红蛋白 A1c
  - 环境相关疾病
    - ◆ 铅、重金属、水质检测
  - 动物检测结果
    - ◆ 狂犬病
    - ◆ 蚊子（西尼罗病毒等）
- 需要的报告频率？
- 报告内容有哪些？
- 长期的报告质量如何监督？

---

第二，确保实验室报告有足够的法律授权非常重要。提示有公共卫生意义的疾病的实验室报告在法律上是否应由临床实验室报告？卫生部门能否要求以某种格式在规定时间内报告？这些因素必须在流程的早期确

定。在美国,每个州为医师、医院和实验室确定了报告要求。大部分州要求对提示应报告疾病诊断的检测结果实施实验室报告。对需要立即采取公共卫生干预措施所规定的疾病(如肉毒中毒或麻疹),实验室往往需向地方或州公共卫生官员电话报告检测结果,随后还需发送常规的详细检测报告。关于实施传染病监测的法律基础的更详细讨论,参见第39章。

第三,必须获得充足的和可持续的资金。美国疾病预防控制中心通过国家电子疾病监测系统项目提供了一些资金,但是州和其他部门也需要提供资金支持电子实验室报告系统。

第四,关键因素是开发电子实验室报告系统需要采取合作方式;州和地方卫生部门以及公共及私立的临床实验室必须参与开发来确保电子实验室报告系统的成功。而且,一个完整且应用广泛的电子实验室报告系统不能单独运行,必须与其他公共卫生系统合作,提高应对水平并最终形成知识,为公众健康和临床决策提供信息。将在本章节后部分详细讨论的链接系统方法的协同开发是制定电子实验室报告计划期间必须考虑的因素。最后,应该认识到电子实验室报告系统开发是个过程,"最终"的系统可能永远无法实现。随着实验室检测、信息技术和标准的改变,该系统会持续得到发展。

## 检测报告的考虑

在设计电子实验室报告系统时,必须对报告哪些检测结果、报告频率、报告内容做出决定。只处理人类传染病检测结果的系统可能相对简单,而处理其他报告,如州癌症登记(含有开放的文本字段)的病理诊断报告,儿童铅中毒的检测报告(父母的信息很重要),环境样品检测结果或者动物检测结果,则可能在设计时更加复杂。在计划阶段早期还应考虑报告的频率。公共卫生人员在 24 小时内需要收集很多传染病结果以便及时采取干预措施,如密切接触者的预防性治疗。然而,一些慢性传染病的检测结果,如向艾滋病登记系统报告的 CD4 淋巴细胞计数可能不需要立即报告。在这些情况下,每几天或几周分批报告结果可节省实验室时间,简化公共卫生报告程序。最后,报告的内容应根据实验室目前真正有望提供的信息而定。大部分用于公共卫生监测目的的实验室报告通常至少需要包括患者和医师信息,样品来源,检测类型和结果,标本采集日期和检测完成日期。

## 技术上的考虑

开发电子实验室报告系统时要考虑三个重要的技术领域:报告的格式、检测类型和结果的编码以及报告从实验室到卫生部门的安全传送。虽然这些问题需要使用信息技术,但使用电子监测系统的公共卫生流行病学和实验室工作人员具备这些技术考虑的基本知识是非常重要的。正如本章节的经验回顾中所述,电子实验室报告的成功要依靠在电子实验室报告系统开发中各个方面的所有利益相关者。

格式是指每个报告电子形式的结构。有了可用的监测系统,各方还必须在记录格式上达成一致以便交流。格式不同,且各有优缺点。最简单的格式是通过因特网直接录入数据,实验室工作人员把数据录入到一个固定的数据录入界面。如果有大量报告需要录入,这个方法非常耗时。另一个常见的格式是固定长度的美国标准信息交换代码(ASCII)文件。这个文件中每个实验室结果为一个文本行,可在实验室使用通用的软件包对原先录入的数据进行构建,并通过安全的方法报告到卫生部门。这种格式相对简单、较常用,但不够灵活,因为它不适应于不同的信息内容。第三,对有多个检测类型的系统特别有用的更加灵活和健全的格式是HL7格式，这种格式已成为临床信息交换的标准[12]。HL7是成组发送代表数据字段的简单文本字符所规定的一套规则。HL7设计了可变长度信息以适应相关数据，并能满足很多不同信息发送的需求。实施HL7更为困难是因为有很多信息类型，需要"阅读器"把信息解析为有意义的信息单位。与任何电子标准一样，HL7格式在不断发展。有几个版本目前正在使用，现正在开发改进版。电子实验室报告系统开发的一个重要挑战是决定使用哪个HL7版本和什么时候升级到新版本。尽管很多实验室目前没有使用HL7格式，但这种格式已逐渐成为电子实验室报告的标准，并被大部分大型实验室和医疗信息系统供应商所使用。电子实验室报告采用HL7以及决定使用哪个版本，需要咨询专家。

缺少报告检测结果的标准编码是电子报告的另一个挑战。一些实验室对特定检测结果使用自由文本。自由文本是指结果可以用任何不同方式表示的数据字段（如金黄色葡萄球菌可以表示为 *Staphylococcus aureus*，*Staph aureus*，*S. aureus* 等）。其他实验室有自己的专有编码系统来表示结果。如果不使用复杂的自然语言程序来识别自由文本结果和（或）编写计算机程序将每个实验室的编码结果转换为标准码，这种变化很难电子处理大量的检测结果。自然语言程序在识别自由文本的应报告的实验室检测结果方面很有前途[13]，但没有被广泛使用。为应对多个编码方案，美国一些公共卫生部门正在编写每个实验室的"映射表（crosswalk tables）"，将实验室检测结果转换为代码。其他公共卫生部门需要实验室承担这项任务，在发送结果前将其结果转换为标准格式。有两种常用的编码标准，现已逐渐成为实验室报告的国家标准。第一是LOINC系统，包括不同类型医疗观察（包括实验室检测）的编码[14]。第二是SNOMED编码系统[15]，用于识别特定的检测

结果（如特定的细菌性微生物）。这两个系统最好同时使用可完整地描述实验室检测工作及检测结果。在所有实验室能使用这些编码发送结果之前，最好建议公共卫生机构考虑接受其他格式或自由文本，或两者兼有的结果。

第三个主要的技术考虑是将有患者身份识别信息的私密检测结果从实验室安全地传送到公共卫生部门。常用的邮件和网络传输一般不安全。然而，安全传输私密信息有行业标准，应在电子实验室报告系统设计时加以考虑。安全电子信息交换规范的一个例子是电子商务可扩展标识语言（ebXML）[16]。美国疾病预防控制中心根据ebXML开发了自动的系统对系统信息交换进行规范。额外的挑战是需要频繁地将所选的检测结果安全地分发到特定项目地区或辖区。系统用户认证（如使用密码或数字证书）和验证收到的文件是设计安全信息能力的重要方面。

还需要考虑一些其他技术问题。应考虑建立一个服务台，通过电话回答系统的实验室和公共卫生人员有关技术和报告问题，来提供即时的帮助。灾害恢复计划是任何系统的关键；在发生系统故障时恢复数据是必要的。与此相关的是一个长期存储的文件归档计划。如果需要的话，对不完整数据字段或不兼容数据登记项的编辑检查可以内置到系统中。如果需要的话，最好也能包括自动预警功能，一旦收到有紧急的公共卫生重要性的某些检测结果时，可以立即自动通知相关者。例如，纽约州电子实验室报告系统设计的程序，在收到需要紧急关注疾病（如脑膜炎球菌性脑膜炎和麻疹）的实验室报告时，会自动生成电话预警（见下述）。

## 实施电子实验室报告的过程

实施电子实验室报告的过程（知识点29.2）与设计决策同样重要。电子实验室报

告涉及从使用不同信息管理系统的多个实验室到许多不同终端用户快速和安全地获得不同类型的报告。设计和实施任何大规模电子信息系统会涉及多个参与者,故需要仔细的规划和管理。项目管理提供了规划和执行这些类型实施的标准方法,尽可能满足利益相关者的需要。使用良好的项目管理技术对成功至关重要。项目管理者是协调开发和实施各个方面的人员,在将流行病学和实验室程序需求转化为技术方案的过程中起了重要作用。这个人员监督项目具体目标的定义,要避免概念混淆,确保成功所必需的财政承诺和行政领导,制订项目期间每项任务完成的时间表,观察和协调应对出现的困难。

---

**知识点 29.2　实施电子实验室报告系统的过程**

- 计划阶段
  - 指定负责单位和任命项目经理
  - 召开利益相关者会议,讨论用户需求和业务规则
  - 提供行政领导人
  - 确保财政支持
- 开发和实施阶段
  - 建立变更控制程序,以便在开发过程中能够修改
  - 进行试点,测试系统,并确保系统符合程序目标
  - 进行培训
  - 认证实验室发送电子数据
- 运行阶段
  - 运行服务台来帮助解答实验室的问题
  - 运行质量保证程序来确保报告的完整性、及时性和准确性

---

规划电子实验室报告系统从一开始就与所有利益相关群体密切相关,不管所用的系统开发方法如何。由项目经理主持的利益相关者会议,包括对项目目标的讨论,以及对系统的业务规则做出非常详细的决定。这些会议必须由技术情报专家和了解实验室检测和公共卫生监测程序的工作人员参加,最好是采用合作的方式。根据公共卫生和实验室程序的需求来驱动设计决策,技术信息人员应在如何满足程序需求方面提供专家咨询。例如,监测人员可解释实验室结果需要如何处理才能产生疑似病例报告,并需要进行公共卫生调查。这可能需要一个电子解决方案,使实验室报告自动产生电子病例报告,从而避免不必要的数据重复录入。同样,公共卫生实验室人员可能希望获得监测人员收集的电子信息,并与送到实验室做检测的样品信息相链接。包含所有用户群组在内的代表确保最后的系统尽可能满足各种需要。参加设计决策的用户也能了解所必须做出的一些妥协。行政领导包括所有相关单位最高管理层的支持,以及对支持系统开发以及今后的维护做出可信赖的财务承诺是必不可少的。

其他重要过程的考虑包括变更控制、系统试运行、培训、使用系统的实验室认证和监督质量保证系统。变更控制是指在开发和实施过程中对系统修改部分有一个明确的书面程序。随着开发的进行,将不可避免地需要变更;关键的参与者需要了解变更,并在批准之前有机会来审核这些变更。在系统完全实施前,需要对系统进行试运行以发现任何问题,以便在完全实施之前纠正这些问题。可望在所有用户使用系统前对其进行培训对成功是至关重要的。没有良好的用户培训和对部分用户的承诺,该系统将无法正常运行或甚至不能使用。此外,在要求每个实验室停止传送纸质报告到公共卫生当局之前,需要有一个认证过程来确保每个实验室传送的电子报告有效、完整和及时。这个认证过程应在系统实施前有明确的定义。最后,一旦系统运行,则需要监测系统定期评价每个实验室的电子传送,来保证传送报告的质量。还有些考虑包括是否接收所有报告,以及每个报告的信息是否完整。确定报告是否及时收到也很重要。正如同任何其他报告系统一样,初始和持续的质量保证是电子实验室报告的关键。

## 纽约州电子临床实验室报告系统

纽约州的电子临床实验室报告系统提供了一个基于州的系统开发的案例研究。

纽约州包括纽约市在内有近2000万人，公共卫生基础设施非常发达，包括58个地方卫生局。有约240家急症病医院和600家临床实验室为纽约州居民提供医疗服务。实验室要向患者所在辖区的地方卫生部门报告大多数应报告疾病的证据。然后地方卫生部门制作病例报告，并上报给州卫生部门。其他应报告疾病（如肿瘤、HIV/AIDS，重金属检测）只报告给州。

在州卫生专员的大力支持下，以及提供数百万美元州资金的承诺，电子临床实验室报告系统项目得以于2000年启动，开发期为3年。卫生部门与外面的公司签订开发合同并遵循上述项目管理程序。在电子临床实验室报告系统建立后，其维护、更新和后续支持需要6名全职雇员。

电子临床实验室报告系统建立在州现有的基于网络的健康商务系统（HCS）上，该系统允许所有县、区域和州卫生部门，医院，实验室和其他卫生人员在一个集中数据库通过网络浏览器安全地交换信息。健康商务系统有两个主要功能单元，即纽约州卫生人员网络和健康信息网络，其他专著对比已有详细描述[17]。大部分实验室没有传递HL7格式的能力，纽约州需要建立一个很多实验室都能快速处理的系统。电子临床实验室报告系统不需要使用HL7，但是能够处理HL7消息。电子临床实验室报告系统也能接受纽约标准化ASCII格式的信息，且很多软件包都可生成这些信息。对不使用HL7或ASCII格式，或不希望开发必要接口的小实验室，要鼓励使用电子临床实验室报告系统，为此系统也设置了直接的网页输入屏幕。对于很少向公共卫生当局报告检测结果的许多实验室，网页输入颇受欢迎。

报告路径的需求影响了一些设计决策。电子临床实验室报告系统将所选择的检测结果自动转发到州层面相应的公共卫生项目地区和相应的当地县卫生部门（图29.1）。一些实验室使用LOINC和SNOMED编码，以利于容易识别什么报告以及应向哪个公共卫生项目报告。然而，大部分实验室不使用这些代码。对于这些实验室，纽约州设计了电子临床实验室报告系统，从而实验室可以提交各自的文件（如癌症、艾滋病、血铅水平、性传播疾病、结核病、其他传染性疾病结果的各自文件），并根据发送的文件类型选择适当的报告路径。

根据纽约州的条例，每个传染病报告也需要发给患者所在地的县卫生部门。然而，大型国家实验室通常没有人口学统计信息，也没有在报告时链接到检测结果的患者住址。在这种情况下，电子临床实验室报告系统根据现有资料基于分层决策树方法转发报告到地方当局。如果可以获得信息，首先转发到患者所居住的县，其次转发到医师的辖区，最后转发到州卫生部门的职员，由职员向发送的实验室电话询问辖区以便对报告作相应的转发。作为解决报告时信息缺失问题的第二种方法，纽约州增加了系统功能，允许实验室更新先前提交的报告。一旦实验室信息管理系统获得患者地址和其他人口学的电子信息，这个功能可允许实验室添加这些信息。由于电子健康记录和电子实验室申请单（预约单）越来越普及，因此实验室首次向公共卫生部门报告时就很容易获得患者的详细信息。

电子临床实验室报告系统也有自动预警功能。当收到实验室报告的需要紧急公共卫生关注的疾病（如脑膜炎球菌性疾病），系统会自动电话通知县和州卫生部门的人员。这个预警能力的经验显示，因为实验室已有电话报告，故在大多数时间当地卫生人员已经

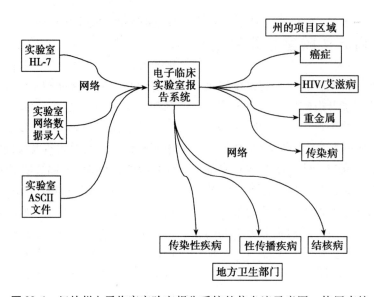

**图29.1**　纽约州电子临床实验室报告系统的信息流示意图。使用直接的基于网络的数据录入界面、美国国家标准学会健康水平7(HL7)或美国信息互换标准代码(ASCII)格式,实验室通过因特网向纽约州电子临床实验室报告系统数据库发送检测结果。纽约州电子临床实验室报告系统自动将每个报告发送到相应的州和地方卫生部门的传染病、性传播疾病、结核病报告项目区域,将肿瘤、HIV/AIDS和重金属超标报告到州项目区域中,因为这些疾病只报告给州

知道检测结果。因此,电子实验室报告自动预警可作为紧急检测结果的备用通知系统。

纽约州的实验室在停止发送纸质报告前,已经实施了下列认证程序。实验室开始同时传送纸质报告和使用电子临床实验室报告系统。通常两三个地方卫生部门同意通过比较电子报告和纸质报告来监测电子报告的完整性和准确性。当电子报告显示与纸质报告质量相匹配或更好时,实验室通过认证并允许停止纸质报告。

为了监测实验室认证后的报告质量,纽约州电子临床实验室报告系统人员对每个实验室的报告频率和数量的任何变化(可能提示发送缺失),数据元素的完整性和及时性进行连续评估。作为对实验室报告完整性的额外检查,还设置了如下程序。纽约州卫生部门对纽约居民进行诊断检测的所有实验室进行规范和许可。作为项目的一部分,纽约州调查员对每个实验室进行现场检查,每2

年一次。在检查期间,他们审查实验室记录并对应该已经通过电子临床实验室报告系统报告的检测结果进行抽样。然后将这些检测结果与电子临床实验室报告系统数据库进行比较,以确定这些结果是否已被报告,并联系没有报告的实验室并纠正报告问题。

纽约评估了电子临床实验室报告系统对一家大型国家实验室报告的影响,并发现从标本收集日期到向地方公共卫生部门报告的时间中位数从14天下降到5天[18]。缺失数据元素的报告百分比为:电子临床实验室报告系统报告缺失患者出生日期的比例为4%,纸质报告为6%;电子临床实验室报告系统报告缺失患者地址的比例为51%,纸质为17%。电子报告能缩短报告的延误时间,但是对一些实验室来说,获得完整的电子信息仍是一项挑战[18]。通过比较,对夏威夷的3个电子临床实验室疾病报告的评估显示,电子报告可增加报告数2.3倍,电子报告的

到达时间比传统报告提早平均 3.8 天,而且内容更为完整[2]。

在电子实验室报告广泛实施后,纽约州的病例报告数大幅增加,从而需要公共卫生人员开展调查和完成病例报告。因为人员有限,对一些数量多的传染病,如肝炎和莱姆病,难以控制工作量。有三个技术方法可解决这个问题:从实验室报告中电子生成传染病病例报告,自动生成信件要求医师提供其他信息,以及随机抽取实验室报告进行病例调查。

从实验室报告生成病例报告需要在电子临床实验室报告系统和纽约现有的传染病电子监测系统之间建立一个接口。传染病电子监测系统是另一个基于网络的应用于州卫生部门的网络,允许县卫生部门输入传染病病例信息,并与州卫生部门分享,并且保持所有报告传染病的登记系统。传染病电子监测系统还可供专题分析查询。这个电子临床实验室报告系统和传染病电子监测系统的接口允许从电子临床实验室报告系统自动填写传染病电子监测系统病例报告,从而节省了人工输入数据的时间(图 29.2)。

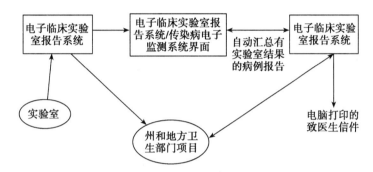

**图 29.2**　整合纽约州的电子临床实验室报告系统和传染病电子监测系统以加快实验室报告的公共卫生处理可通过两种方式。首先,允许从电子临床实验室报告系统自动提供传染病电子监测系统病例报告。第二,传染病电子监测系统的程序可以自动生成电脑打印的信件(致医师信件),并要求他们提供所需的临床信息来完成病例报告

为了协助公共卫生人员收集应报告疾病病例的完整信息,纽约州在传染病电子监测系统中建立了一个功能,允许人员自动生成信件,要求负责电子临床实验室报告系统记录的医师提供必要的流行病学信息来完成病例报告(图 29.2)。

应对实验室报告增加的第三个技术方法是开发实验室报告抽样功能,这个功能曾用于莱姆病。莱姆病监测的主要目的是对疾病的地理学和人口学追踪,而不是针对每个报告病例的公共卫生干预。因此,只要能够确定发病的可靠估计值,则全面调查每个莱姆病病例的价值有限。对实验室报告进行抽样并进行全面调查,是减少病例调查工作量的一种方法,因可通过调查的病例外推来计算疾病负担。电子临床实验室报告系统程序可随机选择 20% 的莱姆病实验室报告,而这些报告被抽取后通过传染病电子监测系统界面发送给相应的县卫生部门,对疾病的地理学信息和人口学信息的准确性进行调查。这个系统的评估显示,工作量已大大地下降,但是仍可估计莱姆病的发病情况,且结果与全面监测的调查方法相一致( BryonBackenson,纽约州卫生局,2010 年,个人通信)。这种方法所针对的疾病在不同的州、省和国家之间可能相差很大。

## 俄勒冈州的电子实验室报告系统

俄勒冈州的案例研究阐述了一个比纽约

模式更简单的系统。因为很多州并没有重要的和可持续的资源用于电子实验室报告系统,俄勒冈州的案例研究可能更能代表美国电子实验室报告系统的平均水平。俄勒冈州有 154 503 平方千米(96 006 平方英里),有居民 3 825 657 人[19],该地区分为人口稠密的西部(30%)和人口稀少的东部(70%)。尽管俄勒冈州有 456 个中级与高级实验室和大约 70 家急症救助医院,但公共卫生报告量较多,但符合参加电子实验室报告条件的实验室不到 50 家。实验室要依法向患者所在的县卫生部门或州电子实验室报告项目报告法定疾病,再由电子实验室报告项目将数据发送到相应的地方卫生部门。

俄勒冈州电子实验室报告项目[20]在 2000年开始启动,有一名全职雇员;在 10 年后,电子实验室报告人员有一名全职专用岗位和一

名兼职非专用岗位。随着电子实验室报告的运行,俄勒冈州卫生局开始担任一个新的角色,作为接收、发送和处理含有实验室和临床数据的 HL7 信息的电子中心。这个系统代替了传统的纸质报告系统,后者的实验室可通过函件、传真或电话直接向地方卫生部门报告。

俄勒冈州电子实验室报告的一般模式可被认为是由实验室、地方卫生部门和州卫生部门共同参加所支撑的三脚架(图 29.3)。对于适合这个一般模式的州,建立电子实验室报告首先必须获得地方卫生部门的认可。在俄勒冈州,电子实验室报告的提案被提交到地方卫生组织联盟,该联盟代表该州的 34个地方卫生部门(代表 36 个县)。电子实验室报告提案强调所有合作伙伴的重要作用将保持不变,数据将立即传输到县,县将继续进行常规调查和其他应对。

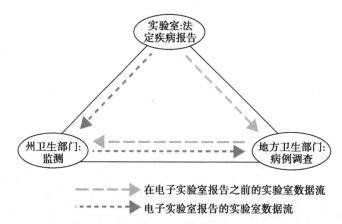

**图 29.3**　俄勒冈州电子实验室报告的三脚架——实验室、当地卫生部门、州卫生局示意图。这个图显示电子实验室报告的数据发送路径的改变。通过电子实验室报告,实验室只将数据发送给一个机构即州卫生部门,所有的公共卫生合作伙伴继续发挥其传统作用,如为地方卫生部门进行病例调查,或由州卫生部门向美国疾病预防控制中心报告。其他重要的数据流,如地方卫生部门报告到州卫生部门的病例调查数据,没有包括在这个实验室数据图中

从实际经验来看,俄勒冈州发现有三种基本方法即说服、激励和法律规定对支持实验室参加电子实验室报告是有效的。俄勒冈州电子实验室报告在策略上使用了下列方法,以便适合于任何辖区开展电子实验室报

告。电子实验室报告由大型国家实验室首先提出,因为国家实验室开展工作易获得更多的资源,并更愿意冒险进入电子实验室报告当时相对未知的领域。第一个通过俄勒冈州电子实验室报告系统发送产出数据的实验室

伙伴是一家国家实验室,这个工作从开始到产出花了 7 个月时间。第二个实验室伙伴也是一家国家实验室,在 2 个月后进入数据产出状态。接下来参加的实验室目标范围有所扩大,包括区域性和大型地方实验室。第二种鼓励参加电子实验室报告的方法是货币奖励:分发有限的奖金以帮助支付电子实验室报告的实验室启动成本。根据先到先得原则,并根据一整套已发布的报告标准的符合能力,来选择获奖的实验室。奖金也提供给已参加电子实验室报告的实验室以感谢他们参与电子实验室报告。俄勒冈州资助了 3 个独立的资助周期,在 2004 年、2006 年和 2008 年,每个合格实验室分配到 18 000 美元,共有 10 家合格实验室获得资助,因此招募了一些先前没应答的实验室。俄勒冈州支持参加的第三种方法是 2010 年通过立法强制要求报告量大的实验室(每月平均向公共卫生部门报告 30 份以上)参加电子实验室报告。尽管立法时大部分合格实验室已经参加电子实验室报告,这将迫使其余几个还未参加的合格实验室也参加了电子实验室报告。

每个电子实验室报告系统必须具有接受和转换传入的实验室数据文件的能力。俄勒冈州电子实验室报告(图 29.4)只接受 HL7 格式,利用在电子实验室报告项目开始时选用的转换和信息发送应用软件。美国疾病预防控制中心和 3 个州的专家组联合参加这个选择过程。所选择的转换应用软件实际上是用于商业用途,因此可全面支持商业标准的转换(特别是 X12 商业和电子商务有关的标准),但是只有有限的 HL7 转换能力。俄勒冈州最终不得不写一些用于电子实验室报告的 HL7 定义库,以适应信息发送的要求。项目开始后 3 年间,俄勒冈州与美国西北部其他州联合开发了区域性信息格式,并被所有合作伙伴所接受。制定的西北地区标准实施指南是 HL7 ORU R01 版本 2.3. z 信息格式,这对实施电子实验室报告的实验室是一个有用的帮助[21]。

试图实施电子实验室报告的辖区对国家的格式和数据内容标准化表示强烈支持。在俄勒冈州,采用格式标准(如 HL7)也没有问题;虽然有几个不同版本可以使用,但所有实验室伙伴使用 HL7 ORU R01 发送数据。使用数据标准,如标准化检测和结果编码,

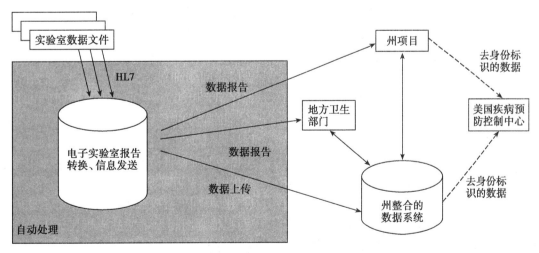

**图 29.4**　俄勒冈州电子实验室报告的数据流。这种简化的示意图表示俄勒冈州电子实验室报告系统内的电子实验室报告的普通数据流。实验室数据被电子实验室报告系统自动接收和加工,将数据报告提供给州和地方卫生部门伙伴,然后数据上传到州数据系统,最后将去身份标识的数据上报美国疾病预防控制中心。HL7:美国国家标准学会健康水平 7

现已不太普遍。要求实验室仅发送标准编码（LOINC 检测编码 SNOMED 结果编码）的最初目标很快被认为是不切实际的，至少在项目初期是如此。应注意的是标准编码，尽管对公共卫生和其他数据交换很重要，但通常对参加监测的实验室本身往往益处有限或没有益处。大部分实验室信息系统整合包含专有代码集，作为系统内部使用或健康信息母系统使用，但并不一定有兼容和维持其他标准编码的内置功能。俄勒冈州在电子实验室报告的早期阶段，大部分实验室不能整合标准代码，所以必要时决定接受实验室地区编码的报告使之能够报告。然而，随着时间推移，包含标准检测编码（主要是 LOINC）的报告数量稳定增长。随着国家持续地强调使用标准编码，这种趋势只会继续增长。

## 小结

通过加快报告，减少人员报告的时间与费用和提高信息的准确性，电子实验室报告能明显改善公共卫生监测。然而，实施电子实验室报告可能很困难。最后，我们可以期待，所有的实验室和医务人员通过使用共同的或至少相关的标准，来促进医疗信息进行有效和方便地交换。到那个时候，实施电子实验室报告仍会面临挑战，但这是可以做的并值得努力的。

以下是纽约州和俄勒冈州实施电子实验室报告的人员所认识到的一些经验教训，可为从事新的电子实验室报告系统的人员提供指导。

- 在规划过程的早期就让所有实际的和潜在的系统用户参与并在开发过程中让他们知情。这项工作将通过提高用户满意度和避免可能需要系统重新设计的错误而得到长期回报。

- 允许开发的时间比你预期的时间更长。你可能需要更多时间。

- 实施电子实验室报告时要灵活。目前，实验室的文件格式和编码各不相同。电子实验室报告系统越灵活，能迅速使用电子实验室报告的实验室就越多。

- 每个实验室在停止纸质报告前要有一个试验期。对于有些实验室，电子报告完全代替纸质报告是不可能的。

- 如果电子实验室报告系统每周 7 天，每天 24 小时全天候生成紧急报告的预警，就要准备应对人与人之间交流的持续需求。大部分计算机产生的警报并不是突发公共卫生事件，但是需要人员立即评估。

- 考虑辖区强制实行电子实验室报告。因为实验室实施电子实验室报告有初始成本，故一些实验室决定继续纸质报告，除非法律强制要求实施电子实验室报告。2009年，几乎 1/4 的美国辖区报告他们有法律和条例要求实验室进行电子报告[11]。

- 实施电子实验室报告时，对实验室报告并需要公共卫生人员处理或调查的数量增加要有所准备。应考虑通过自动生成病例报告和发送邮件要求医师提供进一步的临床信息及抽样调查来应对这个增加。

总之，电子实验室报告可为公共卫生监测项目带来显而易见的益处，但也带来特定的挑战。实验室报告通常是启动公共卫生调查和干预措施的第一手证据。确保完整的和及时的实验室报告是实现这个能力的关键步骤。然而，州和地方卫生部门在计划和实施这些复杂的系统时仍有明显的问题。不仅在州和地区卫生部门及临床实验室之间，而且在流行病学家、公共卫生领域的专家和卫生信息技术专家之间，都需要合作。国家电子疾病监测系统提供的重要标准可促进很多州和地方辖区电子实验室报告系统的开发。很多地方已开始着手这个过程[11]。它们的成功对当前和今后预防和控制疾病的公共卫生工作至关重要。

（邹艳 译，周祖木 校）

# 参考文献

1 Silk BJ, Berkelman RL. A review of strategies for enhancing the completeness of notifiable disease reporting. *J Public Health Manag Pract* 2005;113:191–200.

2 Effler P, Ching-Lee M, Bogard A, *et al.* Statewide system of electronic notifiable disease reporting from clinical laboratories. *JAMA* 1999;282:1845–50.

3 Panackal AA, M'ikanatha NM, Tsui F, *et al.* Automatic electronic laboratory-based reporting of notifiable infectious diseases at a large health system. *Emerg Infect Dis* 2002;8:685–91.

4 Moore KM, Reddy V, Kapell D, Balter S. Impact of electronic laboratory reporting on hepatitis A surveillance in New York City. *J Public Health Manage Pract* 2008;14:437–41.

5 Overhage JM, Grannis S, McDonald CJ. A comparison of the completeness and timeliness of automated electronic laboratory reporting and spontaneous reporting of notifiable conditions. *Am J Public Health* 2008;98:344–50.

6 Nguyen TQ, Thorpe L, Makki HA, Mostashari F. Benefits and barriers to electronic laboratory results reporting for notifiable diseases: the New York City Department of Health and Mental Hygiene experience. *Am J Public Health* 2007;97:S142–5.

7 M'ikanatha NM, Southwell B, Lautenbach E. Automated laboratory reporting of infectious diseases in a climate of bioterrorism. *Emerg Infect Dis* 2003;9:1053–7.

8 Blumenthal D, Tavenner M. The "meaningful use" regulation for electronic health records. *N Engl J Med* 2010;363:501–4.

9 DesRoches CM, Campbell EG, Rao SR, *et al.* Electronic health records in ambulatory care—a national survey of physicians. *N Engl J Med* 2008;359:50–60.

10 Centers for Disease Control and Prevention. Progress in improving state and local disease surveillance—United States, 2000–2005. *MMWR Morb Mortal Wkly Rep* 2005;54:822–5.

11 Magnuson JA. 2009 national electronic laboratory reporting (ELR) snapshot survey. [Monograph online.] Available at: http://www.coast2coastinformatics.com/ReferenceMaterial.html. Accessed October 29, 2012.

12 Health Level Seven International, Ann Arbor, MI. Available at: http://hl7.org/. Accessed November 16, 2012.

13 Friedlin J, Grannis S, Overhage JM. Using natural language processing to improve accuracy of automated notifiable disease reporting. *AMIA Annu Symp Proc* 2008;207–11.

14 McDonald C, Huff S, Mercer K, et al. (eds.). *Logical Observation Identifiers Names and Codes (LOINCR): Users' Guide.* Indianapolis, IN: LOINC, 2012. Available at: http://loinc.org/downloads/files/LOINCManual.pdf. Accessed October 24, 2012.

15 The International Health Terminology Standards Development Organisation. *SNOMED Clinical Terms® User Guide.* Copenhagen, Denmark: The International Health Terminology Standards Development Organisation, 2009, International Release. Available at: http://www.ihtsdo.org/fileadmin/user_upload/Docs_01/SNOMED_CT/About_SNOMED_CT/Use_of_SNOMED_CT/SNOMED_CT_User_Guide_20090731.pdf. Accessed October 24, 2012.

16 The OASIS ebXML Joint Committee for OASIS. *The Framework for eBusiness.* [Monograph online.] Burlington, MA; Organization for the Advancement of Structured Information Standards, 2006. Available at: http://www.ebxml.org/. Accessed October 24, 2012.

17 Gotham IJ, Smith PF, Birkhead GS, Davisson MC. Policy issues in developing information systems for public health surveillance of communicable diseases. In: O'Carroll PW, Yasnoff WA, Ward ME, et al. (eds.) *Public Health Informatics and Information Systems.* New York, NY: Springer-Verlag, 2003: 537–73.

18 Smith PF, Chang H, Noonan-Toly C, *et al.* Evaluation of data quality from an electronic laboratory reporting system, New York State. In: *Proceedings of the International Conference on Emerging Infectious Diseases, Atlanta, GA, February 29–March 3, 2004.* Atlanta, GA: Centers for Disease Control and Prevention, 2004: 66–7.

19 US Census Bureau. *State and County QuickFacts.* Washington, DC: US Census Bureau. Available at: http://quickfacts.census.gov/qfd/states/41000.html. Accessed October 24, 2012.

20 Oregon Health Authority. Oregon Electronic Laboratory Reporting Program. Portland, OR: Oregon Health Authority. Available at: http://oregon.gov/DHS/ph/elr/index.shtml. Accessed October 24, 2012.

21 Health and Human Services Region IX and X Regional Blood Lead Reporting HL7 Message, 2003. Available at: http://www.dhs.state.or.us/dhs/publichealth/elr/contact.cfm. Accessed October 27, 2010.

# 其他资源

Centers for Disease Control and Prevention's National Electronic Disease Surveillance System Laboratory Reporting: http://wwwn.cdc.gov/nndss/script/MU_ELR.aspx. Accessed October 29, 2012.

Centers for Disease Control and Prevention's PHIN: Vocabulary Standards and Specifications: www.cdc.gov/phin/vocabulary/index.html. Accessed October 24, 2012.

ebXML—eXtensible Markup Language: www.ebxml.org. Accessed October 24, 2012.

Health Level 7: www.hl7.org. Accessed October 24, 2012.

Logical Observation Identifiers Names and Codes (LOINC®)—Regenstrief Institute, Inc: www. regenstrief.

org/loinc. Accessed October 24, 2012.

National ELR Working Group: www.coast2coast informatics.com. Accessed October 24, 2012.

NYS Electronic Clinical Laboratory Reporting System (ECLRS): www.health.state.ny.us/professionals/ reportable_diseases/eclrs/index.htm. Accessed October 24, 2012.

Public Health/Health Administration (PH/HA) Electronic Laboratory-based Reporting: www.phha.mlanet.org/ activities/elr.html. Accessed October 24, 2012.

SNOMED® International, a division of the College of American Pathologists: www.snomed.org. Accessed October 24, 2012.

# 30 第 30 章 移动技术在传染病监测中的应用

Herman D. Tolentino[1], John S. Brownstein[2], Barbara L. Massoudi[3], & Mehran S. Massoudi[1]

[1] 美国佐治亚州,亚特兰大,美国疾病预防控制中心科学教育和职业发展规划办公室
Scientific Education and Professional Development Program Office, Centers for Disease Control and Prevention, Atlanta, GA, USA

[2] 美国马萨诸塞州,波士顿,哈佛大学医学院波士顿儿童医院
Children's Hospital Boston, Harvard Medical School, Boston, MA, USA

[3] 美国佐治亚州,亚特兰大,国际三角研究所促进健康信息技术发展中心
Center for the Advancement of Health IT, RTI International, Atlanta, GA, USA

## 引言

随着移动技术性价比的提高,其应用也越来越普及,这为监测活动提供了一个崭新

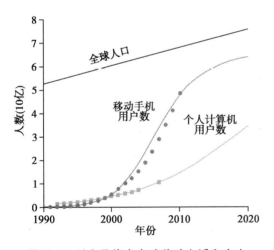

**图 30.1** 过去及将来全球移动电话和个人计算机用户的增长数与全球人口的比较。移动电话使用率从 1990 年的 0.2% 增加到 2010 年的 77%。基于 logit 转化模型预测的增长率,预计全球最终移动电话饱和率达到 85%,个人计算机用户达到 78%。该图经麻省理工学院 Christopher Carr 同意再版。历史数据来自国际电信联盟(international telecommunication union)

的前景。截至 2010 年 7 月,全球移动电话用户已经超过 50 亿,并以每天 200 万的速率增长[1](图 30.1),其中 75% 的移动电话来自社会经济条件较差的国家。在美国移动设备的市场使用率超过 75%,而在日本和西欧等国家已超过 100%,平均每个用户拥有一部以上的移动设备[2]。关于全球使用移动设备趋势的详细信息如知识点 30.1。移动设备的其他功能(如将导航定位服务、触摸式用户界面、移动计算、因特网、无线网接入等功能融合于一体)为日常使用提供了巨大的便利,可应用于多个领域,包括医疗和公共卫生。

这一章节旨在介绍移动科技的最新进展以及如何填补传统监测系统的空白,同时介绍一些关于疾病监测的例子,并讨论移动技术应用于传染病监测过程中遇到的挑战,如监测的可持续性、伦理方面的考虑、劳动力素质和评估框架等。最后,对移动技术有效地用于传染病监测的方式提供建议。

鉴于本章节的目的,我们使用的移动技术这个术语是指便携式计算机设备及其硬件部件和软件应用,从而可使用这些设备来开展各种活动。将移动技术用于传染病监测可

413

被认为"移动健康"的分支，即卫生保健服务和公共卫生系统下用于健康相关的移动和多媒体技术。在移动健康领域，哥伦比亚大学地球研究所全球卫生经济发展中心的 Mechael 等对综合性文献进行了回顾，以调查移动健康规模和持续性的政策壁垒以及研究空白。他们认为移动健康的特征主要有 5 种，包括治疗顺从性，数据收集和疾病监测，卫生信息系统和医疗服务点（point of care support），卫生促

进和疾病预防，紧急医疗应对[3]。有关本章节传染病监测的内容可参考这篇综述（关于进行传染病监测意义的背景，参见第 1 章）。在当今环境下，移动技术用于传染病监测可进行疾病侦查、疾病预防和健康促进，但是只有对特定监测系统的总目标、目的仔细地制订计划和讨论后才能实施（关于监测概念发展历史的讨论，参见第 2 章）。

移动技术（包括移动电话）在近十年取得了长足发展。术语移动技术包括以下几类设备：

- 具备基本功能的移动电话。这类设备具有标准的语音功能、短信服务功能（SMS）、多媒体信息服务功能（MMS），有时还可发送电子邮件和上网浏览。
- 个人数码助理（PDA）。是将基本移动电话功能与个人设定功能相结合（如上网、日历、发送邮件，以及用手写笔书写等功能）。
- 智能手机。将移动电话，个人数码助理功能，局部储存应用软件的运行功能，移动电话功能与因特网连接（可以通过无线网络和移动宽带），图像，全球定位卫星导航，基于视频的通信和记录相结合。
- 平板电脑。便携式个人电脑在功能上与智能手机很相似，但是具有更大的可输入和显示的触点屏幕。但是这些设备通常不具备移动电话的功能，只有安装一些特殊的应用程序才可实现（如基于网络的音频-视频电话应用软件）。

由于多重因素的驱动，如基于因特网技术将大量的信息传递给消费者，使得移动技术在当今的生活中越来越普及。此外，基于因特网的"app"软件版本的应用（如短信、电子邮件和社交网络），移动电话用户可获得更好的体验。

- 健康咨询服务。Pew 研究中心（Pew 因特网和美国生活项目）2009 年的调查显示，61% 的美国成人在网上搜寻保健信息。

此外,通过移动设备的持续上网,可吸引人们进行保健信息的交流,从而更有可能在网上谈论健康和保健的内容[4],这样的网络对话有助于挖掘潜在传染病暴发信息。

- 提高性价比。2011 年生产和销售的智能手机具有多处理器,且存储量大,可达数十亿字节。它的功能如同个人电脑一般强大,可以录制高分辨率视频,并能转换为数字电视。

- 技术与微商生态系统的发展。这些连接因特网的移动设备需使用应用软件,由此催生了大量生产应用软件的企业,从而使苹果公司手机的应用软件( App Store®)、谷歌公司的安卓市场( Android Market®)普及化。用户可获得大量免费和付费的应用软件以满足几乎所有可能的需求。收费软件价格低廉,通常从 0.99 美元至 9.99 美元不等。

- 技术融合。无线网络与计算机技术的快速发展和创新,使得智能手机如同小型手提电脑,既具有电话功能,又可以浏览视频,并可提供信息摘要和预警信息(包括地震和疾病暴发的预警信息)、网上银行、移动商务、识别声音和合成语音,进行图像识别(如谷歌公司产品 Goggles®),提供 GPS 导航功能(如谷歌公司的 Maps®地图)、扫描条形码、充当电子书阅览器等。这些功能有助于通过多种途径进行数据收集、分析和交流,为传染病监测扩大创新的机会。

由于智能手机和其他一些移动设备功能接近于台式电脑,故可将传染病监测系统和设施整合到监测活动中。

## 应用移动技术弥补传统监测的空白

传染病监测包含以下步骤:①系统收集相关数据;②有序整合和评估数据;③及时发布结果信息以便采取公共卫生应对措施。移动技术可以促进这三个步骤的任何一个。在传统的临床和公共卫生构架下,信息的传送需各级提供者和地方或国家层面的机构层层上报,往往报告速度严重滞后。同时,由于全球广泛采用移动技术,使得有可能建立新型监测系统,使得个人不仅可提供信息,而且还可实时交流。这些新型监测系统可加强传统结构的细节控制和确认以及信息收集力度,并在扩展性、覆盖面、及时性和透明性方面往往具有优势。

知识点 30.2 显示移动技术如何填补传统监测系统空白的例子,并分段对这些例子进行简要讨论[3,5]。

---

**知识点30.2　传染病监测信息产生的步骤与移动技术如何弥补传统监测方法空白的实例**

1. 系统地收集相关数据
   - 提高从现场到公共卫生机构的数据收集速度
   - 通过电子输入认证,增加数据录入的准确性
   - 通过固定电话调查和移动电话调查相结合的方式,增加调查的代表性
   - 在数据收集过程中提高社区的参与度
2. 整合和评价监测数据
   - 通过整合特性提高数据收集能力
   - 减少从数据收集到数据整合的步骤
   - 自动确认所有传输的录入数据
   - 将监测数据与设备内的地点信息进行整合
   - 将监测数据与相关的卫生系统数据进行整合
3. 发布结果(行动和决策的信息)
   - 保护信息交流的隐私
   - 通过社交网络发布信息
   - 个性化预防和卫生防护信息
   - 提高治疗依从性

---

## 系统地收集相关数据

### 提高从现场到公共卫生机构的数据收集速度

移动技术在公共卫生监测中使用最广泛的是远程数据收集。通过无线传输数据技术收集灾害(如地震、洪水或疾病暴发)状况的

数据并可进行实时更新,这比纸质数据收集后再人工录入中心数据库更为及时[3]。Keller 及同事[6]报告,疾病暴发期间非正式电子资源的假定时间轴提示短信息服务(SMS)能用于快速数据收集和早期侦查(图 30.2)。在发达国家,无线和有线通信基础设施的快

速发展,实现了传播的数字化、网络化。在发展中国家,移动电话通信基础设施的发展已超过固定电话和网络基础设施的发展。知识点 30.1 显示移动技术的增长速度。由此可见,移动电话的拥有率增长速度远远大于台式电脑和笔记本电脑。

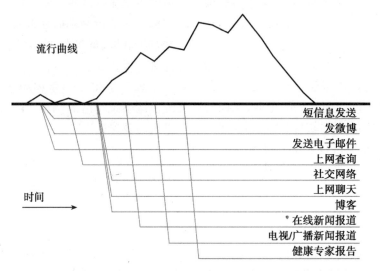

图 30.2　在全球,免费或低价的非结构化信息,包括短信息服务、微博、网络新闻、在线讨论区等,可提供当地和接近实时的有关可能和确认的疾病暴发或其他公共卫生事件的详尽信息。该图所示为暴发期间获得非正式电子资源所假定的时间。来源:Keller et al.[6]经许可再版

### 通过固定电话调查和移动电话调查相结合的方式,增加调查的代表性

固定电话转为移动电话用户数的增加趋势给传统上通过固定电话进行数据收集的监测工作带来极大的挑战。因此,通过移动电话调查大量人群以收集数据有了新的途径。在家庭固定电话的人群覆盖率下降到 20 世纪 70 年代以前的水平之后,美国疾病预防控制中心的行为危险因素监测系统的调查人员,于 2007 年实施了使用移动电话进行家庭调查的预实验项目,此后对其进行了推广使用[7]。

### 在数据收集过程中提高社区的参与度

集聚于在线社区的信息众包(crowdsourcing)或外包(outsourcing)正在传染病领

域得到应用。用于疾病的 HealthMap[8]和用于灾害的 Ushahidi[9]使用移动电话的应用软件和短信息服务(SMS)来接收用户的实时报告。同样,GeoChat®通过整合谷歌 Maps、短信息服务、电子邮件和推特(Twitter)等功能,实现实时与现场、当地社区、总部的连接,并可自发组织成群。GeoChat 可用于台式电脑、笔记本电脑和移动设备,其用户还可看到其他用户在地图上的位置信息,报道他们的现场所见,接收关键的预警信息和新闻,并与移动团队的成员进行合作[10]。

### 整合与评估监测数据

### 减少从数据收集到数据整合的步骤

移动技术的使用有可能减少对从现场收

集的数据进行处理所需的步骤。2007 年，Shah[11] 报告了一项基于社区的监测研究，旨在确定肯尼亚内罗毕贫民窟地区呼吸道和胃肠道疾病的病因，由该地会讲斯瓦西里语的调查人员携带掌上电脑（PDA）进行电子化的调查。在这种环境下，以往调查人员通常采用纸质调查，再由其他人员将调查数据录入中心数据库[11]。

### 整合提高收集数据能力

在数据收集期间，最近越来越多的移动电话通过 GPS 接收器、同步电钟（synchronized clock）和其他设备接收信息，从而增加了监测数据。移动设备可以很好地与 GPS 接收器兼容，并能记录详细的位置，智能手机已经植入 GPS 芯片。Breslauer 等[12] 提出，可使用装有移动电话的光学显微镜提供感染恶性疟原虫的镰状红细胞成像以诊断疟疾，提供痰标本中的结核分枝杆菌成像以诊断结核病。此外，他们还提出连接网络的智能手机可以借助成像分析软件对结核病样本的结核分枝杆菌进行自动计数[12]。此外，实验室芯片设备的发展和大批量生产与移动设备相结合，可以将传染病实验室这个传染病监测的重要组成部分带到现场，以促进早期侦查工作，提高病例确诊的及时性[13]。

## 发布结果

尽管公共卫生监测采用移动技术发布结果的时间较晚，但卫生教育和卫生交流领域已成功采用这些设备将信息发送给目标人群。

### 通过社交网络发布信息

由于移动设备内嵌了网络浏览器和收发邮件功能，因此可通过这些现有的社交网络如推特和脸书（Facebook）发布信息。智能手机和其他移动设备用户与台式电脑用户一样可获取大量网络信息（如新闻推送、预警通知）。在 2009—2010 年甲型（H1N1）流感大流行期间，美国疾病预防控制中心使用推特给公众发布最新疫情信息和健康建议[14]。关于加利福尼亚州康特拉科斯塔县（Contra Costa）使用推特的案例，参见第 41 章。

### 保护交流的隐私

由于可通过移动电话技术进行礼貌和私密的沟通，因此可促进社会文化上难以启齿的相关疾病的信息交流。在加利福尼亚州的旧金山，卫生部门与非营利组织合作开发了 SexinfoSF 软件（http://www.sextextsf.org/），该项目通过健康短信息发送，为青年提供健康信息和转诊服务以帮助控制黑人的淋病。在这个选择性加入服务中，任何种族或民族的年轻人可以发送"SEXINFO"至一个 5 位数的电话号码中，便会收到一组密码，提示他们可通过其移动设备获取所需的信息[15]。

## 近期移动技术用于传染病监测的案例

移动技术用于跟踪、监视传染病信息须有创新的环境，并具有数据收集和储存，整合基础数据库，信息处理和可视化，支持大规模社交网络的功能。移动设备可以减少地理（空间上）、及时性（时间上）和后勤方面的一些困难，因此开创了数据收集的新方式。移动技术将用户从被动数据接收者转变为与社区合作的主动参与者，帮助促进他们自身的健康，以及周围人群的健康。移动电话和高级便携式平板电脑和笔记本电脑，应用前景广泛，可用作医疗定点设备，具有远程定位功能，易携带，随时可用。此外，连入因特网的移动设备已植入 GPS 技术，故可在收集健康数据时加入位置信息。

近期使用移动设备在各种情况下进行传染病监测的案例如下：

- 灾难响应。2008 年中国四川省发生 8 级地震,死亡 80 000 多人,500 多万人无家可归;侦查和预防易流行疾病迫在眉睫。由于现有的无线网络监测基础设施陷于瘫痪,中国疾病预防控制中心开发了一套应急报告系统,使用太阳能驱动的移动电话发送短信息[16]。另一个例子为 Ushahidi 系统。2007 年肯尼亚大选后发生暴力事件,为应对该事件启用了 Ushahidi 系统。另外,2010 年 1 月 12 日海地太子港发生地震后,Ushahidi 系统作为民众和应急人员的重要信息来源而备受广泛认可。该系统通过短信服务、网络发布、收发电子邮件来收集各个用户的报告;为报告提供翻译、分类和地理参考的工具;展示基于地图的网络界面的汇总信息。

- 侦查大规模集会的早期暴发。在大规模集会期间,美国 CDC 与沙特阿拉伯政府合作,在 2009 年麦加朝圣期间迅速建立基于移动电话的疾病监测系统。当时数百万穆斯林从世界各地聚集到麦加和麦地那去朝圣。

- 动物卫生监测。在网络接入困难但蜂窝网络分布广泛的地区,斯里兰卡的现场兽医人员使用基于移动电话的监测系统,建立动物卫生的基线数据类型和报告动物卫生信息。在兽医人员返回到有蜂窝网络的地区后,这个系统就可使用 GPS 来确定数据收集的地点,并将这些数据向卫生部门报告[17]。

- 众包(crowd-sourcing)的疾病暴发信息。周边暴发(Outbreak Near Me)这个应用程序于 2009 年用于苹果手机和安卓手机。该软件使用智能手机的 GPS 系统和 HealthMap 的数据,为用户提供其附近地区的暴发信息[18]。此外,这个程序也允许普通大众根据自己的知识和经验通过移动应用软件进行报告。虽然这些新的系统与传统公共卫生监测机构的控制和确证相背离,但往往在扩展性、覆盖面、费用、及时性、透明度等方面具有优点。

- 协助社区卫生工作者。FrontlineSMS 是通过发送短信息来收集信息和进行沟通的平台,允许通过笔记本电脑和廉价的移动电话来处理中心数据。用户可以发送信息给要求接受信息的订阅者,并且汇总应答。这个系统已在多个国家使用,FrontlineSMS 针对卫生的分拆项目 Medic,现正与马拉维、布隆迪、孟加拉国和洪都拉斯等国的伙伴机构合作使用。同样,关注母婴健康的 ChildCount+千年乡村项目可促进经培训的社区卫生工作者之间的交流。社区工作人员获得患者信息后,可通过短信息发送至中心网络控制系统(dashboard),同时系统自动生成的预警信息反馈给社区工作人员,从而使卫生人员可密切关注偏远社区的患者并对其进行治疗。

- 防止性传播疾病。同一移动设备既可以收集监测数据,也可以用于公共卫生预防活动。纽约市卫生和精神卫生局开发了一款免费的移动电话应用程序 NYC Condom Finder,这个程序可以定位最近的纽约市街道安全套免费发放点。该软件可引导使用者开车、步行或乘公共交通到达相应的地点。同时这个程序还提供其他有关安全性产品和安全性行为的信息[19]。

- 综合征监测。2007 年马达加斯加在印度洋地区发生基孔肯雅热暴发后,Randrianasolo 等[20]报告,在该国 6 个省 13 个卫生中心的哨点,全科医师使用加密短信息实时报告综合征监测数据。

# 移动技术用于传染病监测面临的挑战

## 伦理和法律层面的担忧

信息安全引起的危害可远远超过移动电

话用于传染病监测带来的益处。内嵌 GPS 感受器的智能手机可用于真正的人员追踪、科学研究,在监测中使用定位服务可从道德钟摆的善意一端摆动到侵犯个人隐私的另一端。2008 年马萨诸塞州的研究人员进行了一项人群流动性研究以了解和预测疾病的传播,从 600 多万移动电话用户中随机选取 10 万无身份特征的移动电话用户的活动轨迹,持续 6 个月[21]。调查组通过已删除身份的电话记录跟踪了 10 万人,但被调查者对调查并不知情或未征得其同意。批评者认为删除身份的信息并不等同于知情同意,因为通过确定电话用户的位置可显示其身份[22]。关于进行公共卫生监测的伦理考虑的进一步讨论,可参见第 40 章。

当考虑用移动设备进行监测时,真正需要关心的是要确保卫生信息通过无线以太(wireless ether)网络传输的安全。在出现人道主义危机时,用移动技术传播个人身份信息需要谨慎考虑个人的隐私和秘密。在这些状况下,已经高度脆弱的人群需要得到保护,以免由于使用移动设备带来的所收集数据的杂乱和不安全[23]。在常规收集传染病监测数据时也面临伦理和道德的挑战,州和地方的卫生部门每天都面临这些挑战。然而,由于数据非常易于获得,移动技术和设备的使用将道德和法律方面的挑战推上了前沿。

## 将基于移动技术的监测整合到更大的卫生系统尚存空白

移动健康干预只关注单一的解决方案,故应整合到更大的国家卫生系统强化战略中[3]。应用移动技术的信息系统作为信息系统战略的一个组成部分,如同世界卫生组织所述的加强卫生系统的一个重要组成部分,如接下来讨论的卫生人力资源。

## 参与人员方面的担忧

有关传染病的大量复杂数据可以通过移

动技术来收集。但是,在收集数据、信息系统、信息基础设施、人力资源等方面还相当缺乏,难以充分发挥这些信息的潜能。在这种情况下,公共卫生组织可能持有大量数据,但信息不足。卫生的人力资源,包括医师、护士、流行病学家、统计学家、实验室人员和公共卫生信息人员对支持富裕国家和贫困国家开展传染病监测项目非常必要。公共卫生信息学这门学科现已变得越来越重要,它支撑标准的相互操作性公共卫生信息系统的设计、开发、实施和评价,以改善公共卫生实施、科研以及纸质化或电子化的学习。

在经历数十年军事冲突和经济欠发达的地区,收集、处理、分析数据,并使用这些数据做出决策的需求并不是最重要的考虑事项,因每天的生存都极为困难。不幸的是,这种地区往往也是传染病负担最重的地区,且传染病监测信息和资源可能缺乏。这与 Eysenbach 描述的逆信息法(inverse information law)相同[24]。

## 个人拥有权的概念

Mechael 等[3]发现,发达与不发达国家的个人拥有模式不同,在不发达地区,往往共用移动电话,这对患者的敏感信息处理又带来了挑战。

## 评价框架

由于移动技术可以被设计、开发和使用,以加强和改善已有的监测系统,它能从形成性、概括性评价中获益来显示影响和改善的结果。Mechael 等[3]强调,虽然移动健康有很大潜力和不断增长的态势,但是尚无足够的证据表明通过移动医疗的干预来指导政府、组织、经济发展部门和电信公司,因此难以更好地与投资者沟通。具体来说,有关数据收集和疾病监测的文献着重研究移动技术与传统方法比较的效果,而对于数据收集对健康结果和卫生系统加强的影响则很少研究[3]。

通过对移动技术的投资评价来支持传染病监测，为管理人员分配现有稀缺资源提供方向，促进人群健康。

移动技术是信息系统的一个组成部分（信息系统包含人、处理方法和技术），应有一个模型用于评价信息系统的成功。美国疾病预防控制中心已发布用于评价公共卫生监测系统的最新指南[25]。Groseclose 等[26]在公共卫生原理和实践（Principles and Practice of Pubic Health）一书中对公共卫生监测系统的评价进行了详尽描述。公共卫生信息学研究所（PHII）开发了评价公共卫生信息系统

的通用模型，用于新生儿筛查实验室信息管理[27]。这个模型与多维度的 DeLone 和 McLean（D&M）信息系统成功评价模型相似[28]，也可用于移动健康的干预。本章节不对这些系统进行详细描述，读者可参见原文以进一步了解如何使用这些评价方法。PHII 和 D&M 模型已将处理方式和因果路径整合在一起。各维度（系统方面、系统应用、用户满意度、影响因素或净效益）随时间而变化，并显示有相互关系。图 30.3 显示，简化评价模型通过与 PHII 和 D&M 模型的维度（质量方面）结合，应用于移动健康。

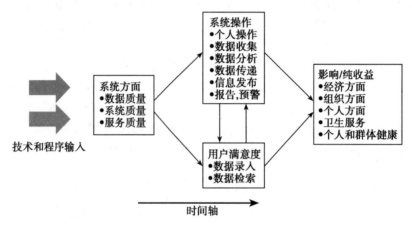

**图 30.3**　整合 Delone 和 McLean 信息系统成功模型和公共卫生信息研究所模型来评价移动健康干预的模型。来源：Delone and McLean[28] and Public Health Informatics Institute[27]。信息来源：http://www. xconomy. com/boston/2010/03/31/mits-nextlab-designing-technology-for-the-next-billion-mobile-phone-owners/attachment/ericsson-8-sm/

# 迎接未来挑战

通过快速发送边远地区的大量卫生数据和信息给急需的人，以便及时（每周 7 天，每天 24 小时）做出决策，以移动技术推进传染病监测。通过对移动健康信息系统的设计、开发、实施、评价，对信息实行高效率和有效果的管理以支持决策，从而从移动技术的发展中获益。随着移动技术的越来越完善，实施公共卫生健康监测的机构，特别在一些资

源稀缺地区的机构，必须采取策略性的和确保性的方式来持续加强基础设施、组织机构和人力资源建设，并将这些成就的潜在利益转化为促进公众健康的实惠。

（王欣 译，周祖木 校）

# 参考文献

1　Mobile phone use tops 5 billion. *The Local: Sweden's News in English*. Available at: http://www.thelocal.se/27818/20100716/. Accessed October 24, 2012.

2　Hu SS, Balluz L, Battaglia MP, Frankel MR. The impact

of cell phones on public health surveillance. *Bull World Health Organ* 2010;88:799.

3 Mechael P, Batavia H, Kaonga N, *et al. Barriers and Gaps Affecting mHealth in Low and Middle Income Countries: Policy White Paper*. New York, NY: Center for Global Health and Economic Development, Earth Institute, Columbia University, 2010. Available at: http://www.mobileactive.org/files/file_uploads/mHealth_Barriers_White_Paper.pdf. Accessed October 24, 2012.

4 Fox S, Jones S. *The Social Life of Health Information: Americans' Pursuit of Health Takes Place Within a Widening Network of Both Online and Offline Sources*. Washington, DC: Pew Internet and American Life Project, 2009. Available at: http://www.pewinternet.org/Reports/2009/8-The-Social-Life-of-Health-Information.aspx. Accessed October 24, 2012.

5 United Nations Foundation. *mHealth for Development: the Opportunity of Mobile Technology for Healthcare in the Developing World*. Washington, DC: United Nations Foundation. Available at: http://www.unfoundation.org/news-and-media/publications-and-speeches/mhealth-for-development-mobile-technology-for-healthcare.html. Accessed October 29, 2012.

6 Keller M, Blench M, Tolentino H, *et al.* Use of unstructured event-based reports for global infectious disease surveillance. *Emerg Infect Dis* 2009;15:689–95.

7 Hu SS, Balluz L, Battaglia MP, Frankel MR. Improving public health surveillance using a dual-frame survey of landline and cell phone numbers. *Am J Epidemiol* 2011;173:703–11.

8 Freifeld C, Brownstein J. HealthMap: global health, local information. [Homepage on the Internet.] Freifeld C and Brownstein J, 2011. Available at: http://www.healthmap.org/. Accessed October 24, 2012.

9 Ushahidi. [Homepage on the Internet.] [Ushahidi, 2011. Available at: http://www.ushahidi.com/. Accessed October 24, 2012.

10 InSTEDD: Innovative Support to Emergencies, Diseases, and Disasters. GeoChat. [Homepage on the Internet.] Palo Alto, CA: InSTEDD, 2011. Available at: http://instedd.org/technologies/geochat/. Accessed October 24, 2012.

11 Shah A. The future is now: mobile technology and public health. *Yale J Public Health* 2007; 31–4. Available at: http://www.cdc.gov/news/2007/03/images/mobiletech.pdf. Accessed October 24, 2012.

12 Breslauer DN, Maamari RN, Switz NA, *et al.* Mobile phone based clinical microscopy for global health applications. *PloS One* 2009;4:e6320.

13 ICT Results. *Light-Generating Transistors to Power Labs on Chips*. ScienceDaily; 2010. Available at: http://www.sciencedaily.com/releases/2010/01/100104092458.htm. Accessed October 24, 2012.

14 Centers for Disease Control and Prevention. *Social Media at CDC*. Atlanta, GA: US Department of Health and Human Services, CDC, 2009. Available at: http://www.cdc.gov/SocialMedia/. Accessed October 28, 2012.

15 Levine D, McCright J, Dobkin L, *et al.* SEXINFO: a sexual health text messaging service for San Francisco youth. *Am J Public Health* 2008;98:393–5.

16 Yang C, Yang J, Luo X, Gong P. Use of mobile phones in an emergency reporting system for infectious disease surveillance after the Sichuan earthquake in China. *Bull World Health Organ* 2009;87:619–23.

17 Robertson C, Sawford K, Daniel SL, *et al.* Mobile phone-based infectious disease surveillance system, Sri Lanka. *Emerg Infect Dis* 2010;16:1524–31.

18 Freifeld C, Brownstein J. HealthMap: global health, local information; outbreaks near me. [Homepage on the Internet.] Freifeld C and Brownstein J, 2011. Available at: http://www.healthmap.org/outbreaksnearme/. Accessed October 24, 2012.

19 New York City Department of Health and Mental Hygiene. *Health Department Launches NYC Condom Finder Mobile Phone Application in Time for Valentine's Day*. New York, NY: New York City Department of Health and Mental Hygiene, 2011. Available at: http://www.nyc.gov/html/doh/html/pr2011/pr003-11.shtml. Accessed October 29, 2012.

20 Randrianasolo L, Raoelina Y, Ratsitorahina M, *et al.* Sentinel surveillance system for early outbreak detection in Madagascar. *BMC Public Health* 2010;10:31.

21 González MC, Hidalgo CA, Barabási AL. Understanding individual human mobility patterns. *Nature* 2008;453:779–82.

22 Dobson JE. Big Brother has evolved. *Nature* 2009; 458:968.

23 Greenough PG, Chan JL, Meier P, *et al.* Applied technologies in humanitarian assistance: report of the 2009 Applied Technology Working Group. *Prehosp Disaster Med* 2009;24(Suppl. 2):s206–9.

24 Eysenbach G. Poverty, human development, and the role of eHealth. *J Med Internet Res* 2007;9:e34.

25 Centers for Disease Control and Prevention. Updated guidelines for evaluating public health surveillance systems: recommendations from the Guidelines Working Group. *MMWR Recomm Rep* 2001;50(No. RR-13): 1–35.

26 Groseclose SL, German RR, Nsubuga P. Evaluating public health surveillance. In: Lee L, Teutsch SM, Thacker SB, St. Louis ME (eds.) *Principles and Practice of Public Health Surveillance*, 3rd edn. New York, NY: Oxford University Press, 2007.

27 Public Health Informatics Institute. *Towards Measuring Value: An Evaluation Framework for Public Health Information Systems*. Decatur, GA: Association of Public Health Laboratories, 2005.

28 DeLone WH, McLean ER. The DeLone and McLean model of information systems success: A ten-year update. *J Manage Inf Syst* 2003;19(4):9–30.

# 31

# 第31章　全球公共卫生情报网络

Abla Mawudeku[1], Michael Blench[1], Louise Boily[1], Ron St. John[2], Roberta Andraghetti[3], & Martha Ruben[4]

[1] 加拿大安大略省,渥太华,加拿大公共卫生署
　　Public Health Agency of Canada, Ottawa, ON, Canada

[2] 加拿大安大略省,Manotick,圣约翰国际公共卫生咨询公司
　　St. John Public Health Consulting International, Inc., Manotick, ON, Canada

[3] 美国华盛顿哥伦比亚特区,泛美卫生组织
　　Pan American Health Organization, Washington, DC, USA

[4] 加拿大安大略省,渥太华,Martha Ruben 服务机构
　　Martha Ruben Services, Ottawa, ON, Canada

## 引言

使用新闻媒体来监测疾病暴发的发生和演变并不新颖。1957年流感大流行期间,美国传染病中心流行病学和实验室部门利用新闻媒体的信息来补充通过全国监测系统收集的数据[1]。第21届世界卫生大会关于国家和全球传染病监测的技术讨论报告指出,利用疾病流行报告的所有可能的信息资源,并指出"往往初次发现流行……报纸就作了报道"[2]。

然而,直到20世纪90年代中期,信息技术的快速发展才转换新闻方式,包括具有公共卫生意义的事件在世界范围内传播和使用。全球公共卫生情报网络(GPHIN)是基于事件监测的一个示例,作为一门新的学科,可利用现有丰富的电子资源促进对可能影响全球人类健康事件的侦查,因此需要立即引起国际关注[3~14]。传统的监测方法依靠病例报告,而基于事件的监测是从各种公开发布的官方和非官方来源获取数据。使用这些数据的假设是,这些数据比向公共卫生官员报告的数据能更及时发现公共健康威胁[3,15~17]。近年来,这些非正式数据来源在生物监测中起到越来越重要的作用。例如,最近几年由世界卫生组织调查的几乎所有重要的暴发,首先是通过非传统来源侦查出来[18]。许多"实时"监测系统使用的很多数据来源和方法,如 Argus、Biocaster、HealthMap、MedIsys、ProMed 和 PULS,最近很多国家的公共卫生和政府官员及世界卫生组织也都在使用[3,5,10,12,13,18~26]。

## 全球公共卫生情报网的开发

在20世纪90年代早期,加拿大政府认识到创新的通信和信息技术可以明显提高加拿大国家卫生信息系统的效率和效能,并于1997年建立了加拿大国家健康监测信息基础设施[27]。该系统包括一些试点项目以说明使用网络来获得和交换健康监测信息[28,29]。1998年,其中一个试点项目开发了全球公共卫生情报网络。该项目的目的是检查使用网络持续监测全球新闻媒体的可行性和及时收集

注:本章节献给前全球公共卫生情报网络(GPHIN)技术顾问和项目协调员 Michael Blench,他在发展电子新闻媒体监测疾病暴发的理念和制订技术协议方面起到至关重要的作用。Michael 是一位有远见的领导者,以积极的精神致力于推进基于事件监测的科学和实践。他从2002年开始致力于全球公共卫生情报网络工作,直至2011年英年早逝。

可能影响加拿大人的全球疾病暴发信息[28,29]。

由于全球公共卫生情报网络收集的受关注的公共卫生事件的新闻报道未获得受影响地区公共卫生官员的证实,故对系统生成的暴发预警要进行核实。加拿大政府和世界卫生组织趁此机会进行合作,以加强从不同来源收集流行情报信息的能力[30]。到 1997 年,世界卫生组织已建立了系统程序来发现可能导致国际公共卫生问题的疾病暴发。这个程序包含多种信息来源,包括非官方的来源,如媒体报告。因此,全球公共卫生情报网络成为世界卫生组织收集信息的监测工具之一[26]。本章节描述全球公共卫生情报网络系统,并解释其在全球公共卫生监测中的作用。

## 全球公共卫生情报网络系统的演变

### 原型系统(1998—2004 年)

全球公共卫生情报网络原型开发旨在:

①确定对加拿大人有潜在公共卫生威胁的新闻媒体报道的实用性;②利用新闻媒体来源的报道,确定建立强大的全球预警系统所需的基础设施类型、过程和要素。

系统用户包括与公共卫生有关的政府机构和国际公共卫生组织、非政府组织、学术机构和私人公司。尽管这些年使用系统的个体已发生变化,但全球公共卫生情报网络系统用户的类别仍保持稳定。在原型期,公共卫生问题的范围从人类传染病扩大到动物疾病,食品、辐射和产品安全,以及与自然灾害有关的问题。

原型包括自动和人工分析要素(图 31.1)。自动的基于网络的要素包括每周 7 天,每天 24 小时全天候按时间顺序监测、收集、过滤、分类,并呈现相关新闻报道的整个过程。全球公共卫生情报网络原型平台使用市售的现成的数据挖掘软件程序,过滤掉重复或无关的新闻报道(详见下述)。然后,过滤后的相关新闻报道根据规定的科目分类(如传染

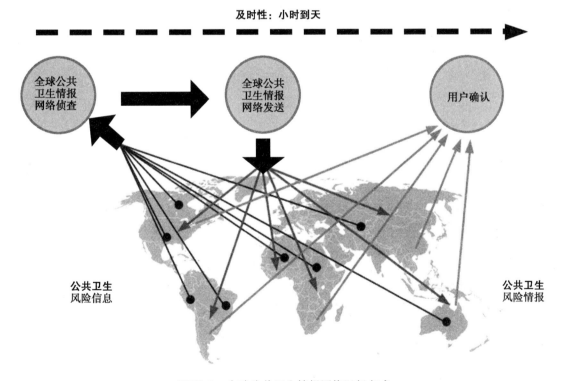

**图 31.1**　全球公共卫生情报网络运行方式

病,食品,辐射和产品安全,环境),并立即将其列出供浏览之用。

人工分析要素包括具有多语言、多元文化和多学科的分析团队,他们浏览筛选新闻报告以确保这些报告与公共卫生有关。分析人员也负责确定和标识符合国际卫生条例的法定报告疾病(如霍乱、鼠疫和黄热病)的新闻报告或者认为有潜在严重公共卫生后果的任何疾病的新闻报告(关于国际卫生条例的讨论,参见第4章)。人工分析每天20小时,每周6天,实行定期轮班制。在突发公共卫生事件[如严重急性呼吸综合征(SARS)]期间,分析人员要每周7天,每天24小时全天候进行分析,并昼夜编写和电子发布疫情现状报告。

用于监测相关公共卫生事件的新闻媒体来源和语言最初限于英语和法语,但是后来扩展的来源和语言可以覆盖全球其他地区。2004年包括阿拉伯语、中文(简体和繁体)、俄语和西班牙语。要招募更多分析师来处理非英语文章。

## 多语言系统(2004 至今)

根据原型阶段获得的经验,2003 年建立了多语言平台并在 2004 年 11 月推出。这个新的系统不仅可处理大量多语种的新闻报告,而且也适合于先进的信息技术。

与全球公共卫生情报网络的原型版本相似,目前全球公共卫生情报网络多语言网络系统包括两个重要的和相互依存的过程——自动要素和人工要素。自动程序不能代替人工分析但能协助人工分析,因为计算机系统可以比人工更迅速地完成任务。例如,因为每天有大量的新闻报告,利用算法将新闻报告按学科分组。自动程序也可用于翻译新闻报道、初步评价其相关性及确定机器翻译的理解能力,并根据语言对报告进行分类,还可用于查询其他分析的一些报告和历史新闻报告的存档(见下述)。

## 自动要素

正如图 31.2 所示,自动程序报告包括几

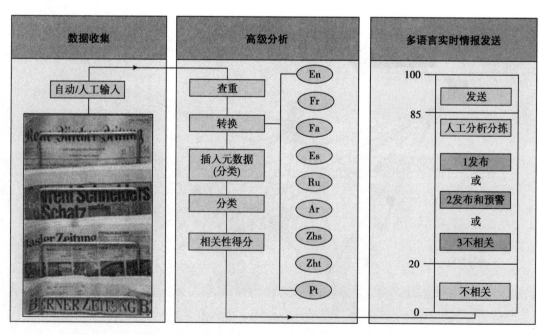

**图 31.2　全球公共卫生情报网络自动要素工作流程**

个步骤。这个要素的功能是每周 7 天每天 24 小时全天候对潜在公共健康威胁进行持续性监测,并对通过新闻聚合器以 9 种语言获得的 2 万多新闻媒体来源进行扫描并自动翻译成英语。全球公共卫生情报网络最初能扫描和翻译阿拉伯语、中文(简体和繁体)、英语、法语、俄语和西班牙语的新闻报告;2008 年增加了波斯语和葡萄牙语。该系统使用全球公共卫生情报网络分析人员开发的检索词来确定和收集相关的新闻报告。然后,系统使用算法来筛选这些相关的新闻报告,并按全球公共卫生情报网络系统分类法对其进行分类。分类学的类别包括人类疾病、动物疾病、植物疾病、生物制剂(如疫苗、基因工程)、化学事故、放射性暴露、不安全产品和自然灾害。在某些情况下,自动程序不能获得的新闻报道,可以用手工输入到全球公共卫生情报网络系统。

非英语新闻报告可自动翻译为英语。该系统的机器翻译引擎能翻译内容,其费用是专业翻译的几分之一。尽管翻译质量不如专业翻译,但这些新闻报告的机器翻译版本也可提供文章的精华部分。然后,用一种算法来评价翻译报告的可理解性;对可理解性评分低的报告由分析人员审查和修改。

该系统应用相关性算法来确定经初始过滤的新闻报告的相关级别,从而确定哪些新闻报告可进入下一阶段分析——由分析人员进行评价。根据全球公共卫生情报网络系统分类学的关键词和术语对报告进行相关性评分。对 85 分及以上的所有新闻报告,应立即发布给用户。如果在工作时间收到,20 ~ 85 分的新闻报告在发布给用户前,由全球公共卫生情报网络分析人员审查。在非工作时间收到的新闻报告,提供给用户时应有提示未经分析人员审查的标识。系统将 ≤20 分的新闻报告归为不相关,不发送给用户。然而,这些报告要储存在数据库。

## 人工分析要素

全球公共卫生情报网络采用多学科分析团队,为系统配备语言、技术和分析的专家。因为这个系统监测的公共卫生问题涉及面广,人工团队需要不同学科(如公共卫生、新闻学、医学、生物学、化学、环境科学、经济学和监测)的专业知识。分析人员负责确定可能有严重公共卫生后果的状况和根据已确立的标准将其标识为预警(图 31.3)。为便于迅速行动,每个有标识预警的新闻报告通过电子邮件发送给用户。

分析人员也要认真审查所有自动标记为不相关的新闻报告来确认这些报告不会构成预警。分析人员的其他职责包括评估过滤的新闻报道相关性和识别趋势或可能的关系;核对和编辑机器翻译新闻报告的理解力;构建和更新搜索语法;定期更新全球公共卫生情报网络系统分类的关键词。搜索语法是根据可获得的公共卫生威胁相关的新信息以及新闻媒体或该地区所使用的术语而定。

全球公共卫生情报网络用户能够访问任何有因特网接入的多语言系统。他们可以查看已处理的最初以英语或其他 9 种语言中任一种语言发布的新闻报道,生成查询,并使用关键字和自由文本建立和存储个性化检索标准。每个关键字与同义词、拼写变化和媒体使用的九种语言中的任何一种相链接。必要时,用户也能与全球公共卫生情报网络人员互动,在具体查询时请求帮助,对翻译的新闻报道的说明或在全球公共卫生情报网络平台的任何特征和功能方面提供反馈意见。

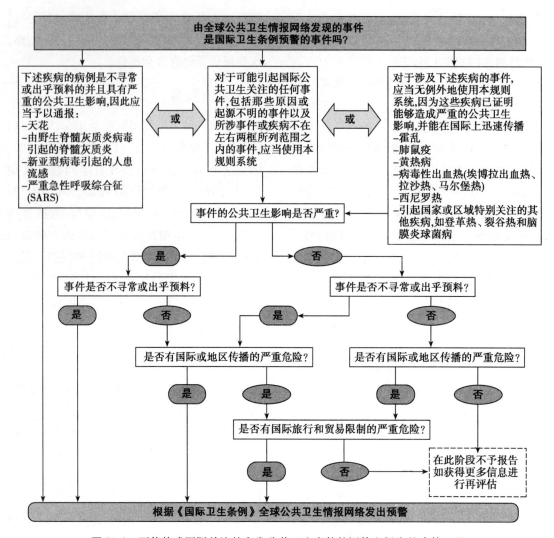

**图31.3**　可能构成国际关注的突发公共卫生事件的评估和报告的决策工具

# 全球公共卫生情报网络如何在全球使用

各个政府机构、非政府组织以及与全球监测和应对公共卫生事件相关的私人企业，正在使用全球公共卫生情报网络。以下是一些用户如何将全球公共卫生情报网络信息应用于所开展的工作之示例。

## 加拿大公共卫生署

2004年加拿大成立公共卫生署(PHAC)，以加强全国公共卫生基础设施，帮助防范和减缓暴发和其他突发事件的影响[31~33]。全球公共卫生情报网络在公共卫生署内的作用是提供有关潜在公共卫生威胁的早期预警和事态感知。通过传染病预防控制部门的各个项目部和全球公共卫生情报网络，公共卫生署每天从正式和非正式渠道系统收集公共卫生情报信息。对加拿大所关注的突发公共卫生事件，要报告给公共卫生署高级官员、对口的联邦部门和省级官员用于决策。

## 美国疾病预防控制中心

美国疾病预防控制中心流行病信息交换规划（Epi-X）使用了全球公共卫生情报网络[34]。流行病信息交换规划是一个安全的基于网络的通信系统，美国疾病预防控制中心官员，州和地区卫生部门，毒物控制中心和其他公共卫生专业人员通过该网络分享卫生监测信息。全球公共卫生情报网络现已成为流行病信息交换规划的重要贡献者。美国疾病预防控制中心的分析人员每天监测和综合有关公共卫生事件的全球公共卫生情报网络信息，并与其他信息来源一起发布在流行病信息交换规划系统。自 2000 年 12 月启动流行病信息交换规划以来，卫生官员已经在这个系统发布 17 000 多份报告，包括地方和国家应对恐怖事件、SARS、卡特里娜飓风、西尼罗病毒、流感监测和大流行防范等相关报告。此外，还包括影响多个州的食源性暴发和食品召回，对发生传染病的旅行者的调查[34]。

## 世界卫生组织

作为全球暴发预警和应对网络（GOARN）的伙伴，全球公共卫生情报网络为世界卫生组织通过新闻媒体来帮助早期侦查相关公共卫生事件提供了有效和可靠的机制。

因为没有一个公共卫生机构能具备所有必需的资源来正确应对国际关注的暴发，世界卫生组织建立了全球暴发预警和应对网络，将其作为帮助应对突发公共卫生事件的国际组织和专家的网络[35]。

世界卫生组织每天从正式和非正式来源系统地收集流行病情报，来确保全面和及时描述流行威胁的演变情况。正式来源包括卫生部，国家公共卫生研究院，世界卫生组织区域和国家办事处，世界卫生组织合作中心，民用和军用实验室，学术机构和非政府组织[26,30]。非正式来源包括全球公共卫生情报网络、MedIsys、HealthMap 和 ProMED，可提供全球关于新发公共卫生威胁的近实时报告。然而，世界卫生组织要求可能受累地区的成员国来核实从非官方来源获得的暴发报告。一旦世界卫生组织确定暴发正在发生，则需寻求事件的进一步细节，及时采取合适的控制措施，为全球公共卫生专业人员提供权威和准确的暴发信息。

## 全球公共卫生情报网络的评价

在开发多语言全球公共卫生情报网络的过程中，建立了一套标准来确保效能和效率。根据以前原型的经验和美国疾病预防控制中心评价早期预警系统的指南建立了标准[36]。以下章节是对用于评价全球公共卫生情报网络系统绩效的标准进行探讨。

### 有用性

全球公共卫生情报网络已经证明，在某些情况下该网络能支持和补充现有的正式的监测系统以侦查、监测和应对疾病暴发。在监测和规划资源有限的国家或不愿意报告国际关注的突发公共事件的国家，基于事件的监测系统如全球公共卫生情报网络，对加强生物监测特别有用[37]。

业已证明，全球公共卫生情报网络提供的分析在突发公共卫生事件期间很有价值[28,30,37]。全球公共卫生情报网络最早的显著成就之一发生在 1997 年 12 月。全球公共卫生情报网络收集的信息提醒公共卫生界，在中国东南部出现新的流感病毒株[38,39]。

全球公共卫生情报网络在 2002—2003 年全球 SARS 暴发期间也做出了重要贡献[40]。在世界卫生组织收到受累国家事件的官方报告前，全球公共卫生情报网络报告提示正在发生一起罕见暴发[5,12,28]。在世界卫生组织确认 SARS 暴发之后，全球公共卫生情报网络提供了大量有关暴发及相关问题的详细信息，如全球各国正在考虑和实施预防与控制措施的类型。全球公共卫生情报网络分析与加拿大外交部和国际贸易部密切合作,提供协助加拿大人出国所需的信息。

在 2009 年甲型 H1N1 流感大流行期间,全球公共卫生情报网络向加拿大卫生署、世界卫生组织以及其他国家和国际公共卫生组织提供全球发病情况,病原体鉴定,病毒扩散及全球各国采取的公共卫生措施等信息。如同所有突发公共卫生事件协议一样,在 2009 年流感大流行期间,全球公共卫生情报网络分析人员要每周 7 天每天 24 小时全天候监测疾病的演变并持续提供事态感知。在 2009—2010 年侦查到其他暴发包括毛里塔尼亚北部的裂谷热(该地区此前未发现该病)、刚果的脊髓灰质炎,秘鲁的腺鼠疫和墨西哥的落基山斑点热。

尽管来自新闻媒体的信息被证明是有用的,但确保全球公共卫生情报网络报告的可靠性和准确性仍具有挑战性。全球公共卫生情报网络分析人员很难确定哪些新闻报告是实际事件以及报告中的信息是否准确。多年来,全球公共卫生情报网络分析人员已经对倾向于报告真实事件和可能报告错误或有政治动机的事件的新闻来源有了更深入的了解。全球公共卫生情报网络分析人员在筛选众多新闻报道时,考虑到这些事实。分析人员尽最大可能将可靠来源或官方来源(包括医疗保健机构或政府间国际组织,如世界卫生组织)的报告,作为优先考虑事项。对于同一事件从不同来源接收的信息,使得分析人员和用户也要检查报告的准确性,并对发生的事件有更全面的了解。例如,来自一个来源的报告可能是关于暴发相关病例的临床信息,而另一个来源的报告可能重点是实施控制措施的类型。

此外,与依赖于未经证实报道的基于事件的监测系统一样,全球公共卫生情报网络偶尔也会收到假阳性报告。分析人员可能也难以理解写作风格和世界不同地区的语言使用。例如,在有些地区,暴发的初始报告会描述为"神秘的暴发"或"罕见病",后来认为是那个特定区域的地方性流行或季节性流行。另一个困难是解读事件的措辞,记者可能对措辞的翻译出现错误。例如,也门的水痘暴发曾错误地翻译为天花,这是从阿拉伯语翻译为英语所致,因阿拉伯语的水痘和天花非常相似,很容易被混淆。然而,全球公共卫生情报网络分析人员仅花费不到 15 分钟来评估报告准确性并纠正报告。随后的中文和法语新闻报告做了澄清,这件事是记者弄错了,也门的暴发实际上是水痘;初始报告没有作为预警向用户发送,但是与其他新闻报告一起储存在数据库中供查阅。在这种情况下,全球公共卫生情报网络通知用户,在这个报告中有一个由记者所致的错误。

## 及时性

对于潜在公共健康威胁的早期预警系统,信息的有效性和及时性是至关重要的。为了达到这些目标,全球公共卫生情报网络使用了多种不同方法。全球公共卫生情报网络系统每 15 分钟收集新闻报告,自动化处理确保报告在 1 分钟以内就能查阅。全球公共卫生情报网络使用新闻聚合器(如 Factiva)在报告及时性方面有潜在优势;在某些情况下,与新闻机构签署协议允许新闻聚合器检索比官方发布早几个小时或者一两天的新闻报告。

此外,新的技术(如语音到文本和文本到语音)促进新闻的快速传播。例如,官方在新闻发布会发布的声明能自动转换为文本,并在全世界发布。而且,全球公共卫生情报网络系统生成的突发新闻或预警,能通过移动电话、黑莓手机或其他数字工具发送给用户。

监测不同语言的新闻报告对早期侦查和报告公共卫生事件是至关重要的。例如,全球公共卫生情报网络在 2002 年 11 月收集到中国非典型呼吸道疾病的最早期报告为中文,后来该病被确定为 SARS[41]。相反,全球公共卫生情报网络检索到非典型呼吸道疾病的最早英文报告是在 2003 年 1 月。同样,在阿塞拜疆和伊朗可能暴发禽流感的最初报告是波斯语,2009 年墨西哥罕见呼吸道感染的最初报告是西班牙语。

然而,由人类专业人员鉴定重要警报是全球公共卫生情报网络早期预警能力滞后的重要原因,因为预警的生成需要分析人员的人工评估。因此,在加拿大非工作时间,因为没有分析人员上班导致警报发布延迟。只有在发生突发公共卫生事件(如加拿大公共卫生署官员或者 WHO 确定的事件)期间,分析人员每周 7 天每天 24 小时全天候工作,向用户提供最新信息。这一问题的解决方案目前正在讨论中。

## 敏感度和特异度

全球公共卫生情报网络系统正在采取一些措施来识别相关信息并与"噪声"分开。用分析人员开发的检索条件来监测和检索相关新闻报道,包括在过于具体和过于一般化之间达到平衡;要定期调整这些条件以确保能捕捉到所关注的所有公共卫生问题。下一步是应用相关性评分方法。为新闻分配适当的分值是一个持续的挑战。评分方法必须足够敏感,以便将相关的报告与无关的传闻区别开来,并考虑到记者对文字和写作风格的选择。不管是自动处理或分析人员筛选,每天处理的文章中平均约 65% 被标记为无关。全球公共卫生情报网络系统有效地减少了几乎都是文本格式的新闻报道数。从 2005 年 1 月 1 日到 2011 年 1 月 31 日,全球公共卫生情报网络系统检索到 460 万份新闻报告,其中 140 万份被标记为重复(图 31.4)。

另一个任务是过滤掉不相关的新闻报道,这些报道由于记者的措辞或写作风格最初曾被确定为包含潜在突发事件的信息。例如,"黄热病(yellow fever)"一词在体育比赛期间往往用于描述球迷的狂热。当新闻报告中含有"暴发(outbreak)"和"袭击(struck)"等词时(知识点 31.1,第一条和第二条),通过上述自动程序并不能删除这些新闻条目,全球公共卫生情报网络的人工要素必须评估报告的实际相关性。

## 灵活性

多语言的全球公共卫生情报网络在许多方面可以扩展,适应性强。检索标准可以很容易地调整在 30 分钟内,就有明显的结果。例如,当新的疾病被确定时,分析人员建立新的检索条件(如疾病的症状和地理分布)供可用 9 种语言检索的新闻聚合器使用,在更新后 30 分钟内就可检索到关于新的疾病的相关新闻。同时,在自动改变时,分析人员可直接从新闻聚合器数据库人工收集关于新的疾病的所有信息,并立即向用户发送这些文章。多语言的平台也有扩展性,因为它是以模块设计,故添加新的模块或整合新的技术或语言,都是相对容易的。

## 稳定性

要想成为有效的基于事件的生物监测系统,全球公共卫生情报网络不仅需在有限的故障停机时间内维持操作平台的稳定,而且要确保有足够的后勤人员来操作、维护和持续不断地加强该系统。迄今,全球公共卫生情报网络系统一直是稳定的和强大的。维护活动仅需要几分钟的系统停机时间,一般选在新闻报道和使用全球公共卫生情报网络系统时间最少的数小时期间。全球公共卫生情报网络分析员和信息技术专家团队的支持对系统的稳定是必要的。支持全球公共卫生情报网络系统的信息技术专家团队,对于处理在建立系统过程中所产生的技术困难一直是有帮助的。这个团队要持续评估系统的功能,以观察还有哪些地方可以改进以有利于用户和分析人员。

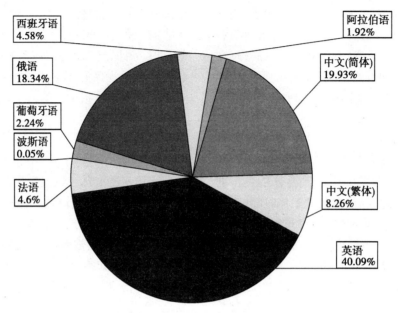

| 语言 | 新闻事件 | 重复 | 净新闻事件 |
|---|---|---|---|
| 阿拉伯语 | 88 830 | 0 | 88 830 |
| 中文（简体） | 1 216 838 | 293 204 | 923 634 |
| 中文（繁体） | 538 619 | 155 983 | 382 636 |
| 英语 | 2 401 962 | 544 114 | 1 857 848 |
| 法语 | 264 188 | 51 212 | 212 976 |
| 波斯语 | 2383 | 0 | 2383 |
| 葡萄牙语 | 11 3864 | 10 038 | 103 826 |
| 俄语 | 1 101 911 | 252 245 | 849 666 |
| 西班牙语 | 275 287 | 62 981 | 212 306 |
| 合计 | 6 003 882 | 1 369 777 | 4 634 105 |

**图 31.4** 新闻报道按语种分布和查重报告(2005 年 1 月 1 日到 2011 年 1 月 31 日)

---

**知识点 31.1 记者的写作风格**

**第一条:黄热病(yellow fever,此处意为球迷狂热)**

2003 年 11 月 18 日

坦帕论坛报

惩罚的流行已使得多次努力付之东流,导致三连败,使得坦帕湾海盗队(Tampa Bay Buccaneers)的赛季只能如同依靠生命维持系统一样奄奄一息

**第二条:黄热病入侵(yellow fever grips Oasis,此处意为对体育活动的狂热)**

2006 年 2 月 24 日

卡尔古利矿工报

上周五约翰保罗学院举行一年一度游泳嘉年华时,引发了一场狂热

---

## 成本

全球公共卫生情报网络的操作成本平均为每年 300 万加元(加拿大公共卫生署安排总预算的 3% 用于公共卫生防范[42]),包括人力资源、全球公共卫生情报网络系统维护以及不断加强和开发系统的费用。目前,全球公共卫生情报网络系统为有限的开放模式提供服务。任何组织都可以免费申请访问该系统,但是,用户注册时必须证明他们所属的机构所用的信息是用于公共卫生目的。可以直接申请访问全球公共卫生情报

网络（gphin-rmisp@ phac-aspc. gc. ca）。

## 全球公共卫生情报网络的展望

随着持续的全球化趋势以及公共卫生基础设施的缺失或失败，意味着全球的公共卫生安全越来越受到威胁。因此，需要有长效机制来帮助提醒全球公共卫生领域存在的潜在风险。

全球公共卫生情报网络已经证明有能力提供早期预警功能来补充正式的监测系统来监测疾病暴发的演变。国际卫生条例（2005年）的核心是需要建立和确保有效的全球监测，早期发现国际关注的突发公共卫生事件[37]。为了满足这些要求，世界卫生组织成员国必须构建其监测和应对能力，以侦测、评估及报告可能构成国际关注的突发公共卫生事件，并与世界卫生组织联系。全球公共卫生情报网络通过加强国家监测系统的早期预警功能，从而促进国际卫生条例（2005年）的实施。在监测基础设施资源有限或不愿意报告可能构成国际关注的突发公共卫生事件的成员国，全球公共卫生情报网络特别有效。只要全球公共卫生情报网络维持其价值，就能在全球公共卫生监测中继续发挥作用。

通过加强全球公共卫生情报网络，为加拿大和国际公共健康领域提供更多的支持。可与全球公共卫生情报网络覆盖的公共卫生领域的专家继续建立合作性协议和网络，从而帮助指导和改进监测，收集和分析全球的公共卫生威胁。例如，全球公共卫生情报网络可加强其在监测对人类健康构成风险的动物疾病和人畜共患病中的作用。全球公共卫生情报网络也是联合国世界粮农组织和国际兽疫局监测家畜和新发跨界疾病所采用的信息来源之一。

全球公共卫生情报网络也能为旨在加强全球卫生应急防范与响应的其他国际新项目，如早期预警和报告（EAR）项目和区域性疾病监测链接机构（CORDS）项目，提供支持。早期预警和报告项目得到全球卫生安全倡议的支持，是与加拿大、法国、德国、意大利、日本、墨西哥、英国、美国和欧盟合作的国际项目。该项目有一个共用的平台，能整合来自6个监测系统（包括全球公共卫生情报网络）有关潜在公共卫生威胁的关键信息。早期预警和报告项目的主要目的是加强对生物、化学、辐射和核威胁的全球卫生防范和应对[3,43]。得到核威胁倡议组织（Nuclear Threat Initiative）支持的区域性疾病监测链接机构项目[44,45]是一个非政府组织，旨在创建一个单独的全球传染病专家社交网络[45,46]。其主要功能是汇集疾病活动性高的地区的卫生专业人员，创造一种旨在促进合作和提高全球疾病监测能力的信任和对话的氛围。

由于通信和信息技术的不断进步，故能方便地获得全球新闻，但这对公共卫生领域有效地利用信息是个挑战。利用新闻媒体作为公共卫生监测的非正式信息来源的观念并未完全被公共卫生人员所接受；然而，如果没有这个信息来源，及时侦查全球公共卫生威胁，包括在没有适当卫生设施的地区发生的威胁[47~49]，将更加困难。因为数据来自不同的来源，如症状监测系统、地理信息系统、流行病学研究等，故必须采用新的方法来管理和处理这些信息。基于事件的实时生物监测系统如全球公共卫生情报网络和其他系统的信息进行整合，最终可能会满足其要求，将不同来源和类型的信息（正式的和非正式的，结构化的和非结构化的）汇编为能及时、有效地侦查、确认、分析、评估和调查潜在严重公共卫生事件的有用方式。

## 小结

本章节描述了创新的多语言全球公共卫生情报网络系统，以及利用新闻媒体对全球公共卫生监测做出有价值的贡献的能力。全球公共卫生情报网络帮助改变全球卫生监测的组织和实施方式；帮助恢复国际对疾病暴发的监测，并导致政府控制或隐瞒发布信息的能力下降。此外，全球公共卫生情报网络为世界卫生组织提供了新的工具，可以鼓励成员国对其境内发生的暴发进行确认并采取行动[4,28]。

全球公共卫生情报网络系统现在是相互关联的子系统和构成全球公共卫生监测基础设施网络中的功能性元件。随着通信和信息技术的进展，全球公共卫生情报网络系统将不断增强与发展及时监测和收集重要公共卫生事件信息的能力。

## 致谢

作者对 Guerrero、Ni、Zaghlool 和 Xu 博士；Lemay 先生；Alcazar 女士、Choucrallah 女士、Dhalwani 女士、Fang 女士、Ghiasbeglou 女士、Gooya 女士、Patricio 女士、Rodionova 女士、Su 女士、Vedom 女士和 Zhang 女士的热心奉献及对全球公共卫生监测的贡献深表感谢。也感谢 Nowak 和 Lake 博士对开发全球公共卫生情报网络原型的贡献。

（邹艳 译，周祖木 校）

## 参考文献

1 Langmuir AD. The surveillance of communicable diseases of national importance. *N Engl J Med* 1963;268:182–92.

2 World Health Organization. *Report of the Technical Discussions at the Twenty-First World Health Assembly on National and Global Surveillance of Communicable Diseases*. A21/Technical Discussions/5. Geneva, Switzerland: WHO, 1968.

3 Hartley DM, Nelson NP, Walters R, *et al*. The landscape of international event-based biosurveillance. *Emerg Health Threats J* 2009;3:e3.

4 World Health Organization. *Revision of the International Health Regulations 2005*. Geneva, Switzerland: WHO, 2005. Available at: http://who.int/csr/ihr/IHRWHA58_3-en.pdf. Accessed November 19, 2012.

5 Mawudeku A, Ruben M. Global public health surveillance: the role of non-traditional surveillance tools. In: *Global Infectious Disease Surveillance and Detection: Assessing the Challenges—Finding Solutions. Workshop Summary*. Washington, DC: National Academies Press, 2007: 116–21.

6 Mawudeku A, Lemay R, Werker D, *et al*. The global public health intelligence network. In: M'ikanatha NM, Lynfield R, Van Beneden CA, de Valk H (eds.) *Infectious Disease Surveillance*. Malden MA: Blackwell Publishing, 2007: 304–17.

7 Gao S, Mioc D, Yi X, *et al*. Towards Web-based representation and processing of health information. *Int J Health Geogr* 2009;8:3.

8 Sintchenko V, Gallego B, Chung G, Coiera E. Towards bioinformatics assisted infectious disease control. *BMC Bioinformatics* 2009;10(Suppl. 2):S10.

9 Brownstein JS, Freifeld CC, Reis BY, Mandl KD. Surveillance sans frontieres: Internet-based emerging infectious disease intelligence and the HealthMap project. *PLoS Med* 2008;57:e151.

10 Freifeld CC, Mandl KD, Reis BY, Brownstein JS. HealthMap: global infectious disease monitoring through automated classification and visualization of Internet media reports. *J Am Med Inform Assoc* 2008;15:150–7.

11 Lozano-Fuentes S, Elizondo-Quiroga D, Farfan-Ale JA, *et al*. Use of Google Earth to strengthen public health capacity and facilitate management of vector-borne diseases in resource-poor environments. *Bull World Health Organ* 2008;86:718–25.

12 Wilson K, Brownstein JS. Early detection of disease outbreaks using the Internet. *CMAJ* 2009;180:829–31.

13 Brownstein JS, Freifeld CC, Madoff LC. Digital disease detection: harnessing the Web for public health surveillance. *N Engl J Med* 2009;360:2153–7.

14 Polgreen PM, Chen Y, Pennock DM, Nelson FD. Using internet searches for influenza surveillance. *Clin Infect Dis* 2008;47:1443–8.

15 Madrigal A. *Google Could Have Caught Swine Flu Early*. Wired, 2009. Available at: http://www.wired.com/wiredscience/2009/04/google-could-have-caught-swine-flu-early/. Accessed October 24, 2012.

16 Hulth A, Rydevik G, Linde A. Web queries as a source for syndromic surveillance. *PLoS One* 2009;4:e4378.

17 Carneiro HA, Mylonakis E. Google trends: a web-based tool for real-time surveillance of disease outbreaks. *Clin Infect Dis* 2009;49:1557–64.

18 Keller M, Blench M, Tolentino H, *et al*. Use of unstructured event-based reports for global infectious disease surveillance. *Emerg Infect Dis* 2009;15:689–95.

19 Conway M, Kawazoe A, Chanlekha H, Collier N. Developing a disease outbreak event corpus. *J Med Internet Res* 2010;12:e43.

20 Collier N, Doan S, Kawazoe A, *et al*. BioCaster: detecting public health rumors with a Web-based text mining system. *Bioinformatics* 2008;24:2940–1.

21 Yangarber R, Best C, von Etter P, *et al. Combining Information about Epidemic Threats from Multiple Sources*. 2007 Available at: http://citeseerx.ist.psu.edu/viewdoc/download?doi=10.1.1.81.3405&rep=rep1&type=pdf. Accessed October 24, 2012.

22 Kawazoe A, Chanlekha H, Shigematsu M, Collier N. Structuring an event ontology for disease outbreak detection. *BMC Bioinformatics* 2008;9(Suppl. 3):S8.

23 Blench M. Global public health intelligence network (GPHIN). In *Proceedings of the 8th Conference of the Association for Machine Translation in the Americas, Waikiki, Hawaii, October 21–25, 2008.*

24 Wilson JM 5th, Polyak MG, Blake JW, Collmann J. A heuristic indication and warning staging model for detection and assessment of biological events. *J Am Med Inform Assoc* 2008;15:158–71.

25 Yangarber R, Syeinberger R, Best C, *et al. Combining Information Retrieval and Information Extraction for Medical Intelligence.* 2007 Available at: http://carbon. videolectures.net/v001/85/qwkrxf4oycfgk3bua6kqpda2l wi6372h.pdf. Accessed October 24, 2012.

26 Grein TW, Kamara KB, Rodier G, *et al.* Rumors of disease in the global village: outbreak verification. *Emerg Infect Dis* 2000;6:97–102.

27 Health Canada. *Connection for Better Health: Strategic Issues. Interim Report.* Ottawa, ON: Health Canada, 1998. Available at: http://www.hc-sc.gc.ca/hcs-sss/ pubs/ehealth-esante/1998-connect-connexe-achi-ccis/. Accessed October 24, 2012.

28 Mykhalovskiy E, Weir L. The Global Public Health Intelligence Network and early warning outbreak detection: a Canadian contribution to global public health. *Can J Public Health* 2006;97:42–4.

29 Mawdeku A, Blench M. Global Public Health Intelligence Network (GPHIN). In: *Proceedings of the 7th Conference of the Association for Machine Translation in the Americas, Cambridge, MA, August 8–12, 2006.*

30 Heymann DL, Rodier GR. Hot spots in a wired world: WHO surveillance of emerging and re-emerging infectious diseases. *Lancet Infect Dis* 2001;1:345–53.

31 Ries NM, Caulfield T. Legal foundations for a national public health agency in Canada. *Can J Public Health* 2005;96:281–3.

32 Butler-Jones D. The health of the public is the foundation of prosperity: the work of the Public Health Agency of Canada at home and around the world. *CMAJ* 2007;177:1063–4.

33 Tam T, Sciberras J, Mullington B, King A. Fortune favours the prepared mind: a national perspective on pandemic preparedness. *Can J Public Health* 2005;96: 406–8.

34 Centers for Disease Control and Prevention. *Epi-X: The Epidemic Information Exchange.* Atlanta, GA: CDC, 2011. Available at: http://www.cdc.gov/epix/. Accessed November 13, 2012.

35 Lazcano-Ponce E, Allen B, Gonzalez CC. The contribution of international agencies to the control of communicable diseases. *Arch Med Res* 2005;36:731–8.

36 Centers for Disease Control and Prevention. Frame- work for evaluating public health surveillance systems for early detection of outbreaks: recommendations from the CDC Working Group. *MMWR Morb Mortal Wkly Rep* 2004;53(RR-5):1–11.

37 Baker MG, Fidler DP. Global public health surveillance under new international health regulations. *Emerg Infect Dis* 2006;12:1058–65.

38 de Wit E, Fouchier RA. Emerging influenza. *J Clin Virol* 2008;41:1–6.

39 de Jong JC, Claas EC, Osterhaus AD, *et al.* A pandemic warning? *Nature* 1997;389:554.

40 Heymann DL. SARS and emerging infectious diseases: a challenge to place global solidarity above national sovereignty. *Ann Acad Med Singapore* 2006;35: 350–3.

41 Heymann DL, Rodier G. Global surveillance, national surveillance, and SARS. *Emerg Infect Dis* 2004;10: 173–5.

42 Public Health Agency of Canada. *Program Activity 1.3: Public Health Preparedness and Capacity.* Ottawa, ON: Public Health Agency of Canada, 2011. Available at: http://www.tbs-sct.gc.ca/rpp/2010-2011/inst/ahs/ ahs02-eng.asp. Accessed November 18, 2012.

43 Straetemans M, Buchholz U, Reiter S, *et al.* Prioritization strategies for pandemic influenza vaccine in 27 countries of the European Union and the Global Health Security Action Group: a review. *BMC Public Health* 2007; 7:236.

44 Nuclear Threat Initiative. *Connecting Organizations for Regional Disease Surveillance Strategic Plan.* Washington, DC: NTI, 2011. Available at: http://www.nti.org/ media/pdfs/CORDS-strategic-plan_confirmed-final_DL_ 6-29.pdf?_=1322498985. Accessed November 18, 2012.

45 Gresham L, Ramlawi A, Briski J, *et al.* Trust across borders: responding to 2009 H1N1 influenza in the Middle East. *Biosecur Bioterror* 2009;7:399–404.

46 Nuclear Threat Initiative. *Connecting Organizations for Regional Disease Surveillance.* Washington, DC: NTI, 2011. Available at: http://www.nti.org/about/projects/ CORDS/. Accessed January 2, 2013.

47 Southwell BG. Communication of information about surveillance and outbreaks. In: M'ikanatha NM, Lynfield R, Van Beneden CA, de Valk H (eds.) *Infectious Disease Surveillance.* Malden MA: Blackwell Publishing, 2007: 417–26.

48 Garrett L. Understanding media's response to epidemics. *Public Health Rep* 2001;116(Suppl. 2):87–91.

49 Samaan G, Patel M, Olowokure B, *et al.* Rumor surveillance and avian influenza H5N1. *Emerg Infect Dis* 2005;11:463–6.

# 32

# 第 32 章　传染病症状监测

Julie A. Pavlin[1]

[1] 美国马里兰州,银泉市,武装部队卫生监测中心
Armed Forces Health Surveillance Center, Silver Spring, MD, USA

## 引言

建立传染病监测系统需要获得更及时、准确、可及和有帮助的信息,以改善公共卫生应对。随着电子数据可用性的增加、数据流迅速流动和共享能力的不断增强,症状监测也得到相应发展,可使用接近实时的数据和自动化工具以发现和确定异常活动的特征,以供进一步的公共卫生调查。美国疾病预防控制中心(CDC)将症状监测定义为"使用在确诊或实验室确证前获得个体和群体的公共卫生指标的系统,以确定暴发或卫生事件和监测社区的卫生状态"[1]。与一般依赖于明确的病例定义来帮助确定病例数的传统疾病监测不同,症状监测依赖于一组症状和体征相关的卫生信息,这些症状和体征一般会同时发生并可能提示某种疾病的存在。

由公共卫生官员负责脊髓灰质炎、人类免疫缺陷病毒等有重大公共卫生影响的疾病监测,一直运用症状信息来试图确定潜在的病例并追溯发病率的变化,这已经不是一个新概念。但最近新使用的症状监测则通过已经收集的有关基础症状(如咳嗽、发热、皮疹、呕吐、腹泻等)或其他卫生状况指标(如购买药物、旷工旷课、热线电话咨询、网页浏览)等信息,从研究平台发展为全球公共卫生机构常规使用的规划。近年来公共卫生应急经费有大幅增长,症状监测平台使用的增加与恐怖主义和新发传染病是主要公共卫生威胁的认知程度提高相一致[2]。然而,这些系统的相关经验增加,也可改善对其绩效的

了解。目前对症状监测的挑战已有更好的理解,从而可出台改善和制订新系统的计划。

本章节将:①概述症状监测领域的进展;②描述建立症状监测系统的基本步骤;③描述在实施症状监测系统时需考虑的问题;④讨论如何评价症状监测系统;⑤讨论优点和缺点;⑥建立系统所面临问题的实例;⑦为使用症状监测系统提供建议。目的就是为读者提供足够的信息,以便对症状监测系统的需求进行批判性评价,并了解这些迅速变化中的公共卫生工具的优缺点,参见第38章。

## 症状监测的历史与其目标的演变

许多早期的症状监测研究项目开始时旨在研究能早期发现由恐怖主义或其他突发公共卫生事件导致的暴发。到20世纪90年代末,尤其是在2001年9月后的环境下,对可能的恐怖袭击以及新发传染病(如西尼罗病毒感染)的担忧不断增加,从而增加了对潜在疾病暴发早期报告有效途径的探索。开展症状监测的理由就是认识到获取诊断前的数据用于监测人群的健康状况比等待确证更迅速。与传统监测不同,症状监测收集信息不需增加额外工作量,而只是将数据进行转换、分组和分析,所有这些操作均可电子化处理。

以前的暴发调查阐明了某些数据来源如何才能作为疾病暴发的早期指标。1993年威斯康星州密尔沃基(Milwaukee)大规模隐孢子虫病暴发的调查显示,有几个数据来源

可能有助于发现暴发。1998 年的一个回顾性分析对废水浑浊度记录、养老院腹泻率、急诊室主诉(患者所作的主观陈述,导致其就医的最重要症状并输入电子数据库)、公用事业消费者投诉电话、止泻药的非处方药销售进行评价,发现所有这些数据来源在隐孢子虫病实验室诊断前均有信号值升高[3]。然而,尽管监测数据显示与发病高峰有明显的时间一致性,但大多数来源不能及时提供信息,降低了其作为早期预警指标的效果,尤其是来自药房的数据只能按月获得,而且 15 个回应数据请求的药房中只有 1 个连续参与了 2 年以上。研究者的结论是最好的和最及时的数据来自于卫生部门密切联系的系统管理人员和了解提供信息重要性的人。

由于关注的数据能够并且可以实时获取,一些最早的研究数据是救护车调度员基于纽约市救护车请求而录入的一般疾病分类。随后许多大城市迅速使用由临床医师输入的军队急诊室出院编码和电子记录的急诊室主诉。研究者使用回顾性分析对这些新数据流的信息与实验室的确诊或已建立的其他监测系统的信息进行比较。结果很快就显而易见,这些数据确实与其他监测系统的信息存在相关,与之前报告的密尔沃基隐孢子虫病暴发的情况相似。症状监测系统迅速兴起,且大部分是针对常见的季节性疾病,如流感。该系统研究了其他可能的数据来源,包括非处方药物和医疗设备如体温计的销售(现在可通过接近实时的电子表格获取),中毒控制中心呼叫电话和护士咨询热线电话,旷工和旷课,因特网搜索,甚至是公共交通的使用。

基于这些早期的成功,其他之前未开发的监测社区健康的数据源也被确定并纳入推荐的评价中[4]。这些系统的一部分目标包括:迅速识别疾病暴发;加快数据传送和分析的速度;与其他监测系统的整合;获取更详细的信息以帮助暴发调查;使用地理信息系统确定暴露地点;确定需要医学防控措施的地区;评价预防措施;为基线比较和长期监测提供历史趋势数据[5]。尽管症状监测有很多目标非常重要,尤其是数据的及时获取与整合以及其他监测项目的支持,但其他目标已随着时间而改变。

在与卫生部门工作人员交流期间,Usher-Pines 等[6]发现症状监测的最常见用途是:了解事态;确认和排除事件;支持传统的流行病学调查;病例检索和趋势分析。其他研究者将症状监测用于法定报告传染病,用于确定暴发期间的主要症状和告诉医师某种疾病有哪些表现。Buehler 等[7]访视了公共卫生官员,发现他们使用症状监测方法来监测有广泛健康效应的情况,如与季节性流感相关的,与野外用火产生的烟雾或其他有害物质(如发现对某个人群有健康危害的物质)接触引起的呼吸道疾病。他们也使用该系统来证实在自然灾害或已知的空气污染后未发生任何不良卫生事件。

2007—2008 年,国际疾病监测协会(ISDS)对美国 59 个州、领地和大都市辖区卫生部门进行了调查,以确定症状监测系统的使用情况。应答率为 88%,使用症状监测系统报告者为 83%,2/3 应答者说他们非常可能或有可能在接下去 2 年内扩大症状监测系统的使用[8]。在这个调查中,症状监测被认为对季节性流感用处最大,但对发现小规模暴发则用处不大。

总之,在美国和国际上症状监测正在不断开展[9]。但是,一般共识是根据及时获得的数据来发现暴发并不一定比临床医师报告快,即根据症状和分析方法来发现暴发还不够敏感。然而,大多数卫生部门发现,症状监测是对传统监测系统的有用补充,尤其是用于发现流感等季节性流行开始之时、追踪流行的传播,以及社区中卫生状况的事态认知。对季节性流感和大流行流感的讨论,参见第 12 章。

## 症状监测的基本步骤

### 获取资料

随着使用电子健康记录的日益增加和互操作数据标准(interoperable data standards)的改进,数据可用性问题已经从数据不足转变到过多。当决定哪种数据最适合专项系统时,需考虑到许多因素,如及时性、可靠性、完整性、质量、灵活性、可调查性以及总体有用性是否达到专项监测系统的目标[10]。用于症状监测系统的大多数数据来源为电子储存,这些数据来源的信息非常详细,可以用于症状分组,可被及时获取和分析,收集的数据也可用于其他目的。

在医疗过程中遇到的数据(主诉、医师的初步诊断、实验室检验单)来源越密集,信息越可靠。数据千差万别,从相对专业的医疗信息,如住院患者的出院诊断,到与患者行为相关的非临床信息,如旷工、旷课、购买非处方药。一些最有用的数据来源包括急诊室的主诉和国际疾病分类第 9 版(ICD-9)编码,但大多数研究显示 ICD-9 编码更敏感和特异。虽然特异性高的数据往往比较理想,但由于数据变得更加特异,往往及时性较差。图 32.1 描述了这种负相关。

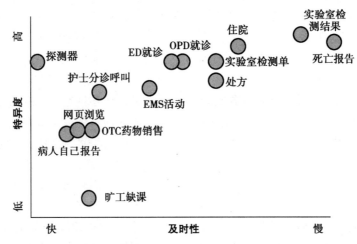

**图 32.1** 数据源及时性和特异性的估计比较。ED:急诊室;EMS:急诊医疗服务;OPD:门诊部;OTC:非处方药物

最近因特网搜索历史也被认为是症状监测数据的来源。这种新趋势的例子是由谷歌公司发布的谷歌流感趋势(Google Flu Trends),通过搜索对呼吸道疾病健康信息的查询来发现流感的地区性暴发[11,12]。Hulth 等[13]报告了使用瑞典搜索引擎中的相关查询来发现流感暴发的更详细信息。自症状监测研究开始以来,通过追踪因特网的使用来发现疾病暴发的方法仍在进展中。Eysenbach[14]将这个新的方法定义为研究信息在电子媒体中的分布及决定因素并为公众健康和政策提供依据的科学,即信息流行病学(infodemiology)。他已经提出了一个有助于分析搜索、交流和因特网发布行为的方法架构[14]。

当建立一个新的症状监测系统时,要根据系统的目的对现有数据来源所需的费用和产生的效益进行评价。例如,在某个地区主导卫生保健市场的单个电子健康记录(EHR)可能是有希望的数据来源。对于最早期的症状监测系统,急诊室主诉数据适当地兼容了可获得性、及时性、灵活性,也为卫生部门必要时开展研究提供了足够信息。增加电子健康记录的信息可提高其作为症状监测数据来源的价值。

## 分类和格式化数据

对数据需进行合理的分类,以便为监测项目提供最敏感和特异的信息。临床来源的数据更加特异,可被进行分类,如分为呼吸道或消化道症状。对于非特异的数据来源,如旷工旷课等,仅可用作一般信息,不能归入临床综合征。根据 ICD-9 编码并重点关注恐怖事件侦测的综合征分类方法可从 CDC 网站获得[17]。

由于缺乏标准化词汇,故许多电子数据库难以使用。即使有标准化,也往往会受到地方实施的干扰。考虑到常见的拼写错误、缩写、地区性方言的差异,急诊室主诉的自由文本数据、网络上的论文和电子健康记录必须规范化。可使用软件工具,如实时暴发侦查系统(RODS)实验室 CoCo 贝叶斯分类器[16]和网络疾病暴发报告的 BioCaster 系统[17]。

## 分析数据

由于数据多和信息量大,一般用异常侦查方法筛查数据和发布自动预警。自开展症状监测以来,采用自动分析前瞻性时间序列健康数据来侦查时间和空间聚集性已受到广泛关注。现有的和常用的统计计算方法包括 CDC 的早期异常报告系统(EARS)[18]、回归模型、自回归移动平均法、空间统计法,如 SatScan 软件[19]。许多系统用户发现,在使用侦查方法时难以找到敏感性和特异性的合适平衡。如果计算方法过于敏感,则出现假阳性的预警太多;但如果特异性太高,则可能出现暴发漏报。流行病学家往往会手工审核以图表形式展现的时空数据,以观察有无出现异常事件,尤其是在高度关注期间。关于地理空间技术和数据分析的示例,参见第37 章。

## 研究预警

一旦系统侦查到疾病指标的异常模式,就应对其进行研究。将时间图形与以前的历史数据进行简单比较,可提示该异常模式是不需要关注,还是需要进一步研究。症状监测的优点之一是可以利用多个来源的数据来验证潜在的暴发。例如,如果非处方止泻药的销售增加,但旷工或旷课,或急诊室的胃肠道疾病就诊人数未见增加,则公共卫生官员可决定等待一下,并密切观察随后几天的其他数据来源,如果有增加,则应保持低度怀疑。然而,如果所有三个数据来源均有增加,则应提醒公共卫生官员有可能出现暴发。

在早期研究期间,其他辅助信息的来源包括有关患者就诊原因的详细信息。如果系统使用综合征的 ICD 编码,并且系统预警提示呼吸道综合征,则所用的真正的 ICD 编码可提示这些综合征是一种一般的疾病类型(如流感或流感样症状)还是有多种症状和疾病存在。同样,人口学信息可用于确定病例是否集中于某个年龄组或某些地理区域。如果数据提示发病率可能存在真实的升高,就应使用传统的暴发调查技术,包括联系相关的医院和诊所,联系患者和进行流行病学调查以确定危险因素,增加实验室的诊断试验,采取控制措施并评价其效果。基于从症状监测数据和传统监测数据捕获所获得的信息,做出是否和如何应对自动预警的决定。

# 系统实施过程中的机遇和挑战

## 与外部伙伴关系的重要性

症状监测中的伙伴包括数据来源的拥有者,研究数据传输、运行、分析和产出方法的商业和学术机构,将数据用于制定公共卫生决策的公共卫生机构,以及做出决定将有限资源用于公共卫生行动的政府机构。基于改善数据获取、质量和分析以合适和有效地采取公共卫生行动的共同目标，开展了许多富有成效的合作。症状监测中使用的数据电子特性不仅增加了迅速获取数据的能力，而且也增加了辖区内和跨区域，甚至国际性的数据共享能力。

为了消除对私密性的担忧，数据可以汇总形式共享。在地方层面以外很少需要或根本不需要共享个体病例数据。一个成功的例子是分配系统（Distribute system），该系统由ISDS 与 CDC 和公共卫生信息研究所（the Public Health Informatics Institute）合作来管理，旨在改善流感样疾病的监测[20]。该项目增强和支持了 30 多个公共卫生部门的急诊室监测，覆盖美国一半以上的人口，为公共卫生专业人员提供汇总数据。该系统将参加调查的卫生部门数据进行编辑，提供综合的和详尽的跨区域流感样疾病地理和年龄分布特点，但不会泄露患者的隐私。

## 机遇与挑战

美国大多数州和地方卫生部门以及许多国际机构已经使用一种或多种形式的症状监测[8,9]。这些症状可提供许多机遇，如大量可供选择的电子格式的、易于获得的数据；建立的界面系统和分析工具可用于处理数据和为公共卫生工作人员提供产出。

实施症状监测的第一个挑战是成本。波士顿公共卫生委员会进行的一项调查估计，波士顿急诊室症状监测系统的研发、运行和升级的直接费用 18 个月共 422 899 美元。因为这只占整个监测费用相对较小的比例，并且产出了重要的信息，研究者认为这个系统物有所值[21]。随着数据预采集、开源软件和分析系统可用性的增加，尤其是随着电子健康记录的使用，获得症状监测数据的费用将会降低。然而，为监测和应对由这些系统所产生的预警信息所需的人员及时间必须要予以考虑。另外，在数据提供者、数据处理者、

研究者和卫生部门之间的法律协议可明显增加系统的费用。只有在考虑到所有的人工和系统费用以及系统长期运行的绩效得到评估后，才能确定症状监测系统是否值得投资。

数据保密的重要性随着从电子健康记录可能获得的信息量的增多而增加。大多数症状监测系统未显示患者身份，但数据拥有者由于负责维护保密性而不愿提供该信息。可共享哪些信息以及何时向公共卫生当局报告身份信息，需要法律协议来确切地描述。在保持良好医患关系的同时，如何为个体患者和社区提供最佳的卫生保健服务仍是伦理学的挑战。Goodman 已经发表了一篇关于信息技术与公共卫生的伦理学的优秀论文[22]。

为了使效益最大化，症状监测系统应捕获某地理区域内的大部分就医行为（medical encounter）。如果某个特定种族或社会经济学团体在社区中占很高比例，且他们不使用纳入监测系统中的医疗机构，则系统无法提供足够的态势感知。对侦查大规模季节性流行或疾病发病率趋势，使用小样本就比较合适。在达到更高的电子网络覆盖率前，缺乏代表性仍是一个问题，因此在决定何时与何地实施症状监测系统和解释产出时，对此应予以重点考虑。

最后也是最重要的挑战是将监测赋予行动，卫生部门必须知道仅有综合性监测系统还不能改善社区卫生。正确分析和解释症状监测数据，并采取合适和有效的公共卫生措施，仍是使用症状监测过程中的障碍。2009年美国国家生物监测咨询专业委员会的报告指出，目前在联邦、州、地方政府机构有 300多个各种类型的监测系统，但均未得到整合和互通，这些系统中有许多系统的效益尚未得到检验和确定[23]。有些监测系统与其他系统有交叠，而另一些系统资金不足。Buehler 等[7]指出，流行病学家认为许多症状监测系统提供的数据很好，但公共卫生行动往往并非基于这些数据。对症状监测结果的公

共卫生应对协议应仔细书写并预先形成。

## 症状监测系统的评价

2004 年 CDC 发布了评价监测系统早期侦查暴发的框架[4]。虽然，许多症状监测系统的目标发生改变，从早期的暴发侦查到态势感知或疾病趋势分析，但评价标准对任何监测项目仍有重要意义，对于依赖电子数据传输和分析的监测项目更是如此。

在评价过程中，对综合性评价有四种类型需要说明。第一类是描述系统，包括目的和预期用途，对评价过程按优先次序排列。应将相关者列出以确定该系统服务的对象，并详细描述系统的运行情况，使每个人都了解所需的资源。第二类是系统侦查暴发的能力。对暴发侦查有重要意义的症状监测的特性包括：及时性，包括数据和分析错误的系统有效性；敏感度和预测值；代表性和完整性等的数据质量。第三类是系统的绩效属性、有用性、灵活性、可接受性、便携性、稳定性和费用。第四类是对系统进行总结，说明优缺点及需改进之处。关于监测系统的详细讨论，参见第 38 章。

目前已经发表了很多症状监测系统评价的示例。大多数评价是关于症状分类或多种数据来源，用来确定哪些症状或数据来源对疾病暴发侦查的敏感度最高。应进行相关研究以确定主诉或 ICD 编码在发现疾病模式异常时是否有较高的敏感度和特异度。虽然由于数据类型和评价指标不同，结果相差很大，但大多数结果显示无差异或 ICD 编码更加敏感。一项使用电子健康记录的研究发现，29% 的患者在出院时有与主诉不同的 ICD-9 编码[24]。另一项研究使用退伍军人管理局的电子健康记录和文本分类器（text classifier），发现临床医师的记录比主诉更加敏感，而将所有记录整合在一起最为敏感[25]。一般来说，临床医师的诊断用于监测目的会更加可靠和敏感。

其他分析的重点是综合征或综合征的病例定义包括哪些内容。每个管理症状监测系统的卫生部门应对其定义进行评价，以确保发现某个综合征的敏感度和特异度达到最高。相关方法已有报告[26]。这些分析显示许多诊断贡献的噪声大于信号。例如，由于咽喉疼痛、哮喘和胸痛都是综合征，全年都可发生，如果将流感样综合征中的这些症状也包括在内，实际上就会掩盖流感样疾病的增加。

对于包括多种不同数据来源的系统，重要的是要对其进行验证以观察其互相补充的程度，然后将其加入到监测系统中。根据系统的目的和数据来源的特性，相似的数据来源可能在某些系统运行得很好，而在其他系统则否。例如，非处方药销售显示在法国侦查流感样疾病[27]和在加拿大侦查诺如病毒胃肠炎暴发时都很有效[28]，而在加利福尼亚州旧金山侦查胃肠道疾病时则无效[29]。重要的是，要将目标包括在任何系统评价中，以确保该系统的各个部分有助于达到那个目标。

Buckeridge[30]的一篇出色的综述文章强调了使用自动监测来侦查的影响因素。他综合了 35 项评价多种数据来源和侦查计算方法的研究，并发现许多症状监测系统敏感度高，能迅速发现某些暴发。系统运行的好坏取决于系统本身、基线数据和暴发特性。同一种计算方法在不同平台上运行可能结果不同。一般来说，侦查暴发时在每个决定点（decision point）使用多天的数据计算通常比使用特定一天的数据更加理想。

为帮助确定侦查绩效，Buckeridge 等[31]研发了一种侦查异常方法的联合模型（unified model）和称为生物时空暴发推理模块（BioSTORM）的软件[32]。作为示例，他们成功地对 EARS 计算方法进行编码，并对以前发布的结果进行验证。其他研究者试图评价不同的侦查异常的计算方法。Jackson 等[33]

对 6 种不同方法(3 种控制图、2 种指数加权移动平均、1 种广义线性模型)在多种不同指标下的绩效进行比较,结果发现所有计算方法与大规模暴发和较低的基线数拟合良好,流行曲线的形状并不改变敏感度,但可影响及时性。他们发现广义线性模型最敏感,但所有方法侦查暴发的效果相对较差,除非暴发超过基线标准差的两三倍或持续时间较长。有关传染病监测数据的建模,参见第36 章。

### 优势和弱点

在原先的调查中,症状监测似乎有许多优势:它可以使用已收集的信息;比传统的监测系统更加及时;可自动分析并可为公共卫生人员提供成果。然而,潜在用户应知道症状监测的弱点和问题。

使用症状监测的一个弱点是过分依赖,即假设所有疾病暴发都可被侦查到。在许多评价中,大多数系统在侦查大规模暴发时表现良好,但难以侦查到小规模暴发[30]。增加预警机制的敏感性通常会导致预警假阳性,但这通常难以接受。这种情况可导致第三个弱点,即员工的时间转到了监测系统和调查假阳性预警。由于数据来源多,症状监测系统会花费工作人员大量的时间,这可能是不合理的,除非证实系统是有用的。

尽管有这些弱点,但症状监测系统的使用仍在不断增加。现已证实这些系统报告每年流感季节开始的可靠性,并有助于调查潜在的暴发态势,如在污染的产品被召回后。来自症状监测系统的数据可在调查期间为H1N1 大流行流感提供背景数据[34],并可提供针对预防措施的信息。由于发展了电子健康记录,故有可能获得大量数据,可帮助监测公共卫生、传染病和非传染病。有效使用症状监测的挑战是获得最有效的信息,并对其进行正确的处理和分析,而且最重要的是,以恰当的方式来对其进行解释,以提出有效的

公共卫生干预措施。

## 在开展症状监测时面临的问题示例

下列例子表明,症状监测系统发展和使用过程中所面临的一些历史性的和当前的问题。

2001 年美国遭受恐怖袭击时,在华盛顿特区和纽约市正在进行的症状监测系统手工与自动的数据输入试点。在袭击后数天内,华盛顿哥伦比亚特区使用部队门诊和急诊ICD-9 数据的 ESSENCE 项目得到扩大,将美国及其国际性所有部队治疗机构的数据也包括在内。纽约市规划部门对根据派车原因来编码的救护车流量进行追踪。纽约市健康和精神卫生局(DHMH)实施了急诊室症状监测来应对恐怖袭击[35]。由于当时没有获得电子数据,工作人员于 9 月 14 ~ 27 日每天 24小时驻扎在 15 个急诊部门,随后减少到 12个急诊部门,每天 18 小时。工作人员将每次就诊归入 12 个综合征中的 1 个,将综合征和人口信息输入电子数据库,每天对其进行分析,看有无异常情况。在第一阶段和第二阶段从急诊室就诊者获得数据的比例分别为83.9% 和 60.8%。虽然可产生时间和空间聚集性的预警,但未侦查到暴发。其结论是虽然现场安排人员直接收集、输入和分析数据是可行的,但仅可作为事件高发期间的短期手段,从长期来看,因为需要大量的工作人员,因此无法长期支撑。纽约市健康和精神卫生局改为基于电子的急诊室症状监测系统,使用至今还在运转的诊断日志数据。国防部 ESSENCE 项目部门在全球各地部队治疗机构也延续至今。

早期症状监测项目经历过自动和手工的数据输入。主诉和编码的诊断被认为比临床医师诊断患者综合征的准确性低。同时,还有许多编码错误以及主诉和电子健康记录的

文本解析错误的示例。有些报告表明,把应报告的疾病转为自动电子实验室报告,事实上增加了工作量[36,37]。然而,一旦输入数据,使用已收集的电子数据的主要优点是不需要繁忙的临床医师做进一步的工作。此外,症状监测的目的是要分析群组数据,而不是报告个体病例的数据。如果覆盖的人群足够大,则编码和数据处理的错误仅占总体的很小一部分,故真正的信号仍可侦查到。

## 代表性

了解症状监测系统是否很好地代表了所监测的总体是很重要的。有些症状监测系统未达到侦查所有暴发所需的覆盖率。从2001年11月到2004年8月,90%的纽约市急诊室就诊者被症状监测系统所覆盖,在49起胃肠炎暴发中,至少有10人受累并已向健康和精神卫生部门报告,但监测系统均未侦查到这些暴发[38]。这是由于各种因素综合的结果,如许多患者不到急诊室就诊,或到未被监测系统覆盖的急诊室就诊;病例报告经历了较长时间,急诊室就诊被编码为"学校事件"而非胃肠道疾病[38]。同样,在明尼阿波利斯(Minneapolis)的大型购物商场的一次恐怖袭击模拟演练中,症状监测系统仅覆盖可能病例就诊数的9%。因此,在试验的系统发出预警前可能已有大量患者感染[39]。

了解监测系统的覆盖率对合理解释该系统的数据是必要的。对于临床前数据,如旷工旷课,还没有所有工人或甚至所有学校的通用数据库。社会经济落后的地区可能更易发生某些疾病暴发,且其居民到有电子数据的诊所就诊,到有电子记录销售情况的杂货店或药店购买,到可开展电子追踪旷工旷课的公司工作,具有报告社区疾病的移动设备等的可能性都较低。在普遍实施电子健康记录前,症状监测项目仅适合于所覆盖的人群。

## 参与式流行病学

参与式流行病学(participatory epidemiol-ogy)一词由动物卫生规划所创立,用来描述疾病侵袭动物时要求牧场主进行电话报告以追踪到新的动物疾病[如牛瘟(rinderpest)、口蹄疫和禽流感]病例。症状监测系统的建立者现已将该技术往前推进了一步。波士顿儿童医院的研究者和麻省理工学院的媒体实验室合作研制了一种健康地图(HealthMap)(http://www.healthmap.org),是一种可免费获取的、自动的实时系统,可监测、处理和分发有关新发传染病的在线信息[40]。该网站有30 000多个数据来源,将其放在谷歌地图上,可以显示哪里发生暴发[41]。除了获取新闻媒体报道外,他们还建立了一种项目,称为"暴发就在你身边(Outbreaks Near Me)",这是一种免费智能手机应用软件,可使用全球定位系统来告诉用户你周围有无疾病暴发[42]。此外,该软件还可让普通公众在其所在的地区将有关疾病(包括他们自己是否患病)的信息和图像发送到健康地图。通过利用这支志愿者流行病学专家队伍,创建者希望能更迅速地侦测到新的疾病趋势。其他的系统已通过参与式流行病学方法采用更主动的方法来获取卫生信息。澳大利亚研究者研制成功追踪流感的软件(Flutracking),由社区人员每周在线调查流感样病例[43]。2008年,约5000名参与者每周为其提供有关咳嗽、发热、缺席正常活动等信息的更新。该趋势与已经运行的实验室监测和症状监测的结果成正相关,表现为可持续性,近三年参与者不断增加。

由于公共卫生官员已难以将信号与噪声分开,需花费宝贵时间来研究假预警,故参与式流行病学面临进一步的挑战。不进行信息确认会阻碍证实以及合理解释报告的工作。但是,信息在因特网和社交网络中很容易获得,而谣言会造成过度的公共卫生担忧。应该对这些数据来源加以充分利用,例如,在H1N1流感暴发期间,健康地图(HealthMap)与新英格兰医学杂志合作制作了H1N1病例的交互式地图,这些病例的数据大多来自在线的新闻媒体,以及其他社交网络和直接的报告[44]。

## 症状监测和应对协议

任何监测系统的目的是获取公共卫生行动所需的信息。Uscher-Pines 等[6]进行的研究显示,在美国 8 个州 30 个卫生部门中,有48% 的部门有书面应对协议。同时,大多数在近 12 个月未更新,且对卫生部门之外的症状监测预警进行调查的比例低于 15%[6]。研究者将制订应对协议未提到重要日程归因于缺少指南,资源不足,信赖基于直觉的应对,监测目标变化快和真正的暴发比例低等。

Uscher-Pines 等[6]还与一批专家进行了讨论,并建立了一份清单,包括症状监测系统预警的公共卫生应对协议应纳入的 32 个基本要素。这些要素包括系统描述,如果系统出现问题怎么办,监测政策,卫生部门内部的应对指引,以及与医院、其他公共卫生司法和执法部门相联系的指引、启动协议的标准等。

## 在症状监测中使用电子健康记录

2003 年开始英国发生了大规模流行性腮腺炎流行。Jick 等[45]使用全科医师研究数据库( General Practice Research Database) 来描述这起流行性腮腺炎的暴发,并评估其危险因素。数据库覆盖 350 个全科医疗点约300 万人口,占英国总人口的 5%。参与的全科医师以标准化的匿名格式输入人口数据和诊断数据。研究者使用这个数据库,估计 4年期间英国发生流行性腮腺炎病例 10 万多例,并能确定全国流行性腮腺炎传播的特征。虽然这是回顾性分析,但因为这些数据为实时获得,故可以用于指导公共卫生措施[46]。

研究显示,如果监测系统包括临床医师的所有记录,则从电子健康记录获得的数据敏感度最高[25]。另一项研究试图使用基于针对电子健康记录设计的结构式数据(这种

数据为固定字段,对输入的数据有限制)的查询,也可使用非专门针对电子健康记录设计的对陈述性语言通过自然语言处理的方法(可输入任何非固定字段的数据),在门诊电子健康记录中确定流感样疾病和胃肠道疾病[47]。这两种方法与急诊室的流感数据相关性良好,但对于胃肠道疾病,结构性数据(相关系数 $R=0.81$)比陈述性数据(相关系数 $R=0.47$)相关性更好。总之,电子健康记录可用于症状监测,如果数据查询被设计为与电子健康记录固定字段相匹配,则似乎运行得更好。

## 建议

为了使症状监测系统的潜在效益最大化,在建立系统和将其整合到常规公共卫生实践期间,应考虑以下建议:

- 使用现有数据,重新赋予其目的,以符合当地公共卫生的需求。需要知道电子健康记录的新用途,如有可能,应与建立者共同工作以确保对公共卫生重要的某些信息易于获得。
- 查找能代表覆盖人群的数据来源。如果社区的一部分未被覆盖,则应查找其他方法来确保重要的公共卫生问题不被遗漏。
- 要预先确定症状监测系统的目标,尤其是在数据来源被整合时。要确保这些数据可提供所需的信息。
- 不要依赖经验认为所有的系统都一样。应持续地评价系统,确保所获得的结果是恰当的。不能因为一个数据流对这个社区合适,就认为对其他社区也敏感。
- 依赖于自动预警要小心。要研究你的数据最适合用什么方法。在确定何时出现异常和何时需要调查时,不要忘记流行病学家的重要性。
- 除暴发侦查和事态感知外,还应研究系统的其他潜在用途。系统也可为其他分

析提供基线数据,追踪法定报告疾病,辅助调查,确定暴发中所出现的症状,并在发出健康预警时为临床医师提供反馈信息[48]。

- 使用症状监测系统来加强传统的监测系统。找出在及时性、地区或疾病覆盖率方面的不足,用症状监测数据来弥补。
- 在制定症状监测项目时,不要忘记公共卫生应对的需求。要确保撰写监测和调查异常的协议,并对其定期反复评价。

## 结论

症状监测是使用电子健康记录和全球因特网数据、建立实时健康监测系统的初始步骤。症状监测已经被证实,在侦查大规模季节性流行的发生和提供社区健康的事态感知方面是有效的。随着症状监测使用的持续增加,以及数据来源、分析者和卫生信息处理交互系统(interface engine)的扩大,其在公共卫生的用途也将有望增加。然而,用户必须知道在建立症状监测系统早期阶段取得的经验教训:重要的是要知道系统的目标,定期评价系统,必要时进行改良,并一直要确保症状监测所收集的数据对促进社区健康有用。

(王心怡　译,卢易　校)

## 参考文献

1 Centers for Disease Control and Prevention. *Syndromic Surveillance*. Atlanta, GA: CDC, 2012. Available at: http://www.cdc.gov/EHRmeaningfuluse/Syndromic.html. Accessed October 24, 2012.

2 Broome CV. Federal role in early detection preparedness systems. *MMWR Morb Mortal Wkly Rep* 2005;54(Suppl.):7–9.

3 Proctor ME, Blair KA, Davis JP. Surveillance data for waterborne illness detection: an assessment following a massive waterborne outbreak of Cryptosporidium infection. *Epidemiol Infect* 1998;120:43–54.

4 Buehler JW, Hopkins RS, Overhage JM, *et al*. Framework for evaluating public health surveillance systems for early detection of outbreaks: recommendations from the CDC Working Group. *MMWR Recomm Rep* 2004;53(RR-5):1–11.

5 Pavlin JA, Mostashari F, Kortepeter MG, *et al*. Innovative surveillance methods for rapid detection of disease outbreaks and bioterrorism: results of an interagency workshop on health indicator surveillance. *Am J Public Health* 2003;93:1230–5.

6 Uscher-Pines L, Farrell CL, Babin SM, *et al*. Framework for the development of response protocols for public health syndromic surveillance systems: case studies of 8 US states. *Disaster Med Public Health Prep* 2009;3(Suppl. 2):S29–36.

7 Buehler JW, Whitney EA, Smith D, *et al*. Situational uses of syndromic surveillance. *Biosecur Bioterror* 2009;7:165–77.

8 Buehler JW, Sonricker A, Paladini M, *et al*. Syndromic surveillance practice in the U.S.: findings of a survey of state, territorial, and selected health departments. *Adv Dis Surveill* 2008;6(3):1–20.

9 May L, Chretien JP, Pavlin JA. Beyond traditional surveillance: applying syndromic surveillance to developing settings: opportunities and challenges. *BMC Public Health* 2009;9:242.

10 Mandl KD, Overhage JM, Wagner MM, *et al*. Implementing syndromic surveillance: a practical guide informed by the early experience. *J Am Med Inform Assoc* 2004;11:141–50.

11 Google.org. Flu Trends. Available at: http://www.google.org/flutrends/. Accessed October 24, 2012.

12 Ginsberg J, Mohebbi MH, Patel RS, *et al*. Detecting influenza epidemics using search engine query data. *Nature* 2009;457(7232):1012–14.

13 Hulth A, Rydevik G, Linde A. Web queries as a source for syndromic surveillance. *PLoS One* 2009;4: e4378.

14 Eysenbach G. Infodemiology and infoveillance: framework for an emerging set of public health informatics methods to analyze search, communication and publication behavior on the Internet. *J Med Internet Res* 2009;11:e11.

15 Centers for Disease Control and Prevention. *Syndrome Definitions for Diseases Associated with Critical Bioterrorism-associated Agents*. Atlanta, GA: CDC, 2003. Available at: http://www.bt.cdc.gov/surveillance/syndromedef/. Accessed October 24, 2012.

16 The Real-time Outbreak Detection System (RODS) Laboratory. Available at: https://www.rods.pitt.edu/site/. Accessed October 24, 2012.

17 BioCaster. *Global Health Monitor*. Available at: http://biocaster.nii.ac.jp/. Accessed October 24, 2012.

18 Centers for Disease Control and Prevention. *Early Aberration Reporting System (EARS)*. Atlanta, GA: CDC, 2012. Available at: http://www.bt.cdc.gov/surveillance/ears/. Accessed October 24, 2012.

19 SaTScan. *Software for the Spatial, Temporal, and Space-Time Scan Statistics (SaTScan)*. Available at: http://www.satscan.org. Accessed October 24, 2012.

20 International Society for Disease Surveillance. *Distribute Syndromic Surveillance Project*. Available at: http://www.isdsdistribute.org. Accessed October 24, 2012.

21 Kirkwood A, Guenther E, Fleischauer AT, *et al*. Direct

cost associated with the development and implementation of a local syndromic surveillance system. *J Public Health Manag Pract* 2007;13:194–9.

22 Goodman KW. Ethics, information technology, and public health: new challenges for the clinician-patient relationship. *J Law Med Ethics* 2010;38:58–63.

23 National Biosurveillance Advisory Subcommittee. *Improving the Nation's Ability to Detect and Respond to 21st Century Urgent Health Threats: First Report of the National Biosurveillance Advisory Subcommittee.* National Biosurveillance Advisory Subcommittee, 2009. Available at: http://www.cdc.gov/osels/pdf/NBAS%20 Report%20-%20Oct%202009.pdf. Accessed October 29, 2012.

24 May LS, Griffin BA, Bauers NM, et al. Emergency department chief complaint and diagnosis data to detect influenza-like illness with an electronic medical record. *West J Emerg Med* 2010;11:1–9.

25 South BR, Chapman WW, Delisle S, et al. Optimizing a syndromic surveillance text classifier for influenza-like illness: does document source matter? *AMIA Annu Symp Proc* 2008;692–6.

26 Marsden-Haug N, Foster VB, Gould PL, et al. Code-based syndromic surveillance for influenzalike illness by International Classification of Diseases, Ninth Revision. *Emerg Infect Dis* 2007;13:207–16.

27 Vergu E, Grais RF, Sarter H, et al. Medication sales and syndromic surveillance, France. *Emerg Infect Dis* 2006;12:416–21.

28 Edge VL, Pollari F, Ng LK, et al. Syndromic surveillance of Norovirus using over-the-counter sales of medications related to gastrointestinal illness. *Can J Infect Dis Med Microbiol* 2006;17:235–41.

29 Kirian ML, Weintraub JM. Prediction of gastrointestinal disease with over-the-counter diarrheal remedy sales records in the San Francisco Bay Area. *BMC Med Inform Decis Mak* 2010;10:39.

30 Buckeridge DL. Outbreak detection through automated surveillance: a review of the determinants of detection. *J Biomed Inform* 2007;40:370–9.

31 Buckeridge DL, Okhmatovskaia A, Tu S, et al. Understanding detection performance in public health surveillance: modeling aberrancy-detection algorithms. *J Am Med Inform Assoc* 2008;15:760–9.

32 Biological Spatio-Temporal Outbreak Reasoning Module (BioSTORM). Available at: http://biostorm.stanford.edu. Accessed October 24, 2012.

33 Jackson ML, Baer A, Painter I, Duchin J. A simulation study comparing aberration detection algorithms for syndromic surveillance. *BMC Med Inform Decis Mak* 2007;7:6.

34 Hadler JL, Konty K, McVeigh KH, et al. Case fatality rates based on population estimates of influenza-like illness due to novel H1N1 influenza: New York City, May-June 2009. *PLoS One* 2010;5:e11677.

35 Das D, Weiss D, Mostashari F, et al. Enhanced drop-in syndromic surveillance in New York City following September 11, 2001. *J Urban Health* 2003;80(2 Suppl. 1):i76–88.

36 Nguyen TQ, Thorpe L, Makki HA, Mostashari F. Benefits and barriers to electronic laboratory results reporting for notifiable diseases: the New York City Department of Health and Mental Hygiene experience. *Am J Public Health* 2007;97(Suppl. 1):S142–5.

37 McHugh LA, Semple S, Sorhage FE, et al. Effect of electronic laboratory reporting on the burden of Lyme disease surveillance – New Jersey, 2001–2006. *MMWR Morb Mortal Wkly Rep* 2008;57:42–5.

38 Balter S, Weiss D, Hanson H, et al. Three years of emergency department gastrointestinal syndromic surveillance in New York City: what have we found? *MMWR Morb Mortal Wkly Rep* 2005;54(Suppl.):175–80.

39 Nordin JD, Goodman MJ, Kulldorff M, et al. Simulated anthrax attacks and syndromic surveillance. *Emerg Infect Dis* 2005;11:1394–8.

40 Healthmap. Available at: http://www.healthmap.org. Accessed October 24, 2012.

41 Brownstein JS, Freifeld CC, Reis BY, Mandl KD. Surveillance Sans Frontieres: Internet-based emerging infectious disease intelligence and the HealthMap project. *PLoS Med* 2008;5:e151.

42 Walsh B. Is a swine flu outbreak coming? Ask your iPhone. *Time* September 9, 2009.

43 Dalton C, Durrheim D, Fejsa J, et al. Flutracking: a weekly Australian community online survey of influenza-like illness in 2006, 2007 and 2008. *Commun Dis Intell* 2009;33:316–22.

44 Brownstein JS, Freifeld CC, Chan EH, et al. Information technology and global surveillance of cases of 2009 H1N1 influenza. *N Engl J Med* 2010;362:1731–5.

45 Jick H, Chamberlin DP, Hagberg KW. The origin and spread of a mumps epidemic: United Kingdom, 2003–2006. *Epidemiology* 2009;20:656–61.

46 Platt R. Opportunity knocks: the electronic (public health) medical record. *Epidemiology* 2009;20:662–3.

47 Hripcsak G, Soulakis ND, Li L, et al. Syndromic surveillance using ambulatory electronic health records. *J Am Med Inform Assoc* 2009;16:354–61.

48 Lurio J, Morrison FP, Pichardo M, et al. Using electronic health record alerts to provide public health situational awareness to clinicians. *J Am Med Inform Assoc* 2010;17:217–19.

第四篇

# 分子生物学方法、数据分析和监测系统的评价

# 33 第33章 分子流行病学在传染病监测中的使用

John M. Besser[1]

[1]美国佐治亚州,亚特兰大,美国疾病预防控制中心国家新发和动物源性传染病中心 National Center for Emerging and Zoonotic Infectious Diseases, Centers for Disease Control and Prevention, Atlanta, GA, USA

## 引言

分子生物技术的快速发展从根本上改变了我们对微生物生命特性的理解。分子生物学方法已逐步从研究型实验室转到临床和公共卫生实验室,并已经开始在多个层面影响监测系统。

分子流行病学是将核酸检测和分析方法用于人群的疾病研究。分子流行病学方法可用于传染病监测,从而确定病因、物理来源和疾病传播途径。此外,这些方法可用来确定与疾病防控相关的诸如毒力、抗生素耐药和抗原性等特性的分子基础[1]。

科学家们对微生物培养和传统鉴定方法已有100多年的经验,但是大多数分子学探测和鉴定方法的使用还不到15年。分子学方法已经揭示了微生物世界非常无限的变化,对数据解释也提出了新的挑战。这些挑战在暴发调查中可能是巨大的,但是在疾病监测中甚至更为巨大,因为后者在地方性流行疾病的背景下可以发现明显的变化趋势。

## 分类

分子流行病学使得微生物分类成为流行病学推理的一部分。以下术语是该领域基础术语的一部分(摘自[2]和[3])。尽管这些定义看似简单明了,但实际上要按照这些术语的要求将微生物归入到相应类别仍具有挑战性。

- 种:一个正式的分类单元。定义为该单元的每个成员所共有的一些特征,种从属于科,亚种(如亚型、血清型和菌株)从属于种。有些定义还包括异种交配的能力。
- 亚种:分类上从属于种的一般术语。
- 亚型:一组微生物具有的遗传变异与其种、血清型或其他亚种类别的其他成员有所区别。通常用一套分子标记和特异性方法检测的结果来进行亚型确定。
- 血清型:基于共同抗原特征的亚型类别。
- 菌株:该术语通常用于定义一组同一分类内的微生物细胞或分离物,它们具有提示同源的表型或基因型特性。这个术语还用来指代在培养和连续传代过程中维持下来的微生物。
- 克隆:这是近年来单个微生物细胞产生的奇迹。术语"克隆的"通常被用来描述在功能上不能区分的或基因多样性程度低的一群生物体。

在分子流行病学中分类的目的是为了通过描述病原体之间的基因差异来解释疾病模式。微生物分类学是基于当今微生物特性和种系遗传学(进化关系的一门科学)的正式分类的科学,使用简单的工具和方法,但是术语不可互换。生物体间的基因差异可以反映分类的差异或暗示有种系遗传关系,但有时则否。总的来说(但并不总是),分类学和种系遗传学研究生物体之间长时间所导致的变化,而分子流行病学通常研究较短时间内所导致的变化(图 33.1)。用分类学方法对微生物进行分类可作为科学交流的适当形式。

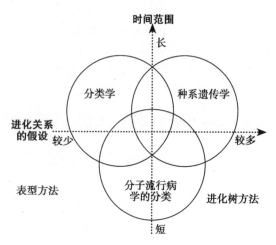

**图 33.1**　分类学、种系遗传学和分子流行病学与微生物分类之间的关系

按种分类(如鼠疫耶尔森菌、空肠弯曲菌)或按种以下分类(如伤寒沙门菌、大肠埃希菌 O157:H7、耐万古霉素金黄色葡萄球菌),不仅有助于不同疾病的临床管理,而且也为特定病原体监测项目提供了标准。用"种"的

概念来定义多细胞、有性繁殖且世代时间长的生命形式是相对简单的,但在微生物世界中远不够清晰。在动物有性繁殖的过程中会出现系统的基因混合,但是在代系间的数以百万计的细胞周期中几乎不会出现变化,发生传代的基因变异的可能性则更小。相反,微生物中传代的基因变异差不多呈持续性,在每个细胞周期会出现微小的渐进性基因变化(图 33.2)。基因物质往往可在多个分类水平上通过多种机制在微生物之间进行交换。单个种内部的多个细菌基因组测序显示,单个菌株可能不足以表达这个种在微生物群落中的全部基因潜能。至少在某些属中,在每个后续测序的基因组中都能发现新的基因。这就导致了"泛基因组"概念,即编码最能表达一个种遗传特征的全部基因数量大大多于任何单个菌株中存在的数量,这对疾病防控项目有重要意义[4,5]。最近,我们快速测定整个微生物群落序列的能力,导致"宏基因组学"的出现,从而为我们观察与我们共存的各种微生物间潜在的基因交互作用打开了一扇窗。分子生物学已经明确表明,自然环境中的微生物生命极为复杂,任何方

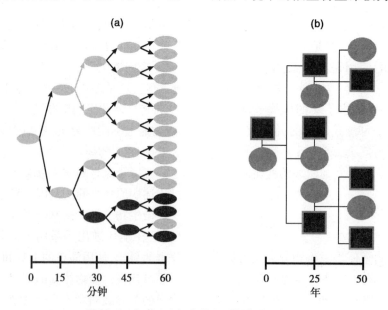

**图 33.2**　细菌(a)与人类(b)的谱系比较

案都不能全面描述这些自然关系。

监测项目、报告规定和条例都是基于精确的分类定义，但是这些定义仅在某种意义上符合生物学实际。例如，美国食品药品监督管理局已经对熟食和即食食品中的单核细胞增多性李斯特菌在法律上定义为零容忍[6]，但是允许基因相似的无害李斯特菌（Listeria innocua）存在。由于两者分离物经鉴定具有共同特征，使得诊断和管理成为难题[7]。微生物实验室通常基于表型和（或）基因型标志物的"最佳匹配"对种进行鉴定，而非严格按照种的定义来鉴定。

种以下水平的鉴定更为混乱。对于长期开展的项目，如沙门菌监测，长期以来基于抗原成分已能精确地鉴定血清型[8]。PulseNet项目采用标准化方法，并根据特定的脉冲场凝胶电泳（PFGE）图谱确定亚型[9]。人类免疫缺陷病毒（HIV）的亚型可通过与参照病毒株的序列比对来确定[10]。然而，对于大多数微生物来说，还缺少标准标志物。因为持续变异，"菌株"甚至"克隆"的概念在分子水平已变得模糊。由于种、亚型和菌株对交流一直非常重要，并可作为许多监测项目的基础，因此微生物的分类方案只是合适的构想而非自然规律，意识到这一点非常重要。

## 微生物生态学和亚种分类

分子流行病学中分类的一个重要目的是将微生物之间的关系作为影响人类或动物健康的传播事件或趋势模式的间接标志物。这种流行病学推理增加了另一层的不确定性，因为它包含了微生物生态和人类活动的交叉世界。除了极个别的例子外，所监测的疾病生态学比所调查的病例要宽广得多，而且传播链中的很多关系是未知或不可知的。但是，我们可以使用信息的子集来发现和调查疾病事件。例如，沙门菌可能被主要宿主传播至多种产品，交叉污染即食食品，在制备不

当的食物中扩增，在制备食物环境中保持很长时间，进行人传人或通过动物传播。在任何时候可通过多种途径传播。甚至有可能出现多途径事件的集合，单个暴发可能包含多种类型的病原体。

尽管沙门菌生态学与其他大多数疾病存在内在复杂性，但我们仍可通过追溯特定的标志物来发现和调查单个事件，如餐馆的暴发疫情。作为亚型监测项目的一部分，分子学分析可以通过完善病例定义来了解这个复杂的系统。它们利用微生物体中出现的基因变化，而这种变化的程度不同，且以持续和可预测的方式出现。根据环境微生物监测数据，可以通过选择能反映与某传播事件相关菌株的基因标志物来确定传播事件。狭义的病例定义，如包含特定的PFGE亚型，或包含在全基因组序列中的单核苷酸多态性（SNP）集群的定义，可以将很可能彼此相关的病例进行归类。如果选择的标志物合适，则在产生和检验假设过程中使用标志物特异性的病例定义可以增加暴发识别的敏感性，增强关联程度。一旦发现了暴发，可以扩大病例定义以便包括紧密相关的菌株，并尽可能以广义的方法对其进行调查。因此，监测和暴发调查在不同时间可能需要不同的工具和方法。1998年，与欧芹（parsley）相关的宋内志贺菌和产肠毒素大肠埃希菌疾病的国际性暴发，起初是通过单个菌株比对确定的，但最终被确定为由多种细菌导致，其原因为食物接触了被粪便污染的水[11]。了解疾病事件复杂性的能力随细菌不同而异。例如，肉毒中毒或武器化炭疽杆菌肺部感染等疾病事件，甚至在没有专项病原体监测时也可能被发现。相反，大量个体携带或感染了流感病毒、沙门菌或化脓性链球菌，不出现症状或未去就医，并且与动物宿主存在复杂的交互作用，使得了解暴发的来源较为困难或根本不可能。对于这些疾病，通过描述亚种特性完善病例定义，可能是确定重要趋势的唯一方法，这种趋

势本身是总的微生物生态学的一部分。

## 分子标志物

现在使用全基因组测序方法来测量微生物间的异同已成为可能。虽然全基因组测序所需的价格、工作量和时间在不断降低和减少，但在撰写此章节时，大多数常规监测和调查活动使用这种方法仍不切实际。分子标志物大多可用于代表某一特征的基因组。这些标志物往往可以从全基因组序列数据中被提取出来，并对简化解释很有帮助，但是往往用较为简单的试验也能直接检出基因标志物。分子标志物的例子包括通过脉冲场凝胶电泳或限制性片段长度多态性分析（RFLP）方法获得的限制性片段、用作多位点可变数目串联重复序列分析（MLVA）的可变数目串联重复序列（VNTR）、用作多位点序列分型（MLST）的多态序列、单核苷酸多态性（SNP），以及用于测量抗病毒药物敏感性的流感病毒或 HIV 序列。与其他抽样方法一样，标志物应该代表总体即微生物的基因完整性，这在某种程度上恰当地解答了研究问题。分子标志物为目标服务的好坏依赖于：①这个标志物所代表的微生物特性；②自然界中标志物的等位基因多样性和变化速率；③个体等位基因的持续性；④在分类系统中这个标志物和其他标志物对总体的代表性。例如，用 *emm* 测序监测化脓性链球菌感染，其分子标志物存在于编码链球菌 M 蛋白的 DNA 区域。尽管这标志物仅仅是化脓性链球菌估计的 1865 个蛋白编码基因中的一个[12]，但是编码该蛋白的序列差异被认为是毒力功能的主要决定因素，可作为追溯疾病的有用标志物[13]，并且可让目前感染的信息与历史上 M 蛋白血清型数据库相关联。这种 *emm* 测序方法非常敏感，可发现传统的 M 类型蛋白，但是如果不太敏感，这种差异就会掩盖所研究的关系。如果主要的监测目标是观察很短时期内的演变，如梳理分析密切相关的传播事件或追溯耐药机制的变化，则应进行更精细的基因比较或最好选用额外的标志物。

亚型分类方法，如多位点序列分型、多位点可变数目串联重复序列分析、单核苷酸多态性分析以及脉冲场凝胶电泳，都依赖多位点的标志物来确定目标基因型。每个微生物分类单元的群体结构决定了位点之间可被预测的关联强度[14]。对于水平基因转移率相对较低的微生物，如沙门菌或大肠埃希菌，其"克隆的"群体结构在特定世系内位点之间的关系相对稳定。而"随机交配的"群体结构水平基因转移率高，如淋病奈瑟菌，则位点之间等位基因的分布相对随机。因此，来自两个属同一组位点的标志物在鉴别和亚型稳定性方面可能非常不同。

可以选取符合研究时间要求的基因标志物。对于长期趋势，可以选取诸如编码管家基因的基因位点，因为这些基因的绝大多数突变是致命的，并且变化缓慢。对于短期变化趋势，最好选择编码暴露于免疫系统、非编码区和噬菌体插入位点邻近区的表面抗原的基因。可以采用诸如 Simpson 和 Shannon 指数等指标，对目标群体中潜在标志物的多样性、均匀性和丰富性进行评分[15,16]。分子生物学对于监测的贡献在于找到了一组合适的标志物，达到了鉴别与稳定性的平衡，恰当地解决了所关心的问题。

## 监测的亚种分类

分子亚型分类方法的使用不断增加，作为常规监测的一部分对微生物进行亚种水平的分类，从而在散发病例背景下发现暴发或其他趋势，或解决特定的研究问题。这些方法对于常见病如腹泻病或流感的监测非常重要，并可阐明根据临床表现所不能确定的问题，如耐药性或疫苗与抗原的关系。

沙门菌血清型监测是我们最古老的监测

项目之一,60 年来已经成为美国食品安全项目不可或缺的组成部分。该监测是采用亚种分类方法(如本案例的血清型)来确定和阐明流行病学关系的最佳示例之一。抗原关系在长时间内可保持稳定,这已被作为科学论述和法庭证据。美国于 1912 年开始实施沙门菌伤寒血清型监测,1963 年建立全国性其他常见沙门菌血清型常规监测项目[17]。沙门菌血清型监测成为最多产的特定病原体监测项目之一。通过沙门菌血清型监测,发现并解决了一些问题,如发芽种子的微生物污染及其随后发芽过程中的繁殖[18],最终巴氏消毒后批量运输过程中发生的冰淇淋污染[19],芝加哥地区乳品厂的水管设施异常[20]。血清型监测利用了一个事实,即沙门菌不是随机分布的,也就是说拥有特定血清型的病例来自共同来源的可能性较大。将血清型信息作为病例定义的一部分,增加了发现聚集性疫情的敏感性,因为各种血清型发生率的增加可与背景散发病例和其他暴发加以区分。一旦发现聚集性疫情,在提出和验证假设期间可使用特定血清型的病例定义来增加疾病与污染暴露因素之间的统计相关性,从而更加容易发现共同的关联。另一个亚种监测的例子为大肠埃希菌 O157:H7 血清型。1993 年美国发生了一起涉及多个州的大规模暴发,随后很多州都开始了这个亚种监测[21]。

自发现 DNA 以来,使用分子学方法进行微生物分类,不论在种以上或以下层面,都取得了稳步发展。在某些情况下,分子学检测已经有了发展,并取代了标准抗原方法,并维持所获知识和历史数据库的连续性。此等例子有分子沙门菌血清型分型[22],脑膜炎奈瑟菌血清群分型[23]和化脓性链球菌 M 分型的 emm 测序[24]。

对于无法获取的微生物或通常使用血清学方法检测的微生物进行亚型分型,已经做了大量工作。在 20 世纪 90 年代,美国疾病预防控制中心和美国卫生部门开始探索使用脉冲场凝胶电泳作为常规监测工具来侦查和调查传染病的暴发[25,26]。1996 年,美国疾病预防控制中心启动了一项美国分子亚型分型网络 PulseNet,以提供检测标准、协调沟通,建立快速比较各州调查结果的亚型模式的国家数据库。在 21 世纪早期,PulseNet 扩大到全球,在加拿大、欧洲、拉丁美洲和包括中国在内的亚太区,都建立了亚型分型中心[27]。自创建以来,PulseNet 在许多国家和国际性食源性暴发的发现中起了直接的关键作用,并为李斯特菌和大肠埃希菌 O157 感染率下降做出了贡献[27,28]。通过与监管监测项目的整合,人类病例更容易与动物和食物来源建立关联。

分子学方法现已用于 HIV 病毒株/敏感性、诺如病毒监测[29]、流感趋势监测[30],以及医院耐甲氧西林金黄色葡萄球菌(MRSA)和耐万古霉素肠球菌菌株变异的监测项目[31,32]。其他的应用包括耐克林霉素金黄色葡萄球菌和化脓性链球菌的监测[33,34],耐神经氨酸酶抑制剂的甲型流感病毒监测[35]。位于英国伦敦 Colindale 的感染中心的微生物鉴定和分型数据库,维护了乙型肝炎病毒、嗜肺军团菌、结核分枝杆菌、耐甲氧西林金黄色葡萄球菌、麻疹病毒和沙门菌属的分子亚型数据[36]。

## 匹配的解释

分子流行病学的一个重要应用是利用微生物自然遗传变异性来选取最近的流行病学事件或趋势。分子亚型的解释与监测数据集是否匹配,会直接影响到是否启动调查,是否采取公共卫生管理措施,以及可能出现的法律后果。

总的来说,成对或成组的微生物亚型会被认为是"不能区分"、"相似"或"不同"[14]。当使用某些类型的遗传分析时(在本章节下部分讨论),应使用更精确的遗传"距离"测量指标来描述菌株相关度,"匹配"可能意味着在某个距离阈值水平被包含在集群内。在最简单的水平,相比于有相似或不同亚型的病例,不能区分亚型的病例更容易被关联。"相似"亚型是彼此仅有轻微差异,并且密切相关以至于可能被解释为正常的遗传变异,如一起暴发时间框架内可能出现的变异。此等病例与不能区分亚型的病例相比,其共同的流行病学关联可能性更低,但与"不同"亚型的病例相比,则关联的可能性更大。虽然不能区分的微生物亚型提示流行病学关联的可能性增加,但基于亚型检测方法定量决定关联的强度和可信度方面比人类"DNA"指纹图谱更成问题,后者经常被拿来与微生物亚型分型作比较。

用于人类"DNA指纹图谱"的多位点可变数目串联重复序列分析,与微生物亚型分型的方法相似。对于人类,在各种遗传位点发现的成对等位基因的人群频率已经确定,并可用来设计试验,从而在可信水平高或可限定水平下区分人之间的不同。生物材料或"证据"与特定个体匹配的概率为百万分之一或数十亿分之一,与非同卵双胞胎的其他人相匹配纯属非常巧合。人类生物学、生态学以及所提问题的相对简易度可使可信度上升。与细菌及其子代相比,人类后代之间及其与父母之间有较大的遗传差异。这是因为在有性生殖过程中存在系统的遗传混合,相对于我们的生命来说,有性生殖的时间极为短暂。在我们一生中,细胞持续进行无性繁殖,但是因为有稳健的 DNA 修复机制,故发生突变的概率非常低,而且即使真的发生突变,也不会进一步传下去。尽管 DNA 证据对人类的分型可信度高,但不能单独使用。在最后决定有罪或清白时,必须考虑时间、地理、生物和社会因素。例如,嫌疑人在犯罪时必须是活着的,没有同卵双胞胎,并且实施犯罪必须在一个可能的地点。

出于疾病防控目的来追踪传染病的方法,往往与人类分型所用的方法相似或一样。但是,疾病监测中所关注的关联可能更为复杂,包括微生物自身与遗传学和生态学的关系,人类或动物行为模式以及疾病易感性等。决定这些关系的因素包含所有影响该病流行病学的因素,包括微生物所生存的更大的生态系统。

微生物分子匹配或不匹配的可信度如何?人类"DNA 指纹图谱"试验的可信度非常高。该方法的目的仅仅是测量两个人类标本之间的一致性,通过稳定的标志物将其区分开来。相反,监测的目的通常是利用存在于庞大复杂疾病系统中的微生物标志物的固有变异,来间接地发现趋势或侦查传播事件。影响亚型匹配或错配意义的相关因素包括:①用标志物调查的微生物遗传多样性;②所讨论菌株的流行率;③用来比较菌株的标志物的遗传稳定性。例如,多样化细菌种群中罕见菌株的两个分离物之间的匹配,比多样化程度低的细菌种群中常见菌株的两个分离物之间的匹配更多。相对不稳定的标志物所确定的菌株之间的错配,与高稳定性的标志物所确定的菌株之间的错配相比更少。亚型匹配可能令人信服,但是不能独立作为关联的证据或反证。它们必须在流行病学因素的背景下被解释。微生物学与流行病学证据强度之间的相互关系讨论如下。

因为系统的固有复杂性,实验室检测本身,正如人类 DNA 指纹图谱一样,没有被赋予特定的概率。关联的测量值,如病例-对照或病例-病例比较研究中的优势比和 $P$ 值,可提供一些定量证据。优势比和 $P$ 值代表构成所研究关联的流行病学因素的总和,包括用来完善病例定义的分子检测。例如,由特定病原株造成的疾病与设计良好的暴发病例对照研究中特定暴露之间的关联,其优势比高,$P$ 值为 0.005,则由于随机变化而出现这个优势比的概率为 1/200。如同以下所讨论的一样,使用更强的分子检测鉴别力来改善病例定义,在某些情况下可能会增加关联的测量值。然而,传染病暴发的显著性测量不大可能与人类 DNA 指纹图谱发现的一致,这是因为:①由未知的和往往不可知的微生物交互作用所导致的不确定性;②微生物遗传变异限制了可达到的显著性水平,通过分子亚型检测来探索那些特性,并在背景噪声中梳理出近期的疾病事件。其他一些证据可进一步增加(或减弱)关联的可信度,如回顾性信息、产品或环境检测的微生物学结果以及暴露频率信息。不幸的是,没有一个统计值能把所有证据总结成一个单独的可信度测量值。

所研究人群中因素的流行率,虽然在计算疾病与暴露的关联显著性时不作为一个因素,但会间接影响测量值。这种因素越常见,散发的和非相关的病例与暴发病例聚集在一起的可能性越大(Ⅰ型概率错误)。在实际情况中,这种因素的流行率通常未知,而且在需要采取措施时,关联测量值还未获得。与刑法的大多依靠匹配的定量评估不同,采取公共卫生措施仅需根据合理的流行病学判断。

最后,如果我们用分子分型方法改善病例定义可以增强关联的测量值,那么我们也可用替换检验或其他标志物来反驳一个显而易见的关联吗?如果替代的方法和新的生物学信息导致对基本流行病学模型的重新解释,则他们可被用来反驳这种关联。例如,分子亚型分型、转位子分类以及欧洲和美国的人类及动物分离物中耐万古霉素肠球菌(VRE)的分子毒力因子分析,揭示了微生物亚群的不同集合,对阐明美国医院内耐万古霉素肠球菌感染率上升的主要流行病学模型形成挑战[37]。缺乏这类信息时,要认识到菌株识别对进一步证实或反驳一个显著性关联有简单的放大作用,这一点非常重要。

## 菌株识别和流行病学病例定义

分子检测用于监测,可将信号(如疾病趋势或聚集性)与背景噪声区分开来。我们能将散发疾病与传染病事件区别开来,除了受上述其他因素影响外,还会受到亚型分型方法的鉴别能力的影响。但是,菌株识别到底有多必要呢?

所有生物的基因构成在细胞分裂过程中会发生变化,使用分子方法有可能发现那些持续发生的微细差异。在分子生物学时代,选择微生物学分类作为监测活动的一部分越来越有必要。微生物如何分类对于特定病原体疾病监测尤为重要,因为这是病原体病例定义的一部分。对于任何所监测的疾病,都有一个潜在病原体分类的范围可以使用。以沙门菌监测为例,在范围的一端是一个无所不包的但无特定病原体的定义,如在其他方面不再分型的沙门菌属(图33.3)。这种病原体定义使Ⅰ型概率错误的可能性最大化,提示存在流行病学关联,而实际上则否(假阳性关联)。同时也增加了Ⅱ型概率错误的可能性,提示未发现流行病学关联,而实际上则有(假阴性关联),因为纳入了错分病例,降低了信号与噪声的比值,从而掩盖了暴发等趋势。在潜在定义范围的另一端是一个不包容的完全特异的定义,100%基于全基因序列鉴定。使用这种病原体定义,每个患者的每份分离物可能彼此不同,从而消除了聚集

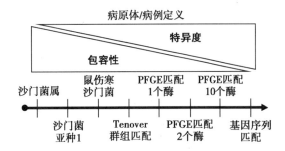

图33.3 基于病原体分类水平的鼠伤寒沙门菌病例定义。左侧是无所不包的非特异性的病原体定义"沙门菌属"。右侧是完全特异但非包容性的病原体定义,该定义是基于每个分离物的全基因序列。PFGE:脉冲场凝胶电泳

性,使菌株多样性和Ⅱ型概率错误最大化。在这种情境下,测量菌株之间相关性的聚类方法可使这些数据变得有意义。在这两种极端定义之间的某处,是使Ⅰ类和Ⅱ类概率错误最小化的菌株分类水平,这对于满足特殊的监测或调查目的是最有效的。

## 额外菌株鉴别的使用

　　流行病学家和管理官员们经常面临困难的决定,这些决定部分依赖于微生物学监测数据(包括分子学信息)的解释。例如,根据使用脉冲场凝胶电泳病例定义的调查结果,是否应该召回某个产品,或者是否应该首先获得诸如多位点可变数目串联重复序列分析或全基因测序等辅助方法的结果?

　　在决定监测项目设计、公共卫生干预和管理行为所需的菌株鉴别力水平时,需要考虑很多重要的因素。

　　1. 监测目的的性质或者所提出的问题。如果监测目的是发现暴发和确定共同来源,更精细水平的分类可增加病例定义的特异性,这在某种程度上可以增加发现聚集性和疾病与暴露统计性关联的敏感度。利用双酶PFGE监测来侦查大肠埃希菌O157:H7就是一个很好的例子[26]。其他的菌株识别方法对其他监测目的,如长期趋势或大范围地理区域的监测,与共同事件相关的散在暴发的调查或确定传染病问题的范围等,则不一定适用。

　　2. 病例数量。通过只纳入那些与共同来源最可能相关的病例,设计合理的亚型分型方法来提高鉴别力,从而改善病例定义。在这个过程中,真实相关的病例可能从研究中被排除。例如,已有报告在有明显特征的点源暴发中真实相关病例之间存在PFGE亚型变异性[38]。当病例数很少时,个别病例错分会有很大影响,不论他们是被错误地纳入病例定义还是错误地从病例定义中被排除。

　　3. 暴发调查的阶段。Reingold[39]描述了暴发调查的十个步骤。关于病原体分类起重要作用的步骤包括(不一定按这个顺序):①建立病例定义;②确定背景发病率;③查找病例,确定是否存在暴发,确定暴发范围;④提出假设;⑤检验假设;⑥收集并检测环境标本。对于通过特定病原体监测发现的暴发,病原体信息是关联病例的主要机制,其他菌株识别可增加作为提出假设并加以检验的病例定义的特异度,并增加与环境标本关联的可信度。根据提高亚型鉴别力的数值来确定暴发范围较为复杂。其数值取决于下述几个因素,如病原体的流行率、暴露率和确定所有病例的必要性。因此,对于多地区的暴发,如有共同亚型、暴露较为常见且确定所有可能病例的必要性较低,则提高全系统亚型识别力可以改进对事件的总体了解。对于肉毒中毒、炭疽等罕见的严重疾病的暴发,或异常暴露,应使用广义而非狭义的病原体定义。

　　4. 假设暴露的流行率。在调查聚集性疫情时,所调查人群中可疑暴露的流行率至少与病原体定义的特异性一样推导出关联的总体测量值,并且影响其他菌株识别的需求。在由高流行率的暴露导致的暴发中,如在美国食用汉堡,要证实病例与对照之间有显著差异是困难的,除非:①病例(和对照)数量多;②病例定义特异度很高,即很少有错分病例。提高亚型鉴别力是降低错分病例数量的一种途径,如果亚型分型检测设计合理,其减少的非暴露病例数比暴露病例数(指真实的暴露)多。如果暴露是罕见的,或者暴露信息特异度非常高,则其他菌株识别的价值就会降低。

　　5. 暴露信息的特异度。收集的暴露信息的特异度可作为监测和暴发调查的一部分,以帮助确定暴露流行率,因此以与暴露流行率相同的方式影响关联的测量值。例如,在由连锁店制备的蛋糕糊冰淇淋导致的全国性暴发调查中[40],收集的暴露信息可以是特异度较低("吃过冰淇淋")、较高("吃过 A 连锁店的冰淇淋")或者非常高("吃过 A 连锁店的蛋糕糊冰淇淋")。增加暴露信息的特异性与增加病原体识别力一样,会影响关联的测量值。因此,暴露的特异度高可以减轻其他菌株识别的需求。

6. 显著性或者可能的结果。一旦使用一种病原体定义就能确认有明显的共同来源或趋势,而其他菌株识别方法则难以进一步证实这种关联,除非考虑有其他假设。流行病学可确定关联的显著性,但不能确定某个特定水平的菌株识别[41]。因此,菌株识别不应成为公共卫生干预或管理行动的先决条件。有关蛋糕糊冰淇淋的全国暴发,调查者在病例中发现了一个罕见的亚型和一个罕见的特异性暴露,但在对照中则没有,并且提出一个似乎合理的传播机制,认为没有必要做进一步的菌株识别。PulseNet 系统有一个策略,在每次决定选择要监测的病原体时,应该使用两种限制性内切酶,但是这种策略的意图是在需要时能容易获得有效的高分辨率菌株数据,但并不作为行动的准则[42]。对分子亚型检测方法确定的病例与通过追溯获得的食品中毒株/菌株进行匹配,并结合确凿的流行病学信息,而不必进行进一步的菌株识别。追踪调查证实的实例包括 2009 年芬兰南部与冷冻树莓(raspberry)相关的诺如病毒暴发[43],以及 2008 年斯堪的纳维亚与猪肉相关的鼠伤寒沙门菌暴发[44]。

7. 人群中病原体(根据实验室检测确定)的流行率。如果病原体是常见的,偶尔将不相关的散发病例纳入聚集性疫情调查中的可能性较高,从而降低了病例与共同来源的关联的测量值。相反,如果病原体是罕见的,偶然纳入非相关病例的可能性则较低,使得进一步亚型分型的重要性降低。例如,在 2006 年由于菠菜污染导致的大肠埃希菌 O157:H7 暴发中,病例定义包括了特异性双酶 PFGE 型,这种型别在该暴发之前极少被

检出(每年向 PulseNet 数据库提交的型别中不到 0.1%[45];Kelly Hise,美国疾病预防控制中心,2012 年,个人通信)。如果这个菌株的正常流行率是 25% 而不是小于 0.1%,则 I 型概率错误的显著性会明显增加。同样,在一起由化脓性链球菌导致侵袭性疾病的时间聚集性疫情中,在所有其他因素相同的情况下,检出率低的侵袭性菌株(如 emm1 型)导致常见传播事件比检出率高的菌株(如 emm18 型)可能性更大,特异度更高。

8. 病原体的遗传稳定性和种群结构。额外识别的价值,以及亚型分型究竟是否有价值,会受病原体种群结构的影响,后者又会受病原体固有遗传稳定性的影响。

## 相关性的测量

对于有些有特定的监测目的,整合而非分散亚型数据和聚集性分析是有用的,如通过测量各个体菌株间的相关性将个体亚型合并到更大群组。测量相关性的潜在理由包括:①追踪更大地理范围或更长时间的趋势;②调查时扩大病例定义,以便搜索所有可能相关的病例,这比排除可能无关的病例更为重要(使 II 型概率错误最小化);③探索特定假设,如相似病例的聚集性疫情之间的联系;④回顾性追溯传染病事件;⑤考虑使用标志物/方法,对病原体在遗传上不稳定的疾病进行监测。相关性测量值对于全基因序列的比较或全基因组 SNP 数据的解释至关重要,因为任何两个分离物,甚至有明确流行病学关联的两个分离物,完全匹配是不可能的。使用这类数据的病例定义需要基于遗传距离的截断值。

通过使用相关性测量值来评估更广地区和更长时间的趋势的例子,包括采用 PFGE 或者基于序列的菌株聚类算法来监测美国土拉菌的地理分布[46]、南美新型 H1N1 流感毒株的演变[47]以及鼠伤寒沙门菌耐药基因的

水平转移模式[48]。增加病例定义敏感性和回顾性追踪疾病事件有时有助于法庭调查、决定暴发范围和确定环境来源。当病例数少而遗漏病例带来的影响很大时也需这样做。对这类分析进行广泛宣传的一个应用例子是对一名佛罗里达牙医可能将 HIV 传播给其患者的调查[49]。相关性测量值往往被用来理解屎肠球菌（Enterococcus faecium）的传播模式，因其有较高的重组基础率[50]。

## 相关性和聚集性的确定

很多数学模型可用来估计相关性和聚集性，每种模型有其自己的假设、近似值和局限性。常用于分析分子监测数据的软件能轻而易举地描绘菌株/毒株相关性的地理分布，并且进行赋值，但这对流行病学推理可能有用，也可能没用。

描述和定量微生物之间的相关性可有两种方法。表现型分类方法可以给菌落或细胞形态学、生化特征、抗生素敏感性或电泳模式等特性赋值，使用这些数值作为确定相似性或距离的基础，但未考虑到演变关系。这就是数值分类方法的理论框架。PFGE 系统树图基于模式差异来描述菌株/毒株的关系，这种差异可能反映演变的距离，但也可能不能反映演变的距离，表现型分类的表达也是如此（图 33.4）。进化枝方法（cladistic approach）是使用演变模型来预测生物之间的系统发育关系（图 33.1），这就要求将数据调整为一个演变的"方向"。这些数据通常表现为遗传树，如分枝图和系统发育图，其线轴表示遗传关系和距离。分枝图分析的一个理想示例是疫苗衍生脊髓灰质炎病毒感染的调查，该调查使用疫苗株的序列差异来估计病毒循环的时间[51]。这个调查结合了 DNA 序

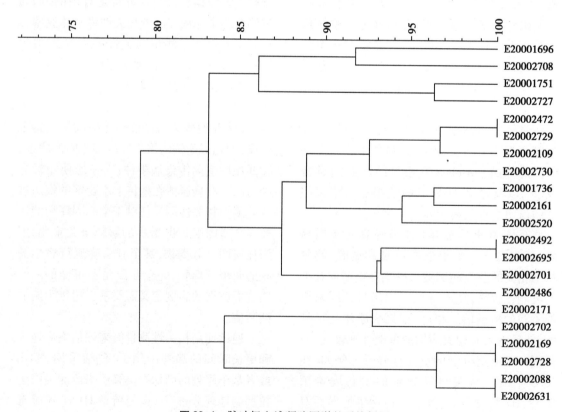

图 33.4　脉冲场电泳凝胶图谱的系统树图

列数据与病例流行病学信息。演变模型假设疫苗衍生病毒株的进化方向呈可预测的模式,从与原病毒株的较为相似到之后的逐渐不同。分子学方法如 PFGE、MLVA 和基于序列的方法可潜在地用于表现性分类或进化枝分析中,但是有些分子学方法比其他方法更适合于进化枝分析。

如果进行有关菌株/毒株相关性或聚集性的研究,所有的方法往往取决于可获得数据的类型,如亚型分型方法,流行病学信息的内容和类型以及是否有演变模型。例如,在鼠伤寒沙门菌耐药性趋势的研究中[52],某些因素要求使用类似表现型分类的方法来比较菌株。通过常规监测来收集数据,使用 PF-GE 进行亚型分型。PFGE 电泳图谱可间接测量遗传相关性,而且并不可能精确地说明在序列水平上菌株之间的差异如何。较高水平的不确定性使得在缺少其他流行病学信息时很难基于大量监测数据进行系统发育的推理。对于较为常见的疾病,如耐多药鼠伤寒沙门菌疾病,虽有大规模的来源广泛的监测数据集,但流行病学信息不足,则不能将数据引入演变模型,因而不能预测分子耐药决定性因素是如何获得和丢失的。相反,使用基于序列的方法追踪新的或者罕见的疾病,如甲型 H5N1 流感病毒,更适合于进化枝分析。疾病的罕见性使得描绘病例、特异性基因变异和演变模型之间有意义的关联成为可能。有一项研究发现,在亚洲两个不重叠的区域存在不同的进化枝,导致人类疾病的病毒株限定于单个的、相对同源的、有单独抗病毒敏感性特征的进化枝。在呈现这些数据的分枝树图中,分枝实际上代表系统发育的距离[53]。

在 PulseNet 的发展过程中,Tenover 及其同事[54]使用进化枝方法来回答在暴发情况下 PFGE 模式的解释问题,他们基于可解释暴发毒株/菌株和其他潜在相关毒株/菌株之间模式差异的最少突变数,建立了相关性分

层。他们认为这类分析对一般监测可能无用,因为这种监测通常没有足够的信息,如病例与暴发之间的关系,同时需要克服亚型分类方法的不确定性。另一个使用这些监测标准的问题包括传递性(transitivity)。来自诸如 PFGE 等凝胶电泳方法的数据,是连续的而非离散的,泳道分配中的微小错误会产生下列情况,模式 A = B 且 B = C,但是 A ≠ C。最后,在没有特定目的的监测背景下,使用 Tenover 的方法会显示一个复杂的关系网,使得解释最小数据库以外的所有数据库成为问题。

系统树图通常被用来形象地表示大型 PFGE 数据集中的毒株/菌株相关性,同样还被用来分析 MLVA 或其他非序列的监测数据。虽然 Tenover 的分配是基于可解释不同毒株/菌株之间可见带差异的最少突变数,但根据一般的监测数据不能做出这种假设,因为这些图谱之间出现的三带差异可能平等地归因于 1 次、2 次、3 次或甚至更多次的突变。表现型分类忽略了这个问题,只对图谱之间的相似性和距离进行评估,而不是试图去推测遗传距离。在缺少一个非常特定的问题或流行病学信息的情况下,这个方法与其他任何方法一样,可能只是一个好的估计。采用下述的一些聚类分析方法,数据录入的顺序会影响系统树图的描绘。尽管有局限性,但系统树图在可视化呈现广泛的聚类趋势时是有用的,不过研究者在缺少流行病学信息的情况下应谨慎确定此等数据的意义。

## 相关性测量、聚类分析和全基因组测序的术语

用来确定亚型的特性是特征,而这个特征的可能值是其特征状态。使用一组称为操作分类单位(OTU)的特征状态可确定生物体。因此,对鼠伤寒沙门菌的 MLVA,个体位点即是特征,每个位点的值(等位基因或重复序列的数量)是特征状态,一个操作分类

单位是确定菌株的值的一个特定模式。确定操作分类单位之间的相关性包括确定特征状态（使用 PFGE 等凝胶电泳方法是一项重要的工作），利用数学算法来比较菌株、聚类分析、图示，如系统树图或系统发生树以及树测试（tree testing）。两种最常用的评估相似性和距离的指数是 Jaccard 和 Dice 系数[3]，它们给阳性的特征状态赋予权重（如凝胶上出现的条带）。可用比对工具（如 CLUSTAL 软件）比较基于序列的数据[55]。

最常见的表现型分类聚类方法是层级法（hierarchical），该法使用相似性系数来创建嵌套式群组，在这些群组中，单个操作分类单位可以与一个群组以上的操作分类单位有共同的特征。使用最多的聚类算法是最邻近分类法（nearest neighbor method）和非加权组平均法（unweighted pair-group methodusing arithmetic averages）。用于推测流行病学关系的最重要的进化枝方法包括简约法、最大似然法和邻接法[14]。

全基因组测序通常包括裂解单克隆 DNA 分子成为许多重叠的片段，对每个小片段进行测序，随后将这些已测序的小片段组装成基因组序列草图（draft genome sequence）。将重叠的小片段序列部分作为标志物，将小片段序列排列为片段重叠群（contigs）或连续性序列。"覆盖（coverage）"一词是指重叠测序的片段中出现任何给定核苷酸的平均次数。对于任何一种特定的测序方案，覆盖率越高则精确度越高。理论上，个体染色体可用单个片段重叠群表示。然而，事实上染色体中出现多次的序列（由于其他原因）会导致序列草图中的空白，从而混淆了排列的过程。支架（scaffold）是两个或以上有序排列的片段重叠群及其相关的空白。排序可以通过片段重叠群与已完成的基因组或其他类型的物理表现，如限制性图谱相结合来实现。对于暴发调查来说，全基因组测序过程可以在序列草图阶段终止。可以比较多个毒株/菌株的基因组序列以查找

SNP，已知的毒力或药物敏感性特性，或者其他相关标志物。由于做了大量工作，填补了序列草图中的空白，从而形成单个全基因组序列或者完成的序列（finished sequences）。完成的序列（或者序列草图）能够被注释（annotated），这一过程包括确定编码区域、识别基因及其功能。可以用遗传图（genetic maps）或基因及其相对位置的图示创建注释的序列或基因组。

## 高通量测序及其前景

分子流行病学的进展会以多种方式影响基于病原体的监测。核酸测序的成本一直在下降，同时我们存储和分析基因组数据的能力一直在提高，使得近乎实时地使用全基因组测序作为暴发调查或研究长期趋势的工具成为可能，甚至对大的细菌或潜在更大的真核生物基因组也是如此。最早快速病毒基因组测序的示例之一是 2003 年严重急性呼吸综合征（SARS）冠状病毒暴发[56]。下列调查涉及最近的全基因组测序工作：2009 年新型 H1N1 流感大流行［资料来源：美国佐治亚州，亚特兰大，美国疾病预防控制中心新型猪甲型流感病毒（H1N1）调查组，2009 年，个人通信］、2010 年海地霍乱大流行[57]、单核细胞增生性李斯特菌食源性疾病暴发[58]和医院鲍曼不动杆菌暴发[59]。如上所述，使用全基因组序列数据有可能获得所需的任何级别的菌株/毒株分辨率。多重病原体定义可以作为病例定义的一部分以发现流行病学信号。由于即使最接近的微生物特征也可在碱基对水平有差异，因此数据的重新聚类分析对获得有意义的流行病学信息是必要的。这可以通过聚类算法对整个数据集进行计算来完成，但是，在自然环境中有相当高频率的 DNA 插入和缺失（"indels"），重组和其他基因重配，以及测序方法本身的误差，使得分析变得复杂。虽然软件可弥补这些不足，但是

对数据的每次操作都向整体结果引入了额外的不确定性。因此,较小的数据子集,如 SNP或特定的目标基因序列,通常呈聚集性,可用来比较菌株/毒株。也可以使用其他来自全基因组序列的标志物,如限制性位点或串联重复序列(利用软件分析)。作为暴发调查和其他研究的额外益处是可以用全基因组序列数据直接描述毒力基因和抗菌药物敏感性决定因素的特性。全基因组序列数据也可以用于基础生物学和发病机制的研究。全基因组序列监测数据的使用和解释将成为今后几年活跃的研究领域。

我们对人群传染病的了解很大程度上来自个别已知可培养的病原体研究。对许多引起疾病的病原体仍不清楚,因为自然环境中微生物之间的相互作用是复杂的。DNA 测序技术的改进可对所选环境的整个基因内容进行"宏基因组学"调查,包括未知或不可培养的微生物。蜂群崩溃紊乱症的候选病原体就是使用这种方法确定的[60],微生物肠道菌群的调查也已经展开[61]。这些方法对发现不明原因暴发中的病原体,了解人类和自然环境中病原体毒力和药物敏感性的发生是必不可少的。目前宏基因组分析主要限于扩增的目标(如 16S rRNA 序列)分析。虽然二代测序成本已急剧下降,但目前在公共卫生监测中广泛使用全基因组的("深度")宏基因组分析仍存在障碍,主要是难以获得合适的生物信息软件和缺乏所需的强大计算能力,特别是对于复杂矩阵的计算能力[62]。随着新的软件,简化的过程和分析算法的出现,测序读取长度越长,所获得的参考基因组数据库也越大,宏基因组学很可能在传染病监测和暴发调查中发挥越来越大的作用。

## 小结

在调查聚集性疫情或暴发时,合并亚型数据(如将菌株/毒株整合成更大的群组)或分解亚型数据(如增加额外的标记或方法来提高识别力)应考虑许多因素。在开展公共卫生行动之前的决策过程中,可以使用的实际规则有以下几点。

1. 在下列情况下,如病原体鉴别力高于标准验证的检测分型方法,则很可能是有用的或必需的:①调查处于提出假设或检验假设阶段;②亚型是常见的;③假定的暴露是常见的或者暴露信息是非特异的。所调查的病例数可能影响额外鉴别力的有效性,因为如病例数很少时,随机变异的影响会增加。

2. 总的来说,那些病原体是关联病例的主要因素的调查类型,最大受益于增加的病原体定义,包括:①通过病原体监测发现的聚集性疫情;②怀疑两起或以上在时间或空间上散在的暴发之间有共同的来源,而不论暴发如何被发现。

3. 一旦暴发调查证实暴露有统计学显著性和流行病学的合理性,则不一定需在开展公共卫生行动之前提高鉴别力,除非还在考虑有一个特定的备择假设。

4. 在下列情况下,降低鉴别力或者使用相似的测量值可能是有用的:①为了确定暴发的范围(尤其当暴露罕见时);②为了探索各种趋势,如地域隔离、菌株/毒株演变,或者亚型与非直接检出的因素之间的关联(如抗生素耐药性);③当使用现有分型检测时,相关病原体在遗传学上不稳定;④当不纳入病例的后果严重时,和(或)当病例数少时(如 SARS、肉毒中毒或肺炭疽)。

5. 随着诸如高通量测序和宏基因组分析等技术的发展,人们对人群中传染病的了解必将继续增加。

(王心怡 译,吴建波 校)

## 参考文献

1 Levin BR, Lipsitch M, Bonhoeffer S. Population biology, evolution, and infectious disease: convergence and synthesis. *Science* 1999;283(5403):806–9.

2 Garmel GM. *Dorland's Illustrated Medical Dictionary*, 30th edn. Philadelphia, PA: WB Saunders, 2003.

3 Riley LW. *Molecular Epidemiology of Infectious Diseases: Principles and Practices*. Washington, DC: American Society for Microbiology, 2004.

4 Medini D, Donati C, Tettelin H, *et al.* The microbial pan-genome. *Curr Opin Genet Dev* 2005;15:589–94.

5 Tettelin H, Masignani V, Cieslewicz MJ, *et al.* Genome analysis of multiple pathogenic isolates of Streptococcus agalactiae: implications for the microbial "pan-genome". *Proc Natl Acad Sci USA* 2005;102:13950–5. Erratum in: *Proc Natl Acad Sci USA* 2005;102:16530

6 Federal Register, Vol. 66, No. 44, March 6, 2001; page 13545–6; Docket No. 99N–1168; DOCID: fr06MR 01–110.

7 Johnson J, Jinneman K, Stelma G, *et al.* Natural atypical *Listeria innocua* strains with *Listeria monocytogenes* pathogenicity island 1 genes. *Appl Environ Microbiol* 2004;70:4256–66.

8 Popoff, MY, Le Minor L. *Antigenic Formulas of the* Salmonella *serovars*, 7th revision. Paris, France: World Health Organization Collaborating Centre for Reference and Research on *Salmonella*, Pasteur Institute, 1997.

9 Swaminathan B, Barrett TJ, Hunter SB, Tauxe RV; CDC PulseNet Task Force. PulseNet: the molecular subtyping network for foodborne bacterial disease surveillance, United States. *Emerg Infect Dis* 2001;7: 382–9.

10 Myers RE, Gale CV, Harrison A, *et al.* A statistical model for HIV-1 sequence classification using the subtype analyser (STAR). *Boinformatics* 2005;21:3535–40.

11 Naimi TS, Wicklund JH, Olsen SJ, *et al.* Concurrent outbreaks of *Shigella sonnei* and enterotoxigenic *Escherichia coli* infections associated with parsley: implications for surveillance and control of foodborne illness. *J Food Prot* 2003;66:535–41.

12 TIGR Comprehensive Microbial Resource (CMR). [Home page on the Internet.] Available at: http://cmr.tigr.org/tigr-scripts/CMR/CmrHomePage.cgi. Accessed October 25, 2012.

13 Li Z, Sakota V, Jackson D, et al.; Active Bacterial Core Surveillance/Emerging Infections Program Network. Array of M protein gene subtypes in 1064 recent invasive group A streptococcus isolates recovered from the active bacterial core surveillance. *J Infect Dis* 2003;188:1587–92.

14 Clinical and Laboratory Standards Institute. *Molecular Methods for Bacterial Strain Typing: Proposed Guideline*. CLSI document MM11-P. Wayne, PA: Clinical and Laboratory Standards Institute, 2006.

15 Hunter, PR, Gatson MA. Numerical index of the discriminatory ability of typing systems: an application of Simpson's index of diversity. *J Clin Microbiol* 1988;26:2465–6.

16 Shannon CE, Weaver W. *The Mathematical Theory of Communication*. Urbana, IL: University of Illinois Press, 1949.

17 Swaminathan B, Barrett TJ, Fields P. Surveillance for human *Salmonella* infections in the United States. *J*

18 Stewart DS, Reineke KF, Ulaszek JM, Tortorello ML Growth of *Salmonella* during sprouting of alfalfa seeds associated with salmonellosis outbreaks. *J Food Prot* 2001;64:618–22.

19 Hennessy TW, Hedberg CW, Slutsker L, *et al.* for the Investigation Team. A national outbreak of *Salmonella enteritidis* infections from ice cream. *N Engl J Med* 1996;334:1281–6.

20 US Food and Drug Administration. *Bad Bug Book*. Silver Spring, MD: FDA, 1992. Available at: http://911emg.com/Ref%20Library%20ERG/FDA%20Food%20Microorganisms.pdf. Accessed November 1, 2012.

21 Bell BP, Goldoft M, Griffin PM, *et al.* A multistate outbreak of *Escherichia coli* O157:H7-associated bloody diarrhea and hemolytic uremic syndrome from hamburgers: the Washington experience. *JAMA* 1994;272: 1349–53.

22 Yoshida C, Franklin K, Konczy P, *et al.* Methodologies towards the development of an oligonucleotide microarray for determination of Salmonella serotypes. *J Microbiol Methods* 2007;70:261–71.

23 Mothershed EA, Sacchi CT, Whitney AM, *et al.* Use of real-time PCR to resolve slide agglutination discrepancies in serogroup identification of *Neisseria meningitidis*. *J Clin Microbiol* 2004;42:320–8.

24 Beall B, Facklam R, Hoenes T, Schwartz B. Survey of *emm* gene sequences and T-antigen types from systemic *Streptococcus pyogenes* infection isolates collected in San Francisco, California; Atlanta, Georgia; and Connecticut in 1994 and 1995. *J Clin Microbiol* 1997;35:1231–5.

25 Barrett TJ, Lior H, Green JH, *et al.* Laboratory investigation of a multistate food-borne outbreak of *Escherichia coli* O157:H7 by using pulsed-field gel electrophoresis and phage typing. *J Clin Microbiol* 1994;32: 3013–17.

26 Bender JB, Hedberg CW, Besser JM, *et al.* Surveillance by molecular subtype for *Escherichia coli* O157:H7 infections in Minnesota by molecular subtyping. *N Engl J Med* 1997;337:388–94.

27 Swaminathan B, Gerner-Smidt P, Ng LK, *et al.* Building PulseNet International: an interconnected system of laboratory networks to facilitate timely public health recognition and response to foodborne disease outbreaks and emerging foodborne diseases. *Foodborne Pathog Dis* 2006;3:36–50.

28 Tauxe RV. Molecular subtyping and the transformation of public health. *Foodborne Pathog Dis* 2006;3:4–8.

29 Blanton LH, Adams SM, Beard RS, *et al.* Molecular and epidemiologic trends of caliciviruses associated with outbreaks of acute gastroenteritis in the United States, 2000–2004. *J Infect Dis* 2006;193:413–21.

30 Barr IG, Cui L, Komadina N, *et al.* A new pandemic influenza A(H1N1) genetic variant predominated in the winter 2010 influenza season in Australia, New Zealand and Singapore. *Euro Surveill* 2010;15: pii: 19692.

31 Austin DJ, Bonten MJ, Weinstein RA, *et al.* Vancomycin-resistant enterococci in intensive-care hospital settings: transmission dynamics, persistence, and the impact of infection control programs. *Proc Natl Acad Sci USA*

1999;96:6908–13.

32 Cameron RJ, Ferguson JK, O'Brien MW. Pulsed-field gel electrophoresis is a useful tool in the monitoring of methicillin-resistant *Staphylococcus aureus* epidemic outbreaks in the intensive care unit. *Anaesth Intensive Care* 1999;27:447–51.

33 Chavez-Bueno S, Bozdogan B, Katz K, *et al.* Inducible clindamycin resistance and molecular epidemiologic trends of pediatric community-acquired methicillin-resistant *Staphylococcus aureus* in Dallas, Texas. *Antimicrob Agents Chemother* 2005;49:2283–8.

34 Desjardins M, Delgaty KL, Ramotar K, *et al.* Prevalence and mechanisms of erythromycin resistance in group A and group B Streptococcus: implications for reporting susceptibility results. *J Clin Microbiol* 2004;42:5620–3.

35 Monto AS, McKimm-Breschkin JL, Macken C, *et al.* Detection of influenza viruses resistant to neuraminidase inhibitors in global surveillance during the first 3 years of their use. *Antimicrob Agents Chemother* 2006;50:2395–402.

36 Health Protection Agency. *Microbial Identification and Typing Databases.* London, UK: HPA, 2012. Available at: http://www.hpa.org.uk/cfi/bioinformatics/dbases.htm. Accessed October 25, 2012.

37 Bonten MJ, Willems R, Weinstein RA. Vancomycin-resistant enterococci: why are they here, and where do they come from? *Lancet Infect Dis* 2001;1: 314–25.

38 Bielaszewska M, Prager R, Zhang W, *et al.* Chromosomal dynamism in progeny of outbreak-related sorbitol-fermenting enterohemorrhagic *Escherichia coli* O157:NM. *Appl Environ Microbiol* 2006;72:1900–9.

39 Reingold AL. Outbreak investigations—a perspective. *Emerg Infect Dis* 1998;4:21–7.

40 FDA News. *FDA Issues Nationwide Alert on Possible Health Risk Associated with Cold Stone Creamery "Cake Batter" Ice Cream.* Silver Spring, MD: US Food and Drug Administration, 2005. Available at: http://www.fda.gov/NewsEvents/Newsroom/PressAnnouncements/2005/ucm108454.htm. Accessed October 25, 2012.

41 Hedberg CW, Besser JM. Commentary: cluster evaluation, PulseNet, and public health practice. *Foodborne Pathog Dis* 2006;3:32–5.

42 Besser JM. PulseNet Gestalt. In: *Proceedings 10th Annual PulseNet Update Meeting, Miami, FL, April 3–6, 2006.* Silver Spring, MD: Association of Public Health Laboratories. Available at: http://www.aphl.org/conferences/proceedings/Pages/10thAnnualPulseNetUpdateMeeting.aspx. Accessed October 25, 2012.

43 Maunula L, Roivainen M, Keränen M, *et al.* Detection of human norovirus from frozen raspberries in a cluster of gastroenteritis outbreaks. *Euro Surveill* 2009;14: pii: 19435.

44 Bruun T, Sørensen G, Forshell LP, *et al.* An outbreak of Salmonella Typhimurium infections in Denmark, Norway and Sweden, 2008. *Euro Surveill* 2009;14:pii: 19147.

45 Centers for Disease Control and Prevention. Ongoing multistate outbreak of *Escherichia coli* serotype O157:H7 infections associated with consumption of fresh spinach—United States, September 2006. *MMWR Morb Mortal Wkly Rep* 2006;55:1045–6.

46 Farlow J, Wagner DM, Dukerich M, *et al. Francisella tularensis* in the United States. *Emerg Infect Dis* 2005;11:1835–41.

47 Goñi N, Moratorio G, Ramas V, *et al.* Phylogenetic analysis of pandemic 2009 influenza A virus circulating in the South American region: genetic relationships and vaccine strain match. *Arch Virol* 2011;156:87–94.

48 Lawson AJ, Dassama MU, Ward LR, Threlfall EJ. Multiply resistant (MR) *Salmonella enterica* serotype Typhimurium DT 12 and DT 120: a case of MR DT 104 in disguise? *Emerg Infect Dis* 2002;8:434–6.

49 Ou CY, Ciesielski CA, Myers G, *et al.* Molecular epidemiology of HIV transmission in a dental practice. *Science* 1992;256:1165–71.

50 Ruiz-Garbajosa P, Bonten MJ, Robinson DA, *et al.* Multilocus sequence typing scheme for *Enterococcus faecalis* reveals hospital-adapted genetic complexes in a background of high rates of recombination. *J Clin Microbiol* 2006;44:2220–8.

51 Kew OM, Sutter RW, de Gourville EM, *et al.* Vaccine-derived polioviruses and the endgame strategy for global polio eradication. *Annu Rev Microbiol* 2005;59:587–635.

52 Wedel SD, Bender JB, Leano FT, *et al.* Antimicrobial-drug susceptibility of human and animal *Salmonella* Typhimurium, Minnesota, 1997–2003. *Emerg Infect Dis* 2005;11:1899–906.

53 World Health Organization Global Influenza Program Surveillance Network. Evolution of H5N1 avian influenza viruses in Asia. *Emerg Infect Dis* 2005;11:1515–21

54 Tenover FC, Arbeit RD, Goering RV, *et al.* Interpreting chromosomal DNA restriction patterns produced by pulsed-field gel electrophoresis: criteria for bacterial strain typing. *J Clin Microbiol* 1995;33:2233–9.

55 Chenna R, Sugawara H, Koike T, *et al.* Multiple sequence alignment with the Clustal series of programs. *Nucleic Acids Res* 2003;31:3497–500.

56 Rota PA, Oberste MS, Monroe SS, *et al.* Characterization of a novel coronavirus associated with severe acute respiratory syndrome. *Science* 2003;300:1394–9.

57 Centers for Disease Control and Prevention. Update: Cholera Outbreak—Haiti, 2010. *MMWR Morb Mortal Wkly Rep* 2010;59:1473–9.

58 Gilmour MW, Graham M, Van Domselaar G, *et al.* High-throughput genome sequencing of two Listeria monocytogenes clinical isolates during a large foodborne outbreak. *BMC Genomics* 2010;11:120.

59 Lewis T, Loman NJ, Bingle L, *et al.* High-throughput whole-genome sequencing to dissect the epidemiology of Acinetobacter baumannii isolates from a hospital outbreak. *J Hosp Infect* 2010;75:37–41.

60 Cox-Foster DL, Conlan S, Holmes EC, *et al.* A metagenomic survey of microbes in honey bee colony collapse disorder. *Science* 2007;318:283–7.

61 Qin J, Li R, Raes J, *et al.* A human gut microbial gene catalogue established by metagenomic sequencing. *Nature* 2010;464:59–65.

62 Scholz MB, Lo CC, Chain PS. Next generation sequencing and bioinformatic bottlenecks: the current state of metagenomic data analysis. *Curr Opin Biotechnol* 2012;23:9–15.

# 34.1 第34章 软件应用、资源和统计分析方法介绍

## 第一节 软件应用示例及传染病监测的网络资源

John H. Holmes[1], Michael C. Samuel[2], Gilles Desve[3], & Joseph M. Hilbe[4]

[1] 美国宾夕法尼亚州,费城,宾夕法尼亚大学佩雷尔曼医学院,临床流行病学与生物统计学中心

Center for Clinical Epidemiology and Biostatistics, University of Pennsylvania Perelman School of Medicine, Philadelphia, PA, USA

[2] 美国加利福尼亚州,里士满,加利福尼亚州公共卫生局性传播疾病控制处

Sexually Transmitted Disease Control Branch, California Department of Public Health, Richmond, CA, USA

[3] 法国,巴黎,EpiConcept 公司

EpiConcept, Paris, France

[4] 美国亚利桑那州,滕比,加州理工学院和亚利桑那州立大学喷气推进实验室,SSA 项目

SSA Program, Jet Propulsion Laboratory, California Institute of Technology and Arizona State University, Tempe, AZ, USA

## 引言

目前有很多传染病监测的相关资源。软件资源包括一些流行的专利软件包,如 SAS、Stata 和 SPSS,还有许多免费软件包,如 Epi Info 和 R 软件等。虽然统计程序包支持许多流行病学常规分析,但诸如 OpenEpi、EpiInfo 和 Episcope 等专业流行病学分析软件包还可用于快速输入分类汇总数据,如 2×2 列联表。传染病监测也可有大量数据来源,其中一些是可以下载并在当地分析的实际数据文件,另有一些可以通过网络界面来解决基础或复杂的研究问题。这些资源通常可以通过诸如 CDC WONDER 等门户网站获得。本章节重点讨论易于获得的数据管理和分析软件,包括一些免费的软件。并介绍供传染病研究人员和公共卫生人员使用的一些分析软件和数据资源。

## 专利软件

有几种专利软件包可用于流行病学数据分析。三个最常用的流行病学数据分析统计软件包是 SAS(SAS Institute, Inc., Cary, NC)、SPSS(IBM Corporation, New York, NY)和 Stata(StataCorp LP, College Station, TX)。这三种软件包提供大量分析工具,可在 Microsoft Windows、Macintosh 或 Unix 等操作系统(包括 Linux)支持的交互式图形用户界面

表34.1.1　常见的流行病学数据分析统计软件包的比较

| 软件 | 数据库[a] | 数据录入[b] | 数据导入/导出[c] | 数据管理[d] | 报告[e] | 制图 | 统计分析[f] | 流行病学分析[g] | 运算环境[h] | 网络支持[i] | 费用/许可信息[j] |
|---|---|---|---|---|---|---|---|---|---|---|---|
| **商业软件** | | | | | | | | | | | |
| SAS | 否 | 否 | 是 | 是 | 是 | 是 | 是 | 是 | Windows Unix Mac | 是 | 昂贵/每年 |
| SPSS | 否 | 是 | 是 | 是 | 是 | 是 | 是 | 是 | Windows Unix Mac | 是 | 昂贵/每年 |
| Stata | 否 | 否 | 是 | 是 | 是 | 是 | 是 | 是 | Windows Unix Mac | 是 | 中等/每年 |
| **免费软件** | | | | | | | | | | | |
| Epi Info | 是 | 是 | 是 | 是 | 是 | 是 | 是 | 是 | Windows | 否 | 免费/无 |
| EpiData | 是 | 是 | 否 | 是 | 是 | 是 | 是 | 是 | Windows | 是 | 捐赠/GNU-FDL |
| AnSWR | 否 | 是 | 是 | 是 | 是 | 是 | 否 | 否 | Windows | 是 | 免费/无 |
| EZ-Text | 否 | 是 | 是 | 是 | 是 | 否 | 否 | 否 | Windows | 否 | 免费/无 |
| OpenEpi | 否 | 否 | 否 | 否 | 是 | 否 | 是 | 是 | 基于网络 | 否 | 免费开源/GNU-GPL |
| Win Episcope | 否 | 否 | 是 | 否 | 否 | 是 | 是 | 是 | Windows | 否 | 免费 |
| R | 否 | 否 | 是 | 是 | 是 | 是 | 是 | 是 | Windows Unix Mac | 否 | 免费/GNU-GPL |
| PEPI | 否 | 否 | 否 | 否 | 否 | 否 | 是 | 是 | Windows | 否 | 免费/无 |

a 提示软件是否支持创建关系数据库
b 创建和编辑数据录入的格式,带有或不带有核查功能
c 支持多种格式的数据集和文件的导入与导出
d 允许使用者进行数据操作(如建立新的变量,查询,数据视图)
e 创建用户定义的包括屏幕显示,文件及打印资料的报告格式
f 作为包括单变量,双变量和多变量程序在内的分析工具
g 常规用于专门的流行病学分析,包括危险度和比值比估计,发病率和患病率测量,率和病例比例的计算
h 支持该软件的操作系统类型
i 软件在客户-服务器或站点对站点网络运行
j 每个用户的使用费用及注册需要

环境下操作。他们支持多种工具,用于数据录入、数据可视化、制图以及数据管理。此外,还可支持批处理,允许用户编写程序以便进行高效和重复分析,这些功能对监测非常必要。最后,这些软件包可以导入或导出各种数据格式,如 SAS 输出传递系统支持各种形式的高度格式化的图表输出,包括基于网络的演示、电子表格和可移植文档格式(PDF)。常用统计学软件包分析流行病学数据的比较如表 34.1.1。

## 免费获得和开源软件

除专利软件外,还有很多免费的统计软件可以获得。R 软件(R 统计软件包,奥地利维也纳 R 基金会出品;网址为 http://www. r-project. org/foundation/main. html)几乎具备上述三个专利软件包所有的功能。R 软件也是开源的,即可免费获取该软件的源代码并根据特殊需求对软件进行修改和定制。此外,公共卫生研究人员开发了 R 软件包监测功能(http://surveillance. r-forge. r-project. org/),这个免费的扩展版可使用本书介绍的多种监测方法供暴发侦查之用。

R 软件可以实现很多新的分析方法,虽然很多监测系统仍在使用 Stata 或 SAS,但是 R 软件公司仍十分积极并持续开发适用于监测的工具。与商业软件一样,全球 R 软件用户可每天通过网络得到帮助。另一方面,免费的数据管理软件不多,且大部分不适用于传染病监测。但作为例外的研究电子数据捕获软件(RED-Cap)值得关注,这是基于网络的在线数据管理系统,可用于多种监测相关的数据管理,如追踪、日程安排、项目管理并具备一些制图功能。

在专利软件和免费软件之间做出选择时,需要考虑几个因素,包括费用,使用难易程度,综合性文档的可用性,软件的培训需求,用户数量,用户得到帮助的程度以及软件维护等。免费软件可能难以安装和使用,但是有很多用户会自发地通过在线用户群或论坛提供帮助。

这些资源作为完整程序主要通过网络下载到本地电脑。部分软件可提供多语言版本。表 34.1.2 列出了用于监测和其他流行病学数据分析的较为流行的开源软件和(或)免费软件。

**表 34.1.2　传染病监测数据分析免费软件的示例**

| 软件 | 内　容 |
| --- | --- |
| Epi Info™ | 广泛使用的流行病学管理和分析软件;主要功能包括设计数据收集表,带有错误提示和逻辑核查的数据输入、分析、制图,输出报告。还有采用环境系统研究所的标准绘图法进行制图和地理编码的复杂工具。使用者可以免费下载地图文件"shapefiles"并与 Epi Info 数据文件直接建立关联,实现传染病暴发模式可视化。该软件在 Microsoft Windows (http://www. cdc. gov/epiinfo)环境下运行 |
| EpiDATA 录入和分析软件(EpiData) | 与 Epi Info 类似,可以进行流行病学数据收集、录入、分析和报告,同时具备强大的数据加密功能,100% 双录入核查,导入和导出带有变量名和标签等其他格式的数据。在 Microsoft Windows (http://www. epidata. dk)环境下运行 |
| 基于 word 记录的分析软件 [ Analysis Software for Word Based Records ( AnSWR)] | 对文本数据进行定量和定性分析的综合性分析软件。可进行合作性或群体性分析,适用于在不同地区对同一文档进行分析。在 Windows 环境下客户服务器网络环境中运行。可以很好地替代收费软件进行定性分析(http://www. cdc. gov/hiv/software/answr. htm) |

| 软件 | 内　容 |
| --- | --- |
| CDC EZ-TEXT | 定性分析程序。支持问卷调查表编写并含编码表,可在同一软件环境下进行无缝数据录入和分析。可以在单机上运行,不需要服务器(http://www.cdc.gov/hiv/software/ez-text.htm) |
| CLUSTER | 软件包含 12 种分析聚集显著性的统计技术,用于评价时间和空间上聚集性。在 Windows 环境下(http://www.atsdr.cdc.gov/HS/cluster.html)运行 |
| 开源公共卫生流行病学统计[Open Source Epidemiologic Statistics for Public Health(OpenEpi)] | 开源软件。为流行病学分析工具包,可通过在线浏览器界面或局域网进行操作。用 Java 语言编写,可在不同平台之间传输。适用于处理个案层面和计数层面的数据。可以直接通过浏览器在线使用或下载至计算机桌面使用(http://www.openepi.com/Menu/OpenEpiMenu.htm) |
| WinEpiScope | 由英国兽医学校联合会兽医教育计算机辅助学习机构(CLIVE)开发。支持多种用于传染病监测的流行病学分析工具,包括多种类型的研究设计的工具。在 Windows 环境下(http://www.clive.ed.ac.uk/cliveCatalogueItem.asp?id=B6BC9009-C10F-4393-A22D-48F436516AC4)运行 |
| 流行病学分析统计软件[Computer Programs for Epidemiologic Analyses(PEPI)] | 流行病学分析统计工具包,在 Windows 环境下(http://sagebrushpress.com/pepi-book.html)运行 |
| The Medical Algorithms Project | 可以进行各种医学运算的大型软件资源,可获取传染病分析专用的多种计算图表。该软件可在 Microsoft Excel 环境下运行,含有可下载的带公式的电子制表软件,并有提示数据录入功能(http://www.medal.org/visitor/www/inactive/ch23.aspx) |
| R project | 开源软件。可为统计分析和图表制作提供交互式和可编程的软件环境。自带各种初级和高级统计分析功能,并具有强大而灵活的图形展示功能。R 软件还提供很多专用功能和加强功能的扩展软件包,其中包括数个流行病学分析扩展包,如"epitools"扩展包可提供率、比值比、年龄调整、绘制流行曲线以及其他功能。还可以下载编辑系统或源代码。该软件在 Windows、MacOS 和多种 UNIX 操作系统下均可运行。还具备强大的全球联网功能(http://www.r-project.org) |
| QGIS | 开源软件。QGIS 是用户友好型开源地理信息系统。可以在 Linux、Unix、Mac OSX 和 Windows 环境下运行,支持多种载体、光栅、数据库格式和功能。QGIS 具有核心功能和插件所提供的持续增多的各种能力。并具有可视化、管理、编辑、数据分析和地图打印等功能。QGIS 支持用户常规使用地图和分析监测数据,包括导出地图反馈至网页 |
| Voozanoo | 开源软件。Voozanoo 用于建立基于网络的监测系统。可以在浏览器(MS Windows、Linus 和 Mac OS)上运行。尤其适用于处理健康数据,数据安全性高,可追溯性强,使用者可以直接在网络上创建自己的表格,收集的数据可以 SAS、Stata 或 EpiInfo 格式导出。此外,还有分析和查询功能,并可在网页上直接输出图表(http://www.voozanoo.net) |

## 面向特定需求的免费软件

- 地理信息系统和地理空间分析软件在传染病监测中越来越重要。使用美国昆腾地理信息系统对监测数据进行地理空间分析及制图，有助于分析疾病在环境中的扩散情况或传染病暴发。Mapserver（开源地理空间基金会；www. osgeo. org）在网络上发布了空间数据和交互式地图应用程序，成为一种受欢迎的监测信息反馈方式。其他软件包如 Voozanoo（Epiconcept，巴黎，法国）专注于常规监测系统的关键部分，即数据收集过程。

- 网络分析和网络制图对帮助理解传染病的传播动力学非常有用。网络制图是传染病调查工作的重要补充，可以深入了解暴发相关病例（其他节点/事件）间的相互关系。很多用于这些目的的廉价或免费的软件可以下载，如用于网络制图的 Net-Draw（https://sites. google. com/site/net-drawsoftware/）和用于网络分析的 UCInet（https://sites. google. com/site/ucinetsoftware/home）等。

- 传染病监测中另一个核心任务是侦查暴发和其他传染病事件的阈值。为此，美国 CDC 开发了早期异常报告系统（http://www. bt. cdc. gov/surveillance/ears/），并可免费下载。

- 监测一段时间内疾病的发病趋势也是传染病监测的核心任务。本章节介绍的多个统计软件包中有几项标准统计技术可用于趋势评估（如两个时间点的发病率比较；以时间指标或连续变量的 Poisson 回归分析）。另一种趋势评估方法是静态地侦查趋势的明显拐点，这可用美国国家癌症研究所（US National Cancer Institute）开发的可免费下载的 Joinpoint 软件包（http://surveillance. cancer. gov/joinpoint/）来

实施，该软件最初作为癌症流行病学资源进行开发，但可作为传染病趋势分析的有用工具。

## 其他分析和探测工具

正如第 22 章和第 23 章介绍的内容，现正在研发采用自动的方法来搜索电子数据，以发现提示疾病暴发的偏离疾病基线水平的数值。新的分析和模式侦查工具的应用越来越广泛，其中许多工具借助机器学习功能和统计方法，被归为数据挖掘范畴。数据挖掘并非被假设所引导，而是通过人员输入和解读指令，通过计算机程序来确定以大量数据集提示假设的疾病模式。数据挖掘需要对软件十分熟悉，了解其用法和不足，同时还应充分了解需要挖掘的数据。尽管需要人工对数据进行解释，但计算工具可望有助于对收集的大量公共卫生数据进行分析。有一个开源的 Weka 数据挖掘软件包（Weka，Waikoto 大学，哈密尔顿，新西兰）具有数据准备和简化、分析、可视化功能，用 Java 语言编写，可以在所有平台上运行。数据挖掘的商业软件包括 SPSS Clementine（http://www. spss. com/clementine/）和 SAS Enterprise Miner（http://www. sas. com/technologies/analytics/datamining/miner/）。

## 传染病监测的数据资源

目前有大量概要的疾病监测数据集和数据库，以及其他大量对监测活动有用的数据，包括人口数、社会经济学、行为学和健康结局等数据。这些资源中有许多主要关注现有的报告，同时也关注交互式界面，使操作者可以使用标准网络浏览器获取和查看可视化的复杂监测数据。重要的是要记住，这些数据资源在分析时可能已不新颖，因此确认这些资源的时间范围非常重要。

很多应用于传染病监测的数据资源都可以从 CDC 的数据和统计页面（http://www.cdc.gov/scientific.htm）获取。该网页包括 122 个城市监测系统的报告，人类免疫缺陷病毒（HIV）/艾滋病监测报告及 CDC 传染病专病资源链接。用户可能觉得这些资源有用，因为他们描述了多种监测系统，尤其是新发传染病规划和哨点网络。

CDC 的数据和统计资源包括 CDC WONDER，后者是一个数据可视化和分析的在线门户。CDC WONDER 包含艾滋病公众使用数据集（http://wonder.cdc.gov/AIDSPublic.html）的获取，并提供已删除个人身份信息的病例数据。另一个有用的 HIV/AIDS 相关数据资源是 HIV 监测报告（http://www.cdc.gov/HIV/topics/surveillance/resources/reports/index.htm），该系统包括每年通过 HIV/AIDS 报告系统（http://www.cdc.gov/hiv/topics/surveillance/resources/reports/index.htm）发送病例报告所产生的图表报告，以及各州和地方的发病率报告。

其他数据资源包括：

- HHS 数据和统计门户网站。该门户网站隶属美国卫生与人类服务部（US Department of Health and Human Services，HHS），提供易于获取的大量卫生统计数据（http://aspe.hhs.gov/#）。

- 疾病趋势（Disease Trends）：定期发布在《发病率和死亡率周报》（Morbidity and Mortality Weekly Report）上，疾病趋势数据来源于国家法定疾病监测系统（http://www.cdc.gov/mmwr/distrnds.html）。

- 美国国家呼吸道和肠道病毒监测系统（The National Respiratory and Enteric Virus Surveillance System）：这是基于实验室的监测系统，旨在监测呼吸道合胞病毒、人副流感病毒、呼吸道和肠道腺病毒及轮状病毒检出的时间和地理分布模式（http://www.cdc.gov/surveillance/nrevss/）。

- 呼吸道合胞病毒趋势（Respiratory syncytial virus trends）：收集自愿报告的每周实验室检测结果（http://www.cdc.gov/surveillance/nrevss/）。

- 流感监测（Influenza surveillance）：包括美国每年 10 月到次年 5 月每周流感活动的报告（http://www.cdc.gov/lu/weekly/flu-activitysurv.htm）。

- 结核病监测（Tuberculosis surveillance）：在线结核病信息系统包含由州卫生部门、哥伦比亚特区和波多黎各向美国 CDC 报告的经审核的结核病例信息（http://wonder.cdc.gov/tb.html）。

- 麻疹监测（Measles surveillance）：全球麻疹实验室监测网络支持在开展麻疹诊断或监测活动的实验室之间进行沟通。网络包括实验室相关参考资料和方案（http://www.cdc.gov/ncidod/dvrd/revb/measles/index.htm）。

- 传染病全球地图（Communicable Disease Global Atlas）：除了从 CDC 获得资源以外，WHO 还有覆盖全球的传染病精美地图，包括全球、区域和国家层面的分析（http://apps.who.int/globalatlas/）。

- 交互式数据库 SurvStat@RKI 由罗伯特·科赫研究所（Robert Koch Institute）（http://www3.rki.de/SurvStat/）开发。该数据库包括德国所有法定传染病病例资料。交互式用户界面可导致使用者的需求增加，并可根据需要创建图表和地图。可获取的数据每周更新，与流行病学公告（Epidemiologisches Bulletin）的每周报告同步（http://www3.rki.de/SurvStat/）。有关该数据库所用的数据分析类型的示例，详见第 36 章统计模型。

- WHO（欧洲区）的卫生统计门户网站提供大量信息系统，包括各国间汇总指标的比较详尽的疾病监测结果和对特定卫生政策领域的监测。用户可以在线浏览信息，也可以表图和（或）地图等不同格式展现和分析（http://www. euro. who. int/en/what-we-do/data-and-evidence/databases）。

- EpiNorth 项目旨在促进北欧和波罗的海国家以及俄罗斯西北地区的传染病控制和信息沟通。该网站提供了这些国家的流行病学监测信息。这些数据来自各国各个地区的传染病控制研究所（national regional state institutes）（http://www. epi-north. org/）。

## 总结

本章介绍了传染病监测软件和数据资源的示例概要。随着卫生机构和软件开发商的逐日增加，相信会有许多其他产品问世。除了商业软件之外，免费软件的应用也越来越广泛。很多人会选择免费开源软件，这些软件可以满足传染病监测的多种分析需求。R软件就是这类免费且应用广泛软件的最好例子。某些资源有限的公共卫生机构或在低收入国家工作的人员应将其作为重要的考虑因素。

大量的在线数据资源对从事传染病监测的人员有重要价值。这些资源改变了监测实践，并在多种情况下避免了当地已进行的大规模调查的必要性，因此这些二手资料是监测公共卫生改善传染病监测非常宝贵的资源。

本章节我们介绍了一些传染病监测以及培训和分析中广泛使用的软件和在线数据资源，可供引导政策和研究之用。然而，我们也认识到在一个章节中囊括所有资源的新进展是不可能的。重要的是要注意，鉴于新资源层出不穷，我们鼓励读者通过网络搜索发现新的在线资源，及时掌握最新的公共卫生和信息学文献，与同事讨论数据和分析软件需求。

（洪志恒　曹洋　译，金连梅　校）

# 第34章 软件应用、资源和统计分析方法介绍

## 第二节 传染病报告数据的分析和解读

Mindy J. Perilla[1] & Elizabeth R. Zell[2]

[1] 美国马里兰州, 巴尔的摩, 约翰霍普金斯大学彭博公共卫生学院
Johns Hopkins Bloomberg School of Public Health, Baltimore, MD, USA

[2] 美国佐治亚州, 亚特兰大, 美国疾病预防控制中心国家免疫和呼吸道疾病中心
National Center for Immunization and Respiratory Diseases, Centers for Disease Control and Prevention, Atlanta, GA, USA

## 引言

疾病监测的目标是向公共卫生机构及合作者提供人群中发生公共卫生事件的客观测量指标和在一段时间内这些事件的发生率。采用标准化的病例定义和数据收集方法,可对不同季节、不同年份及不同地点的监测结果进行比较。公共卫生机构通过监测系统收集社区上报的传染病数据。监测系统具有多种形式,如以人群为基础的监测要求所获取的信息能代表社区中全部成员的资料,而哨点监测收集并解读的数据则来自规模较小、某亚组人群。被动监测依赖能发现疾病临床表现的人员,如向公共卫生机构报告疫情的临床医师和实验室人员,而主动监测系统依靠公共卫生机构定期联系临床医师及实验室人员以确认是否发生了特定疾病事件。不管采用何种传染病监测方法,都需对收集到的数据进行分析和解读,以便公共卫生当局推断人群的健康状况。本章节介绍公共卫生利用监测数据的一些工具。这些监测数据包含基本要素,可以以个体为单位对其进行汇总、分析和解读,因而适用于总体人群环境。

## 监测数据分析和解读的目标

不同公共卫生机构分析和解读监测数据的目的可能不同。在美国,地方和县层面的卫生部门开展常规监测以监控疾病趋势,确定疾病暴发,识别监测系统存在的问题,确定对有公共卫生意义的疾病的应对需求。州卫生部门开展类似工作,审查地方卫生部门收集的数据,判断本州是否出现跨行政区的卫生事件。州和地方卫生部门可对地区数据进行分析,以判断疾病危险因素,制定和评价当地公共卫生干预措施及政策。国家层面进一步汇总更多的数据,使分析人员能发现跨地区的疾病模式。通过对更大规模人群、更长时间段收集到的数据进行分析,从而确定需要进一步调查和研究的问题,并用于指导公共卫生政策的制定和评价。

为了有效地监测人群健康的基线水平,公共卫生机构应定义发生疾病事件的基线水平。通过对报告数据的汇总和分析,用监测结果与已建立的基线水平进行比较和解读。可对发病率进行监测以发现意外的疫情波动,确定新出现的卫生问题(如抗生素耐

药），还可用于测量预防策略的效果（如疫苗项目）。定期回顾监测数据可以指导公共卫生资源的调配[1~3]。

## 数据元素

尽管公共卫生监测关注人群健康，但疾病的发生则以个体为单位。为了更好地阐明病例情况，应对个案病例报告进行调查，对相似的疾病事件进行汇总并对其进行分析和解释。构成疾病报告的各个部分可被认为是"数据元素（data elements）"，常规监测中收集的数据元素的例子是"报告者分类"，其可能值可能为"临床医师"或"实验室"等。

为了能够实现数据收集、存储和分析的标准化，公共卫生机构要求疾病报告者使用标准的疾病病例报告表格，并填报所规定的信息。用于记录疾病的标准报告表和数据库一般有常用变量或数据元素的字段，包括病例的人口学特征（年龄、地址、出生日期），报告的疾病，实验室检测结果和临床症状（用于确定患者为疑似、可能和确诊病例），发病日期或实验室检测日期，报告者和报告机构的信息确认。虽然病例报告表通常包括确定病例身份的信息（如姓名、年龄和性别），但收集的危险因素类型各病不同。病例报告的示例，见第 19 章欧洲病毒性肝炎检测。同样，数据库虽然不同，但其所收集的信息往往对传染病调查非常有用，如免疫接种史，近期抗生素使用情况以及潜在高危因素（如饮用水源、慢性疾病患病情况和病例暴露史）等。

数据元素可以是连续变量、分类变量或开放变量。连续变量有许多测量值（如年龄、距离）；分类变量可以将数据分为有限的几个群组或类别（如性别、种族和能够用"是"、"否"、"不详"来回答的问题）；开放变量没有各种设置事先可能的答案，而是提供一个开放式文本框，根据答案填入数据（如发病前 24 小时病例的活动情况）。开放变量是最不常用的一种变量，因为这些数据纳入常规分析难度很大。

在疾病调查中有些数据元素可以在地方使用，也可以从数据库中导出与更高层面的人员共享（如从州层面发送到联邦层面），一些涉及个人识别信息的数据元素，如病例的姓名和住址，往往需在数据集导出共享前删除。这些信息涉及病例的详细调查，除非国家工作人员直接参与病例调查，这些信息不会传送给国家层面。有关病例的更普通信息，如病例居住县等，不会触犯病例隐私规定和数据共享规范，并且对监测疾病传播和识别发病率的地理差异有用。因此，在传给国家层面的数据中通常会包括这些信息。

当不同机构共享数据集时，重要的是通过数据元素对病例进行定义或分类，将其保存在数据集中。同样，机构往往会将他们所用的纳入和剔除标准提供给共同调查人员，以保证在确定病例时保持敏感度和特异度的一致性。

## 分子和病例定义

分子和分母是重要的公共卫生指标。分子是观察的病例或事件的总数，分母是比较的人口数或发生病例和事件的某一段时间某地的总人数。根据不同的疾病，分子可仅表示确诊病例，或表示确诊病例和可能病例。在一些紧急情况下，疑似病例最初也可作为分子，随着信息的进一步获取，病例状况发生改变，然后再将疑似病例从分子中剔除。监测系统获取的病例并非全部是实际病例。病例分类和病例纳入指标必须经过核查，要从分子中剔除不符合标准的报告数。

病例定义的一致性十分关键，它不能随

调查人员不同而改变,从而保证不同地区收集的数据进行汇总并作进一步分析。例如,如果一个地区的流感病例根据实验室数据来定义,而另一个地区根据发热来定义,第三个地区根据咽痛和咳嗽来定义,则将这三个地区的病例数据进行合并可能有误导作用,并可导致错误,从而对公共卫生决策造成失误。然而,采用标准的病例定义有助于研究者合并所有病例,并得出有关大批患者合并后的结论。如果为国家法定报告传染病,则国家指南中会规定病例定义,需要询问的问题及需要收集的数据作分析之用。除标准化病例定义外,还有诸如标准病例报告表等其他工具可用于帮助不同地区开展类似的调查。

## 分母:确定参考人群

监测系统可用于收集病例信息,但是参考人群对综合性指标的计算并进行分析和解释也非常重要。病例和参考人群代表同一人群中的不同成分。病例作为分子,产生病例的人群则作为分母(如监测系统所覆盖的服务地区)。

分母数据可有多种来源,作为分母的一些最常用数据来源是普查数据和人口统计数据。例如,监测系统的目的是为了获得某个城市的发病情况,比较合适的分母可以是最新调查的城市人口普查数据。如果为了监测某个州(或某个省)一年内的新生儿破伤风或新生儿B群链球菌感染情况,分母可以是该州(或该省)该年的新生儿活产数。然而,如果为了监测某月份医院外科病房的患者感染情况,分母可以是该月份入住外科病房的全部病例(或为了更准确地测量风险暴露,可用该月入住外科病房的所有患者总数×每个病例在病房的总天数÷该月的天数)。有时分子或病例数已知时,而同期的分母难以获得,则可以使用最近官方发布的人口估计

数据。当特定时间范围内的分母难以获得时,公共卫生分析人员可采用数学模型估计人口数。尽管这种估计方法经常使用,但并非所有分析人员都认可该方法。如果需要人口估计数,最好咨询统计单位或查找官方数据,如美国人口统计局下属的州数据中心(http://www.census.gov/sdc/)。

在分析过程中,普查人口数据可以根据性别、年龄和种族(或族群)等分类变量进行分层。而且,人口普查中收集的其他社会经济变量可用于经济学分析,如城市中不同区域居住拥挤程度与疾病的关联。政府一般会定期开展人口普查,一些地区在外部机构的帮助下收集临时的人口学和健康调查数据。普查人口数不能反映活产数和死亡数,但是这一信息可以从人口统计机构获得。重要的是,应使用产生病例的相应人群作为分母,以便进行有效的比较,从而为循证决策提供依据。总之,病例数作为分子与其相应的分母合在一起才能作为分析的综合指标。

## 常规监测

定期回顾监测数据十分重要,它可以明确法定传染病的发病趋势和模式。指标的比较是确定疾病模式的有效方法。可以与基线数据进行比较,在一定时间范围内在某人群进行季节、种族、性别或年龄组的比较。

当基线数据可获得时,比较相似时间段的数据非常有用。例如,如果观察季度数据,可以对一年内的临近季度进行比较,或对近几年同一季度的数据进行比较,从而评估疾病与季节相关,还是疾病报告时限快截止时人为批量报告监测数据所致。当无法获得基线监测数据时,分析人员可以将病例特征与全人群进行比较。例如,1980年美国发现葡萄球菌中毒性休克综合征患者大多为月经期妇女,而其他女性人群和男性中未发现病例,

从而判断该疾病与使用高吸收性卫生棉条相关[4]。

科技进步使得获取流行病学相关的补充性实验室数据增多。实验室检测，如细菌培养、抗原检测、药物敏感性检测、血清学检测、血清分型，以及诸如聚合酶链反应和脉冲场凝胶电泳（PFGE）等分子生物学方法在疾病监测中发挥了很大作用。2010 年，美国通过 PFGE 检测确认了肠炎沙门菌暴发。对病例的流行病学调查提示与食用带壳蛋有关，在追溯调查后全国从市场货架下架的鸡蛋超过 5 亿枚[5]。关于监测的分子生物学方法的详细论述，见第 33 章。

在进行常规监测分析时需要从流行病学角度对病例进行评价。例如，乙型肝炎病毒通过感染者的体液传播。老年人中急性乙型肝炎病毒感染者突然增多出乎意料，提示医疗机构可能出现药瓶或器械导致的交叉污染[6]。公共卫生分析人员应了解监测系统可以使用的不同工具，并应考虑常规分析结果与人群中病例的预期分布的关系。

## 时间单元

在解读数据之前，确定适当的时间单元十分重要。数据可以按周、月、季度或年度等时间单元呈现。应当使用标准化的时间单元。尽管历月（calendar months）一般是各个地区使用同一历法者的标准时间，但不同月份包含的天数不同（如 2 月份通常比 3 月份少 3 天）。因此，尽管每天的报告病例数量一直稳定，但不同历月的发病数仍有波动。为了避免这种历月数据的波动，美国 CDC 将周日至周六作为标准的周单元，以免受历月的影响。这一标准时间单元被称为"发病周"，在地方、州和国家层面的公共卫生部门得到广泛使用。它的使用可对数据进行汇总而无需考虑时间方面的差异。把标准发病周转化为季度，每季 13 个标准发病周，并以此进行季节分析，这可能很有用。需要注意的是，公历年并非刚好为 52 周（每年 365 天/每周 7 天），并应考虑 4 年 1 次的闰年因素（闰年时 2 月份有 29 天，而非 28 天），因此标准发病周历法中会周期性地出现一年 53 周。

## 数据质量评估

公共卫生数据分析人员必须熟悉要收集某相关人群的数据。其第一步就是查看数据完整性和数据集数值的整体分布情况。重要的是要知道监测系统及其应报告的疾病。

数据质量的初步评估可通过人工浏览数据记录，也可借助计算机分析软件确保数据"清洁（clean）"，保证数据能准确地代表要记录的信息。审核数据的方法是发现"异常值"。异常值是数据集中偏离总体分布的个别数值。例如，通常在女性筛查的疾病被报告为男性病例，报告的病例年龄不在通常患该病的年龄之内，报告的疾病在当地不常见等。

另一种常见的数据错误是作为分开记录存储的重复报告。然而，删除重复记录时需要注意，经常有兄弟姐妹同时报告患有相同疾病，双胞胎的病例记录容易被认为是同一个人的重复记录。发现和评估缺失数据值，并决定如何对其进行处理也十分关键，是进一步调查、推定还是剔除数据。关于未知值数据的处理方法将会在"监测数据的补充分析"章节中进行详细讨论。

数据质量问题可由病例确诊、疾病认知以及社区报告工作等方面的变化而产生。报告病例数的变化（增加或者减少）可以反映真实情况或者是监测数据的人为影响所致。例如，病例定义改变可能会导致病例数量改变，这样的病例数改变不一定需立即采取公共卫生措施，但对病例定义的改变应做好记录，以便对监测数据进行适当解读。有时社区对疾病关注度增高（如麻疹消除活动或大流行准备应对活动期间)导致就医和报告行为的改变。报告者本身活动的改变,如商业性实验室开始或停止报告实验室结果,或报告机构的新成员不熟悉疾病报告系统的要求,都可能会导致报告病例数的明显改变。因此,监测报告人员的活动并及时与其联系以确认是否监测系统发生变化可能非常有用。

解决数据质量问题需要花费时间。提早关注监测系统接收的数据,比采用虚假结果并采取大规模公共卫生响应所需的时间更少。根据数据趋势的异常值可以发现暴发、报告系统的问题以及需要进一步评价的领域。数据的表格和图可以帮助识别异常和特征分析。

## 使用图形表达数据

图表、表格和图像是公共卫生分析人员的有用工具。在分析过程中它们可用于确定调查方向和解释数据,同时也是传播信息的有效方式。

不同读者需要看到不同方式表达的数据以更好地理解其意义。统计学家可能倾向于选择含统计值的表格,以便得出其自己的全面结论,但是决策者则倾向于选择图表和图像进行分析。各种图表的呈现方式都应使用标题,每条数轴应清楚地标明数值和测量单位。

不同组间使用标准的各种颜色和形式可以让读者很容易理解数据所说明的情形。因为图表表示的目的就是为了更加清楚明确地阐述数据,用一些计算机制图工具可获得的三维或其他造成视觉繁乱的表达方式都应避免。当图表中使用彩色时,重要的是要记住,看表达结果的人可能因为缺少高质量的彩色打印条件或因为色盲而不能看到彩色,所以理想的办法是使用易于辨认的由黑色、灰色和白色等不同颜色级别组成的方法。正如第

37章地理信息系统和空间分析所示,地图在分析公共卫生监测数据时非常有用。频率、分布及其他相关测量指标的视觉呈现方式有多种[7]。一些常用的图表和图像包括线图、柱状图、直方图、饼图和地图。多种图表结合起来可以表示更详细的结果。例如,线图结合柱状图可以很清晰地同时表示病例数和率;堆叠条形图可以通过在一个柱形图中用两种颜色表示不同分类(如男性和女性),柱状图也可以用来表示很多事物,可用于人口金字塔和事件的年龄与性别分布等。线图也可用于表示范围,如置信区间或计算的阈值范围。图34.2.1a~c提供了通过图表来表示有大量信息的公共卫生数据的几种清楚和实用的方法之示例。常用的数据表示方法一般包括线图(测量一段时间内发生变化的数据)、柱状图(表示计数或分类结果特征的数据)和饼图(表示数据总量是100%)。因为分子"N"的相对份额很难通过快速浏览饼图进行比较来确定,建议最好使用饼图以外的其他图表方法来展示不同人群的一系列比较或人群一段时间的系列比较。

传染病监测中一个非常重要的图表展示方式就是流行曲线(epidemic curve)或称为"epi-curve"(图34.2.2),暴发调查时常用直方图。流行曲线表示一段时间的病例数,x轴表示时间。病例数按发病时间(如出现症状)以方框为单位堆积表示,在y轴上读出某时间的病例数。流行曲线上的时间单位可以用于标准分析,如按"天",也可以用病原体的潜伏期作为时间单位。潜伏期相关的时间指标在分析中非常重要,有助于确定病例暴露于病原体的时间,以及是否有疾病二次传播的证据[1]。

为了使公共卫生信息即分析结果能清楚地展示给读者,要考虑使用何种图形、图表和表格。然而,虽然展现的结果针对不同读者,但数据表达的意义应相同。媒体可以帮助改编信息,但不应改变其终极意义。

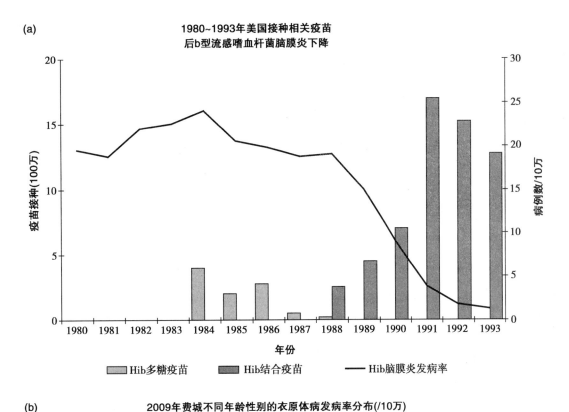

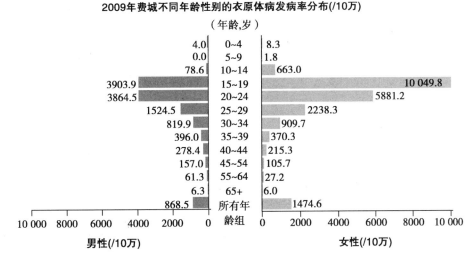

图 34.2.1　（a）流感嗜血杆菌 b 型脑膜炎的下降与疫苗使用的关系（来自美国数据，1980—1993
年），资料来源：Rosenstein 和 Perkins[8]；（b）不同年龄性别衣原体发病率（美国费城，2009 年）。
资料来源：the Division of Disease Control，Philadelphia Department of Public Health 经允许使用；（c）
2007 年实验室确诊的细菌和寄生虫感染率的百分比变化：与 2004—2006 年年均感染率比较（按
不同病原体），来自美国食源性疾病主动监测网（FoodNet），资料来源：US Centers for Disease Con-
trol and Prevention[9]

(c)

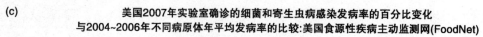

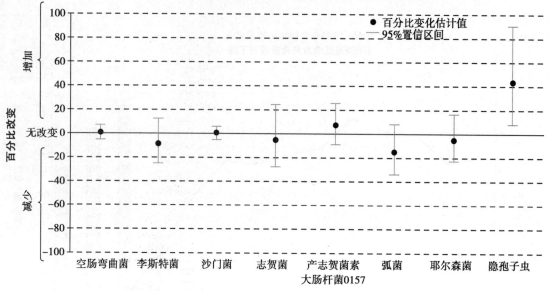

美国2007年实验室确诊的细菌和寄生虫病感染发病率的百分比变化
与2004~2006年不同病原体年平均发病率的比较:美国食源性疾病主动监测网(FoodNet)

如何解读该图
　显著减少为估计值和95%置信区间均在无改变线之下
　显著增加为估计值和95%置信区间均在无改变线之上
　无改变为未发现显著增加或显著减少

图 34.2.1(续)

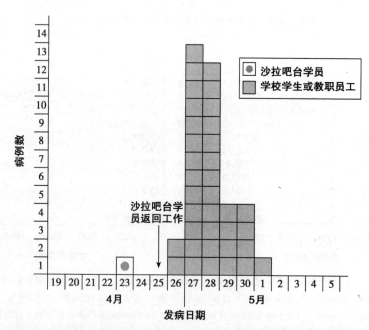

图 34.2.2　与高校餐饮服务部相关的一起诺如病毒胃肠炎暴发(按发病
日期绘制)。来源:Minnesota Department of Health 经许可使用

## 概括性指标

监测数据经常会使用描述性统计和概括性指标。常用的概况性指标包括百分比、比例、发病率和患病率等。另外,时间序列分析有时对公共卫生监测非常有用。为更好地分析和呈现数据,分析人员理解监测系统以及数据收集过程也非常重要。

根据上述的定义,分子表示病例,分母表示产生病例的人群。将病例汇总为一个分析单元,可有助于描述疾病及其相关疾病史的现状。例如,在监测年度或季度病例数时,发现当年到下一年的病例数大幅增多,可能有以下几个原因:①发生疾病暴发,提示实际病例数增多;②疾病关注度提高,导致报告病例数增多,但实际病例数没有增加;③收集病例报告的地区增多。

表 34.2.1 显示了美国 2010 年年度和季度肺炎链球菌病例数。第 1 季度和第 4 季度病例数最多,第 3 季度病例数最少,这是因为肺炎链球菌感染具有季节性,这种呼吸道疾病在温暖月份发病率较低。

**表 34.2.1　2010 年美国肺炎链球菌的主动细菌核心监测(ABC)**

| 季度 | 病例数 | 百分比 ( % )[a] | 发病率(病例数/10 万人口) |
|---|---|---|---|
| 1 ~ 3 月 | 1384 | 36.2 | 4.65 |
| 4 ~ 6 月 | 862 | 22.6 | 2.90 |
| 7 ~ 9 月 | 450 | 11.8 | 1.51 |
| 10 ~ 12 月 | 1125 | 29.4 | 3.78 |
| 合计 | 3821 | 100.0 | 12.84 |

ABCs 区域人口:29 757 552

[a] 因为舍入误差,季度总和并不等于100%

## 百分比和比例

百分比(或者比例×100%)是在规定时间内(如某年的第 1 季度)发生的病例数除以规定的时间内(如全年)的总病例数。如表 34.2.1 所示,第 3 季度的病例数最少,占全年总病例数的比例也最低;这个例子提示如何使用一种以上指标来说明监测系统的结果。然而,当总发病率发生改变时,某子类别病例所占的百分比稳定或增加可能提示出现了新的情况。例如,随着时间的推移耐药病例的百分比不断上升,故开始将抗生素耐药的肺炎链球菌作为新发现的问题。然而,随着儿童肺炎球菌结合疫苗的广泛使用,包括抗生素耐药疾病在内的侵袭性肺炎球菌疾病减少。监测耐药病例百分比的变化有助于发现目前儿童疫苗还未包括的肺炎链球菌血清型的新的耐药性问题。

## 疾病率

疾病率是十分有用的指标,当监测地区的人口被确定后,如分母或人口数能够获得,则可计算疾病率。常用的疾病率有两种,分别是发病率和患病率[1,10]。发病率为每单位人口中发生的新病例数(某时间段内),常用于传染病,但导致慢性感染的传染病除外。

$$发病率 = (某时间范围内的新发病例数)/(暴露人口数) \times 10^n$$

患病率将所有患有该疾病的病例纳入计算,常用于慢性病分析,但该指标也可用于会导致慢性结局的传染病,如乙型肝炎、丙型肝炎和人类免疫缺陷病毒(HIV)感染。

$$患病率 = (某时间范围内的新旧病例数)/(暴露人口数) \times 10^n$$

发病率和患病率往往以每 10 万人口(如 $10^5$)中的病例数来表示。本章节中介绍的率适用于传染病新发病例,以下所用的所有率均为发病率。

对于新生儿疾病,其发病率一般是指每 1000 名活产婴儿中的发病数;这部分原因是新生儿出生队列比其他人群数量小,使用此等测量单位会使结果更有意义和更容易解释。例如,以活产儿作为分母的疾病包括出生后头一周发生的早发型 B 型链球菌感染(0~6 天龄)、迟发型 B 型链球菌感染(出生后第 7~89 天)、新生儿破伤风和先天性梅毒[11]。

监测系统往往为被动监测,需依赖临床医师或实验室确诊病例并向公共卫生部门报告,一般难以捕捉到相关人群中的所有病例。然而,如果报告在一段时间保持稳定,也能够提供有用的信息。如果监测区范围得到严格确定,作为分母的人群可以获得,则可以进行"粗"率的计算。当监测系统稳定,且监测区的人口已知时,则可根据一段时间内的粗率变化来反映疾病发病率的变化。

尽管粗率(观察到的率)是非常有用的指标,但往往不足以说明总的实际疾病负担。为了获得监测人群的实际情况或考虑到已知的漏报(如被动监测系统发现的病例),分析人员可将观察到的病例数(或发病率)调整到估计更为准确的实际疾病负担。主动监测系统获得的观察发病率可以通过直接或间接标准化法来估计更大人群的疾病负担[12]。

## 分析使用的时间区段

监测疾病在一段时间的变化十分有用且是监测系统的关键组成部分;在分析指标时考虑时间区段是非常重要的。我们可以按日、周、月、季度和年度对疾病进行评价,从而可以了解在哪些方面有所不同。在决定如何设计监测系统才能更好地监测疾病在一段时间内的变化情况时,应考虑到这些重要因素。

一旦确定时间单元,则绘制单位时间的病例数或发病率的图可以帮助理解所获得的信息。从时间指标来看,每天、每周的发病水平往往有明显的变化。这可能与疾病的流行病学有关(如一些疾病有季节性变异),也可能与病例报告的算法有关(如在下周初会集中报告周末病例),或者还有其他原因。如

果这个给定的数据集是真实的,则需要计算移动平均值。移动平均值是回顾以前 n 个数据点的平均值。例如,6 月中旬的 10 日移动平均值:6 月 15 日的数值是 6 月 10~19 日的平均值;6 月 16 日的数值为 6 月 11~20 日的平均值,其他日期以此类推。使用移动平均值可消除"噪声",使疾病发病数和发病率曲线更加平滑,从而在视觉上能更好地表示一段时间内的疾病情况[13]。而且,移动测量指标可以作为制定可能阈值指标的依据。地方、州和国家层面的公共卫生人员发现,阈值计算对发现疾病发病率升高并超过预期变异很有帮助。此等发病率升高可能提示疾病暴发或当地对该疾病的重视程度增加。一些症状监测系统使用移动平均值可发现潜在的暴发[14];详见第 26 章症状监测。移动平均值也可用于时间序列分析。时间序列分析在很多教材(如 Box,et al[13])中都有介绍,使用计算机软件可帮助分析人员采用这种方法,详见第 34 章第一节。

## 监测数据的补充分析

跟踪人群的发病趋势和监测其变化总体上可提供大量信息。然而,人群亚组分析往往很有用,应作为常规监测的一部分来进行。例如,不同人群的发病数往往不会完全相同;了解某种疾病是否在某部分人群易于发生,而在另一部分人群则否,这非常有用。对监测数据进行亚组分析有助于更好地了解疾病的流行病学特征。

当开展亚组分析时,设定什么、谁、什么时候和为什么的框架是非常有用的。

- "什么"可能是某种疾病,或者是疾病表现的某些方面。
- "谁"可能是某个年龄组、种族或性别。
- "什么时候"是某个特定的时间区段。
- "为什么"可以解释"什么""谁"和"什么时候"的原因。例如,疫苗可预防疾病暴

发是否为免疫失败或疫苗无效所致。

通常可使用常规收集的监测数据进行亚组分析。了解哪些人患病与了解某地的总病例数一样重要。很多疾病在不同年龄组、种族和性别人群中有不同的发病率。例如,在疫苗引入前,肺炎球菌病在年幼儿童和老年人中发病率很高,如果没有通过年龄组分析寻找差异,就难以发现这一现象。在引入疫苗后,仍能发现年龄组之间的差异,但是按接种疫苗的血清型进行分层后发现,疫苗接种可直接(如在接种的儿童中)或间接(在未接种疫苗的年长儿童和成年人中)减低所有年龄组的肺炎球菌病发病率[15~17]。另一个通过亚组分析发现发病率不同的示例,即性传播疾病沙眼衣原体病的女性发病率高于男性,青少年和青年成人的发病率也高于老年人和年幼人群(图 34.2.1b)。通过亚组分析发现差异可有助于开展更有针对性的防控措施和更好地制定明智的政策。

由于监测系统通常不仅能获得病例数,而且还能收集个人的基本特征信息(如年龄、种族和性别),故可对感染者人群相关的亚组进行分析。然而,为了监测不同亚组间发病率的变化,重要的是应有反映亚组相应的分母数据。更确切地说,如果相应的分母难以获得,则只能依赖于分子(病例)数据才能进行分析。例如,缺少分母时,分析人员可查看发病人群的构成情况,如某疾病病例中有 62% 为某个种族,但是无法知晓该种族人口约占总人口的 2/3,还是占 15%,从而造成疾病负担分配不均。如果获得合适的分母数据,分析人员可以进一步查看疾病(如发病率)是否在全人群中呈均匀分布。与相关人群进行比较可计算出发病率,可有助于发现疾病分布的差异,进而采取有针对性的公共卫生防控措施。

监测系统的一项重要任务是记录公共卫生措施的影响。补充分析可以用于测量新的或改进的疾病控制干预措施(如使用新疫苗、开展筛检或发布预防指南)带来的改变。有一种方法是将两个时间区段的率进行比较来计算变化的百分比。举例说明,基线和干预期间发病率的变化百分比计算公式如下:

变化百分比＝(干预后的率−干预前的率)/ (干预前的率)×100%

公式中干预前的率表示疾病既往(基线)的水平,而干预后的率表示采取干预一段时间后的疾病水平。其他测量疾病水平变化方法的指标包括率差、比例差和比较不同亚群发病率的相对危险度[12,18,19]。

公共卫生分析人员往往对侦测疾病趋势也感兴趣。最常用的统计方法是线性趋势分析,这一方法需要进行 $\chi^2$ 检验[10]。更高级的分析方法可参阅其他文献[13,20],本书第 36 章也有详细介绍。

影响分析数据质量但又比较难以解决的问题是缺失数据的处理。缺失数据造成的样本量减少会进一步影响亚组疾病趋势的分析和解释。如果剔除所有缺失数据的病例记录,则计算的率可能会被误判。计算或调整缺失(未知)数据可以用插补法来处理。然而,在处理未知数据时应明确和描述所用的方法并向读者进行合理的解释。插补法可能比较简单,可根据人群报告数据中已知数据的比例,将未知数据分配到人群中,读者如对更详细的缺失数据处理方法感兴趣,可咨询统计学家和参见专著[21,22]。

虽然监测有助于了解疾病流行病学,但其数据收集的方法和内容与流行病学研究(如病例对照研究)有所差异。流行病学的数据分析方法在很多专著中已有论述[2,10~12,19,23]。然而,对于正确使用统计的显著性检验和 $p$ 值这一问题,统计学方法用于监测数据的分析尚有争议。如上所述,监测数据可以从全人群中获取,并代表人群亚组的情况。一些分析人员认为一年的监测数据代表该人群多年疾病水平的一个随机样本,所以可以计算 $p$ 值并可使用其他统计学检验。而另一些分析人员认为,监测数据是重要的信息来源,但并非随机人群,所以不能用有统计显著性的指标进行分析。在评估和解释一段时间的来自监测系统的数据时,应使用置信区间而非统计学显著性检验。在某些情况下,统计检验无法回答公共卫生问题。然而,无论使用何种方法来分析数据,公共卫生分析人员都应对分析结果进行合理的解释,以便其他非专业人员也能理解。

## 数据解释

对监测数据的恰当解释需要深入了解提供数据的报告系统的各个方面以及所监测的特定传染病。在对从已建立的监测系统获得的数据进行核查时,查看常规生成的疾病报告(如年度病例数和发病率,年龄和性别分布,季节分布模式)可能会知道发生什么以及出现异常时有哪些表现,因此很有帮助。有时由于冲突、自然灾害、设立难民营等原因,一个地区的人口规模可发生巨大变化(增长或减少)。当发生这种情况时,虽然总人口(分母)未知或处于变化情况下,但公共卫生人员可能觉得还需继续开展监测活动,并监测应报告疾病的病例数(分子事件)。在这些情况下,分析人员根据同一地区既往人口可能难以计算出标准化率。然而,如果他们能维护或创建的监测基础设施在运行,则分子数据(单独或与专题研究或样本调查结合)仍可足以发现疾病暴发和加强响应措施。如 2010 年海地大地震后大量人口流离失所,几个月后有许多人发生霍乱,就是这种现象[24]。

了解所监测的社区和人群的报告是必要的。无论被动监测系统还是主动监测系统,只有在患者就医时才能发现传染病。对于基于实验室的监测系统,只有医务人员要求对病例进行适当的诊断检测后才发现应报告的

传染病。因此,疾病发现的完整性反映了当地医疗就医行为和临床诊断行为。例如,大多数腹泻病例数被严重漏报,因为腹泻患者往往不会因为短期感染而去就医,医务人员往往也不要求进行诊断性检测。病原特异性监测依赖于当地临床和微生物诊断工作,所以非常规检测的病原往往被漏检(如诺如病毒、产气荚膜梭状芽孢杆菌),详见第 7 章第二节的详细讨论。

了解受监测特定人群的人口学特征有利于公共卫生分析人员在多大程度上将监测数据的结果外推至其他人群。基于人群的监测数据理论上发现了 100% 的病例,其结果应该容易解读。监测系统报告的发病率和流行病学特征反映了所监测地区整个人群疾病的真实分布和危险因素。如果监测人群(如一个州)和一个更大的地理区域人群(如一个国家)间的差异和相似情况为已知,则可以估算这个更大规模人群的疾病发病率和疾病负担。例如,假设观察的年龄别和特定种族的发病率能代表所监测的疾病的实际情况,则可以通过一个州或多个州开展的主动和基于人群的监测来估计国家的发病率和疾病负担。相反,将从哨点监测的分析获得的结果进行外推通常有局限性,因其监测人口通常局限在某一年龄组(如儿童),城市人口或住院病例,而后者往往是监测系统中疾病症状更为严重的患者。

解读监测数据时也应记住有其他不足之处,包括数据收集方法所固有的可能偏倚、季节性差异、亚人群分析以及某特定地区的疾病趋势[1,23]。很多疾病有季节性,流感和其他呼吸道疾病往往发生在冬季,而许多腹泻疾病在温暖的夏季月份发病较多。年度发病率不能仅根据一个季度的数据来推断。地方性流行疾病的率的计算(如球孢子菌病和其他地区性真菌感染)仅局限于相应的地理区域。

如同"评估数据质量"章节中所述,疾病

率的变化可提示真实的变化或人为造成。疾病率的突然增加可能提示疾病暴发。或者，媒体报道或报告系统改变（新成员加入，用新的实验室方法检测）都可导致病例报告的增加。真实长期的病例增长可能提示疾病流行病学的改变，如既往可用疫苗预防的细菌出现了新的血清型而导致疾病。发病率增加还可能提示疾病危险因素的改变，如 20 世纪 80 年代早期年轻男性中发现的肺孢子菌肺炎和卡波西肉瘤（Kaposi's sarcoma）病例，从而导致 HIV/获得性免疫缺陷综合征的发现。病例减少可能提示采取的预防方法获得成功（如疫苗接种）。

监测数据可有助于公共卫生分析人员判断预防措施所产生的影响。如果实施了既往有效的防控措施而疾病率仍开始上升，则应努力确定疾病流行病学变化的原因并提出新的防控措施。数据可用于监测新的干预措施的效果。解读监测数据时应谨慎。分析人员可通过书面展示、口头报告和出版物等方式帮助合理地解释数据和分发所分析的数据。决策者可以利用这些数据，并做出循证决策。

## 小结

监测是改善公众卫生的重要工具。它包括通过报告系统收集数据，对病例进行调查和分类，对相似的疾病事件进行汇总以便进行分析和解读，使用标准化的病例定义对不同来源的数据合并后进行合理的比较。从事传染病报告数据分析的人员对如何分析和描述监测数据可有多个选择，但重要的是要考虑将相关信息传达给读者，并为此采用恰当的工具。使用如发病率、比例和一段时间内的率比等基本指标，可有助于制定和评价疾病的影响、预防和控制策略。有时通过对常规分析的结果进行解读和讨论，可提示需要更深入地关注潜在的新发的公共卫生问题或

暴发。使用与资料收集相应的方法对监测的资料进行分析并对结果进行解释，以有效的资源为公共卫生人员提供决策数据，并可有助于了解和形成应急措施和长期策略。

（洪志恒　曹洋　译，金连梅　校）

## 参考文献

1　Teutsch SM, Churchill RE (eds.). *Principles and Practice of Public Health Surveillance*, 2nd edn. New York, NY: Oxford University Press, 2000.

2　Thacker SB, Wetterhall SF. Data sources for public health. In: Stroup DF, Teutsch SM (eds.) *Statistics in Public Health: Quantitative Approaches to Public Health Problems*. New York, NY: Oxford University Press, 1998.

3　Buehler JW. Surveillance. In: Rothman KJ, Greenland S (eds.) *Modern Epidemiology*. Philadelphia, PA: Lippincott-Raven Publishers, 1998.

4　Shands KN, Schmid GP, Dan BB, *et al.* Toxic-shock syndrome in menstruating women: association with tampon use and *Staphylococcus aureus* and clinical features in 52 cases. *N Engl J Med* 1980;303:1436–42.

5　Kuehn BM. *Salmonella* cases traced to egg producers: findings triggers recall of more than 500 million eggs. *JAMA* 2010;304:1316.

6　Centers for Disease Control and Prevention. Transmission of hepatitis B and C viruses in outpatient settings—New York, Oklahoma, and Nebraska, 2000–2002. *MMWR Morb Mortal Wkly Rep* 2003;52:901–6.

7　Tufte ER. *The Visual Display of Quantitative Information*, 2nd edn. Cheshire, CT: Graphics Press, 2001.

8　Rosenstein NE, Perkins BA. Update on *Haemophilus influenzae* serotype b and meningococcal vaccines. *Pediatr Clin North Am* 2000;47:337–52.

9　Centers for Disease Control and Prevention. *FoodNet 2007 Surveillance Report*. Atlanta, GA: US Department of Health and Human Services, 2009.

10　Armitage P, Berry G. *Statistical Methods in Medical Research*, 3rd edn. Cambridge, UK: Blackwell Science, 1994.

11　Bracken MB (ed.). *Perinatal Epidemiology*. New York, NY: Oxford University Press, 1984.

12　Fleiss JL, Levin B, Paik MC. *Statistical Methods for Rates and Proportions*, 3rd edn. New York, NY: John Wiley & Sons, 2003.

13　Box G, Jenkins GM, Reinsel G. *Time Series Analysis: Forecasting and Control*, 3rd edn. Upper Saddle River, NJ: Prentice Hall, 1994.

14　Burr T, Graves T, Klamann R, *et al.* Accounting for seasonal patterns in syndromic surveillance data for outbreak detection. *BMC Med Inform Decis Mak* 2006;6:40–9.

15　Robinson KA, Baughman W, Rothrock G, *et al.* Epidemiology of invasive *Streptococcus pneumoniae* infections in the United States, 1995–1998: opportunities for prevention in the conjugate vaccine era. *JAMA* 2001;285:1729–35.

16 Pilishvili T, Lexau C, Farley MM, *et al.*; Active Bacterial Core Surveillance/Emerging Infections Program Network. Sustained reductions in invasive pneumococcal disease in the era of conjugate vaccine. *J Infect Dis* 2010;201:32–41.

17 Weatherholtz R, Millar EV, Moulton LH, *et al.* Invasive pneumococcal disease a decade after pneumococcal conjugate vaccine use in an American Indian population at high risk for disease. *Clin Infect Dis* 2010;50: 1238–46.

18 Martin SM, Plikaytis BD, Bean NH. Statistical considerations for analysis of nosocomial infection data. In: Bennett JV, Brachman PS (eds.) *Hospital Infections*, 3rd edn. Boston, MA: Little, Brown & Co., 1992.

19 Rothman KJ, Greenland S (eds.). *Modern Epidemiology*,

2nd edn. Philadelphia, PA: Lippincott-Raven Publishers, 1998.

20 Kim HJ, Fay MP, Feuer EJ, Midthune DN. Permutation tests for Joinpoint regression with applications to cancer rates. *Stat Med* 2000;19:335–51. [Erratum: *Stat Med* 2001;20:655.]

21 Little RJA, Rubin DB. *Statistical Analysis with Missing Data*, 2nd edn. New York, NY: John Wiley & Sons, 2002.

22 Schafer JL. *Analysis of Incomplete Multivariate Data*. New York, NY: Chapman and Hall, 1997.

23 Jekel JF, Elmore JF, Katz DL. *Epidemiology, Biostatistics, and Preventive Medicine*, 2nd edn. Philadelphia, PA: WB Saunders, 2001.

24 Dowell SF, Tappero JW, Frieden TR. Public health in Haiti: challenges and progress. *N Engl J Med* 2011;364:300–1.

# 35 第 35 章 分析和解释基于病例的传染病监测资料：美国 HIV 相关发病率和死亡率监测

Lisa M. Lee[1] & George W. Rutherford[2]

[1] 美国佐治亚州，亚特兰大，美国疾病预防控制中心监测、流行病学和实验室服务办公室

Office of Surveillance, Epidemiology, and Laboratory Services, Centers for Disease Control and Prevention, Atlanta, GA, USA

[2] 美国加利福尼亚州，加利福尼亚大学旧金山分校

University of California, San Francisco, CA, USA

## 引言

公共卫生监测资料可用于为公共卫生决策提供信息。因此，重要的是监测资料需要以表格形式出现，以便易于清楚地被决策者理解。监测资料可用于确认传染病暴发，指导干预措施，描述感染者的流行病学特征，观察发病变化和趋势，评估预防和治疗项目的有效性以及分配资源等。资料分析应该关注关键的公共卫生问题，并据此作出能付诸实施的决策。除对人、地点和时间的描述性分析外，根据监测的疾病不同，问题也会有所变化，包括：

- 哪种行为或暴露与所监测的疾病传播有关？在哪些人群这些行为会促进感染的传播？
- 发病率是升高、降低还是稳定？感染人群的人口学特征对流行趋势有哪些影响？观察到发病率有哪些不一致？
- 新诊断的感染者中无症状的比例是多少？多少比例适合二级预防？
- 在诊断的患者中接受合适医疗和预防服务的比例是多少？不同人群在这方面有哪些不同？
- 死亡率的趋势如何？不同时间和不同人群的死亡率有哪些变化？
- 幸存者有什么变化？在所有人群中幸存者的变化一样吗？

对监测资料的解释必须与当前对病因学、流行病学、疾病自然史和疾病治疗的了解相一致。分析应该关注病因和可改变的因素，从而可预防感染、发病和死亡[1]。

本章节我们采用美国国家系统作为模板，关注分析和展示基于病例的人类免疫缺陷病毒（HIV）监测系统的资料。HIV 监测系统覆盖了多种"健康事件"，包括在未感染者中感染 HIV 的高危行为，已感染 HIV 者的暴露方式，初次 HIV 的诊断，临床和免疫学的重要事件以及死亡。

## 监测资料的分析

监测资料的分析和解释中有几个注意事项。首先，监测资料是描述性的，一般不用于正式的假设检验。然而，监测资料可用于建立假设，病例列表也可作为有用的抽样架构

用于多种分析或随访研究。其次，一些公用监测数据库是汇总性质的，不能用于个体水平的分析。如果资料以汇总形式上报，横断面分析会引起生态学谬误[2]。第三，从理论上说，由于病例监测数据系统常常倾向于涵盖一种疾病或事件的每个具体病例，因此就不需要担心病例的代表性、普遍性或观察的病例是否很好地代表了大量的病例。然而，在现实中某些病例仍然被漏诊或漏报。

在发生某些传染病，如细菌性性传播感染（STI）、卫生保健机构相关感染和流感样疾病时应报告。如暴露于传染病后不能产生终身免疫，则个体易发生多次感染，每次发病时需向监测系统上报，从而实施基于事件的监测。以细菌性性传播感染为例，在相同监测时期内，报告 2 次或以上可提示一个个体发生 2 次或以上独立的疾病。由于这种情况时有发生，因此可以作为一项重要的考虑因素，因为在分析资料时，大部分统计检验的假设需要独立的观察。某些传染病会导致长期的或慢性的疾病，如结核病、乙型肝炎和丙型肝炎以及 HIV，需有赖于基于病例的监测。在这种监测中，每次感染要录入系统一次，随后将每次感染的详细信息加入到该病例数据中。不管个体被检测或被"诊断"多少次，一个个体在监测系统中只能出现一次。

基于病例的监测数据与基于事件的数据在几个重要方面有所不同。在基于病例的系统中，每个病例代表不同个体，因此是一次独立的观察。这种基于病例的系统往往是一种登记系统，随着时间推移会发生许多哨点事件，从诊断到疾病进展，再到康复或死亡。这种随访需要仔细的匹配，不管系统是使用计算机程序计算还是人为判断。如果不能将一例"新"病例正确地与已经存在的病例相匹配，会导致病例数高估和病例人口学特征分布的比例失真，引起错分偏倚（misclassification bias）。另外，如果错误地将新信息与已经存在的病例进行匹配会导致病例数被低估，并由于将某个个体的后续事件加到另一个体的初始报告中导致病例信息的不准确，从而降低了信息的有效性。尤其是多名卫生保健人员照料一名患者，或输入监测系统的报告来自多个来源时，持续地检查和对匹配技术的评价非常重要。最后，终检（censoring）即在到达最终哨点事件前病例失访，是基于病例系统存在的风险。为了使所有数据都参与回答手头的公共卫生问题，分析技术必须说明这种类型的资料缺失即所谓的"右终检（right-censoring）"情况。

## 基于病例的 HIV 监测资料的特点

在美国基于病例的 HIV 监测系统中，资料是基于个体的。应收集患者一生中许多哨点事件资料，包括 HIV 诊断，首次及随后的 CD4 计数，HIV 病毒载量测定，严重疾病［获得性免疫缺陷综合征（艾滋病）］的免疫学或临床诊断以及死亡。在几天或几年期间需报告这些事件，而且必须与正确的个人或病例相联系。

在美国和非常发达的国家，资料通过公共卫生系统从地方向州或领地卫生部门，再向国家当局报告。在美国国家 HIV/AIDS 监测系统中，姓名和其他个人身份标识不会报告给国家公共卫生当局、美国疾病预防控制中心（CDC）。依法负责 HIV 病例监测的州和领地的公共卫生部门会给其辖区内的每个人分配一个独特的，与任何个人特征无关的号码。这个病例号码随同 Soundex 编码[3]（一种非唯一的字母数字代码，代表姓名中的某些字母）以及病例的其他临床和流行病学信息一起报告给 CDC。由于个体可以从一个州迁移到另一个州，病例有可能在一个以上的州或领地报告，因此需要 CDC 协调对国家数据集的重复数据进行删除（de-duplication）[4]。重复数据的删除确保了病例只被计数一次。通过匹配所获得的信息（如 Soundex 编码、出生日期、性别）来确定潜在重复的数据。如果一个州报告的病例如与另一个州的病例资料匹配，则通过使用基于州的身份标识和流行病学信息对潜在的重复数据进行比较。最后，真正的重复病例从国家登记库中被删除。

美国国家 HIV 监测系统在过去 30 年不断发展（参见第 20 章）。在 20 世纪 80 年代早期首次描述该病时，所有州都开始保密的、基于姓名的艾滋病病例报告。1985 年首次进行 HIV 抗体检测时，各州开始将 HIV 诊断（即诊断为 HIV 感染，不管伴或不伴艾滋病）报告整合到保密的、基于姓名的艾滋病病例报告系统。随后 25 年各州慢慢地接受了这种整合的方法。一个系统运行了 4 年或以上，才能确定所有流行的 HIV 感染者，才能变得足够稳定并可用于国家层面的分析[5]。分析全国 HIV 诊断的趋势必须说明这种由于交错实施而导致的人为错报现象。此外，随着对 HIV 疾病自然史了解的逐渐深入，监测系统的病例定义也出现了许多变化[6]。每次变化都使得疾病定义更加敏感，与既往的疾病定义相比，能导致更早地报告疾病。

最后，HIV 病例资料的安全和保密对维持完整和准确的系统极其重要。在美国，尽管各州和领地专项法律有所不同，但是都由每个州或领地负责保护其公共卫生资料[7]。州和领地的流行病学家通过全国性成员组织（州和领地流行病学家委员会）开展工作，确保提供持续性保护，包括当地出现少量病例时采取的一些特殊预防措施。此外，为了获得联邦资金进行 HIV 监测，每个州都需要遵守一系列 CDC 规定的操作和流程[8]。国家系统也通过限制向国家系统报告身份信息并采取各种法律保护措施来保护监测资料。已有推荐关于收集、储存和使用公共卫生资料的伦理指南[9]，但还没有成为法律条文。这些指南包括（但不限于）收集达到合法的公共卫生目标所需的最少资料；维持隐私和安全标准来保护个人和社区的权利；确保资料

的质量足以用于准确的循证决策；向利益相关者发布资料以采取公共卫生行动；对传染病监测法律思考方面的详细讨论，详见第 39 章和第 40 章。

## 资料的调整

对 HIV 报告系统的数据进行统计学调整来解决两个限制：在病例诊断和病例报告之间的时间延期以及确定假定暴露模式信息准确性的难度增加。

### 延期报告的调整

从诊断到向卫生部门报告的平均延期时间是 4 个月，但是不同人群的差别较大[10]。为了解释这种延期时间，需要在诊断 HIV、诊断艾滋病和死亡这三个不同节点对资料进行调整。为了完成这项工作，需要使用修订的半参数生命表流程来估算诊断和死亡报告之间的延期时间分布，还要考虑造成报告延期的不同因素，如暴露、地理、种族/民族、年龄、性别和进行诊断的机构类型[11]。这种方法使用过去的报告延期模式来预测可望在随后几年报告的病例数。

### 风险再分配

艾滋病开始流行时，当时大家努力去描述这一新病原体的流行病学特征，大部分医学记录包含可能与传播相关行为的信息。随着时间的推移，这种信息变得越来越少，部分原因是当知道传播途径后，卫生保健人员在医疗记录中就更少记录这种信息；还有部分原因是为了提高报告及时性而广泛使用电子实验室报告。到 2005 年时，CDC 收到的 HIV 病例报告中，大约有 40% 的病例没有注明传播途径的信息[12]，详见第 29 章。20 世纪 90 年代，CDC 开发和应用统计学方法来减少由缺少传播途径这一项资料引起的偏差。使用历史上没有危险因素信息的病例报告分类模式，计算出最终被归入已知传播途径类别病

例的比例。然后,使用这个比例数将目前没有报告危险因素信息的病例分配到传播途径类别,再按性别、种族和地区进行分层。当个体病例中没有输入危险因素时,将病例分配到传播途径类别就需要调整,需要计算可信区间来描述估算的不确定性[13]。这种方法需要两项主要的假设。首先,该方法假设真正有传播途径类别在报告没有危险因素信息的病例中的分布一直是齐性的。其次,该方法假设报告没有危险因素信息的病例最后归入有传播途径类别者能代表所有这些病例。随着时间的推移,这两种假设已经变得无效。

2008 年提出了另一种有关风险再分配的方法[14]。这个多重估算方法使用诊断时的年龄、种族/民族、诊断时机构类型、居住地、原籍国、诊断时的疾病严重程度以及报告年份等来推算估计值和标准误,使得亚组估计值的偏差减少。这种方法也为半自动,从而可以减少计算误差。目前使用这种方法可对传播途径项目信息缺失的病例进行调整[15]。

## 分析监测资料的基本方法

分析基于病例和其他类型的监测资料有三个基本步骤:制定分析计划、资料探索和资料分析。

1. 应该制订一项分析计划来概括几个感兴趣的关键问题,并确定回答这些问题所需的变量。计划中的步骤如下:

(1) 与最终资料使用者沟通后列出监测资料能够帮助解答的问题,确保满足他们对资料的需求。监测资料对于某疾病的流行病学特征(人、地点和时间)描述尤其有用。例如,如果考虑要实施一项新的 HIV 预防项目,知道哪些人群中出现新的 HIV 诊断病例最多是非常有用的。

(2) 确定解答问题所需的变量。例如,这些变量可能包括某年份病例的性别、年龄、种族或民族。

(3) 设计没有数据的表框(table shell)和图标模板,确保问题得到合理的解决以及所有资料能得到使用。

(4) 确定有良好流行病学和统计学技能的人员和任何特殊计算机软件的需求。如果超出基础统计学领域,重要的是要让统计学家一开始就介入,确保采用的统计学方法是合适的。

(5) 给数据管理、清理和分析分配足够的资金和时间。对两个或更多变量重新编码和创建综合指标往往比实际分析需要更多的时间。

2. 在理解和呈现疾病发病率和患病率的全貌时,全面的资料探索是最重要的步骤。一旦资料被收集和清理,流行病学家或统计学家应探索资料来了解他们是否合适并有足够的能力来回答感兴趣的问题。应该明确资料的局限性。随后就可以创建关键变量的频率分布情况,通过对资料再编码来创建任何新的对分析有用的汇总指标。

这种初始的数据探索一般使用单变量分析方法。这种方法是最基础的方法,往往也是最重要的统计方法,一般仅涉及单变量的分布。如果这种变量是分类数据(如女性 HIV 感染的比例),就可以用比例来表示;如果是连续数据(如诊断时的 CD4 细胞计数),则可以用集中趋势(平均数、中位数、众数)来表示。在这个阶段也可以使用离散度指标,如标准差和标准误。在这个分析的初始阶段,要确定与其他有明显不同的病例或变量值,这些值被称为离群值或异常值(outliers or exceptional values)。评估这些离群值是否有效还是由编码或其他错误所致非常重要。

如果分析的唯一目的是监测不同时间病例特征的变化,则可以使用统计学技术如用于趋势检验或时间系列分析的卡方检验,来确定所观察到的变化仅仅是偶然所致,还是更可能反映真正的生物学或社会学趋势。如果分析的目的是为了检验某个结果和某些病例特征之间的关系,则资料探索的下一个任务是使用双变量分析来检验变量之间的关系。双变量分析是分析预测值或自变量与结果或因变量之间的关系。这种方法往往使用 2×n 表的形式进行分析。例如,有一项分析研究性别是否与 HIV 延迟诊断有关,包括创建一张性别(男性、女性)和 HIV 诊断时间(诊断为艾滋病前<12 个月、诊断艾滋病前≥12 个月)的 2×2 表。如果预测值变量与另一个结果变量独立相关的变量有关,则双变量分析往往使用关键预测值变量来确定可能的混淆。这种方法可为深入分析和解释数据提供依据。

用适宜的统计学检测来判断双变量关系是否仅仅是偶然所致取决于变量的类型(是分类数据还是连续数据);如果变量是分类数据,则取决于变量的数量;如果变量是连续数据,则取决于变量分布是否正态分布。标准检验包括分析两种分类变量之间关系的卡方检验;分析二分类变量和连续变量之间关系的 student's t 检验;以及分析两个连续变量之间关系的相关系数研究。

3. 下一步是进行流行病学和统计学分析。分析的目的可能是为了检验人口学分组或传播风险人群之间某种研究结果的差异。例如,与注射吸毒者相比,卡波西肉瘤绝大多数出现在男男同性恋者中。随着性行为方式的改变,卡波西肉瘤发生率也随之降低。这一重要观察导致我们认识到人乳头瘤病毒 8 型是一种机会性感染病原体[16,17]。

很重要的一点是为了避免得出虚假的结论,在检验预测指标与结果变量之间的关系时,要考虑潜在的混淆变量。考虑混淆因素的方法包括分层、直接和间接标准化以及多变量分析[18]。多变量分析是指同时分析多个预测指标变量和结果变量之间的关系。Logistic 回归、线性回归、比例风险模型和标准化时间事件模型都是监测资料常用的多变量模型。选择模型要根据相关问题和资料特点而定。例如,为了检测不同指标(如年龄、性别、传播类型和初始机会感染)对从诊断艾滋病到死亡之间的生存时间的影响,不同生存时间可以通过直接标准化的时间事件模型来测量[19]。

## 描述监测资料的基本测量指标

当一起使用而不是单独使用测量指标时,监测系统资料可以通过许多更有用的方法来表达。这些方法包括:

- 构成比:构成比是指具有某些特定属性的病例数除以病例总数。例如,注射吸毒者中 HIV 病例的构成比,可用吸毒者中诊断的病例数除以病例总数来获得。

- 相对比:相对比是指两个数之间的比较。男女性别比广泛用于简要表达有男男性行为者中病例占总病例的分布情况。男女比值高表示男性比女性报告更多;如果比值接近 1:1 表示男女报告的数量近似。

- 发病率:发病率是指在某单位时间内一种疾病的新发病例数除以暴露人口数(即易感人群)。暴露人口通常以每 100 人年表示。因为发病情况可有明显的临床表现,所以艾滋病发病率可以直接计算。相对而言,因为感染的时间往往不知道,故 HIV 流行率通常不能直接从常规病例报告系统中计算出来。2006 年美国疾病预防控制中心(CDC)基于现有的国家 HIV 病例监测系统[20]开始实施 HIV 流行监测系统,使用 BED 捕获酶免疫试验来检测新感染[21]。

- 比率:比率是指在某特定时期内在规定的人群中发生的事件数除以暴露人数。比率与发病率不一定相同,因为比率可用来描述非生物学现象,如每单位时间内的诊断或报告。当比较不同规模人群中发生的事件时,比率是一个重要的指标。

- 患病率:患病率是在规定时间内一种疾病

的病例数除以暴露人口数。患病率是比例，而不是率。时点患病率是指在某一时点一种疾病的现有病例数除以总人口数。期间患病率是指在一段较长时间内（如，年）一种疾病的现有病例数除以总人口数。也可将某时期的现有病例数与新发病例数相加后除以总人口数。期间患病率可用于描述 HIV 存活者的比例。

- 疾病负担的指标：在 HIV 流行病学中，疾病负担最常用的测量指标是潜在寿命损失年数（YPLL）。将预期寿命（通常是 65 岁或 75 岁）减去个体由于疾病而死亡的年龄，然后把某人群中所有死于该病者的这些损失年数相加所得即为 YPLL。较早死亡的人比较晚死亡的人对 YPLL 影响更大。其他的描述方法，如伤残调整生命年（DALY）或质量调整生命年，通过给残疾者人年增加部分权重来改进 YPLL 的计算。这些指标，尤其是 DALY，非常有助于计算特殊干预措施（包括成本效益和其他类型的经济分析）的影响。

## 监测资料的分析方法

### 描述性分析

　　描述性分析一般描述发生某事件的人、地点和时间。在描述 HIV 和艾滋病的流行病学时，它包括在不同人口特征和暴露人群中的 HIV 诊断的频率和比率。这些趋势的变化可以帮助公共卫生人员制定预防项目，并为资源分配取得最佳效果。连接点回归模型（joinpoint regression modeling）是一种能够检测疾病发病率趋势的统计学方法，已被用于 HIV 流行病学研究中死亡率趋势的检验[22]。连接点分析计算拟合最佳的病例时间趋势曲线或者调整的发病率，确定曲线的拐点，即曲线从一种线性函数转变为另一种线性函数的"连接点"。可以将美国国家癌症研究所的专

业软件用于连接点的分析。

　　使用地理信息系统可以检查病例的空间聚集性分布。地理信息系统可创建从储存的空间参考数据构建的地图，并可有多个层面的结构。地理信息系统资料可以简单展示，也可以进行更复杂的分析来测量数据点之间的空间关系[23]，或建立多水平模型以解释分层或相邻效应[24]，详见第 37 章。

### 推理方法

　　可利用监测资料进行推理，从而提出假说并进行验证。例如，病例列表可用作抽样范围，使用双变量或多变量模型对假说进行验证。一个具体实例是使用美国监测登记系统对病例进行抽样，在 HIV 诊断后进行结核病皮肤试验（TST）。回顾入选病例临床诊疗服务的医学记录和临床特征，结果发现对所有新诊断的 HIV 患者需进行结核病皮肤试验的明文规定与这些人群结核病检出率高 2 倍以上有关[25]。监测资料的时间-事件分析也可用于检测与诊断后生存率相关的因素[19]。

### 三角测量法

　　基于病例的监测资料可用于公共卫生的三角测量法[26]。用三角测量法可同时检验多重数据集来提出假说，如 HIV 地理分布不均匀的原因；或可用于评估项目，如特殊区域性干预措施的影响。病例报告资料可用于确定不同人口学因素造成的患病率趋势。然后，将这些趋势与其他资料趋势（如性行为改变，死亡率改变，或预防活动覆盖面扩大或强度增加）进行定性比较。虽然该方法主要在低中等收入国家使用，但在美国业已用于检验小范围的流行病学[27]。

### 资料质量

　　评估方法可用于确保监测资料具有良好的质量，这些资料具有及时性、准确性和完整

性。例如，在美国基于病例的系统评估包括资料的效度与信度评估[10,28]，使用捕获-再捕获方法评估病例报告的完整性[29]。

## HIV 监测资料的分析

艾滋病病例监测是美国对 HIV 流行进行的第一代监测。从长远来看，这是目前了解流行规模和动态变化的最理想资料。然而，艾滋病的病例监测有一定局限性。它所提供的资料只限于发展为临床或免疫学艾滋病后流行的末尾情况。然而，在广泛使用抗反转录病毒治疗（ART）前，按诊断日期报告的艾滋病病例分布可作为 HIV 传播动力学的指标，与 HIV 感染的长潜伏期相一致，但滞后约 10 年时间。通过一些技术［如倒退测算法（back calculation），用目前观察到的艾滋病病例的数量和分布情况来估算过去肯定已发生的 HIV 感染病例数］用艾滋病发病率来建立 HIV 感染的发生率模型[30]。由于现代抗反转录病毒治疗的出现以及病毒进入、粘附和应答的反应不同，因此 HIV 感染的持续时间与发生艾滋病之间的关系已变得难以预计，使得艾滋病资料不足以描述 HIV 的流行病学全貌。目前，主要使用艾滋病资料来估算晚期 HIV 的疾病负担，这样反过来就可以用于制订照料和治疗疾病的要求。

目前，美国的综合性 HIV/AIDS 监测系统可监测 HIV 相关事件的全貌，从感染 HIV 相关的危险行为（从还未感染的高危人群到不知道自己所处状态的感染者）到已感染者的假定暴露模式，新发 HIV 感染，诊断，严重程度的临床和免疫学指标，死亡。从而可监测发病率、患病率和疾病严重程度，也可对不同时期亚组人群的这些指标进行比较。

### 描述使人易于感染 HIV 的行为

为了确定一级预防措施的影响，国家 HIV 行为监测系统收集相关资料来评估 HIV 相关高危行为的流行率和高危行为的相关指标[31]。来自该系统的资料与国家 HIV 基于病例的监测系统结合，来探索流行的最前端——与感染 HIV 相关的行为。与基于病例的系统不同，行为监测系统收集还未感染 HIV 但有感染风险的个人信息。该系统使用时间-空间抽样方法来选择人员，对其感染 HIV 的高危行为进行简要面谈。这些资料的分析包括对其检测史、性行为、吸毒、其他性传播疾病检测以及预防 HIV 服务和规划的使用进行分层分析。尽管这些资料是描述性的，但是可以为制订计划和预防工作提供重要的信息。详见第 20 章。

### 新发 HIV 感染病例数

确定不同时间、地点和人群的新发 HIV 感染病例数对于评估一级预防效果极为重要，还可以为预防资源的分配提供信息。确定新发感染发生率是一个挑战，因为新发感染不一定易于发现。在美国，用确定新近 HIV 血清学转换的血清学检测（简称 STAR-HS）对新报告病例诊断性 HIV 检测后的剩余标本进行检测来测算 HIV 的发生率[32]。STARHS 使用 BED HIV-1 捕获酶免疫法将新诊断的感染病例分为以前感染类和新近感染类[33]。用于计算这种类型发生率的统计学方法非常复杂，已在别处叙述[20,33,34]。简而言之，在一个日历年度中，所有新近诊断的病例通过 STARHS 归入新近感染的病例可被认为是新近感染患者的一个样本。基于对新近 HIV 感染检出可能性的估计，对每个已确诊病例确定权重。这种可能性有赖于个人检测的频率，并等于检出可能性的倒数。最后，特殊人群的发病率通过对目标人群中的受访者权重的总和来估算。

### 新诊断数

诊断为某种疾病的人数是疾病负荷的最基本指标。不管临床或免疫学的严重程度如何，新近 HIV 诊断数可为一个地区的医疗和服务需求提供信息;可为新检测项目的成功提供反馈信息;帮助最需要预防措施的目标人群。美国系统收集初始 HIV 感染诊断和随后艾滋病诊断两方面的信息。这两个日期为评估从 HIV 诊断到发展为艾滋病的时间之项目提供了机会。如果这一时间段较短, HIV 很有可能在感染晚期被诊断,这可能提示在某些人群需要不同的检测信息。在 HIV 治疗有效的时代,由于治疗失败和不能获得医治,诊断的艾滋病病例数和特征以及额外的信息可为从 HIV 发展为艾滋病的评估提供线索。

### HIV 存活者的人数

HIV 的患病率(HIV/AIDS 活存者的人数)是一个有用的指标,现已用于评估照料和治疗的需求,以及根据疾病负担分配资金。HIV 的患病率通过报告 HIV/AIDS 的人数减去该人群中死于所有病因的人数来获得。患病率可以通过病例数除以人口数进行标准化。由于 HIV(伴有或不伴有艾滋病)病例报告的执行不均一,因此只有在稳定、完整和保密的基于姓名的 HIV 病例报告的州可以报告 HIV 的总患病率。

### 疾病严重性

为了监视 HIV 相关的发病率,医学监视项目收集了关于处方药物、诊断疾病、实验室检测结果和服务利用等方面的信息[35]。来自该系统的资料可用于对国家预防和治疗目标进展的追踪,估计照料和治疗的需求,告知治疗和预防的指南以及记录治疗资源对 HIV 存活者治疗和照料的影响。该系统使用复杂的抽样方法来确保 HIV 感染者治疗的代表性,在分析期间也必须考虑到这一点。

### 死亡率

死亡是 HIV 监测的一个哨点事件。死因可以通过死亡证明来获得。死亡的日期和原因可用于分析 HIV/AIDS 人员中与死亡相关的数量、率和特点。死亡率趋势和不同人群之间的死亡率比较可以提供有关保健和治疗的各种信息。死亡日期也有助于确定临近死亡时诊断为 HIV 感染的人员之项目;提供错失二级预防机会的信息。美国感染 HIV 妇女的死亡数已用于估计 HIV 造成的失去母亲的儿童数[36]。

有一个独立的人口登记系统收集美国的所有死亡信息,这有助于估计 HIV 对人群的影响。最常使用的两个统计学指标是病因死亡率和出生期望寿命。病因死亡率是指在某一段时间内人群中死于某种病因的比例,可以用占所有死亡的百分比表示,也可以用该病因所致死亡数除以总人口数。例如,2006 年 HIV 疾病占所有死亡的 0.5%,或者每 100 000 人口中有 4.0 例死亡(按照年龄调整)[37],并已从 20 世纪 90 年代中期 25~44 岁人群的主要死因下降到 2006 年的第六位死因[38]。对亚组人群进行检查也会有所发现。2006 年美国人群中 HIV 疾病的死亡率依次为黑人(18.6/10 万),西班牙裔(4.5/10 万),美国印第安人/阿拉斯加土著人(2.4/10 万),白人(2.1/10 万)和亚裔/太平洋岛民(0.6/10 万)[38]。对 HIV 死亡率趋势的进一步分析可以显示死亡原因的变迁。在 HIV 疾病可获得治疗的头十年,HIV 存活者的死因从符合艾滋病病例定义的疾病变为非 HIV 引起的疾病,包括慢性肝病,心脏疾病、肾疾病和非 HIV 相关的癌症[39]。

## 展示和交流 HIV/AIDS 监测资料

HIV 监测资料的分析和解释通常可用表格或图形来表达,同时关注一些主要发现,如整体和亚组人群的人、地点、时间和趋势。如果表达效果良好,展示可能是有效的视觉工具,可提示假说、趋势的特征,为评估项目和规划今后的卫生保健需求提供资料。

有效资料的展示和交流有几个基本原则。首先，图表越简单越有效。复杂的图表往往难以阅读或理解，尤其是对于决策者或其他非流行病学专业人员更是如此。其次，应该同时使用图表来提高其效果。例如，表格中的重点可以在图中展示。在书面报告中，叙述性说明可以引导读者看到展示的最重要位置，从而降低资料被误读的可能。最后，所有图表都应有清晰的描述性题目和突出的标示。

## 表格

单变量表格列出单个变量（如年龄组）和每个类别中的病例数和百分比。多变量表格或列联表更为常用，可用于检验两个或以上变量之间的关系。按照惯例，结果变量放在列中，预测变量放在行中。例如，有一项生物学和行为学联合调查来调查预测变量"与不固定伴侣最后一次性交时使用安全套"和结果变量 HIV 的关系，应该有三列：感染HIV、未感染 HIV 和总计。

## 图表

监测中最常用的图表可能是刻度线图，这种图可描述随时间变化频率的分布。在刻度线图中，y 轴（垂直轴）代表频率，而 x 轴（水平轴）代表时间。这种图的示例如图35.1。图中艾滋病诊断数和死亡数在左侧的 y 轴，而诊断或者死亡年份在 x 轴上。一般而言，y 轴始于 0，而且比 x 轴短。如果 y 轴太长，同时有非常大和非常小的数值，则可以使用对数刻度。

表示连续数据或分类数据的累积频数曲线显示在 x 轴上增加的每个变量对 y 轴上事件总数的影响。最右边的变量应该终止于总和100%。例如，生存曲线可用于展示随时间变化研究对象仍不受影响的百分比。生存曲线已大量用于描述从一个哨点事件到另一个哨点事件的曲线图，如从诊断 HIV 到诊断艾滋病，或从诊断艾滋病到死亡。生存曲线一般使用 Kaplan-Meier 方法来展示多条曲线，如 1996 年前的生存情况（现代 ART 开始应用）和 1996 年后的生存情况（在接受治疗的患者中广泛使用 HIV 化疗）。

也可以用线箱图（whisker and box plots）来表示连续性数据，尤其是当数据呈非参数分布时（图 35.2）。"线（whisker）"显示在垂直或水平线上数值的范围，而"箱（box）"显示所

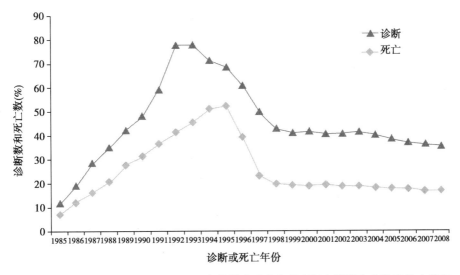

**图 35.1**　美国和相关地区 1985—2008 年艾滋病成人和青少年中诊断为艾滋病的人数和死亡数线图

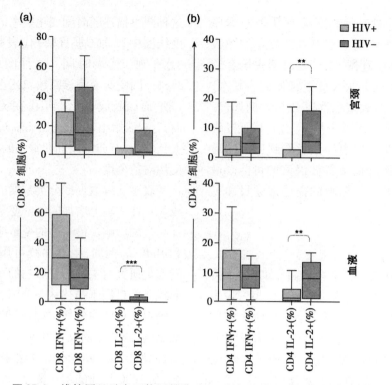

**图35.2** 线箱图显示全面使用佛波醇12-十四酸酯13-乙酸酯-伊屋诺霉素[phorbol 12-myristate 13-acetate(PMA)-ionomycin)]后HIV感染者和未感染者宫颈和血液标本的T细胞产生干扰素γ和白细胞介素2能力的比较。(a)CD8 T细胞;(b)CD4 T细胞。**$P<0.005$;*** $P<0.001$。资料来源:Gumbi PP,Jaumdally SZ,Salkinder AL,et al. CD4 T cell depletion at the cervix during HIV infection is associated with accumulation of terminally differentiated T cells. J Virol 2011;85:13333-41. 美国微生物学会(American Society for Microbiology)版权所有,许可复制

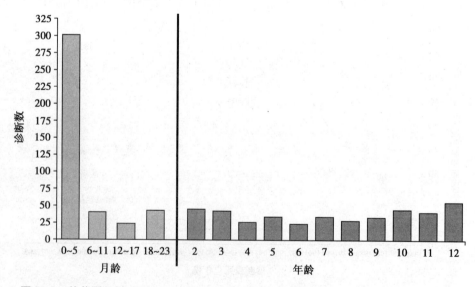

**图35.3** 柱状图显示2006—2009年40个州和5个美国相关地区诊断时13岁以下儿童HIV感染的诊断数

有观察对象中 25% ～75% 的数值。箱中间的标记显示平均值。这些现已用于实验室数值的表达，如 CD4 细胞计数或血浆病毒载量。

　　直方图通过矩形（宽代表组距，高代表相应的频率）来显示频率的分布。一个实例是按诊断时年龄组的 HIV 病例。年龄组不一定用相同单位来划分。在图 35.3 中，围生期获得的艾滋病病例可用诊断时的月龄和年龄来表示。

　　饼图是圆形图，使用不同的颜色或图案将亚类或亚群与总体或总人口进行比较。这种类型的展示可以帮助识别暴露、结果或干预的差异。一个实例是按种族/民族的 HIV 病例分布与整个美国人口中种族/民族的分布相比较，饼图中的每一块代表不同的种族/民族人群（图 35.4）。

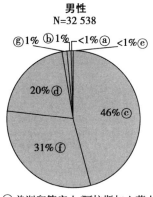
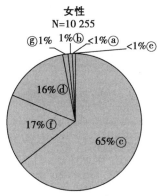

ⓐ 美洲印第安人/阿拉斯加土著人
ⓑ 亚裔
ⓒ 黑人/非裔美国人
ⓓ 西班牙裔/拉丁美洲人*
ⓔ 夏威夷土著/其他太平洋岛屿人
ⓕ 白人
ⓖ 多种族

图 35.4　饼图显示 2009 年 40 个州和 5 个美国相关地区不同性别、不同种族/民族的成人和青少年 HIV 感染的诊断百分比。*西班牙裔/拉丁美洲人可能为任何种族

　　有效地展示分析结果对于交流监测资料所要介绍的重要内容至关重要。公共卫生科学家有义务给使用这些资料的决策者提供清晰而准确的结果[40]。

## 结论

　　监测资料是公共卫生实践的基础，能够为重要的公共卫生问题提供答案。在资料分析、解释和表达期间必须考虑到基于病例的 HIV 监测系统所具有的一些特征。分析包括从基础的描述性流行病学（人、地点和时间）到复杂的推理统计学建模。这些分析的结果可为与 HIV 高危行为、感染、诊断、进展、死亡和存活相关的许多问题提供答案。只有通过收集和分析高质量的资料才能确定、评估和最终预防重要的公共卫生问题。

（陈浩 译，周祖木 校）

## 参考文献

1 Sullivan PS, McKenna MT, Waller LA, Williamson, Lee LM. Analyzing and interpreting public health surveillance data. In: Lee LM, Teutsch SM, Thacker SB, St Louis ME (eds.) *Principles and Practice of Public Health Surveillance*, 3rd edn. New York, NY: Oxford University Press, 2010.

2 Nurminen M. Linkage failures in ecological analysis. *World Health Stat Q* 1995;48:78–84.

3 Mortimer JY, Salathiel JA. "Soundex" codes of surnames provide confidentiality and accuracy in a national HIV database. *Commun Dis Rep CDR Rev* 1995;5: R183–6.

4 Glynn MK, Ling Q, Phelps R, *et al.* Accurate monitoring of the HIV epidemic in the United States. *J Acquir*

*Immune Defic Syndr* 2008;47:391–6.

5 Institute of Medicine. *Measuring What Matters. Allocation, Planning, and Quality Assessment for the Ryan White CARE Act*. Washington, DC: National Academies Press, 2003.

6 Centers for Disease Control and Prevention. Guidelines for national human immunodeficiency virus case surveillance, including monitoring for human immunodeficiency virus infection and acquired immunodeficiency syndrome. *MMWR Recomm Rep* 1999;48(RR-13):1–28.

7 Gostin LO, Lazzarini Z, Neslund VS, Osterholm MT. The public health information infrastructure. A national review of the law on health information privacy. *JAMA* 1996;275:1921–7.

8 Centers for Disease Control and Prevention. *Technical Guidance for HIV/AIDS Surveillance Programs*. Vol. III. *Security and Confidentiality Guidelines*. Atlanta, GA: US Department of Health and Human Services, CDC, 2006. Available at: http://www.cdc.gov/hiv/topics/surveillance/resources/guidelines/guidance/index.htm.Accessed October 25, 2012.

9 Lee LM, Gostin LO. Ethical collection, storage, and use of public health data: a proposal for a national privacy protection. *JAMA* 2009;302:82–4.

10 Klevens RM, Fleming PL, Li J, et al. The completeness, validity, and timeliness of AIDS surveillance data. *Ann Epidemiol* 2001;11:443–9.

11 Song R. An improved procedure for accounting for reporting delay. In: *Proceedings of the 2008 Joint Statistical Meeting*, Denver, CO, August 3, 2008.

12 McDavid K, McKenna MT. HIV/AIDS risk factor ascertainment: a critical challenge. *AIDS Patient Care STDS* 2006;20:285–92.

13 Song R, Hall HI, Frey R. Uncertainties associated with incidence estimates of HIV/AIDS diagnoses adjusted for reporting delay and risk redistribution. *Stat Med* 2005;24:453–64.

14 Harrison KM, Kajese T, Hall HI, Song R. Risk factor redistribution of the national HIV/AIDS surveillance data: an alternative approach. *Public Health Rep* 2008;123:618–27.

15 Centers for Disease Control and Prevention. *HIV Surveillance Report*, vol. 20. Atlanta, GA: US Department of Health and Human Services, 2008: 15.

16 Rutherford GW, Schwarcz SK, Lemp GF, et al. The epidemiology of AIDS-related Kaposi's sarcoma in San Francisco. *J Infect Dis* 1989;159:569–72.

17 Moore PS, Gao SJ, Dominguez G, et al. Primary characterization of a herpesvirus agent associated with Kaposi's sarcoma. *J Virol* 1996;70:549–58.

18 Szklo M, Nieto JF. *Epidemiology: Beyond the Basics*. Gaithersburg, MD: Aspen Publishers, 2000.

19 Lee LM, Karon JM, Selik R, et al. Survival after AIDS diagnosis in adolescents and adults during the treatment era, United States, 1984–1997. *JAMA* 2001;285:1308–15.

20 Lee LM, McKenna MT. Monitoring the incidence of HIV infection in the United States. *Public Health Rep* 2007;122(Suppl. 1):72–9.

21 Parekh BS, Hanson DL, Hargrove J, et al. Determination of mean recency period for estimation of HIV type 1 incidence with the BED-capture EIA in persons infected with diverse subtypes. *AIDS Res Hum Retroviruses* 2011;27:265–73.

22 Giovannetti L, Crocetti E, Chellini E, et al. Andamenti temporali di incidenza e mortalità per AIDS in Toscana (1987–2000). *Epidemiol Prev* 2004;28:100–6.

23 Cressie NAC. *Statistics for Spatial Data*. New York, NY: John Wiley & Sons, 1993.

24 Langford IH, Leyland AH, Rasbash J, Goldstein H. Multilevel modeling of the geographical distributions of diseases. *Appl Stat* 1999;28(Part 2):253–68.

25 Lee LM, Lobato MN, Buskin SE, et al. Low adherence to guidelines for preventing TB among persons with newly diagnosed HIV infection, United States. *Int J Tuberc Lung Dis* 2006;10:209–14.

26 Rutherford GW, McFarland W, Spindler H, et al. Public health triangulation: approach and application to synthesizing data to understand national and local HIV epidemics. *BMC Public Health* 2010;10:447.

27 Kim AA, Martinez AN, Klausner JD, et al. Use of sentinel surveillance and geographic information systems to monitor trends in HIV prevalence, incidence, and related risk behavior among women undergoing syphilis screening in a jail. *J Urban Health* 2009;86:79–82.

28 Lee LM, Lehman JS, Bindman AB, Fleming PL. Validation of race/ethnicity and transmission mode in the US HIV/AIDS reporting system. *Am J Public Health* 2003;93:914–17.

29 Hall HI, Song R, Gerstle JE 3rd, Lee LM; HIV/AIDS Reporting System Evaluation Group. Assessing the completeness of reporting of human immunodeficiency virus diagnoses in 2002–2003: capture-recapture methods. *Am J Epidemiol* 2006;164:391–7.

30 Brookmeyer R. Reconstruction and future trends of the AIDS epidemic in the United States. *Science* 1991;253:37–42.

31 Gallagher KM, Sullivan PS, Lansky A, Onorato IM. Behavioral surveillance among people at risk for HIV infection in the US: the National HIV Behavioral Surveillance System. *Public Health Rep* 2007;Suppl. 1:32–8.

32 Janssen RS, Satten GA, Stramer SL, et al. New testing strategy to detect early HIV-1 infection for use in incidence estimates and for clinical purposes. *JAMA* 1998;280:42–8.

33 Hall HI, Song R, Rhodes P, et al. Estimation of HIV incidence in the United States. *JAMA* 2008;300:520–9.

34 Song R, Karon JM, White E, Goldbaum G. Estimating the distribution of a renewal process from times at which events from an independent process are detected. *Biometrics* 2006;62:838–46.

35 Sullivan PS, Karon JM, Malitz FE, et al. A two-stage sampling method for clinical surveillance of individuals in care for HIV infection in the United States. *Public Health Rep* 2005;120:230–9.

36 Lee LM, Fleming PL. Estimated number of children left motherless by AIDS in the United States, 1978–1998. *JAIDS* 2003;34:231–6.

37 Heron M, Hoyert DL, Murphy SL, *et al. Deaths: Final Data for 2006. National Vital Statistics Reports*, vol. 57, no. 14. Hyattsville, MD: National Center for Health Statistics, 2009.

38 National Center for Health Statistics. *Health, United States, 2009: With Special Feature on Medical Technology*. Hyattsville, MD: US Department of Health and Human Services, 2010.

39 Adih WK, Selik RM, Hu X. Trends in diseases reported on US death certificates that mentioned HIV infection, 1996–2006. *J Int Assoc Physicians AIDS Care (Chic)* 2011;10:5–11.

40 Remington PL, Nelson DE. Communicating public health surveillance information for action. In: Lee LM, Teutsch SM, Thacker SB, St Louis ME (eds.) *Principles and Practice of Public Health Surveillance*, 3rd edn. New York, NY: Oxford University Press, 2010.

# 36 第 36 章 传染病监测数据的统计建模

Leonhard Held[1] & Michaela Paul[1]

[1]瑞士苏黎世,苏黎世大学,社会和预防医学研究所生物统计学部
Division of Biostatistics, Institute of Social and Preventive Medicine, University of Zurich,
Zurich, Switzerland

## 引言

自 19 世纪晚期以来,许多国家已建立了传染病监测系统。这些监测系统的目的之一是及时识别和应对传染病暴发,即使病例还呈散发状态时。临床实验室和卫生保健人员根据规定的时限(如立即或每周)定期将法定报告传染病病例的数据发送给公共卫生当局。为了进行说明,图 36.1 显示了卫生保健人员每周将指定的 4 种传染病数据通过地方和州卫生部门向德国罗伯特·科赫研究所(Robert Koch Institute)报告。这种报告需根据国家法律[传染病预防法案(Protection Against Infection Act)]进行。2001—2006 年的每周病例数构成每种疾病的时间序列,并可将其进一步分层,如按地区或年龄组分层。如图 36.1 所示,许多疾病有明显的季节性波动,而其他疾病也可显示长期趋势。典型的特征是偶尔可出现异常或暴发,如 2003 年和 2005 年的脑膜炎球菌性疾病。有关德国法定传染病电子监测的详细讨论,参见第 28 章。

除了这些传统使用的报告数据外,用于监测疾病发病率的其他健康相关数据来源不断增加。这些数据包括急诊室就诊,因特网搜索或护士咨询热线的电话以及处方药和非处方药销售等数据。症状监测系统对这些数据进行分类,并通过对这些诊断前和实时获得的现有健康相关数据进行分析以早期提示疾病暴发。症状监测系统可使用这些数据来源中的一种或几种,这取决于系统的预期目的。关于症状监测系统的详细讨论,参见第 32 章。

传染病数据的建模是我们理解病原体演变和生态学以及预测疾病动力学的核心,也是有效监测的前提。从概念上讲,传染病监测数据的建模有两种方法[1,2]。机械模型是基于对潜在的流行过程有大量知识,其目的是获取疾病传播的重要机制。相反,经验模型是探讨和试图解释数据的统计变异性。我们注意到这两种模型之间的区别并非清晰,有许多包括机械和经验部分的中间模型。

在确定性模型和统计模型中间可能存在另一个不同。确定性模型一般使用偏微分方程,是预测今后传染病流行过程的有用工具,Anderson 和 May 对其进行了全面论述[3]。由于不确定性不能直接融入这种模型,故在合适的范围内通过改变输入变量进行敏感性分析。此外,输入变量不能用以前数据来估计,但可利用某些以前的推测进行固定,这一般从以前发表的结果获得。相反,统计模型[4]是用合适的概率来表示,旨在捕捉真实数据中的随机和系统变异。这些模型可根据观察的数据做出统计推论和预测。统计模型的关键特征是能报告属于某参数估计值和预测未来发病类型的固有的不确定性。了解疾病传播模型为何和如何与观察数据有关联也

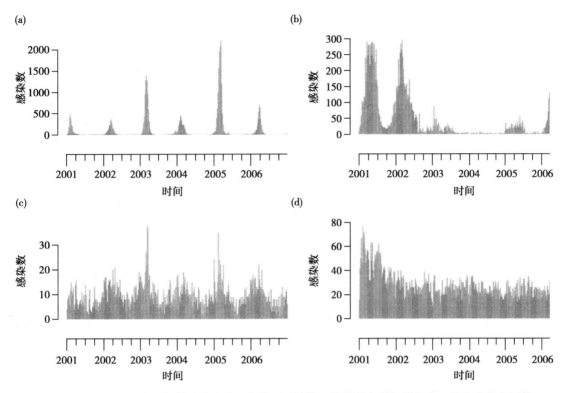

**图 36.1** 2001—2006 年根据传染病防治法向德国罗伯特·科赫研究所每周报告 4 种疾病的病例数。数据从 http://www 3. rki. de/SurvStat. 获得。(a)甲型+乙型流感;(b)麻疹;(c)脑膜炎球菌性疾病;(d)乙型肝炎

是非常重要的[5]。

在这一章,我们重点讨论分析传染病监测数据的统计模型。虽然我们将注意力限制于传染病数据的时间序列,但我们在讨论中有意包括多个(如许多并行的序列)时间序列的分析,包括为表达传染病时空演变而对回顾性数据进行分析的方法之讨论。

监测系统的主要目标之一是早期识别暴发以便及时做出公共卫生响应。在过去十年间,对开发前瞻性的暴发探测统计模型的研究有了增加。这里重要的词汇"前瞻性"具有多种统计学挑战[6]。当面对传染病暴发时,在人们决定采取预防性措施前仅有少许时间来调查,如果这样的决定是基于易于获得结果的统计学分析,则尤为有利。使用需要计算机密集型统计技术的复杂模型可能不太实用。

实际上,Stroup 等[7]和 Farrington 等[8]研制的方法或其变种,通常用于常规的在线监测。这些方法是基于相对简单的统计学模型和重复使用统计学预测区间来探测异常。近年来,统计学过程控制技术促进了许多先进的监测算法。在考虑多种试验的同时,这些方法使用积累的数据来探测平均发病率的波动[9]。特别针对单个传染病的监测系统可基于更为精密的模型[10,11]。现已发表了用统计学方法来探测异常的综合性论述[6,12~14]。Höhle 在论文中讨论了相应软件[15]。

## 时间模型

传染病有一种独特的特征,即传染病仅可通过接触传染性病原体而获得,从而使传

染病的统计学模型不同于非传染性疾病模型[16,17]。传播直接通过个体之间或间接通过环境（如污染的食物和水），或中间宿主（如蚊子）而发生。大部分病毒性和细菌性传染病，如麻疹、水痘、人类免疫缺陷病毒（HIV）、乙型肝炎、流感或脑膜炎球菌性疾病，都是直接传播的。

　　在某个时间点，易感者与传染性病原体发生接触。这是潜伏期的开始，在此期间个体还无传染性，但可携带病原体。随后出现传染期，在此期间人可传播疾病。在潜伏期后可出现疾病症状。应注意传染期和症状期不一定同时发生。最后，个体可以恢复，转为慢性疾病或死亡。在第一种情况，个体可立即或经过一段时间后又成为易感者，或者有些儿童感染后对今后的感染有永久免疫力。感染时间轴与个体疾病状况的示意图如图36.2。

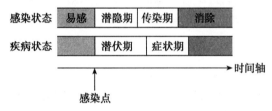

图36.2　个体感染和疾病状态时间轴示意图。本图中的"消除"可指几种情况，如恢复并成为终身免疫者，恢复并再次成为易感者或死亡

　　个体之间的疾病传播取决于三个因素：有感染者、有易感者以及这两类人之间发生有效的接触。简言之，可将谁感染谁和何时感染列出，来说明流行[18]。所谓的易感者-感染者-移出者（SIR）模型，是基于偏微分方程或连续时间随机过程，来全面描述观察的传染病数据[19,20]。这些机械模型大多用于模拟，而不是对未知参数的统计学估计。实际上，参数一般是基于以往其他研究的外部知识而固定的。然而，这种可做出合适的统计推断的模型类型有所不同[5,17,21]。

Finkenstädt 和 Grenfell[22] 以 及 Finkenstädt 等[23]描述了由 SIR 模型模拟的动态系统方法并将其应用于麻疹流行数据的研究。

　　然而，流行过程通常不能完全被观察到。例如，要知道感染的确切时间点或传染期持续多长时间事实上是不可能的，这使得难以获得详细和准确的数据，即使在简单的机械模型中，对于重要参数的推断也变得复杂化[24]。在某些情况下，监测数据是以病例为基础，参见第35章。在这种情况下，疾病相关因素的个体信息可有助于了解疾病的发生和传播。然而，报告数据通常根据某些分层来汇总病例数，这可使个体信息丢失。疾病传播机制使得传染病病例数的时间序列中的观测样本具有内在相关性。由于漏报或其他报告的人为因素使监测数据的分析更加复杂化。最后，关于易感者人数的信息难以获得，尤其是群体较大时。

　　传染病监测数据的典型特征是长期趋势、季节性和偶尔的暴发（图36.1）。在相应的统计模型中必须考虑到这些特征。根据Cox模型[25]，自相关可用参数或观测值衍生的过程来表示。在参数衍生的模型，自相关通过潜在的过程引入，而在观察值衍生的模型中，过去的反应直接进入模型公式。在下文我们首先关注传染病病例数的单一时间序列的统计建模，然后我们将上述方法扩大到多个并行的时间序列的分析。

## 传染病病例数的单一时间序列模型

　　如图36.1所示，建立疾病病例数的单一时间序列模型的第一个方法是假设病例数经相应转化后可呈近似正态分布。对泊松分布的数据，方差稳定化变换（variance-stabilizing transformation，VST）是平方根变换，而对于负二项分布数据，可使用反双曲正弦转化方法[26]。

　　人们可使用基于自回归积分滑动平均模型（ARIMA）[27,28]的时间序列通用统计学方法,对经合理转换的时间序列建立模型。这种分析的一般目标是预测今后的发病率。为了便于说明,图 36.3 显示了两种不同时间序列模型拟合脑膜炎球菌性疾病发病数平方根的结果。第一个模型包括调整季节性的简单谐波波形[29] 和使用 ARIMA(1,0,1)方法拟合剩余方差的模型,如图 36.3a。第二个模型是使用基于季节差分法(seasonal ARIMA,SARIMA)的更先进的季节性时间序列模型来取代谐波波形,如图 36.3b。同时包括下一年(2007 年)的预测值(及 95% 预测区间)。Helfenstein[30] 和 Trottier 等[31] 报告,季节差分法也可用于传染病计数资料。

　　两种模型对 2001—2006 年数据的拟合非常相似,但对 2007 年的相关预测值有些差异。预测模型的精确度和锐度(sharpness)的传统测量方法是使用点预测的均方预测误差(meansquared prediction error, MSPE)。相关预测区间的校正一般通过比较其名义区间的 95% 与实际覆盖率来评估。

　　与 2007 年真正观察数进行的比较显示,在第一个模型均方预测误差为 0.36,实际覆盖率为 92%,在第二个模型均方预测误差为 0.43,实际覆盖率为 98%,从而提示简单谐波模型的点预测准确度略高于季节差分模型。两种模型的实际覆盖率在第一个模型有点过低,而在第二个模型有点过高。然而,应注意这仅是根据 52 个观察值的结果,故实际覆盖率的变异不能超过 2%。此外,实际覆盖率在预测区间的不同名义水平时可能是不

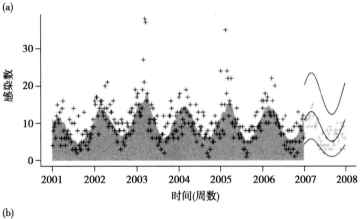

(a)

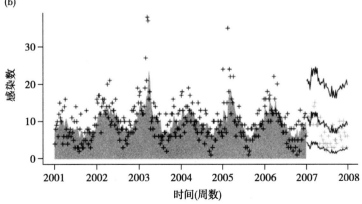

(b)

**图 36.3**　脑膜炎球菌性疾病病例的观察数(加号)、拟合的 2001—2006 年平均数(灰色)和 2007 年的预测值及其 95% 预测区间(实线)。(a)(1,0,1)的自回归积分滑动平均模型(ARIMA),包括一个谐波波形;(b)季节 ARIMA(1,0,1)×(1,0,1)$_{52}$ 模型

同的。

近年来一直主张选择模型时要有严格的合适的评分标准，要考虑到锐度（到目前为止仍用均方预测误差来测量）和校正（到目前为止仍用实际覆盖率来测量）[32]。通常的评分是连续排序概率评分（continuous ranked probability score，CRPS）[33]，结果是在第一个模型为 0.34，第二个模型为 0.37。连续排序概率评分的值越小，表示预测模型越好，因此在考虑了锐度和校正后，结果显示第一个模型比第二个模型的预测更好。顺便提一下，我们认为连续排序概率评分的差异也要做统计学检验[34]。

然而，尤其是在例数不多时，即使经过相应转换后，正态性也不理想。例如，流感发病数的时间序列有长期的不活动性，且连续出现零病例，如图 36.1a。即使资料经过相应转换后，这种特征也难以用适用于正态分布资料的模型建模。在这个示例中，需考虑到计数资料的结构，可使用泊松回归模型[35,36]，它允许假设的疾病传播病原学机制直接与观察的发病率相关联。在过度离散时（如比泊松分布期望值的变异更大），可使用更先进的计数资料模型，如负二项分布[37]。如同正态分布使用谐波模型一样，可将季节性包括在内。然而，对于传染病数据，残差一般呈自相关，因此也需考虑这种特征。

在计数资料回归模型中分析自相关有几种方法。一个建议是通过参数驱动公式中的潜在过程，另一种建议是通过观察值驱动方法直接使用过去的反应变量作为解释变量。我们更关心后者，因其可在对数线性泊松回归框架内完成[38]，或用 Held、Höhle 和 Hofmann（随后被缩写为 HHH）提出的一种相加扩展模型（additive extension）替代[39]。参见 Benjamin 等[40]的对数线性模型概论和对相关自回归模型公式的探讨。

Held 等[39]建立的模型由分支过程理论促发而成[41]。这个过程可在缺乏易感者数据时用于近似 SIR 模型[42]。通过构建，发病数被分解到"地方性流行"和"流行"部分。前者可解释具有长期稳定时间分布的病例基线发病率，而后者可解释偶尔的暴发。这种分解如图 36.4 的脑膜炎球菌性疾病数据。可观察到来自 HHH 模型的估计平均值。HHH 模型也给出了流行与总发病数之比的估计值，此处脑膜炎球菌性疾病时间序列模型的估计值为 19%。应注意拟合值与 Zeger 和 Qaqish[38]提出的用对数线性泊松模型获得的值非常近似（Zeger 和 Qaqish 报告如下）。

为了比较这两种模型的预测性能，我们使用排序概率评分法（ranked probability

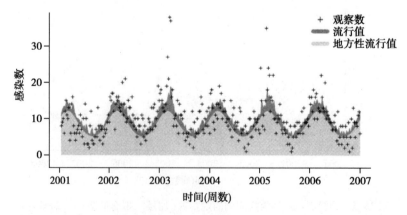

图 36.4　脑膜炎球菌性疾病的观察病例数（加号）与 Poisson 模型拟合的均值[39]。深灰色区域为自回归流行部分，浅灰色区为地方性流行部分，并包括一个谐波波形，提示季节性变异

score,RPS),它是对计数资料的连续排序概率评分的适当调整[43]。如前所述,值小表示预测模型理想。基于对 2007 年的一系列提前预测,HHH 模型的 RPS = 1.83,比 ZQ 模型的 RPS = 2.06 低。为了进行比较,在无自回归时对数线性泊松模型的 RPS = 2.09。

我们注意到,为了调整可能的离散,Held 等[39]也提出从原来的泊松模型适当地扩展到负二项分布模型。同样,Zeger 和 Qaqish[38]公式也可被延伸到负二项分布的数据。使用负二项分布模型而非泊松观察值模型,提前预测的质量得到改善,HHH 模型的 RPS = 1.81,ZQ 模型的 RPS = 2.02,无任何自回归的模型 RPS = 2.01。应注意 HHH 模型的结果仍是最好的。

## 多时间序列建模

迄今,业已考虑到传染病计数数据的单时间序列的统计分析。为了进一步理解传染病动力学,时间序列的进一步分层可能是有用的。例如,可基于多时间序列的联合模型对某种疾病的发病率和传播的年龄差异进行研究。Hens 等[44]结合泊松回归模型和广义相加模型[45],对疫苗接种对保加利亚乙型肝炎的年龄别发病率的影响进行了建模,以估计平滑传染力情况(smooth force-of-infection profiles)。我们注意到 Herzog 等[46]最近根据德国监测数据,进行地区而非年龄组分层,在 HHH 框架内提出了疫苗覆盖率与麻疹流行及其规模之间的相关性问题。请注意,与乙型肝炎不同,麻疹的发病规模较大,相加泊松回归模型或对数线性泊松回归模型不适合做统计学分析。最后,在机械模型方面的进展使得描述两种生物中发生的流行成为可能。例如,最近对牛和獾中结核病发病率的研究结果显示,捕杀獾对牛中结核病发病率的影响尤其明显[47]。

另外,可对几种疾病(如通过同一传播途径传播的疾病)之间的相关性进行探索。例如,病毒性和细菌性呼吸道病原体之间的关系在文献中已有报告[48]。临床和流行病学证据显示,流感感染者对脑膜炎球菌性疾病易感。Hubert 等[49]用传统的时间序列模型及如上所述的季节性谐波对法国 1985—1990 年的数据进行研究,发现流感发病率与脑膜炎发病率具有相关性。

Paul 等[50]用相似的方法将数据的计数资料结构考虑在内,分析了德国脑膜炎球菌性疾病和流感的监测数据(图 36.1a 和图 36.1c),用双变量负二项回归模型来研究两

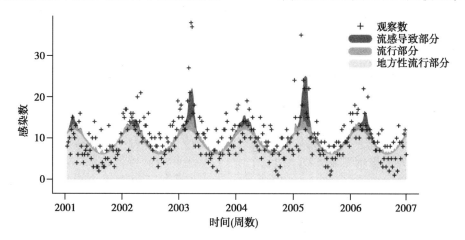

**图 36.5** 脑膜炎球菌性疾病的观察病例数(加号)和双变量负二项分布模型拟合的平均数(包括过去流感病例数的影响)[50]。发病率分解为地方性流行部分(浅灰区)、流行部分(中灰区)和流感驱动的部分(深灰区)

种疾病之间的可能联系。选用负二项模型来说明流感数据所具有的过度离散。分析的结果进一步证实了前一周的流感发病与当周脑膜炎球菌性疾病发病之间有直接相关的假设。有意义的是,尽管有各种缺陷,但这种联系可用常规的监测数据来确定。关于这种分析的详细信息,可参见 Paul 等的文章[50]。

图 36.5 再次显示,将观察到的脑膜炎疾病数据与从双变量负二项分布模型获得的拟合平均值结合起来,并结合过去流感病例数对脑膜炎球菌性疾病发病数的影响。2003年和 2005 年的两起暴发可用过去流感病例的影响来解释。

## 时空模型

由于感染者在全球流动和旅行,传染病可从一个地方传播到另一个地方。建立传染病的时空传播模型也许是一项最艰难的任务,目前正加强这方面的研究。传统的 SIR 模型主要关注当地疾病和流行的时间演变,而忽视空间动力学。然而,随着计算机的功能日益强大,空间 SIR 模型的应用日趋广泛。关键的困难是如何涵盖空间效应。文献报告有多种方法[20,51]。为了模拟严重急性呼吸综合征的传播,个体中当地传染动力学的随机 SIR 模型与通过全球航空网络的个体全球旅行动力学相结合[52]。另一个研究显示,用 SIR 类型的模型与航空数据相结合来模拟流感大流行的传播[53]。Brockmann 等[54]通过对美国的银行支票扩散的辅助数据的详细分析,对人类旅行的规律进行了研究。他们能将人类旅行描述为无量纲跳跃(航空旅行)和位点之间长时间等待次数的结合。同样,Brownstein 等[55]研究了航空旅行对美国每年流感传播的影响。

最近在使用计数资料模型建立传染病的空间-时间传播模型方面做了许多尝试。这反映了从监测系统获得的数据类型,在连续的时间点在几个地理区域收集病例数。Paul 等[50]对 Brownstein 等[55]分析的数据重新进行了研究,但使用由 HHH 模型所引发的新的自回归空间-时间模型。为了解释流感跨越美国九个地理区域的传播,增加了研究地区和其他地区的既往病例数,作为疾病发病率的解释变量。通过只考虑附近地区既往病例的贡献,如使用基于邻近地区的权重,将病例在当地空间的扩散纳入模型。另外,从 TranStats 数据库( http://www. transtats. bts. gov)获得的航空交通信息,可作为病例全球扩散的权重。尤其是从 A 地飞到 B 地的每年旅客平均数,因与 B 地的人群相关,故可作为权重,并与基于临近地区的权重相比较。与只有当地邻近地区的扩散相反,通过引入航空交通信息,作者能发现模型拟合度的明显增加。Paul 和 Held[34]将这种方法推广到许多地区。对德国南部(140 个空间网格)的流感发病率进行时空分析,显示了在统计模型中考虑空间时间联系的重要性。最后,如果可获得每个病例确切的时间和空间位置,点过程模型( point process model)可用于空间时间监测数据。这在人类监测数据中很少见,但在动物监测数据中则较为多见[10,56~59]。

## 结论

在这一章,我们重点关注传染病监测计数数据的某些统计模型。总之,我们简要描述还未详细介绍的其他方法。本章节讨论的许多传染病模型的共同特征是过去的病例对疾病发病率的直接影响,模拟疾病在个体之间的传播。这使得建立传染病模型与通过纯经验建立的慢性病发病率模型明显不同。然而,在某些情况下,尤其是发病主要呈地方流行而无大规模暴发时,选择灵活的经验模型而对既往病例数不做自回归,但增加时间、空间(和可能的空间时间)依赖的附加项,可能是合理的。例如，Frank 等[60]用空间-时间生态学回归分析对产志贺毒素大肠埃希菌发病率与德国的牛密度之间的可能关系进行了研究。Schrödle 等[61]用复杂的空间-时间模型分析了瑞士动物发病监测数据。Knorr-Held 和 Richardson[62]的文章有一个复杂的参数驱动的模型并附加了对过去病例的自回归，再通过对每个地区 0～1 过程的调节，将其用于法国 94 个省（department）的脑膜炎球菌性疾病发病率。直到最近才能使用计算机密集型马尔科夫链蒙特卡洛（Markov chain Monte Carlo）方法来拟合这种方法，但最近的方法学进展[63]使迄今提出的大多数模型的常规分析成为可能[64]。这些进展表明，专业统计人员对分析迅速增长的监测数据越来越需要。因此，重要的是，流行病学家要了解和重视统计人员的作用，真正探索统计人员和跨学科科学家之间的协同工作。

（周祖木 译，何凡 校）

# 参考文献

1　Ellner SP, Bailey BA, Bobashev GV, *et al.* Noise and nonlinearity in measles epidemics: combining mechanistic and statistical approaches to population modeling. *Am Nat* 1998;151:425–40.

2　Held L, Hofmann M, Höhle M, Schmid V. A two-component model for counts of infectious diseases. *Biostatistics* 2006;7:422–37.

3　Anderson RM, May RM. *Infectious Diseases of Humans: Dynamics and Control.* Oxford, UK: Oxford University Press, 1991.

4　Davison AC. *Statistical Models.* Cambridge, UK: Cambridge University Press, 2003.

5　O'Neill PD. Introduction and snapshot review: relating infectious disease transmission models to data. *Stat Med* 2010;29:2069–77.

6　Unkel S, Farrington CP, Garthwaite PH, *et al.* Statistical methods for the detection of infectious disease outbreaks: a review. *J R Statist Soc A* 2012;175:49–82.

7　Stroup DF, Williamson GD, Herndon JL. Detection of aberrations in the occurrence of notifiable diseases surveillance data. *Stat Med* 1989;8:323–9.

8　Farrington CP, Andrews NJ, Beale AD, Catchpole MA. A statistical algorithm for the early detection of outbreaks of infectious disease. *J R Statist Soc A* 1996;159:547–63.

9　Woodall WH. The use of control charts in health-care and public-health surveillance. *J Qual Technol*

10　Diggle PJ, Rowlingson B, Su TL. Point process methodology for on-line spatio-temporal disease surveillance. *Environmetrics* 2005;16:423–34.

11　Heisterkamp SH, Dekkers ALM, Heijne JCM. Automated detection of infectious disease outbreaks: hierarchical time series models. *Stat Med* 2006;25:4179–96.

12　Sonesson C, Bock D. A review and discussion of prospective statistical surveillance in public health. *J R Statist Soc A* 2003;166:5–21.

13　Farrington CP, Andrews N. Outbreak detection: application to infectious disease surveillance. In: Brookmeyer R, Stroup DF (eds.) *Monitoring the Health of Populations: Statistical Principles and Methods for Public Health Surveillance.* New York, NY: Oxford University Press, 2004: 233–66.

14　Robertson C, Nelson TA, MacNab YC, Lawson AB. Review of methods for space-time disease surveillance. *Spat Spatiotemporal Epidemiol* 2010;1:105–16.

15　Höhle M. Surveillance: an R package for the monitoring of infectious diseases. *Comput Stat* 2007;22:571–82.

16　Giesecke J. *Modern Infectious Disease Epidemiology,* 2nd edn. London, UK: Hodder Arnold, 2002.

17　Becker NG. *Analysis of Infectious Disease Data.* London, UK: Chapman & Hall, 1989.

18　Grassly NC, Fraser C. Mathematical models of infectious disease transmission. *Nat Rev Microbiol* 2008;6:477–87.

19　Daley DJ, Gani J. *Epidemic Modelling: An Introduction.* Cambridge, UK: Cambridge University Press, 1999.

20　Keeling MJ, Rohani P. *Modeling Infectious Diseases in Humans and Animals.* Princeton, NJ: Princeton University Press, 2008.

21　Becker NG, Britton T. Statistical studies of infectious disease incidence. *J R Statist Soc B* 1999;61:287–307.

22　Finkenstädt BF, Grenfell BT. Time series modelling of childhood diseases: a dynamical systems approach. *J R Statist Soc C* 2000;49:187–205.

23　Finkenstädt BF, Bjørnstad ON, Grenfell BT. A stochastic model for extinction and recurrence of epidemics: estimation and inference for measles outbreaks. *Biostatistics* 2002;3:493–510.

24　Andersson H, Britton T. *Stochastic Epidemic Models and Their Statistical Analysis.* New York, NY: Springer, 2000.

25　Cox D. Statistical analysis of time series. Some recent developments. *Scand J Stat* 1981;8:93–115.

26　Anscombe FJ. The transformation of Poisson, binomial and negative binomial data. *Biometrika* 1948;35:246–54.

27　Box GEP, Jenkins GM. *Time Series Analysis: Forecasting and Control,* revised edn. San Francisco, CA: Holden-Day, 1976.

28　Diggle PJ. *Time Series. A Biostatistical Introduction.* Oxford, UK: Oxford University Press, 1990.

29　Serfling R. Methods for current statistical analysis of excess pneumonia-influenza deaths. *Public Health Rep* 1963;78:494–506.

30　Helfenstein U. Box-Jenkins modeling of some viral infec-

2006;38:89–104.

tious diseases. *Stat Med* 1986;5:37–47.

31 Trottier H, Philippe P, Roy R. Stochastic modeling of empirical time series of childhood infectious diseases data before and after mass vaccination. *Emerg Themes Epidemiol* 2006;3:9.

32 Gneiting T, Raftery AE. Strictly proper scoring rules, prediction, and estimation. *J Am Stat Assoc* 2007;102:359–78.

33 Held L, Rufibach K, Balabdaoui F. A score regression approach to assess calibration of continuous predictions. *Biometrics* 2010;66:1295–305.

34 Paul M, Held L. Predictive assessment of a non-linear random effects model for multivariate time series of infectious disease counts. *Stat Med* 2011;30:1118–36.

35 Fromme EL, Checkoway H. Epidemiologic programs for computers and calculators. Use of Poisson regression models in estimating incidence rates and ratios. *Am J Epidemiol* 1985;121:309–23.

36 Dobson AJ. *An Introduction to Generalized Linear Models*, 2nd edn. Boca Raton, FL: Chapman & Hall, 2002.

37 Hilbe JM. *Negative Binomial Regression*. Cambridge, UK: Cambridge University Press, 2007.

38 Zeger SL, Qaqish B. Markov regression models for time series: a quasi-likelihood approach. *Biometrics* 1988;44:1019–31.

39 Held L, Höhle M, Hofmann M. A statistical framework for the analysis of multivariate infectious disease surveillance data. *Stat Mod* 2005;5:187–99.

40 Benjamin MA, Rigby RA, Stasinopoulos DM. Generalized autoregressive moving average models. *J Am Stat Assoc* 2003;98):214–23.

41 Guttorp P. *Stochastic Modelling of Scientific Data*. London, UK: Chapman & Hall, 1995.

42 Farrington CP, Kanaan MN, Gay NJ. Branching process models for surveillance of infectious diseases controlled by mass vaccination. *Biostatistics* 2003;4:279–95.

43 Czado C, Gneiting T, Held L. Predictive model assessment for count data. *Biometrics* 2009;65:1254–61.

44 Hens N, Aerts M, Shkedy Z, et al. Estimating the impact of vaccination using age-time-dependent incidence rates of hepatitis B. *Epidemiol Infect* 2008;136:341–51.

45 Wood SN. *Generalized Additive Models: An Introduction with R*. Boca Raton, FL: Chapman & Hall/CRC, 2006.

46 Herzog SA, Paul M, Held L. Heterogeneity in vaccination coverage explains the size and occurrence of measles epidemics in German surveillance data. *Epidemiol Infect* 2011;139:505–15.

47 Cox DR, Donnelly CA, Bourne FJ, et al. Simple model for tuberculosis in cattle and badgers. *Proc Natl Acad Sci USA* 2005;102:17588–93.

48 Hament JM, Kimpen JL, Fleer A, Wolfs TF. Respi-ratory viral infection predisposing for bacterial disease: a concise review. *FEMS Immunol Med Microbiol* 1999;26:189–95.

49 Hubert B, Watier L, Garnerin P, Richardson S. Meningococcal disease and influenza-like syndrome: a new approach to an old question. *J Infect Dis* 1992;166:542–5.

50 Paul M, Held L, Toschke AM. Multivariate modelling of infectious disease surveillance data. *Stat Med* 2008;27:6250–67.

51 Riley S. Large-scale spatial-transmission models of infectious disease. *Science* 2007;316:1298–301.

52 Hufnagel L, Brockmann D, Geisel T. Forecast and control of epidemics in a globalized world. *Proc Natl Acad Sci USA* 2004;101:15124–9.

53 Grais RF, Ellis JH, Glass GE. Assessing the impact of airline travel on the geographic spread of pandemic influenza. *Eur J Epidemiol* 2003;18:1065–72.

54 Brockmann D, Hufnagel L, Geisel T. The scaling laws of human travel. *Nature* 2006;439:462–5.

55 Brownstein JS, Wolfe CJ, Mandl KD. Empirical evidence for the effect of airline travel on inter-regional influenza spread in the United States. *PLoS Med* 2006;3:e401.

56 Lawson AB, Leimich P. Approaches to the space-time modelling of infectious disease behaviour. *IMA J Math Appl Med Biol* 2000;17:1–13.

57 Höhle M. Additive-multiplicative regression models for spatio-temporal epidemics. *Biom J* 2009;51:961–78.

58 Jewell CP, Kypraios T, Neal P, Roberts GO. Bayesian analysis for emerging infectious diseases. *Bayesian Analysis* 2009;4:465–9.

59 Diggle PJ, Kaimi I, Abellana R. Partial-likelihood analysis of spatio-temporal point-process data. *Biometrics* 2010;66:347–54.

60 Frank C, Kapfhammer S, Werber D, et al. Cattle density and shiga toxin-producing Escherichia coli infection in Germany: increased risk for most but not all serogroups. *Vector Borne Zoonotic Dis* 2008;8:635–43.

61 Schrödle B, Held L, Riebler A, Danuser J. Using INLA for the evaluation of veterinary surveillance data from Switzerland: A case study. *J R Stat Soc C* 2011;60:261–79.

62 Knorr-Held L, Richardson S. A hierarchical model for space-time surveillance data on meningococcal disease incidence. *Appl Stat* 2003;52:169–83.

63 Rue H, Martino S, Chopin N. Approximate Bayesian inference for latent Gaussian models by using integrated nested Laplace approximations (with discussion). *J R Stat Soc B* 2009;71:319–92.

64 Schrödle B, Held L. A primer on disease mapping and ecological regression using INLA. *Comput Stat* 2011;26:241–58.

# 37.1 第 37 章 地理空间技术和空间数据分析

## 第一节 地理信息系统数据分析方法

Chester G. Moore[1] & Jerome E. Freier[2]

[1]美国科罗拉多州,柯林斯堡市,科罗拉多州立大学微生物学、免疫学与病理学系

Department of Microbiology, Immunology & Pathology, Colorado State University, Fort Collins, CO, USA

[2]美国科罗拉多州,柯林斯堡市,美国农业部动植物卫生检验局兽医服务处,流行病学和动物卫生中心

Centers for Epidemiology and Animal Health, USDA, APHIS, Veterinary Services, Fort Collins, CO, USA

## 引言

本章主要介绍如何通过空间信息以进一步加强对监测数据的理解和使用。鉴于篇幅所限,我们假设读者已经具备或能从其他途径获得地理信息系统(GIS)、全球定位系统(GPS)或遥感(RS)等知识。对于缺乏上述背景的读者,建议先阅读 Lo 和 Yeung[1]以及 Longley 等[2]撰写的相关教材。

地理空间技术,如 GIS、GPS 和 RS 等系统,对于人群和动物的流行病学都是有价值的研究工具。这些方法提供了以数据库结构存储的详细定位数据和属性数据,并可在图形化用户界面中进行存取操作。在 GIS 中,分布于不同数据层中的空间对象间的相互关系,以及数据库中的属性数据,都是进行空间统计分析的基础。地理信息系统的重要特征是能够观察和储存研究对象在真实世界中的地理位置信息,同时将来自不同来源和学科的数据进行叠加和整合,进而辅助解决所研究的问题。另外,地理信息系统可通过数据共享来促进合作。

空间流行病学是主要研究疾病风险或发病率空间变异的分支学科,借助专业工具来研究传染病在空间层面发生发展的规律。空间流行病学利用一系列分析方法,以确定疾病的分布特征以及影响这些分布特征的空间因素。在宿主人群探讨疾病分布,对建立空间模型和绘制疾病风险地图至关重要[3](参见第 37 章第二节的示例)。

疾病风险地图可用于确定高危人群分布,并为有限的公共卫生资源配置提供决策依据。通常可以预计新引入的病原体在地理上如何传播。本文以虫媒传染病和人畜共患病为例进行说明,但其方法也适用于与空间相关的疾病,如流行性感冒、结核病、肠道疾病和性传播疾病。

## 地理空间工具和方法在传染病监测中的应用

### 地理信息系统

#### 定义

简而言之,地理信息系统是一个计算机

软件系统,主要用于收集、储存、管理、检索、呈现、解释和分析空间数据。地理信息系统中的空间数据,包含了确切的位置信息,而这些位置信息都是基于地理坐标系统,如经纬度。另外,地理信息系统还可将空间对象的属性信息存储于每个对象相关的数据库中。

### 尺度和准确度

在地理信息系统中,尺度主要是指空间数据的精细程度,在低精度时会显得粗糙,高精度时则显得精致(图37.1.1)。在对空间数据进行分析时要选择一个合适的尺度,这是至关重要的。若空间尺度不合适,则在度量或研究空间过程时会遗漏重要信息。如何选择合适的空间尺度,可参考 Turner 等[4]或 Fortin 和 Dale[5] 的专著。

准确度随着尺度而改变,低尺度数据层所含的空间对象的准确度一般比高尺度数据低。

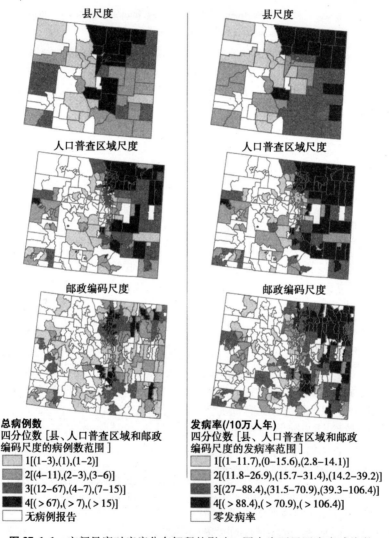

**总病例数**
四分位数 [县、人口普查区域和邮政编码尺度的病例数范围]
- 1[(1-3),(1),(1-2)]
- 2[(4-11),(2-3),(3-6)]
- 3[(12-67),(4-7),(7-15)]
- 4[(>67),(>7),(>15)]
- 无病例报告

**发病率(/10万人年)**
四分位数 [县、人口普查区域和邮政编码尺度的发病率范围]
- 1[(1-11.7),(0-15.6),(2.8-14.1)]
- 2[(11.8-26.9),(15.7-31.4),(14.2-39.2)]
- 3[(27-88.4),(31.5-70.9),(39.3-106.4)]
- 4[(>88.4),(>70.9),(>106.4)]
- 零发病率

**图 37.1.1**　空间尺度对疾病分布解释的影响。图中为西尼罗病毒感染数据[总病例数和发病率(/10 万人-年)],其空间尺度分为三个层面:县、人口普查区域和邮政编码。数据来源:Winters et al. [31]该数据已许可使用

## 数据管理

空间数据管理包括开始将现场观察值输入到空间数据库以及储存位置数据和属性信息等一系列过程。空间数据库将点、线、面、矢量及其他类型的数据以单个实体的形式存储。然而,空间数据在每个数据集的地理范围基础上建立参照和索引,可允许地理信息系统等软件快速搜索某个特定区域的数据。

# 全球定位系统

## 系统概述

美国空军和国防部联合开发了全球定位系统,该系统作为一种空间卫星技术,用于对地球上的位置进行准确测时测距。第一批 GPS 卫星于 1978 年发射,目前该系统包含近 32 颗地球轨道卫星,可将编码的时标信号传送到 GPS 接收器,进而确认其平面坐标位置、海拔、运动速率和方向等。其他国家也在不同程度地开发全球导航卫星系统,如俄罗斯的全球卫星导航系统(GLONASS)、欧盟的伽利略(Galileo)定位系统和中国的北斗定位系统。这些全球导航卫星系统以及印度和日本正在开发的区域导航卫星系统,可大大地加强从世界各地获得高度准确的地理坐标的能力。

在使用 GPS 接收器数据时,有一个重要的考虑因素是地理坐标的准确性。在制定项目时,应首先明确研究的准确性。对于一台普通的 GPS 接收器,其误差一般在 4 ~ 8m 内,一般可满足大多数流行病学调查的需求。

## 遥感

遥感是通过对远距离获取的数据进行分析进而获得对象、区域等信息。大多数情况下,数据可从卫星或飞行器上的传感器获得。传感器主要用于探测和度量被观测物体所发出或反射的电磁能。被动式遥感是能量直接由物体发出或反射的辐射,而主动式遥感则通过主动释放能量脉冲后,再由一台或多台传感器接收反馈信号。地球观测卫星收集的大多数遥感图像则是利用太阳能的电磁辐射,其光谱分布范围为可见光(0.4 ~ 0.7μm)、近红外线(0.7 ~ 1.1μm)、中红外线(1.1 ~ 2.5μm)和热红外线(8.0 ~ 14.0μm)。图像感应器中实际的光谱范围由多光谱卫星系统(如美国的先进高分辨率辐射计、美国的地球资源卫星、法国的地球观测卫星、欧洲太空总署的欧洲遥感卫星和印度的印度遥感卫星)的图像传感器所设置。另外,诸如加拿大的 RADARSAT 雷达卫星等,使用 1.0mm 至 1.0m 的微波能量。选择何种传感器取决于对数据和分辨率的需求。

总之,地理信息系统、全球定位系统或遥感技术提供了一个数据获取和管理的框架,通过空间统计方法,利用各种资源来分析与环境和人群信息相关的健康事件。这些地理空间技术可通过创建个案地图,环境风险因子相关性分析,空间分布分析(如指示病例周围的病例聚集性,病例与毒物泄漏位置的距离),极大地促进了健康领域相关研究。只要数据进入地理信息系统,就可用空间分析技术进行比较和量化空间关系。

# 空间分析在理解传染病流行病学中的作用

## 空间分析原理

与空间数据分析有关的过程主要有三个:数据可视化、探索性数据分析(利用统计方法确定值得做进一步验证的假设)和建立模型。在流行病学中,距离是影响与致病因子的接近程度和与传染病宿主接触可能性的重要因素。因此,空间统计分析方法主要用于描述可能存在致病因子的环境景观、人群分布和构成特征,确定生物空间密度,进而建立所有相关实体的相似度测量指标。

## 空间分析的一些重要概念

尽管详细介绍空间数据分析并不属于本章节的主要内容，但为了理解统计方法的基本知识，现简要介绍几个重要概念。

### 景观类型

景观的组成成分会对传染病病原体，尤其是人畜共患病的病原体分布产生影响。景观类型不同的主要原因与温度、土壤类型、降水、海拔、斜坡、地貌以及其他物理和气候因素等有关。外界干扰和自然演替导致景观以不同速率和方式发生变化，从而增强或削弱了病原的适应能力。灾害事件如火灾、洪涝、龙卷风/飓风以及火山爆发等都可迅速改变自然系统和破坏生态演化规律。人类土地开发，如农业、森林滥伐、城镇化等，构成了影响景观结构的最为重要的单向生物因素，而人类和动物的活动则为动植物物种在不同景观、区域和大陆间的传播提供了条件。

尽管非生物因素可确定生物组分的生存、死亡和相互作用等"阶段"，但景观生态学或景观流行病学的主要关注点还是生物间的相互作用。植物的分布是土壤、气候与地形相互作用的结果。对于虫媒传染病和人畜共患病，植物群落是最主要的景观特征，为鸟类和哺乳动物宿主提供食物、保护及其他必需品。生物媒介可能受植物种类分布的影响而局限于某个空间范围内[如需依赖香蒲或类似水生植物的轲蚊（Coquillettidia）幼虫]。反过来动物也会改变植物种群的结构。最后，景观结构可能形成植物避难所和（或）限制动植物间传播的屏障，从而导致动植物的存活或消失。

### 生态系统过程和景观

景观生态学[4]主要是研究所研究区域的空间结构，包括不同类型的生物群区（如绿地、河岸走廊和池塘等）和生物种群（如橡木山核桃森林、地表啮齿目动物和食虫鸟类等）。有关这方面的详细信息，可参见 Pavlovsky[6]、Ostfeld 等[7]以及 Collinge 和 Ray[8]的专著。

# 疾病生态学的空间概念

## 使用空间数据时的考虑和问题

可塑性面积单元问题（modifiable areal unit problem）是指对多边形或面积单元的大小和形状数据（如各行政区边界）的利用。每个面积单元的数值（如发病率）随着单元大小的不同而改变，使得对结果的解释更为复杂[9]。按县、普查区域和具有相似行政边界进行单元划分往往带有主观性，不能真实反映生态学过程或社会经济学界限。生态学谬误是数据解释经常会遇到的问题，生态学研究中的数值来自于汇总后的数据（如根据某县所有房屋的平均价值来确定该地的住宅房屋价值）。同时，将一个尺度的数据分析结果推广到其他空间或时间尺度时也需慎重，这一点也很重要。另一个问题则是伪重复（pseudoreplication），举例说明则是在利用统计学推论对收集的试验数据进行治疗效果检验时，这些治疗是不可重复的（即使样本可能重复）或即便可以重复，但其在统计学上不是独立的[10]。例如，将一个州采取疾病预防策略的县层面数据用于临近州不采取这些措施的县，结果会产生简单伪重复或绝缘隔离（isolative segregation）[10]。病例和对照数据应来源于同一空间区域的单元（如县），如果病例和对照在研究区域（如一个州）内呈随机分布更好。

## 偏倚和混杂

如果数据与真实情况存在偏离，就会产生偏倚。本章节我们讨论在空间背景下采集流行病学数据过程中产生的偏倚，有关科研设计和类似问题中选择偏倚和报告偏倚的信息,可参考一般的流行病学教科书[11,12]。空间数据偏倚产生的来源有多种,对其中部分来源简述如下:

数据准确性中的尺度差异可导致选择偏倚(如州或地方层面的病例识别和报告的不同)。空间数据的偏倚可能由几种情况造成,对于人畜共患病,尤其是潜伏期较长的疾病,暴露可能发生在远离住宅的地方。许多传染病的精确暴露日期无法知晓,只能获得其症状出现日期。最后,考虑到数据保密或其他原因,病例的确切地址信息不能公开,因而数据往往汇总到一些较高层面的面积单元(如普查区域、邮政编码和县),从而降低了高分辨率卫星图像和其他潜在空间分析资源的使用价值。

混杂是流行病学研究的另一个需考虑的问题,如果一个变量的效应受环境中一些未知或未测量变量的影响,就有可能产生混杂[11,12]。例如,某种疾病在不同性别之间的发病率存在明显差异,这可能是由于工作场所的暴露差异造成的,而不是宿主对病原体的真实反应所致。环境变量间往往存在相关,可以是正相关也可能是负相关,某个重要变量可能因其与其他变量之间的共线性或与其相关的那个变量更容易被测量而被忽略。

## 抽样与数据质量

在流行病学研究中,即便看似合理的研究设计中,也往往会忽视时空效应。对于有效研究设计的一些指导意见包括:①建立关于病原体特性或所研究情况的相关假设;②定义病原体或所研究情况的空间和时间范围;③确定时间和空间分辨率以便获取病原体或所研究情况相关的数据特征;④确保空间统计学方法对正在收集的数据类型的适用性[5]。必须考虑到所获得样本的分布,因为这可能会严重影响分析所要解决的分布模式。例如,仅依靠人类病例数据来确定人畜共患病的分布,可发现该病主要集中在城市或城郊地区,而宿主(maintenance host)真实的感染情况可能分布更为广泛,且主要集中在农村地区。在制定和设计一项疾病研究时,建议多咨询统计学家。

虽然设计合理的抽样方案较为理想,但采用的现有数据往往来源于住院或出院记录,州或县病例报告系统以及当地蚊子密度数据。这些数据可能是出于不同的目的收集的,在数据分析和解释时会产生严重的问题。常见的缺点包括缺乏合适的实验室检验或确诊信息,无个案随访信息,不完整或错误的地址信息,缺乏旅行史和其他与所研究疾病或情况相关的重要信息。

不同空间(如县与县以及州与州之间)和不同时间(如不同年份)的数据质量往往也有所不同。导致空间数据质量变化的重要原因可能是各机构的报告标准的差异。例如,严重与轻型人西尼罗病毒感染病例的报告(重症病例发生率)在不同州和不同年份差异很大(A. Rush 和 C. G. Moore,科罗拉多州立大学,2005 年,未发表资料)。最后,其他来源的数据可能也会受各种条件的限制,如病例详细地址信息的使用受限或数据拥有者附加的其他限制。不同时间的数据质量,也会随病例定义的改变或卫生部门人员分工的变更而变化。

## 评价暴露与风险

对于涉及空间因素的研究,暴露地点是个很重要的问题。默认的暴露地点通常假定为居住场所,但是情况并非完全如此,尤其是虫媒传染病或人畜共患病。有关特定监测系统的详细信息,可分别参见第 8 章和第 9 章。根据潜伏期内详细的旅行史,可以确定可能的暴露地点,从而有助于调查者对其他潜在病例的调查。另外,也可为可能已暴露但不发病的个体提供调查的相关信息。发病个体比健康个体可能参加更多不同类型的户外活动和其他活动,这些信息反过来又能更好地确定感染与非感染的风险特征。

## 描述总体分布

一般根据地理范围,活动区域,共享边界的长度,人口中心的位置,个体的密度和离散程度来描述总体的分布方式。地理范围是确定空间的一种方式,这种特性可用 x 坐标和 y 坐标的最大值和最小值来确定。然而,地理范围并不能准确反映总体中个体的真实区域。因此,总体占用的活动范围或空间可能更有代表性。最简单的活动范围通过最小凸多边形或分布在数据点周围的局部多边形来确定[13]。测量总体的另一方法是采用平均中心,即利用分布的平均 x 坐标和平均 y 坐标。平均中心可用于追踪疾病暴发的传播。例如,可确定每周人群中已知感染者的平均中心,追踪一周又一周的感染进展。平均中心的组合分析可提示疾病暴发有无方向性。在某个分布中,平均中心并不一定与某个特定实体有关。中心特征指的是总体中最为中心位置的实体,它到总体中所有其他特征的总距离之和最短。在描述人群的聚集或离散程度时,标准距离可以作为比较不同地理区域(特别是多个事件或空间特征)的重要指标。标准距离是一个统计量,用来度量平均中心周围分布的密集程度(专业上可用每个基准点到平均中心的距离均方根)[14]。结果显示,根据圆的半径,一个、二个和三个的标准差可分别包含总体的 68%、95% 和 99%。若总体分布存在方向性趋势,则需计算标准化椭圆等指标,通过分别计算 x 坐标值和 y 坐标值的标准距离来确定椭圆的两个轴。这个方法可显示总体分布是否有特定的方向性。

## 空间自相关

Tobler[15]在地理学第一定律中描述空间分析的基本原理,认为"任何事物都相关,只是相近的事物关联更紧密"。基于空间事物的地理位置和特性,可采用空间自相关计算方法(如 Moran 指数)评价空间事物间的相似程度(图 37.1.2)[16]。空间自相关意味着临近观察值可能相关程度更高。Moran 指数作为加权的相关系数,用于判断空间分布是否随机以及是离散还是聚集,Moran 指数的值从-1(离散分布)到 1(聚集分布),若接近 0 提示相关为随机分布。同时,Moran 指数作为空间自相关的全域型检验,主要适用于群组级数据。尽管 Moran 指数提供了分布相互依赖的指标,重要的是应指出,空间自相关的程度受到空间类型尺度的严重影响[17],如同一种空间分布模式在不同尺度下进行分析,会得到不同的空间自相关。对不同尺度下的汇总资料的空间自相关结果进行比较,有助于确定用于分析的最佳尺度。

## 空间回归

空间回归用于建立模型和探索空间关系,并根据一个或多个解释变量(explanatory variables)来预测结果。普通最小二乘法(ordinary least squares, OLS)是常用的回归技术,在检验空间数据时有很多应用[24]。这种空间回归方法使用一个或多个自变量(解释变量)来建立模型或预测因变量的数值。对于每种解释变量,所获得的回归系数代表了解释变量对因变量关系的强度和类型。作为普通最小二乘法计算的一部分,可对每种解释变量的回归系数进行统计学检验,以观察该变量的贡献与没有贡献的零假设有无差异。$R^2$值是表示回归模型性能的指标以及可用自变量或解释变量来解释因变量变异的数量。用于空间数据分析时,普通最小二乘法在某种意义上是对空间关系的全域性分析,其生成的单一回归方程代表了整个研究区域。

在创建回归模型时,重要的是要谨慎选择每个解释变量并仔细检查结果(通常为偏

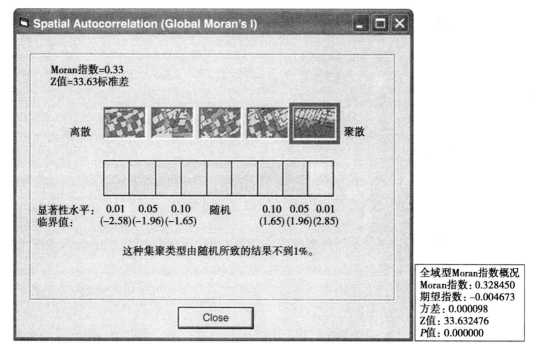

**图 37.1.2**　东南亚传播黄热病的埃及伊蚊分布的全域型 Moran's I 指数显示有很强的自相关。采样点位置的分布如图 37.1.3。数字化数据点来自 Brown[32]，由 J. J. Behrens 和 C. G. Moore 提供

回归系数），以确定是增加变量还是减少变量才可改善模型效果。最好使用冗余度和共线性最小的解释变量，因这些变量与其他变量无高度相关。普通最小二乘法可通过增加变量来检验模型改进的效果。因变量的可解释部分与无法解释部分之间的差异称为残差。在回归分析中，预测值与实际值很难完全匹配，两者之差或残差在回归分析中也被称为误差项。

地理加权回归（Geographically weighted regression，GWR）是一种使用空间数据为数据集中的每个空间对象或特征建立局部模型的方法[25]。地理加权回归为每一空间对象拟合一个预测回归模型，选择解释变量的途径与普通最小二乘法一样，应当避免冗余的或高度相关的变量。地理加权回归的优势在于可计算每个空间事物的残差，同时将误差项展现在地图上，以观察每个对象所在位置预测结果偏高或偏低的程度。应用其他空间统计检验方法来识别造成模型拟合问题的原因或回归分析中的其他问题也是必要的。

## 聚集性分析

在空间分析时，聚集性在某种程度上是相似观察值的子集，如研究对象之间的距离或有某些共有特征。检验是否存在聚集性及确定其特征的空间分析方法各不相同。使用点数据的检验一般采用平均最邻近（Averagenearest neighbor，ANN）指数，它反映了每个要素与其邻近要素之间的平均距离[18]，通过这一方法对真实的平均距离与假设随机分布的最邻近距离进行比较，可获得实际观察的距离与随机分布下期望距离的比值。若平均最邻近指数小于1，表示有聚集性；大于1为离散分布。平均最邻近方法只表示聚集性与距离相关，而不表示空间属性相似对象之间的相关性，该方法对比较同等尺度下不同分布之间的聚集程度非常有用，如病例分布与对照分布的比较。同时，平均最邻近指数

**511**

对探索性数据分析也非常有用,但需与其他方法联合使用。

广义 G 统计量是一种基于高或低属性值聚集程度的空间分析方法,该方法也基于与属性相关的空间对象间的距离[19]。如广义 G 指数的评价与零假设有关,则认为聚集性与某种属性没有相关。用 Z 值和 P 值表示关联的强度。

Ripley's K 函数是评估空间依赖性的另一种方法,通过多距离空间聚集性分析来实现[20]。在使用这种检验方法时,Ripley's K 函数可用于确定点数据是否呈多距离聚集,然后从多距离对空间依赖性进行综合分析。K 代表每个空间要素周围划定的距离,K 值是根据每个观察点和每个随机分布的期望点计算获得。当观察点的 K 值高于期望点的 K 值,则表示观察点有聚集性。若观察点的 K 值明显低于随机分布的期望点的 K 值,则表

示离散分布。计算 K 值会受研究区域面积的影响,因此需慎重考虑研究区域的界限。

研究局部的点、线和多边形的空间分布类型可采用 Anselin 聚集性或异常值分析法[21]。使用这种方法时,可计算每个空间对象的局部 Moran 指数,并确定具有相似属性值的要素。同时,将那些非相似的极端值,作为空间异常值。Anselin 分析方法可计算代表每个要素聚集类型的局部 Moran 指数、Z 值、P 值和编码。

"热点"是在点、线或多边形周围具有相似高值要素的集中点。在空间分析中可采用 Getis-Ord Gi* 统计量来确定空间聚集性或热点(图 37.1.3),可采用属性数据库的分析字段(analysis field)计算每个要素的 Getis-Ord Gi* 统计量。单个要素呈现高值并不足以成为热点,只有邻近几个要素都呈现相似高值才会产生热点。从每个 Gi* 计算反馈的输出

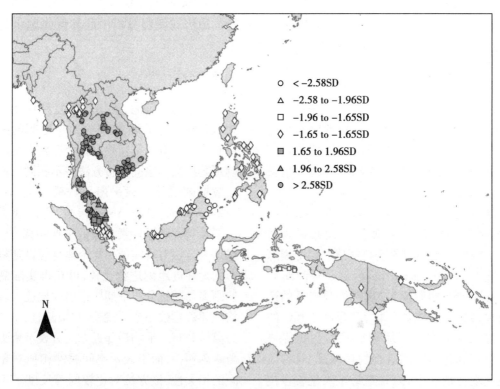

图 37.1.3　东南亚传播黄热病的埃及伊蚊分布的 Getis-Ord 统计量有聚集性或"热点"。数字化的数据点来自 Brown[32],由 J. J. Behrens 和 C. G. Moore 提供

统计量为 Z 值,并以此作为统计显著性的测量指标。Z 值以标准差单位表示,根据 Z 值大小,确定接受或拒绝零假设。

研究疾病个案数据的时空关系可采用 Kulldorff 建立的 SaTScan 方法。该方法使用空间模型来探测疾病的空间聚集性或时空聚集性,从而判断疾病事件是否在空间、时间或时空层面呈现随机分布[22]。SaTScan 模型既可适用于病例对照资料和(或)仅有病例的数据,也可用于汇总数据。同时,该方法对疾病监测包括早期预警有重要的实用价值。

### 插值法

插值法是在两个已知值的位置之间的连续表面或数值矩阵上插入数值的方法,总体上分为数学类和统计类,每种方法都有其不同的理论基础,数学类方法假定点存在空间相关性,因而样本点的数目和分布会影响结果。反距离加权插值法和样条插值法是两种常用的方法,这两种方法允许选择搜索半径,而搜索半径会影响计算所需的样本含量[23]。针对特殊情况如山脉和大型水体等,可在被插值表面设立"障碍"。在使用反距离加权插值法时,生成的栅格表面限于插值法所用的原始数值范围内[24]。在样本点呈现高密度时使用这种方法最为合适。相反,样条插值法则利用基本最小曲率技术(basic mini-mum curvature technique)对插值进行平滑处理[25],弯曲部分可能会高于或低于样本点值,但表面的数值必须包含样本点值。样条插值估计值的平滑度会随着样本含量的增加而增加。

与反距离加权插值法和样条插值法的确定性和数学性不同,Kriging 法[14]是一种随机性插值方法,主要利用统计学和自相关方法估计研究区域中两个已知样本点之间的值。除了生成插入值的可预测表面之外,Kriging 法还可对预测准确性进行估计。

## 小结

本章节概述了地理空间工具和空间数据分析方法,这些方法在流行病学研究中具有通用性。然而,我们使用的上述方法还有潜在缺陷,我们给出了如何识别每种方法的可能错误和局限性的一些信息(表 37.1.1)。空间流行病学是一门利用地理空间方法来研究疾病风险的学科,在该领域已发表了一些学术研究文章,可为地理空间技术用于疾病研究提供最佳实践的范例。另外,空间流行病学领域包含的内容很多,有很多应用实例和分析方法,本章节因篇幅所限仅罗列其中一部分,有关这方面的详细信息,可查阅相关文献。

表 37.1.1　常用空间分析方法概要和比较

| 空间分析方法 | 所用的数据类型[a] | 全域型或局部方法[b] | 目的 | 应用 | 参考文献 |
|---|---|---|---|---|---|
| 最小凸多边形法 | 点 | 全域型 | 活动范围估计 | 在一群样本点或观察点周围划定最多边形边界 | [13] |
| 平均中心 | 点、线或多边形 | 全域型 | 计算研究区域空间要素的 x 坐标和 y 坐标的平均中心 | 确定点、线或多边形分布的中心;跟踪和比较要素在不同时间的分布变化情况 | [14,18,26] |
| 中心要素 | 点、线或多边形 | 全域型 | 确定点、线或多边形最中心的位置 | 确定一批病例位置或街道网络数据的最中心场所(点或多边形)或街段(street segment) | [18,26] |

续表

| 空间分析方法 | 所用的数据类型[a] | 全域型或局部方法[b] | 目的 | 应用 | 参考文献 |
|---|---|---|---|---|---|
| 标准距离 | 点、线或多边形 | 全域型 | 通过计算描述要素密集程度或密度的单距离值来确定分布的密集度 | 用以比较不同时间要素分布的密集度或比较两个或以上位点要素的密集程度 | [14,18,26] |
| 标准差椭圆 | 点、线或多边形 | 全域型 | 分别根据 x 和 y 的位置创建方向性椭圆来计算标准距离 | 展现空间要素分布的方向性趋势,并对一个或多个位点在不同时间的趋势进行比较 | [18,26] |
| Moran 指数 | 点、线或多边形 | 全域型 | 根据空间要素的位置和数值来测量空间自相关的程度 | 估计要素之间空间关系的强度;使用信息来确定数据变化趋势,建立临近距离用于其他检验 | [14,27] |
| 普通最小二乘法 | 点、线或多边形 | 全域型 | 评估数值型因变量(或属性)与一个或多个数值型解释变量(或属性)的关系 | 确定可解释空间类型的因素。创建回归方程以建立一个或多个解释变量对被观察类型产生影响的模型。这是建议首先要开展的空间回归分析 | [28] |
| 地理加权回归 | 点、线或多边形 | 局域型 | 使用空间回归方法,为每个空间要素的相关属性或变量建立局域型模型 | 为数据集的每个空间要素建立回归方程,结合普查数据和环境协变量来解释疾病分布类型效果较好 | [14,28] |
| 平均最邻近指数 | 点(一般) | 全域型 | 观察的平均最邻近距离与根据一个或多个假定随机分布的相同数目空间要素计算的平均最邻近距离之比 | 平均最近邻只比较位点而不考虑其属性值,该指数主要用于病例组和对照组最近邻指数的比较 | [18] |
| 广义 G 统计量 | 点、线或多边形 | 全域型 | 结合位点和属性信息以发现高值或低值的聚集处 | 用以查找空间聚集性以确定数据集中是否存在高或低聚集性 | [14,19] |
| Ripley's K 函数 | 点、线或多边形 | 全域型 | 该方法分析空间类型,一般为与不同距离情况下集聚和离散相关的点数据 | 估计空间依赖性无统计学意义的距离。用于估计感染、监测或疾病暴发点周围疾病控制区的最优距离 | [14,29] |
| 局域型 Moran 指数(空间自相关指数) | 点、线或多边形 | 局域型 | 分析每个目标与属性值相关的空间特征以确定具有相似值特征的聚集性或空间异常值。计算每个要素的局域型 Moran 指数 | 用来表示互相接近的要素的空间影响。相似属性值的特征在统计学上被归为高值群、低值群以及介于两者之间的群;是确定与特殊变量相关异常值(如未分群)的空间特征的好方法 | [14,21] |

| 空间分析方法 | 所用的数据类型[a] | 全域型或局部方法[b] | 目的 | 应用 | 参考文献 |
|---|---|---|---|---|---|
| Getis-Ord Gi* | 多边形(大多数) | 局域型 | 计算数据集每个要素的 Getis-Ord Gi*,用以在统计学上确定每个属性的相似值在空间上是否非常临近。用于寻找热点(如高值的聚集)和冷点(低值的聚集) | 研究群水平的数据,如来自人口普查区或多边形网格的数据,将多起事件汇总到每个格子;计数数据的字段作为分析变量。建议将点数据汇总为多边形中的一起或多起事件 | [19] |
| SaTScan | 点 | 局域型 | 从时间、空间和时空角度探测群水平数据的局域型聚集性,通过圆形窗口在研究区域移动,来计算报告观察值的似然比 | 该方法用于健康数据有两种模型,对暴露人群中的病例计数数据可用泊松模型分布;对病例对照数据可用伯努利模型分布 | [22] |
| 反距离权重插值法 | 点 | 全域型和局域型 | 利用数学方法创建内插的网格表面,将基于样本点的单元格数值插入,作为反距离函数进行线性加权 | 反距离权重插值法的预测值不能超过最高和最低样本点值。该方法在利用自由放牧的动物群(包括疾病媒介)样本数据预测分布时效果较好 | [24] |
| 样条插值法 | 点 | 全域型和局域型 | 利用数学方法创建内插的网格表面,将基于样本点的单元格数值插入。与反距离权重插值法相反,通过平滑处理来减少表面曲率 | 网格值可超过样本数据集的最高值和最低值,但必须等于每个样本位置的样本点值。适合于建立诸如气温、土壤化学成分和水位等环境数据模型 | [25] |
| Kriging 法 | 点 | 全域型和局域型 | 用统计学方法创建内插的网格表面,并将单元格数值插入;可用于样本点数据的半变异模型以更好地了解与距离相关的数据特征 | 对于从多位点采集的样本数据,Kriging 法最为适用。但仅用于连续型数据变量。Kriging 法适用于自由放牧的野生动物群数据、传播媒介、环境观察值和类似数据 | [14,30] |

[a] 点(如个案病例)、线(如街道数据)或多边形(如根据人口普查区汇总的数据,病例数)

[b] 全域性方法使用整个研究地区范围内的空间要素以创建单输出;局域性方法评价每个空间要素的数值,创建每个要素的输出;而插值法则使用全域性数据集中每个点的值来估计两个样本点之间的中间值,从而创建插入值作为某个观察值的局域性估计

（张兵　吕华坤　译,何凡　校）

# 参考文献

1 Lo CP, Yeung AKW. *Concepts and Techniques of Geographic Information Systems*. Upper Saddle River, NJ: Prentice-Hall, 2006.

2 Longley PA, Goodchild MF, Maguire DJ, Rhind DW. *Geographic Information Systems: Principles, Techniques, Applications and Management*. New York, NY: John Wiley & Sons, 1999.

3 Ostfeld RS, Glass GE, Keesing F. Spatial epidemiology: an emerging (or re-emerging) discipline. *Trends Ecol Evol* 2005;20:328–36.

4 Turner MG, Gardner RH, O'Neill RV. *Landscape Ecology in Theory and Practice*. New York, NY: Springer, 2001.

5 Fortin M, Dale M. *Spatial Analysis: A Guide for Ecologists*. Cambridge, UK: Cambridge University Press, 2005.

6 Pavlovsky EN. *Natural Nidality of Transmissible Diseases with Special Reference to the Landscape Epidemiology of Zooanthroponoses*. Urbana, IL: University of Illinois Press, 1966.

7 Ostfeld R, Keesing F, Eviner V (eds.). *Infectious Disease Ecology: The Effects of Ecosystems on Disease and of Disease on Ecosystems*. Princeton, NJ: Princeton University Press, 2008.

8 Collinge S, Ray C (eds.). *Disease Ecology: Community Structure and Pathogen Dynamics*. Oxford, UK: Oxford University Press, 2006.

9 Eisen L, Eisen R. Need for improved methods to collect and present spatial epidemiologic data for vectorborne diseases. *Emerg Infect Dis* 2007;13:1816.

10 Hurlbert SH. Pseudoreplication and the design of ecological field experiments. *Ecol Monogr* 1984;54:187–211.

11 Nelson KE, Masters-Williams C (eds.). *Infectious Disease Epidemiology, Theory and Practice*, 2nd edn. Boston, MA: Jones & Partlett Publishers, 2007.

12 Waller L, Gotway C. *Applied Spatial Statistics for Public Health Data*. Hoboken, NJ: Wiley-Interscience, 2004.

13 Getz WM, Wilmers CC. A local nearest-neighbor convex-hull construction of home ranges and utilization distributions. *Ecography* 2004;27:489–505.

14 Fotheringham AS, Brundsdon C, Charlton M. *Quantitative Geography: Perspectives on Spatial Data Analysis*. London, UK: Sage Publications, 2000.

15 Tobler W. A computer movie simulating urban growth in the Detroit region. *Econ Geogr* 1970;46:234–40.

16 Moran PAP. Notes on continuous stochastic phenomena. *Biometrika* 1950;37:17–23.

17 Odland J. *Spatial Autocorrelation*. Newbury Park, CA: Sage Publications, 1988.

18 Ebdon D. *Statistics in Geography*, 2nd edn. Cambridge, MA: Basil Blackwell, 1985.

19 Getis A, Ord J. The analysis of spatial association by use of distance statistics. *Geogr Anal* 1992;24:189–206.

20 Getis A, Franklin J. Second-order neighborhood analysis of mapped point patterns. *Ecology* 1987;68:473–7.

21 Anselin L. Local indicators of spatial association—LISA. *Geogr Anal* 1995;27:93–115.

22 Kulldorff M. Spatial scan statistics: models, calculations, and applications. In: Glaz J, Balakrishnan N (eds.) *Scan Statistics and Applications*. Boston, MA: Birkhauser, 1999: 303–22.

23 Franke R. Scattered data interpolation: Tests of some methods. *Math Comput* 1982;38(157):181–200.

24 Watson DF, Phillip GM. A refinement of inverse distance weighted interpolation. *Geoprocessing* 1985;2:315–27.

25 Franke R. Smooth interpolation of scattered data by local thin plate splines. *Comput Math Appl* 1982;8:273–81.

26 Burt JE, Barber GM, Rigby DL. *Elementary Statistics for Geographers*, 3rd edn. Hove, UK: The Guilford Press, 2009.

27 Griffith DA. *Spatial Autocorrelation and Spatial Filtering: Gaining Understanding Through Theory and Scientific Visualization*. Berlin, Germany: Springer Verlag, 2003.

28 Mitchell A. *The ESRI Guide to GIS Analysis. Vol. 2. Spatial Measurements and Statistics*. Redlands, CA: ESRI Press, 2005.

29 Bailey TC, Gatrell AC. *Interactive Spatial Data Analysis*. Harlow, UK: Longman, 1995.

30 Oliver MA, Webster R. Kriging: a method of interpolation for geographical information systems. *Int J Geogr Inf Sci* 1990;4:313–32.

31 Winters AM, Eisen RJ, Delorey MJ, *et al*. Spatial risk assessments based on vector-borne disease epidemiologic data: importance of scale for West Nile virus disease in Colorado. *Am J Trop Med Hyg* 2010;82:945–53.

32 Brown AWA. *Surveillance System for Aedes aegypti and Related Stegomyia Mosquitoes in Terms of Density*. WHO/VBC/73.464. Geneva, Switzerland: World Health Organization/Vector Biology and Control Unit, 1973: 1–34.

# 37.2 第37章 地理空间技术和空间数据分析

## 第二节 地理信息系统和空间分析在北美和东非传染病监测中的应用

Sunny Mak[1] & Rebecca J. Eisen[2]

[1]加拿大不列颠哥伦比亚省,温哥华市,不列颠哥伦比亚省疾病控制中心流行病学服务部
Epidemiology Services, British Columbia Centre for Disease Control, Vancouver, BC, Canada

[2]美国科罗拉多州,柯林斯堡市,美国疾病预防控制中心,国家新发动物源性传染病中心虫媒疾病部细菌性疾病室
Bacterial Diseases Branch, Division of Vector-Borne Diseases, National Center for Emerging Zoonotic Infectious Diseases, Centers for Disease Control and Prevention, Fort Collins, CO, USA

## 引言

大多数情况下,传染病病例或病原体的空间分布不是随机的。事实上,空间流行病学的重要假设和前提是疾病的空间发病率对查明病因起关键作用[1]。这对于通过虫媒传播的、动物源性的或有环境宿主的病原体疾病尤为适用。因此,地理信息系统绘图和空间分析常用于下列几个方面:①识别疾病发生的空间模式;②提出和验证假设来解释这些模式;③预测疾病风险升高的区域。在疾病监测、预防、控制的资源有限时,这些信息会有所帮助。本章节列举了地理信息系统绘图和空间分析用于真菌病原体[格特隐球菌(*Cryptococcus gattii*)]和虫媒传播的细菌性动物源性疾病(鼠疫耶尔森菌)的示例。对时空分析的工具和方法(包括 GIS)在传染病监测中的应用见第 37 章第一节。

## 格特隐球菌

格特隐球菌是用显微镜可见的真菌生物,可导致人和动物发病。隐球菌病通过吸入环境中经空气传播的酵母细胞或孢子而感染。如果宿主免疫系统不能成功地应答,格特隐球菌就能在宿主呼吸道内定植和生长,最终导致肺炎、脑炎和肺部或脑部结节。疾病症状包括长期咳嗽(持续数周或数月)、剧烈胸痛、不明原因气促、严重头疼、发热、盗汗、体重下降和皮肤感染。幸运的是,绝大多数暴露于格特隐球菌的人不会发病,发病者中几乎所有隐球菌病患者可用抗真菌药治愈[2]。

通常格特隐球菌病发生在热带和亚热带地区,如澳大利亚、非洲、印度、巴布亚新几内亚、南美等[3,4]。出人意料的是,1999 年美洲西北部温带地区加拿大不列颠哥伦比亚省温哥华岛(北纬 49°,西经 124°)的人和动物中

出现格特隐球菌感染[5~7]。

## 地理地图的应用

在流行病学调查初步假设产生阶段，地理信息系统制图可用来描述人和动物病例的地理分布，识别可能的地理疫源地和格特隐球菌的环境相关指标[5,7]。按居住地的街道地址和邮编对病例进行地理编码，标出居住地地图，因为居住地作为可能暴露于病原体的指标，即活动空间（可自由流动开展日常活动的地区）的社会地理概念和距离衰减（活动指数随着与起始点的距离增加而衰减）与暴露关系。病例访谈的信息往往有助于确定其他疑似暴露场所；然而，隐球菌病从环境暴露到发病的潜伏期较长（可达13个月以上）[8]，因此在环境中没有分离到格特隐球菌的情况下，确定居住地与暴露相关是不可能的。病例分布似乎仅限于温哥华岛东海岸线的南部和中部，位于沿海道格拉斯冷杉和沿海西部铁杉生态带内（图37.2.1a）。这些地区不属于热带和亚热带，但属于不列颠哥伦比亚省和加拿大最温暖的地区之一。

为了进一步明确暴露地区和环境宿主，一般重点在病例居住地和病例经常访视的森林地采集格特隐球菌标本。采集标本包括擦拭树皮，采集土壤、水和空气标本，以检测格特隐球菌[9]。用普通全球定位系统接收器记录现场的位点坐标，用地理信息系统结合各种生态、地形、土地使用和航空图像数据集来绘制地图。创建的综合性数据库可储存所有病例和环境标本信息，然后这些信息与地理信息系统连接，可供可视化和空间分析。

在环境采样数周后，在温哥华岛中部一个公园的本土树木标本中检出格特隐球菌[5,9]。随后，从温哥华岛东海岸的南部和中东部的多种本土树木、土壤、水和空气中检出格特隐球菌（图37.2.1b）。2004年开始，有数例人和动物隐球菌病例在潜伏期期间未去过温哥华岛和其他流行区，但在不列颠哥伦比亚省大陆的环境中可短暂检出格特隐球菌，这可解释为格特隐球菌繁殖体从温哥华岛通过风、水、鸟或人体排泄物传播而来[6,9]。至2009年底，不列颠哥伦比亚省报告了240多例人间病例和360例动物病例。在31个不同社区和公园2430多份环境标本中检出格特隐球菌（图37.2.1a，图37.2.1b；不列颠哥伦比亚疾病控制中心，2001年，未发表数据）。2006年，美国首例人格特隐球菌感染病例是华盛顿州居民，虽然从其分离的菌株与温哥华岛隐球菌菌株一致，但该病例未去过不列颠哥伦比亚省[10]。随后，太平洋西北地区（Pacific Northwest）的流行病调查和格特隐球菌菌株的基因特性证实了60多例病例，并检出新的与温哥华岛菌株无关的格特隐球菌菌株。这些发现强烈支持了新发的格特隐球菌的地理范围已经扩展到全球的温带地区。

## 空间分析的应用及建模

空间实现性工具，如GIS制图、空间分析和模型，都非常适用于格特隐球菌流行病学数据的分析，因为他们有效地综合了宿主（人和动物）和病原菌与自然环境的复杂交互作用。空间分析显示某些社区的感染率高与环境中格特隐球菌浓度较高有关，以及格特隐球菌感染与临近森林地区有关（居住在距登录地点或其他商业土地物理干扰地区的10km以内伴随动物的感染风险增加[11]）。广泛用于保护生物学和生物地理学目的的生态境模型可用于确定不列颠哥伦比亚省格特隐球菌最可能存在的地方，并预测将来在哪个地点出现[12]。这些信息有助于确定面临格特隐球菌暴露风险高的地区，也有助于指导确认环境采集标本工作，因这些工作费用高、花费人力，且往往限于易于采集的地方。在不列颠哥伦比亚省，格特隐球菌最佳生态境地区包括温哥华岛的东海岸，不列颠哥伦比亚省大陆的西南海岸，后者包括大温哥华

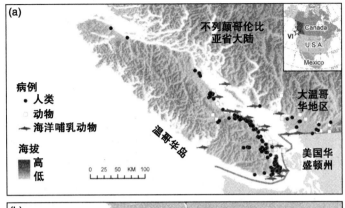

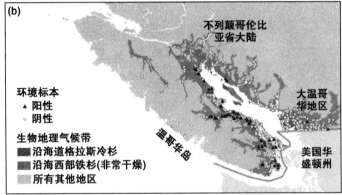

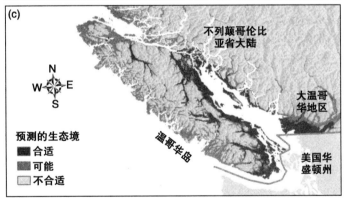

图 37.2.1　（a）报告病例分布地图；（b）环境采样地图；（c）不列颠哥伦比亚省大陆和温哥华岛的预测格特隐球菌生态境地图。（a）1999—2009年人和动物病例按住址和不能识别个体身份的地理尺度标志地图；不列颠哥伦比亚省大陆的病例，如发病前到过温哥华岛或其他格特隐球菌流行地区，则从本地图中剔除。（b）2001—2009 年采集的格特隐球菌环境标本和不列颠哥伦比亚省的生物地理气候带。沿海道格拉斯冷杉和沿海西部铁杉（非常干燥）亚带对不列颠哥伦比亚省格特隐球菌流行病学是非常有意义的。（c）不列颠哥伦比亚省的预测格特隐球菌生态境模型。显示有合适环境条件的地理区域有助于格特隐球菌生长。根据 Heitman J，Kozel TR，Kwon-Chung KJ，et al. Cryptococcus：From Human Pathogen to Model Yeast. Washington，DC：ASM Press，2011. ⓒ ASM Press，Washington，DC，2011. 一书修改，许可使用

地区(人口 210 万,图 37.2.1c)。基于可用于建立生态境模型的环境预测变量,这些地区海拔低(<770m,平均 100m),1 月份每天平均温度零度以上[12],当与仅基于环境样本数据的模型比较时,人和动物监测数据用于生态境模型证明是有用的和正确的。

# 鼠疫耶尔森菌

鼠疫是由鼠疫耶尔森菌引起的动物源性疾病,主要由跳蚤传播,与啮齿动物密切相关。在历史上三次大流行期间有数百万人死亡。由于环境卫生的改善和有效抗生素的应用,在现代该病的流行性大大地下降。然而,鼠疫在世界许多国家仍呈地方性流行,局部暴发仍有发生。在动物流行期间发生人类感染非常常见,动物流行是指在动物宿主(主要是啮齿动物)间发生迅速传播。在动物流行期间,大量易感动物死亡,从而增加了人与感染动物、动物尸体或跳蚤接触的可能性,这些跳蚤会离开死亡的或濒临死亡的耶尔森菌感染宿主。患者病情的严重程度部分与感染途径和临床症状有关。如不治疗,与跳蚤传播有关的腺鼠疫,病死率可达 50% ~ 60%,而肺鼠疫的病死率几近 100%,该型鼠疫通过呼吸道吸入或腺鼠疫的后期而引起[13]。然而,如果疾病得到早期诊断和有效抗生素的及时使用,感染的转归可明显改善。由于医师对哪些地区易发生鼠疫的知识有限,故建立高风险的高分辨率模型可有助于早期识别和改善病例管理[14]。

因为鼠疫的严重性和流行传播的潜在性,所以该病在历史上一直是重要的公共卫生问题。因此,鼠疫也是国际卫生条例管理的仅有的 3 个国际检疫传染病之一[15],在 2005 年《国际卫生条例》修订后[16],肺鼠疫仍是国际关注的突发公共卫生事件,世界卫生组织成员国必须向世界卫生组织(WHO)报告(参见第 3 章)。相反,其他类型的鼠疫

只有在非流行地区发生时才强制报告。因此,为执行这些国际条例,对现有鼠疫疫点需有一个清晰的划分。空间风险模型证实对绘制在生态学上促进鼠疫耶尔森菌传播的地区地图非常有用。例如,在东非,大多数人间鼠疫在最近几十年才报告,中等分辨率的空间风险模型可用于确定在生态学上可促进鼠疫活动的区域[17]。重要的是要指出,如果长期收集不同景观数据集用于生成此等预测,会改善这些模型。因此,基于短时间内发生病例和限定地理区域的模型,在生成模型过程中还未包括环境预测指标的地区可能会限制暴露风险的预测能力。

## 美国西南部鼠疫危险性的空间模型

描述鼠疫生态境的空间风险地图比按行政区(如县)标示人间鼠疫病例的传统地图有很大改进[18]。基于光栅的空间风险地图可为研究地区连续面层的每个单元格提供独特的风险估计值。然而,行政区划单元地图可错误地将行政边界内整个地区的危险视为同源同样,尤其当行政区域覆盖了地形特征大为不同的地理区域时[19]。因此,在生态上可促进鼠疫活动的限制区,可发生人感染鼠疫耶尔森菌,故最好使用基于光栅的方法建立模型。使用高分辨率空间风险模型来确定人暴露风险升高的地区,有助于在空间上确定监测、预防和控制资源,进一步了解鼠疫耶尔森菌的生态学。

在美国,鼠疫监测数据为模型实践提供了良机,理由如下:①鼠疫是国家法定报告传染病,由于其病情严重和有可靠的实验室诊断方法,因此在监测系统中极少有病例漏报(参见第 8 章动物源性疾病监测);②由于每年有少量病例报告,在对病例报告进行调查的同时,公共卫生官员应常规进行流行病学和生态学调查,以确定暴露的机制和地理位置。基于过去半个世纪从这些调查收集的数据,对大多数病例的暴露地点进行地理编码;

③地形、植被、土壤和气象变量等可预测鼠疫病例发生,将其输入地理信息系统,作为图层数据易于获得并可进行统计分析。

为了确定美国西南部流行区内人暴露于鼠疫耶尔森菌风险高的地区,基于1957~2004年收集的人间鼠疫监测数据,建立了Logistic回归模型以生成发生鼠疫风险高的高分辨率空间风险模型[20~22]。基于关键植被类型(主要为矮松-桧松和黄松)的海拔和距离呈非线性相关,首个模型[20]聚焦于四角州交界点(亚利桑那州、科罗拉多州、新墨西哥州和犹他州)。模型的总预测准确性为大约80%,四个州覆盖面积的高危险区域下降到35%。由于大多数病例在动物饲养场所周边暴露,故应该使用描述土地所有权的分析掩模,结果导致研究地区总的危险区域下降14%。随后对新墨西哥州进行了分析[22],结果发现美国大多数鼠疫病例为该州报告。此外,总准确性为约80%,高风险与海拔,与关

键植被类型的距离、距水源距离呈非线性相关。模型确定州面积的17%面临动物饲养场周边获得鼠疫感染的高风险暴露。

## 乌干达鼠疫风险的空间模型

在乌干达西北部的西尼罗地区地方性流行区,可使用相似的模型方法来确定暴露于鼠疫的高风险区域。与美国的案例研究相比,乌干达示例强调了空间风险模型的挑战性,但这种模型在许多鼠疫地方性流行区较为常见,也为许多虫媒传染病所共用。例如,与美国鼠疫监测系统不同,鼠疫实验室确诊标准在西尼罗地区并未普遍实施。相反,报告的病例主要基于临床病例定义。因此,在鼠疫流行期间,疑似病例的指标标准很可能被抬高,从而符合临床表现者,会被误诊为鼠疫而报告。由于资源有限,对鼠疫病例不常规开展调查,故不能确定暴露的地点。如果可以获得病例定位数据,则地理信息系统分析往往局限于地方行政区-

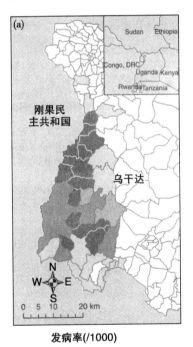

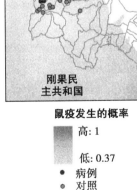

发病率(/1000)
- 0
- 0.01~3.00
- 3.01~5.00
- 5.01~10.00
- 10.01~64.72

鼠疫发生的概率
高:1
低:0.37
- ● 病例
- ● 对照

图37.2.2　(a)1999—2004年乌干达西尼罗地区地方行政区的鼠疫发病率;(b)在乌干达西尼罗地区和邻近的刚果民主共和国境内相关地区(插图)暴露于鼠疫杆菌的预报高风险区域。基于乌干达西尼罗地区鼠疫地方性流行区收集的发病数据,用Logistic回归生成模型预测。这个模型可外推至刚果民主共和国,该国为鼠疫地方性流行区,但因内乱而未开展详细的监测活动。颜色梯度表示在归为高风险的地区发生鼠疫病例的概率在增加。模型预测指标包括与海拔1300m以上、亮度和陆地资源卫星增强型专题制图仪(ETM+)带波段3呈正相关,与ETM+带波段6呈负相关。摘自:Eisen et al[24] ⓒ 2010 American Journal of Tropical Medicine and Hygiene, Deerfield, IL许可使用

即使有高分辨率空间数据记录(如居民村信息),也是如此。这是因为村位置并未作为空间参照和(或)村位置地图不可信[23]。最后,在北美和欧洲常用于空间风险分析的层图(如植被分类、土地利用、气象数据),对非洲往往缺少适用于分析的空间分辨率。幸运的是,仍然可运用卫星图像获得环境预测变量运行空间风险模型。

近年来,在乌干达的西尼罗地区,使用标准实验室技术来确诊鼠疫病例,并对鼠疫确诊病例的住址进行绘图。根据这些数据,可用 Logistic 回归模型生成乌干达西尼罗地区产生高分辨率的风险模型[24](图 37.2.2)。这个模型被外推到邻近的刚果民主共和国地区,该国病例在地区层面报告,其部分原因是内乱,故缺乏详细的流行病学监测数据。这个风险模型可作为生态学相似的临近地区鼠疫风险的假设性分布。

## 小结

第 37 章第一节和本章节重点介绍了地理信息系统、空间分析及其相关的地理空间技术的应用(如地理定位系统、遥感),这只是反映了在传染病监测中有潜在用途的一小部分。这些空间数据收集、分析和报告工具已广泛应用于公共卫生专业,可以识别疾病风险高的地区并可为决策提供信息,如针对有限的疾病监测、预防和控制资源。然而,这些空间有效决策支持系统尚未很好得到利用或没有从中获得重大效益,主要是由于对其作用缺少认识,需要分析人员的特殊技能组合,购买地理空间软件、硬件和数据集的财政费用有阻力。我们希望本章节提供的信息会增强对这些工具的了解和应用。

## 致谢

作者感谢不列颠哥伦比亚省疾病控制中心和不列颠哥伦比亚大学的格特隐球菌小组,美国疾病预防控制中心鼠疫小组,州和地方卫生局印第安人卫生服务处,乌干达病毒研究所提供的流行病学和实验室支持。

**(吕华坤　陈永弟 译,周祖木 校)**

## 参考文献

1 Schaerstrom A. Apparent and actual disease landscapes: some reflections on the geographical definition of health and disease. *Geogr Ann B* 1999;81:235–42.

2 Chayakulkeeree M, Perfect JR. Cryptococcosis. *Infect Dis Clin North Am* 2006;20:507–44.

3 Casadevall A, Perfect JR. Ecology of *Cryptococcus neoformans*. In: Casadevall A, Perfect JR (eds.) *Cryptococcus neoformans*. Washington, DC: American Society for Microbiology, 1998: 41–70.

4 Sorrell TC. *Cryptococcus neoformans* variety *gattii*. *Med Mycol* 2001;39:155–68.

5 Kidd SE, Hagen F, Tscharke RL, *et al.* A rare genotype of *Cryptococcus gattii* caused the cryptococcosis outbreak on Vancouver Island (British Columbia, Canada). *Proc Natl Acad Sci USA* 2004;101:17258–63.

6 Bartlett KH, Kidd SE, Kronstad JW. The emergence of *Cryptococcus gattii* in British Columbia and the Pacific Northwest. *Curr Infect Dis Rep* 2008;10:108–15.

7 Fyfe M, MacDougall L, Romney M, *et al. Cryptococcus gattii* infections on Vancouver Island, British Columbia, Canada: emergence of a tropical fungus in a temperate environment. *Can Commun Dis Rep* 2008;34:1–12.

8 Georgi A, Schneemann M, Tintelnot K, *et al. Cryptococcus gattii* meningoencephalitis in an immunocompetent person 13 months after exposure. *Infection* 2009;37:370–3.

9 Kidd SE, Chow Y, Mak S, *et al.* Characterization of environmental sources of *Cryptococcus gattii* in British Columbia, Canada, and the Pacific Northwest. *Appl Environ Microbiol* 2007;73:1433–43.

10 Centers for Disease Control and Prevention. Emergence of *Cryptococcus gattii*—Pacific Northwest, 2004–2010. *MMWR Morb Mortal Wkly Rep* 2010;59:865–8.

11 Duncan CG, Stephen C, Campbell J. Evaluation of risk factors for *Cryptococcus gattii* infection in dogs and cats. *J Am Vet Med Assoc* 2006;228:377–82.

12 Mak S, Klinkenberg B, Bartlett K, Fyfe M. Ecological niche modeling of *Cryptococcus gattii* in British Columbia, Canada. *Environ Health Perspect* 2010;118:653–8.

13 Poland JD, Barnes AM. Plague. In: Steele JH (ed.) *CRC Handbook Series in Zoonoses. Section A. Bacterial, Rickettsial and Mycotic Diseases*. Boca Raton, FL: CRC, 1979: 515–59.

14 Mertz GJ, Kitron UD. Can modeling of fine-scale spatial patterns of environmental markers of zoonotic infections enhance disease prevention and clinical outcomes? *Am J Trop Med Hyg* 2007;77:997–8.

15 World Health Organization. *International Health Regulations (1969)*, 3rd edn. Geneva, Switzerland: WHO, 1983: 26–9.

16 World Health Organization. *International Health Regulations (2005)*, 2nd edn. Geneva, Switzerland: WHO, 2008: 74.

17 Neerinckx SB, Peterson AT, Gulinck H, *et al.* Geographic distribution and ecological niche of plague in sub-Saharan Africa. *Int J Health Geogr* 2008;7:54.

18 Craven RB, Maupin GO, Beard ML, *et al.* Reported cases of human plague infections in the United States, 1970–1991. *J Med Entomol* 1993;30:758–61.

19 Eisen L, Eisen RJ. Need for improved methods to collect and present spatial epidemiologic data for vectorborne diseases. *Emerg Infect Dis* 2007;13:1816–20.

20 Eisen RJ, Enscore RE, Biggerstaff BJ, *et al.* Human plague in the southwestern United States, 1957–2004: spatial models of elevated risk of human exposure to *Yersinia pestis*. *J Med Entomol* 2007;44:530–7.

21 Eisen RJ, Glass GE, Eisen L, *et al.* A spatial model of shared risk for plague and hantavirus pulmonary syndrome in the southwestern United States. *Am J Trop Med Hyg* 2007;77:999–1004.

22 Eisen RJ, Reynolds PJ, Ettestad P, *et al.* Residence-linked human plague in New Mexico: a habitat-suitability model. *Am J Trop Med Hyg* 2007;77:121–5.

23 Winters AM, Staples JE, Ogen-Odoi A, *et al.* Spatial risk models for human plague in the West Nile region of Uganda. *Am J Trop Med Hyg* 2009;80:1014–22.

24 Eisen RJ, Griffith KS, Borchert JN, *et al.* Assessing human risk of exposure to plague bacteria in northwestern Uganda based on remotely sensed predictors. *Am J Trop Med Hyg* 2010;82:904–11.

# 其他资源

## 媒介传播疾病的地理信息系统分析

Eisen L, Eisen RJ. Using geographic information systems and decision support systems for the prediction, prevention, and control of vector-borne diseases. *Ann Rev Entomol* 2011;56:41–61.

Reisen WK. Landscape epidemiology of vector-borne diseases. *Annu Rev Entomol* 2010;55:461–83.

## 生态境模型

Guisan A, Thuiller W. Predicting species distributions: offering more than simple habitat models. *Ecol Lett* 2005;8:993–1009.

## 北美太平洋西北部的格特隐球菌

Datta K, Bartlett KH, Baer R, *et al.* Spread of *Cryptococcus gattii* into Pacific Northwest Region of the United States. *Emerg Infect Dis* 2009;15:1185–91.

## 鼠疫

Eisen RJ, Gage KL. Adaptive strategies of *Yersinia pestis* to persist during inter-epizootic and epizootic periods. *Vet Res* 2009;40:1.

Gage KL, Kosoy MY. Natural history of plague: perspectives from more than a century of research. *Annu Rev Entomol* 2005;50:505–28.

## 38 第 38 章 运用医疗数据评价症状监测系统

Samuel L. Groseclose[1], David L. Buckeridge[2], & James W. Buehler[3]

[1]美国佐治亚州,亚特兰大,美国疾病预防控制中心公共卫生准备与响应办公室,科学和公共卫生实践办公室
Office of Science and Public Health Practice, Office of Public Health Preparedness and Response, Centers for Disease Control and Prevention, Atlanta, GA, USA

[2]加拿大魁北克省,蒙特利尔市,麦吉尔大学流行病学、生物统计和职业卫生系
Department of Epidemiology, Biostatistics, and Occupational Health, McGill University, Montreal, QC, Canada

[3]美国佐治亚州,亚特兰大,美国疾病预防控制中心监测、流行病学和实验室服务办公室,公共卫生监测与信息学项目办公室
Public Health Surveillance and Informatics Program Office, Office of Surveillance, Epidemiology, and Laboratory Services, Centers for Disease Control and Prevention, Atlanta, GA, USA

# 引言

美国和其他国家的公共卫生机构使用监测系统已有十多年,该系统可以对健康数据进行自动收集、处理和初步分析。监测系统可以从临床机构(如医院急诊室)的电子健康记录中提取数据,然后对收集的数据进行分析以达到早期发现暴发的目的。2001 年恐怖分子袭击导致美国对生物恐怖的高度关注,此后症状监测被认为是可以早期发现生物恐怖相关暴发的一种有前途的策略。症状监测是指对疾病确诊前可识别的疾病症状或特征(如购买药物、缺勤缺课、因特定临床症状去急诊室就诊)进行侦查和监控[1~3](也可参见第 32 章)。自动化医疗数据可用性的提高以及支持电子健康信息交换,数据获取和管理,统计分析等技术的持续改进,促使公共卫生部门在医疗服务提供者的合作下采用这种监测。在本章,我们重点讨论对症状监测系统的评价。

本章节提出的观念可以用于制定正式的评估框架,对设计和启动症状监测系统的考虑,以及考虑如何改善症状监测系统而作为正在运行的一部分。本章节提出的多个问题可在评估中得到解决。个别问题在不同背景下其重要性也不相同,进行症状监测系统评价的人员会根据自己的判断标准来决定哪些问题最值得关注。同样,本章节所列的评价体系的不同构成要素,其重要性也会有所不同,评价者应根据不同目的确定最重要的要素进行关注。

不断强调对包括自然、生物、化学和放射事件在内的突发公共卫生事件防范,对数据及时性的需求和期望的增加,支持应急准备和响应的联邦资金的投入,都对美国采用症状监测系统产生了深远影响[2,4,5]。生物恐怖的主要监测工作是早期发现诸如弗朗西斯土拉菌(土拉菌病)和炭疽杆菌(炭疽)等重要生物恐怖病原

体导致的疾病症状。在一些早期症状监测实施中,有关部门在大型集会事件(如大型体育赛事、其他社交和政治集会)之前、期间和之后建立了短期的系统监测。这种"偶然出现"的监测方法是从该地区的社区医院和事件相关医疗机构收集某有限时间内的数据。然而,一般说来,卫生部门倾向于从已建立的常规收集症状数据的监测系统寻找更有价值的数据[4~6]。对生物恐怖病原体的讨论,详见第13章。

当常规进行数据分析和解释(以便工作人员熟悉系统性能和通过经验来学习如何解释信号),利益相关者积极参与监测过程并发现他们的参与价值,以及采取行动以应对监测结果(展示监测价值)时,监测系统才能最佳地发挥其功能。如果他们不能为其他日常用途提供价值,则着重关注侦查诸如生物恐怖相关威胁等罕见事件的监测工作难以维持。在大多数辖区,对症状监测数据进行常规分析,通常每天或经常向公共卫生部门报告数据。这将确保监测网络积极运行,并能监控一旦发生公共卫生威胁时社区的医疗保健使用模式。由于公共卫生人员已经从症状监测获取经验,不管最初如何发现或识别事件,但他们意识到追踪暴发或其他有公共卫生意义的事件的效用。因此,症状监测数据越来越多地用于多种目的,包括及时侦查和确定由任何危害(包括生物恐怖)引起的潜在暴发特征和公共卫生态势感知[4,6]。公共卫生态势感知已被定义为"在及时需要信息的状态下监测疾病趋势或其他的社区卫生标记",即公共卫生机构在合适的时间获取和使用合适的信息,以确保对新发事件产生有效的响应[5]。症状监测可支持的常规公共卫生功能包括季节性流感样病例(ILI)监测,法定报告传染病潜在病例的流行病学调查,评估医疗利用情况以确保服务的连续性,开展健康咨询和媒体沟通。症状监测目标见知识点

38.1。症状监测的详细讨论参见第32章。

---

**知识点38.1 传染病症状监测的目的**

- 及时识别病例和有公共卫生意义的疾病症状的聚集性
- 为评估暴发的规模、传播范围和持续时间提供数据
- 支持快速流行病学调查、病例管理和接触者追踪
- 为公认事件(如发生的已知事件但无信号)的健康影响消除疑虑
- 提供持续、及时的公共卫生威胁或相关卫生状况的情报(态势感知)

---

症状监测的目的是加强而非取代传统的传染病监测,如应报告疾病的监测或基于实验室的监测。理想情况下,症状监测应在临床识别暴发前提供预警,以便更及时地进行调查,更迅速地采取预防和治疗措施,同时还支持快速考虑是否为生物恐怖事件。然而,研究人员运用真实或模拟的暴发数据来评估暴发侦查的研究结果显示,准确性高的暴发侦查的信号需大于基线10%~30%(即症状的数量或比例)[7]。此外,相关信号强度在记录数较少的系统中可能需要相当大[7]。症状监测最适宜于侦查产生强信号的暴发,这与医师的看法相一致[8]。因此,症状监测一直擅长于疾病大流行的早期发现,但医师越来越意识到这一技术更适合于确定产生弱信号的暴发之特征,而不是侦查暴发。

随着症状监测的广泛应用、不断验证和深化,症状监测系统的评价要确保系统有效地支持公共卫生行动并为其他监测工作增加价值。

## 评价的目的

不管采用何种监测方法,无论是传统的应报告疾病监测还是症状监测,都应定期对公共卫生监测系统进行评估以确定系统的运

行情况,看有无达到其既定目标[9~11]。症状监测评价应包括以下几个方面的问题。

- 可以侦查哪种类型的流行?
- 症状监测数据常规分析的频率怎样? 常规分析的类型有哪些?
- 哪些综合征定义和统计学预警标准可用于确保早期发现可能事件?
- 参加的医疗机构的医疗数据来源是否覆盖目标人群以确保侦查到新发事件或在应对公共卫生威胁时能否提供有效的监测?
- 系统产生假预警的频率是多少? 确保事件被确认前能及时预警而不遗漏的可接受假阳性预警的频率是多少?
- 系统预警引起的响应是否意味着公共卫生资源得到有效利用?
- 数据来源和监测系统的自动化是否导致公共卫生实践(如自动化数据质量核查、分析和可视化)的改变?
- 对预期或现有的公共卫生威胁,系统监测的健康结局能否更改以更好地反映预期的不良健康影响? 曾经这样做过吗?
- 从症状监测获得的信息如何与卫生保健人员共享? 他们对这些数据的效用有什么看法?
- 系统能提供公共健康威胁的规模、传播范围和持续时间的资料吗?
- 在许多危机和事件中,采集的信息如何用于实践?
- 面对新发传染病的威胁,系统能提供支持公共卫生应急准备与响应所必要的信息吗?

往往可根据已有"传统的"监测方法,考虑进行传染病症状监测的附加值和可行性。因此,除了系统属性指标,如及时性、灵敏度、阳性预测值等以外,症状监测系统的评价往往还包括与传统的监测系统属性进行比较以确定症状监测的附加值。然而,随着卫生保健人员越来越多地采用电子健康记录技术和使用电子实验室报告等方法,"传统"和"自动化"监测之间的差别有所减少。无论是监测属性的直接测量或比较,评价症状监测数据的利用是为财政、人力和技术投入监测能力提供信息的关键。根据美国疾病预防控制中心的建议[9~11],用于评价的详细步骤见下述。

## 评价步骤 A:描述现有的或计划的系统

### 监测系统的目的和目标

监测系统的目的说明系统为什么存在,其目标与如何将这些数据用于公共卫生行动有关。该系统的目的和目标是为评价特定系统组件建立一个参考框架。要明确阐述系统的目的和目标。这些信息往往可以从系统规划文件和熟悉系统的关键信息员获得。如果系统的目标是在面对疾病暴发时监测干预策略的有效性,则怎样达到这一目标? 症状监测的目标见知识点 38.1。

### 系统管理的任务

谁参与系统管理? 症状监测系统通常由公共卫生机构管理。因为症状监测系统的建立需要应用先进的流行病学、统计学和信息学方法,所以大学里的研究人员往往会参与其中[3]。商业供应商可以提供软件或管理系统来选定特定的信息来源,如医院或急救调度记录。在美国,军方实际上也一直积极参与症状监测,充当主要的卫生保健人员、保险者及其代理人角色,授权保护其全球部署的军队[12]。

### 数据来源和核心数据元素

关键的自动化医疗数据来源是什么? 通常情况下,急诊室和紧急救援者的医疗数据往往用于症状监测,因为他们往往是急症患者医疗保健的首要来源,也因为这些机构的数据通常易以电子方式获得[4]。用于症状监测的医疗数据特征见知识点 38.2。因为医疗服务的获取和标准随着时间而变化,所以评估这些因素如何影响数据来源非常重要。患病人群的人口学或社会经济状况是否已发生变化? 同样,流行病的阶段和疾病的严重程度变化会导致患者从门诊转为住院吗?

收集什么数据元素? 2010 年,国际疾病监测协会召开公共卫生监测专家工作组会议,明确当前症状监测工作流程和源于电子健康记录的最少数据元素以支持疾病监测核心实践(表 38.1)[13]。

> **知识点 38.2　用于症状监测的医疗数据特征**
> - 每天获得相关数据以支持实时采集和分析数据
> - 可获得的地理位置(如患者住址的州、县以及 5 位数或 3 位数的邮政编码,医疗机构或暴露地点)、年龄、性别、人种和种族信息,以便对人群亚群进行分析
> - 可利用回顾性数据(≥2 年)支持异常侦查分析
> - 相关数据的收集作为常规临床工作流程的一部分(即不需要额外的工作人员收集)
> - 数据可以以电子形式获得
> - 个体层面(如不是预分类和汇总)的健康状况数据可用主诉文本信息或国际疾病分类第 9 版临床修订本(ICD-9-CM)编码的信息,以便不同症状分组和所有危害监测

**表 38.1　地方和州立公共卫生部门在急诊室或急症医疗机构进行公共卫生症状监测常用的最小数据集**

| 数据元素名称 | 数据元素描述 |
| --- | --- |
| 治疗机构识别码 | |
| 机构识别码(治疗) | 患者首诊机构的唯一机构识别码(数据的最初提供者) |
| 机构名称(治疗) | 患者首诊的治疗机构的名称 |
| 机构地点(治疗) | 治疗机构的地点:州、县、市、街道地址 |
| 机构/就诊类型 | 患者治疗的机构类型或就诊类型 |
| 报告日期/时间 | 来自初始来源(治疗机构)的报告传送日期和时间 |
| 患者的人口统计学资料 | |
| 唯一患者识别码 | 唯一的患者识别码,如报告患者的账户号码和患者主索引号码,后者可用于辨别数据发送者和接收者的记录 |
| 病案号 | 患者医学记录号码 |
| 年龄 | 患者就诊时的年龄数值 |
| 年龄单位 | 与患者年龄数值相对应的单位(如日、月或年) |
| 性别 | 患者的性别 |
| 城市/城镇 | 患者居住的城市或城镇 |
| 邮政编码 | 患者家庭住址的邮政编码 |
| 州 | 患者家庭地址所在的州 |
| 国家 | 患者家庭地址所属的国家 |
| 种族 | 患者的种族 |
| 民族 | 患者的民族 |
| 患者的健康指标 | |
| 唯一的就诊身份标识码 | 患者就诊的唯一识别码,就诊被定义为在服务科室或场所面对面的单独会面 |
| 就诊日期/时间 | 患者就诊的日期/时间 |

续表

| 数据元素名称 | 数据元素描述 |
| --- | --- |
| 发病时间 | 患者报告中开始出现疾病症状的时间 |
| 患者分类 | 医疗机构内的患者分类;相关患者分类值:急诊;住院;门诊;预约(pre-admit);复发患者、产科 |
| 主诉/就诊理由 | 简述主诉和患者就诊的理由,记录就诊的时间 |
| 分类单 | 患者就诊的分类单 |
| 诊断编码/外部原因导致的伤害编码 | 诊断代码或外部原因导致的伤害代码(与伤害有关的就诊) |
| 临床印象 | 诊断的临床印象(自由文本) |
| 诊断类型 | 由填写诊断/伤害代码的人员确定诊断类型 |
| 出院处置 | 在急诊室就诊后患者期望的地点或状况 |
| 初始体温 | 首次记录的体温,包括单位 |
| 初始脉搏血氧饱和度 | 首次记录的脉搏血氧饱和度值 |

## 法律部门、保密政策和协作方面

由哪个法律部门来管理数据的收集、储存和使用? 用什么政策来防止不当或是未经授权的信息泄露? 数据收集和管理程序是否遵从和适用隐私或保密法律? 删除识别身份的数据到什么程度? 如要获得额外信息,包括必须进行调查时可能会随访患者,是否签署协议? 当系统涉及卫生部门与大学或商业合作伙伴之间的合作时,如何制定数据共享协议以便卫生部门可执行其法律授权的调查疑似流行病的权利?

根据定义,症状监测要求医疗机构在提示疾病暴发前将健康信息报告给地方或州公共卫生机构。这样数据共享的做法引发多项法律问题,包括系统的法律基础和相关的健康信息隐私法规或法律。这类数据的常规共享通常不包括在现有的公共卫生报告法律中,这些法律关注特定的应报告疾病。研究者建议对个人可识别信息的需求不同于对个体层面健康信息的需求,后者用于统计侦测可能的暴发[8]。可以实施信息学方案(如对无个人身份标识的急诊室就诊数据进行非身份标识码的自动分配和记录)来让公共卫生部门追溯联系数据提供者,调查有统计学异常但被删除身份标识的病例报告[14]。当有证据担忧出现新发事件时,按照目前的公共卫生报告法,报告个人信息是合理的[8]。在美国一些州(如北卡罗来纳州、内布拉斯加州和印第安纳州)已经通过立法,明确支持基于医院急诊室的症状监测[15~17]。公共卫生监测法律依据的详细讨论,参见第39章。

## 数据传输、储存和安全

数据如何传输以及数据传输的频率和时间如何? 用什么程序进行加密或保护在传输过程中的数据安全? 如何确保计算机系统的安全以防未经授权的访问? 不同角色的系统使用者(如提供数据的机构工作人员、地方或州政府的公共卫生官员)是否在获取详细信息时被授予不同权限? 系统访问如何管理?

尽管一些症状监测系统可使用手工的纸质方式采集数据,但使用自动化方法来采集电子储存的健康数据及管理、分析和传播信息更受青睐。使用现有的健康服务数据可增加数据提供者参与症状监测的可接受性。描述常规监测期间及对预期或现有的威胁做出反应时的数据获取及重新发布的方案需要明确记录。该方案需要症状监测系统各参与机构的一致同意，并且有正式的数据使用协议来支持[14]。

## 综合征的定义

指标如何汇总为症状类别？在参加的医疗服务提供者中，支持综合征分类（即基于文本的主诉或国际疾病分类第 9 版临床修订本（ICD-9-CM）的健康信息采集方式可以：①影响综合征定义的灵敏度和特异度；②限制信息分类能力，单次医疗就诊（healthcare encounter）信息不能分为一种以上的综合征种类？综合征分类标准已被验证到什么程度？单次就诊的健康结局信息只分为一类或多类？

综合征症状种类通常表示一组往往一起出现的症状或体征，提示发生一种或多种特定疾病。许多症状监测系统支持全危害方法，可对一系列健康状况（如传染病、伤害、热相关疾病或其他环境卫生状况）进行人群健康监测。其他系统可界定假定的综合征，并基于其严重程度或相关的公共卫生影响，发生大暴发的可能性和当地疾病的流行病学对其进行监测。然而，公共卫生机构可对收集的个人临床就诊信息进行分类，并根据事态需求来管理症状监测系统，而不是接收将个人就诊信息汇总为预先限定的综合征的报告，从而增加了系统的灵活性，并根据信息的不断变化来确定和监测新的综合征。由于综合征定义的这种灵活性，使得很难对不同地区的综合征数据进行比较。因此，监测医师和研究人员还致力于确定常见的综合征定义[18]。

如同开展症状监测使用急诊室数据的最少数据元素所述（见表 38.1），综合征分类往往来自自由文本的主诉信息或用医学记录中的 ICD-9-CM 编码表示。这些数据类型可用于多个临床机构（如初级保健中心、急救部门），通常以电子方式提供，并易于在不同信息系统之间实现共享。然而，在实施基于使用 ICD-9-CM 编码健康信息的监测之前，公共卫生机构应评估监测系统目标的有效性。例如，ICD-9-CM 编码的分配或电子健康信息系统中那些信息的可获得性可能会大大延迟。由于及时性是关键的要求，如果使用 ICD-9-CM 编码导致不及时可能是不恰当的。此外，不同数据提供者使用的信息系统可能只支持收集有限的自由文本来表示主诉（如数据元素字段长度可能是 20 个字符，也可能是 100 个字符）。其他系统可以限制用来描述患者并发症（如可以收集和报告 2 个编码，也可以是 10 个编码）而收集的 ICD-9-CM 编码的数量。信息系统产生的变异可以影响综合征病例定义的敏感度和特异度对数据的解释。

一些综合征定义包括大量的诊断编码或综合征分类中非特异性关键词来增加对新发事件的敏感性。这导致两个后果。第一，非常常见的诊断，如咽炎或呼吸系统疾病综合征的咳嗽，可以控制预警。这种预警通常反映不需以干预作为优先措施的轻微疾病。相反，在综合征种类中大量常见的诊断可以掩盖一些小的但很重要的变化，如果综合征定义限定于不太常见但更严重的疾病，则这种变化可以被侦查出来。Cadieux 等[19]根据医师给出的诊断编码评价社区卫生保健机构中五类综合征[发热、胃肠道症状、神经系统症状、出疹及呼吸系统症状（包括流感样疾病）]识别的准确性。他们发现基于医师给出的诊断代码综合征定义的灵敏度很低，从 0.11（发热）到 0.44（呼吸系统），但特异度高，阳性预测值（PPV）为中到高，从 0.59（发热）到 0.85（呼吸系统）。很少使用的诊断代码假阳性概率较高，更常用的诊断代码阳性预测值较高[19]。

## 对医师报告信息延迟的考虑

由于医师需要等待实验结果，故在患者

就诊后可能会延迟一天或以上才做出诊断。此外,临床信息系统处理或传输信息可能也会延迟。这些延迟可以曲解趋势评估算法的结果。这类延迟可导致假预警,当遗漏的数据加入后预警会"消失"(S. L. Groseclose,2011,个人通信,美国疾病预防控制中心)。应对监测系统的绩效指标(如每天参与的临床机构报告的数量)、报告的及时性(如从患者就诊到向公共卫生部门报告的时间间隔)、机构报告的完整性或数据元素进行常规的检查与审核。

## 侦查异常的统计方法

采用哪种统计学方法?这些方法只做时间异常分析还是做时空聚类分析?有无流行病学相关日期类型(如首发症状日期与数据录入日期)用于分析?哪种地理数据类型(如治疗地点、居住地点和暴露地点)和详细程度(如 3 位或 5 位数字的邮政编码)可用于分析?如何设置触发预警的阈值?

症状监测系统中统计学分析的关键问题包括建立数据自然时间和空间变量模型的能力,如工作日或节假日在使用医疗保健服务方面的变化;同一个人在单次疾病发作期间多次到医疗机构就诊的影响;由于数据延迟或丢失造成的假象(关于统计模型的讨论,见第 36 章)。与疾病暴发无关的基于特定数据来源的过程和执行可以影响症状指标的趋势。如果统计学异常侦查不能有效地处理这些数据特点,系统可产生大量不可接受的假阳性,可能会遗漏真正的暴发。信号侦查方法在不断发展,虽然特定的信号侦查方法具有深远的影响,但在一系列条件和环境下对算法的功绩还不太清楚[20]。由不同病原体引起的不同社区的暴发可有不同的时空模型,如高或低的背景发病率,大到小的季节性周期或无周期,随机日变化的不同类型和水平,无法控制的趋势,周期性,工作日变化和其他影响因素。因此,通过症状监测系统来

监测传染病综合征时,很少使用单一统计学异常侦查方法。此外,症状监测的预期用途不同,如侦查新的事件或监测正在发生的疾病,几乎肯定需要不同的预警侦测策略。

## 确定预警报告标准

卫生部门需要对他们想要收到的预警类型做出三种决定,每种都需要用数值判定。首先,必须确定预警阈值。这些阈值可以因综合征和一个地方的响应者的不同而变化。例如,一线的流行病学工作者可能需审查所有警报,但是高级公共卫生官员可能只接到引起高度关注的预警。第二,同一种疾病在一个社区连续发生多天而导致预警是比较常见的,或者同一天多个地理位置同时发出呼吸系统和流感样疾病综合征的预警也很常见。这种情况经常发生在呼吸系统疾病高发的冬季。这些时间上连续的预警或同时在不同地理位置发出的预警对发现新的疾病聚集性价值不大;然而,他们对判定一个地方有无超额疾病以及确定超额的自然特征可能有一定价值。必须决定应由哪些卫生部门响应者来接受初始预警的报告,以及谁(如果有的话)来接收额外的相关预警。最后,在评价可能的暴发时有必要确定时间间隔。时间短强度大的暴发在统计学计算时间组距时最好以天为单位,每天主要分析预期数据和观察数据之间的区别。相反,病例逐渐累积的亚急性问题,如游泳池相关的贾第鞭毛虫病暴发,使用几天或几周的预期值累积偏差计算的统计值来确定该问题可能最为合适。使用较长时间框架来侦查异常趋势,通常会降低发现能力,不易发现在较短时期内发生的聚集性病例,但是也有助于减少预警的数量。

## 显示方法

对从自动化医疗数据来源获得的大量多维数据进行有效的可视化处理具有挑战性。趋势结果、地理类型和统计学预警如何展示?

如何使用户的注意力集中在系统提供的关键信息？报告更新的频繁程度如何？系统界面允许用户在何种程度上侦查报告数据（如审核构成预警信号的个人记录）来跟踪预警？有了有效的数据展示方法和经验丰富的流行病学家常规分析数据，许多统计学预警可以很快被排除。

### 预警响应

制定什么程序或政策以确定是否进行跟踪调查，什么时候调查以及调查到何种程度？从一个数据来源得到的结果解释与从其他数据来源得到的结果相一致吗？人的监督责任如何分配？是否有足够的报告信息对报告机构和患者进行追踪以调查和验证信号？谁负责追踪调查？触发预警的调查经验是什么？可被系统识别的其他方法在多大程度上也能侦查到流行？Uscher-Pines 等[21]综述了 8 个州 30 个卫生部门的响应方案。根据对书面方案的综述、专家意见和卫生部门报告的经验，他们制定了一个有用的框架，公共卫生部门可以将其用作初始设计和（或）改善响应方案的指南[21]。在经验的基础上制定响应方案的工作对确保监测信息用于指导公共卫生行动非常重要。运用决策理论的方法建立定量的响应选择模型的工作也已经开始，最终可能会产生最佳响应方案，达到卫生系统干预效果和社会成本的平衡[22]。

## 评价步骤 B：评估系统属性和绩效

监测评价指南列出了描述监测系统的一系列理想属性标准（表 38.2）[9,11]。对于任何系统来说，所有这些属性都达到最佳绩效是不可能的，因为有些是相互对立的。例如，提高侦查暴发的及时性和敏感度可能会导致预警预测值降低[10]。然而，必须达到平衡使监测系统的效率达到最高。对于症状监测来说，绩效属性可能会反映表 38.2 中问题的答案。

表 38.2　监测系统属性

| | |
|---|---|
| 简易性 | 根据不同用户的观点，系统访问和使用的容易程度如何 |
| 灵活性 | 系统对信息需求和优先级变化的适应程度如何<br>用户自定义系统工具适应当地的信息需求或显示偏好到什么程度 |
| 数据质量 | 为了达到预期目标，数据是否有足够的质量和一致性以确保使用的可靠性<br>数据质量的改变是否易于增加实际上并不代表实际发病趋势的预警的可能性，或减少在实际趋势出现明显变化时发出预警的可能性 |
| 可接受性 | 从数据提供者的角度来看，获得数据的程序是否为非侵入性，数据是否可用于机构特定的目的<br>对于公众和决策者来讲，症状监测系统是否被认为是公共资源的明智投资，是否被认为是正当运用政府权力来获取健康记录 |
| 敏感度 | 对于侦测所针对的流行和暴发，系统能发现百分之几<br>症状监测（或及时性或预测值）的成本是否因其比其他流行侦测方法敏感度高而更为合理 |
| 预测值 | 系统发出统计学预警时，公共卫生部门会去侦查事件的概率是多少 |
| 代表性 | 症状监测系统侦查的疾病模式在多大程度上能代表公共卫生辖区内的人群健康状况 |
| 及时性 | 症状监测系统发出的警报对及时进行调查和采取有效的公共卫生干预措施是否足够早 |
| 稳定性 | 监测工作是否可确保观察到的趋势能反映社区健康或就医行为以及在数据收集和管理方面保持不变 |

进行症状监测的成本取决于如何对这些属性评价，系统成本会随着数据收集的范围而变动较大。虽然探讨正式的成本效益评估[23,24]不属于本章节的内容，但考虑与

症状监测系统运行相关的各种成本[9~11]和收益是有用的。直接成本包括操作系统人员的工资和电脑设备,建立数据链接和其他运行费用。直接费用的信息可从提交给资助机构的预算中获得[5]。有些成本可由合作单位自愿承担,如为症状监测提供数据的医院或其他部门。这些单位与公共卫生部门建立联系时可能至少需有部分资金以补偿其工作。当症状监测系统发出预警,随后的调查工作会产生间接成本,调查工作涉及公共卫生部门人员和合作医疗机构员工,故假预警的频次越多,这些成本就越大。有些成本是无形的,如假预警过多或症状监测的承诺未履行,会导致公共卫生机构信誉降低。

症状监测的效益可能包括提早提示有预示流行的事态,当出现谣传或环境采样检出空气样品中有可疑病原体但不会发生暴发时要进行安慰,以及灵活检测传染病以外的一系列健康威胁(知识点38.3)。Samoff 等[25]

> **知识点38.3 症状监测系统有效性评估:这个系统……**
>
> - 能否侦查到揭示疾病综合征变化的趋势?
> - 能否支持早期识别或排除公共卫生威胁,具有公共卫生意义的状况或可疑事件?
> - 如在其他监测活动中(如跟踪或监测非报告疾病的暴发)没有出现重复的结果能否侦查到暴发?
> - 是否支持估计与所监测疾病相关的发病率和死亡率的程度?
> - 能否通过调查来改进预防和控制?
> - 能否有助于确定风险最高人群的特征?
> - 能否有助于评估潜在威胁的严重性和程度以及控制措施的有效性?
> - 能否通过建立症状监测系统,适当的联系和健康信息交流而获得知识,有利于提高公共卫生部门工作人员的应急准备技能?
> - 能否为健康和公共卫生部门之间建立关系提供机会(如生成有用的信息,提醒医师社区中出现的常见疾病异常类型或为诊断和治疗的决定提供依据)?

对北卡罗来纳州的州和地方公共卫生机构使用基于急诊室的症状监测数据情况进行了评估,发现该系统已用于支持有意义的公共卫生行动,包括病例调查和预防规划的管理。然而,数据的使用必须依赖敬业的流行病学和监测工作人员,通过这些人员对采取行动所需的数据进行审核和过滤。根据历史上采取公共卫生行动的信号类型,按照公共卫生"行动能力"的要求,他们建议建立计算方法并对综合征进行分类。在某种情况下,可根据症状监测发出早期预警而导致发病率和死亡率减少,来估计本应支付的节约费用。

## 评价症状监测的示例

各级公共卫生系统正在进行症状监测实践的评价,这对有关系统使用和发展的决定有指导作用。需要有方法来阐明不同暴发侦查方法的灵敏度和预测值,所获得的或失去的领先时间(lead-time)(及时性)以及对由症状监测导致的发病率和死亡率的影响[10]。症状监测对侦查生物恐怖相关流行病的效果还处于假设阶段,在缺乏袭击的情况下需要模拟,然而基于实践的评价来看,需重点侦查季节性疾病,由自然因素引起的流行病的上升或意外事件。下述的评价研究示例说明不同的评价方法,而不是提供一个本领域详细的综述。

## 模拟炭疽袭击

在评价用统计方法侦查异常疾病趋势的性能时,模拟非常有用,对极为罕见的暴发更是如此。模拟可以比较不同分析方法的预警及时性,确定侦查范围,评估对侦查暴发的流行病学参数变化的影响。模拟方法的一个关键进展是在假设的暴发案例中使用真实的电子健康数据,而不是使用完全假设的数据。

Buckeridge 等[26]进行的研究显示,模拟的吸入性炭疽病例附加了现役军人及其家属的门诊数据。调查者使用统计模型来预测在遭受袭击后就医的时间和人数,感染人数的变化,对潜伏期、疾病进展速率和就医情况使用不同的假设。使用一种特定统计方法来侦查呼吸系统综合征就诊数的异常趋势,然后根据不同的预警阈值来评价该方法的灵敏度和及时性。案例的基本情况(即 5 万人感染,潜伏期为 11 天,前驱期 2.5 天,40% 的人在前驱期就医)是最早在炭疽气溶胶释放后 3 天发出预警。模型可以评估随着感染人数和前驱期就医比例的降低,预警的敏感度和及时性也下降。

McBrien 等[27]阐明了死亡率、发病率和费用在评价症状监测系统中的重要作用。他们模拟了一系列炭疽袭击事件,评价了 7 种统计学侦查方法用于综合征数据的性能,将受累人数转化成损失的寿命、损失的质量调整生命年和产生的费用。他们的模型结果表明,如果监测系统能成功侦查到袭击,并立即采取措施给人们提供治疗,则寿命、质量调整生命年和经济的损失会大大减少。然而,由于模型假设涉及暴发的模式,侦查方法的灵活性和可接受的假阳性率的阈值会影响监测系统的相对性能,因此需要进一步评估。

## 对系统监测健康指标的评价

通过症状监测获取的健康指标与更明确的疾病指标(如医疗记录审查或实验室试验)进行比较,可以验证或改进综合征分类计划并提出建议。例如,Fleischauer 等[28]评价了由急救室人员制订的综合征分类的有效性,在亚利桑那州凤凰城发生两起引人注目的体育事件时,作为短期的症状监测系统运行了 23 天。在监测期间,分诊护士使用清单将患者划分为 10 个综合征中的一个或均无。研究者回顾性抽查了这段时间的患者记录样本,根据患者的症状描述(即主诉)和急诊室卫生保健人员提供的诊断记录进行综合征分类。分诊人员做出的综合征分类与研究者的回顾性审查之间的一致性良好。根据主诉进

行的综合征分类与诊断的一致性因综合征而异。然而,因为监测期间没有暴发,所以没有机会来评估这些不同对流行侦查的影响。

评价结果表明,症状监测在公共卫生实践中的有效性是不同的。Burgeois 等[29]评价了儿童呼吸道感染的症状监测,比较了 11 年期间因"呼吸综合征"就诊的趋势与同期作为常规治疗的一部分而采集标本并分离出病毒的趋势。研究人员发现,"呼吸综合征"的趋势与呼吸道合胞病毒和流感病毒感染密切相关,因此认为"呼吸综合征"分类是儿童病毒性呼吸道感染趋势的一个可靠指标。这种评价强调了在临床实践中常规实验室检测对侦查暴发的重要性,特别是在其他来源或原因导致的类似疾病的背景发病率相对较高的情况下更是如此。

van den Wijngaard 等[30]收集了 1999—2005 年全科医师报告的流感样病例数与每年流感住院病例数、死亡数数据,比较其发病变化及其程度,侦查流感感染的严重性是否超额。为了解释研究成果,他们比较了流感亚型毒株的时间序列和报告的流感病毒株抗原信息。与报告的流感样病例相比,2003—2004 年流行季节住院数与死亡率大幅增加,在此期间的甲型流感病毒(H3N2)漂移变种流行被认为与人群免疫水平降低有关。研究人员认为,通过监控这些监测信息来指导控制措施,如额外的疫苗接种或预防性治疗,可以加强正在发生的流感流行期间的前瞻性监测。

正如这些例子所示,大量评估显示利用症状监测来监测季节性流感的发生时间、持续时间和特定年龄段的严重性。然而,任何单一类型的数据不能作为判定社区中流感流行的金标准。每个潜在的监测数据流(如在门诊机构的流感样病例,肺炎和流感死亡率或抗病毒药物的分配)在流感的灵敏度和特异度,代表性和及时性方面各不相同。为了确定公共卫生资源能否优先用于选定的数据

类型以加强季节性流感和大流行流感的监测，Greene 等[31]比较了一个州局部地区一个卫生系统的流感样疾病异常活动前瞻性监测系统中 10 个数据流的性能。评价的数据流包括在门诊或急诊室诊断的伴有或不伴有发热的流感样病例，抗病毒药物发放，肺炎和流感的住院和出院，流感相关实验室检测的检测单和结果。数据流之间的信号是一致的，可侦查出高于同时期同地点背景下的季节性水平的超额活动。他们认为，与监测任何单一数据流或聚合在一起的多个数据流相比，同时监测不同时间轴和流感特异度的多个不同数据流可以提高侦查局部超额疾病的聚集性。

在纽约市有一些症状监测系统较为成熟的地方，详细记录了症状监测系统发现流感和病毒性胃肠炎季节性升高的能力，为警告医学界和为公众提供预防信息提供了机会[32]。相反，对于与季节性不相关的疾病，症状监测系统的侦查效果令人失望[33,34]。例如，在 2003 年 3 月，纽约市的急诊室症状监测系统发现在以亚洲人为主的社区"发热综合征"明显增加。由于担忧这次预警可能提示严重急性呼吸综合征（SARS）输入到纽约，卫生部门工作人员进行了现场调查，并确定"发热综合征"病例的增加是非相关疾病混合在一起的机会性聚集。这种假警报触发了紧张的公共卫生调查，但是考虑到 SARS 的威胁，公共卫生当局认为预警和调查是值得的[35]。市卫生官员认为急诊室症状监测系统是值得的，因为它提供了关于季节性疾病的信息，还因为有时对诸如 SARS 威胁等暴发的担忧加重时，可以在全市范围内进行健康状况的评估[33]。

Hope 等[36]报告在一个地区洪水泛滥后或大型集会期间急诊室症状监测的作用。直到洪灾后的恢复期症状监测系统未发现胃肠炎暴发。然而，系统发现呼吸道症状的急诊人数增多与预期的季节性水平相一致。这些数据为应急计划提供信息，并让人们确信受灾人群不会发生重大传染病暴发。这些结果也被其他监测系统的数据所证实。在大型集会期间，发现有外耳炎和呼吸道疾病的病例聚集，应启动人力规划，优先开展公共卫生活动和媒体信息发布。

一些公共卫生从业人员对使用症状监测系统来促进法定传染病报告进行了评估。在一项评价中，为确定使用急诊室症状监测系统每天报告脑膜炎球菌感染临床诊断病例是否为公共卫生响应提供更及时的数据，结果发现急诊室监测数据与直接使用电话报告的常规监测相比，其及时性无差异[37]。此外，基于急诊室的脑膜炎球菌性疾病诊断的灵敏度（36%）和阳性预测值（37%）较低。作者的结论是，尽管基于急诊室的监测系统可能更及时，但是因灵敏度和阳性预测值较低，故使用急诊室监测不利于散发脑膜炎球菌性疾病的早期响应。佛罗里达州的研究者通过修改的患者主诉查询，对核查两类法定报告疾病的资料是否可提高发现聚集性病例和应报告疾病监测的能力进行评价，这两类疾病包括严重的或时间敏感的疾病（如炭疽、脑膜炎、肉毒中毒）和其他应报告传染病（如肝炎、麻疹、沙门菌病）[38]。新设定的查询发现 5 人有脑膜炎球菌血症的主诉或暴露于信息系统自动预警方法未发现的脑膜炎球菌血症。此外，用新的查询方法发现了 3 起胃肠炎暴发，而信息系统常规的异常检测方法并没有发现这些暴发。通过设定查询确定的最常见结果是脑膜炎、肝炎、水痘和狂犬病暴露后预防。当主诉中发现有应报告疾病名称时，卫生部门应联络报告机构的感染控制人员，并且报告称由这些结果所引发的互动加强了与医院工作人员的关系。

在荷兰一项症状监测的潜在价值评估中，van den Wijngaard 及其同事[39]对 6 个荷兰医疗登记机构的数据进行回顾性分析，显示症状监测在发现传统监测的盲点方面有明显的附加值,尤其是通过侦测与特定病原体无关的罕见的局部暴发、监测疾病负担和常见病原体的毒力变异。当症状监测数据可提供信息来确定谣传的或异常的健康事件是否存在或范围有限时,他们提到许多示例。此外,这些数据被用来制订增强诊断能力的计划来应对新发健康事件,建议临床医师在2009年流感大流行早期限制使用抗病毒药物,降低药物短缺或病毒耐药性的风险,在持续暴发期间限制干预措施不必要的增加。荷兰登记机构提供的对症状监测系统的数据评估具有人群覆盖率高(>90%)、数据质量高,信息量充足,如有大量的患者特征和相应的实验室趋势信息,从而可识别趋势的可能成因和验证系统生成的信号。

Buehler 等[4]使用定性案例研究方法来评估症状监测在多种情况下的作用,这些情况包括卫生部门应对紧急的或潜在的公共卫生威胁,以及监测系统在满足因季节性流感导致的信息需求中的作用。这些情况还包括火灾时人群严重暴露于烟雾,龙卷风,危险物质暴露,以及因侦查到可经空气传播的病原体而产生的预警。与包括流行病学和应急响应者在内的多学科公共卫生官员、医疗保健人员进行访谈,调查响应参与者使用的监测信息和其他信息的来源,评估或了解受影响人群的健康状况。这种方法可用于定性评估不同参与者从与其他信息来源相关的症状监测中获得的价值。在这些情况下,与其说是事件发现效用方面的问题,不如说是事态感知方面的问题。一般认为,症状监测被认为是对其他监测数据的有益补充,与其他监测相比可以更及时更完整地了解人群健康状况。

## 结论

症状监测是疾病监测系统中一种相对较新的类型。对生物恐怖响应的重视程度增加,对社区健康状况数据及时性需求和预期的增加,及时获得自动化医疗数据的增加,以及新的计算机科学和信息学工具和方法的增加支持了数据分析和可视化,这些在很大程度上影响了美国和其他国家症状监测的使用。本章节主要关注症状监测用于侦查早期事件、特性描述及增强态势感知的评估策略。本章节提出的哪些问题对特定评价最为重要,评估者要自己做出判定。鉴于对症状监测的不断投资及其在侦查早期暴发中的作用一直未能确定,故需做进一步评估以更好地确定与侦查暴发的敏感度、及时性和系统预警的预测值相关的人群、暴发和监测指标。因为症状监测除用于暴发侦查和态势感知外,还有其他用途,所以采用新的评价策略,使用定性与定量相结合的方法来比较不同系统的监测属性是必要的。

（侯娟　吕华坤　译,周祖木　校）

## 参考文献

1 Mandl KD, Overhage M, Wagner MM, *et al.* Implementing syndromic surveillance: a practical guide informed by the early experience. *J Am Med Inf Assoc* 2004;11: 141–50.

2 Buehler JW, Berkelman RL, Hartley DM, Peters CJ. Syndromic surveillance and bioterrorism-related epidemics. *Emerg Infect Dis J* 2003;9:1197–204.

3 Bravata DM, McDonald KM, Smith WM, *et al.* Systematic review: surveillance systems for early detection of bioterrorism-related diseases. *Ann Intern Med* 2004;140:910–22.

4 Buehler JW, Whitney EA, Smith D, *et al.* Situational uses of syndromic surveillance. *Biosecur Bioterror Biodef Strategy Pract Sci* 2009;7:165–77.

5 Buehler JW, Sonricker A, Paladini M, *et al.* Syndromic surveillance practice in the United States: findings from a survey of state, territorial, and selected local health departments. *Adv Dis Surveill* 2008;6:3.

6 Severi E, Heinsbroek E, Watson C, Catchpole M; HPA Olympics Surveillance Work Group. Infectious disease surveillance for the London 2012 Olympic and Paralympic Games. *Euro Surveill* 2012;17:pii: 20232.

7 Buckeridge DL. Outbreak detection through automated surveillance: a review of the determinants of detection. *J Biomed Inform* 2007;40:370–9.

8 Stoto MA, Dempsey JX, Baer A, *et al.* Expert meeting on privacy, confidentiality, and other legal and ethical issues in syndromic surveillance. *Adv Dis Surveill* 2009;7:2.

9 Centers for Disease Control and Prevention. Updated

guidelines for evaluating public health surveillance systems, recommendations from the Guidelines Working Group. *MMWR Morb Mortal Wkly Rep* 2001;50 (RR-13):1–35.

10 Centers for Disease Control and Prevention. Framework for evaluating public health surveillance systems for early detection of outbreaks, recommendations from the CDC Working Group. *MMWR Morb Mortal Wkly Rep* 2004;53(RR5):1–11.

11 Groseclose SL, German RR, Nsubuga P. Evaluating public health surveillance. In: Lee LM, Teutsch SM, St. Louis ME, Thacker SB (eds.) *Principles and Practice of Public Health Surveillance*, 3rd edn. New York, NY: Oxford University Press, 2010: 166–97.

12 Lombardo J, Burkom H, Elbert E, *et al.* A systems overview of the Electronic Surveillance System for the Early Notification of Community-Based Epidemics (ESSENCE II). *J Urban Health Bull N Y Acad Med* 2008;80(Suppl. 1):i32–42.

13 The International Society for Disease Surveillance Meaningful Use Workgroup. *Final Recommendation: The Core Processes and EHR Requirements of Public Health Syndromic Surveillance*. Brighton, MA: The International Society for Disease Surveillance, 2011. Available at: http://www.syndromic.org/uploads/files/ISDS Recommendation_FINAL.pdf. Accessed October 26, 2012.

14 El Emam K, Hu J, Mercer J, *et al.* A secure protocol for protecting the identity of providers when disclosing data for disease surveillance. *J Am Med Inf Assoc* 2011;18:212–17.

15 General Assembly of North Carolina, Session 2007. Session Law 2007–8; House Bill 123. Available at: http://www.ncleg.net/sessions/2007/bills/house/pdf/h123v3.pdf. Accessed October 26, 2012.

16 Nebraska Department of Health and Human Services. Title 173: Communicable Diseases; Chapter 1: Reporting and control of communicable diseases. Available at: http://www.sos.state.ne.us/rules-and-regs/regsearch/Rules/Health_and_Human_Services_System/Title-173/Chapter-1.pdf. Accessed October 26, 2012.

17 Indiana Administrative Code. Title 410. Indiana State Department of Health, Article 1. Communicable Disease Control. Rule 2.4. Electronic Reporting of Emergency Department Visit Abstract Data by Hospitals. Available at: http://www.in.gov/legislative/iac/T04100/A00010.PDF. Accessed October 26, 2012.

18 Chapman WW, Dowling JN, Baer A, *et al.* Developing syndrome definitions based on consensus and current use. *J Am Med Inf Assoc* 2010;17:595–601.

19 Cadieux G, Buckeridge DL, Jacques A, *et al.* Accuracy of syndrome definitions based on diagnoses in physician claims. *BMC Public Health* 2011;11:17.

20 Buckeridge DL, Okhmatovskaia A, Tu S, *et al.* Understanding detection performance in public health surveillance: Modeling aberrancy-detection algorithms. *J Am Med Inf Assoc* 2008;15:760–9.

21 Uscher-Pines L, Farrell CL, Babin SM, *et al.* Framework for the development of response protocols for public health syndromic surveillance systems: case studies of 8 US states. *Disaster Med Public Health Preparedness* 2009;3(Suppl. 1):S29–36

22 Izadi MT, Buckeridge DL. Optimizing the response to surveillance alerts in automated surveillance systems. *Stat Med* 2011;30:442–54.

23 Gramlich EM. *A Guide to Benefit–Cost Analysis*, 2nd edn. Longrove, IL: Waveland Press, 1997.

24 Drummond MF, Sculpher MJ, Torrance GW, *et al. Methods for the Economic Evaluation of Health Care Programmes*, 2nd edn. Oxford, UK: Oxford University Press, 2005.

25 Samoff E, Waller A, Fleischauer A, *et al.* Integration of syndromic surveillance data into public health practice at state and local levels. *Public Health Rep* 2012;127: 310–17.

26 Buckeridge DL, Owens DK, Switzer P, *et al.* Evaluating detection of an inhalational anthrax outbreak. *Emerg Infect Dis* 2006;12:1942–9.

27 McBrien KA, Kleinman KP, Abrams AM, Prosser LA. Use of outcomes to evaluate syndromic surveillance systems for bioterrorist attacks. *BMC Med Inform Decis Mak* 2010;10:25.

28 Fleischauer AT, Silk BJ, Schumacher M, *et al.* The validity of chief complaint and discharge diagnosis in emergency department-based syndromic surveillance. *Acad Emerg Med* 2004;11:1262–7.

29 Burgeois FT, Olson KL, Brownstein JS, *et al.* Validation of syndromic surveillance for respiratory infections. *Ann Emerg Med* 2006;47:265–71.

30 van den Wijngaard C, van Asten L, Meijer A, *et al.* Detection of excess influenza severity: associating respiratory hospitalization and mortality data with reports of influenza-like illness by primary care physicians. *Am J Public Health* 2010;100:2248–54.

31 Greene SK, Kulldorff M, Huang J, *et al.* Timely detection of localized excess influenza activity in Northern California across patient care, prescription, and laboratory data. *Stat Med* 2011;30:549–59.

32 Heffernan R, Mostashari F, Das J, *et al.* Syndromic surveillance in public health practice, New York City. *Emerg Infect Dis* 2004;10:858–64.

33 Steiner-Sichel L, Greenko J, Heffernan R, *et al.* Field investigations of emergency department syndromic surveillance signals—New York City. *MMWR Morb Mortal Wkly Rep* 2004;53(Suppl.):184–9.

34 Balter S, Weiss D, Hanson H, *et al.* Three years of emergency department gastrointestinal syndromic surveillance in New York City: what have we found? *MMWR Morb Mortal Wkly Rep* 2005;54(Suppl.):175–80.

35 Pérez-Peña R. System in New York for early warning of disease patterns. *New York Times* April 4, 2003.

36 Hope KG, Merritt TD, Durrheim DN, *et al.* Evaluating the utility of emergency department syndromic surveillance for a regional public health service. *Commun Dis Intell* 2010;34:310–18.

37 O'Toole L, Muscatello DJ, Zheng W, Churches T. Can near real-time monitoring of emergency department diagnoses facilitate early response to sporadic meningococcal infection? Prospective and retrospective evaluations. *BMC Infect Dis* 2010;10:309.

38 O'Connell EK, Zhang G, Leguen F, *et al.* Innovative uses for syndromic surveillance. *Emerg Infect Dis* 2010;16:669–71.

39 van den Wijngaard CC, van Pelt W, Nagelkerke NJ, *et al.* Evaluation of syndromic surveillance in the Netherlands: its added value and recommendations for implementation. *Euro Surveill* 2011;16:pii: 19806.

第五篇

# 传染病监测的基本考虑、交流和培训

# 39 第 39 章 美国传染病监测法律基础

Richard E. Hoffman[1] & Frederic E. Shaw[2]

[1] 美国科罗拉多州,丹佛市,科罗拉多公共卫生学院
Colorado School of Public Health, Denver, CO, USA

[2] 美国佐治亚州,亚特兰大市,美国疾病预防控制中心监测、流行病学与实验室服务办公室
Office of Surveillance, Epidemiology, and Laboratory Services, Centers for Disease Control and Prevention, Atlanta, GA, USA

## 引言

在美国,传染病监测与其他公共卫生干预一样,必须根据法律的授权来实施。这一章节主要阐述美国公共卫生机构开展传染病监测的法律基础。本章节以公共卫生法原则简述为开篇,然后涉及传染病监测的以下几个方面:各州政府和联邦政府在监测中的角色、监测程序、传染病调查、监测报告和公共卫生记录的保密性,公共卫生记录的共享和公共卫生应急处置的法律授权。

## 公共卫生法律准则

公共卫生法已被定义为是研究国家法律的权利和义务……确保人们健康的条件……和约束国家权利以保护个人的自主权、隐私权、自由权、所有权和其他一些法律上受保护的利益以维护共同利益[1]。公共卫生法是一个非常宏观的话题,本章节不能全部覆盖,但为了理解传染病监测和控制相关的法律基础,对其基本原理进行简述是重要的。

对于公共卫生工作者的日常工作而言,公共卫生法在很大程度上可简化为两个问题:①哪些公共卫生行为在法律上是允许的?②针对不同的公共卫生情况,应由哪些机构或哪级政府来负责? 在回答第一个问题时,有必要对州自身的公共卫生权利和美国宪法强加的法律权限进行分析。在回答第二个问题时,应对联邦政府与各州的权利和职责进行比较和分析。根据国际卫生条例对监测的要求,详见第 4 章。

## 哪些公共卫生行为在法律上是允许的?

公共卫生的传统目标是促进人群健康和预防疾病,主要依赖于地方和州卫生部门以及联邦政府所采取的行动。事实上,所有这些行动(包括传染病监测)都根据法律授权进行。然而,即使地方、州或联邦政府机构有足够的法定权力采取行动以保护公众健康,但美国宪法赋予个人的权利不受这种权力的限制。

各州可开展绝大多数公共卫生常规工作,并可实施全面的公共卫生活动,包括从例行许可、监督和日常监测,到危急时刻的应急干预措施,如隔离个体或查封污染物等。联邦政府的作用非常有限,主要有预防传染病输入和跨州传播,在国家层面对监测数据进行列表和分析并制定政策(如接种疫苗的建议),为全国重要项目提供资金支持,为各州提供技术咨询服务。关于监测的伦理方面讨

论,详见第40章。

美国各州实施公共卫生活动的权利来源于两个方面:一是所谓的"治安权(police power)",二是法律范畴的所谓"政府监护权(parens patriae)"。这两者中,治安权更为重要和使用更加普遍。治安权是大多数州开展公共卫生活动的法律基础。尽管"治安权"这一术语中包含了"警察(police)"这一单词,但并非仅与执法关联。这个专用词汇有更广泛的含义,是指主权政府采取必要之措施以保护公民健康和福利的固有权利。正如在 Lawtonv. Steele(1894年)中美国最高法院的描述[2]:

"治安权"普遍被认为包括公共安全、健康和道德,以及通过简易程序对妨害公众利益之人或事物进行销毁或消除之必要事项……公众利益所需之处,州皆可干预,尤其是满足公众利益之需求,以及保护公众利益而必须采取之措施需要法律授权之重大自由裁量权。

治安权在美国宪法中没有提到,在各州宪法中也没有提及,因为它过去是,现在还是一个假定的固有的州主权的组成部分,这在各州统一形成联邦政府前就是这样。当美国各州还处于英殖民地时期,他们一般行使"王在议会(King-in-parliament)"的主权来采取行动,控制天花、黄热病、伤寒、结核病以及其他传染病的流行,保护公众健康[3]。在1789年创建联邦政府时,一些州继承了这些权利,后来在1791年第10个修正案中得到了肯定和认可,其中写到"宪法未授予合众国,也未禁止各州行使的权力,分别由各州或由人民保留"。

法官和法律学者经常将各州的治安权认为是"无条件的",将治安权用于公众健康时,这样的描述更为贴切。治安权仅限于:①一个州只有当公众利益有需求时才行使治安权,公众利益与某些特殊阶层的利益不同;②一些由州采取的手段还必须是"合理的并为达到某一目的所必需,而不是过分地强加于个体"[2]。实际上,治安权是各州采取公共卫生行动的法律基石,包括传染病监测和控制。

州权利的第二个来源是政府监护权(parens patriae,拉丁语的意思是"国之父母")学说。这意指各州的传统权力是从英国王室(the British Crown)继承而来,用来采取行动保护儿童和其他法律规定的残疾人(如精神障碍患者)。例如,州政府行使政府监护权,定购儿童或精神障碍患者的医疗救治服务,或要求将儿童的疫苗接种作为入学的条件。治安权还赋予州行使权利以保护更多一般民众的利益[1]。

如果美国宪法前十个修正案(也称为1791年人权法案)没有被批准,以及美国南北战争后采用的另一个重要修正案(第14修正案)也没有被批准,则宪法会很少限制各州或联邦政府干涉个体自主性。与公共卫生相关的主要几个限制,可参见第1、4、5和14修正案。

对第1和第4修正案中限定政府公共卫生行动的讨论不在本章节讨论的范畴。但是,第1修正案做出的限制规定与州权力相关,如限定商业公司对其产品,尤其是侵犯大众健康产品如香烟的"言语"。例如,目前的法律战场是美国食品药品监督管理局强制烟草企业在其包装上印制吸烟有害健康图片的警示标识[5]。第4修正案中的限制规定与公共卫生官员进行的搜查和扣押相关。尽管第1和第4修正案做出的限定规定意义重大,但最为重要的是第5和第14修正案中对政府行动的限定。两个修正案都包含了未经正当法律程序,不得剥夺个人之生命、自由或财产的禁令。在公共卫生领域中,这些修正案的普遍意义在于联邦政府(通过第5修正案)和州政府(通过第14修正案)未经正当程序和未提供正当理由,不能干涉个人的自主权。

第 14 修正案中的正当程序权是美国最高法院在马萨诸塞雅各布森（Jacobson v. Massachusetts）（1905 年）案例中提出诉讼的重要宪法权利。这是公共卫生法的典型案例。在这个案例中，马萨诸塞州剑桥市的一位名叫 Henning Jacobson 的牧师，对马萨诸塞州的一项法规的有效性提出质疑，这条法规要求对当地所有成年公民强制接种疫苗以预防天花。当时，天花正在马萨诸塞州流行。Henning Jacobson 因拒绝接种天花疫苗而被控犯罪。虽然 Henning Jacobson 仅需支付 5 美分的罚款，但他不服判决，通过法庭向美国最高法院上诉。根据法官 John Harlan 从社会契约理论角度所写的具有里程碑意义的法院观点，最高法院驳回了 Jacobson 的上诉（即他认为自己应当有权决定是否应被强制接种疫苗）。做出这一判决的理由是，最高法院支持州拥有治安权，提出马萨诸塞州有权采取"合理的法规来保护公众健康和公众安全"。最高法院还认为，当公众的安全受到威胁时，个人自由应服从于社会需求[6]：

为了公共利益，每个人有必要受到众多的制约。如果建立在任何其他基础之上，有组织的社会不能保证其成员的安全。如果基于一意孤行的规则之上，社会就会陷入混乱和无政府状态。

在肯定国家特权的同时，审理 Jacobson 案的法院还对州在宪法框架内可以采取的各种公共卫生干预措施做出一些宪法上的限制。公共卫生干预措施不能成为一项"平和的、显而易见的权利侵犯"。这种干预必定有必要去预防其他不可避免的伤害。它不能超越公众安全的合理需求范围，且必须以合理手段实施。此外，这种干预还必须与公众健康威胁有真正的或实质的相关性，对个体自主性所施加的负担必须与预期利益相平衡。最后，这种干预不能将不合理的伤害风险施加于个体[6]。

Jacobson 案的裁决仍然合法有效，但宪法对州公共卫生行动的限制仍保持不变[7]。在 Jacobson 案件之后的数十年内，法院已确认了一系列应对传染病威胁所需的公共卫生措施。一些最经典的案例，如州法院支持在 1918—1919 年流感大流行期间关闭公共剧院[8]，规定禁止患有伤寒的妇女管理公寓或提供食物[9]，对传染性结核病患者实施隔离检疫[10,11]。在这些案例中，法院均确认了会限制个人自由的公共卫生措施，这对防控传染病是合理和必要的，同时公共卫生权力的自由裁量权应在法律授权之内。

时至今日，尽管 Jacobson 案的裁决仍对政府干预个人做出限制，但是自 20 世纪 60 年代以来，最高法院在一系列案件中对政府干预个体自主性的行为做出详细的限制规定。这些案例归为"实质性正当程序"范畴，并构成了通常所说的"隐私权"，概括出哪些权利是受宪法保护的，以及政府在哪种管辖范围内可以干预个体自主权[1]。最高法院认定，有些人类活动（如与婚姻、生育与养育儿子相关的活动）是"基本权利"，政府如果干预这些活动将会触发更高级别的法院审查。其他次要的基本权利（如经济自由权）则要求较低级别的审查。

## 谁来负责？

州在治安权和政府监护权上拥有绝对权利，而联邦政府却没有这些权利。相反，联邦政府只拥有经正式批准的宪法及其随后的修正案中明确规定由州授权的权力。因此，美国宪法可被称为是一部以权利限定和枚举为特征的宪法。绝大多数与公共卫生相关的联邦权力，可见宪法第一条第 8 款，宪法也列入了国会权力。两个最重要的联邦公共卫生权力是：①通过联邦的支付和资助方式来影响各州的权力（"钱袋子"权力）；②协调州际贸易的权力。这两个权力中，最强有力的权力是第二个，即州际贸易权。

宪法第一条第 8 款赋予联邦政府"在几

个州之间协调贸易"的权利。通过自新政（the New Deal）以来的一系列决定,最高法院已逐步对贸易条款的含义进行了定义。经过一段时间,法院批准了在贸易条款下国会在国家成立之时所开展的大量意想不到的活动权力。最近,法院很少在贸易条款下限制国会的权力[12,13]。

美国的联邦制度导致美国的公共卫生系统完全不同于世界上其他国家。在其他许多国家,有关公共卫生干预的决定由国家政府决定,然后再传达到省级、市级和村级官员。而在美国,公共卫生问题的责任分别属于联邦政府（通常通过联邦的州际贸易权力）和州政府（通过其治安权来管理）。因此,对美国公共卫生问题都有权力,但主要依赖于规定而非例外。例如,许多传染病的流行跨越了州界,影响到几个州和地方的卫生部门,并且也影响到联邦政府。在发生任何公共卫生紧急情况下,各级政府有各自不同的管辖范围:市、县（或其他地方当局）、州和联邦政府。对于公共卫生而言,美国联邦制度会要求地方、州和联邦政府的官员相互讨论商定如何开展工作。

在州辖区内,州卫生部门与地方和市卫生部门的关系由州法规或州宪法来管理。在有些州,地方卫生部门仅仅以州卫生部门的延伸机构而存在。而在另一些州,地方或地区卫生部门可能独立于州卫生部门而运行,也可以有根据州法规明确写明的一些法律权力。同样,一些城市也有一些自治和独立的公共卫生权力（如纽约州的纽约市）。

州治安权在法规上的特征是管理每个州的活动,给不同的州和地方政府分配责任。州的公共卫生法规因组织结构、层次细节和资金拨付而有明显不同。许多法规维持数十年甚至更多年保持不变。有些法规适用性较强,而另一些可能在控制现代疾病的情况下不太适用。并且,有些法规在控制现代疾病方面的条款有冲突、存在空白或过度。大多数州对某些疾病,包括结核病,人类免疫缺陷病毒（HIV）/艾滋病,性传播疾病,疫苗可预防疾病,入学所需的疫苗接种和最近出现的生物恐怖实施专门法律[14]。

# 州和地方卫生部门开展传染病监测和调查的法规

## 监测

公共卫生法中最普遍存在的问题是如何平衡个人权利与整个人群公共卫生需求之间的冲突。在传染病领域内,可供选择的法规应考虑未感染者和感染者的不同权利,相关的公共卫生机构负有保护这两种人群的责任。在这个框架下,州和地方政府适用的传染病控制的法令、法规、条例所表达的公共政策有两个主要目的:①预防非感染者免受感染;②确保感染者按照当时社区标准得到及时诊断和治疗,并且尽快消除传染性。

传染病控制始于监测,监测传统意义上是指在美国 50 个州和领地内发生的特定疾病实行强制性的实名报告。报告含个人身份的医疗信息意味着公民与政府的社会契约,这与马萨诸塞州的 Jacobson 案例非常相似,即在个体不知情的情况下获得和记录必要的信息,作为回报,政府默许或明确同意对隐私信息提供保护。如果州仅获得和记录患者知情同意的信息,则控制传染病的工作将更加困难,且预防未感染者免于不必要的暴露于疾病之责任也会受累及。

传染病监测系统是公共卫生机构发现暴发、监测暴发过程和决定暴发何时结束的手段。所监测的特定疾病对于每个州来说都是各不相同的。被称为"国家法定报告疾病"的一组疾病需报告给美国疾病预防控制中心（CDC）。尽管联邦政府目前没有强制权限要求各州向美国疾病预防控制中心报告这些疾病[15],但根据长期协议,各州自愿将不带个人身份标识的这些疾病信息报告给疾病预防控制中心,以便国家进行制表统计,并将报告刊登在 CDC 的《发病率与死亡率周报(Morbidity and Mortality Weekly Report)》杂志上。州和领地流行病学家委员会(Council of State and Territorial Epidemiologists,CSTE)与美国 CDC 合作,制订和维护国家应报告疾病的列表。2012 年,有 78 种传染病为国家法定报告疾病,各州需自愿将不带个人身份标识的这些疾病向 CDC 报告[16]。有关监测系统的起源和发展的讨论,参见第 2 章。

每个州都有向州公共卫生当局报告的疾病列表。在一些州,这些疾病列表出现在法规中,如列表的创建和维护通过立法机关的活动来实现。在另一些州,列表维护是通过州卫生局或州公共卫生机构的行政规章来实现。一般来说,地方卫生机构对建立自己的法定报告疾病列表没有法定权力,即使在其辖区内也没有,但他们偶尔会请求公共卫生当局对特定疾病实施有限的监测和控制活动。

州的报告法律和法规往往要求医师、医院、实验室以及其他人员(见 2010 年田纳西州卫生部门规则 68-5-101 家庭内传染病的报告)向公共卫生机构报告传染病。事实上,许多医务人员未按要求报告这些疾病。他们可能不知道有哪些要求,不知道报告的重要性,或没有花时间来报告疾病,或认为应由其他人来报告。部分医务人员可能错误地认为,他们如果将患者私人信息和患者身份标识报告给公共卫生机构要承担法律责任,或认为这种报告破坏了医患保密关系。例如,按照联邦法律,一些医务人员,甚至是医务人员的律师,都错误地认为报告将违背联邦健康保险携带和责任法案(HIPAA)的隐私规则(见下述内容)。但是,实际上这项规则规定,相关实体(如为个体提供治疗的医务人员或开展诊断检测的实验室)可在没有个体授权时将受保护的健康信息报告给经法律授权的公共卫生当局,收集这些信息以预防和控制疾病[17]。虽然在大多数州不报告应报告的疾病属于违法(为一种小额罚款的轻罪),但州几乎从不对应报告而实际上没有报告的医务人员或其他机构进行处罚。

为了解决医师的漏报问题,州建立了一种交叉或双重监测系统以最大可能识别某种传染病的所有病例。在美国过去 30 年的传染病监测中,最显著的进展可能是将实验室提升为重要的疾病报告来源(参见第 29 章)。为了补充对医务人员的报告要求,所有州都要求实验室报告某些检测结果。在过去,实验室通过信件或电话向公共卫生部门报告疾病。现今,越来越多的州实验室数据系统直接与公共卫生部门相连,电子疾病报告可自动产生[18]。临床实验室是很好的报告来源,因为他们报告及时,且可提供确诊信息[19]。

在整个美国,对某些传染病,如麻疹、白喉、脊髓灰质炎、伤寒和脑膜炎球菌性脑膜炎已实施监测数十年(即强制性实名报告)[20,21]。然而,传染病监测也在不断发展。随着许多新发传染病的出现,如 1993 年的汉坦病毒肺综合征,1999 年的西尼罗病毒感染和 2003 年的严重急性呼吸综合征(SARS),以及生物恐怖威胁的加重,州已经修正了应报告疾病的列表。大多数州的相关法规规定,当疾病对公众健康有直接威胁时,可在紧急情况下将疾病加入到应报告疾病列表中。通常州通过制定应急法规来实现这个规定。有权制定这些法规的一些州,州卫生委员会或其他实体可采用应急法规进行报告。在另一些州,直接由州卫生官员、州流行病学家或其他官员颁布应急法规。由于有了合适的应急法规,州可以立即要求报告。通常,法规制定当局必须根据州的标准立法程序在下一阶段接受审查,即公示或公开听证有关疾病的情况以及如何报告疾病最为恰当。为了提高报告的准确度,公共卫生机构已经与报告者之间建立了新的合作关系。传染病预防专家对医院和其他卫生机构的病例报告起了非常重要的作用。因为存在动物源性传染病和潜在的生物恐怖威胁,所以兽医和皮肤病学家(可能诊断为皮肤炭疽)也是有益的报告者。在一些州利用法医(medical examiner)和病理学家(pathologist)报告疾病也是非常有用的(参见第 14 章)。

自 2001 年以来已实施了一些新的监测,如症状监测,收集急诊室或紧急救护中心发现和报告有特定症状和体征的聚集性病例的相关信息,这项工作是作为快速侦查生物恐怖和其他公共卫生事件的一种手段(参见第 32 章)。药房监测作为症状监测的一种类型,是通过收集特定类型药物(如抗腹泻药物)销售数量的报告进行监测[22,23]。有趣的是,研究证实症状监测对确定特定人群中发生 2009 年甲型 H1N1 流感大流行的强度很有价值[24]。与医师和其他报告来源的疾病报告不同,症状监测具有速度优势。数据来源机构给州或联邦数据库每小时或每天上传数据,可通过计算机的侦查计算方法快速检查这些数据。实施症状监测需匿名处理,患者个人信息标识通常不报告给公共卫生机构。随访信息也很重要,在一些州,如果法规或规章里已有明确规定则不需广泛的公共卫生权力,就可以强化法定机构对个案病例进行随访的力度以证实诊断和获取医疗信息。

传染病监测中一项重要的管理变化是引入和发展了安全保密网络报告系统。许多州卫生局鼓励实验室、医院和其他实体通过网络报告疾病,通过国家传染病监测报告系统可快速接收报告并很方便地传送至美国疾病预防控制中心[25]。当医师、医院、实验室或其他卫生保健人员发送报告到网络信息系统时,州和地方公共卫生机构可自动实时共享这些报告。从而避免了某一特定报告是首先报告给地方还是首先报告给州立卫生机构,还是两者同时报告的问题,以及这些机构是否和如何共享疾病报告等问题。然而,该系统要设定查看和使用疾病报告的权限仅限于相应的当地辖区(即居住县)。

## 调查

一旦报告的疾病被确诊,地方和(或)州卫生官员应力图查明传染源和暴露于被报告病例的人或与暴露于与被报告病例同一传染源的人。通常,这项工作包括对感染者的面访和查看相关的医学记录。州对病例调查的法律授权是其治安权的一部分,往往体现在设立州公共卫生权力的总法规中。部分州有更加明确的法规,清楚说明州获取保密的医疗和实验室记录所必须采用的程序。有关的详细讨论参见相关章节,如第 22 章。

有效的接触者追踪原则,尤其在追踪性传播疾病时,是不能强行从个人获得信息[26]。经验显示,对于这种有效的接触者追踪,公共卫生流行病学家必须向感染者解释追踪接触者的重要意义。在绝大多数情况下,流行病学家可向患者保证信息是保密的,以及他(她)的姓名不会告知接触者。

疾病调查可能涉及私人企业和物品,如饭店、食物、药品、医疗器械、卫生保健机构、航班和邮轮。由于涉及一些产品或货物,需对公司进行调查,并可能提起诉讼,从而导致收入减少或负面宣传。由于这些原因,一些私有实体可能会抵制州公共卫生当局的调查工作。因此,一些州通过法规或规章制度来规定州实施调查的权力,或发布一些方案规定如何开展调查。这些规定使私有实体更加知晓他们配合州调查者的职责,以便在时间紧迫时(例如,当公共卫生官员必须联系到正在迅速传播疾病的暴露者或感染者)能加速调查。

## 美国疾病预防控制中心在传染病监测中的角色

1961 年,美国疾病预防控制中心(CDC)从美国国家生命统计办公室接管了协调、收集和出版国家法定报告传染病无身份标识数据的联邦责任[27]。美国疾病预防控制中心与美国州和领地流行病学家委员会(CSTE)合作,维护和更新全国法定报告传染病的病种和报告。美国疾病预防控制中心还向世界卫生组织报告《国际卫生条例》规定的病例(参见第 4 章),如新发流感、霍乱、黄热病和鼠疫病例。

在公共卫生服务法案(42 USC 264)361条款中,美国卫生和人类服务部部长具有广泛的权力来实施法规制度,以防止其他国家的传染病输入、传播和扩散到美国,或从美国的一个州或领地传入到另外一个州或领地。这些权力包括逮捕和拘留个体以阻止被美国总统行政命令指定的某些传染病的传播[28]。目前,所列的传染病包括霍乱、白喉、传染性结核病、鼠疫、天花、黄热病、病毒性出血热、SARS 和新发或再发有潜在大流行的流感。对个体隔离和检疫的权力已授权给美国疾病预防控制中心主任。此外,当州或地方卫生当局采取的措施不足以防止传染病从一个州或领地传播到其他州或领地时,美国疾病预防控制中心主任可根据 42 CFR 70.2 法规(同一法案下制定的法规)采取其他多种公共卫生措施。

## 州和联邦卫生机构对监测数据和病例报告的保密性

所获信息的隐私权和保密性是传染病监测最为独特的法律问题。传染病监测报告包含高度敏感的个人信息,这些信息一旦泄露可能导致被监测人尴尬或造成社交或情感的伤害。幸运的是,任何层面的公共卫生机构都有保护监测数据的良好记录。但是,由于监测数据以新方式获取和以更多可用的形式保存,故不小心或故意泄露的风险仍可能持续存在[29,30]。

在宪法框架下,与监测信息相关的个体隐私权有两种:①避免泄露个人事情(也称信息性隐私);②独立做出几种重要的与隐私相关的决定(也称决定性隐私)。一般来说,如果信息有必要收集且数据得到安全维护,则政府所需的数据收集就不违反第 14修正案中的"隐私权"保护[31]。由州和地方收集的传染病相关数据得到州或联邦法律中对隐私权和私密的高级别法律保护。20 世纪 80 年代发生未经授权泄露了艾滋病和 HIV 监测信息事件,导致感染者被歧视,随后提高了保护隐私的力度。艾滋病和HIV 报告、监测以及传染病调查报告通常被视为保密,不属于公共记录要求范围,但有可能被法院索取。以科罗拉多州发生的HIV/AIDS 导致的变化为例,1987 年法规规定艾滋病和 HIV 公共卫生报告不能被泄露,即使法院传唤索取、搜查证或证据开示程序(discovery proceedings),也不能与任何机构共享[32]。1991 年,保护范围扩展到该州应报告疾病的任何其他监测和调查记录。2003 年,协调工作组出版了公共卫生立法模板,规定同等程度的隐私和安全保护被视为所有州的"金标准"[33]。

这不是说与应报告疾病相关的公共卫生记录的信息和记录都不允许披露。允许披露信息的内容各州不同,如这些信息可泄露给记录信息的个体,泄露给负责接收或调查儿童虐待或忽视的机构(如为 8 岁儿童填写淋病的报告),以及在诉讼程序时有必要执行公共卫生命令或确定被控性侵害者是否知道在实施性侵害时他(她)获得 HIV 感染。在必须保护公众健康时,科罗拉多州的州立公共卫生机构具有发布信息的较大的自由裁量权,如向其他机构(如参与公共卫生调查的联邦协调机构)报告信息[34]。

对于生物恐怖引起的暴发事件,如2001年的炭疽事件,公共卫生官员和执法官员都参加了调查,虽然查找的信息相同,但目的不同。公共健康调查人员收集感染者的疾病信息并决定何时和如何做出诊断,协助个体治疗,追踪患者的接触者以便确定其他病例,控制疾病的传播。执法调查者基本上也是为了寻求相同的信息,其目的是确认和顺利起诉将疾病传给公众人员的责任。州卫生应急授权示范法案(Model State Emergency Health Powers Act (MSEHPA)(http://www.public healthlaw.net/ModelLaws/MSEHPA.php)要求当公共卫生和执法部门知晓"疑似事件"和对于"治疗、控制、调查和预防公共卫生紧急事件所需"的信息授权共享时,他们应相互通告[33]。到2006年,根据可获得的最近资料,州卫生应急授权示范法案已在38个州全部或部分采用(http://www.publichealthlaw.net/Model-Laws/MSEHPA.php)。

除州法律外,有一部以上的联邦法规对州和联邦机构的监测记录也按保密级别进行管理。例如,联邦自由信息法案(5 USC §552)管理公众获取这些信息,1974年的联邦隐私法案明确规定了信息如何被披露和保存来保护个人隐私[35]。

2000年制定的健康保险携带和责任法案及其隐私规章制度是联邦健康信息隐私权的巨大变化。这是第一部医疗记录隐私权管理的综合性联邦法律,它覆盖大量的记录持有者,包括多种卫生保健人员。规章制度并非为了干扰州和联邦卫生机构实施公共卫生事务(包括传染病监测)的合法需求而设计。尽管公共卫生机构通常不被这个规章制度所覆盖,但一些公共卫生机构在实施某些已覆盖的功能,如提供卫生保健服务或给个体提供卫生保健保险费用时,可被其规定所覆盖[17]:

隐私规则要求相关实体按照联邦、部落、州或地方法律[45 CFR164.512(a)]将受保护的健康信息报告给公共卫生机构,根据这些法律,如州法律(或根据州法律制定的州程序)给接收报告者提供疾病或伤害,儿童虐待,出生,死亡,实施公共卫生监测,调查或干预的记录。

对于法律没有要求报告的信息,但为了预防和控制疾病,伤害或失能而收集或获取信息,相关实体虽然无法律授权但仍需将信息报告给法律授权的公共卫生机构,要以最少的信息达到报告的预期公共卫生目的[45 CFR 164.512(b)]。

例如,为了保护公众健康,公共卫生官员可能需要获得患者的相关信息。在某些情况下,他们可能需要联系这些患者以判断疾病的病因和采取行动以预防疾病的进一步扩散。隐私法案允许根据现行惯例与法律授权的公共卫生机构共享受保护的健康信息,收集或获取这些信息以帮助他们完成保护公众健康的任务。这类活动的例子包括疾病或伤害的报告,不良反应事件报告,出生和死亡报告以及对伤害和疾病的发生和病因进行的调查。

## 一般控制措施和通过行政和司法程序的执法

对特定疾病采取的控制措施取决于疾病来源和疾病传播模式。例如,饭店或其他公共建筑场所可能是食物、空气或水传播疾病的来源。为了减轻这些威胁,公共卫生当局一般有权责令业主承担厂房消毒或任何材料或货物损坏以及关闭企业直至工作结束的一切费用[35]。

如果某种疾病可通过人与人接触传播,公共卫生机构可决定采取措施将患者或暴露者与健康人群隔离开来,这个过程分别是隔离和检疫[36]。检疫法已经随着时间的变迁而发生改变；一个世纪前,检疫曾被用来羞辱不受欢迎的社会群体(图 39.1)。现今在美国 50 个州,法规授权公共卫生官员可下令隔离传染病患者或对暴露于患者的人群进行检疫,限制这些人员的活动范围(知识点 39.1)。这种规定可要求一个人待在家中,或待在卫生保健中心,或待在其他地方[37]。食品从业人员如果被报告患有沙门菌病或甲型肝炎感染时,应被禁止从事这些工作,直至他们不再有传染性。对于传染性高和毒力强的疾病流行,公共卫生官员可采取强制措施实施"社交隔离",如关闭公共娱乐设施、公共建筑物、办公楼、学校或其他人群聚集的场所[38]。这些行动的法律授权来自州的专项法律或州基本法对控制传染病的授权,这些都是基于州的治安权。

---

**知识点 39.1　定义**
- 检疫是对已经暴露于传染病的健康人实施隔离和限制活动
- 隔离是对传染病患者实施隔离和限制活动
  备注：在本章节中,"检疫"一词通常指检疫、隔离和为控制传染病传播而采取的所有其他形式的民事拘留

---

公共卫生机构几乎总是在寻求自愿遵从其指令再诉诸正式法令,其主要原因有两个。首先,州政府实施大规模公共卫生执法活动的能力总是有限的。例如,对大量人群实施强制检疫所需的官员比州能召集的官员多。第二,一般情况下,当人们理解指令的要求后,能自觉遵守指令而不被强迫去做某事时,他们会较好地接受指令,即使这项指令会限制他们的生活。通过提供有关疾病及其治疗,疾病如何传播,有传染性的人对其他人的危险性,隔离或检疫的理由,如何获取该病的医疗服务等明确的信息,公共卫生官员更有可能获得其配合。此外,如果在他们活动受到限制时,州能为他们及其家庭成员提供足

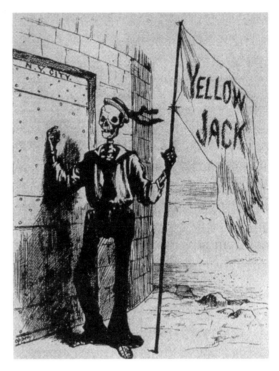

图 39.1　1878 年黄热病流行期间,一名穿着水手制服的死亡者手持黄热病检疫旗,在敲纽约市大门。摘自：Frank Leslie's Illustrated Newspaper, September 1878.

够的食物、衣服、避难所、药物、较好的医疗服务和通信手段,他们会更愿意遵从自愿的检疫指令[39]。

公共卫生官员很少需诉诸更为正式的程序来获得依从性。通常只有一个人感染了危险的传染病(如未治疗的空洞型肺结核),且拒绝自愿遵从公共卫生机构的指令才发生这种情况。关于在这种情况下必须遵从哪些具体程序,则各州的法规差别很大。法定程序通常首先由公共卫生当局签发书面行政指令。在一些州,为了在法律上有充足理由,指令必须针对一个特定人,并必须包括以下条款：①有使被执行人遵从指令的事实基础；②为预防疾病进一步扩散,有必要给被执行人发出指令；③要求或禁止他人所采取的行动；④指令的持续时间；⑤任何法律法规应有对指令提起行政申诉的权利；⑥任何其他法律提供的接受司法审查或刑事处罚的权利。

而在另一些州,在类似这种情况下所需遵循的具体程序已在条例中有详细说明或未加以具体说明[40]。

在部分州,如果一个人违反了检疫或隔离的行政指令,法规可授权公共卫生当局实施禁令,通过法院强制执行。法院可举行听证会,在听证时公共卫生当局必须说明公共卫生目的和行政命令的必要性。被执行人通常有机会对法规提出质疑和传唤或询问证人。宪法所规定的人身保护特权就是允许在美国的任何个人受隔离或检疫时可以向法院提起诉讼和迫使政府出示拘押的正当理由[36]。与其他法律程序一样,具体的程序各州不同。

州法院执法的方式有多种。他们可对蔑视法庭发传票,也可申请强制执行的援助。一些州还利用法规中规定的具体执行人来辅助实施检疫[41,42]。一些州对违反行政公共卫生法规的人强制实施刑罚。

## 公共卫生紧急状态下的法律权力

疾病大流行或生物恐怖事件可导致公共卫生紧急状态,从而要求州公共卫生官员采取应急行动并提供大量资源。许多州有总体灾害应急法规授权给公共卫生官员,一般是州长,需要适时动员应急准备力量并发出必要的指令,以抗击洪水、火灾、暴风雪、威胁公共安全或财产大量损失等其他事件。灾害法规也授权州长,如果严格的执法会阻碍或延迟应对紧急状态所需的任何行动,则可暂停其他法案或规章制度的执行。

一些州在发生传染病紧急状态(如天花暴发)期间,州长可宣布紧急状态并发布暂停某些法规的行政命令。例如,如果快速分发抗生素可以治疗或预防疾病,州长可暂停普通的药学和医学相关法律,使未获批的个体也能分发抗生素,通过公共卫生官员下发的指令即可分发抗生素。行政命令也可指令对人群实施隔离或检疫,对尸体或传染性废弃物进行处理。在一些州,某些法律豁免权还适用于忠实遵从行政命令的医疗人员或公共卫生人员。

许多州已经采用州卫生应急授权示范法案,通过立法规定了公共卫生当局发布紧急状态的条款,授权公共卫生官员来管理卫生设施和物品,处理传染性废弃物和人类尸体。根据这种示范法案,公共卫生官员可以指令对个体进行医学检查和治疗,采集实验室样本,接种疫苗,隔离和检疫[43]。

## 小结

公共卫生从业人员识别和控制人群中的疾病传播应根据公共卫生法律。公共卫生从业人员理解公共卫生法律法规的权限并依法开展工作是非常重要的。如果现行法令或规章不能有效控制传染病或传染性公共卫生威胁,则有必要对其进行修改或修订。最近疾病大流行的经验教训告诉我们,即使有法律授权,但在控制新的疾病流行方面仍有很多挑战。良好的沟通、公众的参与、随时准备改进方法和注意邻近地域的控制策略,都是非常重要的(参见其他资源)。

(王芝芳 吕华坤 译,周祖木 校)

## 参考文献

1 Gostin LO. *Public Health Law: Power, Duty, Restraint*, 2nd edn. Berkeley, CA: University of California Press, 2008.
2 *Lawton v. Steele*, 152 U.S. 133 (1894).
3 Tobey JA. *Public Health Law*, 3rd edn. New York, NY: Commonwealth Fund, 1947.
4 Fried C. *Saying What the Law is*. Cambridge, MA: Harvard University Press, 2004.
5 *Discount Tobacco City & Lottery, Inc. v. United States*, 674 F.3d 509 (6th Cir. 2012) and *R.J. Reynolds Tobacco Co. v. U.S. Food and Drug Admin.*,—F.3d—(Nos. 11–5332, 12–5063) (D.C. Cir. 2012).

6 *Jacobson v. Massachusetts*, 197 U.S. 11 (1905). Available at: http://supreme.justia.com/us/197/11/index.html. Accessed October 27, 2012.

7 Parmet WE, Goodman RA, Farber A. Individual rights versus the public's health—100 years after *Jacobson v. Massachusetts*. *N Engl J Med* 2005;352:652–4.

8 *Alden v. State*, 179 P. 646 (Ariz. 1919).

9 *People ex rel. Barmore v. Robertson*, 134 N.E. 815 (Ill. 1922).

10 In re *Halko*, 246 Cal.App.2d 553 (1966).

11 *Souvannarath v. Hadden*, 95 Cal.App.4th 1115 (2002).

12 *United States v. Lopez*, 514 U.S. 549 (1995).

13 *United States v. Morrison*, 529 U.S. 598 (2000).

14 Gostin LO, Burris S, Lazzarini Z. The law and the public's health: a study of infectious disease law in the United States. *Colum L Rev* 1999;99:59–128.

15 Katz R, Rosenbaum S. Challenging custom: rethinking national population surveillance policy in a global public health age. *J Health Politics Policy Law* 2010;35:1027–53.

16 Council of State and Territorial Epidemiologists. *List of Nationally Notifiable Conditions*. Atlanta, GA: CSTE, 2012. Available at: www.cste.org. Accessed October 27, 2012.

17 Centers for Disease Control and Prevention. HIPAA privacy rule and public health: guidance from CDC and the U.S. Department of Health and Human Services. *MMWR Morb Mortal Wkly Rep* 2003;52(Suppl. 1–17):19–20.

18 Nguyen TQ, Thorpe L, Makki HA, Mostashari F. Benefits and barriers to electronic laboratory results reporting for notifiable diseases: the New York City Department of Health and Mental Hygiene experience. *Am J Public Health* 2007;97(Suppl. 1):S142–5.

19 Jernigan DB. Electronic laboratory-based reporting: opportunities and challenges for surveillance. *Emerg Infect Dis* 2001;7:538.

20 Centers for Disease Control and Prevention. Notifiable disease surveillance and notifiable disease statistics—United States, June 1946 and June 1996. *MMWR Morb Mortal Wkly Rep* 1996;45:530–6.

21 Centers for Disease Control and Prevention. 1993 Revised classification system for HIV infection and expanded surveillance case definition for AIDS among adolescents and adults. *MMWR Recomm Rep* 1992;41(RR-17):1–19.

22 Centers for Disease Control and Prevention. Syndromic surveillance: reports from a national conference, 2004. *MMWR Morb Mortal Wkly Rep* 2005;54(Suppl.):35–40.

23 Kass-Hout T, Zhang X (eds.). *Biosurveillance: Methods and Case Studies*. Boca Raton, FL; CRC Press, 2010.

24 Buehler JW, Sonricker A, Paladini M, *et al*. Syndromic surveillance practice in the United States: findings from a survey of state, territorial, and selected local health departments. *Adv Dis Surveill* 2008;6:1–20.

25 Centers for Disease Control and Prevention. *National Notifiable Diseases Surveillance System*. Atlanta, GA: CDC, 2012. Available at: http://www.cdc.gov/osels/ph_surveillance/nndss/nndsshis.htm. Accessed October

27, 2012.

26 Centers for Disease Control and Prevention. Recommendations for partner services programs for HIV infection, syphilis, gonorrhea, and chlamydial infection. *MMWR Recomm Rep* 2008;57(RR-09):1–63.

27 Thacker SB, Gregg MB. Implementing the concepts of William Farr: the contributions of Alexander D. Langmuir to public health surveillance and communications. *Am J Epidemiol* 1996;144:S23–S28.

28 Misrahi JJ, Foster JA, Shaw, FE, Cetron MS. HHS/CDC Legal response to SARS outbreak. *J Emerg Infect Dis* 2004;10:353–5.

29 Department of Health and Human Services, Office of Inspector General. *Audit of Information Technology Security Included in Health Information Technology Standards*. Report A-18-09-30160. Washington, DC: Office of Inspector General, 2011. Available at: http://oig.hhs.gov/oas/reports/other/180930160.pdf. Accessed October 27, 2012.

30 Hoffman S, Podgurski A. Meaningful use and certification of health information technology: what about safety? *J Law Med Ethics* 2010;39(Suppl.):77–80.

31 *Whalen v. Roe*, 429 U.S. 589 (1977).

32 Colo. Rev. Stat. Ann. § 25-4-1404 (West 2012).

33 Gostin, LO, Hodge, JG, Valdiserri RO. Informational privacy and the public's health: the Model State Public Health Privacy Act. *Am J Public Health* 2001;91:1388–92.

34 Colo. Rev. Stat. Ann. § 25-1-122 (West 2012).

35 Neslund VS, Goodman RA, Hodge JG, Middaugh JP. Legal considerations in public health surveillance in the United States. In: Lee LM, Teutsch SM, Thacker SB, St. Louis ME (eds.) *Principles & Practice of Public Health Surveillance*, 3rd edn. New York, NY: Oxford University Press, 2010.

36 Shaw FE, Goodman RA. Legal considerations for isolation and quarantine in the United States. In: M'ikanatha N, Lynfield R, Van Beneden CA, de Valk H (eds.) *Infectious Disease Surveillance*. Malden, MA: Blackwell Publishing, Inc., 2007.

37 Centers for Disease Control and Prevention. Legal authorities for isolation and quarantine. Available at: http://www.cdc.gov/quarantine/AboutLawsRegulationsQuarantineIsolation.html. Accessed November 9, 2012.

38 United States Department of Health and Human Services. *Pandemic Influenza Plan. Part 2. Supplement 8*. Washington, DC: HHS, 2006.

39 The SARS Commission. *Second Interim Report: SARS and Public Health Legislation*. Toronto, ON: The SARS Commission, 2005: 250–252; 257–263.

40 Shaw FE, McKie KL, Liveoak CA, Goodman RA, The State Public Health Counsel Review Team. Variation in quarantine powers among the 10 most populous US states in 2004. *Am J Public Health* 2007;97:S38–43.

41 Minn. Stat. Ann. § 144.4195 (West 2012).

42 Cal. Health & Safety Code § 120155 (West 2012).

43 Gostin LO, Sapsin JW, Teret SP, *et al*. The Model State Emergency Health Powers Act, planning for and response to bioterrorism and naturally occurring infectious diseases. *JAMA* 2002;288:622–8.

# 其他资源

Centers for Disease Control and Prevention. Public Health Law Program (www2a.cdc.gov/phlp/): includes material and links on the law of public health emergency legal preparedness.

International Health Regulations (IHR) (http://www.who.int/ihr/en/): includes the status of the IHR among 194 United Nations Member States and activities under key areas including legal issues in monitoring.

Network for Public Health Law (www.publichealthlaw network.org/): provides legal assistance, resources and opportunities to build connections among local, tribal, state and federal officials; public health practitioners; attorneys; policy-makers; and advocates.

World Health Organization (www.who.int/hhr/health_law/en/): covers public health law from the United Nations' perspective including human rights. It offers examples of resources available to United Nations Member States.

# 40 第 40 章 伦理和公共卫生监测

Amy L. Fairchild[1] & David M. Johns[1]

[1] 美国纽约州,纽约市,哥伦比亚大学梅尔曼公共卫生学院
Columbia University Mailman School of Public Health, New York, NY, USA

## 引言

公共卫生监测领域的伦理学可被理解为指导传染病和慢性病监测中收集和使用病例姓名的原则和标准。传统的公共卫生实践因关注人类健康而被赋予了活力。公共卫生伦理学是对公共卫生定位的反映,即可为监测健康威胁,采取干预措施促进公众健康,从事可推广的知识的研究活动,以及迅速向卫生官员、其他利益攸关方乃至公众传播此类工作成果等重要任务奠定基础[1,2]。同时,已有共识认为,旨在保护公众健康的监测活动必须受到一些关于个人权利方面的限制[3~5]。因此,即使优先的重要任务是促进人群健康,但以“约束码”为特征的公共卫生伦理学一直致力于公平地保护个人权利不受侵犯[3]。在公共卫生监测中,个体问题以及后续的约束主要涉及保护隐私。

在本章节,我们将阐述公共卫生监测中面临的一些挑战性的伦理学问题,例如:

- 将含有身份标识的公共卫生数据应用于病例管理和直接干预患者。
- 将公共卫生监测数据应用于公共卫生研究。
- 对于监测活动中获取的诊断性结果,不能报告监测对象的个人信息[如人类免疫缺陷病毒(HIV)的血清学调查]。
- 在某些情况下泄露感染者的姓名。
- 与公共卫生领域外的相关部门(如从事国家安全或刑事执法的官员)共享监测数据。

基于上述问题,我们要确立机制用系统方式来解决这类现实的伦理困境。

我们先来介绍一些历史背景。如何致力于解决个人权利与公众需求之间的冲突已经成为公共卫生监测领域的核心主题。从一开始,监测的伦理正当性在于保护公众免患传染病的责任以及确定对病例实施医学监督的必需性[6]。在生物伦理学诞生之前,早期公共卫生工作者的工作主要基于医学伦理的“家长式传统”。一名历史学家写道:“从希波克拉底开始,医学伦理所体现的毫无疑问是信任”,即医师能够替代其患者做出有利于患者的判断[7]。患者就像一个在医师“照料监护”下的孩子,而医师就像家长,基于最佳利益做出决定[8]。在一份可放入衬衫口袋携带的关于医学伦理的宣传小册子中,美国医学会对该观点的看法是:“在同样情况下,医师希望别人如何对待他的家人,他也应当这样对待他的患者”[9,10]。20世纪初,卫生官员时常认为有必要在报纸上公布传染病患者的姓名和住址以提醒公众发生了疾病暴发,这一做法一直延续到20世纪60年代。第二次世界大战后的数十年,当时公共卫生官员为阐明癌症等病因不太明了的疾病而首次建立了登记制度,家长式的理念又一次成为主导思想[12,13],个体的权利和隐私权让位于公共利益。

然而,在20世纪60年代,由于对医师的专业判断是否足以保护患者和公民提出新的质疑,强调应优先考虑公众健康的做法开始受到挑战。1966年发生了历史上的重要事件,在生物学诞生之时,Henry Beecher 在新

553

英格兰医学杂志上发表了一篇令人大开眼界的研究文章,阐明了发表在前沿美国杂志的违背伦理的22个示例[14]。而在一些州的相关部门对制度性权利使用的谨慎意识也在不断提升。同年最高法院法官 William O. Douglas 发表声明:"我们正在快速地进入无隐私的年代,所有人在任何时候对监测是公开的;对于政府来说没有什么秘密。"更为糟糕的是,他认为,"公民的卷宗现正储放在电脑中,只需按一个键盘,这个国家所有痛苦者、生病者、嫌疑犯、不受欢迎之人以及另类者的身份都会被立即确认"[15]。十年前在"冷战"背景下,William O. Douglas 以公众隐私保护者出现,以"政府搜索的眼睛"这样隐晦的警语发起过一场针对"冷战"入侵的运动[16]。

在这一背景下,对改变医学实践进行研究的新需求也开始涉及公共卫生监测实践。20世纪70年代末,美国一个联邦委员会开始根据知情同意原则对人类受试者提供保护,要求研究者在受试者参与研究之前告知其参与该项研究的风险和益处。伦理审查委员会(Institutional review board,IRB)的监督可以确保受试者的权益受到保护。

新监管要求关系到一些流行病学家,他们担心坚持知情同意可能会阻碍正在实施的依赖于现有医疗记录的人群研究[17~19]。1981年,联邦法规明确规定,使用现有数据进行流行病学研究不需知情同意,但研究的风险应非常低,并且不记录个体身份信息,否则该项研究不能实施[20],但这一论述并没有延伸到常见的公共卫生实践,如结核病病例的实名报告和血铅水平监测等,诸如此类活动均不在新的审查范围内。

但是艾滋病的流行把伦理和公共卫生监测的问题推到风口浪尖。出于对艾滋病患者隐私权的担忧,美国疾病预防控制中心(CDC)和世界卫生组织(WHO)尝试将先前仅限于科研方面的伦理学问题延伸至公共卫生监测领域[21,22]。目前,美国虽然制定了现代公共卫生隐私法[23],但有关监测的关键伦理学问题仍未得到有效解决,有些人认为强制执行的公共卫生监测会导致广泛使用个人身份信息,还有些人认为根据隐私和个体权益的要求应严格限制数据收集。公共卫生伦理学原则为解决这些争议提供了指导意见,如在制定疾病防控策略时需要咨询社会各界的意见,采用措施时尽量不强制或尽量不限制个人自由,确保程序合法,与公众就危害的不确定性和可能性进行坦诚的沟通。尽管如此,仍有许多伦理学难题需要逐个解决。

公共卫生监测要求严格的、透明的和系统的伦理学分析和考虑,因此在扩大监测内容或以新的方式使用监测数据时需仔细权衡利弊。这种公共卫生监测方法高度重视保护公众健康,但对于个体权益和公平分配责任仍有一些限制。公共卫生数据的不经意泄露事件已有发生,如发生在佛罗里达州的一个事件。据报道,皮内拉斯(Pinellas)县卫生部门的一名官员将一份包含4000名 HIV 患者的名单泄露给了 Tampa 同性恋酒吧的顾客。然而,不仅只是这些偶然的违反数据保密事件,常规的公共卫生实践也都需要不断地进行伦理学的评价和指导。当然,伦理学要求严格执行保密措施,并需对国家和地方卫生部门现有的数据保护措施进行定期审查,严密保护敏感信息的物理安全性。然而,在数据的收集和使用方面仍有更多的挑战性问题和现实的困境。

伦理学指导意见有助于确保收集到的监测数据尽可能得到充分利用。我们认为,要实现这项工作需要构思一个保障义务和责任的新方法,而不仅仅是简单地扩展伦理审查委员会监督的范围。制度化的实践可以根据具体情况采取不同的形式:在某些情况下,可以使用与环境影响评价类似的方式进行伦理学影响分析;实施与以前的行为有实质性改变的新监测计划,需要开展广泛的社会咨询;此外,如果没有伦理审查委员会的明确监督来确定他们是否能越过区分常见的公共卫生行为与人体受试者研究之间的模糊界限，那么就需要进行监测活动。本章节对公共卫生监测领域产生的一些重要伦理学问题进行讨论。

## 公共卫生监测工作应当被认为是研究吗？

卫生部门会经常追踪和调查病例报告以确定疾病发病率和死亡率的模式。该类调查是系统监测工作的一部分，并且也是流行病学和公共卫生学科观念的重要内容。根据联邦规章制度对科学研究的定义，此类活动中有些研究有时可被认为是人体试验，需要接受伦理学监督。在某些情况下，这些活动显然属于科学研究，而在某些情况下，这些活动又显然是公共卫生实践。在其他情况下，科学研究与常规工作之间的界限仍然难以划分，且仍有争议[24]。

在20世纪90年代初，美国疾病预防控制中心对育龄妇女实施盲态的HIV血清流行病学调查，以获取总的HIV感染率，虽然该调查不包含个人身份识别信息，但仍被认为是未经知情同意而实施研究，从而引起广泛的关注。为此，联邦政府的研究风险保护办公室开始提出一个理念，即将所有监测工作视为研究并可能需要伦理审查[25]。这一立场引起了美国疾病预防控制中心以及美国州和领地流行病学家委员会的担忧，因为监测是日常公共卫生实践的一部分，而且大部分监测与研究并不相关。美国疾病预防控制中心担心一旦监测活动均被认为是研究活动，"结核病患者就可以拒绝将其姓名上报至卫生部门或拒绝提供有关其接触者的信息"，从而妨碍疾病的预防工作。美国疾病预防控制中心1996年起草的一套建议指出，监测与单纯的研究有着显著的区别：研究旨在产出"可推广的知识"，而公共卫生实践旨在实施预防疾病和伤害，促进公众健康的规划[26]。

随着美国疾病预防控制中心开始与州卫生部门合作以完善其指南，州和联邦政府对如何划分科研与公共卫生监测的界限也逐渐变得清晰。州通常在法律规定下授权卫生部门去收集个体层面的发病数据并采取措施，明确地以控制疾病为目的，倾向于将绝大部分的监测活动看作公共卫生实践。例如，纽约市卫生和精神卫生局指出："我们所获得的知识可保护我们眼前的特定'受害者'，但也有可能太晚而不能帮助这些特定'受害者'。然而，该项活动或从中获得的信息能够广泛应用于保护普通人群"。而州和领地流行病学家委员会（CSTE）也一致认为，"我们很少能实施一项可以为已感染人群提供医疗福利的调查"[27]。例如，在食源性暴发调查中，"主要的受益者是那些我们已经确认并获得数据和标本的病例以外的人"[28]。

2004年，州和领地流行病学家委员会与乔治敦大学法律团体尝试将科研与实践的区别清晰化，他们的报告指出，"可通过对利益和实验程序的审查对其进行有效界定"。该报告还提出，"研究应主要使研究者和社会获益，而实践则有助于促进受试者和人群的健康"[29]。然而，这一阐述并未阐明如何区分人群和社会，也未能说明哪些研究有时可使受试者（如参与治疗性试验的个体）受益[24]。

伦理审查委员会以及决定伦理审查委员会监督是否有必要的制度性机构，对两者界限进行协商有时可能是恰当的途径。但是，即使明确地属于公共卫生实践的"界限"范围之内的监测活动，也会陷入较为棘手的伦理困境，从而需要一定的解决机制，正如下述例子所述。因此，重要的是我们应当寻求其他途径来解决常规"实践"过程中产生的冲突，而不是简单地陈述一些实例，因对于公共卫生活动作为人体受试者研究的一部分已有广泛共识。

## 监测数据可以被用于病例管理吗？

为避免对 HIV 病例报告的反对，许多公共卫生部门已将个人身份信息仅限用于流行病学目的，如绘制疾病传播图，确定疾病传播模式，而不允许数据用于病例管理[30]。理论上，卫生部门可以与合作伙伴合作并为其提供服务，但绝大多数并没有这样做，正是因为患者利益团体所强调的隐私问题，所以他们不愿意介入医疗实践。然而，由于 HIV 感染者已从等同判决死刑转变为需要作为慢性病管理的问题，因此确保监测数据用于广义的公共卫生目的的压力大为增加。2007 年由美国疾病预防控制中心人员合著的一份报告毫不讳言地指出，"一旦数据在手，那么对于不能合理利用这些数据的情况必须说明理由"[31]。

2005 年，纽约市较早地尝试了将监测数据用于病例管理。美国疾病预防控制中心的现任主任、卫生专员 Tom Frieden 提出 HIV 监测范围扩大到病毒载量和抗药性监测，并力图改变州法律，允许监测工作人员在病例退出治疗时能联系到医务人员甚至病例本人[32]。《纽约时报》也支持该项计划，指出政府监测显然比患者"自生自灭"更好，并且一些预防艾滋病组织也支持用"第三双眼睛"观察艾滋病的观点[33]。但是由于激进分子投诉卫生部门提议介入医患关系而超越了职权范围，该城市最终放弃了这一计划。"我是否会被强制接受治疗，或者我不坚持治疗是否会受到制裁？"HIV 利益团体对此类问题感到担心，强调对"老大哥"节目的害怕程度已成为对监测活动争论的重点[34]。甚至一些公共卫生人士都不愿意将监测数据用于临床治疗。

越来越多的证据显示，HIV 感染者的治疗能降低传染性，监测数据用于治疗 HIV 感染对控制 HIV 传播可起关键作用，从而对监测数据用于病例管理的需求变得越来越迫切。全国约有 50% 病例知道自己为 HIV 阳性但并未接受正规的治疗[35]。2011 年 3 月，美国疾病预防控制中心召开了一场咨询会，旨在起草合法使用保密监测数据的指南。一项值得注意的工作是正在进行中的美国路易斯安那州公共卫生信息交换（LaPHIE）系统，该系统可在医院和州公共卫生办公室之间实现新型数据共享[36]。当一名"授权的医疗提供者"打开州医院系统中患者的电子医疗记录时，一份由州公共卫生办公室提出的自动数据查询就会被触发。查询会启动患者与 HIV 登记系统（以及结核病和性传播疾病登记系统）之间的实时匹配，如果系统确定患者是 HIV 阳性，并且没有接受治疗，路易斯安那州公共卫生信息交换系统会发出一份"治疗信息要点"给照料者，以提示他们应向患者提供适当的检测或服务[37]。

在 2009—2010 年该项目的预试验阶段，路易斯安那州公共卫生信息交换系统识别了 363 名未接受治疗的患者。随后公共卫生办公室随访了其中的 237 名患者，30 天内有 64% 的患者接受治疗，而在整个预试验期间有 76% 的患者接受治疗[36]。此类例子的成功，以及治疗在降低 HIV 传染性方面的重要的新证据，使得更多的卫生官员将病例登记作为提高临床治疗率的必要工具。"我们所能做的最重要的事情是主动地将 HIV 患者纳入治疗。"一名卫生官员如是说。一些官员已经开始将这种登记作为一种"通用的电子医疗记录"——类似于免疫接种登记系统或总的儿童健康数据库，是提供给医师的重要资源[38,39]。

尽管美国监测登记系统已经在患者和卫生人员之间建立了联系，如结核病和性传播疾病控制系统，但将此类工作扩展至更多领域会涉及伦理学分析以及公共卫生政策的执行等[40]。与受累社区、医务人员和伦理学家进行广泛交流,可为要求将监测数据应用于病例管理实例中的公共卫生伦理学问题提供有效的解决途径。在这种情况下,伦理影响分析可有助于为社区咨询及随后决策设定框架。

## 卫生部门应当在何时公开披露监测病例姓名和数据?

在 20 世纪的最后几十年,将传染病患者姓名在报纸上公开的传统几乎完全消失了[22]。发病模式的不断变化以及严格保密规范的出台促进了这一转变。在这种背景下,如果卫生部门将通过监测活动收集的病例个人身份信息向公众披露,会引发争议。

通常这些决策取决于社区风险评估。美国德克萨斯州在应对 1993 年 1 例致命性汉坦病毒感染病例调查时,州卫生官员拒绝向当地媒体披露受感染个体的姓名[41,42]。相反,2003 年加拿大安大略省多伦多市发生的严重急性呼吸综合征(SARS)暴发,最早发病的两例病例(一位母亲和她的儿子)的姓名向当地媒体公开,以确定可能接触过这两例病例的人[43]。儿童铅中毒是一项有广泛社会影响的公共卫生问题。在一些城市和州,出现铅中毒病例的地址是公共卫生记录的一部分。2006 年,《罗利新闻与观察者》(*Raleigh News & Observer*)报的记者请求访问北卡罗来纳州的整个血铅监测数据库。卫生局同意在修订姓名后进行数据共享。但是在其他地区,鉴于担心受感染儿童的个人身份可能会被公开,故拒绝共享这些信息。还有一些地方提出了折中办法:在美国罗得岛州,卫生局仅公开一张列有多名儿童被诊断为血铅升高的高风险房屋租赁区域的清单[44,45]。

艾滋病流行引发了许多关于公开病例姓名的伦理学问题。例如,密苏里州试图将艾滋病登记系统与公立学校教师的姓名列表进行比对。美国疾病预防控制中心告诫不要实施这种行为。更复杂的问题包括卫生监测记录出于执法或移民目的应在何时被披露[46]。男性 HIV 感染者 Nushawn Williams 就是一个例子,他故意将多名女性青少年暴露于HIV[47]。县卫生官员向法院申请许可向警察提供 Nushawn Williams 的身份信息,并公开其姓名和照片以警告可能已经暴露的人[48,49]。

披露感染者身份信息的决策涉及在保护隐私的伦理学原则(出于对个体的尊重)与善行(利大于弊)或社会公正之间的平衡,这要求负担和获益的公平分配。解决这些不同原则之间的冲突需根据每个个案的具体情况而定。这些难题通过伦理审查委员会的监督或社会交流并不易于解决,确切地说,这些难题的解决需要卫生部门制定标准来确定何时有必要在伦理和法律机构内部或外部进行伦理和法律分析,以避免可能的制度性利益冲突。这是另一个说明伦理影响分析有助于指导决策的实例。此等分析应考虑到卫生部门已明确做出披露信息的决定而可能出现的各种情况,并考虑到疾病威胁的性质,信息披露的后果和公众需要知道形成决策选项的方式。当披露信息的决定与以前卫生部门已建立的一种道德先例的决策相违背时,则需要对前者做出合理的解释。

## 何时临床数据能"足够好"以用于监测目的?

20 多年来,无关联匿名检测(UAT)是全球 HIV 感染检测的一项核心工作,该方法要求采集的血液样本仅用于 HIV 筛查。这些样本的个人身份标识被永久删除。该检测无需知情同意。使用该种方法进行 HIV 检测已引起伦理学争议。监测对象对管理自己的 HIV 状态信息有哪些权利?卫生官员发现 HIV 感染者后为其提供重要的临床信息又有哪些职责?这是一个非常重要的伦理问题,但往往被误认为是一个技术问题:何时临床数据能够"足够好"才可用于公共卫生目的?这一问题导致对此种监测方法产生道德困惑,因为该方法妨碍了可能从中受益的感染者的知情权。

在疾病流行早期,世界卫生组织(WHO)的全球艾滋病规划署(GPA)批准了无关联匿名检测,说明 HIV 感染公共卫生监测的一个主要目的是在选择的人群中获得疾病的流行率和发病率信息,而选择人群时尽量避免受试者偏倚和选择偏倚。全球艾滋病规划署的总结认为,无关联匿名检测实现了"没有危及或损害公共健康和人权的主要原则"[50]。由于当时对无症状 HIV 感染者无能为力,盲法检测在伦理上许可的共识对公共卫生监测收集数据的职责给予了肯定。但是,现已有了治疗 HIV 的有效方法,因此这种监测方法已受到质疑。

1994 年一项临床试验表明,齐多夫定可以明显降低母婴传播的风险,这迫使美国公开新生儿血液筛查监测结果以确保妇女能获知其感染状态。1995 年,美国终止对妊娠妇女开展无关联匿名检测[51]。在欧洲,大部分国家也开始放弃无关联匿名检测[52]。但是在一些发展中国家,既未开展 HIV 检测,也没有广泛应用抗病毒药物,但产前门诊仍开展无关联匿名检测。全球的这种不一致性给美国官员带来棘手的问题:如果因为伦理问题在国内对妊娠妇女停止无关联匿名检测,那么是否允许美国疾病预防控制中心资助国外开展这项工作?

反对发展中国家实施无关联匿名检测的人士认为,无关联匿名检测的目的不是为了识别和帮助受感染个体,而是为了获得流行率数据以便于进行宣传和资源分配。他们认为主要的伦理问题并不是无关联匿名检测本身,而是缺乏可获得的临床服务,从而不利于人群数据收集以供监测之用,同时也不能对患者提供治疗[53,54]。在泰国,可获得 HIV 防治服务,且常规开展 HIV 检测,故可获得理想的临床数据,从而可替代无关联匿名检测,且获得的监测利益并没有以牺牲妊娠妇女有权知道自己的感染状态为代价[55]。

2009 年,世界卫生组织咨询会的一些官员开始宣称,放弃无关联匿名检测的时机已经来临;对监测的需求不能大于个人知晓检测结果的权利,未经知情同意的检测在伦理上从来是不合理的,且不将 HIV 状态告知妊娠妇女本人导致更加失败[56]。但美国机构还没准备好迈出那一步,而是设计了不同的指导意见:可以开展预防母婴传播或单独检测服务项目的产前门诊如不到 75%,且检测率低于 90% 时,应放弃无关联匿名检测的监测。尽管如此,默认的立场是基于非无关联匿名检测的监测[57]。

目前形成的共识是,根据知情同意原则和个人有获得对其健康重要的信息的权利,所有人(除垂死患者外)都可获得无关联匿名检测。尽管无关联匿名检测被认为是在艾滋病能被治疗前开展 HIV 监测的一种伦理学方法,但是很多人认为在目前的医疗和政治环境下,无关联匿名检测已不再适用[58,59]。

正如修订的世界卫生组织监测指南里所述[57],关于是否将无关联匿名检测作为一种监测策略,只有当数据可从医疗机构获得并且其他机构不能提供 HIV 感染流行率的确切数据时,才能做出明确的决定。所有要求开展无关联匿名检测的提议都要接受委员会的审查和监督,对流行病学和伦理学等相关问题进行评估。需要开展无关联匿名检测的机构需要证明仅依靠临床数据不足以满足公共卫生监测的目的。当流行病学证据和伦理学审查均确定无关联匿名检测可作为 HIV 监测的策略,需要对接受无关联匿名检测的人群进行广泛的告知,说明用以临床目的的血液标本可能会被用于匿名的 HIV 检测。

## 公共卫生监测的新伦理

这些例子表明,公共卫生监测中存在一些困难和重要的伦理问题,这些问题需要密切关注,为了指导分析,目前已经在研究公共卫生伦理方面做了很多工作[4,5]。这一领域还需形成一个全面达成共识的公共卫生伦理法典。而且,事实上对于公共卫生监测是否代表科研存在争论的背景下,公共卫生管理者有时对提出建立伦理学审查机制的专项特殊建议表示反对[60]。然而,一般来说,公共卫生专业人员似乎准备接受某种形式的伦理框架来管理监测的实践[61]。然而,采用这些原则还需要做更多的准备。在研究伦理的历史上,只有创建论坛来确保考虑受试者的权利,才能有力地推动指导规范。这些关于外部推动力的基础性讨论经常引起争议,研究人员并不认为自我审查是不充分的[62]。对明确、系统的监测实践审查的好处不必成为现有机构审查委员会监督的写照(R. Levine,个人交流,2002 年 12 月 2 日)。这些机制所采取的形式,如社区交流、外部伦理咨询或伦理影响分析,并不能提前口头详细述说,而必须在实践中得到实现。

州政府官员对制定联邦标准持抵制态度已有很长的历史,该标准可以被看作对州特权的侵犯。然而,由于个人必须以共同利益的名义参与监测,我们认为有必要形成公共卫生实践的制度化伦理规范,以确保所采集的数据得到充分利用,同时考虑合法使用数据的矛盾观点。尽管存在一些激烈冲突,但很多公共卫生监测需要在公共或政治审查的监督下进行。然而,即使没有冲突或公共审计的情况下,仍需要深思熟虑的详尽的伦理学分析机制。如果没有这样的机制,我们会自然而然地替代传统,含蓄地支持基于家长式的旧的公共卫生伦理。真正的伦理分析将允许卫生官员检查历史悠久的传统实践以及平衡限制自由的活动,并适当考虑正当程序。

这一立场无意破坏公共卫生监测,而公共卫生监测可以作为抵御疾病的重要防线。监测是指导采取干预措施保护公众的重要工具。但毕竟要有伦理要求来进行监督,以增进人群健康。尽管改革可能需要修改开展监测的法律法规的环境,认识到公共卫生报告要符合审查的要求,而不能挑战州开展监测活动的法律基础。事实上,通过审查现行做法和法律,将法律需要和伦理需求区分开来,能较好地加强公共卫生监测。这种潜在的冲突领域包括州法律强制要求监测实践,而伦理机构却禁止,如 HIV 登记与学校登记的关联;另外,州法律禁止的行为,如 HIV 与结核病登记的关联,这在伦理上却是必要的,因其可加强卫生部门履行其中心任务的能力。

对于那些时刻处于监测之下的涉及隐私和集体利益的相关问题来说,制订透明的发布方法非常关键。正如 Gostin 等[63]所述,"关于公共卫生信息隐私权的现有州法律是一种不一致、分散、不合适的状态"。目前的法律往往不能清楚地界定集体公共健康利益和个人隐私权利的开始和结束之处。Ackerman[64,65]认为,"法律往往不能狭隘地定义谁可以获得这些数据,并要求某人说明他们需要获得数据的缘由"。当公共卫生官员在乙型肝炎、SARS 甚至 HIV 等传染病暴发期间公开患者姓名的情况下,争议会持续不断。需处理的议题包括提出发布删除个人身份识别信息的数据,从而允许社区调查自身存在的疑似癌症聚集性,警告社区居民公寓里有铅涂料存在,从常用于结核病的疾病管理扩大到其他疾病,如糖尿病和 HIV 感染的管理,以及将公共卫生数据向执法部门报告来应对生物恐怖袭击。这仅仅是用一些例子来说明有必要建立一个机制来判断公共卫生手段和目的是否可以接受[31]。

在公共卫生监测的情况下,各种审查机制可以作为避免无意违反隐私权和防止羞辱的手段。关注过程可以帮助确保公众理解即将进行的监测及其服务的目的。由于有各种各样的审查程序,故可保护政治上敏感的监测工作。公众咨询并不是万能的。但是,更广义地说,公共卫生监测审查程序的细化和制度化,可以成为改进医疗卫生服务体系和医疗覆盖率的伦理监督工作的更广泛需求的一部分[66]。

在发展中国家,对诸如匿名无关联检测等工作的不确定性不断增加,故必须通过建立审查机制来解决。世界卫生组织关于高危人群 HIV 监测系统的伦理准则,建议需进行匿名无关联检测的伦理审查。这一建议反映了一个更为广泛的、新兴的公共健康主题。虽然世界卫生组织指南第一版建议仅归为科研的调查研究应接受审查,但是 2011 年的更新版本显示,不仅匿名无关联检测,而且长期被定义为属于公共卫生实践领域的许多传统的监测,现也需要新的伦理审查[21]。世界卫生组织指南指出,"创建相关机制以确保所有相关的伦理准则得到尊重是十分必要的。这种审查过程不需简单地复制人类受试者的审查过程,而这种审查采用的方式应该是所有利益攸关方协商的结果"。

## 结论

在建立公共卫生监测伦理学和展望监督机制时,明智的是认识到简单的规则永远无法得到满足:伦理敏感性要求对如何公平地解决个人主张与共同利益之间的伦理权衡和矛盾开展公开讨论。基于所提出的改变不是由各种激发临床研究伦理监督的丑闻和滥用所驱动,这将特别具有挑战性。但正如伦理审查不需要危机来促成,它也不能制造危机。

**（王慎玉　吕华坤 译,周祖木 校）**

## 参考文献

1 World Health Organization. *Report of the Technical Discussions at the Twenty-first World Health Assembly on National and Global Surveillance of Communicable Diseases*. A21/Technical Discussions/5 Geneva, Switzerland: WHO, 1968.

2 Centers for Disease Control and Prevention. *Comprehensive Plan for Epidemiologic Surveillance*. Atlanta, GA: CDC, 1986.

3 Kass NE. An ethics framework for public health. *Am J Public Health* 2001; 1:1777.

4 Childress JF, Faden RR, Gaare RD, *et al.* Public health ethics: mapping the terrain. *J Law Med Ethics* 2002;30:170–8.

5 Callahan D, Jennings B. Ethics and public health: forging a strong relationship. *Am J Public Health* 2002;92:169.

6 Biggs H. The public health. *Monthly Bulletin of the Department of Health of the City of New York* 1913;3:150.

7 Rothman D. *Strangers at the Bedside: A History of How Law and Bioethics Transformed Medical Decision Making*. New York, NY: Basic Books, 1991: 122–3.

8 Katz J. *The Silent World of Doctor and Patient*. New York, NY: Free Press, 1984.

9 American Medical Association. *Principles of Medical Ethics*. Chicago, IL: AMA, 1924.

10 Konold D. *A History of American Medical Ethics, 1847–1912*. Madison, WI: The State Historical Society of Wisconsin for the Department of History, University of Wisconsin, 1962.

11 Haven E. *A Monograph on the Epidemic of Poliomyelitis (Infantile Paralysis) in New York City in 1916. Based on The Official Reports of the Bureaus of the Department of Health New York*. New York, NY: M.B. Brown, 1917.

12 Public Health Reports. A model state law for morbidity reports. *Public Health Reports* 1913;XXVIII:1323–9.

13 Langmuir AD. The surveillance of communicable diseases of national importance. *N Engl J Med* 1963;268: 182–92.

14 Beecher HK. Ethics and clinical research. *N Engl J Med* 1966;274:1354–60.

15 *Osborne v. U.S., Lewis v. U.S., Hoffa v. U.S.*, 385 U.S. 323, 87 S. Ct. 439 (1966).

16 Douglas W. *The Right of the People*. Westport CT: Greenwood press, 1958: 108.

17 Gordis L, Gold E, Seltzer R. Privacy protection in epidemiologic and medical research: a challenge and a responsibility. *Am J Epidemiol* 1977;105:163–8.

18 Capron AM. Protection of research subjects: do special rules apply in epidemiology? *Law Med Health Care* 1991;19(3–4):184–90.

19 Cann CI, Rothman KJ. IRBs and epidemiologic research: how inappropriate restrictions hamper studies. *IRB* 1984;6(4):5–7.

20 Protection of Human Subjects, 45 CFR Sect. 46 (1991).

21 Fairchild AL, Bayer R. *Ethical Issues in Second-Generation Surveillance: Guidelines*. Geneva, Switzer-

land: World Health Organization; 2004. Available at: http://www.who.int/hiv/pub/epidemiology/sgs_ethical/en/. Accessed October 28, 2012.

22 Fairchild AL, Bayer R, Colgrove J, Wolfe D. *Searching Eyes: Privacy, the State, and Disease Surveillance in America*. Berkeley, CA: University of California Press, 2007.

23 Gostin LO, Hodge JG, Valdiserri RO. Informational privacy and the public's health: the Model State Public Health Privacy Act. *Am J Public Health* 2001;91:1388–92.

24 Fairchild AL. Dealing with humpty dumpty: research, practice, and the ethics of public health surveillance. *J Law Med Ethics* 2003;31:615–23.

25 Centers for Disease Control and Prevention, Division of Human Subject Protections, Office for Protection from Research Risks. *Evaluation of Human Subject Protections in Research Conducted by the Centers for Disease Control and Prevention and the Agency for Toxic Substances and Disease Registry*. Atlanta, GA: Centers for Disease Control and Prevention, Division of Human Subject Protections, Office for Protection from Research Risks, 1995.

26 Snider DE, Stroup DF. Defining research when it comes to public health. *Public Health Rep* 1997;112:29–32.

27 Minutes of Meeting of CDC and the Council of State and Territorial Epidemiologists, March 4–5, 1999, Atlanta, GA. Document in possession of author.

28 Middaugh J. *Letter to Marjorie Speers*. Atlanta, GA: Centers for Disease Control and Prevention, 1999.

29 Hodge JG, Gostin LO; with the Council of State and Territorial Epidemiologists Advisory Committee. *Public Health Practice vs. Research: A Report for Public Health Practitioners Including Cases and Guidance for Making Distinctions*. Atlanta, GA: CSTE, 2004: 9, 11. Available at: http://www.cste.org/pdffiles/newpdffiles/CSTEPHResRptHodgeFinal.5.24.04.pdf. Accessed November 9, 2012.

30 Centers for Disease Control and Prevention. *Draft Guidelines for National HIV Case Surveillance, Including Monitoring for HIV Infection and AIDS. Summary of Comments from 37 Health Departments*. Atlanta, GA: CDC, 1999.

31 Fairchild A, Gable L, Gostin L, *et al*. Public goods, private data: HIV and the history, ethics, and uses of identifiable public health information. *Public Health Rep* 2007;122(Suppl. 1:7–15.

32 Santora M. Overhaul urged for laws on HIV tests and data. *New York Times* 2006, February 2.

33 Fairchild AL, Alkon A. Back to the future? Diabetes, HIV, and the boundaries of public health. *J Health Polit Policy Law* 2007;32:561–93.

34 Housing Works. *Testimony Regarding NYC Health Commissioner Thomas Frieden's Proposals on HIV Testing, Medical Privacy and Government Intervention in Medical Care*. Albany, NY: Housing Works, 2006. Available at: http://www.hwadvocacy.com/update/downloads/frieden_plan_5_hwtestimony.pdf. Accessed November 9, 2012.

35 Gardner EM, McLees MP, Steiner JF, *et al*. The spectrum of engagement in HIV care and its relevance to test-and-treat strategies for prevention of HIV infection. *Clin Infect Dis* 2011;52:793–800.

36 Herwehe J, Zapata A; Louisiana Public Health Information Exchange. *Consultation on Monitoring and Use of Laboratory Data Reported to HIV Surveillance, Centers for Disease Control, Atlanta, GA, March 9–10, 2011*. Atlanta, GA: CDC, 2011. Available at: http://www.cdc.gov/hiv/topics/surveillance/pdf/Using_HIV_Laboratory_Data.pdf. Accessed November 9, 2012.

37 HRSA Care Action. *Connections that Count*. Rockville, MD: US Department of Health and Human Services, 2010: February:4.

38 Gorian LV, Wiewel EW. Continuity of HIV-related medical care, New York City, 2005–2009: do patients who initiate care stay in care? *AIDS Patient Care STDs* 2011;25:79–88.

39 Torian LV. Measuring NAS outcomes: the role of HIV surveillance. Consultation on Monitoring and Use of Laboratory Data Reported to HIV Surveillance, Centers for Disease Control, Atlanta, GA, March 9–10, 2011.

40 Fairchild A, Bayer R. HIV surveillance and barrier between public health and clinical medicine: will the walls come tumbling down? *N Engl J Med* 2011;365:685–7.

41 Sorelle R. Disease sleuths try to track down deadly virus. *The Houston Chronicle* 1993, August 30, Sect. D:7.

42 Crenson M. Rodent suspected of carrying ailment not found in cities; rural trips pose little risk of disease, experts say. *The Dallas Morning News* 1993, July 7, Sect. A:14.

43 Altman LK, Bradsher K. Mysterious respiratory illness afflicts hundreds globally. *The New York Times* 2003, March 15.

44 State of Rhode Island Department of Health. *Lead Poisoning Property Violations and Certifications*. Available at: http://www.health.ri.gov/find/property/index.php. Accessed November 9, 2012.

45 MacRoy P. *In Search of Safe Housing: Blood Lead Levels of Past Occupants as an Indicator of Present Lead Safety*. Available at: http://envstudies.brown.edu/theses/01MacRoy.pdf. Accessed November 9, 2012.

46 Gostin LO. A proposed national policy on health care workers living with HIV/AIDS and other blood-borne pathogens. *JAMA* 2000;284:1965–70.

47 Beebe M. Williams case spurs calls for changes in law. *The Buffalo News* 1999, April 6, Sect. 1:B.

48 Frey J. Nushawn's girls. *The Washington Post* 1999, June 1, Sect. C:1.

49 Davis HL, Zremski J. Use of drugs, rough sex eyed for role in outbreak. *The Buffalo News* 1997, November 2, Sect. 1:A.

50 Global Programme on AIDS. *Unlinked Anonymous Screening for the Public health Surveillance of HIV Infections: Proposed International Guidelines*. Geneva, Switzerland: World Health organization, 1989: 4.

51 Fairchild AL, Bayer R. Uses and abuses of Tuskegee. *Science* 1999;284:919–21.

52 EuroHIV. *Report on the EuroHIV 2006 Survey on HIV and AIDS Surveillance in the WHO European Region*. Saint-Maurice, France: Institut de Veille Sanitaire, 2007.

53 World Health Organization, Regional Office for Africa. Report. *Meeting of WHO/AFRO Technical Network on HIV/AIDS and STI Surveillance.* Pretoria, South Africa: WHO, 2001.

54 World Health Organization. *New Strategies for HIV/AIDS Surveillance in Resource-Constrained Countries, Updates.* Addis Ababa, Ethiopia: WHO, 2004.

55 World Health Organization, Regional Office for Africa. *Fifth Meeting of the WHO/AFRO Technical Network on HIV/AIDS and STI Surveillance.* Harare, Zimbabwe: WHO, 2006.

56 UNAIDS and World Health Organization. *Ethics in HIV Surveillance Consultation, Meeting I.* Geneva, Switzerland: WHO, 2009.

57 Fairchild AL, Bayer R. Unlinked anonymous testing for HIV in developing countries: a new ethical consensus. *Public Health Rep* 2012;127:115–18.

58 Krishnan S, Jesani A. Unlinked anonymous HIV testing in population-based surveys in India. *Indian J Med Ethics* 2009;6:182–4.

59 Rennie S, Turner AN, Mupenda B, Behets F. Conducting unlinked anonymous HIV surveillance in developing countries: ethical, epidemiological, and public health concerns. *PLoS Med* 2009;6:e4.

60 American Public Health Association. *APHA Code of Ethics.* Washington, DC: American Public Health Association, 2006. Available at: http://www.apha.org/NR/rdonlyres/1CED3CEA-287E-4185-9CBD-BD405FC60856/0/ethicsbrochure.pdf. Accessed November 9, 2012.

61 Middaugh JP, Hodge JG, Cartter, ML. The ethics of public health surveillance. *Science* 2004;304(5671):681–4.

62 Rothman DJ. *Strangers at the Bedside; A History of How Law and Bioethics Transformed Medical Decision Making.* New York, NY: Basic Books, 1991: 63.

63 Gostin L, Hodge J, Valdisseri R. Informational privacy and the public's health: the Model State Public Health Privacy Act. *Am J Public Health* 2001;91;138S–192S.

64 Minnesota Department of Health. *Information for the Public About Public Access to MDH Data and Rights of Data Subjects.* Minnesota Department of Health Data Practices Policy 607.02. St. Paul, MN: Minnesota Department of Health, 2005.

65 Ackerman TH. Choosing between Nuremberg and the National Commission: the balancing of moral principles in clinical research. In: Vanderpool HY (ed.) *The Ethics of Research Involving Human Subjects: Facing the 21st Century.* Frederick, MD: University Publications Group; 1996:83–6.

66 Daniels N. Toward ethical review of health system transformations. *Am J Public Health* 2006;96:447–51.

# 其他资源

Battin MP, Francis LP, Jacobson JA, Smith CB. *The Patient as Victim and Vector: Ethics and Infectious Disease.* Oxford, UK: Oxford University Press, 2009.

Bayer R, Fairchild AL. The genesis of public health ethics. *Bioethics* 2004;18:473–92.

Council for International Organizations of Medical Sciences. *International Ethical Guidelines for Epidemiological Studies.* Geneva, Switzerland: CIOMS, 2009.

Longjohn M, Sheon AR, Card-Higginson P, *et al.* Learning from state surveillance of childhood obesity. *Health Affairs* 2010;29:463.

Mariner WK. Mission creep: public health surveillance and medical privacy. *Boston Univ Law Rev* 2007;87:347–95.

Nuffield Council on Bioethics. *The Ethics of Research Related to Healthcare in Developing Countries.* London, UK: Nuffield Council on Bioethics, 2002: 44–5.

Nuffield Council on Bioethics. *Public Health: Ethical Issues.* London, UK: Nuffield Council on Bioethics, 2007: 64, 66.

# 网址

Centers for Disease Control and Prevention, Public Health Surveillance Program Office: http://www.cdc.gov/osels/ph_surveillance/index.html.

Center for the History and Ethics of Public Health, Mailman School of Public Health: http://www.mailman.columbia.edu/academic-departments/centers/cheph/about.

World Health Organization, Public Health Surveillance: http://www.who.int/topics/public_health_surveillance/en/.

# 41

# 第41章 传染病监测的沟通

## 第一节 沟通、大众媒体关系与传染病监测

Brian G. Southwell[1], Barbara J. Reynolds[2] & Kate Fowlie[3]

[1] 美国北卡罗来纳州,三角研究园,RTI 国际和北卡罗来纳大学教堂山分校
RTI International and University of North Carolina at Chapel Hill, Research Triangle Park, NC, USA

[2] 美国佐治亚州,亚特兰大,美国疾病预防控制中心传播副主任办公室
Office of the Associate Director for Communication, Centers for Disease Control and Prevention, Atlanta, GA, USA

[3] 美国加利福尼亚州,马丁内斯,康特拉科斯塔卫生服务部
Contra Costa Health Services, Martinez, CA, USA

## 引言

在21世纪,公共卫生目标的实现越来越需要与公众沟通。传染病监测更是如此,因为疾病的报告和响应往往与大众媒体和公众认知动力学有密切联系。本章节的主要目的是描述现在和将来的公共卫生专业人员通过与大众媒体机构接触和参与媒体技术来改善沟通的方法。我们将采取全面的办法,强调大规模的沟通环境并能使公共卫生官员融入其中的方式,而不是提供简单的一刀切的沟通方法。另外,我们也探讨三个不同要素(公共卫生专业人员,大众媒体专业人员和普通大众)在沟通中面临的困难和机遇。因为这三个要素相互作用的复杂性,所以传染病方面的沟通可在多个不同方面获得成功或失败。同时,本章节强调过去的经验教训并探讨不同沟通方法的优缺点。

## 有关传染病的沟通概述

一些卫生专业人员认为"沟通"或"大众媒体"影响力强大,对其褒贬不一。另一些专业人员则认为,大众媒体对疾病预防和控制影响不大。这两种极端的观点都不可取。大众媒体并不具有巨大单一的力量,不同媒体的内容和表现可有很大差异,沟通也不是灵丹妙药。同时,有关监测和暴发的媒体沟通是公共卫生活动的一个重要部分。然而,如果我们想通过沟通来影响行为的改变,从而降低传染病的风险,则需要理解人们对疾病的想法和大众媒体的行为方式。

## 公共卫生专业人员

公共卫生官员经常与媒体专业人员接触,但是交往的经历并非全是正面。例如,1994年一项对美国公共卫生官员的研究显示,80%的卫生官员认为媒体对卫生事件的报道还有改善的空间[1]。对相关健康报道印象最有好感者是一些与卫生官员有频繁交流的人员,在制定官方媒体方案的机构中工作的人员和被指定的媒体联系人。

美国的一些公共卫生机构已经积极抓住与媒体一起工作的机会。例如,国家公共卫生信息联盟作为卫生机构中公共信息专家的

支持网络,并每年被认为在公共卫生专业人员与媒体机构之间互动良好(详见 http://www.nphic.org)。

## 大众媒体组织和专业人员

定义大众媒体较为困难,因我们不再处于一个媒体设备仅限于电视、广播、电影和印刷品的时代。数字技术的出现改变了那个时代,提供了一系列满意的平台和设备。我们现在可以将信息传到移动电话,可便捷地传送到常规平台,也可以传送到网络电视平台。因而,我们可以将大众媒体看成是可吸引大量各种人群的信息技术。

由于公共卫生问题涉及大量的各类受众,所以大众媒体组织和媒体专业人员应该是我们讨论的核心。理论上,这些大众媒体提供一个有效的方法使大众接收到关键的警告和建议。实际上,我们也知道人们关心这些信息,因为人们经常将大众媒体看作是健康和科学信息的主要来源[2,3]。

同时,近年来在世界范围内从来不缺少有关媒体报道健康方面的批评、评论和投诉[4~8]。例如,McGreevy[4]认为媒体报道麻腮风三联疫苗(MMR)潜在不良反应的争议,突出地质疑科学结论,阻碍父母为孩子接种疫苗,导致疫苗接种率下降。

Schwitzer[7]从不同角度评价了健康方面的电视新闻报道,发现有些困惑的趋势。其中有些问题是关于信息展现的质量。Schwitzer[7]引用了一个令人不安的缺乏数据支持的轰动性说法,运用夸张手法,依赖单一信息来源,该详细介绍的地方一笔带过。还有些问题是新闻编辑的资源缺乏。例如,他注意到在电视新闻部门缺乏专职的卫生记者,并指出当地记者缺乏初步调查(而不是对通讯社或新闻稿的信息进行简单的重新包装)。由于电视新闻经常被视为特别突出的例子,故对各种大众媒体的新闻机构也有类似的抱怨。

重要的是要注意,新闻观察员之间的详尽讨论实际上并没有关注观点的差异,并未对新闻报道缺点做出初步解释,反而强调记者和编辑开展工作时面临的组织上的约束。理解这些约束因素可以帮助卫生专业人员与新闻记者更有效地开展工作。

卫生和科学新闻专业人员至少受到四个主要因素的限制:资源的可用性,报道的事件需有新闻价值,与公众沟通科学的困难,尽管特别鼓励报道有冲突或相反观点的同时,但也需要权衡公正地报道[9]。这些困难加上紧张的截止日期,有时会诱使使用单一信息,但评论员如 Schwitzer 对此已提出警告[7]。指定公共卫生机构的官方媒体联络人,并使之易于联系,可以使记者工作更为轻松,也有助于确保报道的关键信息与卫生机构的目标相一致(表 41.1.1)。

**表 41.1.1 新闻工作者面临的约束和给公共卫生官员的建议**

| 新闻工作面临的约束 | 给公共卫生官员的建议 |
| --- | --- |
| 有限资源的可获得性 | 指定经培训的官员作为媒体联络人 |
| 新闻报道价值的需要 | 相应降低对连续性长期报道的预期<br>提高信息准确性 |
| 难以科学地交流 | 对信息编写进行形成性研究 |
| 权衡需求与观点冲突 | 如有可能,协调研究结果公告 |

对新闻报道价值的需求可能会影响卫生新闻报道,而公共卫生官员很少关注这一点。新闻机构将其主要工作视为创建对近期事件进行定期更新的窗口。该窗口反映近期事件,并不一定反映长期趋势,倾向于强调在某些方面已被熟知的人、事和观点。一位单身名人被诊断为某种疾病,往往比每年有 100 位不知名的人患有此病更容易成

为头版消息。

　　同样,令人沮丧的是有些卫生问题的新闻报道通常总是比较短暂。2003 年严重急性呼吸综合征(SARS)发生在中国南部,并且迅速蔓延到世界其他地方。密集和持续的媒体报道持续了几个月。除报道疾病的流行病学外,还报道了各个不同方面,包括潜在的经济影响和全球一些政府引人注目的富有争议的干预,如中国决定宰杀果子狸。在短期内,任何关于 SARS 的新消息都具有新闻价值,部分原因是近期对该病有诸多的报道。然而,随着当年新病例数的下降,很多关于这一疾病的讨论(而且重要的是讨论要做什么)也消失了。希望关注有关传染病公开辩论的科学家们只能等待出现在晚间新闻中的下一个新的综合征。

　　记者强调提供多个视角,这表面上似乎是一个有用的想法,但实际上在公共卫生领域是个问题,因为有时一篇报道有两个方面,有时有多个方面,但其报道的价值并不等同。上述有争议的麻腮风三联疫苗就是一个很好的例子。有人可能认为使用疫苗与发生自闭症有关的研究论文是合理的,但随后积累的证据反驳了这一观点,或许最合适的方法是报道 meta 分析的数据而不是一个单一的研究。有些人会认为虽然简单地报道了争论,但会导致认知受损,甚至在有其他安全性证据的情况下,造成疫苗使用量下降的意外结果已经触发。

　　Danovaro-Holliday 及其同事[10]对美国媒体关于轮状病毒疫苗报道进行了研究,提出一个类似的结论。他们建议研究者如果打算将研究结果告诉记者,需要知道记者会倾向于首次正面地报道医学发展,但当有任何矛盾出现的时候会很快聚焦于争议。他们还强调有机会来改善与新闻工作者之间的工作关系,使研究者和公共卫生官员控制发布研究结果的能力最大化。

　　记者并不是唯一有机会发布疾病信息的媒体专业人士。除正式的新闻媒体外,我们需要知道娱乐节目也经常报道传染病相关信息。在美国,电视节目(如 ER)强调诸如性行为和洗手等相关行为的重要性已有数十年[11]。

　　全球的卫生专家力图去利用这一所谓"娱乐教育"的策略[12]。例如,运用这一方法通过电视节目来促进免疫接种[12]。当然这一方法也有严重的局限性。与报道者、记者相比,娱乐节目制作者通常寻找更加戏剧性的、能提高票价的信息,这限制了对科学研究的理解,有这种合作的节目所针对的受众与所需的人群可能不同。也许可能最重要的是,将相关信息融入到电影、电视表演或流行歌曲中需要一定的时间,而在出现新发疾病时需在短时间内将信息迅速发送出去,因此不能运用这种方法。同时,个人经验认为这些并不是完全不可跨越的障碍。公共卫生官员需有明确的计划去定位某些故事情节的想法,给记者和制作人提供科学咨询,还要接受许多想法会被完全拒绝或从未被利用的情况。

## 普通受众

　　每个人对信息的接受、保留和反应并不一致。对呈现的信息未能正确接受的人,不是理想的沟通伙伴[13]。有时,人们只是不理解我们试图告诉他们什么。有时,人们需要应对的信息与提供的信息不匹配,这意味着增加所提供的信息量并不能遵循任何额外的行为依从性。

　　细想一下 2005 年克什米尔地震带来的公共卫生沟通的挑战。卫生工作者需要促进基本卫生的信息。然而,由于基础设施的状态,找到一个合适的、合乎伦理的方法来表达那些信息是困难的。这些地方的许多居民受到精神创伤不能应对卫生建议,或在身体受到伤害时,他们最需要的不是积极地遵循建议,而是如何正确地遵循实用信息。例如,如果没有干净的水,怎样保持双手干净? 显然,这种情形下基础设施和沟通都面临挑战。

很多因素影响受众接受信息和应对信息的行动力度。例如,劝说大众依从今后卫生行为建议的许多成功尝试可能需要仔细考虑现有的信仰[14,15]。人不是一张等着书写的白纸,应考虑到现已存在的有违性关系文化的观念可能会影响一个人决定是否使用安全套。人们也会在信息处理上出现问题,尽管经常在有线电视新闻节目(如CNN或Fox新闻节目)中看到这些实际情况,我们也知道快节奏的信息充斥着多种图案,可能妨碍学习和记忆[16]。

由于这些原因,关注人们如何处理健康与科学信息的形成性研究至关重要,特别是在卫生机构有足够时间去设计并将这些形成性工作融入沟通项目的计划中的时候。例如,通过焦点小组和观众,科学发现和突破机构(Discoveries and Breakthroughs Inside Science)的成员发现许多观众希望通过视觉辅助手段(如电视报道)对抽象的医学问题做出简要解释,能够在关于镰状细胞贫血的报告中展现出镰状细胞的典型形状以及与正常血细胞有哪些不同[17]。

传染病公共卫生专家面临的很多沟通工作涉及回应媒体人士最后一刻的请求以及处理危机和暴发的需求。同时,暴发的无计划性不能影响沟通计划。公共卫生专家通常知道个人应采取什么行动才能降低传染的可能性和如何缓解症状,因此实际上在危机发生之前,公共卫生组织可进行调查,提出与这些行为相关的信念。例如,我们知道,在别人面前咳嗽时捂着嘴巴是一个适当的行为,可以减少病毒传播。不要等到流感大流行时再去研究人们咳嗽时是否捂嘴巴的原因。

我们也应该将人们视为信息的需求者。例如,在预警和恐慌的情况下,美国和其他国家的许多人现在都到因特网寻找最新消息[18]。在缺乏可信、准确和有用的信息的情况下,公众的反应可能基于误解和错误的信息。人们在面对传染病的情况下,通常会渴求而不是回避新的消息,并会对他们所发现的任何消息做出回应[19]。

## 在传染病沟通中的信任和信誉

正如Reynolds和Seeger[20]指出,信任和信誉是风险沟通中不可缺少的因素。同时,最近几十年,对政府的信心,传统的社会机构和企业在美国和其他国家已受到损害[21]。因此,如何重建信任? 我们知道在信息来源中同情心和关心的感知、能力、承诺和责任有助于建立信任[22,23]。Peters及其同事[21]也认为客观、公正的感知和信息的准确性非常关键。他们的研究表明,人们对公开共享准确的信息方面所做的工作知道得越多,就越信任政府和企业的信息来源。由于人们认为在最近历史中公共卫生机构的负面影响很多,因此这些组织通过及时提供均衡信息来增加信誉与信任以改变负面的陈规陋习是非常重要的。例如,想一想在20世纪中叶联邦政府因涉及多项梅毒研究而产生的挥之不去的影响。

在危机尚未出现之前建立并巩固信任尤其重要。Quinn等[24]认为,在前所未有或不熟悉的事情发生时对机构的信任非常重要,他们对2001年炭疽袭击美国时邮政工人的认知进行的研究发现,邮政工人对政府官员前后矛盾的信息和错误的信息普遍缺乏信任。正如Reynolds和Seeger[20,p.43]扼要地提出,在危机来临前如果机构不能建立可靠的信任关系,那么在疾病暴发后将有一段极为困难的工作时期。关于概念、一般原则和在线资源,见附录41.1.1。

## 案例研究

### H1N1:地方卫生部门的反应

2009年的新型H1N1流感暴发是世界

上 40 多年来的第一次流感大流行,引起了公众对信息的巨大需求。当地卫生官员发挥了重要作用,告诉恐慌的人群在缺乏疫苗的情况下他们应该怎样保护自己。加利福尼亚州的县卫生系统制订和实施的应急计划说明运用一些本章节强调的原则是可行的。在美国出现病毒后数天内,康特拉斯塔卫生服务机构(Contra Costa Health Services,CCHS)作为加利福尼亚州旧金山海湾区的一个综合性公共卫生体系,发起大规模的宣传运动,包括与传统媒体和新兴媒体(如社交网络工具)的合作。

在初期 H1N1 暴发高峰期间,康特拉斯塔县关闭了 5 所学校,确诊了 300 多例 H1N1 流感病例,5 例死亡。实际上,加利福尼亚州首例死亡儿童属于康特拉斯塔县。随后引起媒体的广泛关注。这也是呈现关键信息成败的重要时机。

CCHS 运用全面沟通策略和原有的通信基础设施为媒体、公众、合作伙伴和工作人员提供有关 H1N1 的预防和免疫接种信息。这些工作包括召开新闻发布会和记者招待会,开通双语(西班牙语和英语)公共信息热线电话和网站,推出播客、视频,通过脸书(Facebook)和推特(Twitter)发布信息以及印刷品等。还要协调地方、州和联邦各层面伙伴的信息发布。

官员运用多种方法以确保大量可用的信息可以及时一致地提供给媒体和大众,而及时和一致是在"获得的经验和建议"章节中所强调的两个重要方面。此外,解释新闻报道一致性的关键是在 CCHS 在危机发生前就致力于发展和保持与新闻记者和新闻机构的合作关系。Brunner 等[25]强调"可信的消息源沟通(CSC)"是基础的和必不可少的传媒策略,从而使卫生部门处于关键信息源地位,作为媒体和公众的公共卫生问题的权威来源。这包括主动地与媒体进行广泛的健康问题合作,保持经常性接触,并能及时联系到人。

在 H1N1 应对期间 CCHS 能及时发布准确信息的关键是及时与记者保持联络,但保持联络也具有挑战性,因为记者的信息需求和信息获取非常多,有时需要创造性的解决方法。例如,电视台工作人员想在卫生部门办公室录制 H1N1 疫苗的到来。为了不影响应对活动,CCHS 在疫苗到达时将其录到带子上,使之达到可在网站播放的质量,以供当天的媒体使用。

公共信息发布的协调也很关键,因此 CCHS 合作伙伴也出席新闻发布会。例如,在学校关闭早期,CCHS 与州校负责人(school superintendent)、其他选定的官员、当地学校代表共同出席联合新闻发布会。CCHS 官员与其他地方卫生部门,市、县机构,医院,州和联邦卫生官员也保持密切联系,使发布的信息基本保持一致。然而,协调工作并不总是能赶上信息报道的速度。例如,美国疾病预防控制中心(CDC)宣布不再推荐关闭学校时,当地媒体就报道了这一信息,但此前当地卫生官员并不知道这个变化,也没有通知当地学校,这个例子也强调了合作的必要性。

在信息协调中应预期加入相关部门,从而减少无计划的信息发布。加利福尼亚首例 H1N1 感染的儿童死亡病例预期会吸引媒体的强烈关注,官员们计划召开一场新闻发布会(图 41.1.1)。然而,在新闻发布会前数小时,县里的验尸官办公室未与卫生部门沟通就泄露了这个儿童的姓名。这个孩子的家人非常难过,误认为是卫生官员泄露了消息,侵犯了他们隐私。由于媒体对该事件报道较多,有一家媒体错误地将泄露消息归因于并无泄露消息的卫生部门。CCHS 发言人不得不重复纠正这个错误,这一事件似乎对卫生部门的信誉有所影响。

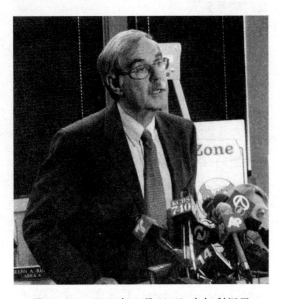

图 41.1.1　2009 年 4 月 29 日,在加利福尼亚州的欢喜山(Pleasant Hill),康特拉斯塔(Contra Costa)卫生服务机构公共卫生主任 Wendel Brunner 博士在新闻发布会上宣布,在 H1N1 暴发期间关闭学校。使用该图片获得康特拉斯塔卫生服务机构的许可

此外,时常与合作者协调也可以帮助确定在危机显露前采取重要的改进措施,这很有积极意义。例如,当地医院有大量"担忧者"来咨询,因此要求 CCHS 加强宣传工作,告知当地居民只有在紧急情况下才去急诊室就诊。CCHS 和医院一起制作"知道什么时候该去"的资料,明确列出需要立即就医的症状,也列出了不需立即就医的症状,并将这些资料放在 CCHS 网站上,并分发给医院和媒体。

CCHS 补充了其传统的与社交媒体沟通的工作。社交媒体网站除提供一个快速发布关键警告和建议的平台外,还可在发生危机时作为帮助纠正这些网上大量错误信息的一个工具。CDC 特别适用于社交媒体[25]。卫生官员可作为可信的消息来源和在线的公共卫生权威,充当大众的信息过滤器(知识点 41.1.1 CDC 运用在线沟通的例子)。

**知识点 41.1.1　运用因特网进行健康促进:美国疾病预防控制中心(CDC)、危机与应急风险沟通(CERC)和社交媒体**

因特网可为大众反复频繁访问张贴的资料提供机会,可明显改进广播新闻发布会短暂的特性,并可控制所展示的资料。然而,信息源的可靠性和观众理解力也是重要的考虑因素。虽然在因特网上投放大量和多样的信息,但目标观众如没有特殊动机或兴趣,则访问您精心制作的网站的机会不多。为了有大批观众在线查看,机构应该与广为流传的第三方网站合作,而非单独简单地发布资料。

CDC 在 2009 年和 2010 年初应对新型 H1N1 流感期间就有使用这一方法的例子。CDC 试图积极运用社交媒体来制订 CERC 六原则:快速、准确、可信、表达同情、促进行动和展示尊重。

社交媒体对是否用更私密和更有针对性的方法与公众沟通提供了丰富的选择,但官员们还不知道运用社交媒体会增加或降低公众对 CDC 建议和反应的信任。为了解决这一不确定性,CDC 自觉维护信息报道的科学和完整。例如,使用简单而正式的准确语言,但同时也尊重社交网络环境的规范。例如,脸书(Facebook)可提供有些松散的、自我修正的环境;CDC 认为,即使在一些 CDC 科学和建议的专栏,个人也应有表达自己信仰和顾虑的自由。

CDC 开始与播客、RSS 订阅、脸书、聚友网(MySpace)和推特(Twitter)合作,但并未就此止步。CDC 也积极拓展工作,如启动试点移动短信项目,制作 YouTube 视频(如演示如何脱戴口罩和如何洗手),开发计算机桌面小程序(widget),以及在多家网页同时发布信息的试点等。通过在开放的交流环境工作,CDC 希望这些工具能帮助建立信任,强化信息交流并使信息更具个性化。早期的用户满意度调查研究显示,用户对这些愿望持支持态度,使用 CDC 社交媒体工具的人比没有使用的人满意度更高,更愿意再次使用这些工具并推荐材料,使用 CDC 社交媒体工具的人对 CDC 的信任度也比未使用 CDC 社交媒体工具的人更高。

如需了解更多信息,详见 http://www.cdc.gov/SocialMedia/ 或 http://www.cdc.gov/SocialMedia/Campaigns/H1N1/index.html.

CCHS 将其网站作为外展工作的中心，早在宣传应对 H1N1 流感的疾病预防信息和 H1N1 更新信息时就建立推特(Twitter)和脸书(Facebook)账号。推特在提醒媒体专业人士参加新闻发布会和 H1N1 病例数更新方面特别有用。推特会定期更新数据，新闻记者可通过推特或查看网站就可以获得最新数据，而不必给 CCHS 的沟通官员打电话。包括新闻媒体和社区成员在内的后来者，也可以共享或再发布这些更新数据，产生放大效应，将信息传播到成千上万的更多人群。

社交媒体在快速告知公众疫苗使用发生变化方面起到重要作用。因为开始疫苗供应有限，需确定优先接种的人群。对确定这些优先人群背后的原理，如确定风险最高的人群以及未达到接种标准的人如何保护自己等进行沟通也非常关键。当每人都可以接种疫苗时，尽快传播这些消息也很重要，CCHS 通过社交媒体宣布可在预防接种诊所接种疫苗。原先离开诊所的人后来又回来注射疫苗，报告说他们通过推特获知这一消息。这些工作产生了明显效果，使得 CCHS 网站访问量大大地增加。H1N1 网页访问量超过 70 000 次，供学校和儿童看护者使用的 CCHS 流感大流行规划工具包的下载量超过 30 000 次。

以前对员工的投资肯定有利于 CCHS 的示范性应对。CCHS 有专门的沟通部门，负责内部与外部沟通和管理整个中心的网站。在这非常重要的时期，CCHS 有 4 名沟通人员从事 H1N1 工作，但这些人员也继续从事其他工作。CCHS 有一名网站策划专员，还有以前经轮岗培训的 3 名员工，都能在网站上发布信息。现有的沟通基础设施已经使得 CCHS 的应对非常有效，表明拥有沟通人员包括在财政许可情况下的专职公共信息官员，是非常重要的[25]。然而，较小的卫生部门也可利用现有的经媒体沟通培训的程序员在小范围内开展有效的媒体沟通工作(图 41.1.1)。

总之，原有的危机与应急风险沟通计划，广泛的通信基础设施，以及与地方、州和联邦层面的伙伴机构建立的合作关系，大大地加强了 CCHS 的 H1N1 应对能力。持续保持沟通能力，而不是在突发危机期间才试图建立这种能力，对这个案例的成功至关重要。

## 获得的经验和建议

### 与新闻工作者的合作

对于常规监测和某种暴发疫情的应对，公共卫生官员可以尝试提前安排沟通活动计划。对健康信息特性的观察可以为这类计划提供一系列建议。媒体组织不可能在结构或倾向上立马改变，这对我们是个机会。在这一阶段或许更有用的是公共卫生官员在表 41.1.1 所列的媒体限制内带头开展建设性的工作。积极开展这些工作并不仅仅是相对较大的卫生部门实践的需要。例如，2009 年北达科他州卫生部门致力于制作与分发有关 H1N1 和狂犬病的有用信息，这些信息满足了新闻记者在发生 H1N1 时所发生事态的需求和发生狂犬病时促使记者考虑情节的需求。需要的是有了解媒体的致力于新闻报道计划和书写的员工。当公共卫生官员与记者合作时，就有可能发出优秀的报道。例如，20 世纪 90 年代早期，CDC 与记者合作在《亚特兰大杂志和宪法报》(Atlanta Journal Constitution)对出现的抗生素耐药菌做了专题报道，并为此获得普利策奖[11]。这种合作确实需要积极的规划和远见，但是由此所致的信息沟通是任何其他技术都望尘莫及的。

### 为信息发布建立目标

除鼓励与记者进行更多的合作外，公共卫生工作者还应努力为其沟通计划和信息发布制订具体目标(表 41.1.2)。注意文化差异可以帮助公共卫生工作者创建尊重受众对疾病和人际关系方面的观念,并能与之产生共鸣的信息报道,这一点非常重要。例如,工作人员应确保将资料发给全家,并尊重家庭成员对不同性别角色可能导致的敏感性差异(目前在美国市区与来自索马里的一些移民往往会有所不同),而不是简单地将一个儿童免疫信息从英语翻译成索马里语就交给最近移民的母亲。

**表 41.1.2　卫生沟通工作的重要目标**

| 目标 | 解释 |
| --- | --- |
| 准确 | 展现的内容不能有任何错误的事实 |
| 可获得性 | 所有目标受众都应易于获得信息内容<br>内容应及时被展现,必要时可以反复获得 |
| 权衡 | 必要时应对推荐行为的收益和风险进行讨论 |
| 一致性 | 随着时间变迁,信息展现应尽可能前后一致 |
| 尊重文化多样性 | 应以与人们的观念产生共鸣的方式对待人 |
| 易懂 | 语言水平和形式应适合目标受众,如有可能先做事前测试 |
| 使用恰当的证据 | 对工作的循证应进行严格审查 |

摘自:Healthy People 2010。详见网站 www.healthy people.gov

基于这些理念,Freimuth 等[11]回顾了与传染病信息沟通直接相关的一些重要概念。他们指出有效的健康交流工作需要信息简单、清楚和易懂,这并不令人惊讶。然而重要的是,他们也强调,如果不同时附有个体怎样做才能减少风险的相关信息,则有时由刺激性语言或图像所引发的恐惧将导致预期的反应。这些结论与许多健康沟通研究相一致[26,27],这些研究表明受到威胁的受众倾向于诋毁或驳回这些所讨论的挑衅信息来保护自己。考虑到疾病传播的情景是多么的可怕,在传染病领域工作的健康沟通专业人士有特别的理由保持谨慎。

例如,如果还要讨论个体应该做什么,那就谈谈禽流感增加的情况。提供详细的预防和控制方法可能比简单地撰写一篇新闻稿初稿提示的"禽流感很快会到达美国"更有用。当然,有效的个体层面的响应并不总是易于获得。同时,重复暴露于未包括采取实际行动的任何措施的警告信息而引起的麻木效果,会减少公共卫生信息的作用。

相反,"健康阳具"运动(参见第 41 章第二节)的成功归因于目标受众运用的信息合适。这项活动结合卡通漫画塑造的拟人化阴茎和梅毒硬下疳的特征,增强了旧·金山 2001—2005 年男男同性恋者对梅毒认知的意识。

## 选择沟通渠道

公共卫生专业人员应该使用哪些渠道与受众沟通?大量文献显示,最有效的沟通方式是进行多种渠道的信息交流[28]。从这个角度来看,在制订沟通计划时选择哪些渠道的重点应放在选择哪种组合渠道而不是使用单一渠道。现在通过社交媒体技术可供选择的选项更多。早期的研究显示,正确地运用这些新媒体可以增加公众对组织的信任(见知识点 41.1.1 对因特网的特别关注)。

渠道选择应取决于受众的媒体使用方式。对于某个信息,我们应仔细判定目标人群,然后调查哪种媒体适宜于这些目标人群,而不是去寻找固定不变和通用的有关哪个渠道最好的建议。例如,想象一下公共卫生官员需要将特别的行为建议传递给加利福尼亚州流动的农场工人。仅仅在英文报纸发布新闻的渠道肯定不如采用包括扩大到西班牙语电台和其他类似渠道的策略。

## 摘要

本章节我们讨论了在监测和暴发方面沟通的成功是包括卫生专业人士、大众媒体专业人士和普通受众在内的几个群体共同努力的结果。每个群体既可以为改善沟通提供机会，也可对其进行限制。只有在自己信息资源许可的情况下，公共卫生专业人员才可能进行有效沟通。我们应该在突发事件发生前继续建立地方和国家信息网络。新闻记者和媒体专业人士在谈论传染病时并不一定做到最好，同时他们由于时间和经费限制，因此卫生机构可大力支持帮助他们报道紧急事件。极端例子和富有煽情的信息可以扭曲普通受众的感知，使其受到伤害。同时，在危机时他们往往希望获得准确和明确的信息。通过了解这些交流事项，公共卫生专业人员可以开始利用现代大众媒体这一令人印象深刻的微妙的力量，以减少传染病带来的伤害。

（侯娟　陈永弟 译，周祖木 校）

## 参考文献

1 Gellert GA, Higgins KV, Lowery RM, Maxwell RM. A national survey of public health officers' interactions with the media. *JAMA* 1994;271:1285–9.

2 National Science Board. *Science and Engineering Indicators 2010*. NSB 10-01. Arlington, VA: National Science Foundation, 2010.

3 Wallack L. Mass media and health promotion: promise, problem, and challenge. In: Atkin C, Wallack L (eds.) *Mass Communication and Public Health: Complexities and Conflicts*. Newbury Park, CA: Sage, 1990: 41–51.

4 McGreevy D. Risks and benefits of the single versus the triple MMR vaccine: how can health professionals reassure parents? *J R Soc Promo Health* 2005;125:84–6.

5 Mercado-Martinez FJ, Robles-Silva L, Moreno-Leal N, Franco-Almazan C. Inconsistent journalism: the coverage of chronic diseases in the Mexican press. *J Health Commun* 2001;6:235–47.

6 Pickle K, Quinn SC, Brown JD. HIV/AIDS coverage in black newspapers, 1991–1996: implications for health communication and health education. *J Health Commun* 2002;7:427–44.

7 Schwitzer G. Ten troublesome trends in TV health news. *BMJ* 2004;329:1352.

8 Wilkins L. Plagues, pestilence, and pathogens: the ethical implications of news reporting of a world health crisis. *Asian J Commun* 2005;15:247–54.

9 Turner RH. Media in crisis: blowing hot and cold. *Bull Seismol Soc Am* 1982;72:s19–s28.

10 Danovaro-Holliday MC, Wood AL, LeBaron CW. Rotavirus vaccine and the news media, 1987–2001. *JAMA* 2002;287:1455–62.

11 Freimuth V, Linnan HW, Potter P. Communicating the threat of emerging infections to the public. *Emerg Infect Dis* 2000;6:337–47.

12 Glik D, Berkanovic E, Stone K, *et al.* Health education goes Hollywood: working with prime-time and daytime entertainment television for immunization promotion. *J Health Commun* 1998;3:263–82.

13 Southwell B. Risk communication: coping with imperfection. *Minnesota Med* 2003;86(12):14–16.

14 Fishbein M. The role of theory in HIV prevention. *AIDS Care* 2000;12:273–8.

15 Fishbein M, Yzer MC. Using theory to develop effective health behavior interventions. *Commun Theor* 2003;13:164–83.

16 Southwell BG. Between messages and people: a multilevel model of memory for television content. *Commun Res* 2005;32:112–40.

17 Southwell BG, Blake SH, Torres A. Lessons on focus group methodology from a science television news project. *Tech Commun* 2005;52:187–93.

18 Hobbs J, Kittler A, Fox S, *et al.* Communicating health information to an alarmed public facing a threat such as a bioterrorist attack. *J Health Commun* 2004;9:67–75.

19 Coombs WT. *Ongoing Crisis Communication: Planning, Managing, and Responding*. Los Angeles, CA: Sage, 2007.

20 Reynolds B, Seeger M. Crisis and emergency risk communication as an integrative model. *J Health Commun* 2005;10:43–55.

21 Peters RG, Covello VT, McCallum DB. The determinants of trust and credibility in environmental risk communication: an empirical study. *Risk Anal* 1997;17:43–54.

22 Izard CE. Translating emotion theory and research into preventive interventions. *Psychol Bull* 2002;128:796–824.

23 Reynolds B, Galdo J, Sokler L. *Crisis and Emergency Risk Communication*. Atlanta, GA: Centers for Disease Control and Prevention, 2002.

24 Quinn SC, Thomas T, McAllister C. Postal workers' perspectives on communication during the Anthrax attack. *Biosecur Bioterror* 2005;3:207–15.

25 Brunner B, Fowlie K, Freestone J. *Using Media to Advance Public Health Agendas*. Martinez, CA: Contra Costa Health Services, 2010. Available at: http://cchealth.org/topics/publications/. Accessed October 28, 2012.

26 Yzer MC, Cappella JN, Fishbein M, *et al.* The effectiveness of gateway communications in anti-marijuana campaigns. *J Health Commun* 2003;8:129–43.

27 Southwell BG. Health message relevance and dispar-

agement among adolescents. *Commun Res Rep* 2001; 18:365–74.

28 Hornik R. Public health education and communication as policy instruments for bringing about changes in behavior. In: Goldberg ME, Fishbein M, Middlestadt SE (eds.) *Social Marketing: Theoretical and Practical Perspectives*. Mahwah, NJ: Lawrence Erlbaum Associates, 1997: 45–58.

# 其他资源

A Virtual Library of Resources for Preparation and Response to Pandemic Influenza—Prepared for Communicators in Latin America and the Caribbean Region (http://pdf.usaid.gov/pdf_docs/PNADW439.pdf): provides online resources for risk communicators including online resources for further training. Accessed November 8, 2012.

Communicating in the First Hours (http://www.bt.cdc.gov/firsthours/intro.asp): provides examples of messages that may be used by public health officials in response to an emergency. Accessed November 8, 2012.

Crisis Communication (http://ecdc.europa.eu/en/healthtopics/crisis_communication/Pages/index.aspx): provides European Centre for Disease Prevention and Control's guidance on risk communication. Accessed November 8, 2012.

World Health Organization outbreak communication guidelines (http://www.who.int/infectious-disease-news/IDdocs/whocds200528/whocds200528en.pdf). Accessed November 8, 2012.

# 附录 41.1.1　公共卫生沟通基本知识

R. Elliott Churchill

美国佐治亚州,亚特兰大,美国疾病预防控制中心国际卫生培训部(已退休)[Division of International Health Training (Retired), Centers for Disease Control and Prevention, Atlanta, GA, USA]

**基本概念**

1. 要知道你的目标受众是谁,以确保信息的合适性和及时性,以及所用媒体的正确性。

2. 确定一个最重要的沟通目标,这是信息沟通的精华所在,信息需简要和明确。

3. 要积极主动但不要做出反应。

4. 要自信和坦诚。

5. 你与目标人群中的人们沟通后最想要他们做什么。

**危机沟通**

1. 头 24 小时非常重要。要提供有价值的事实和线索。

2. 指定一名主要发言人,该发言人应在重要和相关的岗位,有媒体经历,负责、冷静和自信,表达清楚和有说服力。

3. 准备回答一些最常见的问题:

a 发生什么事?

b 在何时何地发生?

c 谁受到影响?

d 导致事件的原因?

e 这起事件是如何发生的?

f 事件发生后你想怎么做(做什么)?

g 损失程度(何种损失)如何?

h 正在(将要)采取哪些安全措施?

i 谁(什么)对这起事件负责?

j 你或你的机构承担责任吗?

k 这种事件以前从来没有发生过吗? 结果如何?

l 你对受伤者(生命垂危者、受累者等)要说什么?

m 这个事件对你的工作有何影响?

4. 对发言人的其他指南:

a 富有同情心。

b 承认责任但避免提前分配责任。

c 避免炒作和个人观点。

d 总是告诉真相,如果不知道答案也要承认。

e 如果接下来还有更多的信息,要说会与你沟通,并确定时间。

f 要准备好应对后续的提问。

g 告诉目标受众他们可以做什么。

h 知道在发布个人姓名时要遵守保护隐私的规定。如果为了公共卫生目的而必须发布时,应在发布前以官方名义告知其本人或近亲并获得其许可。

# 41

# 第41章 传染病监测的沟通

## 第二节 健康传播案例研究

Jeffrey D. Klausner[1] & Katherine Ahrens[2]

[1] 美国加利福尼亚州,洛杉矶,加利福尼亚大学医学部
Department of Medicine, University of California, Los Angeles, CA, USA

[2] 美国马萨诸塞州,波士顿,波士顿大学公共卫生学院
Boston University School of Public Health, Boston, MA, USA

## 背景

加利福尼亚州旧金山市(78万人)的早期梅毒常规监测数据表明,在1999—2001年早期梅毒快速增长,发病数从44例/年上升到185例/年,呈4倍增长。大多数病例(80%以上)为男男同性恋者,该人群当时在旧金山有6万人,这一发现引起了旧金山市公共卫生当局的高度重视,因为在艾滋病流行的最初20年里,男男同性恋人群的梅毒增长非常罕见,1998年仅有9例。男同性恋者中梅毒复燃能导致严重并发症,如神经性梅毒,同时也预示因梅毒等生殖器溃疡疾病与HIV之间的生物学交互作用而导致人类免疫缺陷病毒(HIV)感染率的进一步上升。

早期梅毒可无症状,但可通过简单的血液检查做出早期诊断,且可使用单剂抗生素(苄星青霉素G肌内注射)治疗。基于疾病的特征、新成立的社区伙伴组织的加入、旧金山公共卫生局的价值观(减轻危害和安全性行为政策控制性传播疾病),来确定开展梅毒健康教育活动所需要的内容。大多数梅毒病例同时感染HIV(>60%),由于抗反转录病毒疗法的成功,旧金山大多数男同性恋者改变了对HIV/AIDS的态度,高危性行为也有了迅速改变,我们确信与有HIV/AIDS治疗经验的专业机构合作是非常重要的,我们

选择了基于旧金山的社会市场公司(Better World广告公司)来启动该活动。

## 健康阳具活动

该活动的最初目的是提高社区层面对梅毒暴发的认知,增强梅毒相关知识,提高梅毒感染危险人群的检测率。我们希望创新地建立卫生部门与社区之间的信任并产生影响。在应对梅毒暴发方面需采取其他高度优先措施,如强化监测,扩大临床和检测服务,卫生人员和社区动员,性健康教育,危险因素识别与消除,但我们的预算有限[1]。为进一步争取资源,我们与洛杉矶卫生服务部门合作,该部门同样也在应对本辖区梅毒发病率的增长。2002年夏季,我们启动了健康阳具活动(见healthypenis. org),并一直持续到2005年12月份。洛杉矶运用了健康阳具活动中的关键元素,在2002年也实施了姐妹活动"阻止梅毒疮"。

健康阳具活动将有故事情节的幽默卡通画与诸如健康阳具、梅毒疮(Phil the Sore)等"人物"相结合(图41.2.1)。除卡通画里包含健康促进信息外,还在图画底部配有描述梅毒症状、传播途径以及梅毒是可治的等专题文字。这些卡通画作为整版彩色广告,刊登在旧金山男同性恋者的流行报纸上,每半月一期。男同性恋者居住密集的场所以及男

同性恋者最集中的社区和场所,通过招贴画、公告牌和 palm 卡来促进健康阳具活动。在流行的当地男同性恋者交友网站上也能见到该活动的网络横幅广告。这两个新项目增加了该活动的潜在影响:①7.62cm 高的阳具挤压玩具底部印有一行字:"提供梅毒检测",并附有电话和网址以供进一步查询;②穿上 2.13 米高的阳具和梅毒疮衣服的外展人员到男性同性恋者和双性恋者频繁光顾的社区开展现场活动(图 41.2.2)。

该活动由男同性恋者拥有的媒体公司开发,该公司曾与健康部门的性传播疾病预防控制室工作人员合作,成功开展了 HIV 广告服务。所有活动材料经过男同性恋者焦点小组和社区重要领导的审核。初稿也同时在旧金山男同性恋的网上群组里流传。开发小组对来自网上群组的评论进行评估,健康部门管理人员批准终审材料。恐吓战术有望被取消,一些说教式广告词句令人觉得唠叨。讨论组表达了对梅毒基本事实和关于检测及其他服务信息的需求,但活动参加者不想对该活动做出评判和对危险性行为进行讨论。同性恋者社团已有大量 HIV 预防方面的信息,该活动必须脱颖而出。选择的方式是在性方

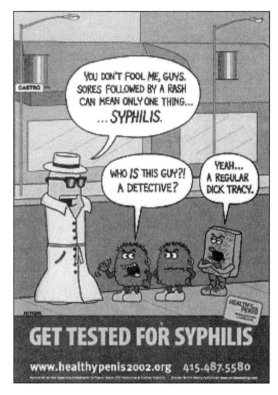

图 41.2.1 2002—2005 年,加利福尼亚州旧金山市健康阳具活动中的招贴画,卡通画和幽默画传递了有关梅毒的关键信息,打电话和访问网站可获得更多信息。在俄亥俄州的克利夫兰、加利福尼亚州的圣何塞(San Jose)、华盛顿州的西雅图以及加拿大的温尼伯,开展的有关预防梅毒活动中皆有类似的招贴画

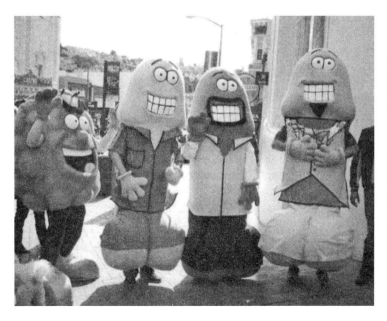

图 41.2.2 穿上健康阳具和梅毒疮衣服的外展工作人员在洛杉矶男男同性恋者和双性恋者经常光顾的场所。三个个性化的阳具:克拉克(Clark)、拜伦(Byron)、佩德罗(Pedro)分别代表该城市同性恋社团的种族多样性。在俄亥俄州的克利夫兰、加利福尼亚州的洛杉矶、宾夕法尼亚的费城、俄勒冈州的波特兰、加利福尼亚州的圣何塞(San Jose)、华盛顿州的西雅图以及加拿大的温尼伯,有关预防梅毒活动也使用了相似的服装

面态度积极、大胆和幽默。宣扬主题（阳具衣服和阳具挤压玩具）旨在提高意识，引发第二波讨论。洛杉矶卫生部门在获得男男同性恋社团的反馈后，选择了以"梅毒疮"而不是"健康阳具"人物形象为中心的活动。这两个活动都从免费宣传中获益，当地与全国性报纸和杂志上对其进行了宣传报道。2003年，甚至以讽刺见长的新闻节目"每日秀（The Daily Show）"也插播一段在"健康阳具"与"梅毒疮"活动之间的模拟的政治竞选（见 http://www. thedailyshow. com/watch/wedaugust-20-2003/sore-loser）。

## 2002—2005 年的健康阳具活动效果评价

　　为了评价旧金山活动的效果，我们在开展活动的居民点进行一系列街头调查，约400 名受访者接受调查，调查内容包括健康阳具活动认知、活动的关键信息、梅毒知识以及在过去 6 个月有无检测过梅毒等。如果调查对象在提示后能忆及活动，则将归为有帮助；如仍无意识，则归为没帮助。洛杉矶卫生部门采用相似的问卷对 297 名男男同性恋者和双性恋者进行街头调查，以评价阻止梅毒疮活动的效果。

　　在旧金山，活动的知晓率较高，80% 受访者知道活动[2,3]。知道健康阳具活动的男同性恋者对梅毒的了解明显多于不知道该活动者。而且，对梅毒关键信息（如接受检测）的了解随着暴露时间的增多而增加。活动认知与最近梅毒检测（活动的最初目的）有很强的正相关。每组（不知道组、提示认知组和未提示认知组）活动认知水平都有增加，与最近梅毒检测率上升（76% ~ 90%）有密切关系（图 41.2.3）。对洛杉矶阻止梅毒疮活动的评价结果显示也有相似的结果。71% 知道这场活动，知道该活动的调查对象了解梅毒症状、传播途径、高危人群的比例较高，且近 6 个月接受梅毒检测的比例上升 80%[4]。

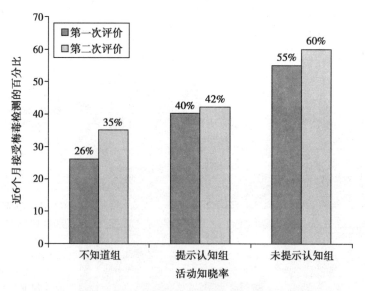

**图 41.2.3**　加利福尼亚州旧金山的健康阳具活动的一系列评价发现，活动知晓率与最近梅毒检测呈正相关，这是社会市场活动的主要目的。图中为不同活动知晓率（不知道组、提示认知组、未提示认知组）的应答者近 6 个月报告梅毒检测的比例上升情况。来源：Ahrens et al[3]

## 2005—2010 年梅毒预防活动

健康阳具活动于 2005 年下半年在旧金山结束。随后在男男同性恋者和双性恋者中梅毒发病率上升的其他城市,如俄亥俄州的克利夫兰、加利福尼亚州的圣何塞、华盛顿州的西雅图以及加拿大的温尼伯,也开展了这项活动。随后"阻止梅毒疮"活动扩展到宾夕法尼亚州的费城、俄勒冈州的波特兰。2007 年中期,旧金山社区领导人感到健康阳具活动有点过时,想引进一个新的社会市场活动"会话狗(Dogs are Talking)",其最初目的是增加男男同性恋和双性恋人群的梅毒检测( 见 dogsaretalking.com )[5]。该活动的经费不多,规模也比健康阳具活动小。该活动的设计是与另一个当地社会市场企业"西部健康促进(Promotions West)"以及社区人员合作,目的是要吸引大量旧金山的男男同性恋者和双性恋者。2008 年中期使用街头调查法对这个活动进行了评估。该活动的知晓率总体上较低(33%),虽然知道该活动的人报告最近接受梅毒检测的比例比不知道该活动的人低,但其差异可能是机会所致(67%与 58%,P=0.10)。"会话狗"活动在 2008年下半年结束。

2005 年旧金山早期梅毒发病率较前 3年下降[6,7],下降持续到 2007 年,男男同性恋者的梅毒发病率也随之下降。然而,2008年早期梅毒发病率突然上升,在男男同性恋者中约有 500 例梅毒病例,一直持续至 2009年[7],但其上升原因不明,可能与用于梅毒防控资源减少而导致的早期梅毒诊所关闭、公共卫生现场工作者减少,社区参与减少等有关,而这些问题一直持续至 2010 年。

2009 年 2 月,为应对梅毒增长,卫生官员和男男同性恋社团领导人决定再次开展健康阳具活动,该活动分别以克拉克(Clark)、拜伦(Byron)、佩德罗(Pedro)3 个不同种族的人物为特征(图 41.2.2),配以最新的一系列漫画。健康阳具在脸书(Facebook)、聚友网(My Space page)、推特网上出现。社团的参与对于再次开展该活动至关重要,对活动的评价正在进行中。

## 经验教训

我们认为,因为开展的健康阳具活动有益于相关社区,并由于相关社区的参与,使之能成功地惠及目标人群,所以 2005 年发病率下降。积极参与和开展活动的社区领导人具有远见、可接受意见,具有公信力,并有经济平衡能力。我们也认识到与另一地区(洛杉矶)的合作,有助于分摊筹备费用,并可从规模效益中获益。而且,非常重要的是,我们认识到周密规划的评价方案对活动效果的评估非常重要。甚至在普遍怀疑的情况下,也能促进支持活动的持续。尽管卫生部门主管人员意识到从活动开始阶段,并非所有地方当局对活动的每个部分感到满意,但仍可产生影响。今后我们扩大与政治和社区相关人员深入交流并增加参与是非常有利的。对活动前后男同性恋者梅毒检测率比较对评价活动效果可提供强有力的证据,而有些社区成员不愿将梅毒检测率增加归因于活动效果。然而,需对疾病暴发应对和后勤限制的迫切需求与所有选民一致同意的愿望进行权衡。

总之,开展健康阳具活动以应对某特定人群的梅毒增长,该特定人群积极参与编写活动信息和材料证明是可接受的,健康阳具活动达到了其公共卫生目标,后被其他卫生部门采用,又再次在洛杉矶开展,以应对近期的梅毒增长。

## 致谢

感谢 Better World 广告公司的 Les Pappas,消除梅毒性病社区合作伙伴组织、旧金山卫生部门、控制 AIDS 项目等成员参与活动的开发、传播和评估。

（陈永弟 译，周祖木 校）

# 参考文献

1 Klausner JD, Kent CK, Wong W, *et al.* The public health response to epidemic syphilis, San Francisco, 1999–2004. *Sex Transm Dis* 2005;32(Suppl. 10):S11–S18.

2 Montoya JA, Kent CK, Rotblatt H, *et al.* Social marketing campaign significantly associated with increases in syphilis testing among gay and bisexual men in San Francisco. *Sex Transm Dis* 2005;32:395–9.

3 Ahrens KA, Kent CK, Montoya JA, *et al.* Healthy Penis: San Francisco's social marketing campaign to increase syphilis testing among gay and bisexual men. *PloS Med* 2006;3(12):e474.

4 Plant A, Montoya JA, Rotblatt H, *et al.* Stop the sores: the making and evaluation of a successful social marketing campaign. *Health Promot Pract* 2010;11:23–33.

5 Stephens SC, Bernstein KT, McCright JE, Klausner JD. Dogs Are Talking: San Francisco's social marketing campaign to increase syphilis screening. *Sex Transm Dis* 2010;37:173–6.

6 Klausner JD, Kent CK, Kohn RP, et al. The changing epidemiology of syphilis and trends in sexual risk behavior, San Francisco, 1999–2005. Poster. National STD Prevention Conference, Jacksonville, FL, May 2006.

7 STD Control Section. *San Francisco Sexually Transmitted Disease Annual Summary, 2009.* San Francisco, CA: San Francisco Department of Public Health, 2009.

# 42

## 第42章　传染病监测培训:流行病情报服务和欧洲现场流行病学培训项目的贡献

Denise Koo[1],Douglas H. Hamilton[1],& Arnold Bosman[2]

[1]美国佐治亚州,亚特兰大,美国疾病预防控制中心科学教育和职业发展规划办公室
Scientific Education and Professional Development Program Office, Centers for Disease Control and Prevention, Atlanta, GA, USA

[2]瑞典,斯德哥尔摩,欧洲疾病预防控制中心公共卫生培训部
Public Health Training Section, European Centre for Disease Prevention and Control, Stockholm, Sweden

## 引言

本章节讨论美国卫生和公共服务部的美国疾病预防控制中心(CDC)流行病情报服务(EIS)——一个为期2年的培训和服务项目,主要侧重于应用流行病学[1],随后欧洲也效仿 EIS 项目。该项目强调流行病学的公共卫生实践,并在培养掌握公共卫生监测最新方法的医师中起关键作用,而这一领域往往不包括在学术培训中。流行病情报服务学员(EISO)接受说教式的培训,并通过评价监测系统来获得实际经验。这一服务和学习过程既能改善现有系统,又不时地采用新方法来监测新发疾病或地方性流行疾病。由于流行病情报服务项目获得成功,故被看作是公共卫生医师流行病学培训的典范,全世界有40多个相似的项目[2]。本章节的后半部分着重介绍欧洲干预流行病学培训项目(EPIET)对监测培训和实践做出的类似贡献。

## 流行病情报服务项目的背景

流行病情报服务项目创建于1951年,当时作为传染病中心流行病学公共卫生实践的联合培训和服务项目。最初建立该项目是为了应对生物恐怖威胁的担忧,并解决处理该类威胁的相关流行病学专家缺乏的问题[3]。培训项目很大程度上依赖流行病情报服务学员的"边干边学"。这一概念最初由 Joseph W. Mountin 提出,随后由 Alexander D. Langmuir 付诸实施[4]。通过将高级专科住院实习期的实地经验与案例研究方法相结合,对项目实施进行调整,随后美国马里兰州巴尔的摩市的霍普金斯大学公共卫生学院也采用这种案例研究方法教学。经过现场流行病学的简要基础课程培训后,流行病情报服务学员被分配到美国疾病预防控制中心总部项目部,美国各州和地方卫生部门的现场工作岗位和美国各大学。在所有这些岗位,流行病情报服务学员开展流行病学专项研究,参与疾病监测,并且能应对包括生物或化学恐怖在内的流行病威胁。

流行病情报服务项目根据 Langmuir 的设想取得了蓬勃发展。该设想认为如果欢快、积极、有抱负的年轻学员在现实世界中遇到要解决的挑战性问题时,将有好事情发生。对于将现场和流行病学研究的成果正式展示

给同行以及在同行评议的期刊发表论文的高度期待,进一步促进了该项目和每个学员的成功。该项目根据学术成绩和个人学习应用性公共卫生的意愿来选择学员。学员参与的流行病情报服务培训项目,不管是国内还是国际的现场任务,都能提高对可信科学的期望。尽管可以从有经验的管理者获得帮助,但流行病情报服务学员的项目侧重"自我",并且期望学员能独立工作,有较好的工作质量,随时准备为美国疾病预防控制中心和现场的管理者证明方法的科学性。同时,不论是紧急情况还是通过项目所要求的更为深入的调查和评估,美国疾病预防控制中心和各州项目均从流行病情报服务学员的服务中受益。

自 1951 年以来,大约 3200 名专业人士作为流行病情报服务学员参加培训,包括医师、兽医、护士、牙科医师、工程师以及多个卫生相关领域拥有博士学位的人员(如流行病学、人类学、社会学和微生物学)。涉及的领域也由最初的传染病扩大到环境卫生、职业卫生和安全、慢性病、伤害预防、出生缺陷和发育障碍(知识点 42.1,入选标准可参见 http://www.cdc.gov/eis/Eligibility.html)。绝大多数流行病情报服务项目毕业生在完成该项目后仍从事公共卫生工作(表 42.1)。

---

**知识点 42.1　流行病情报服务项目学员标准**

流行病情报服务项目寻求对公共卫生感兴趣的、承诺致力于公共卫生服务的有资质的卫生专业人员。申请流行病情报服务项目的候选人必须满足专业学位要求,获得相应的执业执照,愿意完成 7 月开始的为期 2 年的全日制课程,并且愿意服从调动。

**学位和执照要求**

- **医师(医学博士、内外全科、医学学士等)**:必须参加至少一年的临床培训。美国公民和美国永久居民必须有有效且未受限的从事临床专业的执业执照
- **博士水平的科学家(哲学博士、公共卫生学博士、科学博士等)**:具有以下专业背景的博士水平科学家
  — 流行病学
  — 生物统计学
  — 生物学、环境学、社会学、行为学、营养学
  — 其他相关的卫生科学
- **医学专业人员(牙科学博士、注册护士、助理医师、药学博士)**:牙科医师、护士、医师助理和药师必须取得公共卫生硕士或相当学位。美国公民和美国永久居民必须有有效且未受限的从事临床专业的执业执照
- **兽医(兽医博士等)**:必须具有公共卫生硕士(或相当学位)或相关的公共卫生经历。美国公民和美国永久居民必须有有效且未受限的从事临床专业的执业执照

**非美国公民申请流行病情报服务项目**

符合上述学位要求的非美国公民也可申请流行病情报服务项目。由于该课程的本土属性,只有极少数非美国公民被录取。此外,

- 非美国公民必须符合 J1 交流访问学者身份的资格要求(如果被录取参加流行病情报服务项目,美国疾病预防控制中心会资助 J1 签证),并且
- 由美国国务卿认定为支持恐怖主义国家的公民不能获得在美国疾病预防控制中心工作的安全准许,因而不能申请流行病情报服务项目(在这一名单上的国家包括古巴、伊朗、叙利亚和苏丹)

表 42.1　在完成美国疾病预防控制中心项目后的 6 个流行病学情报服务培训班学员专业经历特征

| 培训年份<br>(学员数) | 临床住院<br>医师 | | CDC 预防<br>医学实习<br>医师[a] | | 最初职业 | | | | | | | | | | 从事公共<br>卫生 | |
| | | | | | CDC | | 其他公共<br>卫生 | | 学术机构 | | 私人诊所 | | | | | |
| | 人数 | 比例<br>(%) | 人数 | 比例<br>(%) | 人数 | 比例<br>(%) | 人数 | 比例<br>(%) | 人数 | 比例<br>(%) | 人数 | 比例<br>(%) | | | 人数 | 比例<br>(%) |
| 1955(36) | 18 | 50 | — | — | 12 | 33 | 3 | 8 | 10 | 28 | 11 | 31 | | | 20 | 56 |
| 1965(31) | 21 | 68 | — | — | 11 | 35 | 7 | 23 | 10 | 32 | 3 | 10 | | | 16 | 52 |
| 1975(49) | 23 | 47 | 7 | 14 | 20 | 41 | 6 | 12 | 16 | 33 | 7 | 14 | | | 30 | 61 |
| 1985(67) | 3 | 4 | 18 | 27 | 32 | 48 | 24 | 36 | 8 | 12 | 3 | 4 | | | 59 | 88 |
| 1995(75) | 1 | 1 | 12 | 16 | 31 | 41 | 35 | 47 | 5 | 7 | 4 | 5 | | | 66 | 88 |
| 2005(79) | 4 | 5 | 6 | 8 | 49 | 62 | 16 | 20 | 13 | 16 | 1 | 1 | | | 64 | 81 |

[a] 1972 年美国疾病预防控制中心建立预防医学住院医师(Preventive Medicine Residency)制度

## 对疾病监测的最初贡献

流行病学情报服务最早的夏季入门课程包括关键流行病学概念讲解,以及互动案例研究练习,以说明如何运用这些方法来解决实际问题。自 1951 年开设首个培训班以来,有关监测的原则和应用说教式的教学已纳入到公共卫生实践中。例如,案例研究中使用的监测数据一般从暴发调查期间获得。

自该项目实施以来的头 30 年间,流行病学情报服务学员在理解和实施公共卫生监测方面相继做出了重要的贡献。1955 年在调查使用灭活病毒疫苗相关的脊髓灰质炎期间,流行病情报服务学员作为国家疾病监测的核心力量,成功地确认了疾病流行的原因:疫苗未完全灭活[5]。其余的流行病情报服务学员研究法定传染病报告的有效性,确认漏报和及时性问题[6,7],报告偏倚[8]和提出的创新(如哨点医师监测)[9]。

20 世纪 80 年代,美国疾病预防控制中心在 Langmuir 工作的基础上致力于加强疾病监测实践的科学基础[10,11]。作为这个过程的一部分,美国疾病预防控制中心工作人员开发了一套评价监测系统的系统性方法[12,13]。新来的流行病情报服务学员成为检验这一新评价方法的首批学员。1985 年

开始这些方法成为流行病情报服务学员第一学年的秋季监测课程,而此前秋季课程的内容每年均有变化。此外,从 1951 年开始,案例研究已成为夏季课程的重要内容。许多案例包括疾病监测的内容。但从 1985 年开始,编写了某些案例研究,主要目的是提高学员的监测技能(见 http://www.cdc.gov/eis/casestudies/casestudies.htm 的 Ababo 地区的麻痹性疾病和大肠埃希菌 O157∶H7 监测——行动信息)。这些案例研究为包括监测表在内的信息,病例定义对监测系统敏感性的影响,将某一疾病纳入需报告疾病目录的标准和过程,监测数据的解释以及其他监测相关议题提供了讨论机会。

从 1985 年开始,流行病情报服务学员在完成夏季课程后的首个个人任务是对监测系统进行正式评估。每个学员使用新的监测评估方法,对现有或建议的监测系统进行评价,并在秋季课程期间向其同行或美国疾病预防控制中心人员展示评价结果。此外,2 名培训班学员在向美国疾病预防控制中心所有人员开放的每周流行病学研讨会上介绍其监测评估情况。这些要求不仅可使学员理解建立和运行监测系统的内在复杂性和挑战性,同时也使他们迅速向所有美国疾病预防控制中心工作人员和向流行病

情报服务学员被指派的州传播新的监测评价方法。由于流行病情报服务学员和其他人员的加入,使得这一评价过程得到进一步改进[14]。目前,这些监测评价仍作为秋季课程的部分内容,流行病情报服务学员(及毕业生)仍在不断改进现有的监测系统,并不时建立新的、前沿的监测评价方法(在下面讨论)。2010 年 7 月开始的流行病情报服务培训班的全部监测课程见知识点42.2。

---

**知识点 42.2　2010 级流行病情报服务学员的监测培训课程**

**流行病情报服务学员的监测培训**

　　夏季课程培训是为期 2 年的培训班,为在开始阶段进行说教式培训(见下述),在此期间流行病情报服务学员多次参加监测讲座。在学员们开始承担长期任务后,其首批任务之一是开展监测系统的正式评价。然后,这一评价在 3 个月后第一年的秋季课程期间向其同学和美国疾病预防控制中心工作人员报告。

**夏季课程的学习目标**

- 监测概论
  - 公共卫生监测的定义及其在流行病学实践中的作用
  - 列出监测数据的不同用途
  - 举例说明用于监测的数据来源并讨论其在流行病情报服务任务中的应用
  - 识别公共卫生监测中出现的问题
- 监测系统的评价
  - 列出组织和开展监测系统评价的步骤
  - 作为监测系统评价的一部分,描述需要评估和测定的重要指标
  - 描述用于发现暴发的监测系统与发现个案病例的监测系统有何不同
- 案例研究:大肠埃希菌 O157:H7 监测——行动信息
  - 定义监测并确认监测系统的关键特征
  - 列出应收集的监测病例报告表的信息类型
  - 叙述法定报告疾病监测与症状监测的不同
  - 概述和解释监测数据
- 流感监测
  - 明确流感监测的目的
  - 识别流感的五个关键指标
  - 区分季节性流感特征与潜在大流行流感毒株
  - 讨论利用实验室监测社区中的流感病毒
  - 确定监测严重性、临床疾病和高危人群的两种方法
- 监测的展示和传播
  - 描述清楚、直观地展示数据在促进准确解释监测结果中的作用
  - 说明如何采用多种数据展示方式(如图、地图和表格)来支持监测系统的目标
  - 评论监测数据的有效图表展示方式之最佳实践并提供案例

**秋季课程的学习目标**

- 流行病情报服务学员的监测系统报告
  - 表明使用"评价监测系统指南"对监测系统进行评价的能力[14]
  - 评论现有或建议的监测系统
  - 在小规模适中人群中介绍结果
  - 说明监测数据的局限性
  - 讨论某一健康事件
  - 书写一篇 600 字的所选监测系统的总结,包括以下副标题:①利益相关者;②系统描述;③评估设计;④决定性证据;⑤推荐;⑥经验教训

---

EpiInfo™(美国佐治亚州,亚特兰大,美国疾病预防控制中心)为执业流行病学人员所用的软件工具[15],是监测方法和工具传播的又一例证。鉴于其简单性和应用流行病学实践的相关性,在开发后不久这一软件很快成为应用流行病学的国际标准,每个流行病情报服务学员均获得了这一软件并学习如何使用该软件。随着 Epi Info 软件的发展,该软件不仅用于流行病学调查,也是美国疾病预防控制中心与其同行共同努力而建立的美国首个全国性电子监测系统的首选软件[16]。由于该软件的设计巩固了基础课程中所学到的原则,对流行病情报服务学员来说,Epi Info 仍然是流行病学方法和监测实践的重要教学工具。

## 最近对监测的贡献——案例研究

要求所有流行病情报服务学员进行监测系统的评价,不仅能确保流行病情报服务学员能学习监测的实用性要素,而且也能确保对所选的美国疾病预防控制中心监测系统每年进行评价。与其个人的培训任务一样,学员们评价的监测系统类型也多种多样。近几年覆盖的主题强调了流行病情报服务涉及领域的广泛性,见知识点42.3。

---

**知识点 42.3  近期流行病情报服务开展的监测评价**

- 新发微生物威胁
  - 印度对流行性乙型脑炎病毒的急性脑膜炎综合征监测
  - 弗吉尼亚州 2009 年甲型 H1N1 流感疫苗接种运动期间吉兰-巴雷综合征的主动监测
  - 对刚果民主共和国楚阿帕地区(Tshuapa District)猴痘监测系统的评价
- 抗生素
  - 对路易斯安那州耐甲氧西林金黄色葡萄球菌侵袭性疾病报告的评估
  - 用主动细菌核心监测系统监测侵袭性耐甲氧西林金黄色葡萄球菌感染
- 慢性病
  - 2009 年行为危险因素监测系统:评价癌症存活者的代表性
  - 美国癌症监测:国家癌症登记项目
- 行为学
  - 北卡罗来纳州暴力死亡报告系统的评价——北卡罗来纳州,2003—2008 年
  - 行为危险因素监测系统:对感知营养环境进行监测的重要性
  - 行为危险因素监测系统中安全带使用要素的评估
  - 青少年久坐行为监测:国家青少年危险行为系统
- 职业卫生
  - 国家职业卫生和安全机构对在农业、林业和商业捕鱼中致死性和非致死性伤害监测活动的分析
  - 煤矿工人卫生监测项目
  - 国家卫生保健安全网中卫生保健人员流感疫苗接种模块评价
- 环境卫生
  - 健康住所监测系统的评价——纽约市,2008—2009 年
  - 美国严重一氧化碳中毒的监测
- 自然灾害
  - 艾克飓风(Hurricane Ike)后主动死亡监测的评价——德克萨斯州,2008 年
  - 突发事件早期预警和响应监测系统的评价
- 生物和化学恐怖
  - 密苏里州基于急诊室主诉数据的实时电子症状监测系统
- 国际性
  - 印度卡纳尔地区(Karnal District)急性弛缓性麻痹监测
  - 埃塞俄比亚小儿结核病和 HIV 常规登记和报告系统的评价
- 建议的系统
  - 爱达荷州新的流感相关住院病例监测系统的实施

至少部分由于资源的有限性,流行病情报服务项目不能系统地追踪这些评估的影响。但是,毋庸置疑,这些评价确实对监测实践会有所影响。例如,20世纪90年代后期流行病情报服务学员首次对国家贾第鞭毛虫监测进行了评价[17]。根据对漏报及预期疾病负担的估计,州和领地流行病学家委员会(CSTE)随后将贾第鞭毛虫列入国家法定报告疾病(见http://www.cdc.gov/mmwr/mmwr_nd/index.html)。最近一个例子是2004年州卫生局从追踪实验室检测阳性流感病例改为仅追踪住院流感病例。安置在该州地方卫生部门的流行病情报服务学员被要求建立主动监测系统来报告所有门诊和住院实验室检测阳性的流感病例。评价结果显示,该地方卫生部门监测系统发现流感病例比修改前的州监测系统提早7~8周[18]。

流行病情报服务学员的贡献并不限于其开展的监测评估。美国疾病预防控制中心项目常依赖流行病情报服务学员,为其准备所管辖疾病(如肉毒中毒、伤寒、经水传播疾病、沙门菌病、志贺菌病和疟疾)的监测总结。流行病情报服务学员开始实施的监测项目在州、地方和国家卫生当局对重要公共卫生问题的响应中也起到关键作用。由于流行病情报服务学员实施监测活动往往开始时仅针对某一指定问题,因此监测活动有助于阐明特定传染病的危险因素,追踪地方流行性疾病的传播和监测美国新的输入性疾病的出现和传播。以下是两个案例:

1991年下半年,康涅狄格州2名儿童因急性发作性脑炎而入院治疗。最初调查显示,这两例脑膜炎病例很可能是由汉氏巴尔通体(Bartonella henselae)所致的罕见的猫抓病所引起。康涅狄格州流行病情报服务学员建立了全州猫抓病主动监测系统。作为监测成果的一部分,猫抓病被列入康涅狄格州正式报告疾病目录中。该系统是首个基于人群的前瞻性猫抓病监测系统。在第二年期间,向康涅狄格州卫生局报告的猫抓病病例有

246例。对这些监测系统数据的分析或根据这些数据进行的研究,调查者就能描述康涅狄格州居民中该病的流行病学特征,并且确认了发生猫抓病的危险因素(包括暴露于小猫以及跳蚤在传播中的可能作用)[19,20]。

1997年9月,田纳西州卫生局获知在该州东部地区某医院检查的儿童中发现脑炎病例有明显的聚集性。这些儿童感染了拉克罗斯病毒(La Cross virus),该病毒是美国儿童虫媒病毒性脑炎的主要病因,在美国中西部的北部地区(upper Midwestern)呈地方性流行,但在田纳西州并非是脑炎的常见原因[21]。作为调查的部分内容,被派遣至田纳西州卫生局的流行病情报服务学员,在该州东部地区一所大型儿科转诊医院建立了拉克罗斯病毒感染主动监测系统。在接下来的两年期间,该监测系统证实田纳西州东部地区已成为拉克罗斯病毒感染传播的疫区[22]。根据这一信息,该州卫生局要求临床医师在夏季对儿童发热患者进行鉴别诊断时应考虑拉克罗斯病毒感染。

流行病情报服务学员在突发公共卫生事件处理中也起到重要的作用。在2009—2010年甲型H1N1流感大流行(pH1N1)暴发期间,流行病情报服务学员在美国疾病预防控制中心应急响应方面起了多项作用,包括首批病例的密切接触者追踪,聚集性病例和社区暴发的调查,社区防控措施的评估,高危人群的研究,流感抗病毒药物及疫苗不良反应的监测,对州和地方卫生部门以及美国疾病预防控制中心应急管理中心(Emergency Operations Center)的支持。流行病情报服务学员组建应急管理中心监测队,建立甲型H1N1流感发病率、死亡率和甲型H1N1流感疫苗不良反应监测系统,对非洲和南美洲卫生部门进行培训,以帮助其为下一个流行季节期间的甲型H1N1流感监测做准备。总之,在甲型H1N1流感的响应中,流行病情报服务学员共花费31 000小时以上。

## 监测的双刃贡献

20 世纪 90 年代开始,疾病监测(尤其是传染病监测)模式开始发生转变,目前仍在不断变化中[23]。监测的关注点从原先强调的疾病和结局扩展到关注综合征和病程早期出现的指标(如症状监测)[24]。对于此等数据,仅依靠传统的数据收集来源(如临床医师和实验室)是不够的,人们开始探索诸如药房、学校或工厂的缺课缺勤记录或应急响应电话请求等此类数据来源的有用性。意识到信息技术发展带来的机遇,公共卫生官员希望通过电子化方式获取或传送现有数据,而不是通过以前的花费劳力的人工数据收集方法来收集绝大部分数据。美国疾病预防控制中心也从基本上各自为政的专病监测方法向横断面的整合性监测转变[国家电子疾病监测系统(NEDSS),http://wwwn.cdc.gov/nndss/

script/nedss.aspx],这不仅提高电子数据获取的效率,同时也是采用更加综合的方法来提高监测效能。此外,从 20 世纪 90 年代到 21 世纪,侦查自然发生的和蓄意导致的疾病仍是最重要的需求。

流行病情报服务学员一直处于前沿工作的第一线。除了致力于开发长期的与卫生保健系统自动链接的监测系统之外[27~30],学员及其培训班校友还在开发短期(临时)监测系统(即特定事件的监测系统,如 1999 年在华盛顿州西雅图召开的世界贸易组织会议和美国橄榄球超级杯大赛,2000 年召开的主要政党会议和 2002 年犹他州冬季奥运会)和创新的早期预警系统中起了关键作用[25,26]。2001 年 9 月 11 日世贸中心遭恐怖袭击发生后几天内,在一名流行病情报服务毕业生的指导下,75 名流行病情报服务学员对纽约市 15 家医院进行基于急诊室的症状监测(图 42.1)。

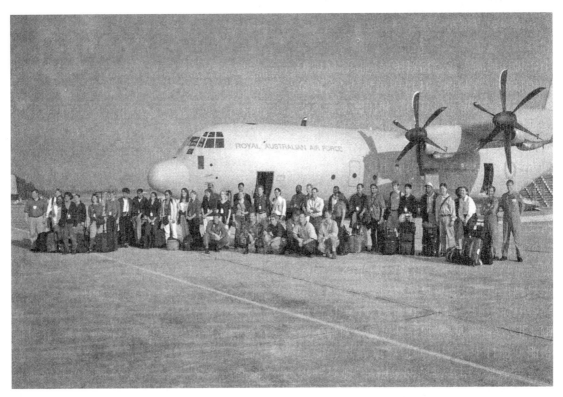

**图 42.1**　2001 年 9 月 11 日恐怖袭击后 3 天,一组流行病情报服务(EIS)学员准备前往纽约市。学员们协助地方公共卫生官员使用突发疾病监测系统来监测生物恐怖相关事件。当时只有军用飞机才能在美国领空飞行。资料来源:Hamilton D. H.,Centers for Disease Control and Prevention.

## 公共卫生监测培训面临的挑战

流行病情报服务项目对培训流行病情报服务学员有悠久的成功历史,流行病情报服务学员边学习边提供服务。但是在快速变化的领域,流行病情报服务项目在维持其相关性和流通性方面面临挑战。首个挑战是项目和流行病情报服务管理者为学员们提供培训的压力与学员们提供服务的压力之间的矛盾。但是通常该项目能在这些压力之间达到恰当的平衡,因为流行病情报服务学员经常在提供服务的同时进行学习,尤其是他们有了足够的准备和持续不断的指导。但是,公共卫生监测仍存在其他压力,在监测教学中必须考虑到这一点。

尽管监测是流行病学和公共卫生方法的基石,但在培训之初仍有流行病情报服务学员不能完全理解这一点,事实上有些流行病情报服务学员对其有所抵触。基于监测的基础性作用,在早期课程中就纳入了监测内容。但由于夏季课程结束到秋季监测课程之间的间隔太短,无法对监测数据进行分析,使得监测评估更像描述性练习(因而以分析为主导的流行病情报服务学员有时兴趣不大)。此外,由于数据的分散性或现有的数据以其他目的收集,故确保监测数据质量较为困难。因而,合理地解释和使用监测数据对应用流行病学家仍是一个重要的挑战。对某些学员来说,监测评估只是从流行病情报服务需求清单中被删除的一项内容,这种态度可从其美国疾病预防控制中心的管理者反映出来,这些管理者反过来又引起学员的焦躁情绪,使他们希望走出去干些真正工作(如暴发调查或分析流行病学),因为他们能更好地收集数据和控制质量。直到流行病情报服务实践的下一阶段,学员们才完全理解监测及其在公共卫生实践中的意义。

流行病情报服务项目工作人员在获得足够的物资,确定安排教学(说教式)和互动式培训(包括培训资料、寻找授课者和管理者)

等方面也面临挑战。例如,从 20 世纪 90 年代早期开始,流行病情报服务学员经常抱怨不是在夏季课程而是在完成监测评估后的秋季课程中提供有关不同监测方法、分析及评估的课程资料,他们认为夏季课程对预备性学习更有帮助。2004 年对课程计划进行了修改,将这些资料放在夏季课程中,其中包括如何开展监测评估的内容。此外,由于现代监测方法的快速发展以及与公共卫生情报学的链接,所有这方面的专家以及业已确立的科学原则不多。就算有这样的专家,不论是流行病学专家还是情报学专家,他们在这方面的教学经验有限,并且采用不同的专业词汇,或很少使用案例来解释这些原则。例如,很多来自美国疾病预防控制中心,州或地方卫生部门的流行病学专家不理解概念、逻辑和物理数据模型在不同电子信息系统中建立链接的重要性。因此,某些特定领域的流行病学专家及其流行病情报服务学员有时拒绝使用数据标准,认为对他们的项目需求缺乏响应,对来自不同数据库以及通过标识码链接的数据很少进行分析。但是,这些都是流行病学专家在电子时代开展实践工作的关键能力。

## 未来方向

越来越强调基于其他目的[如国家卫生信息网,美国卫生信息技术国家协调办公室(http://www.hhs.gov)和美国电子疾病监测系统(NEDSS)]而获取的数据再利用给公共卫生带来了激动人心的新机遇,但这也显示出监测科学和方法以及流行学家培训需求所面临的挑战和不足。美国疾病预防控制中心以及州和领地流行病学家委员会(CSTE)在 2004 年 10 月召开了专家座谈会以明确应用流行病学家应该具有的能力资质(http://www.cdc.gov/appliedepicompetencies 或 http://www.cste.org/competencies.asp)。这些能力资质根据目前以及新出现的应用流行病学实践需求,明确了流行病学家在美国地方、州、联邦公共卫生机构执业中所需的知识、技术和能力,并于 2006 年中期最后定稿。在评估和分析的主要流行病学领域,监测被特定地确认为资质领域,并且在监测标题下用 5 个子领域和 28 个子子领域明确描述了中级流行病学家应具备的监测能力(知识点 42.4)。此外,为了能像美国电子疾病监测系统一样,在工作中有效地掌握主动权,专家小组对于明确流行病学家所需的信息情报学能力资质尤为关注。这一套综合性能力资质现已作为培训地方、州和联邦政府流行病学家的基础,同时也是在公共卫生机构执业的流行病学家制订岗位描述、工作期望、招聘启事的框架。

---

**知识点 42.4 中级流行病学家应具备的监测能力**

开展监测活动

1. 所考虑的特定公共卫生问题的监测设计
   - 明确特定公共卫生问题的监测方法
   - 明确支持监测系统所需的信息系统
   - 特定公共卫生问题的监测系统类型建议
   - 明确公共卫生系统和报告机构期待的由建议的监测系统所产生的额外负担

2. 明确监测数据需求
   - 根据三间分布制订病例定义
   - 描述监测数据的来源、质量及局限性
   - 定义需收集或报告的数据元素
   - 明确数据从来源到公共卫生机构的传输机制
   - 确定数据收集的及时性要求
   - 确定报告频率
   - 描述数据的可能用途为监测系统设计提供依据
   - 明确支持信息系统应具备的功能条件

3. 创建新的监测系统和修改现有的监测系统
   - 明确监测系统的目的和用途
   - 数据收集、储存和分析方法的测试
   - 创建能运行的监测系统
   - 核实数据的收集是否按照既定的监测系统指标(如及时性、频率)进行
   - 根据病例定义确保病例分类正确
   - 对病例进行随访以获取必要的信息
   - 监督数据质量
   - 与报告单位建立良好的工作关系
   - 向需要了解数据或系统的报告单位、其他机构或个人反馈信息

4. 确定监测系统的主要发现
   - 在目前科学知识背景下检查系统的结果
   - 确认对公共卫生项目的意义
   - 根据监测数据得出结论
   - 向机构管理人员、监测数据报告者报告结果

5. 开展监测系统评价
   - 利用全国指南和方法对监测系统进行评价[14]
   - 根据评估结果提出改进监测系统的意见
   - 根据评估结果对监测系统进行改进

流行病情报服务学员的监测教学建立在 Alex Langmuir 观念的基础上，并随着 CDC 任务的扩增而不断变化；培训项目也顺应时代变化，并结合最新工具和技术以改进监测过程。流行病情报服务项目以美国疾病预防控制中心/州和领地流行病学家委员会（CDC/CSTE）能力资质作为审查其项目能力的基础，关注相当于为期 2 年的博士后培训项目的能力资质。这样的审查能指导选择和开展合适的流行病情报服务学员的培训活动，更新流行病情报服务学员的核心学习活动以及每个学员在为期 2 年的培训时间内需完成的基础活动。流行病情报服务学员的培训也会不断地得到改进，以确保他们有相应的工具和经验来达到现代公共卫生监测的能力资质。

## 欧洲现场流行病学培训项目和监测

欧洲的国家现场流行病学培训项目（FETP）以美国流行病情报服务项目为模型，于 20 世纪 90 年代中期与欧洲干预流行病学培训项目（EPIET）同时建立。欧洲干预流行病学培训项目和国家现场流行病学培训项目与美国流行病情报服务项目模式一样，是为期 2 年的边干边学的督导项目，在监测、暴发调查、应用流行病学研究、沟通和教学方面均有特定目的[31]。欧洲干预流行病学培训项目的学员在原籍国以外的其他欧盟国家接受培训，可学习欧盟各国的工作和思考方式。尽管国界已经消除，但 27 个成员国公共卫生系统之间的差异仍对多国疾病预防控制工作的顺利开展构成挑战。欧洲干预流行病学培训项目的目的就是培养在这些不同背景下开展工作的专家。

2007 年，在欧洲委员会创建该项目后 12 年，欧洲疾病预防控制中心与欧洲干预流行病学培训项目合作，将其作为欧盟培训和能力建设的核心功能。为了达到该项目的目的之一（即加强欧盟的传染病监测和控制），要求学员到培训结束前完成对既有监测系统的评价或设计。

欧洲干预流行病学培训课程包括最多 10 周的模块化培训课程，旨在达到干预流行病学的核心能力[32,33]。在培训开始时，在 3 周的入门课程中监测课程占了很大一部分。为期 1 周的时间序列分析培训模块纳入课程表中已有 10 多年，培训内容强调时间序列数据处理，趋势分析，自动阈值的选择，长期趋势和季节性趋势预测等特殊技术。欧盟的国家现场流行病学培训项目包括所有欧洲干预流行病学培训项目模块课程，从而形成了欧盟范围内的干预流行病学专家网，这与流行病情报服务项目通过培训统一全美的监测方法所起的作用相似。对于欧洲疾病预防控制中心来说，干预流行病学类似于应用流行病学，很多国家均使用这个涵盖性术语来描述流行病学在公共卫生实践中的应用[34]。

2008 年，欧洲疾病预防控制中心发起了一项新的为期 2 年的奖学金项目（也称为欧洲公共卫生微生物培训项目（EUPHEM），以培训公共卫生微生物学家。该项目与欧洲干预流行病学培训项目同时进行，但是课程不同。欧洲公共卫生微生物培训项目的目的是建立欧洲公共卫生微生物学家网络，以便通过使用暴发侦查、调查和响应的实验室-现场流行病学综合网络来加强传染病的监测和控制。欧洲公共卫生微生物培训项目学员与流行病学学员共享欧洲干预流行病学培训项目核心培训模块，并且鼓励微生物学和流行病学的联合课题。如同欧洲干预流行病学培训项目一样，有关监测的培训内容对公共卫生微生物学家的培训至关重要。

在前 11 期的培训项目中，平均每年有 14 人被欧洲干预流行病学培训项目接收，包括诸如德国和挪威等相关国家现场流行病学培训项目的学员。自从欧洲疾病预防控制中心对欧洲干预流行病学培训项目进行协调并投入资金以来，第 16 期（2010 年）培训班学员人数已增加到 30 名，其中 18 名欧洲干预流行病学培训项目学员和 2 名欧洲公共卫生微生物培训项目学员获得欧洲疾病预防控制中心资助被安排在欧盟成员国，其余 10 名学员作为国家现场流行病学培训项目一部分，并能共享所有的欧洲干预流行病学培训项目模块以及所有结果的协调性科学综述。欧洲干预流行病学培训项目、欧洲公共卫生微生物培训项目和相关的国家现场流行病学培训项目都可被看作是欧洲疾病预防和控制人员的主要能力建设活动，并着重于监测系统。

在前 11 期，欧洲干预流行病学培训项目学员共撰写 713 篇文章和报告，其中涉及监测方面的有 151 篇，暴发方面的有 254 篇，现场调查等方面的有 308 篇。在这些产出中，340 篇文章在同行评议的杂志上发表。在培训学习期间，每位学员必须在学术会议上至少做一次课题报告。在 1995—2006 年，这些报告在欧洲公共卫生微生物培训项目学术年会上进行交流，2007 年改在欧洲疾病预防控制中心的欧洲应用传染病流行病学学术会议（ESCAIDE）上进行交流。在欧洲应用传染病流行病学学术会议上，有 20% ~ 25% 的报告涉及监测，其中绝大部分与欧洲干预流行病学培训项目及欧洲公共卫生微生物培训项目学员的工作有关。

2006—2009 年，欧洲疾病预防控制中心对欧洲疾病监测网络进行了 14 次评估。来自欧洲干预流行病学培训项目学员以及来自法国、德国和西班牙等国的国家现场流行病学培训项目学员参加了其中的 13 次评估。

甲型 H1N1 流感暴发是评估欧洲干预流行病学培训项目是否达到欧洲加强监测活动的主要检验指标。在暴发期间，共有 47 名欧洲疾病预防控制中心资助的欧洲干预流行病学培训项目学员驻扎在 15 个欧盟成员国及挪威的 25 个站点。其中 36 名（77%）报告参与了 19 个站点的流感大流行防控活动。

报告参与最多的活动是监测及报告病例的数据管理[35]。这些结果证明，与流行病情报服务项目一样，欧洲干预流行病学培训项目、欧洲公共卫生微生物培训项目以及其他类似的项目可为加强公共卫生监测提供人力，增加危机期间的专业应对能力。

（任江萍　吕华坤　译，周祖木　校）

## 参考文献

1　Thacker SB, Dannenberg AL, Hamilton DH. The Epidemic Intelligence Service of the Centers for Disease Control and Prevention: 50 years of training and service in applied epidemiology. *Am J Epidemiol* 2001;154: 985–92.

2　White M, McDonnell SM, Werker D, *et al.* Partnerships in international applied epidemiology training and service, 1975–2001. *Am J Epidemiol* 2001;154:993–9.

3　Langmuir AD, Andrews JM. Biological warfare defense. 2. The Epidemic Intelligence Service of the Communicable Disease Center. *Am J Public Health Nations Health* 1952;42:235–8.

4　Schaffner W, LaForce FM. Training field epidemiologists; Alexander D. Langmuir and the Epidemic Intelligence Service. *Am J Epidemiol* 1996;144(Suppl. 8):S16–22.

5　Nathanson N, Langmuir AD. The Cutter incident: poliomyelitis following formaldehyde-inactivated poliovirus vaccination in the United States during the spring of 1955. I. Background. *Am J Hyg* 1963;78: 29–81.

6　Rosenberg MJ, Gangarosa EJ, Pollard RA, *et al. Shigella* surveillance in the United States, 1975. *J Infect Dis* 1977;136:458–60.

7　Marier R. The reporting of communicable disease. *Am J Epidemiol* 1977;105:587–90.

8　Kimball AM, Thacker SB, Levy ME. *Shigella* surveillance in a large metropolitan area: assessment of a passive reporting system. *Am J Public Health* 1980;70:164–6.

9　Schaffner W, Scott HD, Rosenstein BJ, Byrne EB. Innovative communicable disease reporting: the Rhode Island experiment. *HSMHA Health Rep* 1971;86:431–6.

10　Thacker SB, Berkelman RL. Public health surveillance in the United States. *Epidemiol Rev* 1988;10:164–90.

11　Thacker SB, Berkelman RL, Stroup DF. The science of public health surveillance. *J Public Health Policy* 1989;10:187–203.

12　Thacker SB, Parrish RG, Trowbridge FL. A method for evaluating systems of epidemiological surveillance. *World Health Stat Q* 1988;41:11–18.

13　Centers for Disease Control. Guidelines for evaluating surveillance systems. *MMWR Morb Mortal Wkly Rep* 1988;37(Suppl. 5):1–18.

14　Centers for Disease Control and Prevention. Updated guidelines for evaluating public health surveillance systems: recommendations from the guidelines working group. *MMWR Recomm Rep* 2001;50(RR-13):1–35.

15 Dean AD, Dean JA, Burton AH, Dicker RC. Epi Info: a general-purpose microcomputer program for public health information systems. *Am J Prev Med* 1991;7: 178–82.

16 Centers for Disease Control. National electronic telecommunications system for surveillance—United States, 1990–1991. *MMWR Morb Mortal Wkly Rep* 1991:40:502–3.

17 Furness BW, Beach MJ, Robert JM. Giardiasis surveillance, United States 1992–1997. *MMWR CDC Surveill Summ* 2000;49(SS-7):1–13.

18 Ghosh TS, Vogt RL. Active influenza surveillance at the local level: a model for local health agencies. *Am J Public Health* 2008;98:213–15.

19 Hamilton DH, Zangwill KM, Hadler JL, Cartter ML. Cat-scratch disease—Connecticut, 1992–1993. *J Infect Dis* 1995;172:570–3.

20 Zangwill KM, Hamilton DH, Perkins BA, *et al.* Cat scratch disease in Connecticut: epidemiology, risk factors, and evaluation of a new diagnostic test. *N Engl J Med* 1993;329:8–13.

21 Jones TF, Craig AS, Nasci RS, *et al.* Newly recognized focus of La Crosse encephalitis in Tennessee. *Clin Infect Dis* 1999;28:93–7.

22 Jones TF, Erwin PC, Craig AS, *et al.* Serological survey and active surveillance for La Crosse virus infections among children in Tennessee. *Clin Infect Dis* 2000;31:1284–7.

23 Koo D. Leveraging syndromic surveillance. *J Public Health Manag Pract* 2005;11:181–3.

24 Centers for Disease Control and Prevention. Syndromic surveillance: reports from a national conference, 2003. *MMWR Morb Mortal Wkly Rep* 2004:53(Suppl.):1–264.

25 Eidson M, Komar N, Sorhage F, *et al.* Crow deaths as a sentinel surveillance system for West Nile virus in the northeastern United States, 1999. *Emerg Infect Dis* 2001;7:615–20.

26 Mostashari F, Kulldorff M, Hartman JJ, *et al.* Dead bird clusters as an early warning system for West Nile virus activity. *Emerg Infect Dis* 2003;9:641–6.

27 Effler P, Ching-Lee M, Bogard A, *et al.* Statewide system of electronic notifiable disease reporting from clinical laboratories. *JAMA* 1999;282:1845–50.

28 Jernigan DB. Electronic laboratory-based reporting: opportunities and challenges for surveillance. *Emerg Infect Dis* 2001;7(Suppl. 3):538.

29 Panackal AA, M'ikanatha NM, Tsui F, *et al.* Automatic electronic laboratory-based reporting of notifiable infectious diseases at a large health system. *Emerg Infect Dis* 2002;8:685–91.

30 Mostashari F, Fine A, Das D, *et al.* Use of ambulance dispatch data as an early warning system for communitywide influenza-like illness, New York City. *J Urban Health* 2003;80(2 Suppl. 1):i43–9.

31 Krause G, Aavitsland P, Alpers K, *et al.* Differences and commonalities of national field epidemiology training programmes in Europe. *Euro Surveill* 2009;14:pii: 19378.

32 Bosman A, Schimmer B, Coulombier D. Contribution of EPIET to public health workforce in the EU, 1995–2008. *Euro Surveill* 2009;14:pii: 19381.

33 Varela C, Coulombier D. Defining core competencies for epidemiologists working in communicable disease surveillance and response in the public health administrations of the European Union. *Euro Surveill* 2007;12:pii: 3245.

34 Koo D, Thacker SB. In snow's footsteps: commentary on shoe-leather and applied epidemiology. *Am J Epidemiol* 2010;172:737–9.

35 Bremer V, Barrasa Blanco A, Helynck B, *et al.* Strong contribution of EPIET fellows to member states' efforts in the pandemic of influenza A (H1N1). Poster presented at the European Scientific Conference on Applied Infectious Disease Epidemiology (ESCAIDE 2009), Stockholm, Sweden, October 26–28, 2009.

# 公共卫生监测教学工具精选

## 著作中的关键文献

Centers for Disease Control and Prevention. Case definitions for infectious conditions under public health surveillance. *MMWR Recommend Rep* 1997;46(RR-10):1–55.

Centers for Disease Control and Prevention. Updated guidelines for evaluating public health surveillance systems: recommendations from the guidelines working group. *MMWR Recommend Rep* 2001;50(RR-13): 1–35.

Dean AD, Dean JA, Burton AH, Dicker RC. Epi Info™: a general purpose microcomputer program for public health information systems. *Am J Prev Med* 1991;7: 178–82.

European Parliament. Commission decision of 28/IV/2008 amending Decision 2002/253/EC laying down case definitions for reporting communicable diseases to the Community network under Decision No 2119/98/EC of the European Parliament and of the Council. Available at: http://ecdc.europa.eu/en/healthtopics/spotlight/documents /080428_amending_desicion_decision_2002–253-ec_on_ case%20definitions.pdf. Accessed October 29, 2012.

Lee LM, Teutsch SM, Thacker SB, St. Louis ME (eds.). *Principles and Practice of Public Health Surveillance*, 3rd edn. New York, NY: Oxford University Press, 2010.

Thacker SB, Berkelman RL. Public health surveillance in the United States. *Epidemiol Rev* 1988;10:164–90.

## 监测和流行病学教学资源精选

Competencies for applied epidemiologists: http://www. cdc.gov/appliedepicompetencies/ or http://www.cste.org/ competencies.asp. Accessed October 29, 2012.

Epidemic Intelligence Service case studies: http://www.cdc. gov/eis/casestudies/casestudies.htm. Accessed October 29, 2012.

European Programme for Intervention Epidemiology

Training—Field Epidemiology Manual: http://www. femwiki.com/Default.aspx. Accessed October 29, 2012.

Other public health learning materials: http://www.cdc.gov/ learning. Accessed October 29, 2012.

Other resources on public health surveillance: http://www. cdc.gov/osels/ph_surveillance/nndss/phs.htm#public or http://www.cdc.gov/osels/ph_surveillance/nndss/phs/ overview.htm. Accessed October 29, 2012.

Overview of public health surveillance lecture: http://www. pitt.edu/~super1/lecture/cdc0071/index.htm. Accessed October 29, 2012.

Principles of Epidemiology, 3rd edn: http://www2a.cdc.gov/ TCEOnline/registration/detailpage.asp?res_id=1394. Accessed October 29, 2012.

# 第43章 东欧和中亚 Fogarty 国际学员的监测培训：纽约州的经验

Dale L. Morse[1], Robert A. Bednarczyk[2], & Louise-Anne Mc-Nutt[2]

[1]美国纽约州,奥尔巴尼市,纽约州卫生局
New York State Department of Health, Albany, NY, USA

[2]美国纽约州,奥尔巴尼市,纽约州立大学奥尔巴尼分校公共卫生学院,流行病学和生物统计学系
Department of Epidemiology and Biostatistics, School of Public Health, University at Albany, Albany, NY, USA

## 引言

监测仍是评估全球传染病发展趋势的一个关键因素。基于对东欧和中亚国际学员的教学经验,本章节描述了为国际学生进行监测培训的挑战和成功经验。我们希望它可以为其他国家在面临类似情况时提供参考。本章的组织架构为:

- 概述提供国际监测培训的需求和困难
- 总结我们的项目和监测内容
- 学员使用监测方法的成功案例
- 描述这种培训的益处和经验教训
- 反映提供国际监测培训的重要性

关于监测系统评价的其他实例的讨论,见第42章。

## 背景

### 在目标国家实施监测的挑战和困难

在前苏联传染病监测规划由中央政府支持,15个联盟共和国中的每个国家通过传染病监测系统来管理。在1991年苏联解体后,共和国作为自治国家承担职责,在没有任何中央指令或资源支持的情况下,突然要求每个传染病监测系统继续承担其职责。这些系统有一支高素质的、训练有素的公共卫生专业人员,但缺乏政府资金来培训新的监测人员,支持现有人员或维护设备。在苏联解体后,社会、政治和经济的变化为传染病暴发打开了大门,而现在每个国家在运行的资源贫乏的传染病监测系统(IDSS)对这些传染病暴发难以进行有效的监测和控制[1,2]。国家传染病监测系统的进一步分散,以及各级政府监测系统具有多个部分,也降低了有效监测传染病的能力[3,4]。努力引导收集和分析传染病监测数据可能在最近有一些积极影响[3],但这种与分散相关的卫生保健系统的结构性障碍仍对充分使用这些数据的能力有影响[3,4]。

如同对独立后的亚美尼亚传染病监测系统所检查的情况一样,发现其测量和报告是不完整的,实验室确诊比流行病学调查方法更加可靠[5]。监测人员需向亚美尼亚各级卫生部门递交费时的纸质报告而导致工作受碍。潜在公共卫生意义或医疗干预效果有限的疾病(如传染性单核细胞增多症)或其他致病性不高的疾病(如疥疮)都纳入亚美尼

亚传染病监测系统所监测的 64 种疾病之中。

在独立前的亚美尼亚，卫生系统的医师与卫生部的流行病学专家之间的协调能使该国的传染病监测系统易于取得成功，对传染病病例的诊断、追踪和向卫生官员报告更加容易[5]。在苏联解体后很快发生的金融危机降低了卫生保健的获得，并且打破了以前医疗系统的协调，加上缺少中央对公共卫生功能的资源支持，显而易见公共卫生基础设施包括监测项目都将受到损害。亚美尼亚的传染病监测示例可代表其他苏维埃共和国的传染病监测[6,7]。

前苏联监测系统的集权性要求所有苏维埃共和国使用相同的监测方法。即使有全额资助的项目，如在流行病学调查期间不对高危因素进行分析，提示资源也没有得到充分利用，可能会找不到重要的流行病学关联。对实验方法的依赖性对监测项目很好地识别传染病暴发是非常有用的。然而，虽然实验室设施和技术缺乏持续的更新，但新独立的共和国仍致力于应对 20 世纪末和 21 世纪初面临的健康挑战，包括耐多药细菌和新发性传播疾病（STD）的流行，如人类免疫缺陷病毒（HIV）[5,8]。

对通过大多数传染病监测系统报告和追踪的疾病，如梅毒，监测主要依靠卫生保健人员识别和报告病例的能力。前苏维埃国家资助的卫生保健机构存在时，这种病例检索很容易做到。然而，在一些新独立的共和国促进医疗保健服务向私营机构转变，导致传染病报告下降，且未获资助的监侧系统无法填补由主动病例搜索导致的财政缺口。这些国家曾发生传染病流行，如梅毒，其发病高峰在 20 世纪 90 年代中后期，到 20 世纪 90 年代末期才得到控制。然而，采取公共卫生干预措施后，可能出现一些新感染梅毒病例数下降；由于缺乏主动病例搜索，可导致侦查偏倚、漏报和人为降低发病率[9]。这种发现病例能力的转变，与美国卫生保健私营化结果导致

的变化相似[10]。

## 纽约州国际培训项目

于 1993 年下半年，纽约州国际培训项目最早由美国国立卫生研究院（NIH）Fogarty 获得性免疫缺陷综合征（艾滋病）培训基金资助，重点针对捷克共和国、匈牙利和波兰等 3 个国家。到 1996 年覆盖范围已扩大到波罗的海三国（爱沙尼亚、拉脱维亚和立陶宛），亚美尼亚和格鲁吉亚。有了额外的美国国立卫生研究院新发传染病和肺结核培训资金，项目于 1998 年和 1999 年扩大到俄罗斯、哈萨克斯坦、科索沃和蒙古（图 43.1）。目前，该计划重点针对爱沙尼亚、格鲁吉亚、哈萨克斯坦、俄罗斯和乌克兰等 5 个国家。

该项目的目的是培养东欧和中亚地区的实验室科学家、流行病学专家和其他卫生专业人员，以发展该地区的公共卫生基础设施，特别是提高应对艾滋病及其并发传染病（如结核病、性病、乙型肝炎和丙型肝炎），以及其他新发传染病的能力。这种综合性项目包括监测和流行病学的核心领域以及生物医学科学，培训采用理论与实践相结合的教学方法。该项目不仅促进了必要的研究，而且增进了美国与外国科研机构之间的合作关系。

纽约州国际培训项目的目的如下：
- 提供美国最先进的博士后实验室培训
- 提供高级流行病学学位相关的培训
- 提供短期现场培训讲习班，讨论艾滋病及其相关感染和新发传染病
- 支持与美国院校合作，在美国境内开展有针对性的高级研究培训项目
- 协助国外机构提高专业技术水平，来支持可持续的国内学术培训，应用公共卫生项目和长期的独立研究
- 培训候选者要写一份有竞争力的研究项目基金申报书
- 提供负责任的科研行为培训，包括人体研究受试者的保护、机构审查委员会（IRB）

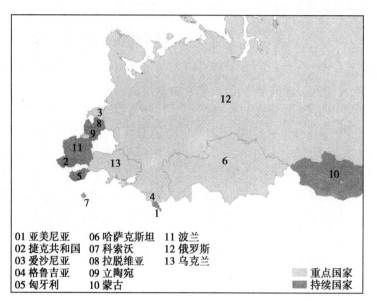

| | | |
|---|---|---|
| 01 亚美尼亚 | 06 哈萨克斯坦 | 11 波兰 |
| 02 捷克共和国 | 07 科索沃 | 12 俄罗斯 |
| 03 爱沙尼亚 | 08 拉脱维亚 | 13 乌克兰 |
| 04 格鲁吉亚 | 09 立陶宛 | |
| 05 匈牙利 | 10 蒙古 | |

**图 43.1** 纽约州国际培训项目覆盖的东欧和中欧国家

的要求与国际间合作的培训

在校友和国内伙伴的帮助下在合作机构招募学员。这个项目也可通过通信，以前的受训者和参加会议者的邮件列表，杂志广告（如格鲁吉亚医学新闻）和通过纽约市卫生局的 Wadsworth 中心网站（http://www.wadsworth.org/educate/fogarty/index.htm）提供的信息发布广告来招募学员。该项目的目标人群包括医师、其他卫生专业人员、微生物学家、基础科学家和其他传染病专家。潜在的候选人必须填写正式的书面申请，由美国和国内合作伙伴来面试。要求提供如下证明材料：成绩单、学位证书、出版物和标准化考试（如研究生入学考试，英语作为外语的水平测试等）来展示学术、科研和英语水平。大多数有医学博士或学术研究型博士学位，有些有工作经验。长期训练一般为 1~2 年，学员签署协议为其原籍国服务相等时间，有时也可由国内小额研究基金提供资助。

在过去 10 年，联合的纽约州国际培训项目为 79 名学员提供长期支持，其中 7 名仍在接受培训（5 名在美国，2 名在格鲁吉亚从事实验室博士项目研究）。74 名接受长期培训

的毕业学员中，有 65 名（88%）已回国重返岗位或在美国或加拿大攻读博士学位，有 3 名是美国的研究人员，在东欧和中亚进行艾滋病相关研究。该项目还为 63 名学员提供在美国机构的短期培训（<6 个月）。

国内培训是该项目的基础，在过去 16 年已在 13 个国家开设了 72 期短期培训班。大约 90 所美国和欧洲学院承担了培训任务，有 6300 多名医疗保健专业人士参加了该地区的培训班。

在培训期间及之后，作为其培训的成果，项目参与者对项目做出了重大的科学贡献。在全国性和国际会议中有大量令人印象深刻的科学出版物和演示文稿，共有 650 份出版物，其中几乎有一半（43.4%）是学员作为第一作者。此外，该项目发展了强大的研究伙伴，可成功地争取资金。三个著名的奖项中，一个为 Fogarty 国际研究合作奖，两个为 Fogarty 国际中心资助的全球卫生研究行动规划的新外国研究人员奖，其他 11 名学员已经从各种来源获得资金。

由于监测培训对流行病学至关重要，所以将其作为培训项目的一个重要组成部分，

在课程作业、实习、现场项目和实验室研究中加以强调，见下述。

## 提供监测培训

### 纽约大学奥尔巴尼分校公共卫生学院的课程

公共卫生学院是纽约大学奥尔巴尼分校与纽约州卫生局（NYSDOH）之间的独特合作伙伴。项目重点在于公共卫生教育在流行病学和实验室研究方面的应用。课程的独特之处在于授课老师是纽约州卫生局的全职公共卫生专业人员，但也是公共卫生学院的兼职教师。疾病监测是公共卫生的重要组成部分，可将其融入整个课程中，以便学生理解其构想及其在多种传染病的应用（表 43.1）。

**表 43.1　流行病学课程的监测主题**

| 课程 | 课程的主题 |
| --- | --- |
| 流行病学方法 | • 公共卫生监测导论，包括监测的基本原理、监测系统类型和监测系统评价<br>• 美国和纽约州目前监测系统回顾 |
| 传染病流行病学 | • 概述地方、州、国家和国际层面的传染病监测<br>• 实验室、流行病学和卫生保健机构监测系统回顾<br>• 监测如何用于多种传染病的案例<br>• 监测系统的详细评估 |
| 医院流行病学 | • 监测方法在医疗机构中的应用，包括对监测在感染预防和控制中所起的重要作用的讨论<br>• 职业暴露的监测，包括降低风险和职业暴露干预措施的评估<br>• 探讨用于监测发病趋势、识别高危因素、评价干预策略、确定暴发、评估患者安全性和（或）质量改进行动的各种监测策略。使用病例定义、标准化术语及其对医院之间与医院内部机构进行比较的影响 |
| HIV/AIDS 流行病学 | • 监测系统的类型，包括电子监测、症状监测和行为监测<br>• 监测系统数据质量的评估方法<br>• 数据/登记系统维护，包括加密保护<br>• 在经济欠发达地区，战争和冲突期间，自然灾害条件下导致的监测问题<br>• 伦理、隐私、人权与公共卫生需求<br>• 对纽约州法规和 HIV/AIDS 监测活动的回顾及其与全美国和其他州的比较 |
| 人畜共患病流行病学 | • 人畜共患病与非人畜共患病的流行病学和实验室监测方法的比较，以及对人类、非人类动物和媒介的监测<br>• 了解用统计学方法和地理聚集性方法来评估监测数据和确定时间与空间的聚集性 |
| 肿瘤流行病学 | • 概述美国和国际上肿瘤的发病程度及特点<br>• 熟悉不同类型的肿瘤登记系统及其在病因学研究和肿瘤监测中的作用<br>• 诊疗记录的审查（即上报中央癌症登记部门的摘要信息）<br>• 癌症监测包括对癌症聚集性事件调查相关问题的结果（如对市民关注的响应） |
| 生殖流行病学 | • 概述出生缺陷监测和登记系统<br>• 讨论与婴儿死亡监测系统生命统计数据相关的具体问题 |
| 糖尿病流行病学 | • 课程导论，包括糖尿病监测简史概述/回顾<br>• 糖尿病监测的流行病学方法 |
| 环境和职业流行病学 | • 讨论公共卫生环境追踪调查及其与传染病监测的概念差异<br>• 回顾职业伤害监测系统，并讨论监测与流行病学研究之间的概念差异<br>• 使用结局登记系统（如癌症登记），并与暴露登记相结合以监测职业和环境相关疾病<br>• 审查联邦与州监测数据库和登记系统 |

在所有学员所修的核心流行病学课程中均有涉及监测的原理。引言部分介绍了公共卫生监测,包括疾病(传染病、慢性病和遗传性疾病)和暴露(行为和环境)监测系统。讲授人间、空间和时间分布等基础课程,同时也为学员准备更高深的专题课程和开设更复杂的专题,如症状监测和监测系统的评估。

传染病流行病学基础课程概述了地方、州、国家和国际层面的传染病监测。传染病监测系统的具体实例有实验室监测和医院监测。人畜共患病流行病学需要学员走出课堂,了解除在人类进行监测外的非灵长类动物和媒介的监测。学员要学习如何对其采集的蝙蝠、老鼠和蚊子的地理位置做好标记,然后课程转到实验室检测方法和进行地区聚集性分析。在医院流行病学方面,学员应感受到监测在传染病预防和控制中所起的重要作用,以及监测卫生保健机构相关感染带来的困难。

所有流行病学课程在对疾病负担、危险因素和暴发的确定,干预策略评价进行讨论时都利用监测数据。学员可以将流行病学课程作业扩展到慢性病和环境疾病,以了解暴露因素和大型登记系统(如癌症登记系统)。除课程作业外,所有攻读流行病学学位的学员必须完成 240 小时现场调查和毕业论文(硕士学位)或 720 小时实习和论文(MPH 学位)。只要有可能,都会鼓励学员在原籍国完成这些课程。课程项目通常包括对地方、国家或国际层面的监测数据进行分析和评估。在设计这些项目时往往考虑与学员原籍国的某些机构(如公共卫生机构、艾滋病中心、新成立的公共卫生学院)合作,偶尔也与非政府组织[如约翰·斯诺公司(John Snow, Inc.)、民用国防研究基金会]和其他合作伙伴[如美国疾病预防控制中心(CDC)、世界卫生组织(WHO)]合作。根据这些大量的应用经验,学员们结合实践和学术见解熟悉监测数据的优点和局限性。

学员们可将这些经验带回国内,为参与监测工作打下坚实的基础。

课程将讲授负责任科研行为(包括人体研究受试者保护)列为优先内容。学员们接受科研和公共卫生伦理学方面的正规培训,而公共卫生伦理学也是纽约大学奥尔巴尼分校公共卫生学院课程的一部分。最完整的研究伦理学教育是科研人员及其所在单位所必需的。这种培训非常重要,因为人体研究受试者保护课程培训证书和机构审查委员会许可证书是大部分学员研究项目所必需的。

## 利用传染病监测进行研究

该项目的主要目标是帮助学员发展东欧和中亚的公共卫生研究基础设施。鼓励学员在美国接受教育期间要确定对其原籍国有意义的项目,然后与美国和原籍国导师共同工作以研究这些项目。这些项目往往在第一年后的夏季为原籍国提供资助以开展现场工作,在第二年使用这些数据完成其论文。

如将原籍国的公共卫生基础知识与监测教育相结合,许多学员就可发现重要的传染病监测项目,从而明确了自己的事业方向。在参与国的迅速变化的环境中,监测对确定发病率和患病率很有帮助,并可评估新的监测系统质量。这些项目包括基础的血清学监测研究,专病监测系统的评价和研发新的监测方法。以下示例为学员们开展项目研究的意义提供一些见解。

## 国际学员的监测案例历史

### 格鲁吉亚供血者的血清流行病学研究(格鲁吉亚 Maia Butsashvili 博士)

为了估计人群中的乙型肝炎病毒(HBV)、丙型肝炎病毒(HCV)、梅毒和 HIV 感染的流行率,Butsashvili 博士于 1998 年对格鲁吉亚供血者进行了血清流行病学研究。供血者主要来自低收入群体和低危人群,但有高危行为的个体也有偿献血。研究发现有 3 例 HIV 感染者,这是 HIV 感染蔓延到格鲁吉亚的一个早期指标。此外,其 HCV 感染水平(7%)高于邻近国家(俄罗斯部分地区除外),这可作为注射吸毒者相关的 HIV 疫情可能向格鲁吉亚全国蔓延的哨点警戒。与俄罗斯的经验类似,丙型肝炎病毒感染男性较为常见(8.6%),约有一半吸毒者已感染丙型肝炎病毒,表明静脉吸毒人群中发生丙型肝炎病毒的传播。本次研究的结果在第 10 届国际病毒性肝炎和肝病研讨会展示,并发表在欧洲流行病学杂志[11],从而获得连续 3 年生物技术支持项目(Biotechnology Engagement Program)的资助。

### 亚美尼亚供血者的血清流行病学研究(亚美尼亚 Yeghishe Nazinyan 博士)

Nazinyan 是一名最近毕业的博士生,受到格鲁吉亚 Butsashvili 博士论文的激励,对 2006 年 6 月 1 日至 2008 年 7 月 1 日的供血者数据进行了类似的审核,以调查血源性病原体的流行率。在 1988 名供血者中,有 25% 检测阳性,包括抗-HIV 阳性 13 例(0.7%);抗 HCV45 例(2.3%);HBV 感染标志物 303 例(15.2%),其中 HBsAg 阳性 39 例(2%);梅毒螺旋体血凝试验阳性(梅毒)39 例(2%);虎红平板凝集试验(简称虎红试验)阳性(布氏杆菌病)43 例(2.2%)。年龄大和教育水平低与血源性病原体感染相关,主要为 HBV 感染所致。如该地区所见,女性和男性的 HBV 感染率相似。一个惊人的发现是即使以前阳性者已被排除在重复供血的名单以外,但重复供血者的感染率仍特别高。重复供血者血源性病原体的流行率为 10%,而初次献血者为 31.9%。血液中心确定了计算机存在的问题并一直对其进行纠正,包括增加计算机数据库,以便在供血前快速识别并排除检测阳性者,从而降低重复供血者的流行率。

### 产妇乙型肝炎监测和新生儿疫苗接种的评价(格鲁吉亚 Ekaterine Pestvenidze 博士)

由于 HBV 的患病率高和可获得疫苗,格鲁吉亚在 2007 年开始实施监测系统,对监测孕产妇 HBsAg 检测结果和实施婴幼儿普遍接种规划后的乙型肝炎疫苗接种率进行分析。Pestvenidze 博士研究的目的是确定监测系统运行的方式和潜在的改进需求。基于地理区域、医疗水平和出生数量,选择 11 家有代表性的妇产科医院纳入研究。在每家医院选择所有已知 HBsAg 阳性妇女和阴性妇女进行图表审查。

研究发现,根据分娩记录或自我报告,常规 HBsAg 筛查相当普遍,只有 0.5% 女性未被检测。4 个诊所(约 20% 的记录)在登记表中仅记录 HBsAg 阳性结果,因此这些分娩中心依赖于妇女的检验报告和已知的协议做出治疗决定。大多数新生儿(97%)接种了疫苗,未接种疫苗的主要原因是医学禁忌证。除 2 例 HBsAg 阳性(99%)母亲所生的新生儿外,所有婴儿接种了乙型肝炎疫苗和免疫球蛋白。评价有助于早期了解监测系统和治疗的反应。总之,监测系统运转良好。然而,缺乏明确的记录是有些机构需要改正的问题。为项目管理者提供的这些早期评价数据可为系统改进提供机会,从而建立重要的质量保证过程。

### 静脉吸毒者(IDU)中 HIV、乙型肝炎和丙型肝炎感染的监测(爱沙尼亚 Anneli Uusküla 博士)

爱沙尼亚遭受严重的 HIV 流行,是目前欧洲地区 HIV 感染率最高的国家[12]。流行以静脉吸毒人群为主。Uusküla 博士想开发一种简单、有效的方法来监测这种流行,但缺乏足够的资源。她假设,对针具交换项目回收的注射器检测血源性病原体污染情况,可以满足公共卫生监测的需求。检测静脉吸毒者和回收的针头/注射器表明可用注射器来评估静脉吸毒人群的 HIV 感染状况[13]。有趣的是,基于注射器检测结果 HCV 感染率被低估,表明可对 HCV 发病趋势进行监测,但感染率估算并不准确。随后 Uusküla 博士一直进行研究以监测静脉吸毒者和性工作者 HIV、HCV 和 HBV 的流行趋势[14,15]。此外,她还进行性传播疾病的研究[16,17],包括通过邮寄标本给实验室,从而对普通人群检测衣原体和淋病,并对阳性检测结果的人员进行医学随访[18]。

## 结核病监测分析(匈牙利 Judit Messer 和 Akos Somoskovi 博士)

两名实验室学员在纽约州 Wadsworth 中心和原籍国导师的指导下,对改进的匈牙利国家结核病监测系统报告的第一年数据进行了分析。这项研究已发表的主要结果显示,只有 40% 的肺结核病例由细菌学确诊,仅有 68% 的病例进行药敏试验[19]。以前未接受治疗和已接受治疗的病例耐药率分别为 10.7% 和 23.5%。这些成果的发表导致政府建议增加病原体检测及药敏试验。

## 蜱传脑炎监测(波兰 Pawel Stefanoff 博士)

在研究期间,Stefanoff 博士在其原籍国进行了一次夏季现场调查,并完成了论文"波兰蜱传脑炎病例分类的评价"。他根据标准病例定义对 4 年 607 例患者的监测结果进行总结。主要研究结果包括欧洲国家应使用统一有效的病例定义。这些结果已在 2004 年美国疾病预防控制中心的国际新发传染病会议上展示,并在《欧洲监测》(Eurosurveillance)杂志发表[20]。在同时发表的社论中,两位编辑对文章提出的两个重要问题(即没有公认的病例定义和国家蜱传脑炎病例监测的质量)进行了评论。讨论导致比利时、德国和捷克共和国采用共同的病例定义。在过去 7 年期间(2005~2012 年)Stefanoff 博

士进行了一系列科学研究,旨在改善波兰蜱传脑炎的监测,包括:

- 通过行政方式收集土地覆盖、气象测量和社会经济因素等数据,建立预测模型
- 采用病例对照研究来确定蜱传脑炎的个体危险因素
- 蜱传脑炎经食物传播的定量风险评估
- 在波兰 11 个省开展中枢神经系统(CNS)感染的主动监测,旨在调查不同的诊断方法,并向公共卫生系统报告中枢神经系统感染病例(包括蜱传脑炎)
- 在波兰所选的地区对使用标准化方法收集的蜱进行蜱传脑炎病毒检测[21]
- 对波兰和捷克共和国蜱传疾病的监测绩效进行跨国比较

上述项目从不同来源获得资助,其中大部分来自美国国立卫生研究院(NIH)/Fogarty 国际中心(FIC)研究基金,欧盟委员会项目(MED-VETNET Network of Excellence)和百特波兰(Baxter Poland)研究基金。这些项目的初步结果已在几个欧洲会议上展示,并在最近发表[22]。

## HIV 监测研究(俄罗斯 Dimitry Kissin 博士)

Kissin 博士自完成纽约和美国疾病预防控制中心的流行病学培训以来,已在俄罗斯和乌克兰进行了数项 HIV 监测研究。他在俄罗斯圣彼得堡帮助建立了加强围生期 HIV 监测系统,这对改善城市的艾滋病预防工作至关重要,对临床改进阻断艾滋病母婴传播的建议起到促进作用[23,24]。作为疾病预防控制中心团队的一员,Kissin 博士与俄罗斯地方政府伙伴和国际健康权利组织(Health Right International)合作,在俄罗斯首次设计并实施了一项对街头青年 HIV 血清阳性率的调查,后来该项目在乌克兰也得到实施[25,26]。这些研究表明街头青年 HIV 血清阳性率非常高,有助于确定街头青年和校外青年是非常高危

的人群。有关俄罗斯监测 HIV/AIDS 的详细信息，参见第 21 章第二节。

## 在东欧和中亚进行监测的障碍

以上这些项目和其他面临毕业的学员项目在进行监测研究时会遇到以下许多困难，必须加以克服。

- 没有标准的病例定义
- 没有传统的监测系统
- 只能依赖于手写记录
- 缺乏计算机化数据
- 获得医疗记录的途径有严格管制
- 缺乏政府资源
- 仅收集了有限的危险因素数据
- 缺乏监测和评估过程
- 公共卫生官员不愿使用监测数据进行决策

通过与美国和原籍国导师的紧密合作和精心策划，资助开展现场工作，包括数据采集，以及学员和导师们的奉献精神，克服了这些困难。前期准备工作包括年度拜访时向政府和机构官员做简单报告，向机构审查委员会递交详细的项目申请书以获得批准。项目有时可获得其他机构的资助。

## 结论

虽然提供各种监测方法的学术培训较为容易，但我们发现学员将这些知识直接应用于自己国内的项目更为困难。前苏联解体导致集中数据的机构消失和缺乏资源，因而不能建立包括人口统计学、流行病学、危险因素和评估成分在内的有效替代系统，从而明显阻碍了监测的发展。尽管存在这些困难，但 Fogarty 学员的案例研究、研究报告以及论文发表证明学员们的研究已取得明显进展。最成功的项目都得到国内机构和导师们的支持，并与提供专业知识和资助的外部伙伴（如世界卫生组织、美国疾病预防控制中心、世界银行、其他国际机构和私人基金会）有良好合作，让学员们可以在其自己的国家进行监测。

通过这个项目提供的监测培训，学员们成功地将其用于分析数据，还对旧系统进行评估并开发新的监测系统。该项目的主要优点是使学员具有较强的科学基础，从而可以进行分析和评估。通过培训不仅发表了同行评议的出版物，而且更重要的是改进了公共卫生实践。如果没有这种重点关注，则在日常公共卫生实践中对现有监测项目进行关键性审查是不可能的。因可从高水平的学术和应用监测培训中获益，所以不能错过由美国院校参与的这些课程。

如我们所述的这些挑战为确定和实施循证的前苏联国家传染病管理和治疗指南提供了机遇[27]。俄罗斯最近抗生素耐药和敏感的淋病奈瑟菌流行率估计是往这个方向迈出了一大步[28]。通过国家监测系统获得的数据来识别和记录耐药性的模式，可为制订治疗方案提供依据。学员们同样可用监测数据来影响国家卫生决策。

虽然我们的培训项目相对较小，但是可通过美国国立卫生研究院（NIH）Fogarty 基金[29]和美国疾病预防控制中心资助许多国家实施培训项目[30]，从而使监测培训工作产生倍增效应。例如，在格鲁吉亚，我们与埃默里大学（Emory University）的艾滋病和结核病 Fogarty 项目中心以及美国疾病预防控制中心的现场流行病学和实验室培训项目合作，以提高学术水平和应用监测能力。这种培训对制定和实施监测规划，进行监测、评估和解决世界各地的新发疾病和慢性健康相关问题是非常重要的。

## 致谢

我们感谢公共卫生院校和国立卫生研究院 Fogarty 学员所作的贡献，是他们对监测培训活动提出了有价值的见解，我们还要特别感谢 Maia Butsashvili、Yeghishe Nazinyan、Ekaterine Pestvenidze、Anneli Uuskula、Judit Messer、Akos Somoskovi、Pawel Stefanoff 和 Dimitry Kissin，由于他们的努力工作使案例部分成为可能。他们的活动由国立卫生研究院 Fogarty 国际中心提供支持（基金项目 D43TW00233 和 5D43TW007384）。

（张蓉　吕华坤 译，周祖木 校）

# 参考文献

1　McNabb SJN, Chorba TL, Cherniack MG. Public health concerns in the countries of Central and Eastern Europe and the New Independent States. *Curr Issues Public Health* 1995;1:136–45.

2　Vitek CR, Bogatyreva EY, Wharton M. Diphtheria surveillance and control in the Former Soviet Union and the Newly Independent States. *J Infect Dis* 2000;181:S23–6.

3　Hotchkiss DR, Eisele TP, Djibuti M, et al. Health system barriers to strengthening vaccine-preventable disease surveillance and response in the context of decentralization: evidence from Georgia. *BMC Public Health* 2006;6:175.

4　Djibuti M, Rukhadze N, Hotchkiss DR, et al. Health system barriers to effective use of infectious disease surveillance data in the context of decentralization in Georgia: a qualitative study. *Health Policy* 2007;83:323–31.

5　Wuhib T, Chorba TL, Davidiants V, et al. Assessment of the infectious diseases surveillance system of the Republic of Armenia: an example of surveillance in the Republics of the former Soviet Union. *BMC Public Health* 2002;2(3):1–8.

6　Farmer RG, Goodman RA, Baldwin RJ. Health care and public health in the Former Soviet Union, 1992: Ukraine—a case study. *Ann Intern Med* 1993;119:324–8.

7　Vlassov V. Is there epidemiology in Russia? *J Epidemiol Community Health* 2000;54:740–4.

8　MacLehose L, McKee M, Weinberg J. Responding to the challenge of communicable disease in Europe. *Science* 2002;15:2047–50.

9　Riedner G, Denhe KL, Gromyko A. Recent declines in reported syphilis rates in eastern Europe and central Asia: are the epidemics over? *Sex Transm Inf* 2000;76:363–5.

10　Golden MR, Hogben M, Handsfield HH, et al. Partner notification for HIV and STD in the United States: low coverage for gonorrhea, chlamydial infection and HIV. *Sex Transm Dis* 2003;30:490–6.

11　Butsashvili M, Tsertsvadze T, McNutt LA, et al. Prevalence of hepatitis B, hepatitis C, syphilis and HIV in Georgian blood donors. *Eur J Epidemiol* 2001;17:693–5.

12　EuroHIV. *HIV/AIDS Surveillance in Europe. Mid-year Report 2007.* Saint-Maurice, France: Institute de Ville Sanitaire, 2007.

13　Uuskula A, Heimer R, DeHovitz J, et al. Surveillance of HIV, hepatitis B virus and hepatitis C virus in Estonian injection drug-using population: sensitivity and specificity of testing syringes for public health surveillance. *J Infect Dis* 2006;193:455–7.

14　Uuskula A, McMahon JM, Raag M, et al. Emergent properties of HIV risk among IDUs in Tallinn, Estonia—synthesis of individual and neighborhood-level factors. *Sex Transm Infect* 2010;86(Suppl. 3):79–84.

15　Uusküla A, Johnston LG, Raag M, et al. Evaluating recruitment among female sex workers and injecting drug users at risk for HIV using respondent-driven sampling in Estonia. *J Urban Health* 2010;87:304–17.

16　Uuskula A, Kals M, Kosenkranius L, et al. Population-based type-specific prevalence of high-risk human papillomavirus infection in Estonia. *BMC Infect Dis* 2010;10:63.

17　Uusküla A, Puur A, Toompere K, DeHovitz J. Trends in the epidemiology of bacterial sexually transmitted infections in eastern Europe, 1995–2005. *Sex Transm Infect* 2010;86:6–14.

18　Uusküla A, Kals M, McNutt LA. Assessing non-response to a mailed health survey including self-collection of biological material. *Eur J Public Health* 2011;21:538–42.

19　Messer J, Vadasz I, Pataki G, et al. Analysis of tuberculosis surveillance in Hungary in 2000. *Int J Tuberc Lung Dis* 2000;6:966–73.

20　Stefanoff P, Eidson M, Morse DL, Zeilinski A. Evaluation of tickborne encephalitis case classifications in Poland. *Euro Surveill* 2005;10:1–3.

21　Makowka A, Gut W, Stefanoff P. Detection of TBEV RNA in ticks as a tool for valuation of endemic area wide and sensitivity of TBE surveillance. *Przeglad Epid* 2009;63:375–8.

22　Stefanoff P, Rosinska M, Samuels S, et al. A national case-control study identifies human socio-economic status and activities as risk factors for tick-borne encephalitis in Poland. *PLoS One* 2012;7(9):e45511.

23　Kissin DM, Akatova N, Rakhmanova AG, et al. Rapid HIV testing and prevention of perinatal HIV transmission in high-risk maternity hospitals in St. Petersburg, Russia. *Am J Obstet Gynecol* 2008;198:181–7.

24　Hillis SD, Kuklina E, Akatova N, et al. Antiretroviral prophylaxis to prevent perinatal HIV transmission in St. Petersburg, Russia: too little, too late. *J Acquir Immune Defic Syndr* 2010;54:304–10.

25　Kissin DM, Zapata L, Yorick R, et al. HIV seroprevalence in street youth, St. Petersburg, Russia. *AIDS* 2007;21:2333–40.

26　Robbins CL, Zapata L, Kissin DM, et al. Multicity HIV seroprevalence in street youth, Ukraine. *Int J STD AIDS* 2010;21:489–96.

27　Radcliffe K. Developing evidence-based guidelines for the management of sexually transmitted diseases in former Soviet Union countries. *Int J STD AIDS* 2005;16:589–93.

28　Kubanova A, Frigo N, Kubanov A, *et al.* The Russian gonococcal antimicrobial susceptibility programme (RU-GASP)—national resistance prevalence in 2007 and 2008, and trends during 2005–2008. *Euro Surveill* 2010;15:pii: 19533.

29　National Institutes of Health Fogarty International Center. *Fogarty Programs.* Bethesda, MD: FIC, 2012. Available at: http://www.fic.nih.gov/Programs/Pages/default.aspx. Accessed November 1, 2012.

30　White M, McDonnell SM, Werker D, *et al.* The applied epidemiology and service network in the year 2000. *Am J Epidemiol* 2001;154:993–9.

第六篇

# 合作、政策和防范

# 44

# 第 44 章　传染病监测的公立和私立机构合作

Andrew Friede[1]

[1] 美国佐治亚州,亚特兰大,SRA 国际公司
SRA International, Inc., Atlanta, GA, USA

## 引言

与其他章节不同,本章节重点讨论传染病监测的业务和机构方面的内容。虽然重点是美国,但也讨论其他国家,包括资源有限的国家。首先,我们简要讨论机构类型和政府采购机制,包括确定合同签订和往往误用的其他专业术语;其次,我们介绍私立机构参与传染病监测的历史概况;第三,我们介绍公立和私立机构合作的示例。最后我们讨论可改善政府与私立机构间关系的政策选择。

## 机构类型与采购机制

### 机构类型

按照美国法律,机构有三种基本类型,其专业术语与其他国家相似,分别为政府(也称公立机构)、非营利性机构和营利性机构。非营利性机构和营利性机构可由私人或组成的公司所有和管理。公司与个体相比有不同的权利和义务,包括无选举权,以及由亚类别决定的不同程度的有限责任。对某些人来说,公司一词意味着利益[1]。然而,这是误解。

- 政府组织可以是联邦、州、部落或地方层面(地区性、县、市或教区)。政府组织一般也包括公立大学。相反,政府组织可组成公司,由公众监督其运行。在某些情况

下,他们通过政府采购机制(在本章节介绍)或通过成立独立的非营利性公司[如美国国营铁路客运公司,简称"美铁"(Amtrak)或美国邮政局]向其他组织提供服务。跨国组织(如联合国及其附属组织)最好也被看作是政府组织,但他们通常非常关注所产生的盈余,用于进一步开展业务(如世界银行)。

- 非营利性组织是私人组织,以提供慈善、教育和人道主义为目的。其收入减去支出为盈余或亏损,收入必须在内部使用或根据所描述的目的进行分配。一般来说,董事会监督非营利组织。大部分大学就是非营利性组织。其他非营利性组织包括各种基金会、宗教和慈善机构以及大型专业服务机构。虽然他们都为私人性质,由于按照税收法律他们应提供公共服务作为免税的交换条件(www.irs.gov),故易引起混淆。一般来说,人们往往将私立和非营利性一词看作是互相独立的。然而,所有非营利性组织都是私立的。在美国以外的国家,非政府组织(NGO)虽然提示更为广义,但通常也仅包括非营利性组织(不包括营利性以及政府组织)。虽然有这些不同,但非营利性组织可有营利。

- 营利性组织产生的盈余称为营利。作为纳税的回报,其拥有者可保留营利。个体或其他实体可拥有营利。个体或董事会作为其他拥有者的代理人,可管理营利性组织。最后,在满足管理分立的前提下,

营利性组织可拥有非营利组织。

## 美国政府如何采购物品和服务概述

采购类型往往可控制组织在公私合作中所起的作用。因此,在描述这些合作时,说明政府如何采购物品(如计算机)和服务(如对这些计算机的维护)是必要的。首先,政府一般使用授给物、合作协议和采购合同,所有三种机制为竞争性,除非政府决定仅有一家机构有资质。其次,在所有情况下,政府支付的间接费用(overhead)一般为采购费用的25%～75%。有意义的是,非营利性组织和政府组织的间接费用往往比营利性组织高;在教育机构,间接费用支出往往为私立公司平均数的2～3倍。间接经费是指运行组织的一部分,但确实不能分配到某种货物和服务(租金、福利、管理和行政人员的薪金以及共享设备)的费用。此外,间接费用在合同文本中做出清楚说明或者包括在固定价格中(不单独明细列出)。根据联邦条例,间接费用不包括某些商务成本(如招待费和游说活动费)。

由于政府实体采购的机制不同,对具体执行条款政府应做出说明。

- 因工作而获得奖项,其结果一般为过程(如在计算机科学方面的研究或教学)而非具体的可交付成果(如计算机程序)。
- 合同要求有具体业绩,一般在工作说明书中写为成果。
- 使用合作性协议,政府和受资助者在绩效目标和完成工作本身方面需密切配合开展工作。

合同只是三种机制中的一种,政府可支付的费用可大于服务或产品的费用,这种额外的支出称为费用(fee)。营利性公司将累积的费用称为利润(profit),而非营利性机构称为盈余(surplus)。但对采购机构的费用是一样的。与政府和非营利性机构签订合同往往需要一笔费用。决定是否可奖励费用

(fee)的是采购机制,而非获奖者的等级。费用可以是固定的,也可以取决于全部或部分业绩。政府官员有时认为,他们可以使用非营利性机构节省资金,因为他们错误地认为非营利性机构不能挣钱。也存在广泛而错误的观念,即非营利性机构的间接费用低,因为他们不一定要挣钱。事实上,非营利性机构积极赚取盈余(surplus),以便再投资或作为其公共责任的一部分来分配。相反,营利公司往往申请奖项或公司协议来增加经历,对社会做出贡献,或者出于知识上的兴趣(和当然在这些环境下不能挣钱)。最后,非营利性公司往往在采购过程本身之外与政府有非同一般的关系。例如,政府委员会和咨询团体一般向非营利性公司开放,但对营利性公司则关闭。同样,政府官员被许可为非营利性公司的董事会或咨询委员会服务,但禁止向营利性公司的咨询委员会提供服务,以避免真正的或公认的某种利益。总之,这些因素可让非营利性公司与政府官员密切工作,交换信息和影响政策。

要记住两个关键点。首先,一个不正确但广泛存在的观念是:不同类型组织的动机总体上是不同的,但事实上营利性公司和非营利性公司往往都有动力做好优秀的工作,为社会作贡献,创造利润(profit)或盈余(surplus),为机构的组成部分提供利益。第二个不正确的信念是服务的费用与组织类型有关。然而,所有组织类型必须为最好的员工提供有竞争性的薪水而进行竞争,但需满足其使命和"受信责任"(fiduciary responsibility)。营利性公司一定会制造对公众有利的产品,并可比非营利性公司和政府制造的产品价格更低。例如,设想一下信息技术产业以及价格低廉的电脑和移动设备对公益事业带来的不可估量的贡献。然而,政府在制定信息技术标准方面的作用对获得成功至关重要(参见第33章关于移动技术如何低廉地用于公共卫生监测的讨论)。同时,非营利性组织

发展了信息技术在公共卫生工作中的应用。

如果在组织的动机和成本方面存在这些差异,则他们在传染病监测方面可有不同的作用。然而,这些组织类型比通常认为的差异小,而且实际上他们的结构对他们的行为方式以及对他们在合作方面可能起到什么作用所产生的影响是有限的。而这些作用往往受到历史和风俗习惯而非最佳实践的策略评价的影响。下面将阐明组织在传染病监测中所起的不同作用。

# 传染病监测专业实践的历史

## 政府在传染病监测中的作用

在美国,传染病监测已成为政府的一个重要职责,但这是仔细设计政策的结果吗?如果是的话,该政策应重新审查吗?应考虑一个相反的例子。政府在药物研制中的作用主要被限制于制定和促进研究,制定条例和开展监测。这是认可的商业模型,因自古以来药物具有商业价值。政府对药物的许可后监测开始于 20 世纪 60 年代,当时由于发生反应停(沙利度胺,thalidomide)引起先天畸形的危机而引发。由于现代药物有潜在危险及其费用高,包括支付给政府的费用,导致加强的监测条例一直未能实施(参见第 11 章关于疫苗不良反应事件监测报告的讨论)。

政策分析者很少建议政府在药物研制中发挥更大的作用,但广为接受的观点认为,制药公司通过出售非故意的、可能有危险的、效果不明的药物来赚取过多利润,应以决策来代替政府管理,让市场力量决定这些担忧的重要性,条例和强制性信息起守门员和安全网的作用。

相反,传染病监测源自政府对指导公共卫生干预的数据需求。在美国,第二次世界大战后致力于东南部消除疟疾工作,从而创建了佐治亚州亚特兰大美国疾病预防控制中心(CDC)。在 20 世纪 60 年代早期,CDC 开始协调美国及其领地跨公共卫生部门的监测工作。当今,目前的传染病监测基本上是政府的职责,关于这是否一定为最佳方法还没有进行实质性的公开辩论(参见第 2 章对公共卫生监测起源的讨论)。

## 传染病监测的公立私立机构合作

表面上看来,传染病监测和商业无关,但相同的论点是基于原来曾被认为是政府的固有职责(例如,美国的邮政邮寄和英国的医疗服务)而提出。另外,大的工商企业将卫生信息出售给制药公司和设备公司,保险公司和政府。因此,考虑到传染病监测数据也有相似的市场是合乎情理的。

虽然主要是政府职责,但美国的大量传染病监测规划取决于私立机构。例如,私立医院和实验室需花费一定代价发送大量数据(如疾病报告和实验室报告)给州、地方卫生部门和联邦政府[如美国疾病预防控制中心(CDC)、美国食品药品监督管理局(FDA)、美国老年医疗保险和医疗辅助保险中心(the US Centers forMedicare and Medicaid)]。虽然部门不同,但他们这样做会符合法定要求。由于他们将其视为公益事业,因此其他时间也要参加。除了美国国防部、美国退伍军人事务部、州和地方公共卫生实验室和流行病学规划部门提供的数据外,美国几乎所有传染病监测数据来自私立机构。事实上公立和私立机构的合作就是以这种传染病监测为中心。同样,公立机构和私立机构,包括营利性公司和非营利性公司,已经参与了帮助创建健康水平 7 级国际标准(有关其他详细信息,参见 www. hl7. org/about/benefactors. cfm)。

私立机构在这些系统中的作用不仅仅局限于提供数据。CDC 与私立部门签订有关国家监测规划运行部分的合同,内容包括疫苗不良反应事件报告系统和国家死亡报告系统部分。此外,私立公司一般根据合同已部分研发了在指定的州和地方卫生部门实施的CDC国家电子疾病监测系统（NEDSS）及其兼容系统。

美国政府，通过美国国际开发署（US-AID）、美国CDC、美国农业部等机构资助私立机构以及美国和非美国的大学，以构建和运行其他国家的结核病、HIV/AIDS、疟疾和其他严重疾病的疾病监测系统。私立公司往往通过授给物和合作协议来构建这些系统。另外，事实上公立机构和私立机构的合作为这些规划打下基础。

## 在合作中的作用

在合作中每个人将有益处的本领发挥出来，就可产生利益。因此，虽然机构和观点不同，但合同、合作协议和授给物都可以合作。团体工作关系（collegial working relation-ships）和共同价值观是必要条件。各种不同的组织应为这些关系做出贡献，并产生有利于公民、基金受益人或私募基金风险投资者的利益。政府通过所做的工作获益，私立机构获得经验和得到展示，还有机会为公益事业贡献专业知识。现状的另一个转变是，从事公共卫生的私立机构基金会（如盖茨基金会、福特基金会、Robert Wood Johnson 基金会、克林顿基金会）正在筹集资金投入疾病监测规划，这些规划在资源有限国家由公立机构和私立机构来实施。传染病监测的"照常营业"正发生明显变化。

## 公立和私立机构合作的示例

### 疫苗不良反应事件报告系统

疫苗不良反应事件报告系统（VAERS）（在第11章有详细描述）是一个政府（CDC/FDA）的联合监测系统，收集和分析与疫苗接种相关的意外反应的报告。护士与病例报告人联系，以收集更详尽的数据和调查异常事件。对类型和新的综合征的数据进行分析。VAERS数据已被用于调查对疫苗安全的担忧。例如，肠套叠被发现与早期接种轮状病毒疫苗有关[2]，并从市场召回该疫苗；自闭症被推定与百白破疫苗（DTP）有关[3]，但已确定无真正的联系。

最近，营利性公司已开展VAERS的部分工作。政府（CDC/FDA）设定了具体目标，确定了可交付成果，并提供技术指导，收集数据方法，与数据提供者合作，可通过合同为卫生保健机构提供临床支持。这些功能会发生变化，且合同工数量一般多于政府工作人员，但合同工实质性技术的贡献需得到政府认可，随后还需得到公众认可。

## 自动侦测系统

2004年美国邮政总局（US Postal Service）制定了包括283家邮政处理机构空气传播炭疽的监测规划，并使用自动侦测系统（如自动空气采样和使用实时PCR试验的监测仪器）。该设备由营利性公司根据合同进行研制；CDC根据响应协议提供技术支持和指导；如果出现阳性反应结果，会向地方公共当局报告预警[4]。这是一个复杂的公立机构和私立机构合作项目。美国邮政总局是一家政府公司，作为行政部门的一部分由邮政部长/首席执行官（CEO）管理，要求达到收支平衡。安装硬件和建立明确的通信渠道和相关的行动计划，需要邮政总局、地方公共卫生当局、CDC和系统制造者之间的密切合作。各合作成员贡献了多种能力，包括需求分析，科学的公共卫生和后勤专业知识以及基金。2005年，为了测试系统，旧金山公共卫生部门开展了演练，邮政总局、旧金山邮政处理和分发中心以及地方应急人员参加了这次演练[5]。

### 实施国际卫生条例的地区监测网络

在过去25年期间，随着国际贸易、旅行

和移民的大量增加,跨国和全球疾病流行的威胁也大大增加。这种威胁导致《国际卫生条例》(IHR)的重大修订,同时也认识到地区和全球监测网络对确保实施和加强新的国际卫生条例的重要性[6]。建立这些地区性网络必然需要公立和私立组织的紧密合作(有关国际卫生条例的详细信息,见第4章)。在政治最混乱的地区这种合作所产生的成果已有两个示例。

- 中东疾病监测联盟(the Middle East Consortium on Disease Surveillance,MECIDS)由两个私立组织(寻找共同点、全球卫生和安全行动)倡议成立。这些私立实体根据非正式协议和会议来确保与以色列、约旦和巴勒斯坦当局卫生部等三个公共伙伴的合作。MECIDS已在多个主要方面开展工作,包括诊断和报告、培训、数据交换和分析、交流、流行控制等标准的制定。该联盟尤其关注沙门菌和志贺菌相关疾病以及建立合作实验室的网络。在2007年,考虑到与大范围流感预防的相关性,该联盟举办了实施国际卫生条例相关研讨会并达成一致意见。由于有长期和广泛的重要性,这种传染病监测的公立机构和私立机构合作促进了基于信任、合作和密切交流的工作平台,这种工具也可用于促进其他卫生和相关社会服务方面的地区合作。

- 湄公河流域疾病监测(The Mekong Basin Disease Surveillance,MBDS)规划由洛克菲勒基金会和世界卫生组织共同发起。1999年,由柬埔寨、中国、老挝、缅甸、泰国和越南等国政府,在流行病学培训、信息交换、暴发调查和大流行流感演练等方面,达成合作的正式谅解备忘录而建立。湄公河流域疾病监测规划与村、地区和国家层面的当局联系,并在实施国家卫生条例方面起重要作用。结果显示2007年期间在协调霍乱暴发相关反应和控制规划

方面取得成功。

在充满矛盾的地区,这些合作在传染病监测、预防和控制方面显示了公立机构和私立机构合作的生命力。

## 药物和疫苗研制

新药和疫苗的研制和推广主要取决于传染病监测,这种监测可了解传染病的分布和决定因素、病例检索、效果和费用效益评价。虽然私立制药公司与这些项目往往相一致,但如果没有政府、非营利性企业、大学的研究者以及合同研究组织(contract research organization)的主动参与,他们会一事无成。基金来源也很广泛,包括政府、基金会和制药公司。

公立机构和私立机构合作在疫苗研制中起重要作用,这种合作对2001年期间新型脑膜炎疫苗[MenAfriVAc™(印度浦那的印度血清研究所)]的研制具有深远影响[7]。合作者包括PATH(以前称为适宜卫生科技组织(Program for Appropriate Technology in Health,为非营利性公司)、世界卫生组织、扩大免疫规划的地方代表(准政府的但基本上是公立组织)、FDA(美国政府)、盖茨基金会(私立机构)、印度血清研究所(私立制药公司)。每种类型组织履行与其资质和利益相匹配的职责。盖茨为PATH提供启动基金,然后与世界卫生组织合作并提供研究和来自FDA许可的生物技术。合作者再转向印度血清研究所以制造疫苗并以事先商定的价格出售。2010年,世界卫生组织和布基纳法索卫生部领导的首个大规模疫苗接种运动,由GAVI联盟(私立组织)和Dell基金会(私立组织)提供资助。到2010年底,马里、尼日尔和布基纳法索等国约2000万人接种了这种新型疫苗。每剂疫苗的价格是0.40美元,比原来欧洲制药公司提出的每剂2.00美元低得多。因此,这种合作的另一个结果是帮助资源有限的国家开展商务活动以支持公共卫生。

对于商业市场有限的药物和疫苗(如高危人群中的 HIV 预防),政府和基金会会继续起主要的筹资和领导作用。公立机构和私立机构的合作会继续通过促进研究和低费用生产(包括对其他疾病疫苗,如乙型脑炎疫苗[8])来加强可获得性。在 PATH、成都生物制品研究所和世界卫生组织之间的合作使得这种相对罕见(每年 50 000 个病例)但严重的疾病之低价疫苗可以获得。在资源有限国家正在进行其他研究和实施新的促进规划,尤其是对在这些国家发生流行的但在发达国家不发生流行的疾病(如结核病和疟疾),或者具有前途的新疫苗(由肺炎球菌或流感嗜血杆菌引起的儿童疾病,因其疫苗已显示有前途的结果)。这些项目中每个都有政府伙伴,包括联合国机构、非营利性组织(基金会和非营利性服务公司)、营利性服务和研究公司,其中许多与建立和维护现代监测网络(其他信息可从 www. gavialliance. org 获得)有关。这些网络有助于开展研究和治疗规划,监测新药物和疫苗的效果,编制对公立和私立基金会至关重要的成本-效益案例。

### 国际疾病侦查和预防

美国国际开发署及其他国家的合作者(如英国国际开发署),基金会(盖茨基金会和全球基金)和世界卫生组织机构在资源有限国家开展监测和预防传染病项目,尤其是针对 HIV/AIDS、结核病和疟疾。这些规划一般与在本国和海外办事处的政府专家,东道国专家,大学,地方宗教和社团组织以及营利性和非营利性公司的公立和私立伙伴合作。已运行 20 年并作为公立机构和私立机构合作的两个规划是人口学健康调查[9]和卫生政策行动[10]。这些规划强调传染病监测的主要部分(尤其是 HIV/AIDS 和疟疾),包括数据收集和分析,提出预防策略和制定政策[11]。支持实验室系统和服务以加强监测的重要性已越来越被人们所认识。在资源有限的国家,这些机构往往是公立的,可通过私立机构的资助和作为公立机构和私立机构合作的技术支持而得到加强[12]。传染病监测,不管是来自实验室数据或病例检索和追踪,一直是这些规划的重要部分,包括他们如何获得资助和管理以及其数据如何成为继续投资的案例。

## 政策选项

自 21 世纪初以来,某些宏观因素(如生物和生化恐怖袭击、新发传染病和全球化)已加重了美国和全球的公共卫生问题。公共卫生官员的常见假设是资助多的公共部门通过实施监测规划[BioWatch(对空气传播的恐怖袭击病原体进行采样)和 BioShield(疫苗和药物)]以及通过实施更严格的新发传染病和再发传染病全球性监测以在保护美国居民方面承担更多的责任。

私立机构在美国临床医学中起重要作用,而政府则在公共卫生活动和传染病监测中起重要作用。这种作用近年来已被广为接受,并被认为理所当然,但并非总是不言而喻[13]。而且,私立机构在医学方面的主要作用还远未被社会经济状况好的国家(如加拿大或瑞典)所接受。在美国,尽管经济非常发达,政府在医学方面承担了更多责任,尤其在费用补偿方面,但美国居民决定为美国制度相关的灵活性和创新性的观念支付费用。如果美国居民做出选择,他们愿意为传染病监测支付费用吗?

似乎到了再次检查某些基本原理和审核私立机构在公共卫生中的相对作用的时候了。换言之,公共卫生中的公共性并不意味着仅由政府管理。

### 新的典范?

自 20 世纪 70 年代以来,世界已发生改变,由以前的政府运行转向现在的私有化功能,但问题仍是传染病监测是否也更加私有化。当然,某些私有化经验已经出错。同样,私有化和有时同时对企业(如航空、电信、公用事业、监狱、公立医院)放松管制已导致巨大的市场和企业破坏。然而,真正的服务中断非常罕见。中国有混合型制度,国家往往拥有营利性企业。

讨论私有化或现代企业行为而不谈及犯罪行为是不完整的。在美国,法人盗窃、证券欺诈、违反隐私法会被告发,但很少被判决有罪。新的法律法规[如萨班斯-奥克斯利法案(Sarbanes-Oxley Act)[14]]旨在改善对新世界的监督和恪尽职守,一般会强制要求公司高管个人对审计负责。企业界基本上将这些规定作为加强其内部过程和促进透明化的一种途径。

自然的担忧是如果传染病监测可全部或部分私有化,则公立机构可能不能获取数据或被强制支付高昂的费用。虽然已有相关公共卫生法律,但可能需要其他的法律要求公司移交数据。这种方法可能与现有的做法相似,需要卫生保健人员报告法定疾病数据而无需支付费用。

## 摘要和结论

促进传染病监测的公立机构和私立机构合作的政策选择包括:

- 私立机构在传染病监测方面已经起了实质性和多方面的作用,尤其是关于数据提供和处理,以及有时的筹资应得到认可,并可作为政策讨论的一部分。
- 私立机构由于反对政府单独行事,故对传染病监测过程可能有所贡献。要求全有或全无的方法是不必要的,目前正在开展多种形式的合作,且考虑更多的混合模型是合理的。
- 与美国邮政局、美国总务管理局和美国国营铁路客运公司相似的企业模式运行的

新的准政府机构,也可有一定作用。

- 应探索不同程度地减少法规,尤其是在经济学家所称的自然垄断方面(如公用设施或收费道路)。在转型期可能会发生某些诉讼,尤其是当新的技术和市场压力打破垄断时。这在某种程度上已在通信技术(卫星取代电缆)和新能源(太阳能和风能)方面发生。
- 当探索公立机构和私立机构合作时,应考虑到为减少滥用或公开欺诈的危险性而实施企业管理的能力。
- 在传染病监测数据方面还有未开发的市场(药械公司、保险公司、卫生保健人员和预测市场),可为支持更稳固的系统进行研究,支持对新的、罕见和新发疾病的监测以及全面改善过程提供收益源。
- 虽然不知道发生"宇宙大爆炸"的理由,但有各种理由来探索不同的模型,尤其是对不同的疾病。例如,用于沙门菌病的模型不能用于疟疾。
- 传染病监测对非传染病监测的更稳固的伙伴可起到示范作用。

在本章节,我们提供了在传染病监测,尤其是美国疫苗不良反应事件的监测和实施国际卫生条例的地区性网络方面开展公立机构和私立机构成功合作的示例。我们也探索了增加私立机构作用的典范以及关于公务员获取数据方面消除自然和真正的担忧途径。

(周祖木 译,周亦威 校)

## 参考文献

1　Micklethwait J, Wooldridge A. *The Company: a Short History of a Revolutionary Idea*. New York, NY: Modern Library Chronicles, 2003.

2　Murphy TV, Gargiullo PM, Massoudi MS, *et al.* Intussusception among infants given an oral rotavirus vaccine. *N Engl J Med* 2001;344:564–72.

3　Jick H, Kaye JA. Autism and DPT vaccination in the United Kingdom. *N Engl J Med* 2004;350: 2722–3.

4　Centers for Disease Control and Prevention. Responding to detection of aerosolized *Bacillus anthracis* by autonomous detection systems in the workplace. *MMWR Recomm Rep* 2004;53(RR-7):1–12.

5 Communicable Control and Prevention, San Francisco Department of Public Health. *Infectious Disease Emergencies: Programs and Activities*. San Francisco, CA: San Francisco Department of Public Health, 2011. Available at: http://sfcdcp.org/ideprojects.html. Accessed October 30, 2012.

6 Kimball AM, Moore M, French HM, *et al*. Regional infectious disease surveillance networks and their potential to facilitate the implementation of the international health regulations. *Med Clin North Am* 2008;92:1459–71, xii.

7 Bishai DM, Champion C, Steele ME, Thompson L. Product development partnerships hit their stride: lessons from developing a meningitis vaccine for Africa. *Health Aff (Millwood)* 2011;30:1058–64.

8 Yaïch M. Investing in vaccines for developing countries: how public-private partnerships can confront neglected diseases. *Hum Vaccin* 2009;5:368–9.

9 Measure DHS. *Demographic Heath Surveys*. Calverton, MD: Measure DHS, [undated]. Available at: http://www.measuredhs.com/aboutsurveys/dhs/start.cfm. Accessed October 30, 2012.

10 US Agency for International Development (USAID). *Health Policy Initiative*. Washington, DC: USAID, [undated]. Available at: http://www.healthpolicyinitiative.com/index.cfm?id=index. Accessed October 30, 2012.

11 Kirungi WL, Musinguzi J, Madraa E, *et al*. Trends in antenatal HIV prevalence in urban Uganda associated with uptake of preventive sexual behaviour. *Sex Transm Infect* 2006;82(Suppl. 1):i36–41.

12 Nkengasong JN, Nsubuga P, Nwanyanwu O, *et al*. Laboratory systems and services are critical to global health: time to end the neglect? *Am J Clin Pathol* 2010;134: 368–73.

13 Starr P. *The Social Transformation of American Medicine: The Rise of a Sovereign Profession and the Making of a Vast Industry*. New York, NY: Basic Books, 1982.

14 Securities and Exchange Commission. Disclosure required by sections 406 and 407 of the Sarbanes-Oxley Act of 2002; Correction. 17 CFR Parts 228 and 229. 2003. Available at: http://www.sec.gov/rules/final/33-8177a.htm. Accessed October 30, 2012.

# 45

# 第 45 章　2009 年美国甲型 H1N1 流感大流行监测

Michael A. Jhung[1], Lynnette Brammer[1], & Lyn Finelli[1]

[1] 美国佐治亚州,亚特兰大,美国疾病预防控制中心流感部

Influenza Division, Centers for Disease Control and Prevention, Atlanta, GA, USA

## 引言

第 12 章中描述的监测系统,为美国公共卫生医师提供了描述每个流感季节的发病情况、发病强度、持续时间等关键的流感指标。持续、可靠和准确的监测数据可帮助确定流感病毒流行的可能性。2009 年 4 月新型甲型流感病毒的出现,标志着 21 世纪首次流感大流行的开始,就印证了这一点。此后,将其命名为 2009 年甲型 H1N1 大流行流感(pH1N1)。大流行流感监测与季节性流感监测没有本质区别,主要目的一致——旨在监测流行规模大小(如地理分布和疾病负担等问题)和破坏力大小(如疾病的严重程度等问题)。然而,也存在明显的区别。

首先,大流行流感提示有新的流感病毒广泛播散;病毒特性如传播特性、临床疾病谱和病毒耐药性基本上还不明确。甲型 H1N1 大流行流感病毒包含的多种基因片段在人类或动物均未发现,提示全球绝大多数人对其无免疫力。

其次,表现为对收集信息的细致和慎重程度的需求以及对立即采取措施的要求不一样。甲型 H1N1 大流行流感病毒迅速在全球播散,2009 年 6 月 11 日世界卫生组织(WHO)声明这是自 1968—1969 年以来的第一次流感大流行[1]。在大流行期间,及时获得有代表性的信息对决策和资源分配至关重要。

大流行流感监测也面临在传统季节性流感监测中一般不会遇到的其他挑战。流感大流行时,在疾病发生前可能难以获得疫苗,疾病控制只能采取其他干预措施,如社交隔离、工厂停工或学校停课。因此,应该对监测系统提出更高要求,并提供更详细的信息来指导这些干预措施。随着大流行期间信息需求的变化,大流行流感监测模式比季节性流感监测模式需要更加灵活。例如,美国的甲型 H1N1 大流行流感初始表现为地理聚集性,其特征与现有的国家监测系统信息不符。而公共卫生医师依据局部暴发、重点的流行病学调查和个案报告等信息,来帮助指导早期的大流行应对措施。由于公共卫生干预措施在地方层面很有效,故监测策略最好应考虑到不同社区中疾病活动情况有所不同这一点。

在美国,2009 年流感大流行应对工作的信息需求通过不同的监测机制来提供,随着流感过程的演变,监测也要随之改变。相关信息由成千上万的公共卫生人员通过多个现有的流感监测系统来收集,通过加强这些现有监测系统,建立新的流感监测系统以应对大流行和进行专项研究。本章节将分别综述各种方法,并阐述从 2009 年美国流感大流行期间获得的一些经验教训。

## 流感大流行防范预案

不管流感大流行的范围和严重程度如

何,流感大流行也可导致地方、州以及联邦政府的公共卫生资源紧张。因此,制定相关预案至关重要。美国卫生和人类服务部(HHS)制定的大流行流感预案作为大流行流感准备和应对计划的蓝本[2]。在发生持续的人与人传播后,对新的流感病毒株的主动监测、综合性季节性流感监测、加强病毒学和疾病监测是流感大流行应对方案的基础。

为了达到监测计划的目的可以做出几个假设(知识点45.1),大流行流感的监测目标(知识点45.2)可作为准备计划的优先工作。虽然难以预测大流行的流行过程或持续时间,但在开始出现大流行活动、传播高峰与疾病结束之间应有明确的时期。这些时间点表

---

**知识点 45.1　美国流感监测假设[a]**

- 虽然流感大流行不可能起源于美国,但应开展监测来确定异乎寻常的或新的流感亚型以发现新出现的大流行流感病毒
- 为发现大流行流感病毒传入美国,开展全年流感监测是必要的,因为流感病毒可能在任何季节出现
- 监测重点会随着大流行的进程而变化;基本的需求包括快速检测早期感染和收集流感病毒做毒株分型
- 国家流感监测系统应作为大流行流感监测的基础,加强现有的监测应包括改进诊断检测能力,扩大人群监测,更快速地侦测和报告流感发病率及死亡率,增加灵活性以监测大流行流感病毒的流行病学和致病性的变化
- 对新病毒普遍易感,但对哪些高危人群会感染哪种病毒亚型并引起重型或死亡基本上不清楚
- 监测应包括所有人群,以便发现早期病例、监测疾病负担和识别危险因素;必要时对某些特定人群进行监测应有足够的灵活性
- 在整个流感大流行过程中需持续开展监测以观察流感活动情况
- 并非所有患者到医院就诊,因此通过医疗机构的监测可能会低估真正的疾病负担
- 并非所有流感感染者会被检测,因此对实验室确诊病例的监测可能会低估真正的疾病负担

[a]在 2009 年甲型 H1N1 大流行流感发生前制定

---

**知识点 45.2　美国大流行流感监测目标[a]**

- 侦测及描述大流行流感病毒的特征,包括基因和抗原改变
- 确定及监测疾病的流行病学及临床特征(如年龄分布、受累人群和疾病严重程度)
- 按社区、区域、领地和州侦查大流行流感早期病例
- 监测大流行流感活动的时间和地理分布
- 按社区、区域、领地和州确定大流行流感病毒流行的持续时间
- 利用监测数据指导采取干预措施,并与伙伴交流信息

[a]在 2009 年甲型 H1N1 大流行流感发生前制定

明哪些监测系统和策略可以提供有力数据。在大流行期间,由于社区、地区、领地和州受大流行流感影响的强度和次数不同,监测需求会发生变化。区域公共卫生当局可加以选择,并不要求同步实施监测策略,可将重点工作放在受疫情影响的社区。

在 2009 年美国流感大流行前,HHS 和美国疾病预防控制中心(CDC)与多个公共卫生机构合作,开展多项监测活动,以防范流感大流行。这些活动包括:扩大哨点疾病报告点的地理覆盖面,改善流感病例向公共卫生官员报告的及时性,开发临床和流行病学评估工具,建立国内和国际暴发事件的快速识别体系。2007 年美国对监测系统进行了重大修改,将人感染新型甲型流感病毒作为国家法定报告的卫生问题。这种新的报告要求提升了州公共卫生实验室的诊断能力,检测新型流感病毒的能力得到增强。总之,这些活动提升了监测系统,并在 2009 年 4 月确实做到了它应该做的,即识别和报告的流感病毒感染有大流行可能。

## 早期监测

流感大流行前,对大流行流感病毒株的病毒学、临床学、流行病学特征尚不太明确。在 2009 年流感大流行初期,个案报告、现场

调查和病例系统分析对回答有关新出现的甲型 H1N1 大流行流感病毒的几个关键问题很有帮助。了解社区及家庭罹患率、繁殖率（reproductive rate）、代间距（generation time）对理解大流行流感的流行病学和采取控制措施至关重要。

当 2009 年 4 月首次发现甲型 H1N1 流感暴发时，CDC 联合州、地方卫生部门收集和分析早期病例的信息。首先，报告了散发的实验室诊断病例[3,4]，随后对聚集性病例、住院病例和死亡病例进行了监测[5]（图 45.1）。截至 2009 年 7 月 23 日，共报告实验室确诊病例 43 771 例，并采用标准病例报告单收集了 931 例病例的详细信息。这 931 例病例提供了大量的描述性流行病学和临床特征信息，其结论是甲型 H1N1 大流行流感的临床疾病谱与季节性流感病例观察到的结果相似[4,6]。这些病例的相关信息也有助于估算甲型 H1N1 大流行流感病毒感染的二代发病率[3]。

这里的教训有两方面。首先，新发传染病详细信息很有价值，故需要收集个案报告信息。其次，虽然仅可从少量早期报告的病例获得详细信息，但已能足够识别高危人群及描述甲型 H1N1 大流行流感病毒感染的严重性及传播能力。同时，为了达到信息需求与现有公共卫生资源之间的平衡，应迅速过渡到对聚集性病例的监测。

现场调查可为制定早期疫情应对措施提供关键数据。在芝加哥某社区附近的一所小学发生经实验室确诊的甲型 H1N1 流感暴发后，该严重感染的社区开展了家庭调查以估算流感样疾病罹患率[7,8]。2009 年 4 月，特拉华（Delaware）首次报告美国大学中发生的甲型 H1N1 流感暴发，并对罹患率、危险因素以及非药物干预的效果进行了重点调查[9,10]。流感指示病例引入后，应调查家庭二代罹患率，因该率是新型流感病毒总传播能力的重要指标[11]。在德克萨斯州、加利福尼亚州和纽约市开展的研究发现[12,13]，甲型 H1N1 大流行流感的二代罹患率处于季节性流感二代罹患率的下限（10%～40%），并且低于以前报告的大流行流感的二代罹患率[3]。

2009 年 4 月至 6 月进行的 7 项重点流行病学研究及现场调查的数据，可用来估计患者的传染性以及估计为降低甲型 H1N1 大流行流感传播而对流感样病例应进行隔离的持续时间[14]。宾夕法尼亚州乡村一所小学的流感暴发调查阐明了学校流感暴发的动力学及在校内的传播方式[15,16]。

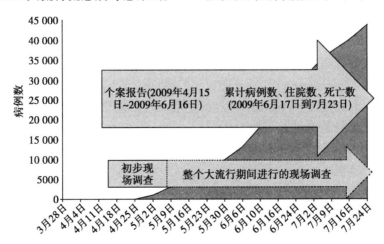

**图 45.1** 美国 2009 年甲型 H1N1 大流行流感期间发病数、住院数、死亡数的监测时间轴

早期现场调查提供的信息可用于确定基本再生数（basic reproductive number，$R_0$）和甲型 H1N1 大流行流感感染的代间距（generation time 或 serial interval）。大多数甲型 H1N1 大流行流感的 $R_0$ 为 1.5 ~ 3.1[17,18]，提示该病毒的传播能力低于 1918 年大流行流感的病毒株，与 1957 年和 1968 年大流行流感的病毒株相似，或略低于 1957 年和 1968 年大流行流感的病毒株。甲型 H1N1 大流行流感代间距为 2.2 ~ 3.2 天[3,17,19]，可能由于易感者比例高，其代间距比季节性流感短[20,21]。根据代间距的分布，结合流行可传播的速率 $R_0$，为学校停课、隔离感染者、使用非药物干预等控制措施提供依据[3,19]。

对两起住院病例[22~23]和一起死亡病例疫情[24]的调查有助于确定疾病临床谱，也有助于确定甲型 H1N1 大流行流感引起严重疾病的危险因素。此外，血清学研究可用来评估人群已有的免疫水平，并估计大流行结束时的预期感染率[25,26]。最后，进行了几项重要研究以评估甲型 H1N1 大流行流感对高危人群（如 HIV 感染[27]、阿拉斯加土著居民[28-29]、太平洋岛民以及美国医护人员[30]）的影响。

通过采取诸如此类的快速应对活动，公共卫生医师能快速确认甲型 H1N1 大流行流感病毒在人与人之间传播的可持续性；能阐明传染能力大致与季节性流感相当；确认大多数甲型 H1N1 大流行流感的临床疾病谱较宽，其严重性大体上低于以前的大流行流感，与季节性流感相似。这些流感监测系统也发现，大流行流感与季节性流感的流行病学的基本区别是甲型 H1N1 大流行流感的老年患者相对较少，而对儿童和青壮年影响较大。

## 现有监测系统的使用

随着美国甲型 H1N1 流感肆虐，美国国家流感监测系统开始收集资料来证实早期的

研究和病例研究的结果。美国流感监测网络有三个主要目的：①通过长期检测抗原和基因变化来监测流感病毒并确定其特征；②确定由流感病毒引起的流感样感染和疾病的疾病负担、流行病学和临床特征；③探查季节性流感病毒和其他流感病毒引起的发病情况、病程和地理分布。为了实现这些目标，CDC 利用本书第 12 章提到的系统，对门诊流感样病例、流感相关的住院病例和死亡病例进行监测，并开展病毒学监测。

2009 年流感大流行发生前，已加强了原有的流感监测系统，包括增加门诊流感样疾病监测网络（ILINet）提供者的数量，尤其是可以通过电子发送的机构数量，建立公共卫生实验室与 CDC 之间的电子实验室报告，鼓励流感相关死亡病例的电子报告。原有的流感监测系统在流感大流行早期得到进一步加强，提高了监测时效性，扩大了地理覆盖面。这些改进包括：增加监测点子系统的流感样病例，实验室，死亡病例的报告频率，新增人群流感相关住院率的监测点。在流感大流行期间，主要依靠现有的监测系统。由于这些系统的基础设施经久耐用，因此在大流行开始时，能够适应监测任务快速增长的需求。同时也可为比较大流行流感疾病负担和临床严重程度提供可靠的基线数据。

CDC 的国家自动生物监测系统（BioSense），在流感大流行期间也得以广泛应用。BioSense 主要接收美国急救部门和门诊部综合征的健康数据[31]。自 2007 年以来，国家自动生物监测系统已纳入专门的流感监测模块，该模块收集了患者主诉和来自急诊部门的国际疾病分类第 9 版临床修订本（ICD-9-CM）的诊断数据、门诊的诊断数据以及第三方支付的抗流感病毒药物的电子处方[32]。由于无特异的病例定义，这个症状监测系统可能会高估流感疫情，但国家自动生物监测系统每天产出报告，使其成为流感大流行期间最及时最有用的监测系统（详见第 32 章症

状监测)。

## 新的监测系统

在流感大流行期间,为了应对甲型 H1N1 流感大流行,需使用多种新的监测方法来弥补关键流行病学知识的缺失,改善监测系统的及时性和增加地域覆盖率,以适应应对大流行的需求。与仅用现有的监测系统相比,州卫生部门的个案报告可为早期监测提供更为详细的病例信息和地理信息。当发生流感大流行时,个案报告很快就难以处理,故 CDC 鼓励仅对有严重流感后果者进行汇总报告。2009 年 9 月,CDC、州和领地流行病学家委员会实施医院死亡报告汇总报告活动(the Aggregate Hospitalization and Death Reporting Activity, AHDRA),根据实验室诊断或症状监测的病例定义来追踪美国甲型 H1N1 大流行流感的严重后果病例。每周用 AHDRA 数据来估算年龄别发病率和流感相关的累计住院率和死亡率,用实验室确诊报告数来计算流感相关死亡数与住院数之比。AHDRA 收集的数据有助于估算流感大流行的国家疾病负担[33],并且提供了甲型 H1N1

大流行流感相关住院病例及死亡病例的流行病学特征[34]。由于该系统是在数周内实施,因此 AHDRA 作为需迅速有效实施的国家流感大流行监测系统的典范是特别有用的。

为了与 AHDRA 合作,CDC 在流感的春季和秋季高峰期间,建立了区域性监测团队。区域监测官员隶属于 CDC 应急管理中心,负责每天与州和领地公共卫生部门联系以获得常规监测系统不能反映的流感大流行信息、感想和关注。在 CDC 的大流行流行病学和监测队伍的框架下(图 45.2),区域性监测人员负责收集有异常表现的或临床表现特别严重的病例,机构聚集性病例或机构关闭(如监狱或学校)等信息,以及诸如妊娠妇女、卫生保健人员等易感人群中的病例信息。区域性监测队伍获得的信息往往是开展现场调查的初始动力,这些信息可为 CDC 高层领导提供流感大流行的态势感知。

为了更好地确定美国人群中发生流感大流行的严重程度,CDC 通过行为危险因素监测系统(the Behavioral Risk Factor Surveillance System, BRFSS)中的辅助模块[35],也启动了基于人群的流感样病例(ILI)的自报告和就医行为监测。BRFSS 要求调查对象提供

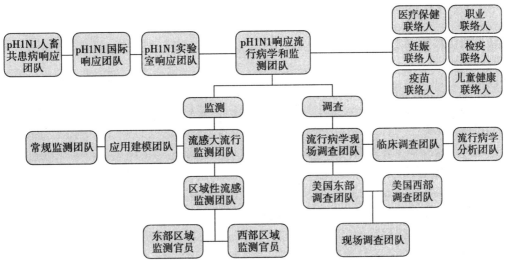

图 45.2  美国疾病预防控制中心甲型 H1N1 大流行流感的监测组织。pH1N1:甲型 H1N1 大流行流感

流感样病例的临床表现、求医行为、流感诊断检测、药物治疗以及其他家庭成员的流感样症状[36]。结果提示美国人群中流感样症状自报告的累计百分比较高，且存在年龄间差异。BRFSS 的调查对象中，年轻人比老年人报告流感样病例更多，这与 CDC 其他流感监测系统显示的年轻人发病率与感染率较高的结果相一致。BRFSS 仅提供国家来源的流感信息，不会影响医疗行为。在 2010—2011年流感季节，CDC 也启用流感样疾病的补充模块，来增加对流感样疾病自报告与季节性流感相关因素的了解。

CDC 利用美国学院卫生协会（American-College Health Association，ACHA）建立的网络调查系统获取监测数据，以更好地了解美国学院和大学校园发生的大流行流感疫情[37]。ACHA 大流行流感监测项目可追踪流感样病例、流感相关住院病例以及主要为17～24 岁的死亡病例。在流感大流行期间，ACHA 监测对国家流感监测做出了两项重要贡献。首先，ACHA 证实了从流感样病例监测网络（ILINet）观察到的流感样病例活动水平，也提供了 ILINet 所不能提供的信息，如对青年人发生流感样病例和严重流感疾病进行评估，结果甲型 H1N1 大流行流感对青年人影响较为严重。其次，由于 ACHA 监测系统在特定人群进行监测，因此可计算发病率、住院率及死亡率。ACHA 监测显示，大量流感样病例中仅有少量的住院及死亡病例报告，这是最早和最稳定的指标之一，提示此次大流行流感病毒基本上与轻型疾病相关。

实施新的监测来收集妊娠妇女患严重甲型 H1N1 流感的相关信息[38,39]。2009 年 8月，CDC 实施了妊娠妇女因感染甲型 H1N1流感而住院或死亡的报告程序。这项监测活动确定了妊娠妇女感染甲型 H1N1 流感引起死亡的风险较高，早期给予抗病毒治疗可降低此类人群疾病严重程度的风险。虽然曾有报告，以前在流感大流行期间病死率较高，以

及妊娠妇女发生季节性流感并发症的风险更高[40~44]，但重要的是，要确定感染甲型H1N1 大流行流感病毒是否有类似的风险。

应该对医院和重症监护室（ICU）床位的可获得性和使用情况进行认真监测，以评估大流行流感对卫生保健基础设施的影响情况。CDC、联邦以及地方伙伴机构合作，通过估算 ICU 总患者数，流感相关的 ICU 患者数以及 ICU 医疗设施使用等多个指标来监测ICU 流感相关疾病负担（如住院大于 14 天的流感患者）。对医疗机构构成压力的因素（如床位关闭、设备短缺、员工旷工、可供选择的方案受限等）的频次均需进行监测，并每周与相关部门共享信息。

在流感大流行期间，监测流感可使用新的电子数据来源，包括：①用症状监测数据来监测聚集性流感样病例发生情况；②用管理性数据，按照 ICD-9-CM 出院诊断标准来确定总的流感相关病例住院数；③患者电子病历（electronic medicalrecords，EMR）的信息，该病历提供删除身份标识的门诊和住院患者的专有信息。在流感大流行早期，电子病历数据可以快速、有效地纳入国家流感监测系统。然而，到流感大流行结束时，需花费大量的额外时间和资源才能对 CDC 评价的现有电子数据资源加以利用。提供信息者和CDC 工作人员对这些数据合适地纳入到传统的流感监测中都经验不足。困难之处在于接受报告不及时，某些信息来源的代表性有限，不能持续获得有效和完整的数据。虽然电子症状监测不能提供比现有监测系统更多的其他信息，但比较及时并能提示覆盖区域疾病的活动高峰。电子病历数据对疾病大流行和流感监测的贡献潜力最大，也是开展流感科学研究的丰富的信息来源。然而，数据的存储、管理以及数据的兼容性问题仍需要解决。可以预见在一定程度上电子数据最终会提升传统的流感监测，但因管理性数据和电子病历主要不是针对监测的，故局限性可

能持续存在。

## 国际经验教训

总结国际伙伴在应对 2009 年流感大流行期间获得的一些经验教训虽然不是本章节的重点,但非常重要,其中许多经验教训与美国的研究结果相同,本章节不再详述。制订大流行流感准备计划,注重监测灵活性以及伙伴间的合作,皆符合整个全球性应对的主题。例如,对墨西哥应对疫情的评价备受赞赏,其早期的成功应对主要归因于 2003 年就已制订的国家大流行流感准备计划[45]。此计划帮助墨西哥官员迅速关注两个主要的公共卫生问题——提高公共意识和监测大流行的流行病学变化。公共卫生官员也将联邦政府和国际伙伴的协调与合作看作是墨西哥成功应对的重要因素。此外,官员们承认强大的监测网络,尤其是实验室和信息技术,也是成功应对的主要原因。

加拿大公共卫生署撰写的一篇综述[46]认为,加拿大的总体应对是有效的,同样,也承认在流感大流行前应有资源、合作关系、计划和工具进行正确地应对是非常重要的。预先做好流感应对计划的重点在于概述如何很好地应对流感,并强调加拿大在现有公共卫生基础设施方面的构建能力,以及随着应对疫情的变化需要增加新的机制。为了加强对未来流感疫情的应对能力,作者建议公共卫生官员应增强其应对不同流感疫情的能力,进行额外的大流行前模拟演练,细化不同部门共享监测信息的方法,快速开展流行病学调查研究,并将科学知识转变为有用的信息为决策服务。

最后,有一份项目报告对英国流感大流行期间使用的监测系统进行了评价[47],并提出几项有针对性的建议。作者反复强调制订流感大流行防范计划的重要性,但认为更重要的是在应对期间根据大流行的严重程度和范围而制订更细化的方法。他们认为在流感大流行开始前,需要有标准的监测定义,以保证多个报告机构开展监测的一致性。英国FF100(First Few Hundred)系统[48],由于能提供甲型 H1N1 流感大流行早期病例的详细临床及流行病学信息而受到赞扬。与美国的应对非常相似,该系统显示对早期甲型 H1N1 流感大流行病例的综合评价对描述大流行的严重性和传染性有重要价值。然而,FF100 的成功经验也提示在收集数百人(不需 1000 人)的监测信息后,在大流行期间需转到综合性群体性监测,这与美国的情况一致。该报告同时强调了用血清学监测来评估人群免疫和社区感染率基线水平的重要性。

该报告对英国监测系统也提出了改进建议。与美国早期病例的确定相似,此报告指出对流感样病例进行诊断性检测要求提供流行病学信息(如旅行史)会导致低估早期病例数。作者同时认为,虽然诊断检测的结果应与英国其他监测工作非常一致,但不同国家的检测标准应一致,从而确保病原学监测无偏倚,人群的代表性更好,如有足够的人群可按年龄和地区进行分析。同时认为过多地强调对甲型 H1N1 流感大流行的病例数确定,而忽视流感样病例定义的精确性。门诊患者的实验室确诊报告、住院病例、死亡报告提供的估算数据更为可靠。为了部分解决这个缺陷,作者建议加强基于社区的流感监测系统(如基于非卫生保健部门的系统),即建立类似于美国 BRFSS 进行的流感样疾病自报告监测系统。最后,应加强流感相关住院和死亡报告的频次,并对这些监测结果每天或实时进行更新。

## 结论

任何单独系统都无法提供准确的大流行流感监测所需的全部信息。美国进行的国家季节性流感监测是公共卫生基础设施的重要部分,也是美国应对2009年大流行流感的公共卫生基础。在甲型H1N1流感大流行过程中使用了各种新的和加强的监测方法,以帮助确定该病的流行病学特征。这些系统可为地方、州和国家层面的决策提供更详细、更及时和更有地理代表性的数据。

流感严重性的确定对流感预防和控制措施(如隔离和检疫、学校停课、社会隔离等)的决策、医疗应对措施(如疫苗接种,抗病毒药物的预防和治疗)的建议,确定不同水平的医疗需求激增应对能力以适应对医院急诊部门和重症监护室(ICU)需求的增加,都有重要的作用。对流感传播的精确监测有利于估算总的疾病负担、确定病毒变异的潜在变化,并对实施特异性减缓和预防策略有促进作用。此外,流感大流行期间的监测可满足公众对信息的强烈需求,可确定新的高危人群,可确定使用合理的方法来配置稀有资源和快速评估干预措施的效果。

尽管制订应对流感的预案和演练已有多年,但应对真正大流行的经验显示,流感监测系统覆盖面存在不足,同时也突显了流感监测系统的各组成部分对公共卫生应对的重要性。充分了解甲型H1N1大流行流感的影响因素,可为制订流感准备和应对计划以应对未来的公共卫生危机提供依据,这是非常重要的。本章节描述的每项活动可为流感大流行期间的公共卫生医师提供重要信息,并在随后的季节中开展季节性流感监测活动提供改进意见,同时也有助于修订大流行流感监测计划。

## 致谢

我们要感谢以下各位的帮助,如果没有他们的帮助,就无法完成本章节。他们是:Lenee Blanton、Matthew Biggerstaff、Amber Bishop、Heidi Davidson、Rosaline Dhara、Scott Epperson、Ashley Fowlkes、Krista Kniss、Anne McIntyre、Desiree Mustaquim、David Swerdlow、Jim Turner 以及新发传染病项目(Emerging Infections Program)的参与者。

(杨桂丽 译,周祖木 校)

## 参考文献

1 [No authors listed]. New influenza A (H1N1) virus: global epidemiological situation, June 2009. *Wkly Epidemiol Rec* 2009;84:249–57.

2 US Department of Health and Human Services. *HHS Pandemic Influenza Plan.* Available at: http://www.flu.gov/planning-preparedness/federal/hhspandemic influenzaplan.pdf. Accessed October 30, 2012.

3 Cauchemez S, Donnelly CA, Reed C, *et al.* Household transmission of 2009 pandemic influenza A (H1N1) virus in the United States. *N Engl J Med* 2009;361:2619–27.

4 Dawood FS, Jain S, Finelli L, *et al.* Emergence of a novel swine-origin influenza A (H1N1) virus in humans. *N Engl J Med* 2009;360:2605–15.

5 Centers for Disease Control and Prevention. *2009 H1N1 Early Outbreak and Disease Characteristics.* Atlanta, GA: CDC, 2009. Available at: http://www.cdc.gov/H1N1FLU/surveillanceqa.htm. Accessed October 30, 2012.

6 Mandell GL, Bennett JE, Dolin R. *Mandell, Douglas, and Bennett's Principles and Practice of Infectious Diseases,* 7th edn. Philadelphia, PA: Churchill Livingstone/Elsevier, 2010.

7 Centers for Disease Control and Prevention. 2009 Pandemic influenza A (H1N1) virus infections—Chicago, Illinois, April-July 2009. *MMWR Morb Mortal Wkly Rep* 2009;58:913–18.

8 Janusz KB, Cortes JE, Serdarevic F. Influenza-like illness in a community surrounding a school-based outbreak of 2009 pandemic influenza A (H1N1) virus–Chicago, Illinois, 2009. *Clin Infect Dis* 2011;52(Suppl. 1):S94–S101.

9 Guh A, Reed C, Gould LH. Transmission of 2009 pandemic influenza A (H1N1) at a public university—Delaware, April-May 2009. *Clin Infect Dis* 2011;52(Suppl. 1):S131–7

10 Iuliano AD, Reed C, Guh A, *et al.* Notes from the field: outbreak of 2009 pandemic influenza A (H1N1) virus at a large public university in Delaware, April-May 2009. *Clin Infect Dis* 2009;49:1811–20.

11 Longini IM Jr, Koopman JS, Monto AS, Fox JP. Estimating household and community transmission parameters for influenza. *Am J Epidemiol* 1982;115:736–51.

12 Morgan OW, Parks S, Shim T, *et al.* Household transmission of pandemic (H1N1) 2009, San Antonio, Texas, USA, April-May 2009. *Emerg Infect Dis* 2010;16:631–7.

13 France AM, Jackson M, Schrag S, *et al.* Household transmission of 2009 influenza A (H1N1) virus after a school-based outbreak in New York City, April-May 2009. *J Infect Dis* 2010;201:984–92.

14 Donnelly CA, Finelli L, Cauchemez S, Olsen SJ. Serial intervals and the temporal distribution of secondary infections within households of 2099 pandemic influenza A (H1N1): implications for influenza control recommendations. *Clin Infect Dis* 2010:S123–30.

15 Iuliano DA, Dawood FS, Silk BJ. Investigating 2009 pandemic influenza A (H1N1) in US schools: what have we learned? *Clin Infect Dis* 2011;52(Suppl. 1): S161–7

16 Marchbanks TL, Bhattarai A, Fagan RP, Ostroff S. An outbreak of 2009 pandemic influenza A (H1N1) virus infection in an elementary school in Pennsylvania. *Clin Infect Dis* 2010;52(Suppl. 1):S154–60.

17 Yang Y, Sugimoto JD, Halloran ME, *et al.* The transmissibility and control of pandemic influenza A (H1N1) virus. *Science* 2009;326:729–33.

18 Fraser C, Donnelly CA, Cauchemez S, *et al.* Pandemic Potential of a Strain of Influenza a (H1N1): early findings. *Science* 2009;324:1557–61.

19 White LF, Wallinga J, Finelli L, *et al.* Estimation of the reproductive number and the serial interval in early phase of the 2009 influenza A/H1N1 pandemic in the USA. *Influenza Other Respi Viruses* 2009;3:267–76.

20 Cowling BJ, Fang VJ, Riley S, *et al.* Estimation of the Serial Interval of Influenza. *Epidemiology* 2009;20: 344–7.

21 White LF, Pagano M. Transmissibility of the influenza virus in the 1918 pandemic. *PLoS One* 2008;3:e1498.

22 Jain S, Kamimoto L, Bramley AM, et al.; for the 2009 Pandemic Influenza A (H1N1) Virus Hospitalizations Investigation Team. Hospitalized patients with 2009 H1N1 influenza in the United States, April-June 2009. *N Engl J Med* 2009;361:1935–44.

23 Skarbinski J, Jain S, Bramley A, Lee EJ. Hospitalized patients with 2009 pandemic influenza A (H1N1) virus infection in the United States—September-October 2009. *Clin Infect Dis* 2010;52(Suppl. 1):S50–9.

24 Fowlkes AL, Arguin P, Biggerstaff M, Gindler J. Epidemiology of 2009 pandemic influenza A (H1N1) deaths in the United States, April-July 2009. *Clin Infect Dis* 2010;52(Suppl. 1):S60–8.

25 Hancock K, Veguilla V, Lu X, *et al.* Cross-reactive antibody responses to the 2009 pandemic H1N1 influenza virus. *N Engl J Med* 2009;361:1945–52.

26 Ross T, Zimmer S, Burke D, *et al.* Seroprevalence following the second wave of pandemic 2009 H1N1 influenza. *PLoS Curr* 2010;2:RRN1148.

27 Peters PJ, Skarbinski J, Louie JK, Jain S. HIV-infected hospitalized patients with 2009 pandemic influenza A (pH1N1)—United States, spring and summer 2009. *Clin Infect Dis* 2010;52(Suppl. 1):S183–8.

28 Centers for Disease Control and Prevention. Deaths related to 2009 pandemic influenza A (H1N1) among American Indian/Alaska Natives—12 States, 2009. *MMWR Morb Mortal Wkly Rep* 2009;58:1341–4.

29 Wegner JD, Castrodale LJ, Bruden DL, Keck JW. 2009 pandemic influenza A H1N1 in Alaska: temporal and geographic characteristics of spread and increased risk of hospitalization among Alaska Native and Asian/Pacific Islander people. *Clin Infect Dis* 2010;52(Suppl. 1):

30 Wise ME, De Perio M, Halpin J, Jhung MA. Transmission of pandemic (H1N1) 2009 influenza to healthcare personnel in the United States. *Clin Infect Dis* 2010;52(Suppl. 1):S198–204.

31 Tokars JI, English R, McMurray P, Rhodes B. Summary of data reported to CDC's National Automated Biosurveillance System, 2008. *BMC Med Inform Decis Mak* 2010;10:30.

32 Hales C, English R, McMurray P, Podgornik M. The Biosense Influenza Module. In: *Proceedings of the International Society for Disease Surveillance Conference, Raleigh, NC, December 3–5, 2008.*

33 Shrestha SS, Swerdlow DL, Borse RH, *et al.* Estimating the burden of 2009 pandemic influenza A (H1N1) in the United States (April 2009–April 2010). *Clin Infect Dis* 2010;52(Suppl. 1):S75–82.

34 Jhung MA, Swerdlow DL, Olsen SJ, *et al.* Epidemiology of 2009 pandemic influenza A (H1N1) in the United States. *Clin Infect Dis* 2010;52(Suppl. 1):S13–S26.

35 Centers for Disease Control and Prevention. *Behavioral Risk Factor Surveillance System Operational and User's Guide Version 3.0.* Atlanta, GA: CDC, 2006. Available at: ftp://ftp.cdc.gov/pub/Data/Brfss/userguide.pdf. Accessed October 30, 2012.

36 Centers for Disease Control and Prevention. Self-reported influenza-like illness during the 2009 H1N1 influenza pandemic—United States, September 2009–March 2010. *MMWR Morb Mortal Wkly Rep* 2010;60:37–41.

37 American College Health Association. *ACHA Pandemic Influenza Surveillance.* Available at: http://www.acha.org/ILI_Project/ILI_ProjectDescription.cfm. Accessed October 30, 2012.

38 Siston AM, Rasmussen SA, Honein MA, *et al.* Pandemic 2009 influenza A (H1N1) virus illness among pregnant women in the United States. *JAMA* 2010;303:1517–25.

39 Jamieson DJ, Honein MA, Rasmussen SA, *et al.* H1N1 2009 influenza virus infection during pregnancy in the USA. *Lancet* 2009;374:451–8.

40 Nuzum JW, Pilot I, Stangl FH, Bonar BE. 1918 pandemic influenza and pneumonia in a large civil hospital. *IMJ Ill Med J* 1976;150:612–16.

41 Dodds L, McNeil SA, Fell DB, *et al.* Impact of influenza exposure on rates of hospital admissions and physician visits because of respiratory illness among pregnant women. *CMAJ* 2007;176:463–8.

42 Hartert TV, Neuzil KM, Shintani AK, *et al.* Maternal morbidity and perinatal outcomes among pregnant women with respiratory hospitalizations during influenza season. *Am J Obstet Gynecol* 2003;189:1705–12.

43 Lindsay L, Jackson LA, Savitz DA, *et al.* Community influenza activity and risk of acute influenza-like illness episodes among healthy unvaccinated pregnant and postpartum women. *Am J Epidemiol* 2006;163:838–48.

44 Neuzil KM, Reed GW, Mitchel EF, *et al.* Impact of influenza on acute cardiopulmonary hospitalizations in pregnant women. *Am J Epidemiol* 1998;148: 1094–102.

45 Cordova-Villalobos JA, Sarti E, Arzoz-Padres J, *et al.*

S189–97.

The influenza A (H1N1) Epidemic in Mexico. Lessons learned. *Health Res Policy Syst* 2009;7:21.

46 Evaluation Services Directorate. *Lessons Learned Review: Public Health Agency of Canada and Health Canada Response to the 2009 H1N1 Pandemic*. Ottawa, ON: Public Health Agency of Canada, 2010. Available at: http://www.phac-aspc.gc.ca/about_apropos/evaluation/reports-rapports/2010-2011/h1n1/pdf/h1n1-eng.pdf. Accessed November 7, 2012.

47 Newton J. *Pandemic Influenza Preparedness Programme—Chief Medical Officer Statistical Legacy Report*. London, UK: Department of Health, 2010.

Available at: http://www.dh.gov.uk/prod_consum_dh/groups/dh_digitalassets/@dh/@en/@ps/documents/digitalasset/dh_122754.pdf. Accessed November 7, 2012.

48 Health Protection Agency, Health Protection Scotland, Communicable Disease Surveillance Centre Northern Ireland, and National Public Health Service for Wales; United Kingdom. *First Few Hundred (FF100) Project*. London, UK: HPA, 2009. Available at: http://www.hpa.org.uk/webc/HPAwebFile/HPAweb_C/1257260453727. Accessed November 7, 2012.

# 46 第 46 章 传染病监测的展望

Ruth Lynfield[1], Nkuchia M. M' ikanatha[2], Chris A. Van Bene-den[3], & Henriette de Valk[4]

[1]美国明尼苏达州,圣保罗,明尼苏达州卫生局
Minnesota Department of Health, St. Paul, MN, USA

[2]美国宾夕法尼亚州,哈里斯堡,宾夕法尼亚州卫生局传染病流行病学处
Division of Infectious Disease Epidemiology, Pennsylvania Department of Health, Harris-burg, PA, USA

[3]美国佐治亚州,亚特兰大,美国疾病预防控制中心呼吸道疾病部
Respiratory Diseases Branch, Centers for Disease Control and Prevention, Atlanta, GA, USA

[4]法国,圣莫里斯,卫生监测研究所传染病部
Infectious Disease Department, Institut deVeille Sanitaire, Saint Maurice, France

尽管我们在特定传染病的预防和控制方面取得了重大进展,但传染病仍是我们的强大对手,因为新病原体的出现、新菌株的识别以及人类行为使疾病拥有了新的传播机会。在本书中,我们分别提供了传统的和新的传染病监测方法,给读者提供一个适用于自己特定情况的框架。我们也强调了监测数据定期分析和发布的重要性,这些数据的分析结果可以告知公共卫生医师、临床医师、决策者以及其他相关者和公众。为确保系统运行正常,并符合以前确定的系统目标,需对监测系统进行定期评估,以便使这种方法得到更好的实施。

当地的需求、优先顺序和资源将决定监测系统的组成、结构和目标。系统的成功是由其多个合作伙伴(包括报告、输入、分析数据、发送数据和应用数据等各种人员)的参与而获得的。在优化监测系统及其应用方面,跨学科协作和公共、私人和学术领域之间的合作非常重要。相关学科包括公共卫生和流行病学、临床医学、感染预防、微生物学、分子生物学、兽医、野生生物学、昆虫学、农业、法律、公共安全、伦理学、通信和卫生经济学

等。为了获得更多的受众,增加对数据和干预措施做出更为恰当解释的可能性,发展与当地媒体的牢固关系也很重要。与其他任何科学或医学领域相比,公共卫生专业人员必须更能与地方、地区和中央的政府有效地开展工作。因为传染病不能识别地理边界,所以跨国界和跨政治的合作对项目的成功是必不可少的。理解关键合作伙伴的需求和问题可以克服障碍,以创造和实现有用的监测系统。

自然灾害和人为灾害将继续困扰着全世界人民,导致人类贫穷、拥挤、流离失所,加上环境卫生差,缺乏清洁水以及传染病增多等。可悲的是,人类策划的生物恐怖事件的威胁仍然是一个全球关注的问题。政治动荡仍在世界许多国家发生,并可导致战争、难民、贫穷、健康状况恶化,维持或改善公众健康的资源减少。阿富汗先前缺乏公共卫生投入,已被证实表现为近年来野生型脊髓灰质炎病例增多。公共卫生体系的受限已加剧了自然灾害的影响。除了成千上万的死亡和伤害病例外,2010 年 1 月海地的地震导致 100 多万人无家可归。随后出现的拥挤状况,加上缺乏干净的水和清洁的环境,为霍乱传播提供了

良好的条件。霍乱在海地 100 多年未发生过。截至 2012 年 4 月,海地已有 50 多万人感染霍乱,7000 人死亡,该病进一步蔓延到邻国多米尼加共和国[1]。解决这些复杂的问题需要国际合作,有效地使用资源以及创新思维。

传染病监测是发现对公共卫生有重要意义的传染病和评估干预措施效果的一个重要工具。修订的《国际卫生条例》为监测提供国际合作的机制,并为会员国提供分享专业知识,增加培训机会,增强公共卫生能力的途径。希望国际社会发展和维护公共卫生的核心能力,包括在疾病监测和疫情应对能力方面继续支持资源有限的国家。

矛盾的是,随着健康、技术和商贸的进步,对敏感有效的监测系统的需求也随之增加。人口老龄化、不断增加的共病如糖尿病和肥胖,医学进步如器官移植、癌症的侵入性治疗和重症监护实践的发展,导致越来越多的人口由于免疫衰老、免疫缺陷、创伤性手术和器官功能障碍等原因而易于感染传染病。食品生产的工业化和全球化,以及少数大型生产商供应的食品分布广泛,可导致疾病的大规模多州或多国暴发。2011 年就发生了这种事件,当时由于进口发芽的胡芦巴(fenugreek sprouts),德国和法国发生了大肠埃希菌 O104：H4 暴发,导致 4300 多个病例,850 多人发生溶血性尿毒综合征,50 人死亡[2]。

国际旅行也可加速病原体在全球的传播,2009 年 4~6 月甲型流感(H1N1)pdm09 在全球的快速传播就是证明。在人类医学和农业方面过度使用抗生素,导致耐抗生素的传染病在全球传播。含新德里金属 β-内酰胺酶-1(NewDelhi metallo-beta-lactamase,NDM)的高度耐药肠杆菌科细菌可由就诊的旅行者携带回国,携带碳青霉烯酶的肺炎克雷伯菌在美国和世界各地的急症病房和养老机构中蔓延。在我们的地球村,涉及多方管辖的跨境疾病暴发的信息共享至关重要。

《国际卫生条例》促进这种交流。然而,监测系统需要扩大范围并增加灵活性以应对这些挑战。

应改进诊断方法以继续加强监测,特别是在资源有限的国家。同时,对传染病使用非培养诊断方法的增加成为新的挑战。快速床边即时检测绕过培养技术,使得对患者的诊断更有效、更经济。然而,由于缺乏分离物,无法使用如脉冲场凝胶电泳和药物敏感性试验等技术进行病原体鉴定。缺乏分离物严重阻碍了对食源性疾病的检测和调查能力,也阻碍了对抗生素管理作用的评估能力。监测系统需要适应这些实验室技术的发展。

未来在信息系统和使收集数据更容易的其他工具方面可能有所创新。使用移动设备来收集和传输数据已经改变传统的监测方式,如用“云”来存储数据,来提高计算能力,以及使用扫描电子介质报告的方法来追踪暴发。计算机的发展和因特网的普及促进了数据分析和发送的发展。然而,重要的是,要了解技术的局限性,以及通过这些方式收集数据的局限性,同时要确保对数据做适当的保护。

信息技术的创新使得数据的收集、分析和发送更加容易,在关键的相关者之间,对建立明确的和共同的监测目标进行投资仍然是必不可少的。此外,监测数据的解释和在公共卫生实践中的应用需要对当地的行为、习惯、风俗和传统有全面的理解。控制和预防疾病的干预措施的成功取决于这些措施在地方层面的可接受性和适用性。因此,扩大宣传教育的范围仍是公共卫生专业人员的优先工作,并要考虑到包括公众、临床医师和政府官员等目标受众的观点。澄清问题并提出解决方案将增加项目成功的可能性。

为确保系统仍起重要作用,运行合适并能有效地使用这些数据,对监测系统进行定期评估是重要的。应定期检查系统的效能,评估其准确性、潜在困难和资源需求。公共卫生的资金总是有限的，在很多情况下非常有限。负责任地使用资源以确定采取干预措施的区域和监测这些措施的影响，是公共卫生专业人员的一个重要职责。应利用传染病监测为决策提供数据支持。我们希望未来会有所创新，同时提高数据质量，减少系统资源，推进卫生技术在当地和全球的应用。

（胡蔡松　译，周祖木　校）

## 参考文献

1 Pan American Health Organization. Epidemiological Alert: Cholera 4 May 2012. Available at: http://new.paho.org/hq/index.php?option=com_docman&task=doc_view&gid=17567&Itemid. Accessed December 11, 2012.

2 Buchholz U, Bernard H, Werber D, *et al*. German outbreak of Escherichia coli 0104:H4 associated with sprouts. *N Engl J Med* 2011;365:1763–70.

# 索　引

β-内酰胺　129

## A

ABCs　12

ArboNet 监测系统　155

ART　315

ASCII 格式　405

A 群链球菌　101

阿米巴脑膜脑炎　213

阿米卡星　124,227

阿莫西林/克拉维酸　124

阿奇霉素　124

埃及伊蚊　154

癌症　136

癌症登记系统　596

癌症监测　595

癌症聚集性事件　595

艾滋病　211,244,284,352,547,593

艾滋病登记系统　402

艾滋病监测　285

艾滋病流行　574

艾滋病症状　285

安全套　316,322

氨苄西林　124

奥司他韦　192

## B

Broome 法　171

巴贝虫　153,247

白喉　76,165,200,545,547

白喉-破伤风-百日咳疫苗　345

白喉抗毒素　165

白喉类毒素　165,183

白蛉　149

白纹伊蚊　150

百白破疫苗　608

百分比　477

百日咳　165,364

百日咳全细胞疫苗　178

败血症　101,213

败血症综合征　214

班氏丝虫　149

斑点杂交法　285,293

斑疹伤寒　59,149,200

报告偏倚　581

暴发　335,459

暴发调查　111,609

暴发性肝坏死　214

暴力　335,361

暴露　509

暴露人口数　487

北大西洋公约组织　336

贝尔麻痹　181

被动监测　176,259,478

被动人群监测　90

本地病例　54

本土传播　43

鼻疽　134,200

鼻疽伯克霍尔德菌　134,200

鼻洗液　191

鼻咽拭子　191

比尔和梅林达盖茨基金会　7

比例风险模型　487

比例概率法　167

比值比　114

蓖麻毒素　200

编码标准　403

编码错误　440

编码系统　401,403

蝙蝠　135,141

变异型克-雅病　59

便携式计算机设备　413

标准编码　410

丙型肝炎　215,245,269,270,387,477,596

## Z